現代精神薬理学の軌跡

村崎光邦

星　和　書　店

Seiwa Shoten Publishers

2-5 Kamitakaido 1-Chome
Suginamiku Tokyo 168-0074, Japan

はじめに

私の臨床精神薬理関係の仕事は入局した1962年に発しています。初めて書いたのが抗てんかん薬としてのcarbamazepineの臨床効果報告であり，学会発表がGABA・GABOB関連物質研究会（脳研究会を経て，現在は脳科学会）でした。故原俊夫教授の御指導のもとに実験てんかんや睡眠実験のかたわら、臨床試験の報告を書いていましたが，本格的関与はtimiperoneの第Ⅰ相試験に始まります。これが大きな契機となって，向精神薬の第Ⅰ相試験を中心として，Ⅱ相，Ⅲ相へと続く臨床試験が面白くなってきたのです。この頃から，三浦貞則先生（現北里大学名誉教授）の専門的立場からの御指導が門前の小僧に力を与えて下さいました。当時，第Ⅰ相試験の依頼に次ぐ依頼で新しい向精神薬の知識が自然にといいますか，仕事をしながら身についていくという恵まれた状況にあり，データを書くことが私の仕事の大きな部分を占めるようになりました。随分と書かせて戴きましたが，夜に弱い私には朝の時間を当てるしかありませんでした。ゴルフに身を持ち崩していた私にはもってこいのライフ・スタイルで，朝の6時には病院へ来て，9時まで書くという習慣が15年以上続いています。学会に参加しても，ホテルでこのパターンが続きました。本格的に書き始めたのが「精神治療薬大系」だったのです。私の分担は「抗不安薬，睡眠薬」だったのですが，この当時，不思議なほどこの領域の依頼原稿が集中しておりました。暇さえあれば，北里や慶応の図書館に入りびたっていたのもこの頃です。あまり書きすぎてしまい，「精神治療薬大系」全6巻の中の第4巻が私の書いたもので一冊になるという有様で，自分でも驚いています。

北里大学東病院に16床の臨床薬理試験部が作られたおかげで，抗痴呆薬や抗てんかん薬を含めたすべての中枢神経作用薬に関わる臨床試験に広く，しかも深く接する機会が持てましたことは，私自身には非常に幸せでした。2000年6月30日で病院長任期満了とともに北里大学を退職させて戴きましたが，今日こうして存在しうるのも北里学園のおかげであり，先輩，同僚，後輩の方々のおかげです。それから，星和書店との密接なつながりは，1992年，「神経精神薬理」の編集委員になってからのことであり，1996年にはこの雑誌が「臨床精神薬理」と「脳の科学」へ発展的に分かれたときに，前者の編集委員長になったことにあります。若返りを合言葉に，新進気鋭の先生方の中に入れて戴いて，新しい知識や考え方を吸収しながら，自分なりに努力してきました。

今回，星和書店によって関連の雑誌に投稿したものが一冊の本にまとめられることになりました。社長の石澤雄司氏の御厚意によるものであり，浅沼義則編集長，担当して戴いた岡部浩氏をはじめ，多くのスタッフの方々の支えによるもので，厚く感謝いたします。読者の方々に少しでも関心を持って頂いて何かの御役に立てれば，私にとってこれ以上の喜びはありません。皆様のご健勝をお祈りしています。

2001年10月吉日　　村崎光邦

目　次

ベンゾジアゼピン系薬剤と抗けいれん効果…………［神経精神薬理　第2巻1号　37-53］　1

てんかん性もうろう状態………………………………［神経精神薬理　第7巻2号　93-104］　19

うつ病治療におけるMAO阻害薬復活の可能性　…［神経精神薬理　第11巻10号　763-779］　31

非ベンゾジアゼピン系抗不安薬………………………［精神科治療学　第5巻1号　25-43］　49

抗うつ薬による錐体外路症状…………………………［精神科治療学　第6巻1号　47-52］　69

ベンゾジアゼピン受容体に作用しない抗不安薬　…［神経精神薬理　第13巻2号　173-177］　75

1990年代の新しい向精神薬一覧　……………………［神経精神薬理　第13巻2号　214-225］　81

成人のStatus Epilepticusの治療　…………………［神経精神薬理　第13巻8号　643-650］　91

精神運動興奮の薬物療法………………………………［神経精神薬理　第14巻2号　85-93］　99

Benzodiapine受容体作動性新規睡眠薬zolpidemのヒト記憶機能に及ぼす影響
－triazolam,nitrazepamを対照とした二重盲検比較試験－
………………………………………………………………［神経精神薬理　第15巻6号　375-389］　109

てんかんの重積状態の治療　…………………………［精神科治療学　第8巻7号　771-782］　125

SSRIとうつ病　………………………………………［神経精神薬理　第17巻4号　239-255］　137

抗不安薬，睡眠薬の薬物相互作用
－特にbenzodiazepine系薬物を中心として－　……………［精神科治療学　第10巻7号　743-756］　155

新規睡眠薬の開発　……………………………………［神経精神薬理　第18巻2号　123-133］　169

非定型抗精神病薬Risperidone………………………［神経精神薬理　第18巻8号　601-612］　181

選択的セロトニン再取り込み阻害薬塩酸セルトラリンのうつ病および
うつ状態に対する臨床評価
－塩酸イミプラミンを対照薬とした用量設定試験－………［神経精神薬理　第19巻6号　505-527］　193

うつ病治療におけるMAO阻害薬の役割　…………［神経精神薬理　第19巻7号　685-700］　217

新しい精神科薬物治療の展開
－新規向精神薬の開発を通して－　……………………………［臨床精神薬理　第1巻1号　5-22］　233

Tandospironeの基礎と臨床 ……………………………［臨床精神薬理　第1巻1号　81-92］ *251*

選択的セロトニン再取り込み阻害薬SME3110（fluvoxamine maleate）のうつ病，
うつ状態に対する前期臨床第Ⅱ相試験 ……………［臨床精神薬理　第1巻2号　185-198］ *263*

SNRI開発の現状………………………………………［臨床精神薬理　第1巻4号　419-430］ *277*

躁うつ病圏の薬物療法の実際 ………………………［精神科治療学　第13巻5号　557-565］ *289*

睡眠薬の薬物相互作用 ………………………………［臨床精神薬理　第1巻12号　1309-1327］ *299*

SSRIへの期待…………………………………………［臨床精神薬理　第2巻7号　691-710］ *319*

Fluvoxamineの基礎と臨床 …………………………［臨床精神薬理　第2巻7号　763-776］ *339*

強迫性障害と抗不安薬（Benzodiazepineと5-HT_{1A} agonist）
…………………………………………………………［臨床精神薬理　第2巻11号　1211-1216］ *353*

Sulpiride………………………………………………［臨床精神薬理　第3巻1号　85-94］ *359*

Milnacipranの基礎と臨床……………………………［臨床精神薬理　第3巻4号　363-380］ *369*

Quazepamの基礎と臨床 ……………………………［臨床精神薬理　第3巻6号　575-590］ *387*

Paroxetineの基礎と臨床 ……………………………［臨床精神薬理　第3巻9号　949-974］ *403*

わが国における向精神薬の現状と展望－21世紀を目指して
…………………………………………………………［臨床精神薬理　第4巻1号　3-27］ *429*

精神分裂病に対するフマル酸クエチアピンの臨床評価
－Haloperidolを対照薬とした二重盲検比較調査 …………［臨床精神薬理　第4巻1号　127-155］ *455*

Quetiapineの基礎と臨床 ……………………………［臨床精神薬理　第4巻5号　657-680］ *485*

睡眠薬開発の歴史と展望………………………………［臨床精神薬理　第4巻増刊号　9-23］ *509*

Zolpidemの基礎と臨床 ………………………………［臨床精神薬理　第4巻増刊号　147-169］ *525*

Perospironeの基礎と臨床……………………………［臨床精神薬理　第4巻6号　849-868］ *549*

Olanzapineの基礎と臨床 ……………………………［臨床精神薬理　第4巻7号　957-996］ *569*

向精神薬開発の経験と今後の展望 …………………［臨床精神薬理　第4巻8号　1133-1150］ *609*

ベンゾジアゼピン系薬剤と抗けいれん効果*

村　崎　光　邦**

I. はじめに

benzodiazepine 誘導体が抗不安薬（緩和精神安定剤 minor tranquilizer）として1959年に臨床場面に導入されたときには，すでに最初の誘導体である chlordiazepoxide に抗けいれん作用のあることが知られており，翌1960年には最初の臨床治験が Kaim と Rosenstein[25, 26] によって報告されている．引き続いて開発された diazepam がより力価が高く，より強力な抗けいれん作用を有することから，その後次々に新しい benzodiazepine 系薬剤が開発されるたびに，その抗けいれん作用に興味がもたれ，ついに現在では抗てんかん薬としての clonazepam が生み出され，今後広く臨床的に応用されようとしている．benzodiazepine 系薬剤の数多くの生物学的特性の中から抗けいれん作用をとり出して，実験的ならびに臨床的研究を述べてみよう．

II. 実験てんかんモデルへの作用

1. けいれん誘発物質によるけいれんへの作用

a. pentylenetetrazol (Metrazol) けいれんへの作用

pentylenetetrazol けいれんを防止する方法はヒトの欠神発作の治療の最良のモデルと考えられている[63]．これまでに数多くの実験があり，Zbinden と Randall[75] が1960～1966年当時の結果をまとめている（表1）．これでみてわかるように，nitrazepam と diazepam が従来の抗てんかん薬に比してきわだった強力な抗 pentylenetetrazol 作用のあることを示している．Swinyard と Castellion[64] はマウスで pentylenetetrazol のけいれん閾値を2倍に上昇させるのに要する抗てんかん薬の用量比は clonazepam ：chlordiazepoxide：trimethadione＝1：100：1,500～3,000となり，clonazepam の作用が極めて強いとしている．Blum ら[2] も同様な実験で clonazepam ：diazepam ：phenobarbital＝1：10：100 となり，clonazepam は用量相関性に pentylenetetrazol のけいれん閾値を上昇させるとしている．なお，diphenylhydantoin はまったく作用しないという．Sanders[51] はマウスに pentylenetetrazol 75 mg/kg の腹腔内投与で生じるけいれんへの各抗てんかん薬の作用を比較している（表2）．対照群は全例がけいれんを生じ6例が死亡したのに対し，clonazepam 投与群は 0.07mg/kg で完全に pentylenetetrazol の作用が抑制されている．他剤との比較では，clonazepam は pentobarbital, phenobarbital の300倍以上，trimethadione の 4,000 倍以上で，diphenylhydantoin は 100mg/kg で無効であった．さらに，矢島ら[71] の実験でも従来の抗てんかん薬に比較して clonazepam を中心とする benzodiazepine 系薬剤がきわめて強力な抗 pentylenetetrazol 作用のあることを示している（表3）．

これらの実験結果から benzodiazepine 系薬剤がヒトの欠神発作にきわめて有効であろうと予測される．

なお，GABA関連のけいれん誘発物質への作用はのちに述べる．

---

* Anticonvulsant effect of benzodiazepine derivatives.

** 北里大学医学部精神科
〔〒228 相模原市北里1-15-1〕
Mitsukuni Murasaki: Department of Psychiatry, School of Medicine, Kitasato University. 1-15-1, Kitasato, Sagamihara-shi, 228, Japan.

表 1　Anticonvulsant Effects of Selected Psychotropic Drugs in Mice*
(Zbinden & Randall, 1967)

Anticonvulsant effects ED_{50} mg/kg p.o.

	Pentylenetetrazole shock	Maximal electroshock	Minimal electroshock	Strychnine convulsions
Chlordiazepoxide	18.0	92.0	150.0	87.0
Diazepam	2.2	12.0	127.0	16.0
Nitrazepam	0.69	30.0	357.0	24.0
Diphenylhydantoin	>800.0	15.0	600.0	800.0
Phenobarbital	75.0	18.0	90.0	50.0
Meprobamate	100.0	200.0	167.0	500.0
Trimethadione	400.0	>80.0	800.0	>800.0
Chlorpromazine	42.0	150.0	113.0	80.0
Chlorprothixene	600.0	264.0	200.0	93.0

* Results obtained in the laboratories of R.F. Banziger and L.O. Randall, in part published by Randall (1960, 1961), Sternbuch *et al.* (1964), and Banziger (1966).

表 2　Effects of antiepileptic agents on the potency of PTZ (75 mg/kg i.p.) in causing convulsions, loss of righting reflex or death in mice. (Sanders, 1967)

antiepileptic agent	dosis mg/kg i.p.	number of mice out of which		
		convulsed	lost righting reflex	died
		10	0	6
Clonazepam (30 min)	0.017	9	0	2
	0.035	3	0	0
	0.07	0	0	0
Diphenylhydantoin (120 min)	50	10	0	5
	100	10	0	10
Trimethadione (60 min)	300	0	0	0
	600	0	0	0
Pentobarbital (30 min)	20	10	0	0
	30	0	0	0
Phenobarbital (60 min)	70	0	0	0

表 3　Anti-Metrazol and anti-electroshock activities of anti-epileptic drugs after oral administration to male ICR-SLC mice. (矢島ら，1976を一部改変)

Drugs	Anti-Metrazol activity			Anti-electroshock activity		
	Peak effective time (hr)	ED_{50} mg/kg p.o.	95% confidence limits	Peak effective time (hr)	ED_{50} mg/kg p.o.	95% confidence limits
Clonazepam	1.0	0.083	0.06～0.12	1.0	0.80	0.40～1.60
Chlordiazepoxide	1.0	5.6	3.10～10.08	1.0	9.80	6.50～14.7
Diazepam	2.0	1.2	0.38～3.84	2.0	7.80	5.0～12.1
Nitrazepam	0.5	0.36	0.16～0.79	0.5	4.30	2.30～8.20
Trimethadione	1.0	220	85～572	0.5	600	561～642
Ethosuximide	2.0	263	82～842	2.0	770	428～1386
Diphenylhydantoin	1.0	0.72	0.37～1.64	4.0	8.20	4.82～13.9
Phenobarbital	1.0	1.08	0.40～3.00	2.0	5.40	2.90～10.0
Acetylpheneturide	1.0	4.7	1.98～11.3	1.0	26.4	12.0～58.1
Carbamazepine	0.5	7.1	3.70～13.5	0.5	12.5	8.70～17.6
Acetazolamide	1.0	1.08	0.36～3.24	0.5	13.6	5.90～31.3

b. alumina cream, crystal penicillin, cobalt powder による実験てんかんモデルへの作用

Guerrero-Figueroa ら[16]は alumina cream や crystal penicillin をネコとサルの視床髄板内核や中脳網様体に注入して irritable lesion を作成すると，脳波上 3Hz 棘徐波複合が出現し行動上にもヒトの欠神発作と同様な行動がみられることから，これを欠神発作の実験モデルに用いている．このモデルに対し，diazepam は脳波上・行動上ともきれいに発作を抑制する．また,嗅球，海馬，扁桃核，中隔野に上記の化学物質を注入すると，同様に側頭葉てんかん（精神運動発作）モデルが形成されるが，diazepam, clonazepam とも強力な抑制作用を示し，clonazepam がより強力であったとしている[18]．さらに，嗅球と海馬に同様な方法で一次性てんかん原性焦点を作ったネコで diazepam は一次性焦点の活動には作用しないが，二次性焦点の形成を予防すること，すでにできあがった二次性焦点の活動性を抑えることなど，同じような効果を認めている[17]．一方，皮質に注入して作った焦点性運動発作のモデルには作用しなかった[19]．なお，彼らはこれらの実験モデルを用いて誘発電位への benzodiazepine 系薬剤の作用動態を調べている．それによると，大脳辺縁系のみならず，中心脳構造（視床髄板内核，視床下部，中脳網様体）においても alumina cream や crystal penicillinによる一次性てんかん原性焦点の活動性には作用しないが，そこからの拡がりを抑え，正常組織および二次性てんかん原性焦点から記録される誘発電位を抑制するという結果を得ている[17,18,19]．

以上の実験結果から，Guerrero-Figueroa らは benzodiazepine 系薬剤の作用は中心脳性発作ならびに精神運動発作のてんかん原性焦点そのものの活動性には作用しないが，発作発射の脳内他部位への拡がりを抑えると共に二次性てんかん原性焦点の活動性を抑制することによりそれぞれの臨床発作に奏効するのであろう．従って皮質性の焦点性運動発作には作用しないと述べている[17,18,19]．

Roldán ら[49]もラットの背側海馬と視床非特殊核に cobalt gelatin を注入して作った実験てんかんモデルに chlordiazepoxide を投与したところ，突発性異常脳波所見の頻度を減少させ，その持続時間を短縮させるとし，用量が多くなるにつれてその効果は強まるとしている．

Galaminで筋弛緩させ，人工呼吸下の無麻酔家兎の頭頂葉に Na-benzyl-penicillin を滴下すると，新皮質全体からてんかん性棘波放電が導出される．Gogolák ら[13]はこのモデルに clonazepam を静注すると頭頂葉の棘波活動はほとんど影響を受けないが，発作そのものは完全に抑制されると報告している．いずれも Guerrero-Figueroa らの所見を確認するものといえる．

2. 電撃けいれんへの作用

これには最大電撃ショック（maximal electroshock）への作用と最小電撃ショック（minimal electroshock）への作用をみる2つの方法がある．前者はマウスに角膜電極を通じて50Hz, 10mA の直角波を通電して生じる強直性伸展性けいれんを被検薬が抑制する50%有効量(ED_{50})を指標とし，後者は同様にして 50Hz, 5.5mA の直角波を通電して生じるけいれんへの被験薬の ED_{50} を指標とする．いずれもヒトの大発作の動物実験モデルである[2,63]．

Zbinden と Randall[75]のまとめた結果（表1）では抗最大電撃ショックに対しては diazepam>

表 4 Wirkungen von Clonazepam und einigen Vergleichssubstanzen im Maximal- und Minimal-Elektroschock-Test an der Maus. Angegeben sind die ED_{50}-Werte mit standard error. (Blum et al., 1973)

Präparat	ED_{50} (mg/kg p.o.)	
	Maximal-Elektroschock	Minimal-Elektroschock
Clonazepam	8.4±2.4	22.1±3.2
Diazepam	9.0±3.4	21.0±1.6
Chlordiazepoxide	17.2±1.5	25.0±3.9
Phenobarbital	7.3±1.3	7.7±2.7
Diphenylhydantoin	8.7±0.6	10.8±0.6
Trimethadione	490±32	450±51
Phenacemid	40.7±3.7	55±15
Phensuximid	173±13.3	170±15
Carbamazepin	15.3±2.4	13±3.0

diphenylhydantoin > phenobarbital > nitrazepam の順で強力な効果を有しているが，抗最小電撃ショックについては phenobarbital > diazepam > chlordiazepoxide > nitrazepam > diphenylhydantoin の順となっている．Blum ら[2]の成績では(表4)，抗最大電撃ショックとしては diazepan と clonazepam は phenobarbital と diphenylhydantoin とほぼ同等の効果を示すが，抗最小電撃ショックとしては他の抗てんかん薬の ED_{50} は両試験でほぼ等しいのに benzodiazepine 系薬剤は約2倍を要している．矢島ら[71]はマウスに角膜電極を通して電撃ショック(500V, 25mA, 0.2sec) を与えて生じる後肢の強直性伸展反応への ED_{50} を検出している(表3)．これでは clonazepam がもっとも強力で，次いでphenobarbital>nitrazepam>diazepam>diphenylhydantoinの順となっている．

これらの結果から，benzodiazepine 系薬剤は大発作へもかなりの効果が期待される．

3．後発射に及ぼす影響

a．大脳辺縁系への作用

扁桃核の電気刺激で脳波上 2～6 Hz の棘波よりなる後発射とそれに一致して行動上には自動症と類似して刺激側顔面の攣搦と咀嚼運動などがみられ，ヒトの自動症への最良の実験モデルとなっている．こうした扁桃核性発作発射に対して，benzodiazepine 系薬剤はその閾値を上昇させ，かつその持続時間を短縮させると同時に，他の脳部位への波及を抑制するとの一致した報告がみられる[56,57,71,72]．ことに clonazepam の作用がもっとも強く，臨床場面での精神運動発作（自動症）への効果が期待される．

一方，海馬の電気刺激では 10～20Hz の棘波からなる後発射と arrest reaction が得られるが，この海馬性発作発射に対する benzodiazepine 系薬剤の作用については相反する報告がみられる．山本ら[72]はnitrazepamが海馬—中隔野の発作発射閾値を上昇させないのみならず，かえってその持続時間を延長するとし，Schallek ら[55,58]もほぼ同様な結果を得ている．貞永[59]も chlordiazepoxide が海馬の発作発射に有意の変動を生じないとしている．君島ら[27]も flurazepam が扁桃核性後発射を著明に抑制するが，海馬性後発射はほとんど抑制しないとしている．

それに対して，三宅[34]は chlordiazepoxide が海馬後発射の閾値上昇と持続時間の短縮をきたすとし，小穴ら[41]や Mille ら[32]も同様な報告をしている．Requin ら[48]と Lanoir ら[29]は chlordiazepoxide が海馬後発射の持続・振幅・他部位への波及をいずれも減少させ，量をふやすと完全に block するのをみており，矢島ら[71]は clonazepam が海馬後発射の閾値の著明な上昇，持続時間の著明な抑制および他部位への波及の抑制をきたすとしている．

b．視床，網様体，皮質への作用

Schallek ら[55]は chlordiazepoxide が視床の外側中心核の後発射の閾値を上昇させるが，皮質のそれは上昇させないとし，Schallek ら[54]は medazepam が扁桃核刺激による覚醒閾値を上昇させるが，中脳網様体刺激によるそれには作用しないとした．また，皮質の刺激による後発射の閾値を上昇させないとしている．さらに，矢島ら[71]もラットの側頭部皮質の刺激による発作発射に clonazepam がほとんど影響しないのに対して，ネコの視床正中中心核刺激による後発射に著明な閾値の上昇をみている．Schallek と Kuehn[55] および Guerrero-Figueroa ら[19] は視床髄板内核の電気刺激で生じる 3 Hzの spike-wave discharges を chlordiazepoxide と diazepam が抑制するとし，Gogolák と Pillat[14] は中脳網様体刺激で得られる 3 Hz の spike-wave discharges の閾値が diazepam と nitrazepamによって上昇させられるとしている．

以上の結果から，benzodiazepine 系薬剤ことに clonazepam は精神運動発作モデルである大脳辺縁系刺激による後発射に対して強力な抑制作用を及ぼすが，海馬に対するよりも扁桃核への作用がより強力であることが如実に示されている．また，欠神発作のモデルの１つである視床や中脳網様体刺激による 3 Hz のspike-wave discharges にもよく作用するが，皮質性後発射には作用しないことがここでも証明されている．

4．誘発電位への作用

Morillo ら[38]は chlordiazepoxide が扁桃核刺激で同側海馬から得られる誘発電位を強力に抑制する

表 5 Effects of antiepileptic drugs to amygdaloid kindling (Wada, 1977)

Drug	Investigator	Species	Kindling	Kindled
Phenytoin	Babington and Wedeking	Rat	…	+*
	Wise & Chinerman	Rat	−	−
	Racine et al.	Rat	−	−
	Tanaka	Rabbit	…	−
	Present study	Cat	−	+
		Baboon	…	+
Phenobarbital	Babington and Wedeking	Rat	…	+
	Wise and Chinerman	Rat	+	+
	Tanaka	Rabbit	…	+
	Present study	Cat	+	+
		Baboon	+	+
Carbamazepine	Present study	Rat	−	±
		Cat	+	+
		Baboon	+	+
Diazepam	Racine et al.	Rat	+	+
	Wise and Chinerman	Rat	+	+
	Babington and Wedeking	Rat	…	+
	Tanaka	Rabbit	…	+
Clorazepate dipotassium	Present study	Rat	…	…
		Cat	+	+
		Baboon	…	+
		Rhesus monkey	…	+
Dipropylacetic acid	Tanaka and Lange	Rat	+	+
	Present study	Rat	…	+
		Cat	+	+
		Baboon	…	+
		Rhesus monkey	…	+
Acetazolamide	Tanaka	Rabbit	…	+
Phenacemide	Babington and Wedeking	Rat	…	+

* + indicates suppression; − absence of suppressive effect.

ことおよび視床の外側中心核刺激によって suprasylvian gyrus から得られる誘発電位には作用しないことから，chlordiazepoxide は diffuse thalamocortical system には影響せず，主に扁桃核から発する発作発射や誘発電位の拡がりを抑えるとしてその作用部位は扁桃核—海馬レベルであると述べている．また，Morillo[37]は diazepam でも同様な結果を得ている．矢島ら[71]も clonazepam, diazepam ともに扁桃核刺激—同側海馬導出誘発反応 (A–H response) を抑えるが，一側海馬刺激—対側海馬導出誘発反応 (H–H response) には影響しないことから，benzodiazepine 系薬剤は海馬に比べて扁桃核により特異的に作用すると考えている．Guerrero-Gigueroa らの実験結果とともに大脳辺縁系刺激による後発射への作用とよく一致している．

5. 燃えあがり現象（kindling phenomenon）への作用

脳の反復的電気刺激で永続的かつてんかん性のけいれん準備状態がもたらされる，いわゆる燃えあがり現象が新しい実験てんかんモデルとして登場してすでに10年に近い[52,53]．この燃えあがり現象のうち，amygdaloid kindling を利用した抗てんかん薬の作用についての研究が一覧表にされている（表５）[68]．この中から，benzodiazepine 系薬剤の効果を調べた2,3の実験を拾い出してみよう．

Tanaka[65]はすでに kindling phenomenon のできあがった兎（kindled rabbits）に diazepam 1 mg/kg を静注したのち扁桃核を刺激すると，扁桃核の後発射はほとんど影響を受けないが，行動上の反応は消失すると１～２時間後には行動上の自動症が再現し，5時間後には前肢の clonus が出現してくるとしている．

Wise と Chinerman[70] はラットを用いた kindling 形成の実験で，まず diazepam, phenobarbital, diphenylhydantoin 3種類の薬物で前処置した後刺激する方法をとったところ，diphenylhydantoin で前処置した群は対照群と変わらず少なくとも９回の刺激で kindling phenomenon が形成された．それに対して diazepam 群と phenobarbital 群では14回刺激しても形成されず，15回目から前処置なしで刺激したが，kindling 形成にはあらためて同じ回数の刺激を要した．一方，kindled rats では後発射の閾値は diazepam 前処置群では不変，phenobarbital 前処置群では２倍となった．運動発作は刺激強度を250μa から5a まで強めたが，両群とも生じてこなかった．

Racine ら[47] は diazepam で前処置したラットでは amygdaloid kindling が形成されず，また diazepam は kindled rats の後発射を block するとしている．

Babington と Wedeking[1] は amygdaloid kindled rats と cortical kindled rats のいずれにも benzodiazepine 系薬剤，ことに diazepam が従来の抗てんかん薬と比べてはるかに著明な抑制作用を示すとしている．

Wadaら[68] は clonazepate dipotassium が kindled rats, cats および baboons で発作発射を block し，またネコで発作の発展を予防しうるとしている．

以上のように，benzodiazepine 系薬剤は kindling phenomenon の予防効果と抗けいれん作用の両方をもちあわせていることが明らかにされている．なお，守田ら[39]は amygdaloid kindled cats を用いて diazepam, bromazepam, lorazepam の効力差について実験し，二次性全汎化部分発作に対する効力比は bromazepam＞lorazepam＞diazepam の順としている．

われわれは kindled cats を用いた実験で，次の３つの段階で diphenylhydantoin, phenobarbital, diazepam をそれぞれ頸部皮下静脈に留置したカテーテルを通して急速静注し，それぞれの作用を比較した（表６）[42]．diazepam の静注直後に刺激するＡ段階では，70～110 分までは後発射が出現するにとどまり，他の脳部位への拡がりと行動反応が抑制され，70～110 分後に初めて全身けいれんが出現している．ひとたびけいれんが生じると，刺激からけいれん出現までの潜時が延長し，その持続時間が著しく長びく反跳現象がみられた．次に hippocampal kindled cats で刺激後後発射は出現するが，行動上 chewing がまだ出現してこないＢ段階で diazepam を急速静注すると，引き続いて生じてくるはずの chewing と全身けいれんが抑制され，行動上 arrest を呈する後発射のみで中断してしまう．刺激後すでに chewing が出現し，なお全身けいれんが始まらないＣ段階で diazepam を静注すると，原則として全身けいれんは抑制され，後発射も短縮する．すなわち，diazepam は kindled cats に対して非常な速効性と強力なけいれん抑制作用ならびに海馬と扁桃核の刺激による後発射の拡がりを抑える作用を有しているが，効果の持続は70～110分と比較的短く，かつ効果消失後に反跳現象がみられるので，臨床面での応用に一考を要する．なお，clonazepam の作用についてもすでに同じ実験形式で行なっているが，diazepam の 1/10 量（0.1mg/kg）で diazepam と同等の効果が得られ，持続時間がさらに長く，反跳現象を示さないことから，diazepam よりさらにすぐれた効果を有することが実証されて

表 6 Kindled cats への各種抗けいれん薬の作用動態一覧表（岡本ら，1979）

		DZP			DPH	PB		
		A 1 mg/kg	B 1 mg/kg	C 1 mg/kg	A 20mg/kg	A	B	C
hippocampal kindled cat	K_3	AD⊕ GM⊖ 110分 GM出現 AD延長	AD⊕ chewing⊖ GM⊖	AD⊕ GM⊕	AD⊕ GM⊕	10mg/kg AD⊕ GM⊖ 60分 AD⊕ GM⊕	10mg/kg AD⊕ GM⊕	
	K_4	AD⊕ GM⊖ 70分 GM出現 AD延長	AD⊕ chewing⊖ GM⊖	AD短縮 GM⊖	AD⊕ GM⊕	10mg/kg 10分 AD⊕ GM⊕	10mg/kg AD短縮 GM短縮	
amygdaloid kindled cat	K_6	AD⊖ 110分 GM出現 AD延長		AD短縮 GM⊖	AD⊕ GM⊕	20mg/kg AD⊖ 48時間 GM出現		15mg/kg AD短縮 GM短縮
	K_7	AD⊕ GM⊖ 100分 GM出現 AD延長		AD短縮 GM⊖	AD⊕ GM⊖ 180分 GM出現	15mg/kg 10分 AD⊖ 48時間 GM出現 AD延長		15mg/kg AD短縮 GM⊖

AD: after discharge (total duration of seizure discharge)
GM: grand mal

いる．

III. 抗けいれん効果の作用機序

GABA はいまだ不確実な要素をもつとはいえ中枢神経系の主要な抑制性神経伝達物質の１つとして認められている．GABA 自体の作用機序は前シナプス抑制と後シナプス抑制の両方の働きによると考えられている．現在認められているけいれん誘発物質のうち，bicuculline と picrotoxin は GABA receptor を block する強力な GABA antagonist であり，isoniazid, thiosemicarbazide, 3-mercaptopropionic acid は GABA の合成に働く酵素を阻害して GABA を減少させる作用を有している．一方，amino oxyacetic acid〔AOAA〕は GABA 分解酵素の抑制によって GABA を増加させ，けいれんを防止する薬物であり，sodium valproate も同様な働きによる抗てんかん薬とする意見がある[12]．すなわち，GABA antagonist はけいれん誘発物質であり，GABA agonist は抗けいれん薬といえる[66]．このように抑制性伝達物質としての GABA がけいれん発生に大きな役割をになっていることが明らかである．そこでこれら GABA関連のけいれん誘発物質と benzodiazepine 系薬剤との関係をみてみよう．なお，diazepam がネコの脊髄で前シナプス抑制の作用を有することを初めて報告したのは Schmidt ら[59]であるが，当時はまだ前シナプス抑制の現象についての一致した見解がなく，同時にこのタイプの抑制に関与する神経伝達物質の存在もわかっていなかった．1970年代の初めに GABA が前シナプス抑制に関係することが判明してから，GABA と benzodiazepine 系薬剤の関係が改めて close up され，benzodiazepine 系薬剤が GABA 作動ニューロンを介して前シナプス抑制作用を発揮するという Haefely 一派や Costa 一派の実験が始まったのである[20].

bicuculline を動物に投与すると，全身の強直—間代けいれんを生じ，投与量を増加するとけいれん重積となって死亡する．Blum ら[2]はマウスに0.075% bicuculline を静注して生じるけいれん閾値を2倍に上昇させるに要する抗てんかん薬の用量を測定し，diazepam と clonazepam はほぼ等

表 7 Schutzwirkung gegen (+)-Bicucullin-Krämpfe an der Maus (Blum et al. 1973)

Präparat	ED_{50} (mg/kg p.o.) zur Erreichung eines Bicucullin-Quotienten von 2
Clonazepam	4.2±0.4
Diazepam	4.5±0.9
Chlordiazepoxid	13.6±0.9
Na-Phenobarbital	61.3±5.9
Phensuximid	248±10.6
Diphenylhydantoin	100 } keine tonische Streckung der Hinterextremitäten,
Trimethadione	300
Phenacemid	100 } nur klonische Krämpfe auslösbar
Carbamazepin	30

表 8 Antagonism of bicuculline-induced seizures in mice (Haefely, 1975)

Compound	ED_{50} (mg/kg p.o.)
Diazepam	4.5 ±0.8
Flunitrazepam	2.59±0.25
Sodium phenobarbital	61.3 ±5.9
Diphenylhydantoin	>100
AOAA	>100

しく，phenobarbital の15倍強力であるとした（表7）．Haefely ら[21]は同様な実験方法で diazepam と flunitrazepam が強力な抗 bicuculline 作用を示すことを証明している（表8）．

われわれはラットの外頸静脈に慢性的に留置したカテーテルを通して致死量である bicuculline 1 mg/kg を静注して生じるけいれん重積への抗てんかん薬の効果を調べた[24,69]．diazepam で前処置したラットでは全例（4匹）けいれん重積から回復して生存しえた．その1例の脳波を示す（図1）．phenobarbital と diphenylhydantoin で前処

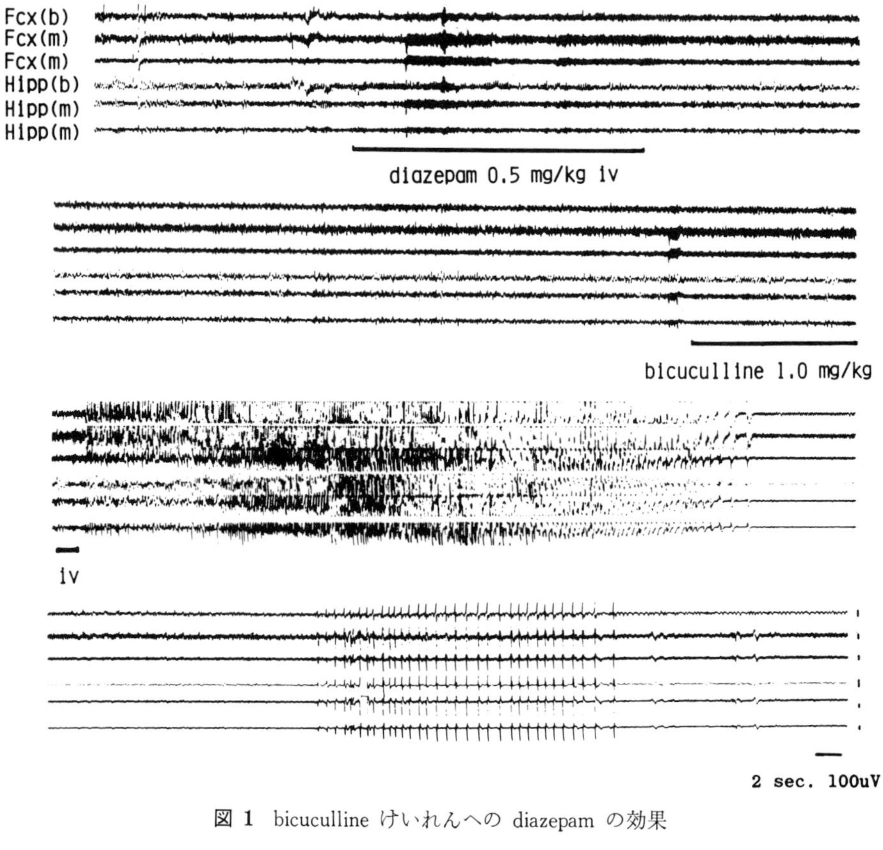

図 1 bicuculline けいれんへの diazepam の効果

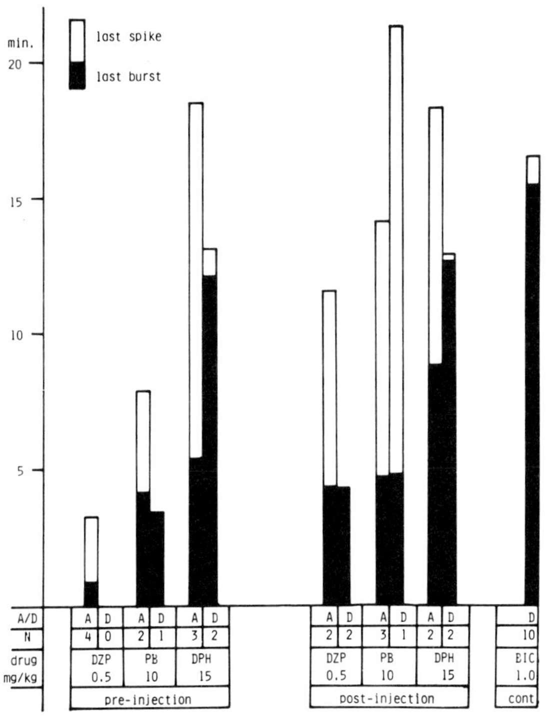

図 2 bicuculline けいれん重積への抗てんかん薬の効果比較
A: alive, D: dead, DZP: diazepam, PB: phenobarbital, DPH: diphenylhydantoin, BIC: bicuculline, cont: control

置した群では約半数が生存しえた（図2，左）．一方，bicuculline 静注後けいれん重積に陥ったのち抗てんかん薬を急速静注する方法では3つの薬剤間に効果の差はみられず，約半数が生存しえた（図2，右）．以上の結果から bicuculline けいれん重積を抑制する作用は diazepam がもっとも強いことが証明されている．

Maoら[31]はラットを用いてisoniazid, picrotoxin, pentylenetetrazol, strychnine の4種類のけいれん誘発物質に対する各抗てんかん薬の影響を調べた（表9）．これでみると，benzodiazepine 系薬剤は GABA 系に作用してけいれんを誘発する isoniazid と picrotoxin に対して強力な拮抗作用を示している．glycine receptor の blocker である strychnine によるけいれんも抑制することで，GABA 系のみならず glycine 系にも作用することが考えられ，現に Snyder ら[60]や Young ら[73]はglycine 系への作用の方を重視している．ところで，benzodiazepine 系薬剤が直接神経細胞膜に作用してけいれんを生じるとされている pentylenetetrazol けいれんへの強力な抑制作用を有していることが Mao ら[31]のみならず，前述の実験結果でも証明されている．Stone ら[62]は自分の実験でも benzodiazepine 系薬剤が bicuculline, picrotoxine, 3-mercapto-propionic acid など GABA 関連のけいれん誘発物質よりも pentylenetetrazol への作用により強く影響するとして，benzodiazepine 系薬物の抗けいれん効果は GABA の作用とは関係のない機序に基づいていると考えている．これに対して Zakusov ら[74]は pentylenetetrazol が GABA によって中継されている楔状束核での前シナプス抑制を減少させるという事実と pentylenetetrazol が GABA 濃度を減少させてから発作を誘発するとの説を引用して，benzodiazepine 系薬剤の作用のすべてを GABA 系への作用で説明しうると考えている．

こうして benzodiazepine 系薬剤は GABA 作動

表 9 ED_{50} of various benzodiazepines and other anticonvulsants to antagonize the seizures elicited by isoniazid, picrotoxin, pentylenetetrazol and strychnine (Mao, 1975)

Anticonvulsant	ED_{50} (μmol/kg i.p.) against			
	Isoniazid	Picrotoxin	Penthylenetetrazol	Strychnine
Diazepam	0.14	1	3.5	6.0
Desmethyldiazepam	0.29	2.6	5.1	8.5
Chlordiazepoxide	0.66	6.7	15	25
Oxazepam	1.7	14	20	39
Phenetharbital	54	76	71	68
Phenobarbital	60	73	61	52
Diphenylhydantoin	229	>354	>354	290

The anticonvulsant drugs were injected intraperitoneally 25 min. after isoniazid (3.3 mmol/kg s.c.), 15 min after picrotoxin (7.46 μmol/kg s.c.), 5 min. before pentylenetetrazol (289 μmol/kg i.v.) and together with strychnine (4.49 μmol/kg s.c.).

ニューロンに作用して前シナプス抑制を増強することで抗けいれん効果を発揮しているという結論になるのであるが，具体的にどう作用しているかはいまだ不明である．Polc と Haefely[46] はその可能性として，①シナプスで遊離された GABA の効果に対して subsynaptic membrane の感受性をたかめる，②GABA の非活性化を遅らせるか，刺激毎に遊離される GABA の量を増加させるかのいずれかで GABA のシナプスでの濃度を増加させて効果を発揮すると考えている．さらに，Haefely[20]は benzodiazepine receptor の脳内分布が解明されつつあるので，それとともにこの作用機序もより正しく解明されるのではないかと述べている．

一方，Costa ら[6]は benzodiazepine 系薬物は GABA receptor の調節部位で働いている内因性抑制蛋白endogenous protein inhibitorと競合しており，この抑制蛋白の作用している場が benzodiazepine 系薬剤によって占拠されることで GABA の活動性がたかめられると考えている．すなわち，GABA receptor での抑制蛋白との競合説をうち出している．

ほかにも GABA 系と benzodiazepine 系薬剤との関連についての報告は多く，今日最有力な説と考えられているが，一方，serotonin 系[61]あるいは acetylcholine系[5]との関連を強調する仕事も多く，その作用機序をすべて GABA 系との関連のみで片づけてしまえない事実も忘れてはならない．

IV．臨床的応用

実験動物モデルを用いた研究でみてきたように benzodiazepine 系薬剤は速効性の非常にすぐれた抗けいれん作用を有しており，副作用も少ないことから，従来の抗てんかん薬以上に広く用いられるべきはずであるが，現実には単独で抗てんかん薬として用いられることはいまだ少なく，従来の抗てんかん薬で十分に control されない難治例に付加的に使用されることの方が多い．今日benzodiazepine 系薬剤が抗てんかん薬として使用される対象は主として欠神発作へのclonazepam, West 症候群とLennox 症候群を初めとする minor seizures への nitrazepam と clonazepam，精神運動発作への nitrazepam と clonazepam，てんかん重積への diazepam と clonazepam の静注が中心となっている．ここでは，nitrazepam と clonazepam の臨床場面での使用状況とてんかん重積に対する diazepam と clonazepam の作用および benzodiazepine 系薬剤の脳波に及ぼす影響について述べるにとどめる．

1．nitrazepam

Liske と Forster[30]が55 例の難治性てんかんに nitrazepamを使用したのが最初の報告で，以後続々と West 症候群を中心とする難治性てんかんを対象とした治験成績が報告されてきている．各報告者によって効果判定の基準が異なり，発作型分類についてもミオクロニー発作や Lennox 症候群の概念規定が一定していないために，1つにまとめることには無理はあるが，これまでの報告例のうち各発作型別の効果が明記されている16報告を選び出して一覧表にしてみた（表10)．

もっとも難治性とされる West 症候群で驚くべき高率の成績が得られている．ことに Gibbs と Anderson[10] は ACTH 無効例22例中20例で著効が得られたとして脳波上 hypsarhythmia を伴う West 症候群への特異性を強調し，Millichap と Ortiz[33] も ACTH (corticotropin) に反応しない

表10 発作型別 nitrazepam の効果　　( )内は%

	West 症候群	Lennox 症候群	ミオクロニー発作	失立発作	大発作	欠神発作	焦点発作	精神運動発作	計
症例数	162	8	92	13	87	37	64	131	594
発作完全抑制例	52 (32.1)	1 (12.5)	27 (29.3)	6 (46.2)	7 (8.0)	4 (10.8)	10 (15.6)	10 (7.0)	117 (19.7)
50%以上抑制例	112 (69.1)	4 (50.0)	67 (72.8)	11 (84.6)	30 (35.4)	12 (32.4)	37 (57.8)	68 (51.9)	224 (57.4)

症例にも有効で nitrazepam が ACTH にまさるとし，両者の併用をすすめている．大田原ら[43]は West 症候群，Lennox 症候群，失立発作などの minor seizures で脳波は hypsarhythmia または diffuse slow spike & wave complex などの脳幹起原の推測される症例が対象となり，まず ACTH 治療を第1選択とし，nitrazepamは第2選択の薬剤と考えている．

ミオクロニー発作への成績も高率を示しているが，病型分類の概念規定の不統一からこの群には West 症候群や Lennox 症候群が含みこまれている可能性が強い．

動物実験で得られた成績と異なり，中心脳性発作（大発作，小発作）への効果が低く，かえって焦点性運動発作への有効率が高いのが目立っている．また，精神運動発作に対しては，総計すると50%以上の発作抑制率が52%とやや低いが，日向野ら[22]は6カ月判定で難治性の症例16例中9例（56%）に有効以上の効果を認めて，難治例への試用をすすめている．

なお，nitrazepamの報告に共通してみられることは大発作を誘発あるいは増加させる危険性のあることで，大発作が前景にある場合には注意を要する．

表11 Effectiveness of clonazepam in the treatment of various types of seizure (Browne, 1976)

Seizure Type	Effectiveness of Clonazepam*
Clonazepam approved by FDA	
Absence (petit mal)	卌
Infantile spasms	卄
Atypical absence	卄
Myoclonic	卄
Akinetic	卄
Clonazepam not approved by FDA	
Tonicoclonic (grand mal)	±
Focal motor	+
Complex partial (psychomotor temporal lobe)	卄

* 卌, indicates proved effective in controlled trials; 卄, uncontrolled studies strongly suggest effectiveness; +, uncontrolled studies indicate possible effectiveness; and ±, uncontrolled studies have produced conflicting results.

2. clonazepam

わが国でもごく近い将来に認可される予定であ

表12 Summary of design and results of controlled therapeutic trials of clonazepam in patients with various types of epilepsy[1] (Pinder, et al., 1976)

Author	No. (and type) of patients	Design of trial[2]	Daily dose of clonazepam	Duration of trial	Result (reduction of seizures)
Birket-Smith et al. (1973)	21(psychomotor)	SBCO	6mg[3]	8weeks	Clonazepam>placebo
Chandra (1973)	39(petit mal absence)[4]	DBBP	0.1-0.2 mg/kg (19 patients) ~20 mg diazepam (20 patients)	6months	Clonazepam> diazepam
Edwards and Eadie (1973)	8(generalised) 10(focal)	DBCO	6mg	16weeks	Clonazepam>placebo
Mikkelsen et al. (1975)	14(focal) 3(secondary generalised grand mal)	SBCO	6mg[3]	8weeks	Clonazepam>placebo
Mikkelsen et al. (1976)[3]	10(petit mal absence)	SBCO	3-6mg	8weeks	Clonazepam>placebo
	10(myoclonic atonic epilepsy)	SBCO	3-6mg	8weeks	Clonazepam>placebo
	4(petit mal absence)[4]	SBCO	3-6mg	8weeks	Clonazepam>placebo
	4(myoclonic atonic epilepsy)[4]	SBCO	3-6mg	8weeks	Clonazepam>placebo
Turner et al. (1970)	8(petit mal absence) 6(Lennox-Gastaut) 4(hypsarrhythmia)	DBCO	3-6mg	5months	Clonazepam>placebo

1 All patients continued to take other antiepileptic medication (which had provided insufficient control), except where otherwise stated.
2 SBCO, single-blind with crossover; DBBP, double-blind, between-patient comparison; DBCO, double-blind with crossover.
3 6 patients in each trial failed to achieve the stated dose because of dose-limiting side-effects.
4 Newly diagnosed patients, who received no other antiepileptic drug during the trial.

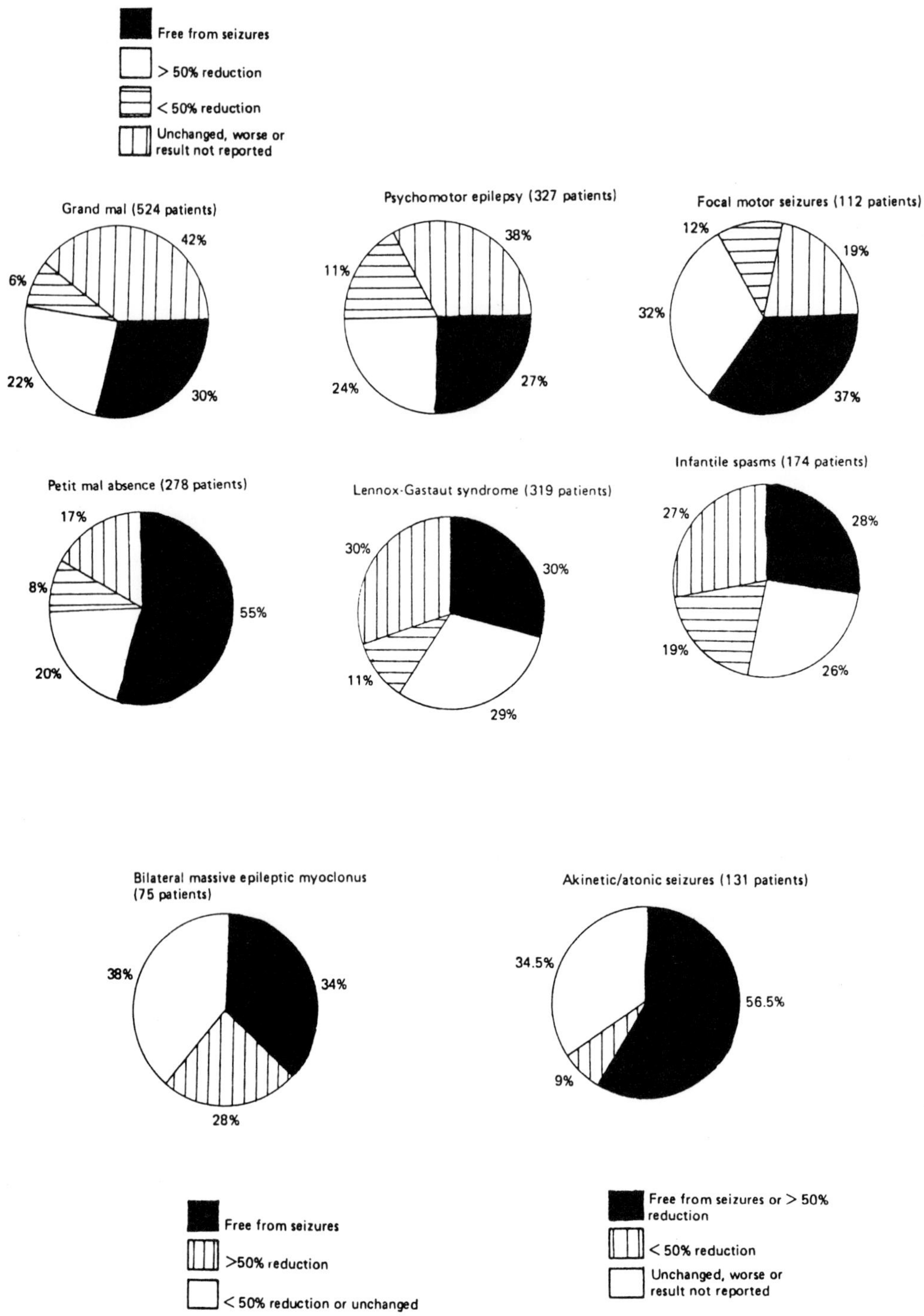

図 3　発作型別 clonazepam の効果（Pinder et al. 1976）

るが，アメリカではすでに FDA によって認可され（表11）[3]，世界的におびただしい数の報告が出されている．ここでは Pinder ら[44]の総説をもとに簡単に述べる．

難治性てんかんへの対照試験ではいずれの報告も対照薬（placebo, diazepam）にまさっている（表12）．宮坂ら[35]の 35 例の難治性精神運動発作についての報告では，clonazepam 1 mg と nitrazepam 3 mg の比率での比較で clonazepam が優れているもの17例，nitrazepam が優れているもの11例，同等と判定されたもの 7 例で，符号検定では統計的に有意差はないが，精神運動発作の中核をなす psychomotor lapse と oral automatism に対して clonazepam が nitrazepam より有意に強く抑制するとしている．なお発作回数でみると，両薬剤とも60〜70%の有効率を示している．

非対照試験については Pinder ら[44]は過去1970年から1974年にかけての44報告に基づいて各発作型別の clonazepam の効果を模式図で示している（図 3 ）．診断基準も効果判定基準も違う報告をまとめたもので多少の無理はあるが，おおすじはつかめよう．投与方法は nitrazepam の場合と同じくいずれも従来の抗てんかん薬では十分にcontrolできない症例に処方はそのままにしてclonazepamを重ねる方法をとっている．これでみると，West 症候群，Lennox 症候群，精神運動発作，無動発作にそれぞれかなりの高率に発作消失例がみられることは特筆すべきことである．また，治療に反応しやすい大発作で案外成績がわるいのは nitrazepam の場合と共通しているが，欠神発作には著効例が多い．いずれも難治例であることを考えれば，clonazepam の broad spectrum ぶりがうかがえよう．

日向野ら[23]は難治性てんかん32例に使用して精神運動発作14例中 8 例（57%）に著効，4 例（29%）に有効であり，West症候群，Lennox 症候群にも著効を得ている．

3．てんかん重積への効果

chlordiazepoxideが世に出て間もなく Gilbert[11]がてんかん重積の治療に著効を奏すると報告し，次いで Naquet ら[40]が diazepam を小発作と大発作の重積に用いている．さらに，Gastaut ら[9]が23例の重積に diazepam の有効性を強調し，1 日100 mg まで使用してよいと報告して以来，成人例のみならず小児のてんかん重積に著しい効果のあることが続々と報告されて，今ではもうてんかん重積といえばまず diazepam の静注を行なうのが常識となっている．ただ， diazepam は速効性と劇的効果を有していながら，その作用時間が30〜60分と短く，何回か重ねて投与しなければならない点が問題となる．Browne と Penry[4] はそれまでの報告例をまとめている（表13）．これをみてもほとんどすべての発作型の重積に高率の有効性が認められている．

clonazepamについては Pinder ら[44]の総説で表14のようにまとめられている．有効率は80〜90%と diazepam よりも高く，速効性の上に持続時間

表13 Reported effectiveness of diazepam in various types of status epilepticus (Browne & Penry, 1973)

Type of status epilepticus	No. of case reports	No. of patients	Effect on status epilepticus		
			no effect	temporary control	lasting control
Grand mal (all types)	19	188	23(12%)	37(20%)	128(68%)
Secondarily generalized grand mal	6	38	4(10%)	6(16%)	28(74%)
Focal motor (including unilateral and Jacksonian)	17	103	13(13%)	15(15%)	75(73%)
Absence (petit mal)	10	30	2(7%)	3(10%)	25(83%)
Myoclonic	9	28	4(14%)	4(14%)	20(71%)
Partial(psychomotor, temporal lobe)	4	8	2(25%)	1(13%)	5(62%)
Tonic	4	8	3(38%)	0	5(62%)
Clonic	3	9	1(11%)	0	8(89%)
Hemiclonic	2	22	2(9%)	6(27%)	14(63%)
Infantile myoclonic	2	5	0	4(80%)	1(20%)

表14 Summary of therapeutic trials in which intravenous clonazepam has been used to treat status epilepticus (Pinder et al., 1976)

Author	No. of patients	Initial dose, (mean) in mg	Response rate (%)	Comments
Beck and Tousch (1973)	194	0.5〜10(1.56)	81	Includes 19% who required multiple dosage
Bergamini et al. (1970, 1972)	16	1.0	88	Diazepam 10 mg ineffective
Bladin (1973)	8	2.0	100	Multiple doses required in hemitonic and tonic status
Gastaut (1970); Gastaut et al. (1971)	37	1〜8	97	Some patients unaffected by 1,200 mg phenobarbitone or 30 mg diazepam
Gimenez-Roldan et al. (1972)	17	1〜6	82.3	
Ketz (1973); Ketz et al. (1973)	65	1〜4	83.3	Not so effective in myoclonic epilepsy as in generalised or focal status
Kruse and Blankenhorn (1973)	40	0.5〜2(1.3)	75	>24 hour duration of effect after single dose in 60% patients
Martin and Hirt (1973)	13	0.4〜3	77	
Tridon and Weber (1973)	32	2.0	84	Diazepam 30 mg ineffective in some cases

が長く，副作用も少ないとされている．本来ならば clonazepam の静注が diazepam にとって替わるべきところであるが， diazepam がすでに十分有効であり， clonazepam の方が diazepam より心肺機能を強く抑える， clonazepam の投与量が 1 mg 以下となってかえって測定しにくい，などの理由によって現在のところ clonazepam の静注用製品の開発される見込みはないようである．

4. 脳波に及ぼす影響

benzodiazepine 系薬物の抗けいれん効果と密接に結びついているのが脳波に及ぼす影響である．正常人に clonazepam 0.25 mg を静注すると，まず前頭部に， 次いで全体に 20 Hz の速波が出現し，α 律動の振幅と量が減少する[45]．

てんかん患者の脳波への影響をまとめると，①速波を前頭部に次いで全体に増加させる，②速波の増加とともに徐波を減少させ[36]，基礎律動の異常を減少させる[67]，③突発性波や持続性の発射を抑える，④過呼吸[8] や光刺激[7] で誘発される脳波異常を抑える，などとなる[3]． こうしたてんかん性異常脳波への作用は clonazepam>diazepam>chlordiazepoxide の順で強く，clonazepam は作用時間も長い．動物実験や臨床治療成績ともよく一致している[44]．

単一焦点からの拡がりで全汎性異常をきたしている症例に diazepam を静注すると，脳波上の全汎性異常が抑制されて単一焦点での異常活動が残り，行動上でも全汎性発作が抑制されて焦点性発作が残る．こうした事実から， diazepam の静注は一次性てんかん原性焦点部位を決定するテストに使えるとの意見もある[28]．また，Groh と Rosenmayr[15] は clonazepam による突発性異常波の減少・消失と治療効果の間に高い相関があるのでその症例に有効か否かの criterion として脳波誘導中に clonazepam を静注する方法をすすめている．

V. ま と め

われわれの実験を含めて benzodiazepine 系薬剤は pentylenetetrazol や GABA 関連のけいれん誘発物質によるけいれんに対して速効性の強力な拮抗作用を有し，視床・中脳網様体および大脳辺縁系の発作発射を抑えることが証明されている．その作用機序は電気生理学的には焦点での発作発射は抑えないがその拡がりを強力に抑制することであり，その本態は GABA 作動ニューロンを介しての前シナプス抑制であると考えられている．臨床的には抗てんかん薬として broad spectrum な作用を有し，欠神発作や West 症候群，Lennox 症候群を初めとする minor seizures に著効を奏し，精神運動発作に有効であるとの定評を得ている．また，けいれんに対しては diazepam と clonazepamの静注が著効を示し，てんかん重積の特効薬となっている．この成績は発作発射の全汎化を抑えるというbenzodiazepine系薬剤の特性に基づくものと考えられる．

文　献

1) Babington, R.G. and Wedeking, P.W.: The pharmacology of seizures induced by sesitization with low intensity brain stimulation. Pharmacol. Biochem. Behavior, 1; 461-467, 1973.

2) Blum, Von J.E., Haefely, W., Jalfre, M. et al.: Pharmakologie und Toxikologie des Antiepileptikums Clonazepam. Arzneimittel-Forsch., 23; 377-389, 1973.

3) Browne, T.R.: Clonazepam. A review of a new anticonvulsant drug. Arch. Neurol., 33; 326-332, 1976.

4) Browne, T.R. and Penry, J.K.: Benzodiazepines in the treatment of epilepsy. A review. Epilepsia, 14; 277-310, 1973.

5) Consolo, S., Garattini, S. and Ladinsky, H:. Action of the benzodiazepines on the cholinergic system. Adv. Biochem. Psychopharmacol., 14; 63-80, 1975.

6) Costa, E., Guidotti, A. and Toffano, G.: Molecular mechanisms mediating the action of diazepam on GABA receptors. Brit. J. Psychiat., 123; 239-248, 1978.

7) Eisenmann, M. and Friedel, B.: Changing of the photosensible threshold in the electroencephalogram by drugs acting in the central nervous system. Arztl. Forsch., 22; 149-162, 1968.

8) Flanigen, H. and Key, F.D.: The effect of intravenous diazepam on EEG abnormalities. Electroenceph. clin. Neurophysiol., 20; 623, 1966.

9) Gastaut, H., Naquet, R., Poire, R., et al.: Treatment of status epilepticus with Diazepam(Valium). Epilepsia, 12; 197-214, 1965.

10) Gibbs, F.A. and Anderson, E.M.: Treatment of hypsarhythmia and infantile spasms with a Librium analogue. Neurology, 15; 1173-1176, 1965.

11) Gilbert, J.E.: Relief of eclamptic convulsions with chlordiazepoxide. Clin. Med.,8; 2166-2168, 1961.

12) Godin, Y., Heiner, L., Mark, J. et al.: Effects of DI-n-propyl-acetate, an anticonvulsive compound, on GABA metabolism. J. Neurochem., 16; 869-873, 1969.

13) Gogolák, G., Kolb, R. and Stumpf, Ch.: Experimentelle Untersuchung über die konvulsive Wirkung von Benzylpenicillin, Ampicillin und Oxacillin. Wien klin. Wschr., 82; 457-462, 1970.

14) Gogolák, G. and Pillat, B.: Effect of Mogadon on arousal reaction in rabbits. In: Sleep Mechanisms (Progress in Brain Research, vol. 18)(ed. by Akert, A., Bally, C. and Schade, J.P.), pp. 229-230, Elsevier, Amsterdam, 1966.

15) Groh, Ch. and Rosenmayr, F.W.: Immediatveranderungen des EEG durch i.v.—Medikamenten von Clonazepam—ein neues Kriterium gezielter antiepileptischer Therapie? Wien klin. Wschr., 86; 480-484, 1974.

16) Guerrero-Figueroa, R., Rye, M.M. and Gallant, D.M.: Effects of diazepam on three per second spike and wave discharges. Curr. Ther. Res., 8; 522-535, 1967.

17) Guerrero-Figueroa, R., Rye, M.M. and Guerrero-Figueroa, C.: Effects of diazepam on secondary subcortical epileptogenic tissues. Curr. Ther. Res., 10; 150-166, 1968.

18) Guerrero-Figueroa, R., Rye, M.M. and Heath, R. G.: Effects of two benzodiazepine derivates on cortical and subcortical epileptogenic tissues in the cat and monkey. 1. Limbic system structures. Curr. Ther. Res., 11; 27-39, 1968.

19) Guerrero-Figueroa, R., Rye, M.M. and Heath, R. G.: Effects of two benzodiazepine delevates on cortical and subcortical epileptogenic tissues in the cat and monkey. 2. Cortical and centrencephalic structures. Curr. Ther. Res., 11; 40-50, 1969.

20) Haefely, W.E.: Central actions of benzodiazepines: General introduction. Brit. J. Psychiat., 133; 231-238, 1978.

21) Haefely, W.E., Kulscar, A., Mohler, H. et al.: Possible involvement of GABA in the central actions of benzodiazepines. Adv. Biochem. Psychopharmacol., 14; 131-151, 1975.

22) 日向野春総，宮坂松衛，福沢等：難治性てんかんのnitrazepam (Benzalin) による治療経験(精神運動発作を中心に)．最新医学，30；1598-1607，1975.

23) 日向野春総，宮坂松衛，大高忠他： 難治性てんかんのclonazepamによる治療経験——精神運動発作を中心に．精神医学，17；143-154，1975.

24) 池田行伸，村崎光邦，稲見允昭他：bicucullineによるけいれん重積の研究(2)——行動脳波学的研究(会)．第6回脳研究会抄録集，pp. 32，1979.（脳研

究会誌投稿中)
25) Kaim, S.C. and Rosenstein, I.N.: Anticonvulsant properties of a new psychotherapeutic drugs. Dis. Nerv. Syst., 21 (Suppl.); 46-48, 1960.
26) Kaim, S.C. and Rosenstein, I.N.: Experience with chlordiazepoxide in the management of epilepsy. J. Neuropsychiat., 3; 12-17, 1961.
27) 君島健次郎, 田辺恭子, 山崎迪代他: 新 benzodiazepine 誘導体 Flurazepam の中枢作用. 米子医誌, 23; 63-72, 1972.
28) Laguna, J.F. and Korein, J.: Diagnostic value of diazepam in electroencephalography. Arch. Neurol., 26; 265-271, 1972.
29) Lanoir, J., Naquet, R. and Requin, S.: Étudé expérimental comparative de l'action anticonvulsante de la chlordiazépoxide (Librium) et du diazepam (Valium). Resultats prelimiaires. Rev. neurol., 110; 294-295, 1964.
30) Liske, E. and Forster, F.M.: Clinical study of a new benzodiazepine as an anticonvulsant agent. J. New Drugs, 3; 241-244, 1963.
31) Mao, C.C., Guidotti, A. and Costa, E.: Evidence for an involvement of GABA in the mediation of the cerebellar cGMP decrease and the anticonvulsant action of diazepam. Naunyn-Schmiedeberg's Arch. Pharmacol., 289; 368-378, 1975.
32) Mille, T., Pastorino, G. and Arrigo, A.: A new benzodiazepine: electroencephalographic studies of its anticonvulsant activity in non-anesthetized, non-curarized rabbits. Arzneimittel-Forsch., 19; 730-735, 1969.
33) Millichap, J.G. and Ortiz, W.R.: Nitrazepam in myoclonic epilepsies. Am. J. Dis. Child., 112; 242-248, 1966.
34) 三宅等: chlordiazepoxide の中枢神経系における作用点ならびに作用機序——電気生理学的研究. 精神経誌, 67; 992-1004, 1965.
35) 宮坂松衛, 日向野春総, 福島裕他: 精神運動発作に対する clonazepam と nitrazepam の二重盲検 Cross-over 法による薬効比較. 臨床精神医学, 6; 1267-1286, 1977.
36) Montagu, J.D.: Effects of quinalbarbitone (secobarbital) and nitrazepam on the EEG in man. Quantitative investigations. Europ. J. Pharmacol., 14; 238-249, 1971.
37) Marillo, A.: Effects of benzodiazepines upon amygdala and hippocampus of the cat. Int. J. Neuropharmacol., 1; 353-359, 1962.
38) Morillo, A., Revzin, A.M. and Knauss, T.: Physiological mechanisms of action of chlordiazepoxide in cats. Psychopharmacologia, 3; 386-394, 1962.
39) 守田嘉男, 新熊傳治, 柴垣伸子: Kindled convulsion に対する benzodiazepine 系薬剤の効果——diazepam, bromazepam, lorazepam の効力差について. 精神経誌, 81; 559-564, 1979.
40) Naquet, R., Soulayrol, R., Dolce, G. et al.: First attempt at treatment of experimental status epilepticus in man with diazepam (Valium). Electroenceph. Clin. Neurophysiol., 18; 427, 1965.
41) 小穴康功, 松田ひろし, 飯森真喜雄他: Chlordiazepoxideの海馬後発作発射に及ぼす影響. 精神薬療基金研究年報, 9; 135-139, 1977.
42) 岡本呉賦, 村崎光邦, 稲見允昭他: 抗てんかん薬の作用動態(1)——kindled cats を用いた実験的研究. 脳研究会誌, 5; 138-139, 1979.
43) 大田原俊輔, 岡鍈次, 伴鶴一他: benzodiazepine 系化合物による小児てんかんの治療について. I. nitrazepam による難治てんかんの治療, II. 痙攣重積に対する diazepam 静注の効果. 脳と発達, 1; 59-68, 1969.
44) Pinder, R.M., Brogden, R.N., Speight, T.M., et al.: Clonazepam: A review of its pharmacological properties and therapeutic efficacy in epilepsy. Drugs, 12; 321-361, 1976.
45) Poiré, R. and Royer, J.: Étude electrographique expérimentale comparée des proprietes antiepileptiques d'un nouveau derive des benzodiazepines le Ro 5-4023. Rev. Neurol., 120; 408-410, 1960.
46) Polc, P. and Haefely, W.: Effects of two benzodiazepines, phenobarbitone, and baclofen on synaptic transmission in the cat cuneate nucleus. Naunyn-Schmiedeberg's Arch. Pharmacol., 294; 121-131, 1976.
47) Racine, R.J., Livingston, K. and Joaquin, A.: Effects of procaine HCL, diazepam, and diphenylhydantoin on cortical and subcortical structures in rat. Electroenceph. clin. Neurophysiol., 38; 355-365, 1975.
48) Requin, S., Lanoir, J., Plas, R. et al.: Étude comparative des effets neurophysiologiques du Librium et du Valium. Compt. Rend. Soc. Biol. 157; 2015-2019, 1963.
49) Roldán, E., Rodil-Weiss, T. and Chocholová, L.: Influence of chlordiazepoxide on paroxysmal EEG activity induced by hippocampal and/or thalamic

cobalt foci. Psychopharmacologia, 19; 266-272, 1971.
50) 貞永嘉久： 海馬後発射からみた向精神薬の作用機構. 日薬理誌, 61; 337-352, 1965.
51) Sanders, H.D.: A comparison of the convulsant activity of procaine and pentylenetetrazol. Arch. int. Pharmacodyn., 170; 165-177, 1967.
52) 佐藤光源, Wada, J.A.: 新しい実験てんかんモデルとしての "Kindling" preparation: 展望. 脳と神経, 27; 257-273, 1975.
53) 佐藤光源: 燃えあがり効果 (kindling effect)——最近の研究の動向について. 脳研究会誌, 1; 121-130, 1975.
54) Schallek, W., Kovacs, J., Kuehn, A. et al.: Some observations on the neuropharmacology of medazepam hydrochloride (Ro 5-4556). Arch. int. Pharmacodyn., 185; 149-158, 1970.
55) Schallek, W. and Kuehn, A.: Effects of trimethadione, diphenylhydantoin, and chlordiazepoxide on afterdischarges in brain of cat. Proc. Soc. exp. Biol. (N.Y.), 112; 813-817, 1963.
56) Schallek, W. and Kuehn, A.: An action of Mogadon on amygdala of the cat. Med. Pharmacol. exp., 12; 204-208, 1965.
57) Schallek, W., Thomas, J., Kuehn, A. et al.: Effects of Mogadon responses to stimulation of sciatic nerve, amygdala, and hypothalamus of cat. Iny. J. Neuropharmacol., 4; 317-326, 1965.
58) Schallek, W., Zabransky, F. and Kuehn, A.: Effects of benzodiazepines on central nervous system of cat. Arch. int. Pharmacodyn., 149; 467-483, 1964.
59) Schmidt, R.F., Vogel, E. and Zimmermann, M.: Die wirkung von Diazepam auf die präsynaptische Hemmung und andere Rückenmarksreflexe. Naunyn-Schmiedeberg's Arch. Pharmacol., 258; 69-82, 1967.
60) Snyder, S.H. and Enna, S.J.: The role of central glycine receptors in the pharmacologic actions of benzodiazepines. Adv. Biochem. Psychopharmacol., 14; 81-91, 1975.
61) Stein, L., Wise, C.D. and Belluzzi, J.D.: Effects of benzodiazepines on central serotonergic mechanisms. Adv. Biochem. Psychopharmacol., 14; 29-44, 1975.
62) Stone, W.E. and Javid, M.J.: Benzodiazepines and phenobarbital as antagonists of dissimilar chemical convulsants. Epilepsia, 19; 361-368, 1978.
63) Swinyard, E.A.: Laboratory evaluation of antiepileptic drugs. Review of laboratory methods. Epilepsia, 10; 107-109, 1969.
64) Swinyard, E.A. and Castellion, A.W.: Anticonvulsant properties of some benzodiazepines. J. Pharmacol. exp. Ther., 151; 369-375, 1966.
65) Tanaka, A.: Progressive changes of bihavioral and electroencephalographic responses to daily amygdaloid stimulation in rabbits. Fukuoka Med. J., 63; 152-164, 1972.
66) Tower, D.B.: GABA and seizures: clinical correlates in man. In: GABA in Nervous System Function (ed. by Roberts, E., Chase, T.N. and Tower, D. B.), pp. 461-478, Raven Press, New York, 1967.
67) Tudor, I., Stoica, I.: Valium (diazepam) treatment in epilepsy. Rev. roum. Neurol., 6; 206-222, 1969.
68) Wada, J.A.: Pharmacological prophylaxis in the kindling model of epilepsy. Arch. Neurol., 34; 389-395, 1977.
69) 渡辺滋, 村崎光邦, 稲見允昭他：bicuculline によるけいれん重積の研究(2)——行動脳波学的研究 (会). 第6回脳研究会抄録集, pp. 32, 1979. (脳研究会誌投稿中)
70) Wise, R.A. and Chinerman, J.: Effects of diazepam and phenobarbital on electrically induced amygdaloid seizures and seizure development. Exp. Neurol., 45; 355-363, 1974.
71) 矢島孝, 瓜谷克子, 青木理恵他： 抗てんかん薬 clonazepam の中枢薬理作用. 日薬理誌, 72; 736-794, 1976.
72) 山本研一, 沢田享: Nitrazepam (ベンザリン) の海馬発作発射に及ぼす影響. ベンザリン文献集てんかん編, No. 1, pp. 78-81, 1966.
73) Young, A., Zukin, S.R. and Snyder, S.H.: Interaction of benzodiazepines with central nervous glycine receptors: possible mechanism of action. Proc. Nat. Acad. Sci., 71; 2246-2250, 1974.
74) Zakusov, V.V., Ostrovskaya, R.U., Markovitch, V.V. et al.: Electrophysiological evidence for an inhibitory action of diazepam upon cat brain cortex. Arch. int. Pharmacodyn., 214; 188-205, 1975.
75) Zbinden, G. and Randall, L.O.: Pharmacology of benzodiazepines: Laboratory and clinical correlations. Adv. Pharmacol., 5; 213-291, 1967.

てんかん性もうろう状態*

村 崎 光 邦**

I. 概　　念

1. もうろう状態 twilight state, Dämmerzustand, états crépusculaires

もうろう状態はせん妄とともに意識内容の変化 alteration of consciousness, Bewußtseinsveränderung としてとらえられる意識変容の代表的なもので，軽度から中等度の意識混濁の中に内的な体験領域（意識野）の狭縮が共通の特徴としてみられる．したがって，もうろう状態にある者は狭められた自己の意識野に強く没頭していて，周囲への関心が失われ，まわりの世界との接触が途切れてしまっている．こうした状態がそれまでの正常な意識の流れの中に突然入りこんで，また突然終るという経過上の特徴を有してあとに全健忘を残すのが原則である．もうろう状態の中では，土台に存在する意識混濁の程度や狭縮した意識野の範囲によっていろいろの態度がみられ，外見的には周囲との接触を含めて秩序だった合目的的行動を示す分別もうろう orderly twilight state, geordneter Dämmerzustand から，無為・茫乎として立ちつくしたり，それまでの行動を機械的・自動的に継続したり，さらには激しい精神運動興奮を示して幻覚・妄想などの異常体験を思わせるものまでありえて，せん妄や緊張病症候群との鑑別が困難なものまで多様性を示す．したがって，もうろう状態は共通した臨床的特徴を有するが，異種性の症候群といわれる．厳密には意識野の狭縮，認知の障害あるいは幻覚・妄想の存在についてこの間の全健忘を残すために体験者自身の陳述から得られるものよりも，この間の行動観察に基づいて得られることが多い．しかし，実際には島与状の記憶が残るものもあって，体験内容が断片的に語られることがある．

なお，Ey, H. は états crépusculaires とは錯乱・夢幻状態よりも軽い段階の意識障害で，夢幻様状態であるとし，その本質である幻想的体験が展開されるレベルでは世界は廃絶しているのではなくて変形しているのであり，その空間構造が混乱した世界であり，世界に対して「半ば開かれている」ということは体験が観察者に把握されているとともに主体の記憶に「留められる」ことを可能にする，その体験はあとまで消えず，その結果生ずる不安はしばしば強烈なものとなる，と述べて，意識の変容，世界に半ば開かれた意識野の狭縮，体験はあとまで消えない，などの特徴を強調している[29]．

2. てんかん性もうろう状態 epileptic twilight state, epileptischer Dämmerzustand

てんかん性もうろう状態とはてんかん患者がなんらかの状況のもとに呈するもうろう状態をいうことになり，通常は精神運動発作ないし側頭葉てんかんにみる精神症状を念頭に浮かべる．しかし，教科書的定義どおりのもうろう状態に限定するのではなく，正常な意識からの連続性が失われ，限られた範囲内では秩序だった，かなり複雑な行動をとり，部分的な反応性を示しながらあとに健忘を残すような病態をすべて含みこんでいる．すなわち，意識変容のすべてがてんかん性もうろう状態の対象となっている．ここでいう意識とは，「人間が自己の現象野の全体性を把握し，それを経験に取り入れる統合活動」と定義されて

* Epileptic twilight state.

**北里大学医学部精神科
〔〒228, 相模原市北里 1-15-1〕
Mitsukuni Murasaki: Department of Psychiatry, Kitasato University School of Medicine. 1-15-1, Kitasato, Sagamihara, 228 Japan.

いる[34]．したがって，意識水準あるいは意識障害の程度についての判定は，むずかしい精神病理学的な意識についての論議ではなく，刺激に対する反応性とそれをどの程度自覚していて想起しうるか，にかかっているのである．

本来，てんかん性もうろう状態と呼ぶには少くとも1時間以上持続するものに限るとの考え方もあるが[21]，ここでは広義のもうろう状態をもたらすてんかん発作としての複雑部分発作と，意識障害を伴って亜急性挿間性に経過する一群のものについて概説しよう．

II. 複雑部分発作 complex partial seizure

発作症状とその際の脳波所見に基づいて国際抗てんかん連盟（ILAE）によって提唱されたてんかん発作の分類では，発作起始時から意識障害を伴うものが中心となる(意識減損発作と自動症)．側頭葉の皮質—皮質下領野とくに海馬や扁桃核をはじめとする大脳辺縁系のてんかん発射に基づいて生じてくる側頭葉てんかんあるいは精神運動発作にほぼ相当する．しかし，発作分類上は終始意識障害のないまま経過して後に健忘を残さない精神発作は単純部分発作となり，複雑部分発作から除外されている．

1. 意識減損発作

発作の起始とともにそれまでの身体運動機能や精神活動が停止して呆然自失の状態となる．呼びかけに反応せず，周囲との接触は失われているが，完全な意識消失が突然始まる欠神発作absenceとは違っており，意識変容を思わせる状態像を呈し，漸増・漸減的消長をみせて経過し，数秒から数十秒で終了する．この間の完全健忘を残すが，異常体験を伴っていることがあり，想起しうるともいわれる．実際には temporal lobe absence, temporale Ohnmacht とも呼ばれるようにその際の臨床像のみから欠神発作と鑑別することが困難なことも稀でなく，発作時の脳波所見が必要となる．この意識減損発作が複雑部分発作の基本となるものであり，この意識の変容状態がてんかん性もうろう状態につながるものといえる．このことはすでに Meyer-Mickeleit[22] が側頭葉てんかんのすべての症状の基底に意識変容が存在するとして Dämmerattacken という名称でまとめていることからも明らかである．

2. 自動症

いわゆる精神運動発作の主体をなすもので，意識減損発作にひき続いてそれに重なる形で現われる．その現われ方に2通りあり，1つは発作が始まると同時にそれまでの動作をやめて，常同的な自動行動 stereotyped automatism が新たに現われるもので，産出的自動症 productive automatism とも呼ばれる．その臨床型によって，①食機能自動症 alimentary automatism, ②表情自動症 mimetic automatism, ③身ぶり自動症 gestural automatism, ④歩行自動症 amburatory automatism, ⑤言語性自動症 verbal automatism の5型に分けられている[6]．宮坂ら[23] は国際分類上の複雑部分発作の概念が生まれる前にすでに精神運動発作の症状の現われ方をこまかく分析して観察し，発作構造を相的に分類して発作型を4つに分けている（図1）．Type I は意識減損発作に相当し，Type II 以降はさらに自動症へと続いたものであり，自動症の相的，動的流れを適確にとらえた優れた分類で，今日的概念に十分耐えうるものといえる．また，Delgado-Escueta と Walsh[3] は複雑部分発作を図2のように大別し，Type I を側頭葉起源とし，Type II を側頭葉以外の部位に起源を求めている．宮坂らの分類の正当性を追認したものといえよう．なお，Delgado-Escueta ら

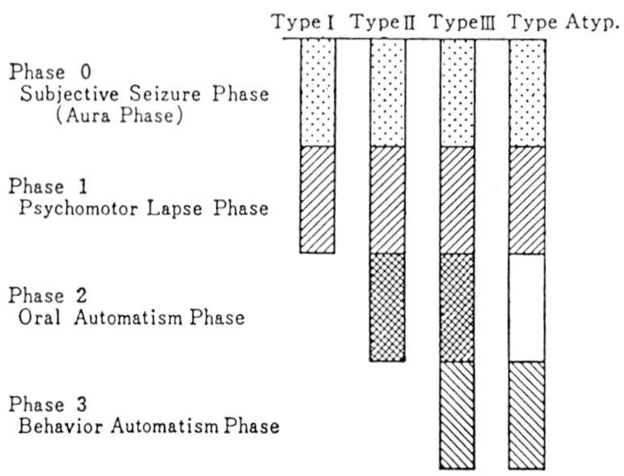

図1　精神運動発作の発作構造の相的分類と発作型の分類（宮坂ら[23]）

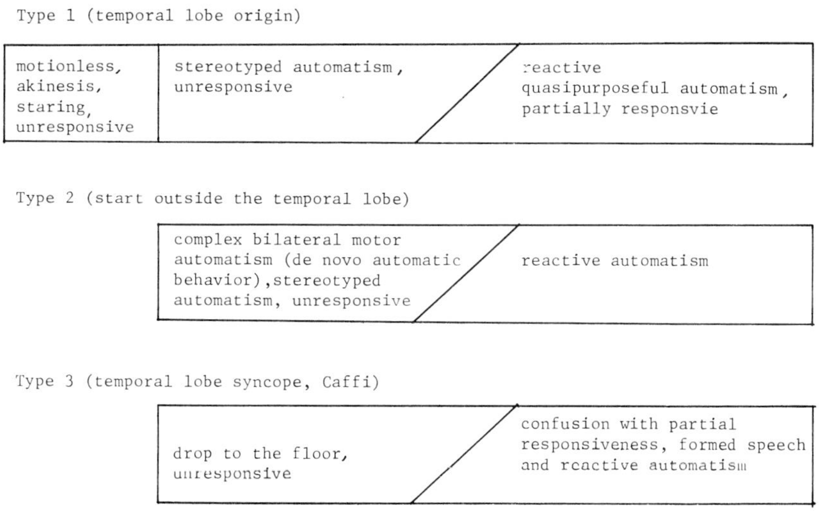

図2 複雑部分発作のタイプ別分類（Delgado-Escueta and Walsh[3]，一部改変）

のいう反応性自動症 reactive automatism とは常同的自動症 stereotyped automatism に続いてみられるもので，協調のとれた，複雑で明らかに目的に沿った自動行動が状況に適応して，また本人の欲求に従った形で現われて，部分的には周囲との反応性が認められるという．福沢[5]が精神運動発作時の臨床症状と脳波所見の検討の中で lapse phase や常同的行動症のあとに出現する行動自動症は発作のあとの短いもうろう状態，postictal automatism における解放現象によるとしているのと同じものを指しているのであろう．

ところで，てんかん性もうろう状態が問題となるのは，自動症のもう1つのタイプで，保続性自動症 following automatism, perseverating automatism と呼ばれているものである．何かをしている状況で意識減損発作が始まった場合に，それが発作の中に取り込まれてそれまでの動作が持続する．ある女性の患者は洗濯中に発作が起きてそのまま洗濯を続け，物干しに干し終ったところで発作が終る．誰が洗濯してくれたのかと不思議そうに家人に尋ねる．またある時は駅前のスーパーマーケットへ自転車に乗って買物に出かけ，その途中で発作を起こす．そのまま買物を続けてレジスターで金を払い，また自転車で帰ってきて，とたんに発作が終って気がついてみると，買物袋がない．スーパーへとって返してみると，ちゃんと置き忘れてあった．あるいは駅へ急ぐ途中で発作をきたし，気がついた時には思ってもみない所まで歩いて来ているのに気づいて途方にくれた．

こうした発作を直接目撃する機会はきわめて少ないが，前後の状況からはいずれもそれまでの動作がほぼ秩序だって，目的に叶ったかのように続いており，意識も十分保たれているようにみえながら本人はまったくその間の記憶がない．通常は数分から十数分のものであろうが，これがさらに長時間持続すると複雑部分発作の重延状態（精神運動発作重積）との解釈が成り立つ．こうした症例は Lennox[19]の psychomotor triad の1つとしての自動症の項にいくつか紹介されている．例えば Spratling（1904）が psychic epilepsy と呼んだ古典的症例では，ある行商人が28日間の健忘を残す episode をきたしている．この間，彼はあちこち旅行して顧客を訪問し，注文を聞き，電報をうっている．この間の詳細は手紙や日記から知ることができており，周囲と十分な接触を保ち，意識は正常に保たれているようにみえながら完全健忘を残している．この症例は episode の終り近くに数回の大発作をきたしている．これは分別もうろう，てんかん性失踪 epileptic fugue, あるいは徘徊症 poriomania につながる可能性もあり，こうした状態像は小発作重積 petit mal status にもっとも多いともいわれており，さらに発作後のもうろう状態やヒステリー性解離反応ではなく，意識減損発作に引続いた following automatism であると診断するには，側頭葉起源のものであることが証明されねばならないが，現実には不可能であろう．

III. 意識障害を伴うてんかん性挿間症

実際にてんかん性もうろう状態という概念の対象になるのは複雑部分発作時にみるそれよりは，数時間から数日，ときには数週間から数ヵ月持続する，いわゆるてんかん性挿間症においてであろう．てんかんの発作というよりはその代理として亜急性，一過性に現われる精神症状ないしもうろう状態は精神運動発作も含めててんかん代理症 epileptic equivalent とも呼ばれていた．近代的てんかん学の確立とともに次第にその全貌が明らかにされて，整理されてきてはいるが，いまだ曖昧な部分もあって今後の研究に待たねばならない．ここでは Landolt の分類[17,18]とそれを発展させた Bruens の分類[2]（表１）を下敷きにしてまとめよう．

1. 発作後のもうろう状態 postictal twilight state

Landolt の postparoxysmale Dämmerzustände (frontal betonte träge Dysrhythmie)[18]で，欠神発作と Jackson 発作以外のすべてのてんかん発作に引き続いてみられるもうろう状態で，多くは数十分から長くて数時間で消失するが，ときに数日から数週間持続する．意識変容とともに領解力や思考力が低下して不安・焦燥状となるが，ときには精神運動興奮あるいは幻覚・妄想状態となる．複雑部分発作の二次性全汎化が何回か続いたときにもっとも起きやすく，ときに１～２日の潜伏期 lucid interval ののちに出現することもある．この間の意識障害については比較的典型的なもうろう状態を呈して完全健忘を残すものから，きわめて清明で詳細に記憶しているものまであって，postictal psychosis, prolonged postictal confusion, postictal automatism, postictal psychotic state secondary to epileptic series などの名称があるように，いくつかの病態がこの概念の中に包括されている．したがって，その発生機序についても

表１ てんかんにおける精神病状態の分類（枠内＝もうろう状態を呈するもの）(Bruens[2])

Psychotic states with disturbance of consciousness (twilight states)
Psychoses in which the disturbance of consciousness is the most prominent feature
postparoxysmal twilight states
absence status (Lennox), status psychomotoricus,
twilight states not chronologically related to the seizures
Delirious states
Psychotic states with normal level of consciousness
Brief, often periodic psychoses (episodic psychoses)
dysphoric states
manic states
depressive states
alternating psychoses with productive symptomatology
More prolonged or chronic psychoses
paranoid syndromes
psychoses characterised by marked psychical regression
schizophrenia-like syndromes
manic-depressive psychoses

諸説あり，Jackson[15]による postictal palsy 説，すなわち激しい発作発射によって高位中枢の機能が疲憊して (postictal exhaustion)，下位中枢への支配が失われ，意識障害や精神病症状が出現してくるとの考え方が中心になっている．Landolt が強調している前頭部優位の徐波の出現がこれを裏づけている．

Penfield と Jasper[31]は全身痙攣の直後にみられる症例ではもうろう状態が始まる前にすでに発作放電は終了しているものとなお一部に続いているものがあるとし，また１，２日の間隔をおいて出現する症例では δ 活動が中心であり，側頭葉への手術のあとにみられる精神症状の出現状況に類似していることから，浮腫や手術的侵襲による側頭葉機能の障害との関連の可能性を示唆している．一方，Wolf[38]は Jackson のいう疲憊説によるものでは急性の脳障害によって意識障害，見当識障害，記憶障害が出るにすぎず，より産出的症状として狭義の幻覚・妄想が中心となる病態では，とくに重積状態のあとにみられる精神病症状

では皮質下の一部に限局はしていても発作放電がなお続いていると考え，扇谷[35]もこれを支持する症例を呈示している．

2. 小発作重積 petit mal status

脳波上持続する全汎性同期性棘徐波複合とそれに一致してみられる独特の精神変調を呈する一群の挿間症がこれに含まれる．もともと Putnam と Merrit[32]がてんかん代理症として報告したものが最初とされ，のち Lennox[20] が提唱した petit mal status が今日まで用いられている．しかし，Lennox が意味した petit mal status は定型的な 3 Hz 棘徐波複合の欠神発作重積 absence status であり，非定型な棘徐波複合が持続して欠神発作重積とはおよそ異なった精神症状を呈するものまでこの中に含み込むのは困難で，その後も prolonged epileptic twilight state, prolonged alteration in behavior, prolonged ictal behavior disturbance などの名称のもとに報告されいる．そこで Niedermeyer と Khalifeh[28]は自験例の分析からも ictal stupor あるいは spike-wave stupor と呼ぶ方がより包括的で，とくにspike-wave stupor がより適切であるとしている．さらに，わが国では細川[12,13] がそのすぐれた総説とともに spike-wave stupor を呈した患者を，①第 1 群：通常のてんかん発作を有し，てんかんという疾患経過中に本症状群を呈したもの，②第 2 群：spike-wave stupor が唯一の神経学的表出であり，既往にてんかん発作をもたず，従来のてんかん発作型に当てはめにくく，特異な発作性挿間性経過を示したもの，③第 3 群：何らかの神経疾患の経過中に本状態を呈したもので，既往に通常のてんかん発作を持たないもの，の 3 群に分け absence status (petit mal status proper)を別項とし，全体を spike-wave status syndrome と呼ぶことを提唱している．

この間にみられる精神症状は，ほとんど普段と変りなく，精神機能の緩徐化はあっても周りとの協調性が保たれていて，一寸した検査で異常を認めないために看過されてしまう程度のものから，領解力や思考力の障害，保続症，欲動の低下などを認めて極期には無言・無動となって周囲との接触が失われて昏迷状態になるものまでさまざまである．通常，反応時間が遅くなり，計算問題を解かせると円滑に進まず，保続症のために間違えが多い．見当識が失われてとんちんかんな応答をし，ときに誤った操作のために危険な目にあう．習慣的行動はたいてい正しく行えるが，時間的にずれたり，不適当な状況での行動があったりして本人も当惑状で狼狽したような印象を与える．こうした状態にあることを異常と自覚することがあって，どうしてもうまく考えたり，行動したりすることができなかったという．この間のことはかなり詳細に想起可能なものから，比較的まとまった行動をとりながら意識混濁が基底にあって，後に健忘を残すものまで，さまざまで，この際の現象像はprolonged twilight stateや epileptic fugue の形をとりうる．Lorentz de Haas と Magnus[21] が twilight state として挙げている症例の中に petit mal status が最も多く含まれている．大沢

表 2 Sp-V-C 諸相とてんかん既往歴・意識障害有無（大沢ら[30]）

波型	症例数	てんかん既往	発作型				意識障害		
			PM	GM	PM+GM	その他	あり	なし	不明
rhythmic sp-w-c	13	12	3	2	7	1	11	2	0
semirhythmic sp-w-c	8	8	0	0	7	1	6	1	1
irregular sp-w-c	4	4	0	1	1	2	2	1	1
semirhythmic ml. sp-w-c	3	2	0	0	2	0	1	2	0
irregular ml. sp-w-c & spikes	6	3	0	1	2	0	0	3	3
semirhythmic slow wave	2	0	0	0	0	0	0	1	1

PM: Petit Mal Absence　GM: Grand Mal

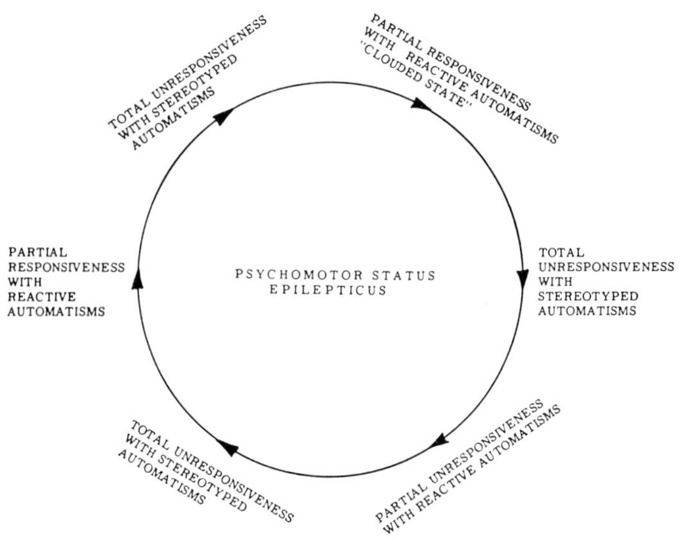

図3　複雑部分発作重積の臨床相
患者は常同的自動症を伴う完全な無反応状態（phase Ⅰ）と反応性自動症を伴う部分的反応状態(phase Ⅱ)の間を交代する(Treiman and Delgado-Escueta[36])

ら[30]は36例の報告例を脳波像からみた分類にこの間の意識障害の有無の相関を表2のようにまとめている．

3. 精神運動発作重積 psychomotor status

精神運動発作重積は複雑部分発作重積 complex partial status epilepticus と同義と理解して論を進めるが，原則として側頭葉起源の意識減損が基本となる複雑部分発作が重積するのであるから，当然意識障害を伴って挿間症の形として位置づけられ，petit mal status とともに発作と直接つながるてんかん性もうろう状態の代表的なものと考えられる．Gastaut と Tassinari[7]によると，基本的には2つのタイプがあり，1つは常同的自動症が完全な意識の回復のないままくり返し現われるもので（不連続型 discontinuous form)，発作間歇期が長い場合には正常近くまで意識は回復してくる．脳波上には自動症発作に対応した発作発射が記録される．もう1つは長く持続するもうろう状態や精神病的行動の episode で（持続型 continuous form)，自動行動は伴っている場合もあるし，いない場合もある．不連続型は Heintel の提唱した criteria と合致する典型的な精神運動発作重積であり，報告例も多いし，まぎれも少ない[24,25,26]．連続型のもうろう状態を基本とする意識障害が持続するタイプはその概念が曖昧で，報告例に臨床像と脳波所見に一定したパターンがみられないこともあって，かなり広範なものが含みこまれていると考えられる．しかし，Treiman と Delgado-Escueta[36] は11例の自験例の臨床的ならびに脳波学的観察から，持続型といわれている症例の中には彼らのいう Type Ⅰ complex partial seizure にみられる3つの臨床相（凝視 stare，常同的自動症 stereotyped automatism，反応性自動症 reactive automatism）が存在してくり返しており，これを明解な模式図で示して（図3)，両者は基本的には同じものと考えている．Egawa ら[4] も両型の違いは重積時の自動症発作の頻度によると指摘している．

以上から，精神運動発作重積とは典型的な常同的自動症とそれに続く行動自動症がくり返し現われる病態であり，常動的自動症時には強い意識減損とともに周囲との反応性が失われているが，発作後のもうろう状態としての反応性自動症時には部分的な反応性とともに異常言動がみられ，その常同的自動症が出現するのがおくれた場合にはそれだけ意識の回復がみられて反応性が高まることになる．そこで，Treiman と Delgado-Escueta

表 3　複雑部分発作重積の診断の criteria (Treiman and Delgado-Escueta[36])

1.	Recurrent complex partial seizures without full recovery of consciousness between seizures, or a continuous "epileptic twilight state," with cycling between unresponsive and partially responsive phases
2.	Ictal EEG with recurrent epileptiform patterns like those seen in isolated complex partial seizures
3.	A prompt observable effect of intravenous antiepileptic drug on both ictal EEG and clinical manifestations of the status
4.	Interictal EEG with a consistent epileptiform focus, usually in one or both temporal lobes

は Heintel[11] の厳密な criteria をさらに発展させたものを提唱しており(表3), 現在では最も優れた criteria であると考えられるだけに, これに合わない症例はひとまず精神運動発作重積から除外しなければならないことになる. 先に述べた意識減損に続いて保続性自動症 perseverating automatism が出現して長く続いた場合の精神運動発作重積も理論上ありうるが, その際の脳波所見とともに Treiman と Delgado-Escueta の criteria に合致する報告例はないといってよい.

持続型も本質的には不持続型と同じものとする考え方の基底には Belafsky ら[1] の鼻咽頭電極による長期脳波記録や Weiser[37] の深部電極による脳波記録 stereo-EEG の画期的報告がとり入れられている.

Wieserは12歳時に単純部分発作で発症した22歳女性で, 最近長く続くもうろう状態とてんかん性失踪を伴った遷延性の精神運動発作を何回かきたした症例の stereo-EEG を詳細に検討している. 5日間, 34時間に及ぶ記録の間に53回の自発性発作発射を認め, 終りの2日間に精神運動発作重積に陥っている. 右の海馬, 扁桃核および側頭葉皮質に発作発射が留まっている間には奇妙な感覚と不安, ときに腹部症状を認めるが, 意識は保たれ, 回復可能で単純部分発作に留まり, 頭皮上脳波には変化を認めていない. 右の Heschl 横回に3時間以上持続する発作発射がみられたときにはきわめて鮮明に音楽が聞こえている. 右海馬の発作重延状態が一段と単一性徐波化をみせて左海馬まで巻き込んでくると, 患者はますます不安状となり, 生々とした会話ができず, 食事も拒否する. 自律神経症状の増強も目立ってくる. さらに発作パターンが増強して crescendo-like にくり返してくると, 視線を固定して凝視し (staring), 凍った表情を呈する. このとき左手を胸にあて, 頭をわずかに左方へ向ける動きがみられる. こうなると, 意識変容と記憶の障害がみられ, stereo-EEG ほど明瞭ではないが, 頭皮上にも発作パターンが現われてくる. Wieser は以上の所見から, 一側の海馬を中心とする大脳辺縁系に限局した遷延性の発作発射の間は単純部分発作で経過するが, 両側性に拡がり, 頭皮上にも認められるほど強い発作発射になると, 常同的自動症を伴う精神運動発作重積に移行してくると考えている.

Wierer の報告以来, 薬物抵抗性の複雑部分発作で手術適用を前提とした深部脳波所見についての研究が進んでおり, 頭皮上脳波所見からは伺い知ることのできなかった新しい知見が集まりつつある. ごく軽度の意識変容と思考障害を伴った aura continua で頭皮上脳波に所見を認めない症例も, あるいは大脳辺縁系内に活発な発作活動が生じている可能性も証明されるようになるかもしれない. 今後の研究の進展に大いに興味がもたれるところである. なお, 小発作重積と精神運動発作重積は臨床像から区別することは困難であるが, Belafsky ら[1]は詳しく観察すれば鑑別可能であるとして, 表4のようにまとめている.

4. 発作間歇期のもうろう状態 twilight states not chronologically related to the seizures

発作とは時間的に直接関係のないもので, てんかん発作の責任病巣としての脳損傷巣や発作による二次的な脳損傷によって生じてくる. Bleuler, M.の言う脳器質精神症状群Hirnorganisches Psychosyndrom に相当し, 記憶障害, 思考障害, 衝動性の亢進あるいは意欲減退, 精神機能の緩徐化, 感情障害などの精神症状が出現して, その基底にもうろう状態が存在する. この間の脳波所見

表4　遷延性もうろう状態の臨床特徴（Belafsky et al.[1]）

Petit mal status		Complex partial status
	Clinical	
Prolonged state of one attack rather than repeated attacks		Continuous series of repeated attacks
Present	Phase of responsiveness with confusion, disorientation, speech arrest, amnesia, and automatisms	Present
Absent	Phase of total unresponsiveness with stereotyped automatisms	Present
	EEG	
Continuous or noncontinuous diffuse irregular 1.5-4-Hz multi-spike-wave complexes; no patterns are time-locked with automatisms	Phase of partial unresponsiveness and reactive automatisms	1. Low-voltage fast activities with bursts of diffuse slow waves, or 2. Rhythmic bilateral diffuse spokes or slow waves or both most evident anteriorly, or 3. Anterior temporal sharp waves with normal background
	Phase of total unresponsiveness and stereotyped automatisms	1. Correlates with bimedial temporal waves or lateralized to 8-20-Hz spikes

でもびまん性の基礎律動の徐波化が中心となる．

Landolt は器質要因性もうろう状態 episodes with an increase of electroencephalographic pathology (psycho-organic episodes)[17], Dämmerzustände organischer Prägung[18] としてこうした状態が抗てんかん薬の過剰投与の際に出現してくると考えている．臨床上に疲労・倦怠感やねむ気は自覚していないのに脳波上著しい徐波律動が認められ，発作波は出るときも出ないときもある．運動失調，構音障害，眼振などが認められれば診断は容易となる．投薬量の増加による場合が多いが，ときには同じ投薬量で長期にわたって観察していて突然起きてくることがある．生体側の条件の変化によって血中濃度が異常に上昇するためで，とくに難治性の複雑部分発作と二次性全汎化を有する症例で多剤投与の場合に起きやすいこともあって，複雑部分発作重延状態と間違われやすい．

5.　せん妄状態 delirious state

意識混濁を土台に精神運動興奮，幻覚，錯覚を認め，ときに活動的で思考過程の加速された軽躁状となり，誇大的あるいはエクスタシータイプの妄想がみられる．強迫行為をみることもある．この臨床像はせん妄であり，教科書的にはせん妄ともうろう状態とは別個に定義づけられて，その異同が必ずしも明確ではないが，Bruens はこのせん妄状態を twilight state の中に含み込んでいる．

状態像そのものは Landolt のいう produktiv psychotische Dämmerzustände[18] に相当しており，脳波の強制正常化 forzierte Normalisierung が強調されている．この場合，意識は清明で見当識も十分であとに健忘を残さない．ときに見当識障害をみるが，意識混濁によるものでなく，患者が住む異常な想像の世界によるものという．また健忘もときに残すが，興奮状態あるいは自分自身への完全な没頭のために求心性および反射性の機能が十分に働かず，知覚と領識が解離してしまうためという．したがって，静かに落着いた態度をみせる場合には精神分裂病と区別がつかない．抗てんかん薬による治療開始の際に現われやすく，薬物の減量がしばしば有効であり，この状態を中断させるには cardiazol や電気刺激によるショック療法を用いるという．

Landolt はこれを Dämmerzustände の 1 つに入れているが，明らかに意識障害を欠いた状態をもうろう状態と呼ぶのは無理があり，Bruensは produktiv-psychotische Dämmerzustände（forcierte Normalisierung）を「正常意識での精神病状態」の中の交代精神病へ位置づけている（表1）[2]．

IV．てんかん性もうろう状態の神経機序

ここでは意識変容と自動的行動，この間についての健忘およびてんかん性発作放電などの特徴を有する2つの prolonged twilight states，すなわち小発作重積と精神運動発作重積の神経機序について考える．

1．小発作重積

脳波上，比較的定型的な棘徐波複合から棘波成分のはっきりしない高振幅徐波律動まで含まれるが，Hajnšek と Dürrigl[9] がこの病態は視床—皮質連絡のレベルで生じているところから centrencephalic condition of prolonged disturbance of consciousness（CCC）という名称を提唱したことがある．Jacksonが前頭葉前部に最高統合系 highest level of integration を想定して今でいう原発全汎発作の説明をしているが，これを受け継いだ Penfield と Jasper[31]は，両側大脳半球との密接なつながりを有する脳幹の上行賦活系や視床汎性投射系を想定した中心脳系 centrencephalic system なる概念をつくり，ここから発作発射が大脳皮質へ拡がり，lapse of consciousness とmotor arrest が出現すると考えた．さらに，minor petit mal の症例で発作が始まっても，典型的な3Hz 棘徐波複合を呈しながら比較的長い時間それまでの行動を続けて epileptic automatismを呈するのをみており，外見上意識減損発作に引き続いてみられる保続性自動症と区別のつかない病態のあることを示している．このことは欠神発作がくり返して重積する repetitive absence status が発作と発作の間に途切れがなくなり，棘徐波複合が持続する spike-wave stupor の原型となりうることも意味している．欠神発作はもちろん，てんかん発作の既往のない症例に spike-wave stupor が生じることも珍しくないが，何らかの機序で中心脳系にてんかん性発作発射が出現して，しかもそれが持続する形が想定されるべきものと考えられる．

2．精神運動発作重積

精神運動発作と側頭葉，ことに大脳辺縁系との関係は Jackson の intellectual aura[14] としての dreamy stateにまでさかのぼることができるが，わが国でネコを用いた実験で海馬発作と扁桃核発作を脳波上および行動上分離したのは原ら[10]の報告が最初のものである．すなわち閾値刺激による海馬発作では9～18Hz の棘波からなる後発射がみられ，この間動物は不動状態（arrest reaction）または探索行動を示して通常の外来刺激には応じない．一方，扁桃核発作では0.5～5Hz の鋭波が生じ，新皮質では梯形波が記録され，ネコは同側顔面攣縮，そしゃく様運動などの常同的自動症とともに流涎，散瞳などの自律神経症状が現われる．刺激強度をあげると，海馬発作から脳波パターン，行動とも扁桃核発作へ移行したり，逆に扁桃核発作から海馬発作への移行がみられることがある．このように，両発作は1回の発作発射の中でお互いに移行しあうことが判明していた．そして，今日実験てんかんモデルとして最も広く用いられているキンドリング現象[8]で，中隔—海馬辺縁系から扁桃核へ強い転移現象がみられ，扁桃核に容易に二次性てんかん原性機能変化がもたらされることが証明されている[33]．貝嶋ら[16]によるカイニン酸の海馬への微量注入によって海馬の limbic status stage に引き続いて扁桃核発作が自発してくる transfer stage のあることが確認されている．こうして，大脳辺縁系は海馬，扁桃核を中心とする系内の密接な機能的連繫のもとに作動していることが知られており（図4），このことが Wieser の精神運動発作重積時の深部脳波記録によく表わされている．何らかの強い誘発因子の存在下に発作後抑制期 postictal refractory period をのり越えて発作放電が reverberate しながら重積してゆくと考えられる．

V．おわりに

てんかん性もうろう状態としてとらえうる病態について述べたが，もうろう状態そのものについ

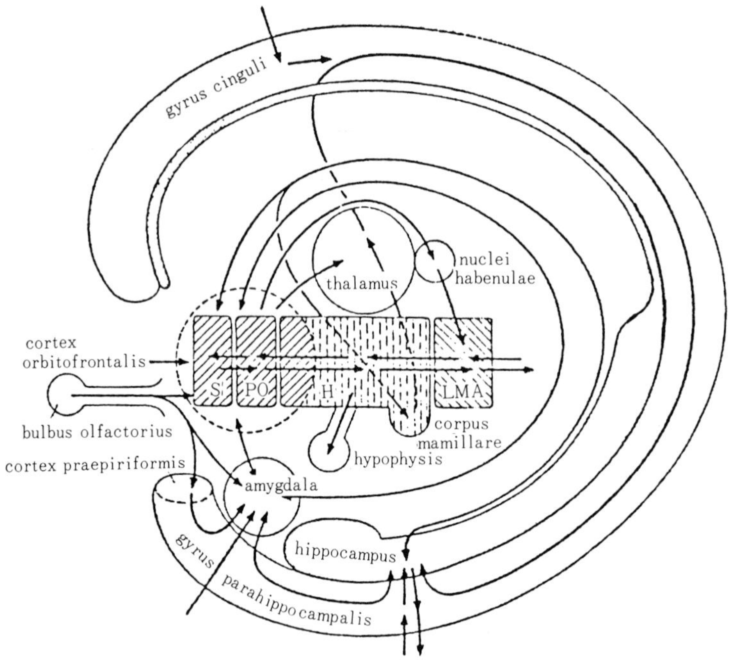

図 4　辺縁系と嗅脳系の構造と線維連絡
(S=septum; PO=preoptic area; H=hypothalamus; LMA=limbic midbrain area) (Nieuwenhuys et al.[28])

ての概念は必ずしも明確ではなく，曖昧な部分が多い．したがって，ここで取りあげたものについての解釈の違いもあろうし，取りあげきれなかったものも多いと思われる．しかし，こうした状態についてのビデオテープと脳波の同時記録による観察がなされて整理されつつあり，さらにまた深部脳波記録による検索が行われて，微妙な精神機能の動きに対応した変化がとらえられ，頭皮上脳波では知りえなかった事実が判明してきている．この方面での今後の進展が期待されるところである．

文　献

1) Belafsky, M.A., Carwille, S., Miller, P. et al.: Prolonged epileptic twilight states: Continuous recordings with nasopharyngeal electrodes and videotape analysis. Neurology, 28: 239–245, 1978.
2) Bruens, J.H.: Psychoses in epilepsy. Handbook of Clinical Neurology. Vol. 15. The Epilepsies. (ed. by Magnus, O. and Lorentz de Haas, A.M.), pp. 593–610, North-Holland Publish. Co., Amsterdam, 1974.
3) Delgado-Escueta, A.V. and Walsh, G.O.: The selection process for surgery of intractable complex partial seizures: Surface EEG and depth electrography. Res. Publ. Assoc. Res. Nerv. Ment. Dis., 61: 295–326, 1983.
4) Egawa, I., Yamamoto, J., Yamada, Y. et al.: Three epileptic patients suffering from periods of frequent complex partial seizures and diagnostic criteria for epileptic status. Folia Psychiat. Neurol. Jpn., 38: 111–120, 1984.
5) 福沢　等: 精神運動発作（側頭葉てんかん）の発作型の相的構造に関する脳波的・ポリグラフ的研究. 精神経誌, 6: 471–510, 1972.
6) Gastaut, H. and Broughton, R.: Epileptic Seizures. pp. 126–129, Charles C. Thomas, Illinois, 1972.
7) Gastaut, H. and Tassinari, C.: Status epilepticus. Handbook of Electroencephalography and Clinical Neurophysiology. Vol. 13A (ed. by Gastaut, H.), pp. 39–45, Elsevier, Amsterdam, 1975.
8) Goddard, G.V., McIntyre, D.C. and Leech, C.K.: A permanent change in brain function

resulting from daily electrical stimulation. Exp. Neurol., 25: 295–330, 1969.

9) Hajnšek, F. and Dürrigl, V.: Some aspects of so-called "petit mal status". Electroencephalogr. Clin. Neurophysiol., 28: 322, 1970.

10) 原　俊夫，原　常勝，中村希明他：動物の行動と発作発射にみられる海馬・扁桃核の異同．脳と神経，15: 182, 1963.

11) Heintel, H.: Status von tonischen Dämmerattacken. Arch. Psychiat. Nervenkr., 212: 117–125, 1969.

12) Hosokawa, K., Booker, H.E., Okumura, N. et al.: Spike-Wave Stupor. Folia Psychiat. Neurol. Jpn., 24: 37–47, 1970.

13) 細川　清：Spike-Wave Stupor—わが国における報告例の展望を中心に—．臨床精神医学，10: 981-989, 1981.

14) Jackson, J.H.: Epileptic attacks with awarning of a crude sensation of smell and with the intellectual aura (dreamy state) in a patient who had symptoms pointing to gross organic disease of the right temporo-sphenoidal lobe. Brain, 22: 534–549, 1899.

15) Jackson, J.H.: Selected Writings of John Hughlings Jackson (ed. by Taylor, J.), pp. 135–161, Hodder and Stoughton, London, 1931.

16) 貝嶋光信，田中達也，代田　剛他：Kainic acid 微量注入による新しい実験てんかんモデル．脳神経，33: 1133-1140, 1981.

17) Landolt, H.: Serial electroencephalographic investigations during psychotic episodes in epileptic patients and during schizophrenic attacks. Lectures on Epilepsy (ed. by Lorentz de Haas, A.M.), pp. 91–133, Elsevier, Amsterdam, 1958.

18) Landolt, H.: Die Dämmer- und Verstimmungszustände bei Epilepsie und ihre Elektroencephalographie. Dtsch. Z. Nervenheilk., 185: 411–430, 1963.

19) Lennox, W.G.: The petit mal epilepsies. Their treatment with tridione. JAMA, 129: 1069–1074, 1945.

20) Lennox, W.G.: Phenomena and correlates of the psychomotor triad. Neurology, 1: 357–371, 1951.

21) Lorentz de Haas, A.M. and Magnus, O.: Clinical and electroencephalographic findings in epileptic patients with episodic mental disorders. Lectures on Epilepsy (ed. by Lorentz de Haas, A.M.), pp. 134–167, Elsevier, Amsterdam, 1958.

22) Meyer-Mickeleit, R.W.: Die Dämmerattacken als charakteristischen Anfallstyp der temporaler Epilepsie (psychomotorische Anfälle, Äquivalente, Automatismen). Nervenarzt, 24: 331–346, 1953.

23) 宮坂松衛，福沢　等，大高　忠：てんかんの幻覚・錯覚発作と精神運動発作．幻覚の基礎と臨床（高橋良，宮本忠雄，宮坂松衛編），pp. 223-246，医学書院，東京，1970.

24) Murasaki, M.: Psychomotor status: Case reports and proposal for classification. Folia Psychiat. Neurol. Jpn., 33: 353–358, 1979.

25) Murasaki, M., Inami, M., Okamoto, K. et al.: Psychomotor status induced by temporal lobe encephalitis. Folia Psychiat. Neurol. Jpn., 35: 129–138, 1981.

26) Murasaki, M., Okamoto, K., Takahashi, A. et al.: Psychomotor status—a female case in the 34th week of pregnancy. Folia Psychiat. Neurol. Jpn., 37: 435–442, 1983.

27) Niedermeyer, E. and Khalifeh, R.: Petit mal status ("spike wave stupor"). An electroclinical appraisal. Epilepsia, 6: 250–262, 1965.

28) Nieuwenhuys, R., Voogd, J. and Van Huijzen, C.: Das Zentralnervensystem des Menschen. pp. 199, Springer, Berlin, 1980. Wieser, H.G. and Yaşargil, M.G.: Selective amygdalohippocampectomy as a surgical treatment of mesiobasal limbic epilepsy. Surg. Neurol., 17: 445–457, 1982. より引用

29) 大橋博司：ネオジャクソニズム—Ey, H. の意識論を中心に，現代精神医学大系，$1B_{1a}$，精神医学総論 II_{a1}（懸田克躬，大熊輝雄，小此木啓吾他編），pp. 149-171，中山書店，東京，1981.

30) 大沢武志，福島　祐，川口　進他：いわゆる "Ictal stupor" の1例．精神経誌，74: 399-412, 1972.

31) Penfield, W. and Jasper, H.: Epilepsy and the Functional Anatomy of the Human Brain. pp. 501–507, Little Brown Co., Boston, 1954.

32) Putnam, T.J. and Merritt, H.H.: Dullness as an epileptic equivalent. Arch. Neurol. Psychiat. 45: 797–813, 1941.

33) 佐藤光源：実験てんかん(2)．てんかん学（秋元波留夫，山内俊雄編），pp. 502-510，岩崎学術出版社，東京，1984.

34) 清野昌一：中枢神経系の発作性疾患．1. てんかん．精神医学書，下巻，（新福尚武，島薗安雄編），pp. 133-173，金原出版，東京，1983.

35) 扇谷　明：側頭葉てんかんと精神症状．第18回日本てんかん学会（会），抄録集，pp.8，1984.
36) Treiman, D.M. and Delgado-Escueta, A.V.: Complex partial status epilepticus. Advance in Neurology. Vol. 34: Status Epilepticus (ed. by Delgado-Escueta, A.V., Wasterlain, G.D., Treiman, D.M. and Porter, R.J.), pp. 69–81, Raven Press, New York, 1983.
37) Wieser, H.G.: Temporal lobe or psychomotor status epilepticus: A case report. Electroencephalogr. Clin. Neurophysiol., 48: 558–572, 1980.
38) Wolf, P.: Status epilepticus and psychosis. Advance in Epileptology: 13th Epilepsy Internaitonal Symposium (ed. by Akimoto, H., Kazamatsuri, H., Seino, M. and Ward, A.), pp. 211–217, Raven Press, New York, 1982.

うつ病治療におけるMAO阻害薬復活の可能性*

村　崎　光　邦**

はじめに

1952年chlorpromazineとreserpineが抗精神病薬として臨床に導入されて近代的精神薬理学の幕が切って落とされたちょうどその頃に，抗結核薬として開発されたhydrazine誘導体のiproniazidが副作用として種々の精神症状を惹起することに気づかれて興味を持たれていた．hydrazinesにMAO阻害作用のあることがZeller[133]によっていち早く解明されていたが，このMAO阻害薬が抗うつ薬として正式に登場してきたのは奇しくもimipramineの抗うつ作用がKuhnによって発表されたのと同じ1957年のことである．その後，hydrazine系およびnon-hydrazine系のMAO阻害薬が次々と世に出て広く用いられるとともに，三環系抗うつ薬の作用機序とreserpineうつ病の発生機序が解明されたこととあいまってうつ病のmonoamine仮説の誕生に一役買ったのである．ところが，iproniazidに肝毒性が強く，Franylcyprominenに高血圧クリーゼ（cheese effect）が生じることが報告されて，一部のうつ病には三環系抗うつ薬より優れた作用のあることが判明していながら使用頻度が減少してきていた．そこへ英国のMedical Research Councilの行った大規模なうつ病治療試験でphenelzineが電撃療法，imipramineに劣り，placeboとの間の有意差のないことが報告されてMAO阻害薬の衰退に拍車をかけたのである．わが国にも多くのMAO阻害薬が導入されたが，pheniprazineの肝障害による死亡例が報告されたことと，相前後して導入された三環系抗うつ薬の優れた抗うつ作用の蔭に隠れて次第に用いられなくなり，現在ではhydrazine系のsafrazineのみが細々と命脈を保っているにすぎない．

ところが，MAOにはMAO-AとMAO-Bの2つのタイプがあり，それぞれ選択的に阻害する薬物が開発され，とくに，MAO-Aの可逆的かつ選択的阻害薬が三環系抗うつ薬に劣らない抗うつ作用を呈するとともに従来のMAO阻害薬の持つ副作用がほとんどないことが報告されるに及んで，MAO阻害薬come backの動きが出始めている．ここでは，MAO阻害薬の展開と現状をひもとくとともに，今後のうつ病治療におけるMAO阻害薬復活の可能性についての展望を試みたい．

I．MAO阻害薬の登場

1951年に抗結核薬として開発されたiproniazid[29]が軽度の多幸，興奮性，過活動などの中枢神経作用を有することが知られており，1952年Selikoffらの報告では[103]，上記の中枢神経系の副作用のために不安定な人格を示す者や精神病のエピソードのある者，けいれん性疾患の患者への投与は要注意であり，ephedrineのようなadrenalin作動薬で増強されることと，焦躁，過度の夢，頭痛，嗜眠，めまい，嘔気などの退薬症候が出現するとさえ記載されている．Blochら（1954）[10]もiproniazid治療中に気分の変化，多動，多弁とともに躁状態となり，のちにうつ状態におき換った症例を報告しており，iproniazidには抗うつ作用のあ

---

*Is rebirth of MAO inhibitor on the treatment of depression possible？

**北里大学医学部精神科
［〒228　神奈川県相模原市麻溝台2-1-1］
Mitsukuni Murasaki：Department of Psychiatry, Kitasato University School of Medicine. Asamizodai 2-1-1, Sagamihara, 228 Japan.

ることが予測されていた．この頃，Zellerら[133]はhydrazineの作用機序解明を行い，1952年にはadrenalin, noradrenalinの不活性化に重要な働きを示すmonoamine oxidase（MAO）の活性を強く抑制することが明らかにされ，この作用が交感神経系刺激の作用に関連することに気付いている．さらに，Pletscher[79]もhydrazineの脳内5-HTへの作用および5-HTのreserpineによる減少に及ぼす影響をみており，iproniazidが5-HTの増加をきたすとともに，iproniazid前処置した動物ではreserpineによる脳内5-HT減少を抑制することを見い出している．このように，1956年までにiproniazidがMAOの作用を阻害して脳内のNA, 5-HTを増加させることが解明されていたのである．

こうした状況の中で，1957年には正式にiproniazidによるうつ病治療の試験が行われ[14,15,43,44,51]，iproniazidの抗うつ作用が確認されるとともに，MAO阻害作用が治療効果に関連していること，およびiproniazidのみならず，他のhydrazine系薬物にもMAO阻害作用と抗うつ作用のあることが確認されたのである[12]．とくに，WestとDally（1959）[124]は2年間の500例のうつ病患者をiproniazidで治療して，内因性うつ病よりも非定型うつ病によく奏効するとして，その適応症を規定したのである．こうして，正式に抗うつ薬としてのMAO阻害薬が臨床場面に導入されて，広く用いられ始めたのである．

II．MAO阻害薬の適応症

1959年WestとDallyがiproniazidの抗うつ作用を報告した時にすでに内因性うつ病特有の日内変動や早期覚醒のない非定型うつ病によく奏効するとして，気分反応性が維持されていて，恐慌発作を含む不安，食欲の増進，疲労感，夕方わるくなる，拒絶されることへの感受性の高いこと，などの症状を呈する症例を適応症として挙げていることは，その後の臨床研究で捉えられたMAO阻害薬の特徴をほとんど網羅しており，驚くべき慧眼ぶりであったといえる．のちに，神経症性うつ病への有用性が取り上げられているが[49,74,92,117]，

表1　非定型うつ病の歴史的分類（Davidson et al., 1982）[21]

非定型うつ病	特　徴
電撃療法反応性	激越性，精神病性，入院患者
MAO阻害薬反応性	
Aタイプ	軽症，非精神病性，外来患者 恐怖性不安，緊張，疼痛
Vタイプ	非定型な自律神経症状―食欲亢進，体重増加，性欲亢進，過眠，気分不安定性の増強，いらいら
DSM-III	精神分裂病の残遺型にみるうつ病，よい状態が長期間続く気分変調性障害，短期間の抑うつエピソード（適応障害でないもの）

LiebowitzとKleinのいうhysteroid dysphoriaを含めて非定型うつ病に包含されるべき病態のようである[49]．ちなみに，hysteroid dysphoriaとは周囲から賞賛され，もてはやされることを期待するタイプの女性で，拒絶されたと感じたときに抑うつ気分がくり返し出現するので，“attention junkies”と呼ばれ，rejection sensitivityの高いのが特徴で，MAO阻害薬によく反応するとされている[42]．これら一連の病態は病像としては共通しているものの，報告者によって理解の仕方が多少異なり，DSM-IIIにある非定型うつ病との異同のこともあり，誤解を生みやすいが，DavidsonがMAO阻害薬に反応するものとして明確にまとめている（表1）[21]．Roth[91]は夕方気分が悪化する日内変動，疲労感，情緒不安定，入眠障害，他罰傾向のある状態像を呈する恐怖性不安―離人症候群phobic anxiety-depersonalization syndromeなる概念を提唱してMAO阻害薬の適応症としており，さらに，不安，恐怖を呈しながら二次的にうつ状態に至る症例へのMAO阻害薬の有効性が強調されているが[60,106,107,119]，これらも上記の範疇に含まれるべきものであろう[25]．

内因性うつ病については，三環系抗うつ薬より劣るとの考え方が強いが，精神運動抑制が強く，妄想のないタイプによく奏効するとの報告が多い

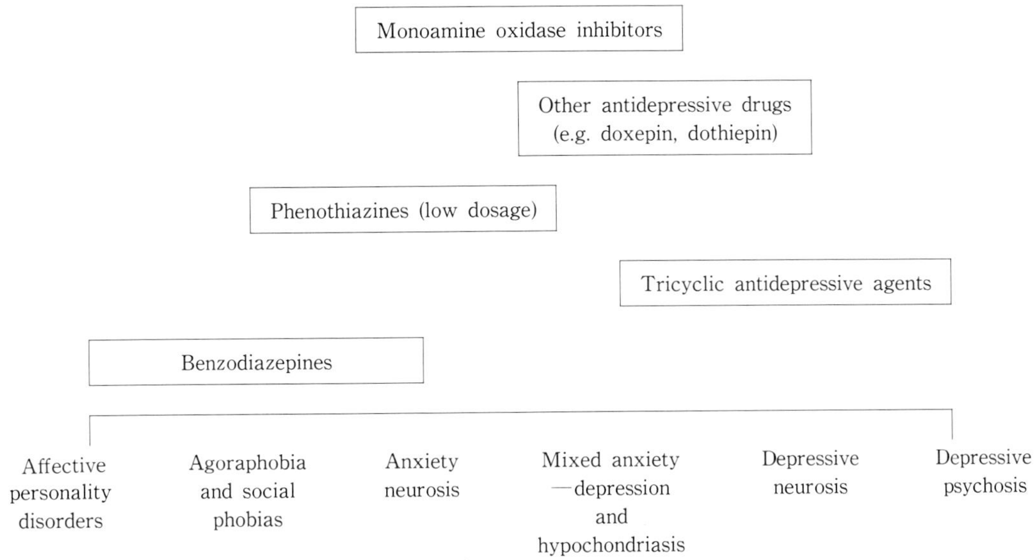

図 1 MAO阻害薬の適応疾患のスペクトルと位置づけ（Tyrer, 1976）[118]

ものの, MAO 阻害薬が first choice になることはないとするのが一般的である[75]. しかし, 三環系抗うつ薬や電撃療法に反応しないうつ病は15〜20%に及ぶことは周知の事実であり, 難治性うつ病, 遷延性うつ病あるいは治療抵抗性うつ病として臨床場面で大きな問題となり, 種々の治療法が工夫されながら, なお効果があげられない場合が少なくない. こうした症例に MAO 阻害薬がときに奏効するといわれ[19,33,73,74], とくに老年期うつ病にこのタイプが多いことで, MAO 阻害薬の使用が勧められる[31]. MAO 阻害薬と lithium, L-tryptophan, 三環系抗うつ薬とを併用するとよいとの報告もあり[28], とくに Price は入院中のうつ病患者で lithium に MAO 阻害薬を添加した12例全例が改善して退院しえたと報告している[80].

Tyrer は, MAO 阻害薬は抗うつ薬とすべきものではなく, 自信を増強し, エネルギーをみなぎらせる作用を有する薬物として, delayed psychostimulant drug とみている[118,120]. 作用発現に2〜3週を要することから, amphetamine 様の作用がありながら乱用されないとし, MAO 阻害薬を図1のように位置づけており興味深い. さらに, Tyrer は MAO 阻害薬の睡眠脳波学的研究[1,26,128,129]で, REM 睡眠が完全に抑制されるのに1〜4週間かかることから, REM 睡眠抑制の時期と臨床効果発現の時期が一致することに興味を抱いている. ところで, これは MAO 阻害薬に限らないと思われるが, 基底に人格障害がある症例にはたとえ適応症とされる病態でも効果が上がらないとされている[97,98,119,121].

Ⅲ. MAO 阻害薬の有用性

iproniazid や pheniprazine の肝毒性, tranylcypromine の高血圧クリーゼに輪をかけて MAO 阻害薬の有用性に冷水を浴びせかけたのは英国の Medical Research Council[11] の行った電撃療法, imipramine, phenelzine および placebo を用いたうつ病治療の臨床試験で, 4週間での短期間の評価では phenelzine 60 mg/日は電撃療法, imipramine に劣ることはいうに及ばず, placebo より低い改善率であり, 24週という長期間での評価でも placebo との間に有意差を認めず, phenelzine の抗うつ作用が否定されたことである. 1日の投与量が 60 mg とぎりぎりの有効投与量であったことや入院中のうつ病患者という MAO 阻害薬には不適な症例であった点を考慮しても1965年という初期の頃に否定的報告が出されたことは, その後の MAO 阻害薬処方に大きなブレーキとなったことは想像に難くない. また, 米国でも2つの大規模な臨床試験で否定的報告が出されたが，Raskinら[84]の325人の新しく入院したうつ病患者を対象とした試験でphenelzineがdiazepamやplaceboに比して有意の改善率を示さなかったのも，Kayら[41]のamitriptylineとの二重盲検試験でもともにphenelzineの1日投与量が45 mg以下と少なすぎたことが取り上げられている．

これに対して，Robinsonら[85,88,89]は自ら施行した3つの臨床試験を通して，60 mg/日のphenelzine量ではplaceboより有意に優れるが，30 mg/日では有意差を認めないことを証明し，60〜90 mg/日を推奨し，至適用量の目安として1 mg/kg/日を打ち出している．また，効果発現は2〜3週から現われ始め，6〜8週が必要とされており，Tyrerの集めた臨床試験の結果をみてもphenelzine 60 mg/日以下のものや，観察期間が4週以下のものでは，よい結果が得られていない(表2)[118]．このように，MAO阻害薬は適応症を対象とし，十分な投与量と観察期間を設ければ臨床的有用性は高いと結論されている．

さらに，Robinsonら[89]は，血小板MAO活性を抑制する作用と抗うつ作用がよく相関することに注目し，血小板MAO活性80%以上抑制をcritical pointとみなしている．60 mg/日投与群では，2週時79%，4週時92%，6週時91%と4週以降はplateauを維持しており，phenelzineの抗うつ作用とよく平行している．この血小板MAO活性

表2　1960〜1974年のphenelzine治療の統制された試験結果（Tyrer, 1976）[118]

	著　者	診　断	他治療	通常用量 mg/日	最高用量 mg/日	治療期間 (週)	結果
1960	Harris and Robin	Depressive illness	Placebo	75	150	2	−
1960	Hutchinson and Smedberg	Depressive illness	Placebo	75	75	4	−†
1961	Rees and Davies	Depressive illness	Placebo	90	90	3	+
1962	Hare *et al.*	Depressive illness	Placebo Dexamphetamine	60	60	2	−*
1964	Greenblatt *et al.*	Depressive illness	Placebo ECT Imipramine Isocarboxazid	45	60	8	+
1965	Medical Research Council	Depressive illness	Placebo ECT Imipramine	60	60	4	−
1973	Johnstone and Marsh	Neurotic depression	Placebo	90	90	3	+**
1973	Robinson *et al.*	Depressive-anxiety states	Placebo	58	75	6	+
1973	Solyom *et al.*	Phobic anxiety	Placebo	45	45	12	+
1973	Tyrer *et al.*	Phobic anxiety	Placebo	38	48	8	+
1974	Raskin *et al.*	Depressive illness (subtyped) Anxiety neurosis	Placebo Diazepam	45	45	4	−
1974	Mountjoy and Roth	Agoraphobia Neurotic depression	Placebo	60	60	4	−

＋　phenelzineがplaceboより有意に有効
－　phenelzineとplaceboに有意差がない
†　睡眠障害がphenelzineで有意に改善
*　不安と激越がphenelzineで有意に改善
**　slow acetylatorsにのみ有意差

の抑制と抗うつ作用の相関はこれを認める報告が多いが[32,85,89]，血小板 MAO が MAO-B であることもあり，phenelzine でしか検討が十分にはされておらず，選択的かつ可逆性の MAO-A 阻害薬については今後の課題であろう．また，phenelzine の代謝過程である acetylation の遅速がその臨床効果と相関するとの研究(slow acetylator ほど効果が上る)がある[38,76,77]．これには反論も少なくないが[20,54,89,120,131]，ともに生物学的マーカーとしては興味深い．

Ⅳ．MAO 阻害薬の副作用

MAO 阻害薬はその特異な臨床的作用を有しながら，多くのものが姿を消し，使用頻度がきわめて低くなったのは薬物がもたらす副作用に起因することはすでに述べた．MAO 阻害薬の副作用は薬物自体による臓器毒性としての肝障害と，他の薬物や食物との間にみられる相互作用としての高血圧クリーゼの 2 つが重要である[9,82,83]．

1．肝障害について

MAO 阻害薬による副作用は，頻度としては起立性低血圧，体重増加，浮腫，性機能障害（オーガスムの欠如や射精遅延)，睡眠障害などの方が多く，三環系抗うつ薬に比して抗コリン性副作用が少ないのであるが（表 3）[9]，iproniazid や pheniprazine で多く報告されて致命的肝障害の方が脚光を浴びてしまい，MAO 阻害薬全体が強い肝毒性を有すかのような印象を与えてしまったのである．

精神科領域での iproniazid の肝障害についての報告は古くからあり[39,65]，黄疸になるのは 5,000 人に 1 例の割合で頻度は低率であるが，うち 25% は死亡したとの報告[17]や，ニューヨーク州立大学の Department of Health, Education and Walfare の New Drug Branch で集め得た情報では 1958 年中頃までに 180 例の iproniazid 肝炎のうち，20% が死亡しているとの Wortis の報告[127]にあるように，iproniazid による肝障害の危険性はつとに知られていた．その次に開発されてわが国にも導入された pheniprazine について，佐野らの 59 例の経験では，「1 例の肝障害例もなく，JB 516

表 3　MAO 阻害薬の臓器系への影響（Blackwell, 1981）[9]

臓器組織	影　響	機　序	備　考
視床下部	末梢性浮腫	抗利尿ホルモンの過剰分泌	高齢者でのみ報告あり 利尿薬に反応しない
	体重増加	不明	三環系抗うつ薬との併用で目立つ
中枢神経系	精神病の増悪	不明	他の精神刺激薬と類似
	睡眠障害	REM 睡眠の抑制	tranylcypromine で最も目立つ ナルコレプシーーに使用しうる
	tranylcypromine への嗜癖	amphetamine 様多幸症	他の MAO 阻害薬には報告がない
代謝系	低血糖症	不明	sulphonylurea との相乗作用
肝	黄疸	びまん性肝細胞障害	iproniazid と phenyprazine で最もしばしばみられる
	脳波の徐波化/ねむ気	蛋白の脱アミノ化の減少	肝機能障害の患者にみられる
	血管肉腫	癌原性	phenelzine に 1 例報告
性・泌尿器系	オーガスムの障害（両性とも）	射精の遅れ（男性）	早漏の治療に応用可能
心血管系	低血圧	偽伝達物質	高血圧の治療に応用可能
その他	口渇，便秘，排尿困難	抗コリン作用	三環系抗うつ薬より少ない

の肝障害に対しては著者らは楽観的である」とさえ言いきっている[93]．しかし，上村ら[122]の1例，清水ら[108]の2例，大熊ら[70]の2例と肝障害による死亡例が報告されるに及んで，pheniprazineの危険性が深刻であることが判明してまず姿を消し，次いで導入されたphenelzine，nialamide，isocarboxazidも安全性と有効性が十分に確認されないままに三環系抗うつ薬に押されてこれまた消えてしまった．なお，米国ではphenelzine，isocarboxazid, tranylcypromineがなお使用されており，いずれも肝障害をきたすことはきわめて稀であり，とくにDavidsonら(1984)[22]はルチン検査で肝機能検査を行う必要さえないくらい安全であると述べている．初期に開発されたiproniazidやpheniprazineの危険性がその後に開発された安全なはずのMAO阻害薬まで過大に危険視されてしまったともいえよう．

2．高血圧クリーゼについて

MAO阻害薬が抗うつ薬として用いられ始めて間もなく，激しい頭痛を伴う高血圧クリーゼが，とくにチーズを摂取したあとに起こりやすい事実が多く報告され，Dally（1962）はpressor amineが放出されて生ずると考え，pheochromocytomaと同様な薬理学的作用を想定している[16]．さらに，1963年には早くもAsatoorら[3]はこの現象がチーズ中に高濃度に含まれるtyramineが責任物質であるとのtyramine仮説を提唱している．Blackwell[7]は12例の自験例（tranylcypromine 11例，phenelzine 1例）の詳細を観察し，高血圧クリーゼの症状経過を明らかにした．すなわち，静かにしている時に心拍数の強烈な増加とともに動悸，頭部血管の拍動が始まり，息のつまる感じと著明な発汗を伴い，顔面は蒼白ついで潮紅してくる．数分して拍動性の頭痛が後頭部～側頭部から始まり，全汎化する．強い不安感，ときに嘔吐を呈し，稀に項部硬直を呈する．頭痛は約1時間でおさまるが，ときに動脈瘤破裂や脳内出血をきたして死亡する例がある．この間，著明な収縮血圧の上昇が認められることから，高血圧クリーゼと呼ばれ，チーズの摂取後30分～2時間に生じやすいことから，cheese effectとも呼ばれて今日に至っている[8]．このクリーゼはtranylcypromineに多いとされて[4]，一時市場から撤退を余儀なくされたが(1964, 2)，Blackwell[7]による発生機序解明によって食事療法で防止しうることが明らかにされ，また55人の精神科医の調査でtranylcypromineにしか反応しないうつ病患者が603人にも及ぶとのSchiele[99]の報告によって1964年8月には再び市場にtranylcypromineがcome backした話は有名である．その後，注意深く使用すれば，もともと稀なものであり，十分予防できるのでこわがる必要はないとする報告が多い[16,74]．ビール，ワイン（とくにキャンティ），カッテージチーズとクリームチーズを除くすべてのチーズ，魚の薫製・酢漬，牛や鶏の肝臓，サラミなどがtyramine含有量が多いので，MAO阻害薬服用中には避けるべきとされる[56]．問題はtyramine量が多いとされる日本の醤油であるが[130]，わが国では高血圧クリーゼの発生が少なかった事実から考えて，さほど神経質になることもないが，念頭におく必要はあろう．

ここで，MAO阻害薬の高血圧クリーゼについて最新の考え方をDa Prada[18]の模式図（図2）に従って説明しておきたい．cheese effectなる名称を生んだtyramineとは，tyrosineと同様にギリシャ語でチーズを意味するtyrosに由来し，チーズに多く含まれ，noradrenalin（NA）神経終末からNAを放出することが薬理学的作用を発揮する間接的な交感神経作動性アミンである[27,109]．脳内に内因性のtyramineが存在することが知られているが，臨床上問題となるのは食物とともに入ってくる外来性のtyramineで，まず腸管粘膜内に存在するMAO-AとMAO-B(後述)によって脱アミノ化deaminateされてHPAA（p-hydroxyphenylacetic acid）へ変換されて不活性化される[115]．腸管壁で酵素性変換をまぬがれたtyramineは門脈内を肝へ運ばれて再び脱アミノ化される．また，腸管と肝でPST（phenol-sulfotransferase）によってsulfoconjugationを受けて，tyramine-4-sulphateへ不活性化への変換も行われる．腸管と肝で2つの変換をまぬがれたtyramineはさらに体循環に入るが，MAO-Bの豊富な肺でも脱アミノ化される可能性がある．こうして，MAOによる不活性化をまぬがれたtyramine

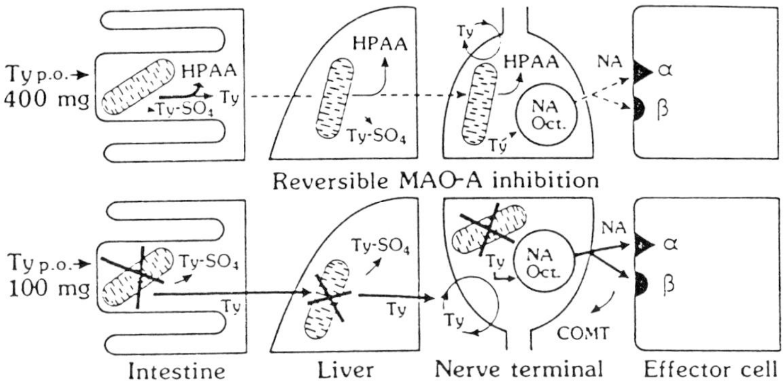

図2 tyramineの生体内変換に含まれる主臓器と酵素の模式図 (Da Prada et al., 1988)[18)]
上段：薬物を服用していない被験者
下段：選択的MAO-A阻害薬服用中の患者
左の数字：ヒトで収縮期圧30 mmHg上昇させるのに必要なtyramineの経口量.
ヒトでのMAO-A対MAO-Bの臓器別分布：腸管（90％：10％），肝（30％：70％），交感神経終末（90％：10％）

が最後にNA神経終末にたどりつき，NA貯蔵小包に接近してNAのcytoplasma内への放出を促すことになる．このcytoplasmic NAの一部はMAOによって脱アミノ化され，一部はdopamine-β-hydroxylaseによってhydroxylationを受けて偽伝達物質octopamineとなる．この場合，ヒトで収縮期血圧を30 mmHg上昇させるに必要なtyramineの量は経口で約400 mgである．ところが，古典的な非可逆的，非選択性のMAO阻害薬を服用していると，MAO-A，MAO-Bの作用はともに抑制されるためにMAO阻害薬服用中にtyramine含有食物が摂取されると，脱アミノ化をまぬがれた大量のtyramineがNA神経終末に到達してNAの放出を促し，しかもNAの脱アミノ化をも抑えてしまい，tyramine pressor effectとしての高血圧クリーゼが生じることになる．ところが，MAO-Aのみを選択的に抑制するMAO-A阻害薬を服用中の場合は，腸管内で豊富なMAO-A[55)]の働きが抑制されるために食餌性tyramineはtyramine-SO_4への変換のみが生じてHPAAへのdeaminationは部分的にしか生じず，かなりのtyramineが肝内に入る．肝内ではMAO-Aは比較的少ないためにMAO-A阻害薬の作用を受けにくく，MAO-Bによるdeaminationを受けるものの，相当量のtyramineが体循環に入り，NA神経終末に至る．そこでもMAO-A抑制のために高濃度のtyramineの作用が発揮されてNAの放出量が高まり，受容体側への作用が強くなるが，選択的MAO-A阻害薬ではMAO-Bの作用を抑制しないために，MAO-Bの働きの分だけtyramine濃度は低くなり，同じ30 mmHgの収縮期圧の上昇をきたすにはtyramine 100 mgでよいことになる．非可逆的，非選択性のMAO阻害薬服用中であれば，さらに少量のtyramineの経口摂取で高血圧が招来されることが明らかである．

3．MAO阻害薬と三環系抗うつ薬の併用

MAO阻害薬と交感神経作動薬の併用やtyramine含有食物の摂取を重ねると，NA値の急激な上昇のもとに高血圧クリーゼをきたす危険性があり，十分な注意が必要であることはすでに述べた．ここでは臨床的に最も問題となるMAO阻害薬と三環系抗うつ薬の併用について総説しておきたい．

MAO阻害薬と三環系抗うつ薬は作用機序は異なるもののともにmonoamine活性を高める方向への作用を有するために，併用することによって作用スペクトルが広くなり，難治性あるいは遷延性うつ病により強力な治療効果を期待できるとし

てこれを積極的に推奨するもの[19,23,95,96,105,132]と，副作用の頻度が増加し，かつ重篤な副作用が出現しうるので避けるべきであるとの報告がある[30,48]．前者の立場をとる報告はほとんどが非統制的研究 uncontrolled study であるが，改善率そのものは90%を越えるものが多く，確かに高くなっている．しかし，Gander[30]は，単独使用時には90人中40人，55件であった副作用が，併用によって90人中44人，121件に増加がみられ体重増加が43人と最も多く，7人が中止となったと報告している．しかし，Sethna[104]や Ray[86]はともに副作用は決して多くならないとしている．

Ananth と Luchins[2]の調査によると，両薬物の併用による死亡例は9例に及んでいるが，5例はどちらの単独使用でも死亡しうる過量服用であり，残りの4例では，nialamide 使用中に imipramine を添加した症例，mebazide 使用中に clomipramine を追加した2症例と phenelzine 使用中に desipramine 追加した1例となっている．なお，最後の例は併用による死亡とするには疑問な症例であるとみている．また，死亡に至らなかった15例の副作用についての分析で重症例では，3例に imipramine の筋注，3例にアルコール摂取，3例に多剤併用をみており，非重症例では多剤併用の症例はみていない．以上の資料に基づいて，彼らは，①自殺目的での過量服用，②いずれかの筋注や静注などの非経口投与，③多剤併用（アルコール摂取を含む）などの場合と，④ MAO 阻害薬の投与中に三環系抗うつ薬を併用する順序の場合に高血圧クリーゼを含めた重篤な副作用が出やすいこと，⑤三環系抗うつ薬では amitriptyline, trimipramineがより安全で，低用量からスタートして漸増する，⑥両薬剤の併用は同時に始めるのがよく，三環系抗うつ薬から始めてMAO阻害薬を追加する方が，その逆より安全である，⑦MAO阻害薬の作用は非可逆性で2週間近く持続するので，2週間以上のwash out期間が必要である，などの結論をあげている．その後，WhiteとSimpson（1981）[126]はよく統制された3つの臨床試験を紹介し[25,125,130]，いずれも小規模であるが，併用によって有効性が高まるとの結果は出ていないもののいずれも安全であり，単剤での治療抵抗性うつ病に何らかの助けになりうるなら，試みるべき治療法であり効果が期待されるとしている．

以上，MAO 阻害薬と三環系抗うつ薬の併用は禁忌とする必要はなく，使い方によっては効果が増強されて，治療上の助けになるとの意見が優勢で[101]，実際に MAO 阻害薬の4～5%は三環系抗うつ薬と併用されているという[53]．

V．わが国での MAO 阻害薬展開の経緯

1959年森[58,59]による iproniazid の紹介と佐野ら[94]による iproniazid と JB 516（pheniprazine）の紹介が最初であり，梅根と松島[123]による iproniazid の臨床使用経験が同じ1959年に報告されている．うつ状態11例で27%（女性のみ3例）に肝障害が出現しているが，著効3，有効2，やや有効1の成績をあげており，軽度のうつ病，ことに結核を合併するうつ病によいとされている．その後，iproniazid の肝障害が米国であいつぎ，それに代わるものとして開発された JB 516が1960年に導入されて多くの臨床試験が行われている．とくに，佐野と武貞は[93]はうつ病像群59例に JB 516, 27例に phenelzine を投与し，高率に抗うつ作用を認め（JB 516：49/59, phenelzine：21/27），JB 516の効果は少なくともうつ病像の最盛期には従来のいかなる治療法にもまさるものであるとし，imipramine に比較して一層すっきりしたものであり，副作用について1例の肝障害もなく，今後のうつ状態の治療には MAO 阻害薬に属する薬剤が主役を演ずることになると思われるとしめくくっている．ところが，上村ら[122]の1例，清水ら[108]の2例，大熊ら[70]の2例の JB 516による死亡例が報告されるに及んで，iproniazid のみならず，pheniprazine（Catron）の危険性が明らかにされて早々と市場から姿を消すこととなり，その後続々と導入された phenelzine（Nardil），nialamide（Niamid），isocarboxazide（Enerzer）もほぼ同じ頃に導入されて有効性と安全性で高い評価を受けた imipramine，amitriptyline の方に抗うつ薬の興味と関心が移ってしまい，MAO 阻害薬の使用頻度は急速におちこみ，いずれも市場から撤退してしまったのである．ところが，わが

国で生まれて金子ら[40]によって開発されたsafrazineは，1963年当時多くの臨床試験が行われ，副作用の出現も少なく，臨床的有用度が高いと評価を受け，西沼[66]の非臨床試験で，①肝のMAOに対して脳のMAOへの作用が3：1と選択性が高く，②脳内でのMAO阻害作用は持続するが，肝でのそれは速やかに消退する(20時間で脳で10%，肝で50%が回復する)ことから，肝障害が少なく，③効果発現が早い，とうたわれている．しかし，現実にわが国唯一のMAO阻害薬であるsafrazineも処方頻度がきわめて低く，ごく限られた病院で細々と使用され，かろうじて命脈を保っているのが現状である．なお，safrazineの副作用としてoptic neuropathyの報告[35,72]があり，視力低下をきたすことが知られており，長期使用例については定期的な視力検査が必要であると考えられる．

以上のように，わが国ではうつ病の治療にMAO阻害薬としてsafrazineが1つだけ存在するとはいうものの，ほとんど何の役割も演じていないというのが現状といえよう．

VI．選択的MAO阻害薬

hydrazineおよびnon-hydrazine系のMAO阻害薬が開発されて臨床の場へ導入されていった過程とは別に，MAOにはMAO-AとMAO-Bという2つのiso-enzymic formがあって，好んで脱アミノ化する基質がお互いに異なるという事実とともにMAO-A，MAO-Bをそれぞれ選択的に抑制する薬物が開発されて，MAO阻害薬の開発に新しい動きがみられている(表4)[34,36,37]．臓器別のMAOの分布はすでに述べたが(図2)，脳内分布をみると，全体にはMAO-Bが多く[68,87,90]，尾状核，被殻，黒質，側坐核でMAO-Bの多いのが目立ち，前頭葉でのみMAO-Aが多くなっている(表5)[71]．ところで，従来のMAO阻害薬はMAO-A，MAO-Bの作用をともに抑制するのであるが，MAO-A阻害薬であるclorgylineとMAO-B阻害薬pargylineおよびdeprenylの開発が進み，これらの抗うつ作用についてMurphyを中心とするグループの精力的な研究が行われている[50,62,63,64]．これによると，①ともにすぐれた抗うつ作用は有しているが，MAO-A阻害薬の方がMAO-B阻害薬より抗うつ作用が強いことが判明しており，MAO-A阻害が抗うつ作用につながるものであること，②MAO-A阻害薬の投与で髄液，血液，尿中のMHPGが著しく減少するのに対して，5-HIAAの減少は顕著でなく，したがって抗うつ作用はMAO-AによるNAの脱アミノ化をMAO-A阻害薬が抑制することによるもの，などの興味ある結論が導き出されている．こうして，clorgylineの抗うつ作用は三環系抗うつ薬と同等以上のものとされたが，従来のMAO阻害薬と同じくMAO阻害作用は非可逆的であり，高血圧クリーゼをきたすことが判明して臨床開発はストップしてしまっている．一方，MAO-B阻害薬であるdeprenylとpargylineもその作用が非可逆的であり，長期投与によって選択性が失われ，また，高用量を用いることでも選択性が失われることが明らかとなっている(表6)[57,114,116]．なお，deprenylは脳内の錐体外路系に高濃度に存在するMAO-Bに作用して，dopamineの脱アミノ化を

表4　MAO阻害薬と基質（Murphy et al. 1983）[63]
（一部改変）

酵素のサブタイプ	選択的に脱アミノ化する基質	選択的阻害薬
MAO-A	serotonin noradrenalin adrenalin	clorgyline harmaline harmine toloxatone cimoxatone amiflamine brofaromine moclobemide
MAO-B	phenylethylamine phenylethanolamine tele-methylhistamine benzylamine o-tryptamine	deprenyl pargyline
MAO-AとMAO-B (非選択性)	tyramine tryptamine dopamine	phenelzine isocarboxazid tranylcypromine safrazine

表5　ヒト脳内の MAO 活性の分布（Oreland et al. 1983）[71]

脳部位	MAO-A および MAO-B の活性と活性の比率			MAO-A 活性：MAO-B 活性の予測比率
	50 μM 5-HT	50 μM Bz	5-HT：Bz	50 μM tryptamine
Hypothalamus	2.1	4.3	1：2.0	35：65
Thalamus	1.2	3.2	1：2.7	30：70
Caudatus	0.9	3.1	1：3.4	25：75
Nucleus accumbens	1.1	3.8	1：3.5	25：75
Putamen	0.8	2.8	1：3.5	25：75
Substanita nigra	0.9	3.1	1：3.4	25：75
Hippocampus	1.4	2.6	1：1.9	35：65
Nucleus amygdalae	1.4	2.5	1：1.8	40：60
Gyrus cinguli cortex	1.6	2.4	1：1.5	40：60
Frontal cortex	1.2	1.1	1：0.9	55：45
Precentral cortex	1.0	1.5	1：1.5	40：60
Pons	0.8	3.1	1：3.9	20：80
Medulla oblongata	0.8	2.5	1：3.1	25：75

5-HT：5-hydroxy tryptamine（MAO-A の基質）
Bz　：benzylamine　（MAO-B の基質）
tryptamine（MAO-A と MAO-B の基質）

表6　tyramine 静注による MAO 阻害薬の tyramine pressor 感受性の比較（Tiller et al. 1987）[116]

研　究	MAO 阻害薬	服薬量	治療期間	n	比率（範囲あるいは±SEM）
Mendis et al.（1981）[57]	Deprenyl	15 mg/d	2 weeks	7	1.8（1.25-2.0）
		30 mg/d	4 weeks	7	2.0（1.5 -3.0）
Bieck & Antonin,（1982）	Tranylcypromine	25 mg/d	4 weeks	6	10.0（8.0-16.0）
Pickar et al.（1981）[78]	Clorgyline	30 mg/d	4 weeks	7	29.6（7.5-38.3）
	Pargyline	30 mg/d	4 weeks	4	12.0（8.0-20.0）
	Deprenyl	10 mg/d	4 weeks	2	1.7
Pare et al.（1982）	Tranylcypromine	20-30 mg/d	3 weeks	5	≈10[1]
Sunderland et al.（1985）[114]	Deprenyl	10 mg/d	3 weeks	7	3.7（±1.5）
		30 mg/d	3 weeks	5	6.5（±2.3）
		60 mg/d	3 weeks	4	21.9（±6.7）
	Tranylcypromine	20 mg/d	3 weeks	2	30.8（±1.5）

1．20 人の未治療患者の未発表データ

$$\text{比率} = \frac{\text{非服薬時の tyramin 量}}{\text{MAO 阻害薬服用中の tyramin 量}}$$

抑制するのに対して[45]，NA, 5-HT とはほとんど作用しないとの性質を利用して，l-DOPA や DOPA 脱炭酸酵素阻害薬によるパーキンソン病治療の補助薬として開発されようとしている[6]．また，pargyline はすでに Eutonyl の商品名で降圧剤として臨床に供されており，高血圧を合併するうつ病によいとされている．

以上の選択的 MAO 阻害薬が抗うつ薬として限界があることが証明されて開発が断念されていった中で，新しく登場してきたのが第二世代の

MAO阻害薬としての可逆的選択的MAO阻害作用を有する一連の薬物である.何よりも,これらはいずれもMAO阻害の作用時間が短いのが特徴であり,肝毒性がないうえに[100],高血圧クリーゼを呈する力が非可逆的MAO阻害薬よりも弱いことである[18,69,78,102,110,111]．とくにbenzamide系のmoclobemideは安全性が高く[5,24,46,116]，tyramineへの感受性はtranylcypromineの1/10とされている[18]．ここで，moclobemideの臨床試験をいくつか紹介すると,まず75例の低tyramine食の制限のない患者を含めて500例のopen trialの集計では[52]，4例に25～40 mmHgの範囲内の一過性の血圧上昇をみ，1例に軽い頭痛を認めたが，moclobemideの中断例はなく,安全性の高いことが特筆されている．また，抗うつ効果の発現が一週以内と早く，非精神病性単極型内因性うつ病によく奏効し，老齢者にも忍容性が良好で，抗コリン性副作用がない.副作用としては起立性低血圧，不眠，激越が挙げられている．

Larsenら(1984)[47]は,DSM-IIIで挿間性,慢性および非定型のうつ病と診断された38例をrandozimed trialでclomipramineと比較し，6週間までの経過で両群の間に差がみられず，moclobemideとclomipramineは同等の効果を有するとしている．副作用では，起立性低血圧を伴わないめまいはmoclobemideに多いが，伴うめまいはclomipramineに多い．振戦と抗コリン性副作用はclomipramineに多い．明らかに，moclobemide群に副作用が弱く，その持続も短いという．

Normanら(1985)[67]は25例の入院患者でのamitriptylineとの比較で，改善率はmoclobemide 60%，amitriptyline 55%となり，副作用は口渇はamitriptylineに多く,ぼんやりする,頭痛はmoclobemideに多い．ともに忍容性良好で，中止例はなかった．

Casacchiaら（1984)[13]は40例の躁うつ病のうつ病と神経症性うつ病を対象としてplaceboとの二重盲検比較試験でmoclobemideが有意に優れた改善率を示したとし，副作用についても5例にねむ気，2例にふるえがみられ，口渇，便秘1例ずつ認められて，placeboの2例(睡眠障害，口渇)と有意差がなかったと報告している．

以上, moclobemideの臨床試験はまだ症例数が少なく,規模も小さいものであるが, placeboより有意に優れ，amitriptylineやclomipramineと同等の抗うつ効果が認められて，副作用も弱いことが立証されており，抗うつ薬としての将来は

表 7　可逆的選択的MAO-A阻害薬

		半減期(時間)[69]
toloxatone	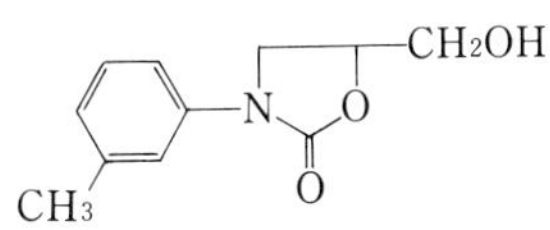	1.27
cimoxatone	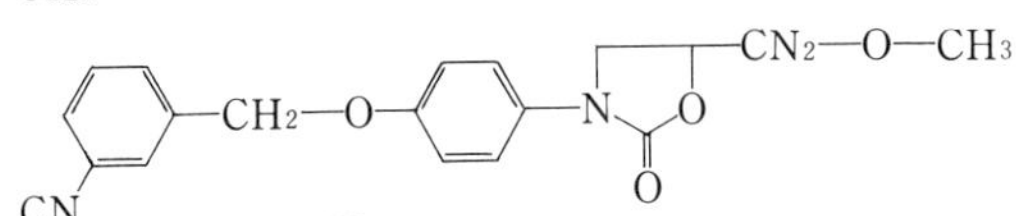	12
amiblamine	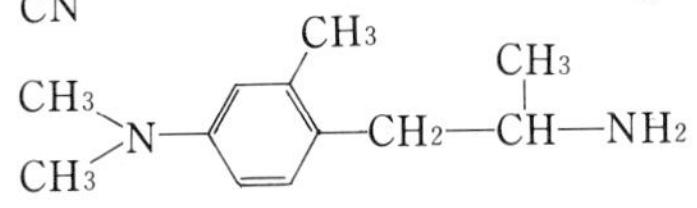	5 －12
brobaromine	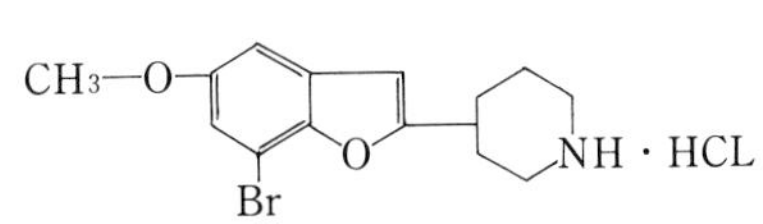	12
moclobemide	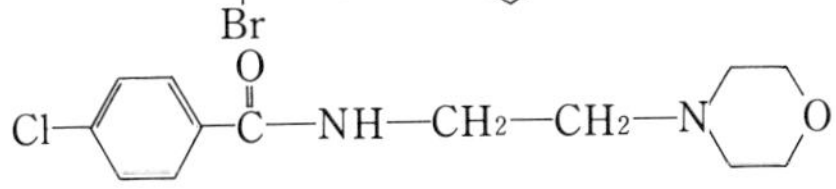	1.06

promisingといわれている．

なお，第二世代の可逆性の選択的MAO-A阻害薬の中でtoloxatoneのみがフランスのDelalande Labo. からHumorylの商品名で1985年に発売されている[112]．

VII．MAO阻害薬復活の可能性

もともとMAO阻害薬は自分の守備範囲があって，その範囲内では他の向精神薬よりも優れた臨床効果を発揮しうる貴重な薬物である[81]．それが，tyramine含有食物や三環系抗うつ薬との併用で高血圧クリーゼを起こすために必要以上に面倒な食事制限を課せられたり[113]，稀に肝障害を呈するなどの副作用のために処方数が低下してしまった現状はすでに説明した通りである．米国ではhydrazine系のisocarboxazide, phenelzine, non-hydrazine系のtranylcypromineおよび降圧剤としてのMAO-B阻害薬pargylineの4つが用いられており，Klein, D.F.（1989）も日常の診療で今日もしばしば処方されると述べているが，わが国ではhydrazine系のsafrazineが唯一のものである．MAO阻害薬の副作用が過大視されているが，本来は安全なものであるといってみたところで，わが国ですでに消えたisocarboxazideやphenelzineが復活しうる可能性はなく，safrazineがよみがえる可能性は考えにくい．

今後，MAO阻害薬がcome backする可能性があるとしたら，従来のものよりもはるかに安全性が高いとされる第二世代の可逆性の選択的MAO-A阻害薬，とくにmoclobemideに期待がかかるのであって，1988年Münchenでの第16回CINPでも数多くの報告がされている[61]．われわれとしても可逆性選択的MAO-A阻害薬の開発に期待をかけてみたい．しかし，わが国における抗うつ薬の処方数が比較的少なく，占めるシェアが低いことや抗うつ薬の薬価が低いことが開発の妨げとなっている事実がある．現に，moclobemideはわが国では脳内カテコールアミンレベル上昇作用や脳内エネルギー代謝改善作用を主作用とする脳代謝賦活薬として開発が進められており，抗うつ薬としての開発は考えていないといわれている．現時点では，われわれの願いが実現する可能性はなく，MAO阻害薬の復活の道はきわめて厳しいと結論せざるをえないのである．

おわりに

MAO阻害薬復活の可能性を探るために，MAO阻害薬の開発の経緯をひもとき，適応症や有用性および副作用を調べなおしてみたが，われわれはMAO阻害薬の長所，短所を十分に理解しないうちに葬り去った印象がある．新しい第二世代の可逆的選択的MAO阻害薬の誕生を契機にその長所をみなおし，復権への道を拓くべきものと考える．抗うつ薬の開発には厳しい状況が待ちかまえているとはいえ，MAO阻害薬の本来あるべき姿へもどしながら，臨床的有用性を追究してゆくことがわれわれに課せられた義務であると考える．

文　献

1) Akindele, M.O., Evans, J.L. and Oswald, I.: Monoamine oxidase inhibitors, sleep and mood. Electroenceph. Clin. Neuropharmacol., 29: 47-56, 1970.

2) Ananth, J. and Luchins, D.: A review of combined tricyclic and MAOI therapy. Compr. Psychiatry, 18: 221-230, 1977.

3) Asatoor, A.M., Levi, A.J. and Milne, M.O.: Tranylcypromine and cheese. Lancet, 2: 733-734, 1963.

4) Atkins, R.M. and Ditman, K.S.: Tranylcypromine; A review. Clin. Pharmacol. Ther., 6: 631-665, 1965.

5) Bieck, P.R. and Antonin, K.H.: Oral tyramine pressor test and the safety of monoamine oxidase inhibitor drugs: comparison of brofaromine and tranylcypromine in healthy subjects. J. Clin. Psychopharmacol., 8: 237-245, 1988.

6) Birkmayer, W., Knoll, J., Riederer, P. et al.: (−)-Deprenyl leads to prolongation of L-DOPA efficiency in Parkinson's disease. Mod. Prob. Pharmacopsychiat., 19: 170-176, 1983.

7) Blackwell, B.: Hypertensive crisis due to monoamine oxidase inhibitors. Lancet, 2: 849-851, 1963.

8) Blackwell, B., Marley, E., Price, J. et al.: Hypertensive interactions between monoamine oxidase inhibitors and foodstuffs.: Br. J. Psychiatry, 113:

349-365, 1967.
9) Blackwell, B.: Adverse effect of antidepressant drugs. Part 1. Drugs, 21: 201-218, 1981.
10) Bloch, R.G., Dooneief, A.S., Buchberg, A.S. et al.: The clinical effect of isoniazid and iproniazid in the treament of pulmonary tuberculosis. Ann. Intern. Med., 40: 881-900, 1954.
11) Bitisch Medical Research Council: Clinical trial of the treatment of depressive illness. Br. Med. J., 1: 881-886, 1965.
12) Brodie, B.B., Spector, S. and Shore P.A.: Interaction of monoamine oxidase inhibitors with physiological and biochemical mechanisms in brain. Ann. N.Y. Acad. Sci., 80: 609-616, 1959.
13) Casacchia, M., Carolei, A., Barba, C. et al.: A placebo-controlled study of the antidepressant activity of moclobemide, a new MAO-A inhibitor. Psychopharmacology, 17: 122-125, 1984.
14) Crane, G.E.: Iproniazid (Marsilid) phosphate, a therapeutic agent for mental disordors and debilitating disease. Psychiatry Res. Rep., 8: 142-152, 1957.
15) Dally, P.J.: Indication for use of iproniazid in psychiatric practice. Br. Med. J., 1: 1338-1339, 1958.
16) Dally, P.J.: Fatal reaction associated with tranylcypromine and methylphenidate. Lancet, 1: 1235-1236, 1962.
17) Dally, P.J.: Chemotherapy of Psychiatric Disorders. Plenum. New York, 1967.
18) Da Prada, M., Zürcher, G., Wüthrich, I. et al.: On tyramine, food, beverages and the reversible MAO inhibitor moclobemide, J. Neural. Transm. [Suppl] 26: 31-56, 1988.
19) Davidson, J.: The management of resistant depression. Br. J. Psychiatry, 124: 219-220, 1974.
20) Davidson, J., McLeod, M., Law-Yone, B. et al.: A comparison of electroconvulsive therapy and combined phenelzine-amitriptyline in refractory depression. Arch. Gen. Pyschiatry, 35: 639-642, 1978.
21) Davidson, J.R.T., Miller, R.D., Turnbull, C.D. et al.: Atypical depression. Arch. Gen. Psychiatry, 39: 527-534, 1982.
22) Davidson, J., Zung, W.W.K. and Walker, J.I.: Practical aspects of MAO inhibitor therapy. J. Clin. Psychiatry, 45: 81-84, 1984.
23) Davies, E.B.: Combining the anti depressant drugs. Lancet, 2: 781-782, 1963.
24) Dollery, C.T., Brown, M.J., Davies, D.S. et al.: Oral obsorption and concentration-effect relationship of tyramine with and without cimoxatone, a type A specific inhibitor of monoamine oxidase. Clin. Pharmacol. Ther., 34: 651-662, 1983.
25) Dowson, J.H.: MAO inhibitors in mental disease: their current status. J. Neural. Transm [Suppl] 23: 121-138, 1987
26) Dunleavy, D.L.F. and Oswald, I.: Phenelzine, mood response and sleep. Arch. Gen. Psychiatry, 28: 353-356, 1973.
27) Euler, U.S. and Lishajko, F.: Release of noradrenalin from adrenergic transmitter granules by tyramine. Experientia, 16: 376-377, 1960.
28) Feighner, J.P., Herbstein, J. and Damlouji, N.: Combined MAOI, TCA and direct stimulant therapy of treatment of resistand depression. J. Clin. Psychiatry, 46: 206-209, 1985.
29) Fox, H.H.: The chemical attack on tuberculosis. Trans. N.Y. Acad. Sci., 15: 234-242, 1953.
30) Gander, D.R.: Treatment of depressive illness with combined antidepressants. Lancet, 1: 107-109, 1965.
31) Georgotas, A., Mann, J. and Friedman, E.: Platelet MAO inhibition as a potential indicator of favorable response to MAOIs in geriatric depressions. Biol. Psychiatry, 16: 997-1001, 1981.
32) Georgotas, A., McCue, R.E., Friedman, E. et al.: Prediction of response to nortriptyline and phenelzine by platelet MAO activity. Am. J. Psychiatry, 144: 338-340, 1987.
33) Goldberg, R.S., Thornton, W.E.: Combined tricyclic-MAOI therapy for refractory depression: a review with guidelines for appropriate usage. J. Clin. Pharm., 18: 143-147, 1978.
34) Goridis, C. and Neff, N.H.: Monoamine oxidase in sympathetic nerves: a transmitter-specific enzyme type. Br. J. Pharmacol., 43: 814-818, 1971.
35) 濱田秀伯, 斉藤豊和, 鳥居順三: MAO 阻害剤 (safrazine) による optico-neuropathy の 1 例. 臨床神経学, 19: 379-387, 1979.
36) Houslay, M.D., Tipton, K.F. and Youdim, M.B.H.: Multiple forms of monoamine oxidase, fact and artifact. Life Sci., 19: 467-478, 1971.
37) Johnston, J.P.: Some observations upon a new inhibitor of monoamine oxidase in brain tissue. Biochem. Pharmacol., 17: 1285-1297, 1968.
38) Johnstone, E.C.: The relationship between acetylator status and inhibition of monoamine

oxidase excretion of free drug and antidepressant response in depressed patients on phenelzine. Psychopharmacologia, 46 : 289-294, 1976.
39) Kahn, M. and Perez, V. : Jaundice associated with the administration of iproniazid. Am. J. Med., 25 : 898-916, 1958.
40) Kaneko, Z., Tanimukai, H., Nishimura, K. et al. : Beta - piperonyl - isopropylhydrazine, a new monoamine oxidase inhibitor as an antidepressant. Psychosomatics, 4 : 99-103, 1963.
41) Kay, D.W.K., Garside, R.F. and Fahy, T.J. : A double-blind trial of phenelzine and amitriptyline in depressed outpatients. Br. J. Psychiatry, 123 : 63-67, 1973.
42) Kayser, A., Robinson, D.S., Nies, A. et al. : Response to phenelzine among depressed patients with features of hysteroid dysphoria. Am. J. Psychiatry, 142 : 486-488, 1985.
43) Kline, N.S. : Clinical experience with iproniazid (Marsilid). J. Clin. Exp. Psychopathol., 19(Suppl 1) : 72-78, 1958.
44) Kline, N.S. : Monoamine oxidase inhibitors : an unfinished picaresque tale. In : Discoveries in Biological Psychiatry (ed. by Ayd, F.J. and Blackwell, B.), pp. 194 - 204, Lippencott Company, Philadelphia, 1970.
45) Knoll, J : The pharmacology of (−) deprenyl. J. Neural Transm [Suppl] 22 : 85-89, 1986.
46) Korn, A., Da Prada, M., Raffesberg, W. et al. : "Cheese effect" in man : some studies with moclobemide, a new monoamine oxidase inhibitor. J. Neural Transm [suppl] 26 : 58-71, 1988.
47) Larsen, J.K., Holm. P. and Mikkelsen, P.L. : Moclobemide and clomipramine in the treatment of depression. A randomized clinical trial. Acta Psychiat. Scand., 70 : 254-260, 1984
48) Laska, E., Siegel, C. and Simpson G.: Automated review system for orders of psychotropic drugs. Arch. Gen. Psychiatry, 37 : 824-827, 1980.
49) Liebowitz, M.R., Quitkin, F.M., Stewart, J.W. et al.: Phenelzine v imipramine in atypical depression. Arch. Gen. Psychiatry, 41 : 669-677, 1984.
50) Lipper, S., Murphy, D.L., Slaters, S. et al.: Comparative behavioral effects of clorgyline and pargyline in man : a preliminary evaluation. Psychopharmacology, 62 : 123-128, 1979.
51) Loomer, H.P., Saunders, J.C. and Kline, N.S.: A clinical and pharmacodynamic evaluation of iproniazid as a psychic energizer. APA Psychiat, Res. Rep., 8 : 129-141, 1957.
52) Mann, J.J., Aarons, S.F., Frances, A.J. et al.: Studies of selective and reversible monoamine oxidase inhibitors. J. Clin. Psychiatry, 45 : 62-66, 1984.
53) Marks, J.: Interaction involving drugs used in psychiatry. In : the Scientific Basis of Drug Therapy in Psychiatry (ed. by Marks, J. and Pare, C.M. B.), pp. 191-201, Pergamon, Oxford, 1965.
54) Marshall, E.F., Mountjoy, C.Q., Campbell, I.C. et al.: The influence of acetylator phenotype on the outcome of treatment with phenelzine in a clinical trial. Br. J. Clin. Pharmacol., 6 : 247-254, 1978.
55) Masan, F., McCrodden, J.M., Kennedy, N.P. et al. : The involvement of intestinal monoamine oxidase in the transport and metabolism of tyramin. J. Neural Transm. [Suppl] 26 : 1-9, 1988.
56) McCabe, B. and Tsuang, M.: Dietary consideration in MAO inhibitor regimens. J. Clin. Psychiatry, 43 : 178-181, 1982
57) Mendis, N., Pare, C.M.B., Sondler, M. et al.: Is the failure of (−)-deprenyl a selective monoamine oxidase B inhibitor to aleviate depression related to freedam from the cheese effect? Psychopharmacology, 73 : 87-90, 1981.
58) 森温理：中枢神経刺激剤．精神医学，1：671-668, 1959.
59) 森温理：精神賦活剤(MAO 阻害剤)．日本精神医学全書5：治療（秋元波留夫，井村四郎，笠松章ほか編），pp. 276-287, 金原出版，東京，1972.
60) Mountjoy, C.Q., Roth, M., Garside, R.F. et al.: A clinical trial of phenelzine in anxiety depressive and phobic neurosis. Br. J. Psychiatry, 131 : 468-492, 1977.
61) 村崎光邦：第16回 CINP で発表された新しい向精神薬．神経精神薬理，11：230-233，1989.
62) Murphy, D.L., Cohen, R.M., Siever, L.J. et al.: Clinical and laboratory studies with selective monoamine-oxidase inhibiting drugs. Mod. Prob. Pharmacopsychiat, 19 : 287-303, 1983.
63) Murphy, D.L. and Garrick, N.A. and Cohen, R.M.: Monoamine oxidase inhibitors and monoamine oxidase : Biological and physiological aspects relevant to human psychopharmacology. In : Antidepressants (ed. by Burrows, G.D., Norman, T.R., and Davies, B),pp. 209-226, Elsevier, Amsterdam, 1983.
64) Murphy, D.L., Lipper, S., Slaters, S. et al.: Selectivity of clorgyline and pargyline as in-

hibitors of monoamine oxidase A and B in vivo in man. Psychopharmacology, 62 : 129-132, 1979.
65) Nelson, S.D., Mitchell, J.R., Timbrell, J.A. et al.: Isoniazid and iproniazid : Activation of metabolites to toxic intermediates in man and rat. Science, 193 : 901-903, 1976.
66) 西沼啓次：抗うつ剤としてのモノアミン酸化酵素阻害剤．精神経誌，65：614-626，1963.
67) Norman, T.R., Ames, D., Burrows, G.D. et al.: A controlled study of a specific MAO A reversible inhibitors (Ro 11-1163) and amitriptyline in depressive illness. J. Affective Disorders, 8 : 29-35, 1985.
68) O'Carroll, A-M., Fowler, C.J., Phillips, J.P. et al.: The deamination of dopamine by human brain monoamine oxidasc specificity for the two enzyme forms in seven brain regions. Naunyn-Schmiedeberg's Arch. Pharmacol., 322 : 198-202, 1983.
69) 小口勝司，小林真一，内田英二ほか：新しい可逆的MAO阻害薬—その抗うつ薬としての臨床応用—．昭和医会誌，44：299-307，1984.
70) 大熊文男，原田憲一，式場聰ほか：JB 516(カトロン)中毒と推定される急性黄色肝萎縮症の2例．精神医学，3：49-54，1961.
71) Oreland, L., Arai, Y., Steinström, A. et al.: Monoamine oxidase activity and localization in the brain and the activity in relation to psychiatric disorders. Mod. Prob. Pharmacopsychiat., 19 : 246-254, 1983.
72) 大鳥利文：MAO阻害剤服用による視力低下．眼科，17 : 303-310, 1975.
73) Pare, C.M.B.: Monoamine oxidase inhibitors in resistant depression. Int. Pharmacopsychiat., 14 : 101-109, 1979.
74) Pare, C.M.B.: The present status of monoamine oxidase inhibitors. Br. J. Psychiatry, 146 : 576-584, 1985.
75) Paykel, E.S., Parker, R.R., Penrose, R.J.J. et al.: Depressive classification and prediction of response to phenelzine. Br. J. Psychiatry, 134 : 572-581, 1979.
76) Paykel, E.S., Rowan, P.R., Parker, R.R. et al.: Response to phenelzine and amitriptyline in subtypes of neurotic depression. Arch. Gen. Psychiatry, 39 : 1041-1049, 1982.
77) Paykel, E.S., West. P.S., Rowan, P.R. et al.: Influence of acetylator phenotype on antidepressant effects of phenelzine. Br. J. Psychiatry, 141 : 243-248, 1982.
78) Pickar, D., Cohen, R.M., Jimerson, D.C. et al.: Tyramine infusions and selective monoamine oxidase inhibitor treatment. Psychopharmacology, 74 : 4-7, 1981.
79) Pletscher, A.: Beeinflussung des 5-Hydroxytryptamin-Stoffwechsels in Gehirn durch Isonikotinsäurehydrazid. Experientia, 12 : 479-480, 1956.
80) Price, L.H., Charney, D.S. and Heninger, G.R.: Efficacy of lithium-tranylcypromine treatment in refractory depression. Am. J. Psychiatry, 142 : 619-623, 1985.
81) Quitkin, F., Rifkin, A. and Klein, D.F.: Monoamine oxidase inhibitors. Arch. Gen. Psychiatry, 36 : 749-760, 1979.
82) Rabkin, J.E., Quitkin, F.M., Harrison, W. et al.: Adverse reactions to monoamine oxidase inhibitors. Part 1. A comparative study. J. Clin. Psychopharmacol., 4 : 270-278, 1984.
83) Rabkin, J.E., Quitkin, F.M., McGrath., P. et al.: Adverse reactions to monoamine oxidase inhibitors. J. Clin. Psychopharmacol., 5 : 2-9, 1985.
84) Raskin, A., Schulterbrandt, J.G., Reatig, N. et al.: Depression subtypes and response to phenelzine, diazepam, and a placebo : Results of a nine hospital collaborative study. Arch. Gen. Psychiatry, 30 : 66-75, 1974.
85) Ravaris, C.L., Nies, A., Robinson, D.S. et al.: A multiple-dose, controlled study of phenelzine in depression-anxiety states. Arch. Gen. Psychiatry, 30 : 66-75, 1976.
86) Ray, I.: Combinations of antiderpressant drugs in the treatment of depressive illness. Can. Psychiat. Assoc. J., 18 : 399-401, 1973.
87) Riederer, P., Youdim, M.B.H., Rausch, W.D. et al.: On the mode of action of L-deprenyl in the human central nervous system. J. Neural Transm., 43 : 217-226, 1978.
88) Robinson, D.S., Nies, A., Ravaris, C.L. et al.: The monoamine oxidase inhibitor, phenelzine, in the treatment of depressive-anxiety states. Arch. Gen. Psychiatry, 29 : 407-413, 1973.
89) Robinson, D.S., Nies, A., Ravaris, C.L. et al.: Clinical pharmacology of phenelzine. Arch. Gen. Psychiatry, 35 : 629-635, 1978.
90) Roth, J.A. and Feor, K.: Deamination of dopamine and its 2-o-methylated derivative by human brain monoamine oxidase. Biochem. Pharmacol., 27 : 1606-1608, 1978.

91) Roth, M.: Phobic-anxiety-depersonalization syndrome. Proc. R. Soc. Med., 52 : 587-595, 1959.
92) Rowan, P.R., Paykel, E.S. and Parker, R.R.: Phenelzine and amitriptyline : effects on symptoms of neurotic depression. Br. J. Psychiatry, 140 : 475-483, 1982.
93) 佐野勇, 武貞昌志：モノアミン酸化酵素阻害剤(MAO-I)の精神疾患治療への応用. 最新医学, 15： 2347-2355, 1960.
94) 佐野勇, 谷口和寛：モノアミン酸化酵素 (MAO) とその阻害剤について. 日本臨牀, 17 : 1801-1814, 1959.
95) Sargant, W. : Drugs in the treatment of depression. Br. Med. J., 1 : 225-227, 1961.
96) Sargant, W. : Combining the antidepressant drugs. Lancet, 2 : 634, 1963.
97) Sargant, W. : Psychiatric treatment in general teaching hospitals : a plea for a mechanistic approach. Br. Med. J., 2 : 257-262, 1966.
98) Sargant, W. and Dally, P.J. : Treatment of anxiety states by antidepressant drugs. Br. Med. J., 1 : 6-9, 1962.
99) Schiele, B.C. : The Parnate-specific patient. Minn. Med., 48 : 355-357, 1965.
100) Schläppi, B. : The lack of hepatotoxicity in the rat with the new and reversible MAO-A inhibitor moclobemide in contrast to iproniazid. Drug Res., 35 : 800-803, 1985.
101) Schuckit, M., Robins, E. and Feighner, J. : Tricyclic antidepressants and monoamine oxidase inhibitors. Arch. Gen. Psychiatry, 24 : 509-514, 1971.
102) Schulz, R. and Bieck, P.R. : Oral tyramine pressor test and the safety of MAO inhibitor drugs. Psychopharmacology, 91 : 515-516, 1987.
103) Selikoff, I.J., Robitzek, E.H. and Ornstein, G.G. : Treatment of pulmonary tuberculosis with hydrazine derivatives of isonicotinic acid. JAMA, 150 : 973-980, 1952.
104) Sethna, E.R. : A study of refractory cases of depressive illness and their response to combined anti depressant treatment. Br. J. Psychiatry, 124 : 265-272, 1974.
105) Shaw, D.M. and Hewland, R. : The management of resistant depression. Br. J. Psychiatry, 123 : 489-492, 1973.
106) Sheehan, D.V. : Delineation of anxiety and phobic disorders responsive to monoamine oxidase inhibitors : Implications for classification. J. Clin. Psychiatry, 45 : 29-36, 1984.
107) Sheehan, D.V., Ballenger, J. and Jacobsen, G. : Treatment of endogenous anxiety with phobic, hysterical and hypochondrical symptoms. Arch. Gen. Psychiatry, 37 : 51-59, 1980.
108) 清水直容, 山田律爾, 尾形悦郎ほか：モノアミンオキシダーゼ阻害剤の臨床―内科方面を中心として―. 最新医学, 15 : 2338-2346, 1960.
109) Shümann, H.J. and Philippu, A. : Release of catecholamines from isolated medullary granules by sympathomimetic amines. Nature, 193 : 890-891, 1962.
110) Simpson, G.M. and White, K. : Tyramine studies and the safety of MAO drugs. J. Clin. Psychiatry, 45 : 59-61, 1984.
111) Strolin Benedetti, M. and Dostert, P. : Overview of the present state of MAO inhibitors. J. Neural Transm. [Suppl] 23 : 103-119, 1987.
112) Strolin Benedetti, M., Rovei, V., Denker, S.J. et al. : Pharmacokinetics of toloxatone in man following intravenous and oral administrations. Arzneim. Forsch., 32 : 276-280, 1982.
113) Sullivan, E.A. and Schulman, K.I. : Diet and monoamine inhibitors : a re-examination. Can. J. Psychiatry, 29 : 707-711, 1984
114) Sunderland, T., Mueller, E.A., Cohen, R.H. et al. : Tyramine pressor sensitivity changes during deprenyl treatment. Psychopharmacology, 86 : 432-437, 1985.
115) Tacker, M., McIsacc, W.M. and Creaven, P. : Metabolism of tyramine 1-^{14}C by the rat. Biochem. Pharmacol., 19 : 2763-2773, 1970.
116) Tiller, J.W.G., Maguire, K.P. and Davis, B.M. : Tyramine pressor response with moclobemide—A reversible monoamine oxidase inhibitor. Psychiatry Res., 22 : 213-220, 1987.
117) Tollefson, G.D. : Monoamine oxidase inhibitors a review. J. Clin. Psychiatry, 44 : 280-288, 1983.
118) Tyrer, P. : Towards rational therapy with monoamine oxidase inhibitors. Br. J. Psychiatry, 128 : 354-360, 1976.
119) Tyrer, P., Candy, J. and Kelly, D. : Phenelzine in phobic anxiety : a controlled trial. Psychol. Med., 3 : 120-124, 1973.
120) Tyrer, P., Gardner, M., Lambourn, J. et al.: Clinical and phermacokinetic factors affecting response to phenelzine. Br. J. Psychiatry, 136 : 359-365, 1980.
121) Tyrer, P., Steinberg, D.: Symptomatic treatment of agoraphobia and social phobia : a follow-up study. Br. J. Psychiatry, 127 : 163-168, 1975.

122) 上村忠雄，竹内輝博，上条和四夫ほか：精神科領域における JB 516 の使用経験．精神医学，2：389-396, 1960.
123) 梅根善一，松島瑤子：精神障害者の iproniazid（精神賦活剤）療法．精神医学，1：771-782, 1959.
124) West, E.D. and Dally, P.J.: Effects of iproniazid in depressive syndromes. Br. Med. J., 2 : 1491-1494, 1959.
125) White, K., Pistole, T. and Boyd, J.L.: Combined monoamine oxidase inhibitor-tricyclic antidepressant treatment : a pilot study. Am. J. Psychiatry, 137 : 1422-1425, 1980.
126) White, K., Simpson, G. : Combined MAO I-tricyclic antidepressant treatment. J. Clin. Psychopharmacol., 1 : 264-282, 1981.
127) Wortis, J.: Review of psychiatric progress 1959 : physiological treatment. Am. J. Psychiatry, 116 : 595-601, 1959.
128) Wyatt, R.J., Fram, D.H., Kupfer, D.J. et al.: Total prolonged drug-induced REM sleep suppression in anxious-depressed patients. Arch. Gen. Psychiatry, 29 : 145-155, 1971.
129) Wyatt, R.J., Kupfer, D.J., Scott, J. et al.: Longitudinal studies of the effect of monoamine oxidase inhibitors on sleep in man. Psychopharmacologia, 15 : 236-244, 1969.
130) Yamamoto, S., Wakabayashi, S. and Makita, M.: Gas-liquid chromatographic determination of tyramine in fermented food products. J. Agric. Food Chem., 28 : 790-793, 1980.
131) Yates, C.M. and Loudon, J.B.: Acetylator status and inhibition of platelet monoamine oxidase following treatment with phenelzine. Psychol. Med., 9 : 777-779, 1979.
132) Young, J.P.R., Lader, M.H. and Hughes, W.C.: Controlled trial of trimipramine, monoamine oxidase inhibitors, and combined treatment in depressed outpatients. Br. Med. J., 4 : 1315-1317, 1979.
133) Zeller, E.A., Barsky, J., Fouts, J.R. et al.: Influence of isonicotinic acid hydrazide (INH) and 1-isonicotinyl-2-isopropyl hydrazide (IIH) on bacterial and mammalian enzymes. Experientia, 8 : 349-350, 1952.

精神科治療学　5(1)；25-43，1990

非ベンゾジアゼピン系抗不安薬

村崎　光邦*

はじめに

Alcohol や barbiturates に抗不安作用があることは古くから知られていたが，抗不安薬として正式に銘うつことのできる最初の薬物は meprobamate であろう。筋弛緩薬の開発中に mephenesin の tranquilizing effect が発見され，中枢への作用，作用時間の長さ，力価の強化などの改良の努力のもとに meprobamate が合成されて世に出たのは 1951 年であり，その優れた抗不安作用のために魔法の薬としてもてはやされ全世界に電撃的に広がっていった。ところが，著しい耐性の形成とともに依存性が強く乱用される傾向がみられ，激しい退薬症候の出現が判明して，この詳しい作用機序の解明が進められないうちに姿を消してしまった[73]。これに替る抗不安薬として登場したのが benzodiazepine 系薬物（BZ）であり，1958 年の chlordiazepoxide に次いで diazepam，oxazepam が矢つぎばやに開発され，その後も続々と開発されて，わが国では抗不安薬として 17 品目，睡眠薬として 8 品目，抗てんかん薬 1 品目の多きに及び，その高い安全性もあってゆるぎない地位を保っている。しかし，鎮静作用，筋弛緩作用に基づく副作用のほかに精神運動機能への悪影響，記憶の障害などが注目され，さらに臨床用量での依存と退薬症候の出現も認められるに及んで，絶対に安全ともいいきれなくなっている。こうした問題の解決のために新しい抗不安薬開発の動きが出てきた。これには 3 つの大きな方向がある。1 つは BZ 受容体に強い親和性を有して，従来の BZ と同じ作用機序のもとに抗不安作用を発揮しながら BZ の持つ鎮静作用，筋弛緩作用の極力弱いか，あるいはその作用のない薬物である。2 番目は BZ 受容体そのものには結合しないが，GABA-BZ 受容体-Cl^-チャンネル複合体の BZ 受容体以外の部位に結合して，allosteric に作用するものであり，3 番目はこの複合体には結合しない，まったく新しいタイプの抗不安薬として 5-HT 系に作用する薬物である。これまでに報告された主なものを Vander Maelen ら[121]の分類にならって list-up したのが**表 1** である。以下にこれら非 BZ 系抗不安薬を順を追って紹介しよう。

I．GABA-BZ 受容体-Cl^-チャンネル複合体に結合する薬物

1．BZ 受容体に直接的に結合する薬物

a．full agonist

化学構造上は BZ と異なっていながら，BZ 受容体と結合して，従来の BZ の作用をすべて有する薬物である。

(1)　thienodiazepine 誘導体

BZ の A 環が thieno 環と置き換ったもので，非 BZ とはいっても生化学的にも薬理学的にも BZ と区別する必要がなく，本論文の対象とはならないが，わが国で開発されて，best seller となっている clotiazepam と etizolam がこの代表であ

Non-benzodiazepine anxiolytics.
*北里大学医学部精神科
〔〒228　神奈川県相模原市麻溝台2-1-1〕
Mitsukuni Murasaki. M. D.: Department of Psychiatry, Kitasato University School of Medicine. 2-1-1, Asamizodai, Sagamihara, 228 Japan.

表1　新しい非BZ系抗不安薬

I．GABA-BZ 受容体-Cl^- チャンネル複合体と結合する薬物	
A．BZ受容体に直接的に結合する薬物	
1)　BZ受容体 full agonist	
①　thienodiazepine 誘導体	clotiazepam, etizolam, brotizolam
②　cyclopyrrolone 誘導体	zopiclone, suriclone
③　imidazopyridine 誘導体	zolpidem, alpidem
2)　BZ受容体 partial agonist	
①　triazolopyridazine 誘導体	CL 218872
②　β-carboline 誘導体	ZK 93423, ZK 91296
③　pyrazoloquinoline 誘導体	CGS 9896, CGS 17867A, CGS 20625
④　phenylquinoline 誘導体	PK 8165, PK 9084
⑤　imidazoquinoline 誘導体	RU 31719, RU 32696,RU 32514
⑥　hydroxyquinoline 誘導体	RU 142382,RU 43028, RU 39419
⑦　isoindoline 誘導体	DN 2327
⑧　benzothiepine 誘導体	Y-23684
⑨　pyrrolodiazepine 誘導体	premazepem
⑩　imidazobenzodiazepinone 誘導体	Ro 16-6028
B．複合体のBZ受容体以外の部位にアロステリックに結合する薬物	
1) barbiturates	
2) pyrazolopyridine 誘導体	
etazolate (SQ2009), cartazolate (SQ65396),	
tracazolate (ICI136735), ICI190622	
LY81067	
3) diaryltriazine 誘導体	
II．GABA-BZ 受容体-Cl チャンネル複合体に結合しない薬物（セロトニン受容体に作用する抗不安薬）	
1)　$5\text{-}HT_{1A}$ 受容体 agonist	buspirone, gepirone, ipsapirone, SM-3997, WY-47846
2)　$5\text{-}HT_2$ 受容体 antagonist	ritanserin, altanserin
3)　$5\text{-}HT_3$ 受容体 antagonist	GR 38032F, MDL72222, ICS 205-930, BRL43694

る。また，睡眠薬として登場している brotizolam もこれに属している。

(2)　cyclopyrrolone 誘導体

zopiclone, suriclone, suproclone の 3 つが開発され，わが国では zopiclone が睡眠薬として発売されている。BZ とは異なり，徐波睡眠を増加させ，REM 睡眠に影響しないこと[51]から睡眠機能改善薬と呼ばれるが，催眠作用のほかに抗不安作用，抗けいれん作用，筋弛緩作用を有している[41,71]。BZ との違いは，BZ 受容体への親和性が GABA の存在下で増大しないことで BZ 受容体への結合の仕方が異なるとされる[49,117]。しかし，GABA は zopiclone の BZ 受容体結合を加熱による不活性化を防ぐことや小脳の cGMP を減少させるなどの事実から，GABA 作動系への作用によることに違いはなく，full agonist として理解される[49]。なお，同じ cyclopyrrolone family の suriclone は抗不安作用に対して筋弛緩作用が弱いとの報告があるが[9]，第 I 相試験ではこれが確認されず[76]，臨床効果も不十分で開発が遅れている[39]。また，suproclone は開発が中止されている。

(3)　imidazopyridine 誘導体

zolpidem と alpidem の 2 つが開発されている。ともに後に述べる BZ 受容体のうちの BZ_1 に選択的に結合する。zolpidem はフランスでは短時間作用型の睡眠薬として発売されているように，催眠作用＞抗不安作用＞抗けいれん作用＞＞筋弛緩・運動失調作用といった特徴的プロフィールを示し[101]，いずれも BZ 受容体 antagonist である Ro 15-1788 と CGS 8216 によって拮抗される[2,56]。BZ_1 に選択的に結合しながら催眠作用が強いことから，BZ_1 は抗不安作用と抗けいれん作用を特異的に中継するとの Lippa ら[63]の仮説をくつがえした化合物であることは後に述べる。健忘作用，依存性，退薬症候などの副作用が BZ 系睡眠薬より弱い，より理想的な睡眠薬に近いものとして，わが国では第II相試験の最中である．一方，alpidem は抗不安作用が強い反面，鎮静作用，筋弛

表2　BZ受容体の新しい名称の提案（Langer ら[57]）

	選択的リガンド		
	提案名	agonists or inverse agonists	antagonists
Central BZ_1	ω_1	Zolpidem〔imidazopyridine〕 CL 218872〔triazolopyridazine〕 β-CCE〔β-carboline〕	CGS 8216〔pyrazoloquinolinone〕
Central BZ_2	ω_2	(—)*	(—)*
Peripheral BZ_p	ω_3	Ro 5-4864〔benzodiazepine〕	PK 11195〔isoquinoline-carboxamide〕

(—)*：選択的リガンドは知られていない。

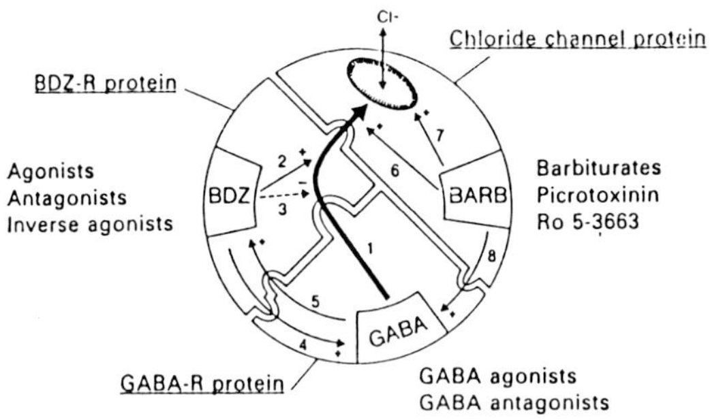

図1　GABA-BZ 受容体-Cl⁻チャンネル複合体（Polc ら[95]）

太い矢印は GABA 受容体の賦活によって BZ 受容体を介して Cl⁻チャンネルとの開存が促されることを示す。agonist による BZ の賦活はこのカップリングを改善し，inverse agonist による賦活はカップリングを減少させる。純粋な競合的 antagonist はカップリングに影響しないが，agonist と antagonist の機能をともに遮断する。矢印4と5はそれぞれ受容体 agonist が GABA 結合を強め，GABA agonist が BZ agonist の結合を強めることを示す。

緩作用が弱く，知的機能をも障害しないことが報告されており[4,24,77]，今後の開発が期待されているが，分類上は full agonist に属している。なお，alpidem のもう1つの特徴は BZ_1 に選択的に結合するのみならず，末稍型 BZ 受容体とも高い親和性を有することであり[56]，これが臨床的にどのような意味を有するか不明であるが，Langer ら[57]は BZ 受容体を表2のように ω_1, ω_2, ω_3 とする3分法を提唱している。

b.　partial agonist

BZ が脳内の特異的部位に強い親和性を有し，この部位が BZ 受容体であることが発見されて以来，この方面の研究は日進月歩で，BZ 受容体は GABA-BZ 受容体-Cl イオンチャンネル複合体を形成することが明らかにされ，BZ 作用機序解明が進んでいる。Polc ら[95]の説明によると（図1），太い矢印は GABA 受容体の賦活が仮説的カップリング蛋白である受容体を介して Cl⁻チャンネルを開く方向に作用することを示している。GABA や GABA agonist が GABA 受容体に結合してこれを賦活すると，受容体分子の機構上の変化が惹き起こされ，閉じられている Cl⁻チャンネルへの刺激として作用し，これを開放して Cl-の細胞内への流入を促す。BZ 受容体は GABA 受容体と Cl⁻ チャンネルの間に挿入された分子単位として示されており，受容体への ligand を認識し結合させる。ligand が diazepam のような full agonist であれば，受容体分子は GABA 受容体と Cl⁻ チャンネルの間のカップリング機能を増強する方向に作用し，同時に GABA 受容体の親和性状態を増強させ，その結果として Cl⁻ チャンネル開放頻度を増加させる。これが BZ 受容体 ligand の第1のクラスのものである。次に，β-carbolines のうち，DMCM と β-CCM は受容体に結合してカップリング機能を低下させる方向へ機構変化を生じさせて，Cl⁻ 伝導への GABA 受容体の刺激的効果を減少させ，Cl⁻ チャンネルの開放頻度を減少させる。したがって，けいれんを生じやすくさせ，また不安を惹起しうるとされている。これらの BZ 受容体の第2のクラスの ligand である物質は agonist と正反対の機能的結果をもたらすことから，inverse agonist と呼ばれている。また，Ro 15-1788 によって代表される BZ 受容体 ligand の第

3のクラスはBZ受容体ligandに対して古典的な意味での競合的拮抗作用を示し，それ自体はBZ受容体と結合しても何の機能的変化をもたらさないが，agonist, inverse agonistともそれらがBZ受容体に結合するのを阻止し，それらの作用を消滅させてしまう。なお，Polcら[95]の図では，picrotoxin, Ro 5-3663およびbarbituratesは直接Cl^-チャンネルに結合して，前二者はけいれん誘発作用を，barbituratesは抗けいれん作用を発揮する。また。muscimolやbicucullineなどのGABA受容体へのagonistおよびantagonistがGABA受容体に結合する様子がきわめて分りやすく示されている。

ところで，BZ受容体に強い親和性を有してこれと結合する物質はすべてBZ受容体ligandとなるわけであるが，BZはすべてBZ受容体に対してfull agonistとして作用し，抗不安，抗けいれん，鎮静・催眠，筋弛緩のすべての作用を有している。BZの投与量を上げるにつれて，すなわちBZ受容体の占有率が上昇するにつれてBZ受容体刺激の程度が強くなり，まず抗不安作用，抗けいれん作用が現われ，次いで鎮静作用，筋弛緩作用が現われ，協調運動障害や健忘作用も出てくる(図2)[16,33,34,36,68]。ところが，BZ受容体ligandでBZ受容体を100％占有してもBZ受容体刺激強度が100％にならずしたがって抗不安作用や抗けいれん作用しか現われず，鎮静作用，筋弛緩作用はきわめて弱いか，あるいはまったくないものがみつかってきた。この最初のものがtriazolopyridazine誘導体のCL 218872であり，これが部分的活性薬partial agonistとよばれるもので，臨床的には副作用としての鎮静作用，筋弛緩作用がない上に，健忘作用も出現せず，より理想的抗不安薬といえることになり，選択的抗不安薬anxioselective anxiolytics[125]として現在しきりに開発されつつある。

一般に，partial agonistはBZ受容体への親和性が強く，BZ受容体占有率が高いために，例えばdiazepamに追加投与すると，partial agonistがdiazepamのBZ受容体への結合を阻害するので，diazepamの鎮静作用や筋弛緩作用が拮抗されることになる。partial agonistの定義の1つにfull agonistのみによってもたらされる反応がpartial agonistによってもたらされる最大の反応よりも大きい場合には，full agonistの効果はpartial agonistによって拮抗される[37,38]，というのはこれを指しているのである。逆にいえば，partial agonistはBZ受容体を十分に占有しなければ抗

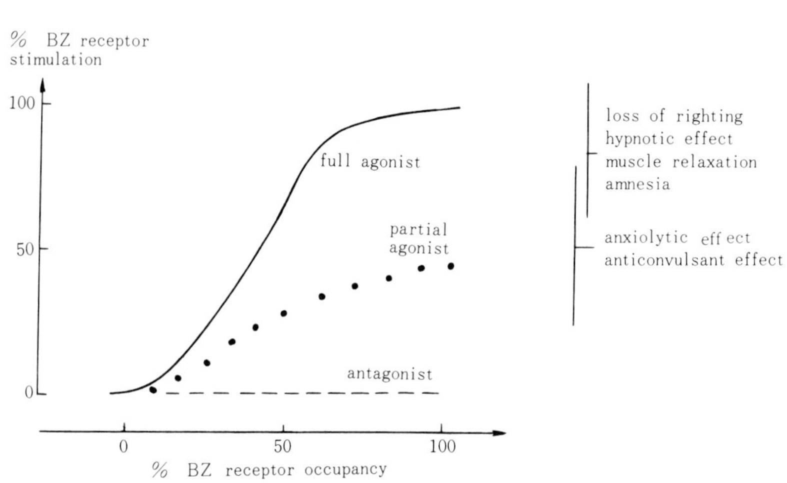

図2　BZ受容体占有率と刺激効果の相関

full agonistは低い占有率で高い刺激効果を生じ，partial agonistは100％占有しても抗不安作用，抗けいれん作用しか生じない。antagonistはintrinsic activityを有していない（Gardner[34]）。

表3　BZ_1受容体とBZ_2受容体の特徴 (Braestrup & Nielsen[11])

BZ_1 receptor	BZ_2 receptor
Molecular weight of protomer ≈51,000 daltons	Molecular weight of protomer≈55,000 daltons
Probably composed of dimers or tetramers	Probably composed of dimers or tetramers
Most abundant in cerebellum	Most abundant in hippocampus and basal ganglia
Least abundant in the hippocampus(50%)	Absent in the cerebellum
Coupled to GABA receptors	Coupled to GABA receptors
Coupled to chloride channels	Not evaluated
Conventional benzodiazepines show no preference for BZ_1 or BZ_2	
Preference for some β-carboline-3-carboxylates, triazolopyridazines, and halazepam	No preference known
Pharmacologic and clinical relations unknown for BZ_1 and BZ_2	

不安作用や抗けいれん作用を発揮せず，その化合物本来の作用 intrinsic activity が抗不安作用，抗けいれん作用しかないことを示している。

(1)　triazolopyridazine 誘導体

CL 218872 は BZ 受容体に結合して抗コンフリクト作用，抗けいれん作用を有しながら鎮静，筋弛緩，運動失調などの作用がきわめて弱いとされた最初の非 BZ 系薬物で，部位的に小脳の BZ 受容体に好んで結合する事実がみつかり，BZ 受容体の multiplicity の発見のきっかけとなった重要な化合物である[53]。すなわち，BZ 受容体には BZ_1 と BZ_2 の subtype があり[108,119,122]，小脳には BZ_1 がほとんど contaminate されることなく存在し，海馬では BZ_1と BZ_2 が併存しているとの脳内分布についての事実が明らかとされて[11,105,107,133](表3)，CL 218872 が BZ_1 に選択的に結合することから，Lippa らは BZ_1 が抗不安作用に関連し，BZ_2 が鎮静作用や筋弛緩，運動失調に関連すると提唱したのである[62,63]。その後，BZ_1 に選択的に結合する性質は CL 218872 のみならず，一部の新しい BZ や β-carboline にもみられ[11]，先に述べた imidazopyridine 誘導体の alpidem や zolpidem にみられ，とくに zolpidem は睡眠作用に優れることから，Lippa らの考え方はあっさりと否定されてしまっている[26,64]。なお，CL 218872 自体の開発は中止されている。

(2)　pyrazoloquinoline 誘導体

現在，5つの pyrazoloquinoline 系化合物が検討されており，このうち CGS 9896 と CGS 20625 が非臨床試験で抗コンフリクト作用と抗けいれん作用を有しながら，鎮静，筋弛緩の作用がなく，ethanol による運動障害の増強作用はきわめて弱く，diazepam による筋弛緩作用を遮断するなどの partial agonist としての特徴を有することが示されている[8,35,129]。とくに，CGS 9896 は研究が進み，不安を中継する BZ 受容体 subtype には full agonist として作用し，鎮静，筋弛緩を中継する subtype には antagonist として作用するとの考え方さえ出されているくらいである[6,7]。臨床試験に入って抗不安作用が実証されているが，好中球減少のために中断されており，代わって CGS 20625 に partial agonist としての臨床的有用性が期待されている[126]。

(3)　β-carboline 誘導体

β-carbolines は，1980 年ヒトの尿，ラットの脳から β-CCE が分離されて，内因性の BZ 受容体 ligand かと注目された[12]が，1981 年には抽出中に生じる artifact であることが判明している[81]。現在では，多くの β-carbolines がみつかり，full agonist から antagonist，さらに full inverse agonist まで幅広く[91,92]，inverse agonist と命名された最初のものである[12,13,109]。partial agonist としては ZK 91296 が知られ[91,92,93]，抗コンフリクト作用は弱いが，抗けいれん作用の優れるのが特徴で，DMCM けいれん，baboon の光けいれん，petit mal epilepsy のモデルに強力な抗けいれん作用を有している。しかし，電撃けいれん，picrotoxin や isoniazid によるけいれんには無効で，pentylenetetrazole, bicuculline, strychnine によるけいれんには部分的にしか作用しない。何らかの抗てんかん薬として生きていけるかどうかが問題で，抗不安薬としての開発は期待されていない。

(4) phenylquinoline 誘導体

2つの化合物PK 8165とPK 9084がVogel typeの抗コンフリクト作用を有し，抗けいれん作用，鎮静作用がなく，diazepamの抗けいれん作用に拮抗する事実からpartial agonistとしての特性を備えている[37,70]。生化学的には，〔^{3}H〕diazepamを置換するが，picrotoxinとisoniazidによる小脳のcGMPの増加に拮抗せず，小脳のcGMPに変化を及ぼさない，などの結果から中枢のBZ受容体に結合し，Cl^-依存性でGABAとは独立したBZ受容体に作用するとされている[60]。ほとんどすべてのpartial agonistが抗不安，抗けいれんの両作用を同時に有しているのに対して，phenylquinolinesは抗けいれん作用がない点で特異であり，興味が持たれるが，File[29]は抗コンフリクト作用は弱く，ラットではchlordiazepoxideと同程度の鎮静作用があり，Le Furら[60]のいうnon-sedative anxiolyticとするのは疑問であると，否定的資料を発表している。Cl^-依存性でGABAとは独立したBZ受容体に作用するというのは何を意味しているのか不明な点が多く，抗不安作用と抗けいれん作用が分離した薬物の臨床的開発はむずかしいかもしれない。

(5) imidazoquinoline 誘導体

Gardnerらにより精力的に研究されて，現在RU 31719, RU 32698, RU 32514の3つがpartial agonistの性質を有しているが，intrinsic activityはRU 31719＞RU 32698＞RU 32514の順であり，抗不安作用，抗けいれん作用を有しながら，鎮静，筋弛緩作用を有さない性状はRU 32689が最もバランスがとれており，臨床的には抗不安薬として適している可能性が高い[33,34,35,36]。いずれも非臨床試験の段階であり，今後どう展開するか不明である。

(6) hydroxyquinoline 誘導体

imidazoquinolinesと同じくRoussel社の開発によるもので，RU 42382, RU 43028, RU 39419の3つがpartial agnistの特性を備えている[33,34]。RU 42382がintrinsic activityが最も強く，抗コンフリクト作用，その他の作用も強く，BZ受容体占有率も三者の中では最も低くてfull agonistに近く，したがってfull agonistに拮抗する作用が最も弱い。RU 43028がpartial agonistとしては最もバランスがとれている。Gardner[33,34]は報告された資料に基づいてpartial agonistのintrinsic activityのrankingを発表しており，ZK93413＞RU31719, Ro17-1812＞Ro16-6028＞RU32698, ZK 91296＞CGS 9896＞RU 43028＞CGS 9895, RU 39419, RU 32514としているのは興味深いものがある。

(7) isoindoline 誘導体

わが国で開発されているDN 2327は非臨床試験では，BZ受容体にはdiazepamより強い結合能を有し，抗コンフリクト作用，抗けいれん作用はともにdiazepamと同程度で強く，持続の長いのが特徴であり，鎮静，筋弛緩作用，運動失調，barbituratesとalcoholによる麻酔増強作用がないという事実とともに，full agonistの有する鎮静，筋弛緩作用に拮抗することから，partial agonistの定義をみたしている[123]。現在，第I相試験が行われており，臨床場面への導入に期待が持たれている。

(8) pyrrolodiazepine 誘導体

premazepamはin vitro, in vivoともにBZ受容体に結合し，皮質や海馬のBZ受容体への親和性が強く，小脳では弱いとされて，部位的な作用の仕方の違いがあることが特徴的で，diazepamよりBZ受容体占有率が強い[68]。すなわち，intrinsic activityが弱く，抗不安作用，抗けいれん作用を有しながら，鎮静作用，失調作用がなく，ethanolによる睡眠に影響を及ぼさない。しかも，diazepamのこれらの作用に拮抗することから[19]，partial agonistの定義をみたしている。Baroneら[2]は皮質ではagonistとして作用し，小脳ではantagonistとして作用するとしてpremazepamの特徴を説明している。

(9) benzothiepine 誘導体

わが国で開発されたbenzothiepineという新しい化学構造を有する薬物で，薬理学的には，①抗コンフリクト作用はdiazepamに比べ，Geller typeで4倍，Vogel typeで2倍と強力であり，②抗けいれん作用はbicuculline, pentetrazoleおよびMESによるけいれんに対して，diazepamと比べてラットで同程度，マウスでは弱い，③筋弛緩作用および睡眠・アルコール増強作用はdiazepamの1/20以下と弱いのが特徴である[134]。BZ受容体に対してはdiazepamより親和性が弱い点が通常のpartial agonistと異なっているが，diazepamの筋弛緩作用には拮抗傾向がみられ，partial agonistの一つとして期待がかかり，第I相試験に入っている。

(10) imidazobenzodiazepinone誘導体

Ro 16-6028はBZ受容体antagonistのRo 15-1788のmodified derivativeであり，Rocheでは最も開発の進んでいるpartial agonistである。広義にはBZに属するので詳細な紹介は避けるが，強力な抗コンフリクト作用と抗けいれん作用を有し，鎮静作用と筋弛緩作用はないか，きわめて弱いかで，BZの筋弛緩作用とは拮抗する[44,45]。いわゆるpartial agonistに該当する。面白いことに，精神分裂病の妄想型によいとの報告がある[74]。

II. BZ受容体以外の部位に結合してallostericに作用する薬物

Barbituratesは広汎な中枢神経系の抑制作用とともに強力な抗けいれん作用，鎮静•催眠作用，筋弛緩作用のほかに抗不安作用が認められて，BZの持つ4つの主作用をすべて有していることは古くから知られているが，barbituratesの中枢作用がCl^-チャンネルに作用してその開放時間を延長させることにあるのが判明したのは，GABA-BZ受容体-Cl^-チャンネル複合体の概念が確立した以降のことといえよう。このbarbituratesと同様に複合体のいずれかに結合して，allostericに作用して抗不安作用を有する薬物としてpyrazolopyridine誘導体が発見され，その生化学的特徴や行動薬理学的特性が徐々に明らかにされてきている。etazolate（SQ 2009），cartazolate（SQ 65396）[5,94]，tracazolate(ICI 136,753)，desbutyltracazolate（ICI 190622）がそれである。

Tracazolateの生化学的特性をみると[87]，BZを中心とするBZ受容体agonistと違って脳内の結合部位から〔^{3}H〕flunitrazepamと置換するのでなく，逆にその結合を増強するという特異な所見を示しながら，〔^{3}H〕GABAの結合は増強する点が，BZと共通した作用を有している[52,67]。なお，etazolateの〔^{3}H〕flunitrazepamの結合実験ではBZ結合部位の親和性増大もGABA結合部位の感受性増大もCl^-濃度に依存しているとされている[110,111]。そして，picrotoxinはetazolateのBZ結合の増強を遮断することとともに，pyrazolopyridinesはbarbituratesと同じくCl^-チャンネルけいれん物質の結合を抑制することが知られている[58,59,114]。このことは，BZ受容体には結合しないで，GABA-BZ受容体-Cl^-チャンネル複合体のどこかに結合して，allostericに作用することを示している。tracazolateの薬理学的特性は，①Geller typeの抗コンフリクト作用は認めないが，Vogel typeへの作用はchlordiazepoxideの1/2〜1/4の力価を示し，②弱いながら抗けいれん作用を有し，③鎮静作用，④筋弛緩作用はきわめて弱く，⑤ethanolとの相互作用は弱い，⑥metrazoleけいれんではchlordiazepoxideの作用に拮抗する，などの所見が得られており[87]，前に述べたBZ受容体のpartial agonistとよく似た特性があるといえる。

ところで，tracazolateのdesbutyltracazolateの1つであるICI 190622は抗不安作用，抗けいれん作用とも強力で，鎮静作用，筋弛緩作用およびethanolとの相互作用はともにdiazepamよりはるかに弱く，同時にBZ_1に高い親和性を有してCL 218872やzolpidemに近い特性を示している。tracazolateとは明らかに異なり，BZ受容体にagonistとして作用し，GABA結合を増加させるとの最新の知見がありきわめて興味深い[88]。

なお，cartazolateの臨床報告が1974年に鎮静作用のない抗不安薬としてなされているが[100]，pyrazolopyridinesの特異な抗不安作用が臨床場面でどう展開されるのだろうか。diaryltriazine誘導体のLY 81067も同様な作用機序が想定されているが[125]，詳細は明らかでない。

III. セロトニン系抗不安薬

1. セロトニン（5-HT）系と不安

BZの作用機序が脳内のGABZ-BZ受容体-Cl^-

チャンネル複合体に作用して，Cl⁻チャンネルへのGABAのカップリング機能を強め，Cl⁻チャンネルの開放頻度を増加させることが明らかにされる前から，BZのGeller型抗コンフリクト作用は5-HT系機能を介しているとの考え方があり，BZが5-HTの放出を抑制し，その代謝回転を低下させ，発火を抑制することでBZの機能を発揮しているというのである[128]。これに関するおびただしい報告をまとめると[73]，前頭葉皮質—大脳辺縁系に位置する不安の神経機構は縫線核に発する5-HT系の支配下にあり，GABAは縫線核に豊富に存在して，縫線核から発する5-HT系にtonic inhibitionをかけている。BZはこのGABA系に促進的に作用することで5-HT系の働きを抑制するのであって，BZの抗不安作用は5-HT系への作用によるとの仮説である。その後，縫線核から中隔-海馬に至る5-HT系を行動抑制系として情動，とくに不安の中枢的役割を荷なうものと想定したGray[43]の考え方はこのBZ-5-HT仮説を支持する有力な証拠となっている。HaefelyやMüller[78]の仮設的モデルもこうした考え方に立脚したものといえよう（図3，4）。

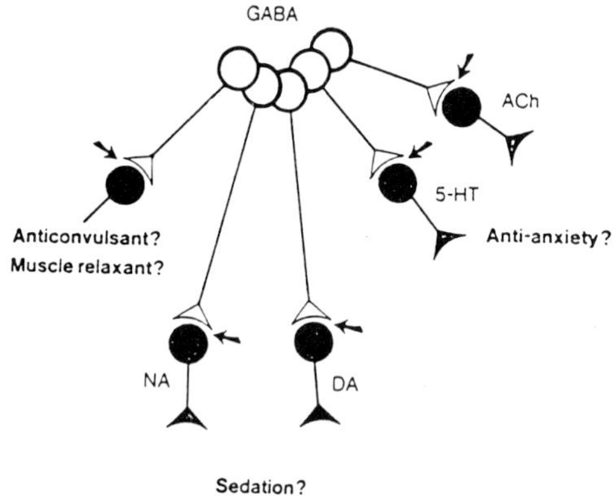

図3　GABAと他の神経伝達物質系との連携
BZはGABA系の作用を増強し，運動系，NE系，DA系，5-HT系，ACh系への抑制的効果をもたらす（Haefely[73]）。

ところで，5-HT系と抗不安が仮説的域から脱するようになった契機はnon-BZ系抗不安薬の旗手として登場したbuspironeの作用機序解明にある。抗DA作用を有するbuspironeの抗精神病作用が否定的となり，代わりに非臨床試験で抗コンフリクト作用を有することが分るとともに抗不安薬としての道が開かれ，その作用機構が5-HT_{1A}受容体のpartial agonistとしての作用にあることが明らかにされたことである[116]。さらに，5-HT_{1A}受容体が海馬，外側中隔野，内嗅領皮

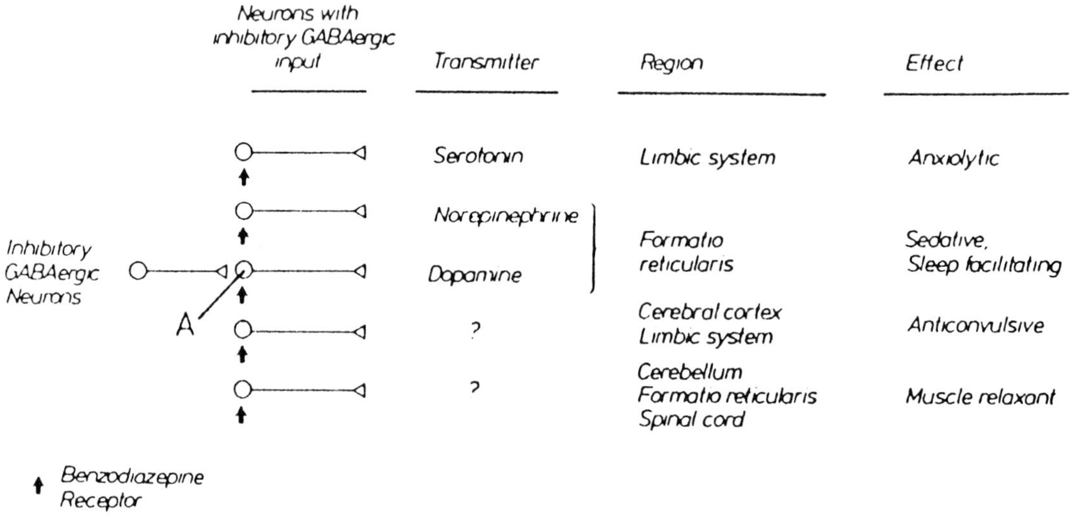

図4　BZの作用機構
BZはGABA機構に作用し，serotonin系を介して辺縁系に働き，抗不安作用を発揮する（Müller[78]）。

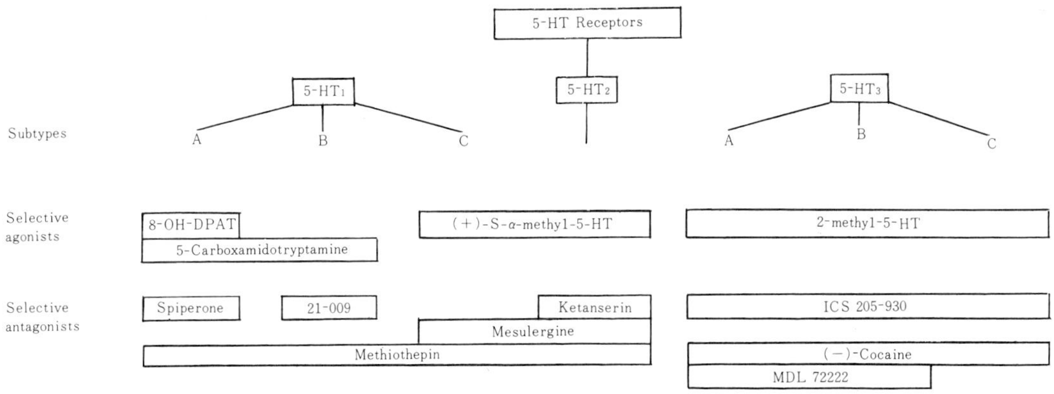

図5　5-HT 受容体の分類と選択的 agonists および antagonists
(Richardson and Engel[97]，一部)

表4　5-HT 受容体に直接あるいは間接に作用する薬物（Fozard[31]，一部）

薬　　　　　物	臨　床　的　適　応	開発状況(ヨーロッパ)
$5\text{-}HT_1$-like agonists/partial agonists		
buspirone	anxiety	marketed
ipsapirone	anxiety	phase Ⅲ
gepirone	anxiety/depression	phase Ⅱ
urapidil	hypertension	marketed
flezinoxane	hypertension	phase Ⅱ
ergotamine	migraine attacks	marketed
dihydroergotamine	migraine/venous stasis	marketed
AH25086	migraine attacks	phase Ⅱ
GR43175	migraine attacks	phase Ⅱ
$5\text{-}HT_2$-receptor antagonists		
cyproheptadine	appetite stimulant/dumping syndrome	marketed
pizotifen	migraine prophylaxis	marketed
mianserin	depression	marketed
methysergide	migraine prophylaxis	marketed
ketanserin	hypertension	marketed
ritanserin	anxiety/schizophrenia	phase Ⅲ
altanserin	anxiety/depression	phase Ⅱ
wefazodone	depression	phase Ⅱ
ICI-169369	anxiety/schizophrenia	phase Ⅱ
$5\text{-}HT_3$-receptor antagonists		
BRL24924	GI motility disturbances	phase Ⅲ
ICS205-930	migraine/emesis/GI disturbances	phase Ⅱ
GR38032F	emesis/anxiety/schizophrenia	phase Ⅱ
BRL 43694	migraine/emesis	phase Ⅰ
5-HT releaser		
fenfluramine	appetite suppression	marketed
5-HT reuptake inhibitors		
fluvoxamine	depression	marketed
fluoxetine	depression	phase Ⅱ

質，脚間核，背側縫線核に高密度に存在することが証明されて[40]，この仮説の確かさが強まってきている。これがきっかけとなり，5-HT 受容体に拮抗する薬物には抗不安作用が期待されるということで，抗 5-HT 系の抗不安薬の開発が進められるようになったのである。一方では，5-HT 受容体の subtype 化の研究が進み[10,32,89,90]，今日複雑な展開をみせているが，おおよそ $5\text{-}HT_1$, $5\text{-}HT_2$, $5\text{-}HT_3$ の各受容体の分類とそれぞれへの特異的 ligand がみつかり，5-HT 系の抗不安薬についての理解が進んできている（図 5，表 4）[31,97,98]。ここでは，$5\text{-}HT_{1A}$ 受容体の partial agonist，$5\text{-}HT_2$ 受容体 antagonist および $5\text{-}HT_3$ 受容体 antagonist の抗不安薬としての開発の動向を探ってみよう。

2．$5\text{-}HT_{1A}$ 受容体 partial agonist-aryl-piperazine 誘導体

最初に開発された buspirone に Geller type の抗コンフリクト作用はないが，Vogel type の water-lick 法による抗コンフリクト作用があり，鎮静作用，筋弛緩作用がなく，BZ 受容体に作用しないことが明らかにされてから，buspirone の作用機序解明の研究が精力的に行われてきている[69,72,113,124]。Eison と Temple[27] はこれを Gray の行動抑制系の仮説を用いて説明している（図 6）。すなわち，buspirone は縫線核の autoreceptor である $5\text{-}HT_{1A}$ 受容体に agonist として作用し，縫線核から海馬への 5-HT の流れを調節することによって行動抑制系の 5-HT の働きを抑制し，抗不安作用を示す。BZ はすべての monoamine を抑制するので，5-HT のみでなく，青斑核からの NE の流れをも抑制して抗不安作用のほかに，鎮静作用，催眠作用をもたらし，覚醒・注意機能まで障害してしまう。buspirone は 5-HT 系のみに選択的に作用するので，臨床的には抗不安作用のみが得られて，選択的抗不安薬と呼ばれていると。この説明によれば，抗不安作用は BZ と buspirone は同じ縫線核-海馬系を介した 5-HT 系への作用によることになり，共通の作用部位を有することになるが，多くの BZ との二重盲

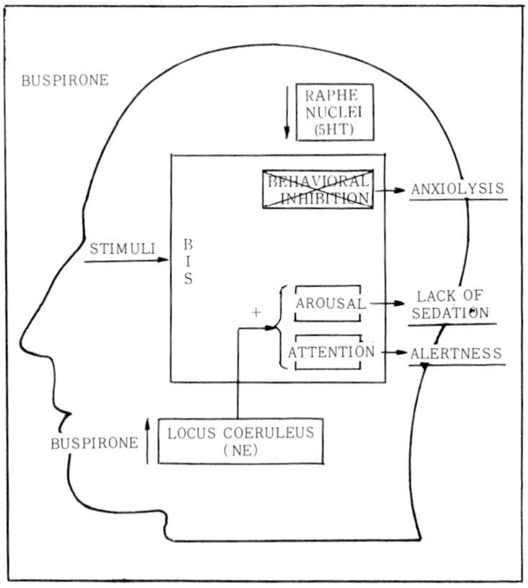

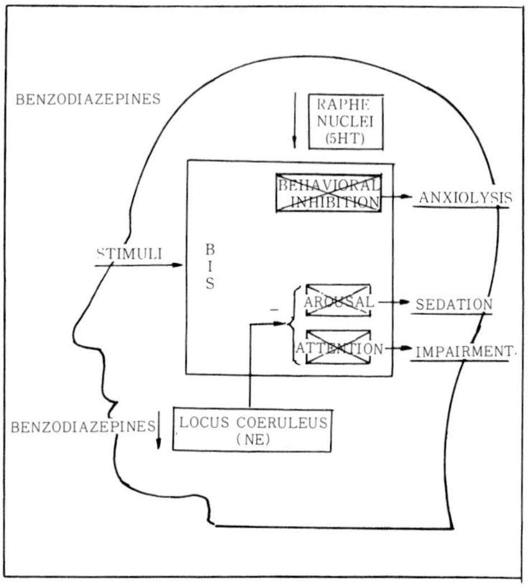

図 6　Buspirone と BZ の作用機構（Eison & Temple[27]）
buspirone は縫線核の $5\text{-}HT_{1A}$ 受容体に作用して行動抑制系（BIS）の 5-HT の働きを抑制し，抗不安作用を発揮するが，青斑核の機能を高めるために鎮静作用をきたさず，注意力の高まった状態を呈して，選択的抗不安作用を示す。一方，BZ は 5-HT 系のみならず，青斑核の機能をも抑制するために抗不安作用とともに鎮静作用と注意力の障害をもたらしてしまう。

表 5　Benzodiazepines と buspirone の比較

作　　　　用	benzodiazepines	buspirone
抗不安	+	+
抗けいれん	+	−
筋弛緩	+	−
鎮静/催眠	+	−
常用量での運動機能障害	+	−
常用量での認知障害	+	−
習慣性の可能性	+	−
退薬症候	+	−
GABAへの直接的作用	+	−
benzodiazepine 受容体との結合	+	−
過量投与の安全性	+	+
アルコールとの相互作用	+	−

International drug therapy newsletter 20: 37-43, 1985

表 6　Buspirone の改善率

	西　園（1988）[83]		岡田ら（1988）[84]		工藤ら（1989）[54]	
改　善　率（%）	前治療薬なし n=73	BZあり n=28	前治療薬なし n=54	BZあり n=28	前治療薬なし n=58	BZあり n=23
著　明　改　善	15.1	3.6	19.0	0	16.7	7.1
中等度改善以上	53.4	35.7	62.1	8.7	48.1	28.6
軽度改善以上	83.6	57.1	88.0	26.1	72.2	60.7
悪　化　率（%）	4.1	14.3	5.6	17.4	5.6	25.0

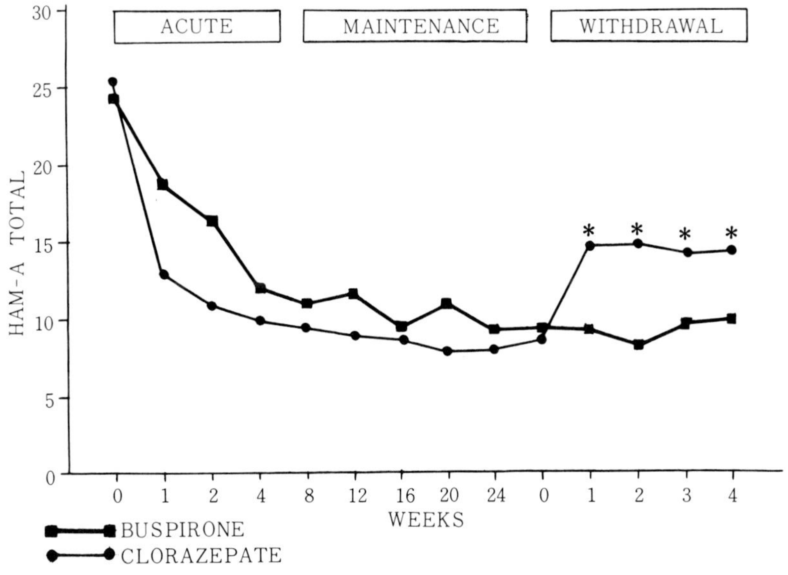

図 7　Buspirone と clorazepate の作用比較

Buspirone は clorazepate に比して効果発現が遅いが，8～24週時点でほぼ匹敵し，退薬後も効果が持続する。clorazepate は退薬症候と不安症状の再燃が認められている（Rickels[99], de Maio[23]）。

検比較試験でほぼ同等の抗不安作用が証明されているものの，効果の点でbuspironeがBZより優れることはないようであり，**表5**にみるように選択的抗不安薬としての特徴を備えているが，BZと違って抗不安作用の出現が遅く，3～4週必要であり，BZに匹敵する効果を得るには長期間の治療を要するなど，作用の仕方が明らかに異なっている[55,79]。長期間服薬後も退薬によってBZでは退薬症候が出現するのに対して，buspironeにはそれがなく，効果が持続するとのRickelsの主張は図7から明らかである[23,99]。以上がbuspironeの臨床効果の特徴であるが，副作用としては，placeboに比べて頭痛，めまい，悪心，頭のもうろう感，疲労感，神経過敏などの発生頻度が高く，アカシジアや口周囲ジスキネジアなど抗ドーパミン作用によると考えられる報告例もあって，BZとは趣の異なるものがみられている[42]。

わが国でも，buspironeの臨床試験が進められており[75]，第II相試験の4週時点での改善率のみを一覧表にしてみると(**表6**)，前治療薬のなかった症例ではBZとほぼ同等の改善率が得られているが，BZからきり変えた症例では軒並み低く，BZの退薬症例が抑えきれない様子が明らかで，欧米の報告とよく似た成績となっている[54,83,84]。buspironeが1985年西独で,1986年アメリカで承認されて，BZの持つ欠点が克服された選択的抗不安薬としての期待が持たれ，第二世代の抗不安薬として動向が注目されているが，速効性のないこと，BZによる治療を受けたことのある患者では効果が期待しにくいこと，BZにない副作用がみられる，などの事実から，BZがmeprobamateにとって代わったようにbuspironeがBZにとって代わることはむずかしいと思われる。精神運動機能への影響がなく，依存性，退薬症候がないなどの特徴を生かして，長期間かけて神経症の治療にとり組むときにじわじわと威力を発揮してくる抗不安薬なのかもしれない。

その後，次々とaryl-piperazine系薬物(共通した主要代謝薬物としてのpyrimidinylpiperazine誘導体，あるいは単にazapirone誘導体とも呼ばれる）が開発されて，わが国でもipsapirone[3,25,115,131]とSM 3997[102,103,104,112]が第II相試験に入っているし，欧米ではgepirone[66,80]，WY-47846[1]，flezinoxaneなどが続いており,今後どのような展開をみせるか興味の持たれるところである。

3. 5-HT_2受容体antagonist

5-HT_{1A}受容体のagonistであるaryl-piperazine系化合物がautoreceptorの調節作用を刺激することで5-HT神経系の機能的抑制をもたらし,抗不安作用を発揮するとの仮説が正しければ，5-HT_2受容体の選択的antagonistは直接5-HT神経系の機能的抑制をもたらして抗不安作用を発揮することが期待される。5-HT_2受容体によって媒介される行為に5-HTPやmescalineなどのagonistによって誘発されるhead twitchがよく知られており[82,89,132]，このhead twitchを抑制する薬物の一部は選択的5-HT_2受容体antagonistとして抗不安作用が期待され，ここに生まれてきたのがritanserinである[61,65,120]。膨大な非臨床試験のもとに，ritanserinにはtwo compartment exploration testでdiazepamと類似して移動回数を増加させる作用を示し，作用強度はdiazepamより強く，有効用量の範囲が0.04～10 mg/kg (p.o,) と広い[18]。また，Vogel-typeの抗コンフリクト作用ではwater-lick行動を増加させるが，diazepamやchlordiazepoxideより弱く，用量依存的傾向を示さず，BZとは異なる作用であることが証明されている[18]。

Janssen[47]はその総説の中で，末梢性の5-HT_2受容体antagonistであるketanserinに対して，中枢性の5-HT_2受容体antagonistのritanserinの臨床的効果に期待をかけており，とくに睡眠に及ぼす影響が臨床応用の大きなポイントになるとしている。すなわち，ritanserinはstage 1,2を減少させて，stage 3,4の深睡眠を増加させ，被験者に睡眠の質と深さが改善されたとの自覚をもたせる[22,46]。nitrazepamとのplacebo-controlled studyでもritanserinが有意に深睡眠を増加させることや14日間の反復投与でも深睡眠を増加させることを確認しており[46]，①無欲状で無気力，不安，抑うつの気分変調性障害[96]，②緊張，自律神経機能亢進，期待への不安，覚度障害などを有する全般性不安性障害[14,17,85]，③意欲減退や主に陰性症状を有する慢性分裂病患者[96]，などへの臨床的有用性が報告されている。ヨーロッパでは積極的に開発が進められているようであるが，わが国でも近々その動きがみられると思われる。

4．5-HT$_3$ 受容体 antagonist

末梢神経系に広く分布する 5-HT$_3$ 受容体の脳内の存在については直接的証明がないもののその可能性は高いと考えられていたが[97]，今では脳内の存在がほぼ認められている[50]。この 5-HT$_3$ 受容体 antagonist にも抗不安作用が想定されて，GR 38032 F[15]や ICS 205-930[86,98]を中心に MDL 72222[30]，BRL 43694[28,118]など多くの化合物が開発されてきている。

GR 38032 F の非臨床試験では，① Vogel type の抗コンフリクト作用はないが，② social interaction test や two compartment exploration test で用量依存的に抑制行動を解放する，③サルやマーモセットで抗不安作用を示す，④抗けいれん作用，鎮静・睡眠作用は示さない，などの特徴が明らかにされており，他の選択的な 5-HT$_3$ 受容体 antagonist にも共通して認められることが証明されている[21,48]。このように，5-HT$_3$ 受容体 antagonist には BZ の欠点とされる鎮静・催眠作用，筋弛緩作用を持たず，ある種の抗不安モデルに有効であるとされている。とくに，Costall ら[21]は two compartment exploration test への GR 38032 F の作用部位について diazepam と比較した研究で(表７)，背側縫線核と偏桃核に作用することを認めており，背側縫線核から偏桃核への投射系が不安に関連しているとすれば，5-HT$_3$ 受容体 antagonist はこの系に作用して抗不安作用を発揮すると考えており，大部分を diazepam の作用機構と共有するとみている。

なお，benzamide 系の 5-HT$_3$ 受容体 antagonist である zacopride にも上記のものと同様な非臨床試験の成績が得られている[20,106]。

5-HT$_3$ 受容体 antagonist の開発は今後の課題であるといえる。

ところで，山本[130]はセロトニン系抗不安薬の薬理学的特性についての総説の中で，抗コンフリクト作用の発現機序を主に 5-HT 神経機構の抑制として説明したが，5-HT 受容体の subtype に対する選択性の高い純粋な拮抗薬がいまだ見いだされておらず，一部 DA，NE，Ach 神経系にも作用することから，作用機序は単に 5-HT 系のみで解釈してよいか疑問な点があるとしている。5-HT 系抗不安薬は anxioselective anxiolytics として理想的プロフィールを持っているものの，抗不安(抗コンフリクト)作用は BZ のそれに比して弱く，5-HT$_{1A}$受容体 agonists では Geller type の抗コンフリクト作用がなく，5-HT$_2$ 受容体 antagonists では Vogel type の抗コンフリクト作用も不確かであり，5-HT$_3$ 受容体 antagonists では，Vogel type への作用もなくなっている。5-HT 系抗不安薬の非臨床試験で行動薬理学的実験方法として，shock probe conflict test, two compartment exploration test, social interaction test, 高架式十字型進路実験法などが用いられているが[130]，これらの新しい不安モデルへの作用が臨床的な抗不安作用の指標となりうるか否かは，5-HT 系抗不安薬の臨床効果の強弱や臨床的有用性の優劣にかかっているといえよう。

表７ 5-HT$_3$ antagonist と diazepam の作用部位比較
脳実質内微量注入による two compartment exploration test への影響をみたもの (Costall ら[21])

脳　部　位	GR 38032F(0.01-1.0ng) ICS 205-930(1.0-10ng)	diazepam (0.1-10ng)
dorsal raphe	+	+
median raphe	−	+
amygdala	+	+
nucl accumbens	−	−
caudate-putamen	−	−

おわりに

BZの持つ有害反応を克服するための新しい抗不安薬として非BZ系抗不安薬開発の3つの流れについて紹介した。1つはBZ受容体に結合するが，intrinsic activityが弱いために抗不安作用や抗けいれん作用しか現われず，鎮静作用，筋弛緩作用はほとんどないか，あってもきわめて弱く，かつ後二者の作用についてはBZのそれに拮抗するというpartial agonistである。2つ目はBZ受容体には結合しないが，allostericに作用するもので，3つ目はBZ受容体とは関連しない5-HT系抗不安薬である。いずれも選択的抗不安薬anxioselective anxiolyticsとよばれるもので，ここで紹介した多くの薬物のうちのどれが厳しい臨床試験に生き抜いてくるか，きわめて興味深いものがある。現在では，セロトニン系抗不安薬のうちのaryl-piperazine誘導体が最も先行しており，BZ受容体partial agonistがこれを追っている。今後の展開を待ちたい。

文献

1) Andree, T. H., Muth, E. A., Abou-Gharbia, M. et al.: Preclinical neuropharmacological profile for WY-47, 846: a potential anxiolytic agent. Pharmacologist 29: 112, 1987.
2) Barone, D., Colombo, G., Glasser, A. et al.: In vitro interaction of premazepam with benzodiazepine receptors in rat brain regions. Life Sci. 35: 365-371, 1984.
3) Basse-Tomusk, A. and Rebec, G. V.: Ipsapirone depresses neuronal activity in the dorsal raphe nucleus and the hippocampal formation. Eur. J. Pharmacol. 130: 141-143, 1986.
4) Bassi, S., Albizzati, G., Ferrarese, C. et al.: Alpidem. Drug Future 13: 106-109, 1988.
5) Beer, B., Klepner, C. A., Lippa, A. S. et al.: Enhancement of ^{3}H-diazepam binding by SQ 65396: a novel antianxiety agent. Pharmacol. Biochem. Behav. 9: 849-851, 1978.
6) Bennett, D. A.: Pharmacology of the pyrazolo-type compounds: agonist, antagonist and inverse agonist actions. Physiol. Behav. 41: 241-245, 1987.
7) Bennett, D. A. and Petrock, B.: CGS 9896: A nonbenzodiazepine, nonsedating potential anxiolytic. Drug Dev. Res. 4: 75-82, 1984.
8) Bernard, P. S., Bennett, D. A., Pastor, G. et al.: CGS 9896: agonist-antagonist benzodiazepine receptor activity revealed by anxiolytic, anticonvulsant and muscle relaxation assessment in rodents. J. Pharmacol. Exp. Ther. 235: 98-105, 1985.
9) Blanchard, J. C. and Julou, L.: Suriclone: a new cyclopyrrolone derivative recognizing receptors labeled by benzodiazepines in rat hippocampus and cerebellum. J. Neurochem. 40: 601-607, 1983.
10) Bradley, P. B., Engel, G., Feniuk, W. et al.: Proposals for the classification and nomenclature of functional receptors for 5-hydroxytryptamine. Neuropharmacol. 25: 563-576, 1986.
11) Braestrup, C., Nielsen, M.: Benzodiazepine receptors. Clin Neuropharmacol. 8 (Suppl. 1): S 2-S 7, 1985.
12) Braestrup, C., Nielsen, M., and Olsen, C. E.: Urinary and brain β-carboline-3-carboxylates as potent inhibitors of brain benzodiazepine receptors. Proc. Natl. Acad. Sci. USA 77: 2288-2292, 1980.
13) Braestrup, C., Schmiechen, R., Neff, G. et al.: Interaction of convulsive ligands with benzodiazepine receptors. Science 216: 1241-1243, 1982.
14) Bressa, G. M., Marini, S. and Gregori, S.: Serotonin S_2 receptors blockade and generalized anxiety disorders. A double blind study on ritanserin and lorazepam. Int. J. Clin. Pharm. Res. 7: 111-119, 1987.
15) Brittain, R. T., Butler, A., Coates, I. H. et al.: GR 38032 F, anovel selective 5-HT_2 receptor antagonist. Br. J. Pharmacol. 90: 87 P, 1987.
16) Brown, C. L., Martin, I. L., Jones, B. et al.: In vivo determination of efficacy of pyrazoloquinolinones at the benzodiazepine receptor. Eur. J. Pharmacol. 103: 139-143, 1984.
17) Ceulemans, D. L. S., Hoppenbrouwers, M. L., Gelders, Y. G. et al.: The influence of ritanserin, a serotonin antagonist in anxiety disorders: a double blind placebo-controlled study versus lorazepam. Pharmacopsychiat.

18 : 303-305, 1985.
18) Colpaert, F. C., Meert, T. F., Niemegeers, C. J. E. et al.: Behavioral and 5-HT antagonist effects of ritanserin: a pure and selective antagonist of LSD. discrimination in the rat. Psychopharmaco. 86 : 45-54, 1986.
19) Corsico, N., Barone, D., Pizzocheri, F. et al.: Premazepam, a new potential anxiolytic agent without sedative properties. IRCS Med. Sci. Biochem. 11 : 394-395, 1983.
20) Costall, B., Domeney, A., Gerrard, P. A. et al.: Zacopride : anxiolytic profile in rodent and primate models of anxiety. J. Pharm. Pharmacol. 40 : 302-305, 1988.
21) Costall, B., Kelly, M. E., Maylor, R. J. et al.: Neuroanatomical sites of action of $5\text{-}HT_3$ receptor agonist and antagonists for alteration of aversive behavior in the mouse. Br. J. Pharmacol. 96 : 325-332, 1989.
22) De Clerck, A. C., Wanquier, A., van der Ham-Veltham, P. H. M. et al.: Increase in slow wave sleep in humans with the serotonin-S_2 antagonist ritanserin. The first exploratory polygraphic sleep study. Curr. Ther. Res. 41 : 427-432, 1987.
23) de Maio, D.: Clinical notes on buspirone. Pharmacol. Biochem. Behav. 29 : 821-822, 1988.
24) Dimsdale, M., Friedman, J. C., Morselli, P. L. et al.: Alpidem. Drug Future 13 : 106-109, 1988.
25) Dompert, W. U., Glaser, T. and Traber, J.: ^{3}H-TVXQ 7821 : Identification of $5\text{-}HT_1$ binding sites as target for a novel putative anxiolytic. Naunyn-Schmiedeberg's Arch. Pharmacol. 328 : 467-470, 1985.
26) Ehlert, F. J., Roeske, W. R., Gee, K. W. et al.: An allosteric model for benzodiazepine receptor function. Biochem. Pharmacol. 32 : 2375-2383, 1983.
27) Eison, A. S. and Temple, D. L.: Buspirone: Review of its pharmacology and current perspectives on its mechanism of action. Am. J. Med. 80 (Suppl 33) : 1-9, 1986.
28) Fake, C. S., King, F. D. and Sanger, G. J.: BRL 43694 : a potent and novel $5\text{-}HT_3$ receptor antagonist. Br. J. Pharmacol. 91 : 335 p, 1987.
29) File, S. E.: Sedative effects of PK 9084 and PK 8165, alone and in combination with chlordiazepoxide. Br. J. Pharmacol. 79 : 219-223, 1983.
30) Fozard, J. R.: MDL 72222, a potent and highly selective antagonist at neuronal 5-hydroxytryptamine receptors. Naunyn-Schmiedeberg's Arch. Pharmacol. 326 : 36-44, 1984.
31) Fozard, J. R.: 5-HT : The enigma variations TIPS, 8 : 501-506, 1987.
32) Gaddum, J. M. and Picarrelli, Z. B.: Two kinds of tryptamine receptor. Br. J. Pharmacol. 12 : 323-328, 1957.
33) Gardner, C. R.: Pharmacological profiles in vivo of benzodiazepine receptor ligands. Drug Dev. Res. 12 : 1-28, 1988.
34) Gardner, C. R.: Interpretation of the behavioral effects of benzodiazepine receptor ligands. Drug Future 14 : 51-67.1989.
35) Gardner, C. R., Deacon, R., James, V. et al.: Agonist and antagonist activities at benzodiazepine receptors of a novel series of quinoline derivatives. Eur. J. Pharmacol. 142 : 285-295, 1987.
36) Gardner, C. R. and James, V.: Activity of some benzodiazepine receptor ligands with reduced sedative and muscle relaxant properties on stress-induced electrocorticogram arousal in sleeping rats. J. Pharmacol. Methods. 18 : 47-55, 1987.
37) Gee, K. W., Brinton, R. E., and Yamamura, H. I.: PK 8165 and PK 9084, two quinoline derivatives with anxiolytic properties antagonize the anticonvulsant effects of diazepam. Brain Res. 264 : 168-172, 1983.
38) Gee, K. W., Brinton, R. E. and Yamamura, H. I.: CL 218872 antagonism of diazepam induced loss of righting reflex: Evidence for partial agonistic activity at the benzodiazepine receptors. Life Sci. 32 : 1037-1040, 1983.
39) Gerlach, J., Christensen, J. K., Rosted Christensen, T. L. et al.: Suriclone and diazepam in the treatment of neurotic anxiety. A double-blind cross-over trial. Psychopharmacol. 93 : 296-300, 1987.
40) Glaser, T., Rath, M., Traber, J. et al.: Autoradiographic identification and topographical analysis of high affinity serotonin receptor subtypes as a target for the novel putative

anxiolytic TVXQ 7821. Brain Res. 358：129-136, 1985.
41) Goa, K. L., and Heel, R. C.: Zopiclone. A review of its pharmacodynamic and pharmacokinetic properties and therapeutic efficacy as an hypnotic. Drugs 32：48-65, 1986.
42) Goa, K. L. and Ward, A.: Buspirone. Drugs 32：114-129, 1986.
43) Gray, J. A.: The Neuropsychology of Anxiety：An Enquiry into the Functions of the Septo-Hippocampal System. Oxford University Press, Oxford, 1982.
44) Gutt, J. P., Laurent, J. P. and Merz, W. A.: Perspectives actuelles des benzodiazepines. Therapie 41：31-35, 1986.
45) Haefely, W.: Pharmacological profile of two benzodiazepine partial agonist: Ro 16-6028 and Ro 17-1812. Clin. Neuropharmacol. 7：670-671, 1984.
46) Idzikowski, C., Mills, F. J. and Gleunard, R.: 5-Hydroxytryptamine-2 antagonist increases human slow wave sleep. Brain Res. 378：164-168, 1986.
47) Janssen, P. A. J.: The relevance of pharmacological studies to sleep research in psychiatry. Pharmaco-psychiat. 21：33-37, 1988.
48) Jones, B. J., Costall, B., Domeney, A. M. et al.: The potential anxiolytic activity of GR 38032 F, a 5-HT_3-receptor antagonist. Br. J. pharmacol. 93：985-993, 1988.
49) Julou, L., Blanchard, J. C. and Dreyfus, J. F.: pharmacological and clinical studies of cyclopyrrolones: zopiclone and suriclone. Pharmacol. Biochem. Behav. 23：653-659, 1985.
50) Kalpatrick, G. J., Jones, B. J. and Tyers, M. B.: Identification and distribution of 5-HT_3 receptor in rat brain using radioligand binding. Nature, 330：746-748, 1987.
51) 菅野　道，渡辺洋文，渕野和子ほか：健康成人の夜間睡眠に及ぼすzopiclone とnitrazepamの影響についてのポリブラフィ的研究，帝京医学雑誌 6：311-320, 1983.
52) Karobath, M., Drexler, G. and Supravilai, P.: Modulation by picrotoxin and IPTBO of [^{3}H]flunitrazepam binding to the GABA/benzodiazepine receptor complex of rat cerebellum. Life Sci. 28：307-313, 1981.
53) Klepner, C. A., Lippa, A. G., Benson, D. I. et al.: Resolution of two biochemically and pharmacologically distinct benzodiazepine receptors. Pharmacol. Biochem. Behav. 11：457-462, 1979.
54) 工藤義雄，中嶋照夫，堺 俊明ほか：新しい非ベンゾジアゼピン系抗不安薬ブスピロンの精神神経症に対する臨床評価，臨床精神医学 18：1460-1471, 1989.
55) Lader, M.: The practical use of buspirone. In：Buspirone, a New Introduction to the Treatment of Anxiety. ed. by Lader, M., pp.71-76, Royal Soci. Med. Sev. Ltd., London, New York, 1988.
56) Langer, S. Z., and Arbilla, S.: Imidazopyridazines as a tool for the characterization of benzodiazepine receptors: a proposal for a pharmacological classification as omega receptor subtypes. Pharmacol. Biochem. Behov. 29：763-766, 1988.
57) Langer, S. Z., Arbilla, S., Scatton, B. et al.: Receptors involved in the mechanism of action of zolpidm. In: Imidazopyridines in Sleep Disorders, ed. by Sawvanet, J. P., Langer, S. Z. and Morselli, P. L., pp.55-70, Raven Press, New York, 1988.
58) Leeb-Lundberg, F. and Olsen, R. W.: Interactions of barbiturates of various pharmacological categories with benzodiazepine receptors. Mol. Pharmacol. 21：320-328, 1982.
59) Leeb-Lundberg, F., Snowman, A. and Olsen, R. W.: Perturbation of benzodiazepine receptor binding by pyrazolopyridines involves picrotoxin/barbiturate receptor sites. J. Neuroscience. 1：471-477.1981.
60) Le Fur, G., Mizoule, J., Burgevin, M. C. et al.: Multiple benzodiazepine receptors：evidence of a dissociation between anticonflict and anticonvulsant properties by PK 8165 and PK 9084 (two quinoline derivatives). Life Sci. 28：1439-1448, 1981.
61) Leysen, J. E., Gommeren, W., Van Gompel, P. et al.: Receptor-binding properties in vitro and in vivo of ritanserin: A very potent and long acting serotonin-S_2 antagonist of 5-HT_2 receptors. Mol. Pharmacol. 27：600-611, 1985.
62) Lippa, A. S., Coupet, J., Greenblatt, E. N. et

al.: A systemic non-benzodiazepine ligand for benzodiazepine receptors: a probe for investigating neuronal substrates of anxiety. Pharmacol. Biochem. Behav. 11 : 99-106, 1979.

63) Lippa, A. S., Meyerson, L. R. and Beer, B.: Molecular substrates of anxiety: clues from the heterogeneity of benzodiazepine receptors. Life Sci. 31 : 1409-1417, 1982.

64) Martin, I. L., Brown, C. L. and Doble, A.: Multiple benzodiazepine receptors : structures in the brain or structure in the mind? A critical review. Life Sci. 32 : 1925-1933, 1983.

65) Massi, M., and Marini, S.: Effect of the 5-HT_2 antagonist ritanserin on food intake and on 5-HT-induced anorexia in the rat. Pharmacol. Biochem. Behav. 26 : 333-340, 1987.

66) McMillen, B. A., Scott, S. M., Williams, H. L. et al.: Effects of gepirone, an aryl-piperazine anxiolytic drug, on aggressive behavior and brain monoaminergic neurotransmission. Naunyn-Schmiedeberg's Arch. Pharmacol. 335 : 454-464, 1987.

67) Meiners, B. A. and Salama, A. I.: Enhancement of benzodiazepine and GABA binding by the novel anxiolytic tracazolate. Eur. J. Pharmacol. 78 : 315-322, 1982.

68) Mennin, T., Barone, D. and Gobbi, M.: In vivo interactions of premazepam with benzodiazepine receptors: Pelation to its Pharmacological effects. Psychopharmaco. 86 : 464-467, 1985.

69) Merlo, P. E. and Samanin, R.: Disinhibitory effects of buspirone and low dose of sulpiride and haloperidol in two experimental anxiety models in rats : Possible role of dopamine. Psychopharmacol. 89 : 125-130, 1986.

70) Morelli, M., Gee, K. W. and Yamamura, H. I.: The effect of GABA on in vitro binding of two novel non-benzodiazepines, PK 8165 and CGS 8216, to brain benzodiazepine receptors in the rat brain. Life Sci. 31 : 77-81, 1982.

71) 森 温理, 井上令一, 金子嗣郎ほか：二重盲検法による zopiclone と nitrazepam の不眠症に対する薬効比較, 精神医学 27 : 561-572, 1985.

72) 森本和彦, 山本経之, 大出博功ほか：Buspirone の抗コンフリクト作用ならびに薬物弁明特性・薬物・精神・行動 8 : 275-276, 1988.

73) 村崎光邦：抗不安薬の作用機序をめぐって. 神精会誌 38 : 3-16, 1988.

74) 村崎光邦：第16回 CINP で発表された新しい向精神薬. 神経精神薬理, 11 : 230-233, 1989.

75) 村崎光邦, 石郷岡純, 高橋明比古ほか：新しい抗不安薬 buspirone の第 I 相試験. 臨床評価 15 : 335-370, 1987.

76) 村崎光邦, 岡本呉賦, 石井善輝ほか：Suriclone の第 I 相試験, 薬理と治療 15 : 2045-2110, 1987.

77) Mush, B., Priore, P. and Morselli, P. L.: Clinical studies with the new anxiolytic alpidem in anxious patients: an overview of the European experiences. Pharmacol. Biochem, Behav. 29 : 803-806, 1988.

78) Müller, W. E.: New trends in benzodiazepine research. Drug Today 9 : 649-663, 1988.

79) Napoliello, M. J. and Domantay, A. G.: Newer clinical studies with buspirone. In: Buspirone, a New Introduction to the Treatment of Anxiety. ed. by Lader, M., pp.59-69. Royal Soci. Med. Sev. Lmtd., London, New York, 1988.

80) New, J. S., Yevich, J. P., Eison, M. S. et al.: Buspirone analogues. 2. Structure activity relationships of aromatic imide derivatives. J. Med. Chem. 29 : 1476-1482, 1986.

81) Nielsen, M., Schou, H. and Braestrup, C.: ^{3}H-Propyl β-carboline-3-carboxylate binds specifically to brain benzodiazepine receptors. J. Neurochem. 36 : 276-285, 1981.

82) Niemegeers, C. J. E., Colpaert, F. C., Leysen, J. E. et al.: Mescaline-induced head twitches in the rat: An in vivo method to evaluate serotonin S_2 antagonists. Drug Dev. Res. 3 : 123-135, 1983.

83) 西園昌久：新しい抗不安薬 buspirone の臨床効果. 精神医学 30 : 803-811, 1988.

84) 岡田文彦, 浅野 裕, 伊藤公一ほか：神経症に対する buspirone の臨床試験. 臨床精神医学 17 : 1117-1131, 1988.

85) Pangalila-Ratu Langi, E. A., and Janssen, A. A. I : Retanserin in generalized anxiety disorders. A placebo controlled trial. Submitted to human. Psychopharmacol. 3 : 207-212, 1988.

86) Papp, M : Similar effects of diazepam and the 5-HT_3 receptor antagonist ICS 205-930 on place aversion conditioning. Eur. J. Pharmacol. 151 : 321-324, 1988.

87) Patel, J. B. and Malick, J. B.: Pharmacological properties of tracazolate: A new non-benzodiazepine anxiolytic agent. Eur. J. Pharmacol. 78 : 323-33, 1982.
88) Patel, J. B., Meiners, B. A., Salama, A. I. et al.: Preclinical studies with pyrazolopyridine non-benzodiazepine anxiolytics: ICI 190622. Pharmacol. Biochem. Behav. 29 : 775-779, 1988.
89) Peroutka, S. J., Lebovitz, R. M. and Snyder, S. H.: Two distinct central serotonin receptors with different physiological functions. Science 212 : 827-829, 1981.
90) Peroutka, S. J. and Snyder, S. H.: Multiple serotonin receptors: differential binding of [^{3}H] 5-hydroxytryptamine, [^{3}H]lysergic acid diethylamide and [^{3}H]spiroperidol. Mol. Pharmacol. 16 : 687-699, 1979.
91) Petersen, E. N.: Benzodiazepine receptor pharmacology : New vistas. Drug Future 12 : 1043-1053, 1987.
92) Petersen, E. N., Jensen, L. H., Drejer, J. et al.: New perspectives in benzodiazepine receptor pharmacology. Pharmacopsychiat., 19 : 4-6, 1986.
93) Petersen, E. N., Jensen, L. H., Honoré, T. et al.: ZK 91296, a partial agonist at benzodiazepine receptors. Psychopharmacol. 83 : 240-248, 1984.
94) Placheta, P. and Karobath, M.: In vitro modulation by SQ 2009 and SQ 65396 of GABA receptor binding in rat CNS membranes. Eur. J. Pharmacol. 62 : 225-228, 1980.
95) Polc, P., Benetti, E. P., Schaffner, R. et al.: A three-state model of the benzodiazepine receptor explains the interactions between the benzodiazepine antagonist Ro 15-1788, benzodiazepine tranquilizers, β-carbolines and phenobarbitone. Naunyn-Schmiedeberg's Arch. Pharmacol. 321 : 260-264, 1982.
96) Reyntjens, A., Gelders, Y. G., Hoppenbrouwers, J. A. et al.: Thymosthenic effects of ritanserin (R 55667), a centrally acting serotonin-S_2 receptor blocker. Drug Dev. Res. 8 : 205-211, 1986.
97) Richardson, B. P. and Engel, G.: The pharmacology and function of 5-HT_3 receptors. TINS 9 : 424-428, 1986.
98) Richardson, B. P., Engel, G, Donatsch, P. et al.: Identification of serotonin M-receptor subtypes and their specific blockade by a new class of drugs. Nature 316 : 126-131, 1985.
99) Rickels, K.: Buspirone, clorazepate and withdrawal. Paper presented at the 1985 Annual Meeting, APA, Dallas, Texas, 1985 : Abst No. NR 74, p.51.
100) Sakalis, G., Sathananthan, G., Collins, P. et al.: SQ 65396: a non-sedative anxiolytic? Curr. Ther. Res. (USA) 16 : 861-863, 1974.
101) Sanger, D. J. and Zivkovic, B.: The behavioral pharmacology of zolpidem: Comparison with other compounds acting at the benzodiazepine receptor. In: Imidazopyridines in Sleep Disorders, ed. by Sauvanet, J. P., Langer, S. Z. and Morselli, P. L., pp.111-121, Raven Press, New York, 1988.
102) Shimizu, H., Hirose, A., Tatsuno, T. et al.: Pharmacological properties of SM-3997 : A new anxioselective anxiolytic candidate. Jpn. J. Pharmacol. 45 : 493-500, 1987.
103) Shimizu, H., Karai, N., Hirose, A. et al.: Interaction of SM-3997 with serotonin receptors in rat brain. Jpn. J. Pharmacol. 46 : 311-314, 1988.
104) Shimizu, H., Tatsuno, T., Hirose, A. et al.: Characterization of the putative anxiolytic SM-3997 recognition sites in rat brain. Life Sci. 42 : 2419-2427, 1988.
105) Sieghart, W. and Schuster, A.: Affinity of various ligands for benzodiazepine receptors in the rat cerebellum and hippocampus. Biochem. Pharmacol., 33 : 4033-4038, 1985.
106) Smith, W. L., Sancilio, L. F., Owera-Atepo, J. B. et al.: Zacopride: a potent 5-HT_3 antagonist. J. Pharm. Pharmacol. 40 : 301-302, 1988.
107) Squires, R. F., Benson, D. I., Braestrup, C. et al.: Some properties of brain specific benzodiazepine receptors : new evidence for multiple receptors. Pharmacol. Biochem. Behav. 10 : 825-830, 1979.
108) Stapleton, S. R., Prestwich, S. A. and Horton, R. W.: Regional heterogeneity of benzodiazepine binding sites in rat brain. Eur. J. Pharmacol. 84 : 221-224, 1982.
109) Stephens, D. N., Kehr, W., Schmeider, H. H. et al.: Bidirectional effects on anxiety of β-carbolines acting as benzodiazepine receptor ligands. Neuropharmacol. 23 : 879-880, 1984.

110) Supavilai, P. and Karobath, M.: Stimulation of benzodiazepine receptor binding by SQ 20009 is chloride-dependent and picrotoxin-sensitive. Eur. J. Pharmacol. 60：111-113, 1979.
111) Supavilai, P. and Karobath, M.: Interaction of SQ 20009 and GABA-like drugs as modulators of benzodiazepine receptor binding. Eur. J. Pharmacol. 62：229-233, 1980.
112) 龍野　徹，清水宏志，広瀬　彰ほか：SM-3997の抗コンフリクト作用—とくに 5-HT_{1A}系との関連について—．薬物・精神・行動 8：33-34, 1988.
113) Taylor, D. P.: Mechanism of action of buspirone. Recent advances in drug treatment in psychiatry. New York Academy Professional Information Services: 13-18, 1986.
114) Ticku, M. K. and Davis, W. C.: Molecular interactions of etazolate with benzodiazepine and picrotoxin binding sites. J. Neurochem. 38：1180-1182, 1982.
115) Traber, J., Davies, M. A. and Dompert, W. V. et al.: Brain serotonin receptor as a target for the putative anxiolytic TVXQ 7821. Brain Res. Bull. 12：741-744, 1984.
116) Traber, J., and Glaser, T.: 5-HT_{1A} receptor related anxiolytics. TIPS 8：432-437, 1987.
117) Trifiletti, R. R. and Snyder, S. H.: Anxiolytic cyclopyrrolones zopiclone and suriclone bind to a novel site linked allosterically to benzodiazepines. Mol. Pharmacol. 26：458-469, 1984.
118) Tyers, M. B., Costall, B., Domeney, A. et al.: The anxiolytic activities of 5-HT_3 antagonists in laboratory animals. Neurosci. Lett. 75 (Suppl 29)：S 68, 1987.
119) Unnerstall, J. R., Niehoff, D. L., Kuhar, M. J. et al.: Quantitative receptor autoradiography using [^{3}H]ultrafilm: application to multiple benzodiazepine receptors. J. Neurosci. Methods 6：59-73, 1982.
120) Van Nueten, J. N., Schuurkes, J. A. J., De Ridder, N. J. E. et al.: Comparative pharmacological profile of ritanserin and uetanserin. Drug Dev. Res. 8：187-195, 1986.
121) Vander Maelen, C. P., Taylor, D. P., Gehlbach, G. et al.: Nonbenzodiazepine anxiolytics: Insight into possible mechanisms of action. Psychopharmacol Bull 22：807-812, 1986.
122) Villiger, J. W., Taylor, K. M. and Gluckman, P. D.: Characteristics of type 1 and type 2 benzodiazepine receptors in the ovine brain. Pharmacol. Biochem. Behav. 16：373-375, 1982.
123) Wada, T., Nakajima, R., Kurihara, E. et al.: Pharmacologic characterization of a novel non-benzodiazepine selective anxiolytic. DN-2327. Jpn. J. Pharmacol. 49：337-349, 1989.
124) Weisman, B. A., Barrett, J. E., Brady, L. S. et al.: Behavioral and neurochemical studies on the anticonflict actions of buspirone. Drug Dev. Res. 4：82-93, 1984.
125) Williams, M.: Anxioselective anxiolytics. J. Med. Chem. 26：619-628, 1983.
126) Willams, M. W., Benett, D. A., Braunwalder, A. F. et al.: CGS 20625, a novel pyrazolopyridine anxioselective anxiolytics. J. Pharmacol. Exp. Ther. 248：89-96, 1989.
127) Willams, M. and Yarbrough, G. G.: Enhancement of in vitro binding and some of the pharmacological properties of diazepam by a novel anthelmintic agent. Eur. J. Pharmacol. 56：273-276, 1979.
128) Wise, C. D., Berger, B. D., and Stein, L.: Benzodiazepines: Anxiety-reducing activity by reduction of serotonin turnover in the brain. Science 177：180-183, 1972.
129) Wood, P. L., Loo, P., Braunwalder, A. et al.: In vitro characterization of benzodiazepine receptor antagonist, inverse agonists and agonist/antagonists. J. Pharmacol. Exp. Ther. 231：572-576, 1984.
130) 山本経之：セロトニン系抗不安薬　その薬理学的特性—神経精神薬理 11：709-719, 1989.
131) 山本経之，手島浩慈，牛尾真寿子ほか：5-HT_{1A}アゴニスト ipsapirone の行動薬理学的作用，日本薬理誌 93：34 P, 1989.
132) 山本経之，植木昭和：セロトニンの行動薬理 —セロトニンレセプターとの関連から．代謝 26：155-163, 1989.
133) Young, W. S. and Kuhar, M. J.: Radiohistological localization of benzodiazepine receptors in rat brains. J. Pharmacol. Exp. Ther. 212：337-346, 1980.
134) Y-23684．吉富製薬．1989.

抗うつ薬による錐体外路症状

高橋　明比古*　　村 崎　光 邦*

抄録：抗うつ薬による錐体外路症状の頻度は北里大学精神科の外来患者を対象とした調査では約2％であると思われた。その起因薬物としてはamoxapineが最も多く，amoxapineの副作用のうち約1％を占めていた。Akathisiaは若年者にも見られその投与量は治療域の量で出現しており，その出現時期は投与数日後であり投与後早期に出現していた。Dyskinesiaに関してはamoxapine以外の抗うつ薬でも従来dyskinesiaのrisk factorとして指摘されている高齢，身体合併症，脳の器質障害，電気けいれん療法の既往を有する者が多く，特に高齢者にその出現頻度が多かった。その出現時期もakathisiaと比較すると投与数カ月後と遅い傾向が認められ，その投与量もakathisiaの症例と比較すると多い傾向が見られる。

精神科治療学　6(1)；47-52, 1991

Key words: *extrapyramidal symptoms, antidepressant, akathisia dyskinesia, amoxapine*

I．はじめに

近来，精神疾患に対する薬物治療は飛躍的な進歩が認められる。ある薬物に対する疾患の反応からその疾患の本態にアプローチする精神薬理学も急速な発展を見せている。種々の知見から精神疾患に対する神経伝達物質の関与が推定され，その結果が逆に各神経伝達物質に選択的な薬物を開発させそれが臨床応用され，さらに知見が積み重ねられ研究に還元されている。しかし精神科領域における薬物療法では副作用はその薬物の薬理作用から主作用と表裏一体を成すものであり，新しい薬物が臨床場面に登場する機会が多くなるにつれ従来の薬物ではまれであった副作用の出現頻度が多くなることもあり臨床家としては戸惑うことも少なくない。

従来のいわゆる第一世代の抗うつ薬である，imipramine, amitriptylineなどによる副作用は便秘，口渇などの抗コリン作用によるものが大半を占めており錐体外路症状が副作用として出現することはまれであり，出現した症例が症例報告される程度の頻度でしかなかった[7,9,17]。

しかし，精神科領域の日常診療では薬物による錐体外路症状は決してまれな副作用ではない。その発現機構はnigro-striatal　pathwayのdopamine抑制作用によるものとされている。その起因薬剤は主にphenothiazine誘導体，butyrophenone誘導体，benzamide誘導体などのいわゆる抗精神病薬である。その内容は運動減退性のものとしてはparkinsonism，運動亢進性のものとしてはdystonia, dyskinesia, akathisiaなどであり，従来は抗精神病薬に比較的特異な副作用であると

Extrapyramidal symptoms induced by antidepressants.

*北里大学医学部精神科
〔〒228 神奈川県相模原市麻溝台2-1-1〕
Akihiko Takahashi, M.D., Mitsukuni Murasaki, M.D.: Department of Psychiatry, Kitasato University School of Medicine. 2-1-1, Asamizodai, Sagamihara-shi, Kanagawa, 228 Japan.

されてきた。近来新しい抗うつ薬の臨床導入とともに抗うつ薬による副作用としての錐体外路症状が散見されるようになってきた。

以下に抗うつ薬による錐体外路症状を呈した症例の提示と抗うつ薬による錐体外路症状について若干の紹介を述べる。

II. 症　　例

症例　51歳　主婦

出生，発達歴に特に問題なく既往歴にも特記すべきことはない。精神神経疾患の遺伝負因も認められない。血液一般，血液生化学，心電図，脳波に異常所見は認められなかった。一般理学的検査，神経学的所見にも異常は認められなかった。性格的には責任感が強く社交的であるがやや融通の利かない面があり，他人とのトラブルを極端に恐れる傾向がある。地元の中学を卒業後，事務員として数年間勤務した後現在の夫と知り合い結婚，一男，一女をもうけ家庭内ではしっかりした妻，母親であったという。43歳時に配偶者の異性問題から離婚話がもちあがり子供たちを引き取り別居している。また同時期に長男の非行問題から警察に事情聴取を受けている。この頃より睡眠障害が出現，食欲も低下し約半年で6 kgの体重減少が見られている。家事も次第におろそかになり家庭内でも考えこんでいるようなことが多くなった。長女が医者への受診を進めても「夫があんな女にひっかかったのは私が妻として至らなかったからだ，息子が非行に走ったのも私の責任だ，医者になどいってられない，私がしっかりしなければ」と言って受診を拒否していた。また長女の行動に非常に厳しくなり少しでも帰宅時間が遅くなると詰問するようになり長女が弁解をすると「あなたまでだめになってしまった」と泣きだすようなことが度々あった。また家の中を落ち着きなくウロウロするようなった。子供たちが不在の間に左手首を切り自殺企図，帰宅した長女に発見され精神科を受診した。受診時，抑うつ気分，精神運動抑制著明でやや被害的で自罰的言動が目立った。早朝覚醒，日内変動を認めたためうつ病の診断のもとにamitriptyline 75mg，levomepromazine 45mg，nitrazepam 10mgの投与が開始された。治療開始後約1カ月で笑顔が見られるようになり半年後には完全寛解に至り外来治療を終了した。48歳時にも同様な状態となり患者自ら元気がなくなった，気力が失せたと再受診している。再度amitriptyline 75mg，cloxazolam 6 mg，nitrazepam 5 mgの投与がなされたが状態は改善されず2週間後にamytriptylineを150mgに増量したが口渇感が強くなり服用継続が困難となりamitriptylineからamoxapine 75mgに変更された。Amoxapineに変更10日後より家の中をウロウロし「何かしなければ，ジーとなんかしていられない。ジーとしているとイライラする動き回っていたほうが楽だ」と落ち着きがなくなった。不安焦燥感の増強による症状も考慮されたが若干ではあるが筋のrigidityが認められたため，amoxapineによる錐体外路症状であるakathisiaが疑われbiperiden 6 mgの追加投与を行ったところ投与2日目よりやや落ち着きを取り戻した。約1年後には完全寛解に至っている。患者自らの希望で外来治療を中止したが，50歳時にも再度抑うつ状態となりamoxapineを投与したところ同様の状態となり，かつparkinsonismを認めたためbiperidenの追加投与を受けている。本症例では2度目の病相期ではamoxapineによる錐体外路症状であるakathisiaか不安焦燥感の増強によるものか断定には至らず3度目の病相期に至ってamoxapineによる錐体外路症状と断定できたケースである。

III. 抗うつ薬による錐体外路症状の頻度

以前より抗うつ薬による副作用としての錐体外路症状はまれなものとされており，その存在は症例報告などの形で知られている程度であった。そのため抗うつ薬による錐体外路症状の疫学的調査，起因薬物などの調査はほとんどなされていないのが現状である。

そのためわれわれはその起因抗うつ薬ならびにその発生頻度のおおまかな傾向をつかむために本学における調査を行った。調査対象としたのは北里大学東病院精神神経科の外来通院患者である。調査期間は平成2年7月1日より7月31日である。調査項目は調査期間における抗うつ薬の処方を受けた患者数と抗うつ薬と同時に抗パーキンソン薬の処方を受けた患者数（抗うつ薬と同時に薬物性の錐体外路症状を惹起する可能性のある薬物であるいわゆる抗精神病薬—levomepromazine, sulpirideなどを含む薬物が投与されている症例は投与方法のいかんにかかわらず除外した）並びにその抗うつ薬である。調査期間中に抗うつ薬が処方された者は，1,535名，このうち抗うつ薬と抗パーキンソン薬の併用が行われている者は32名であった。この結果より抗うつ薬による錐体外路症状の発生頻度はおおまかではあるが約2％前後であると思われた。

32名中の各抗うつ薬の内訳では，amoxapine 15，mianserin 6，clomipramine 4，setiptiline 3，amitriptyline 2，doslepine 1，trimipramine 1名でありamoxapineが47％と約過半数を占めた。

IV. Amoxapineと錐体外路症状

Amoxapineはアメリカで開発された抗精神病薬であるloxapineのdesmethyl体でありdibenzoxazepine誘導体に属する三環系抗うつ薬である。その構造は図1に示すとおりである。従来より抗うつ作用の動物実験モデルであるreserpineによる自発運動抑制，tetrabenazineによる低体温に対する効果はimipramineよりも優れた効果を有していることが判明している。しかし従来の抗うつ薬に比較すると抗コリン作用が弱いことが特徴とされている。また，amoxapine自体もneurolepticaとしての作用を合わせ持ち実験動物においては自発運動の抑制，眼瞼下垂を惹起し，apomorphineによるcatalepsyを抑制し，amphetamineによるsterotyped behaviorをも抑制する[8]。このneurolepticaとしての作用はloxapineとほぼ同等であるという。Amoxapineの主要代謝物は8-hydroxyamoxapine，7-hydroxyamoxapineであり，8-hydroxyamoxapineが80％以上を占め7-hydorxyamoxapineは2％以下である。8-hydroxyamoxapineはnorepinephrineの吸収阻害，serotoninの再吸収阻害作用を有し[8]，7-hydroxyamoxapineはdopamineに対し抑制作用を有しその力価はhaloperidol，trifluoperazine[5]と同等であるとされている。以上のように，従来の抗うつ薬とは異なる抗精神病薬としての薬理特性を有していることから，amoxapineが抗うつ薬のなかでは錐体外路症状を惹起しやすい薬物である可能性が示唆される。

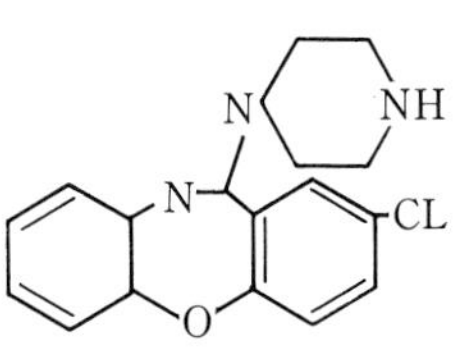

図1

Amoxapineの日本での製造販売もとである日本レダリーの行なったamoxapine発売開始7年後の副作用の再調査[15]では発売当初認められなかったakathisia，dyskinesiaの報告がなされている。この調査結果によるとparkinsonism 47名（0.71％），akathisia 4名（0.06％），dyskinesia 1名（0.02％）と報告されており，これらの錐体外路症状を合計すると0.81％でamoxapineによる錐体外路症状の出現率は約1％前後であると思われる。

臨床面では，抗精神病薬の力価の反映として血中のプロラクチンの上昇作用[20,21]があるが，amoxapineによる高プロラクチン血症[6,29]と，それに伴う乳汁分泌の症例報告[10]もある。

Amoxapineによる錐体外路症状の種類とその発現時期，その投与量をみてみると，akathisiaはamoxapine投与数日後に生じている報告例が多いが[23,25,30]，Hullett[11]は投与4週間後に出現した症例を報告している。しかし，Steele[30]の症例ではakathisiaのみでなくsyndrome malinへの発展をみておりhaloperidolの併用投与もなされておりamoxapineによるakathisiaとは断定しがたい。その出現年齢を見ると，若年者[11,23,25]から高齢者と広い年齢相にわたってakathisiaの出現を認めている。

Dystoniaは，akathisiaを示した症例がいずれも投与後数日以内で症状が出現しているのに対して数日から数カ月と症例により隔たりが見られるようである[19,30]。

Dyskinesiaも，akathisiaと比較するとその出現時期は遅く投与開始数カ月後に出現しており[16,32]，島ら[26]はtardive dyskinesiaの報告をしている。しかしその症例はmetoclopramide，rescinnamine, sulpirideの投与をされており，いずれの薬物もdyskinesiaを惹起する可能性がありamoxapineが起因薬物とは断定できない。また，Lesser[18]はmonoamine oxidase inhibitorであるphenelzineとamoxapineとの併用例で，またWellerら[33]は，電気けいれん療法が既往にありlithiumとamoxapineの併用を行った患者でその離脱期にdyskinesiaを認めている。Dyskinesiaのrisk factorとしては，従来より高齢者，身体合併症，脳の器質的障害，電気けいれん療法の既往などがある。Amoxapineによるdyskinesiaもakathisia出現例と比較すると，その出現年齢は明らかに高齢であった。また，投与量はakathisia群の多くが200mg前後であるのに対し300mg, 400mgと投与量が多い傾向がみられている。

V. 他の抗うつ薬と錐体外路症状

他の抗うつ薬による錐体外路症状の報告はamoxapineと比較すると少ない。別所ら[3]，酒井ら[24]は，三環系抗うつ薬によると思われるtardive dyskinesiaの報告をしているが，他の薬物の関連を考慮される症例である。Dyskinesiaの出現例に関しては，Koritar[14]がnomifensineによる症例を，Dekretら[7]がimipramineによる症例を報告しているが，いずれも高齢者である。Amitriptyline[9]，mianserin[22]によるdyskinesiaは比較的年齢が若いが，amitriptylineの2例では電気けいれん療法が既往にあり，またmianserinによる症例は精神発達遅帯が認められている。Dystoniaの報告例は少なくLee[17]がdoxepinとamitriptylineによるものと報告している程度である。

前述したプロラチンとの関係では，imipramineは血中のプロラクチンに変化させないという報告[6]があるが，imipramineによる乳汁分泌の報告例[13]もある。またclomipramineはプロラクチン濃度を上昇させるという報告[12]もあるが，従来の抗うつ薬の血中プロラクチンに与える影響は一定の見解に至っていない。

Monoamine oxidase inhibitorであるphenelzineによるparkinsonismをTeusinkら[31]が報告しており，またphenelzineが血中のプロラクチンを上昇させるという報告[27]もある。

VI. おわりに

抗うつ薬と錐体外路症状の概略について述べた。抗うつ薬による錐体外路症状では，起因薬物としてはamoxapineが最も多く，その症状ではakathisiaは若年者にも見られその投与量は治療域の量で出現していた。Dyskinesiaに関しては他の抗うつ薬でも従来指摘されているrisk factorを有している者が多く，特に高齢者にその出現頻度が多かった。また，その出現時期もakathisiaと比較すると出現時期が遅い傾向が認められ，その投与量も多い傾向が見られた。

抗うつ薬投与時には抗コリン作用による副作用以外にも錐体外路症状にも注意する必要がありamoxapineによる治療中はより注意が必要であると思われる。Amoxapineによる錐体外路症状のうちakathisiaの頻度が多くakathisiaは時として提示した症例のごとく精神症状との鑑別が困難であることが少なくなく[2]amoxapine投与中に焦燥感が増強したときにはakathisiaを疑う必要があると思われる。Amoxapineはその優れた抗うつ作用と，なによりも速効性のために広く用いられており，筆者らはうつ病治療の第一次選択薬として繁用しているが高齢者への投与や150mgを越えるような高用量となる際には錐体外路症状出現への配慮が必要となる。

Amoxapine以外の抗うつ薬による錐体外路症状の発現機構についてはいまだ不明な点が多い。Burksら[4]はimipramine，amitriptylineの急性中毒時にchorea様の不随意運動を認めphysostigmineの投与により速やかな消失をみたことから，acetylcholine系の抑制はdopamine系の賦活をもたらすと推定している。ほかにも抗コリン作用を有する薬物による治療経過中に不随意運動を生じた症例の報告[28]もある。Antlemanら[1]はamitriptyline, imipramine, monoamine oxidase inhibitor, 電気けいれん療法が黒質のdopamine受容体の感受性が低下することを報告しており，抗うつ薬がserotonin, norepinephrineに対する取り込み阻害作用以外にもdopamine系に影響を与える可能性が考慮されるが，詳細は今後の研究を待たねばならないだろう。

文　献

1) Antleman, S. M. and Chiodo, L. A.: Dopamine autoreceptor subsensitivity; A mechanism common to depression and the induction of amphetamine psychosis. Biol. Psychiat., 16; 717-727, 1981.
2) Barton, J. L.: Amoxapine-induced agitation among bipolar depressed patients. Am. J. Psychiatry, 139; 387, 1982.
3) 別府千賀子, 太田保之, 高橋良: Ethinamateなどの長期大量連用後, 三環系抗うつ剤により惹起された遅発性ジスキネジアの1症例. 臨床精神医学, 12; 323-361, 1983.
4) Burks, J. S., Walker, J. E., Rumack, B. H. et al.: Tricyclic antidepressant posing. JAMA, 230; 1405-1407, 1974.
5) Cohen, B. M., Harris, P. Q., Altesman, R. I. et al.: Amoxapine: Neuroleptic as well as antidepressant? Am. J. Psychiatry, 139; 1165-1167, 1982.
6) Cooper, D. S., Gelenberg, A. J., Wajcik, J. C. et al.: The effect of amoxapine and imipramine on prolactin levels. Arch. Intern. Med., 141; 1023-1025, 1981.
7) Dekret, J. J., Maany, I. and Ramsey, A.: A case of oral dyskinesia associated with imipramine treatment. Am. J. Psychiatry, 134; 1297-1298, 1977.
8) Donlon, P.T.: Amoxapine: A newly marketed tricyclic antidepressant. Psychiatric Annals., 11; 379-388, 1979.
9) Fann, W. E., Sullivan, J. L. and Richman, B.: Dyskinesia associated with tricyclic antidepressants. Br. J. Psychiatry, 128; 490-493, 1976.
10) Gelenberg, A. J., Cooper, D. S., Doller, J. C. et al.: Galactorrea and hyperprolactinemia associated with amoxapine therapy. JAMA, 242; 1900-1901, 1979.
11) Hullett, F. J.: Amoxapine induced akathisia. Am. J. Psychiatry, 140; 820, 1983.
12) Jones, I. B., Luscombe, D. K. and Groom, G. V.: Plasma prolactin concentrations in normal subjects and depression patients following oral clomipramine. Postgrad. Med. J., 53; 166-171, 1977.
13) Klein, J. J., Segal, R. L. and Warner, R. R.: Galactorrea due to imipramine. N. Engl. J. Med., 271; 510-512, 1964.
14) Koritar, E.: Nomifensine-induced dyskinesia. Can. Med. Assoc. J., 133; 207, 1985.
15) 厚生省薬務局: 新医薬品等の副作用のまとめ. 医薬品副作用情報, 87; 54-55, 1987.
16) Lapierre, Y. D. and Anderson, K.: Dyskinesia associated with amoxapine therapy: A case report. Am. J. Psychiatry, 140; 493-494, 1983.
17) Lee, H.: Dystonic reaction to amitriptyline and doxepin. Am. J. Psychiatry, 145; 649, 1983.
18) Lesser, I.: Case report of withdrawal dyskinesia associated with amoxapine. Am. J. Psychiatry, 140; 1358-1359, 1983.
19) Luna, O.C., Jayatilaka, A. and Walker, V.R.: Amoxapine and extrapyramidal symptoms. J. Clin. Psychiatry, 45; 407, 1984.
20) 村崎光邦, 山角駿, 岡本呉賦ほか: 抗精神病薬の第1相試験における内分泌学的研究—特に血中Prolactin値について—. 臨床薬理, 14; 225-226, 1983.
21) 村崎光邦, 菅原道哉, 山角駿ほか: 精神分裂病ドーパミン仮説の臨床生化学的研究—抗精神病薬とプロラクチンについて—. 精神薬療基金年報, 14; 83-94, 1982.
22) Otani, K., Kaneko, S., Fukushima, Y. et al.: Involuntary movements associated with mianserin treatment: A case report. Br. J. Psychiatry, 154; 113-114, 1989.
23) Ross, D. R., Waliker, J. I. and Peterson, J. P. R. N.: Akathisia induced by amoxapine. Am. J. Psychiatry, 140; 115-116, 1983.
24) 酒井晴忠, 木下潤, 猪瀬正: 遅発性ジスキネジア (Tardive Dyskinesia). —その一斉調査と一剖検例—. 精神薬療基金年報, 4; 221-228, 1972.
25) Shen, W. W.: The management of amoxapine-induced akathisia. Am. J. Psychiatry, 140; 1102-1103, 1983.
26) 島悟, 鹿島達男, 伊藤斉: Sulpride, Metoclo-

pramide服用中に行ったAmoxapine治療に関連して生じた遅発性ジスキネジアの1例. 精神医学, 26 ; 222-224, 1984.
27) Slater, S. L., Shiling, D. J., Lipper, S. et al. : Elevation of plasma prolactin by monoamine oxidase inhibitor. Lancet, 2 ; 275-276, 1977.
28) Smith, E. B. : Abnormal involuntary movements induced by anticholinergic therapy. Acta Neurol. Scand., 50 ; 801-811, 1974.
29) Sunderland, T., Orsulak, P. J. and Cohen B. M. : Amoxapine and neuroleptic side effects : A case report. Am. J. Psychiatry, 140 ; 1233-1235, 1983.
30) Steele, T.E. : Adverse reactions suggesting amoxapine-induced dopamine blockade. Am. J. Psychiatry, 139 ; 1500-1501, 1982.
31) Teusink, J. P., Alexopoulos, G. S. and Shamoian, C.A. : Parkinsonian side effects induced by a monoamine oxidase inhibitor. Am. J. Psychiatry, 141 ; 118-119, 1984.
32) Thornton, J.E. and Stahl, S. : Case report tardive dyskinesia and parkinsonism assosiated with amoxapine therapy. Am. J. Psychiatry, 141 ; 704-705, 1984.
33) Weller, R.A. and Mcknelly, W. : Case report of withdrawal dyskinesia associated with amoxapine. Am. J. Psychiatry, 140 ; 1515-1516, 1983.

ベンゾジアゼピン受容体に作用しない抗不安薬*

村崎 光邦**

はじめに

1990年現在，新しい抗不安薬開発には表1にみるように，① GABA-BZ 受容体－Cl^- チャンネル複合体の BZ 受容体に直接結合するもの，②複合体の BZ 受容体以外の部位にアロステリックに結合するもの，③5-HT 受容体に結合するもの，④その他のものおよび作用機序が不明のもの，の4つの大きな流れがある．ここでは，BZ 受容体に作用しない抗不安薬として後二者について紹介する(表2，3)．

I．Serotonin (5-HT) 受容体に結合するもの

1. 5-HT_{1A} receptor partial agonist

aryl-piperazine 系薬物あるいは pyrimidinyl-piperazine 誘導体に属する buspirone, gepirone, ipsapirone, tandospirone(SM-3997)などである．最初に登場してきた buspirone は抗 dopamine 作用を有して，抗精神病薬として開発されたが，作用が弱くて効果不十分として抗不安薬へ転向してきたものである．当初は，非臨床試験，臨床試験とも抗不安作用が証明されたものの作用機序が明らかでなく，抗 dopamine 系抗不安薬とも考えられたこともあるが，buspirone に続いた gepirone や ipsapirone に抗 dopamine 作用がなく，代りに 5-HT 受容体の type 1A に agonist として作用することが明らかにされた．その後これらは，選択的5-HT_{1A} 受容体の full agonist である8-OH-DPAT より作用が弱く，同時に作用させると8-OH-DPAT の作用を拮抗阻害することから，5-HT_{1A} 受容体の partial agonist であるとされている．すなわち，不安の際の5-HT が過剰な状態のときには5-HT_{1A} 受容体を通してこれを抑制し，逆にうつ病の際の5-HT の活性が低下した状態では5-HT 活性を高める方向に作用する5-HT normalizer としての作用を有するというのである．したがって，5-HT_{1A} partial agonist は抗不安作用のみならず，抗うつ作用をもあわせて持つという．ちなみに gepirone はより full agonist に近い作用を有しており，抗うつ薬として開発されようとしている．

今回の学会では，buspirone, ipsapirone, tandospirone の臨床試験の報告が数多く提出されて，鎮静作用，筋弛緩作用がなく，退薬症候や反跳現象を認めない選択的抗不安薬として位置づけられているが，①効果発現が遅く，3～4週を要し，② BZ 使用経験を有する症例には改善率が低く，③ BZ の退薬症候を抑えきれず，④胃腸症状，頭部異和感などの独特の副作用を有する，などが共通した所見となっている．

5-HT と不安は大きな topics の1つでシンポジウムにもとりあげられているが，buspirone がすでに発売されているドイツ，イギリス，フランスでは抗不安薬としての処方頻度はきわめて低く，アメリカでは抗不安薬のうちの約10%という現状にある．わが国では，buspirone, ipsapirone, tandospirone の臨床試験が進行中であり，種々の臨床薬理学的研究も行われている．

2. 新しく発表された5-HT_{1A} 受容体 agonist

新規に5-HT_{1A} 受容体に高親和性を有する抗不

---

*Anxiolytics not related to benzodiazepine receptors.

**北里大学医学部精神科
［〒228　相模原市麻溝台2-1-1］
Mitsukuni Murasaki : Department of Psychiatry, Kitasato University School of Medicine. 2-1-1 Asamizodai, Sagamihara, 228 Japan.

表１　新しい非 BZ 系抗不安薬

I．GABA-BZ 受容体-Cl-チャンネル複合体と結合する薬物	
A．BZ 受容体に直接的に結合する薬物	
1）BZ 受容体 full agonist	
① thienodiazepine 誘導体	clotiazepam，etizolam，brotizolam
② cyclopyrrolone 誘導体	zopiclone，suriclone
③ imidazopyridine 誘導体	zolpidem，alpidem
2）BZ 受容体 partial agonist	
① triazolopyridazine 誘導体	CL 218872
② β-carboline 誘導体	ZK 93423，ZK 91296，ZK 112119（abecarnil）
③ pyrazoloquinoline 誘導体	CGS 9896，CGS 17867 A，CGS 20625
④ phenylquinoline 誘導体	PK 8165，PK 9084
⑤ imidazoquinoline 誘導体	RU 31719，RU 32696，RU 32514
⑥ hydroxyquinoline 誘導体	RU 142382，RU 43028，RU 39419
⑦ isoindoline 誘導体	DN 2327
⑧ benzothiepine 誘導体	Y-23684
⑨ pyrrolodiazepine 誘導体	premazepem
⑩ imidazobenzodiazepinone 誘導体	Ro 16-6028
⑪ imidazoquinoxaline 誘導体	U-78875
B．複合体の BZ 受容体以外の部位にアロステリックに結合する薬物	
1）barbiturates	
2）pyrazolopyridine 誘導体 etazolate（SQ 2009），cartazolate（SQ 65396）， tracazolate（ICI 136735），ICI 190622 LY 81067	
3）diaryltriazine 誘導体	
II．セロトニン受容体に作用する薬物	
1）$5\text{-}HT_{1A}$受容体 agonist	buspirone, gepirone, ipsapirone, SM-3997, WY-47846
2）$5\text{-}HT_2$ 受容体 antagonist	ritanserin，altanserin
3）$5\text{-}HT_3$ 受容体 antagonist	GR 38032 F，MDL 72222，ICS 205-930，BRL 43694
III．その他の抗不安薬	
1）作用機序不明の薬物	piperidinedione 誘導体（SC-48274）
2）その他	

安薬の候補として発表されたのは flesinoxan, MDL 73005, AP159の３つで，いずれも非臨床試験の段階の報告である．flesinoxan は aryl-piperazine 系の化合物であるのに対して，MDL 73005 は asapiro-decan-dione 系薬物で，ラットで用量依存的に抗不安作用を示すことが証明されている（water-lick 法と plus-maze test）．わが国で開発されている AP159は benzothienopyridine 誘導体で，抗コンフリクト作用は Ro15-1788や picrotoxin によって拮抗されるが，^{3}H-flunitrazepam 結合を抑制せず，^{3}H-8-OH-DPAT 結合を強力に抑制することが明らかにされ，筋弛緩作用，鎮静・催眠作用・抗けいれん作用を有していない．

3．その他の5-HT 受容体に作用するもの

S 12361は$5\text{-}HT_{1C}$ 受容体および$5\text{-}HT_2$ 受容体に拮抗作用を有する抗不安薬として非臨床試験の結果が報告されている．

ritanserin は$5\text{-}HT_2$ 受容体拮抗薬として臨床

表2　Serotonin 受容体に作用する抗不安薬

名　称	開発会社	構　造　式	特　　長	発表演題番号
Ipsapirone 臨薬 (Bay q 7821)	Bayer	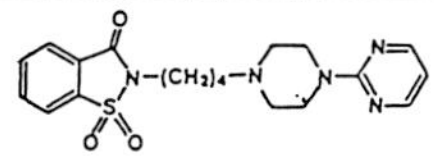	5-HT_{1A} agonist	S-11-7⑤ 0-12-9③ P-12-3⑤⑩ 0-14-3④
Flesinoxan		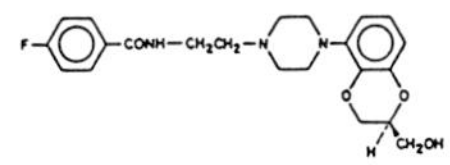	5-HT_{1A} agonist	0-12-9④
Tandospirone 臨 (SM-3997)	住友	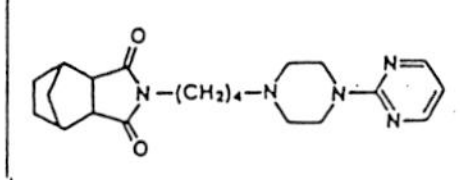	5-HT_{1A} agonist	0-12-9⑩⑪ P-12-3⑥⑦⑧⑨
Buspirone 臨	Bristol-Myers	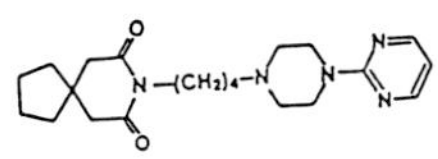	5-HT_{1A} partial agonist	S-11-7⑤ S-11-11 ②⑤ 0-12-9⑤⑥⑦⑧⑨ P-12-3②③④⑩
Gepirone	Bristol-Myers	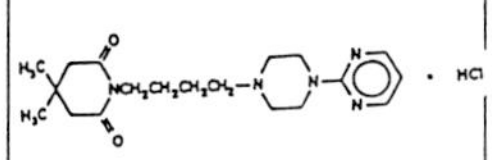	5-HT_{1A} partial agonist	S-11-11 ②
MDL 73005	Merrell Dow	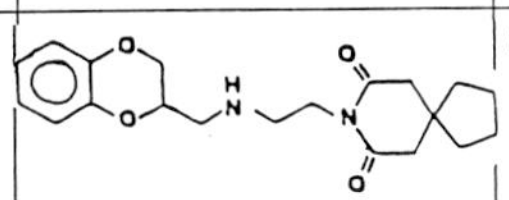	5-HT_{1A} に高親和性	S-11-4④
AP 159	旭化成		5-HT_{1A} に高親和性	P-12-2⑫
S 12361			5-HT_{1C} 5-HT_2 Antagonist	P-12-3⑪
Ritanserin 臨	Johnson & Johnson	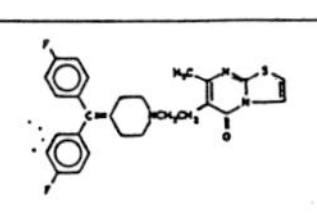	5-HT_2 antagonist	0-12-7①②
RP 62203	Rhone-Poulenc	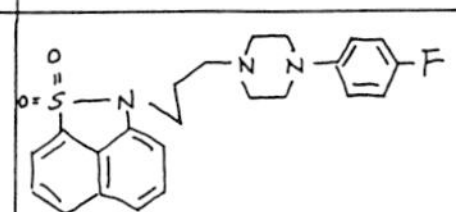	5-HT_2 antagonist Sleep modulater	P-12-3⑬
D-Fenfluramine		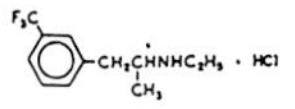	5-HT	P-11-5②

表3　その他の抗不安薬

名　称	開発会社	構　造　式	特　長	発表演題番号
Clonidine　臨		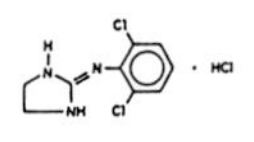	α_2 blocker OCD	P-12-1⑥⑦
Clebopride		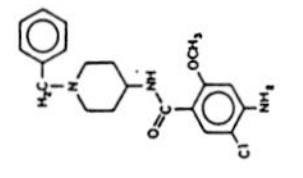	D_1.D_2 系が DZP誘発の過食症に関与	P-12-2⑭
Brofaromine　臨	Chiba -Geigy	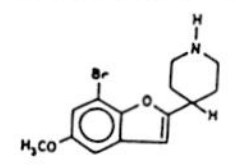	MAO-A inhibitor	0-12-7⑥
CCK-4　臨薬			cholecystokinin panic disoder	P-12-1⑧
SQ 29,852　臨	Squibb		ACE-I GAD	P-12-1⑫ P-12-3①
Isatine (2.3 -dioxoindole)			15-20 mg/kg anxiogenic 100 mg/kg sedative anticonvulsant	0-12-9①
SC-48274	サール薬品	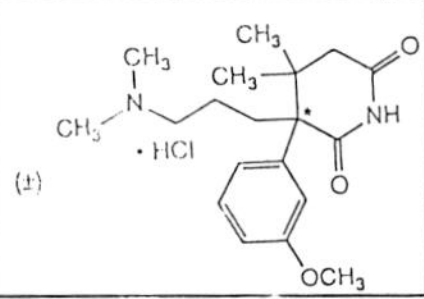	作用機序不明	

試験が進められ，①全般性不安障害への抗不安作用はlorazepamと同等でplaceboより優れ，また，無欲，不安，抑うつ感情を有する気分変調症の患者にも効果的である，②睡眠段階3＋4の深睡眠を増加させるという独特の作用を有して不眠の質の改善に期待される，③慢性分裂病患者の陰性症状を単独あるいは抗精神病薬との併用によって改善させる，などの結果が得られている．わが国では，第Ⅰ相試験の実施中にイギリスから心電図異常を生ずるとの報告が入り，中断されたままとなっているが，アーチファクトであったとの結論のもとにヨーロッパで臨床試験が進められていることから，第Ⅰ相試験の再開が待たれている．

ところで，S 12361もritanserinも5-HT_{1C}受容体と5-HT_2受容体に同等の親和性を有することから，臨床効果が明らかにされることによって5-HT受容体の機能解明の糸口になるとの期待がある．

RP 62003は同じく5-HT_2受容体に拮抗作用を有して，用量依存的に徐波睡眠を増加させることから，睡眠調整薬sleep modulatorとして報告されている．また，抗コンフリクト作用はないが，マウスのplus-maze testで効果を示し，不安惹起作用を有するFG 7142（β-carboline誘導体の1つで，BZ受容体のinverse agonist）に拮抗することから，抗不安薬としても期待されるという．

D-Fenfluramine は5-HT 放出物質で，5-HT 放出を抑制する dexmedetomidine に拮抗して，鎮静作用と体温低下を遮断するといわれる．また，臨床的にどのような意義を有して，どう開発されるのかは不明である．

なお，5-HT_3 受容体に拮抗作用を有するものにも抗不安薬の候補が多く存在するが，わが国では制吐薬や片頭痛薬として開発されているのみで，いまだ精神科領域に姿を現わしていない．

II．作用機序不明のものおよびその他の薬物（表3）

17回の CINP では報告がなかったが，piperidinedione 誘導体の SC-48274の抗不安作用が注目されて，アメリカではすでに初期第II相試験が進行中であり，わが国でも第I相試験が実施中である．非臨床試験では，マウスの探索行動，ラットでの social interaction と plus maze test，マーモセットでの human confrontation test で抗不安作用の期待される成績が得られている．興味あることは，作用機序が不明の点で，脳内の各種受容体に親和性を示さず，わずかに，ある状況下では5-HT の代謝回転を抑制し，tryptophan 水酸化酵素の活性化阻害があるとされて，5-HT_{1A} 神経に抑制電位を発生させたときと同じ効果を発現されるのではないかと推測されている．今後の展開が期待されている．

その他，α_2-blocker の clonidine の強迫神経症への効果，選択的 D_1 受容体拮抗作用を有する SCH 23390と clebopride の過食症への適用，可逆性 MAO-A 阻害薬 brofaromine の社会恐怖への有効性，cholecystokinin tetrapeptide (CCK-4) の panic 惹起作用，angiotensin 転換酵素阻害薬 SQ 29,852の抗不安作用などが報告されている．さらに，tribulin の内因性 MAO 阻害作用を有する isatin（2,3-dioxoindole）がラット，マウスで 15〜20 mg/kg の少量では不安惹起作用を，100 mg/kg の高用量で鎮静作用と抗けいれん作用があるといった報告がある．

おわりに

以上のように BZ 受容体に作用しない抗不安薬だけでもおびただしい数にのぼっている．とくに，serotonergic anxiolytics が注目されているが，わが国での臨床試験ではいずれも苦戦を強いられている．今後当分はこれらと BZ 受容体の partial agonist を中心に展開されると考えられる．いずれも BZ の持つ依存性，精神運動機能の障害，健忘作用といった欠点を持たない抗不安薬の開発をめざしている．乞う御期待である．

1990年代の新しい向精神薬一覧*

村崎　光邦**

その全部を掲げることが困難なくらいおびただしい数の向精神薬（中枢神経作用薬）が今回のCINPで報告されている．将来，臨床的有用性が大いに期待されるものから，まだその正体がつかみきれず，海のものとも山のものとも判らないものまでいろいろである．また，抗不安薬で抗うつ作用を示すもの，抗うつ薬で抗不安作用や抗精神病作用あるいは抗痴呆作用を示すものなど，いくつもだぶって報告されているものがあるが，ここでは将来有望と思われるものをピックアップして挙げておいた．この中からどの薬物が臨床場面に登場して臨床的有用性が承認されることになるのか楽しみではある．
（表中，臨は臨床試験，臨薬は臨床薬理試験を示す）

表1　抗不安薬

名　称	開発会社	特　長
Ipsapirone 臨薬 (Bay q 7821)	Bayer	5-HT$_{1A}$ agonist 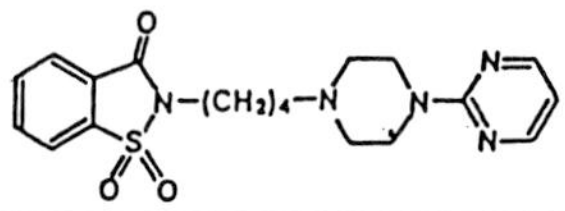
Flesinoxan		5-HT$_{1A}$ agonist 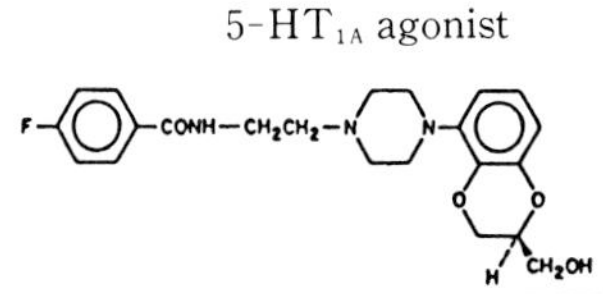
Tandospirone 臨 (SM-3997)	住友	5-HT$_{1A}$ agonist 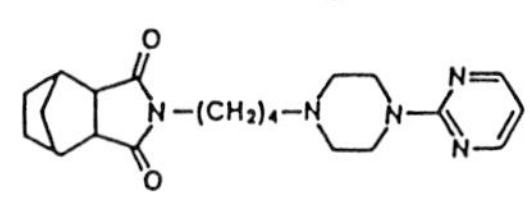
Buspirone 臨	Bristol-Myers	5-HT$_{1A}$ partial agonist 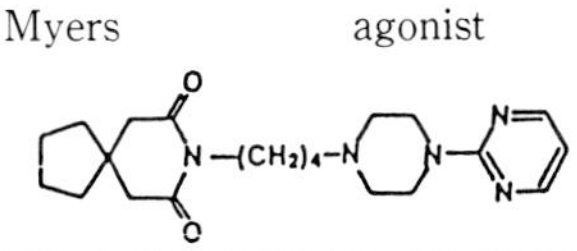
Gepirone	Bristol-Myers	5-HT$_{1A}$ partial agonist 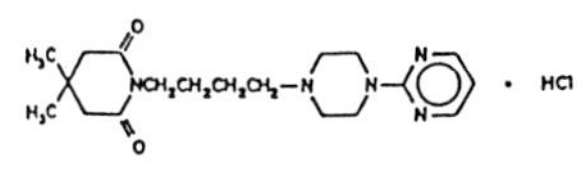
MDL 73005	Merrell Dow	5-HT$_{1A}$ に高親和性 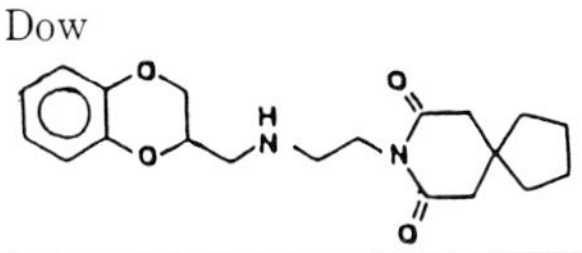
AP 159	旭化成	5-HT$_{1A}$ に高親和性
S 12361		5-HT$_{1C}$ 5-HT$_2$ antagonist

*The list of new psychotropic drugs in 1990.

**北里大学医学部精神科
［〒228　相模原市麻溝台2-1-1］
Mitsukuni Murasaki : Department of Psychiatry, Kitasato University, School of Medicine. 2-1-1, Asamizodai, Sagamihara, 228 Japan.

名　称	開発会社	特　長
Ritanserin 臨	Johnson & Johnson	5-HT_2 antagonist 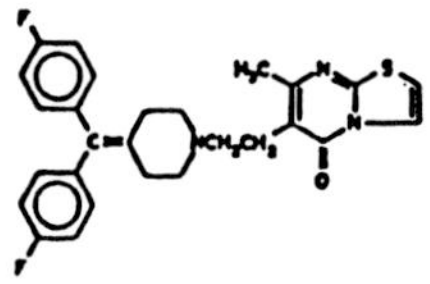
RP 62203	Rhone-Poulenc	5-HT_2 antagonist Sleep modulater 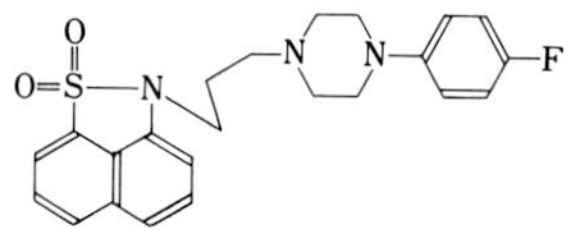
D-Fenfluramine		5-HT
Fluoxetine 臨	Lilly	5-HT Re-uptake Blocker （抗うつ薬）
Citalopram	Lundbeck	5-HT Re-uptake Blocker （抗うつ薬）
Fluvoxamine 臨	Solbey	5-HT Re-uptake Blocker （抗うつ薬）
Paroxetine	Novo	5-HT Re-uptake Blocker （抗うつ薬）
ZK 93423	Schering AG	BZP full agonist inverse agonist β carborine
RP 60503	Rhone-Poulenc	BZP full agonist
Ro-19-0528	Roche	BZP agonist 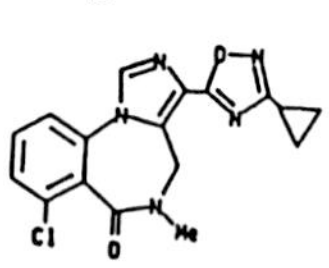
CGS 9896	Chiba-Geigy	BZP partial agonist
PK 8165	Pharmuka	BZP partial agonist

名　称	開発会社	特　長
Y-23684	吉富	BZP partial agonist 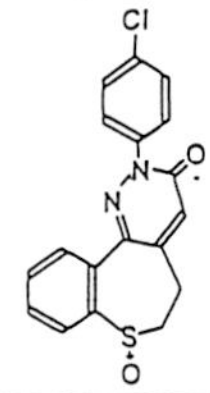
Abecarnil Ph I (ZK 112119)	Schering AG	BZP partial agonist β-Carboline 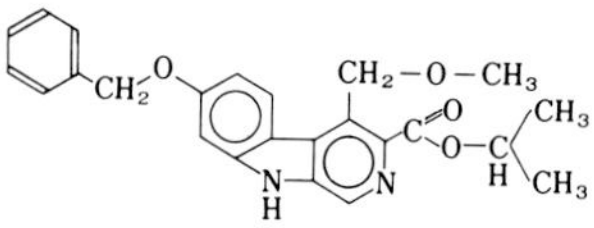
U-78, 875	アップジョンファーマシエーティカル	BZP partial agonist imidazoquinoxaline 誘導体 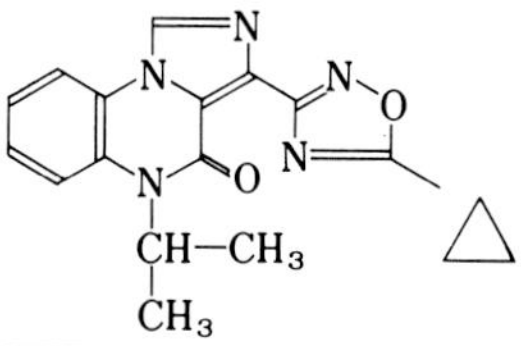
FG 7142	NOVO	BZP partial inverse agonist β carborine
ZK 91296	Schering AG	BZP partial agonist
RU 32007	Roussel	BZP inverse agonist
ZK 93426	Schering AG	BZP inverse agonist procognition
RU 33965	Roussel	BZP inverse agonist procognition
Ru 34030	Roussel	BZP inverse agonist procognition
CGS 8216	Chiba-Geigy	BZP partial inverse agonist
SR 95195		BZP inverse agonist

名　称	開発会社	特　長
S-135	塩野義	BZP inverse agonist
Flumazenil 臨薬 (Ro 15-1788)	Roche	BZP antagonist
Suriclone 臨	Rhone-Poulenc	non-BZP Cyclopyrrolone 系 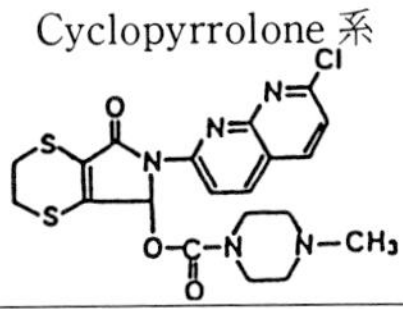
Zolpidem	Synthelabo	non-BZP ω_1 full agonist 眠剤 Imidazopyridine 系 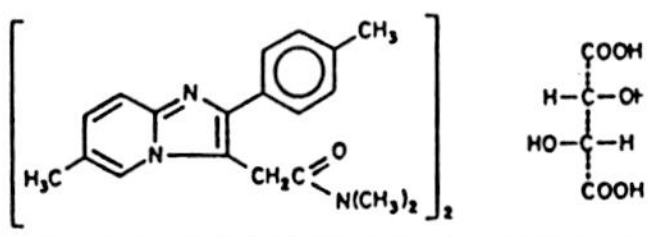
Alpidem	Synthelabo	non-BZP ω_1 partial agonist Imidazopyridine 系 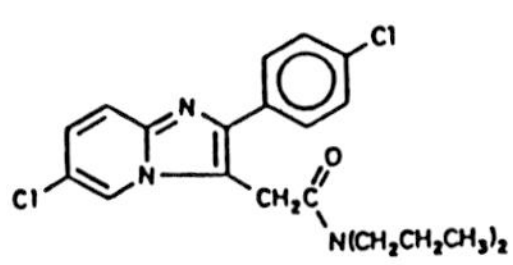
CL 218872	lederle	ω_1 partial agonist
DN-2327	武田	BZP partial agonist 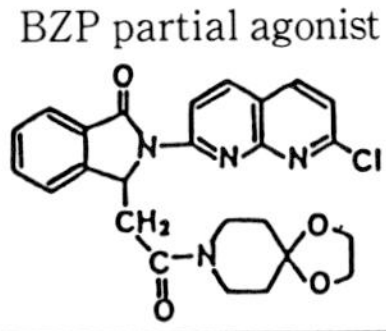
Oxoquazepam		BZP 系
	Roussel	
RU 31719	— near full agonist	
RU 33873	— long lasting full agonist	
RU 33782	— inverse agonist	
RU 33894	partial agonist	
RU 33203	partial agonist	
RU 32698	partial agonist	
RU 32514	partial agonist	
RU 39419	partial agonist	
RU 33094	— antagonist	
RU 33697	partial inverse agonist	
RU 34000	partial inverse agonist	
RU 40410	— antagonist	

名　称	開発会社	特　長
SC-48274	サール薬品	作用機序不明 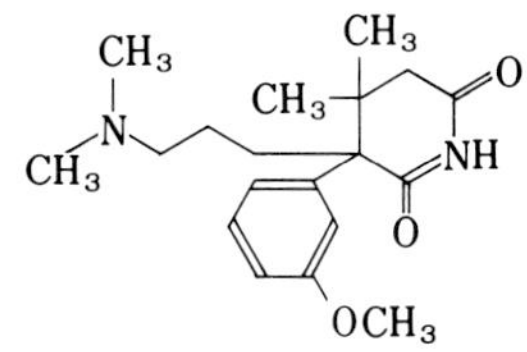
Clonidine 臨		α_2 blocker OCD 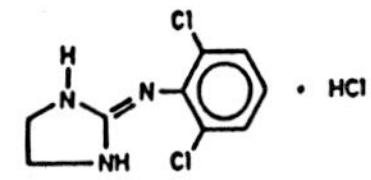
Clebopride		D_1・D_2 系が DZP 誘発の過食症に関与
Brofaromine 臨	Chiba-Geigy	MAO-A inhibitor
Nifedipine	Bayer	Ca blocker DZP 離脱後の痙攣が減少
CCK-4 臨薬		cholecystokinin panic disoder
SQ 29,852 臨	Squibb	ACE-I GAD
Isatine (2.3-dioxoindole)		15-20 mg/kg anxiogenic 100 mg/kg sedative anticonvulsant
Co enzyme Q_{10} 臨		eating disorder

表2　抗うつ薬

名　称	開発会社	特　長
Flouxetin 臨	Lilly	selective 5-HT uptake inhibitor reduce the 5-HT_{1A} response 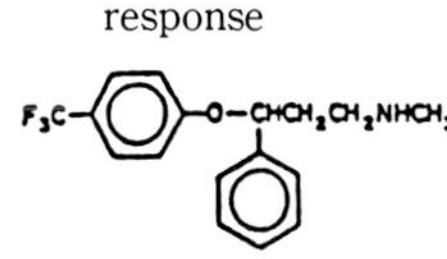

名 称	開発会社	特 長
Trazodone 臨	Angelini (鐘紡)	5-HT uptake inhibitor α_2 inhibitor 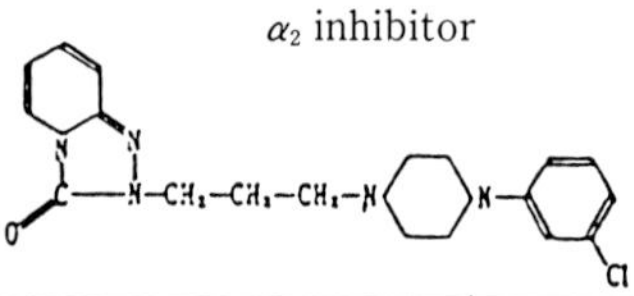
Moclobemide 臨 (Aurorix) (Ro-11-1163)	Roche (日本ロッシュ)	MAO-A inhibitor 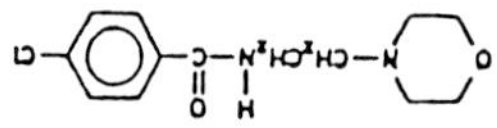
D-Fenfluramine 臨		5-HT release agent 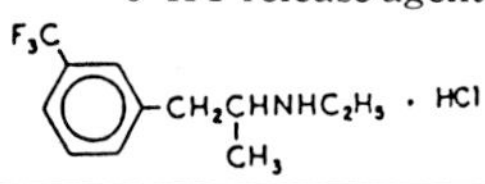
Clogyline		MAO-A inhibitor
Paroxetine 臨 (Seroxat)	Novo-Nordisk (サンスター)	selective 5-HT uptake inhibitor 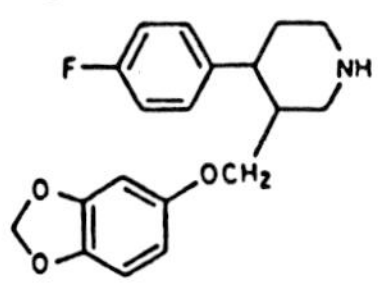
Tandospirone 臨 (SM-3997)	住友	5-HT_{1A} partial agonist
1-Pyrimidinyl-piperazine (1-PP)		α_2-antagonist Tandospirone (SM-3997) の主代謝物
Milnacipran 臨 (F-2207)	Pierre Fabre (東洋醸造)	5-HT, NA uptake inhibitor 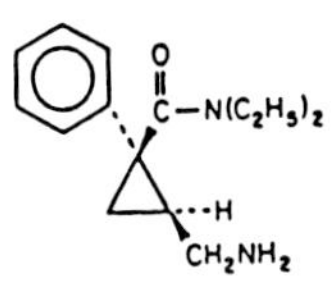
Citalopram 臨	Lundbech (ゼリア)	selective 5-HT uptake inhibitor 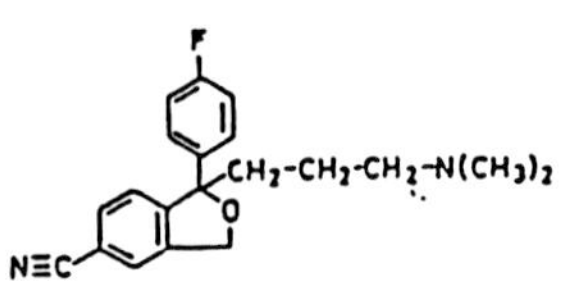

名 称	開発会社	特 長
l-sulpiride		β-adrenoreceptor desensitization
Brofaromine 臨	Ciba-Geigy	MAO-A inhibitor 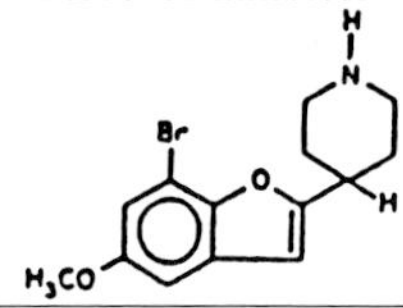
Tianeptine 臨	Servier	5-HT uptake facilitator 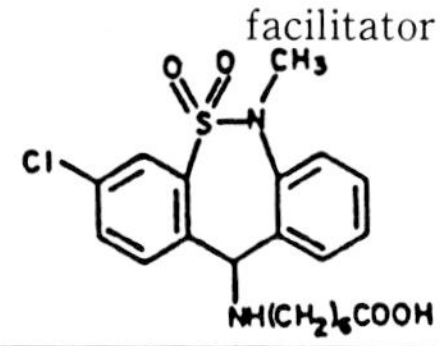
Fluvoxamine 臨 (Avoxin)	Solvay (明治製菓)	5-HT uptake inhibitor 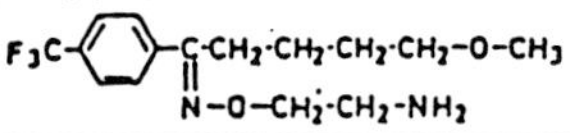
JO 1017 臨 (Cericlamine)	Jouveinal	selective 5-HT uptake inhibitor
Gepirone 臨	Bristol-Myers Squibb	5-HT_{1A} partial agonist
Ipsapirone 臨	Bayer (バイエル薬品)	5-HT_{1A} partial agonist
Buspirone 臨	Bristol-Myers Squibb (ブリストルマイヤーズ) (明治製菓)	5-HT_{1A} partial agonist
(+)-Oxaprotiline 臨	Ciba-Geigy	NE uptake inhibitor
(−)-Oxaprotiline 臨 (Levoprotiline)	Ciba-Geigy (日本チバガイギー)	DA activation 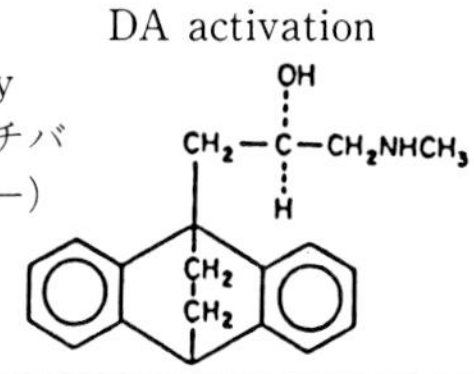
GBR 12909 臨	Gist-Brocades	Dopamine uptake inhibitor

名　称	開発会社	特　長
Toloxatone 臨 (Humoryl)	Delalande	selective reversible MAO-A inhibitor 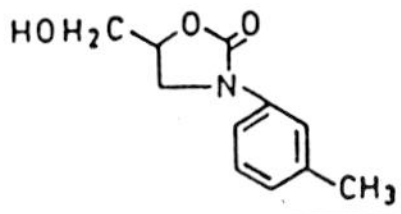
Isocarboxazide		
Roliparm 臨	Schering AG（日本シェーリング）	cAMP phospho-diesterase inhibitor
Ritanserin 臨	Janssen（ヤンセン協和）	5-HT_2 antagonist
Viloxazine 臨	ICI（ICI）	NE uptake inhibitor
Tetrahydrobio-pterin 臨	サントリー	5-HT, catecoleamine 合成補酵素
RB-38		selective enke-phalinase inhibitor
1-DOPS 臨	（住友）	NA precurcer
1-5 HTP		5-HT precurcer
RP 62203	Rhone-Poulenc	5-HT_2 antagonist 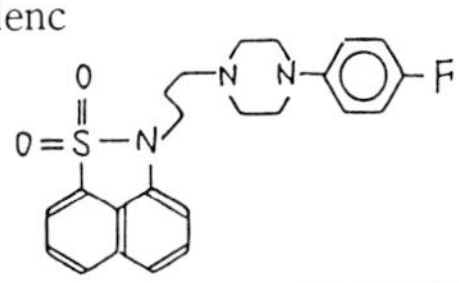
Adinazolam 臨	Upjohn（日本アップジョン）	BZP そのもの 抗うつ作用を有する 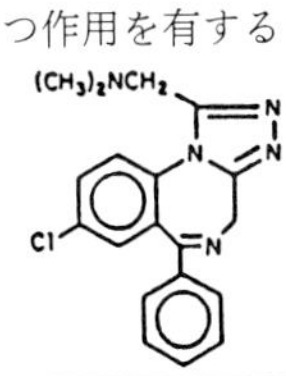
Valplomide 臨		
SL 81,0385 臨	Synthelabo	selective 5-HT uptake inhibitor
Indalpine 臨	Rohone-Poulenc（田辺）	selective 5-HT uptake inhibitor 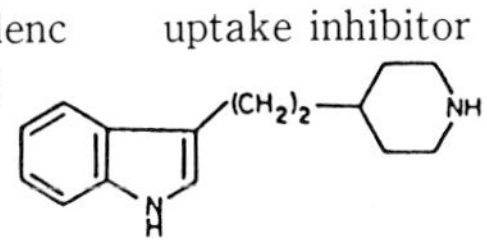

名　称	開発会社	特　長
Femoxetine 臨	Novo-Nordisk	5-HT uptake inhibitor 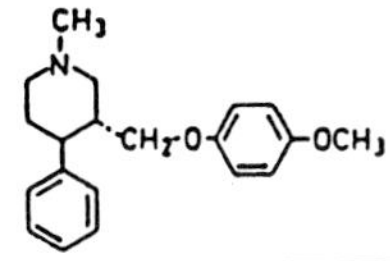
Sertraline 臨	Pfizer	selective 5-HT uptake inhibitor 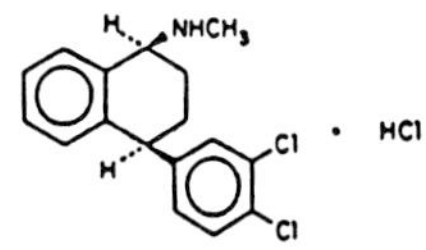
Zimelidine 臨	Astra（藤沢）	5-HT uptake inhibitor
LY 248686	Lilly	5-HT, NE uptake inhibitor reduce the 5-HT_{1A} response

表 3　抗精神病薬

名　称	開発会社	特　長
Nemonapride 臨 (YM-0951-2)	山之内	D_2 antagonist benzamide 系 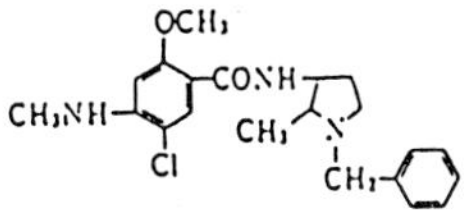
Raclopride 臨	Astra	D_2 antagonist benzamide 系 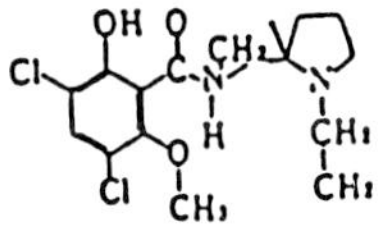
Remoxipride 臨	Astra	selective D_2 antagonist benzamide 系 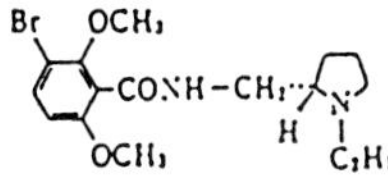
Savoxepine	Ciba-Geigy（チバガイギー）	D_2 antagonist 海馬に選択的 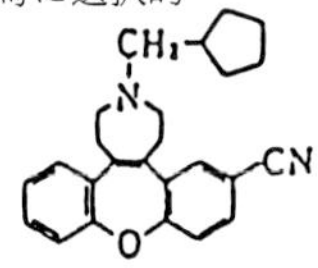

名　称	開発会社	特　長
SCH 23390	Schering	D_1 antagonist 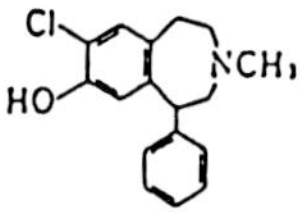
Preclamol (−)-3-PPP	Astra	DA autoreceptor agonist
Roxindole 臨 (EXD 49980)	E Merck	DA autoreceptor agonist
SDZ 208 912 臨 (SDZ HDC 912)	Sandoz	partial D_2 agonist 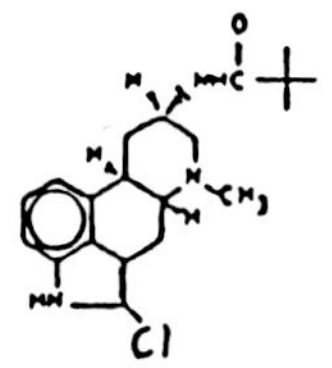
OPC-14957	大塚	DA autoreceptor agonist, D_2 antagonist 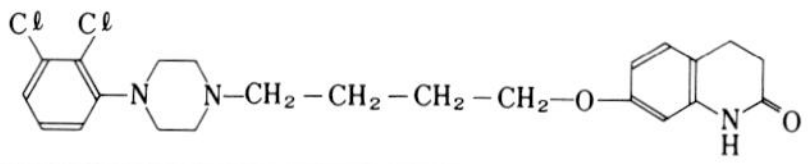
SND-919	Boehringer Ingelheim	DA autoreceptor agonist
Talipexole 臨 (B-HT 920)	Boehringer Ingelheim (ベーリンガー)	DA autoreceptor agonist 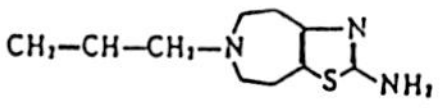
(+)-AJ-76		DA autoreceptor antagonist
(+)-UH-232		DA autoreceptor antagonist
AD-5423	大日本	D_2, 5-HT_2 antagonist 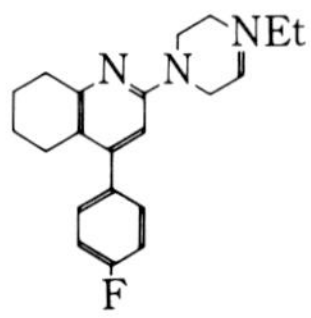

名　称	開発会社	特　長
Amperozine 臨	Pharmacia Ferrosan	D_2, 5-HT_2 antagonist 海馬に選択的 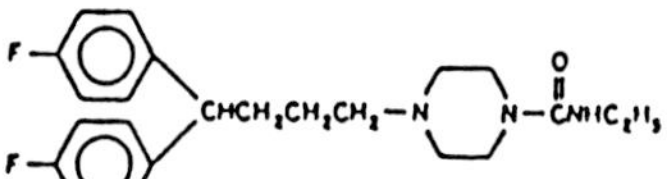
Clozapine	Sandoz	D_1, D_2, 5-HT_2 antagonist
ICI 204,636 臨	ICI	D_2, 5-HT_2 antagonist Clozapine like
Ocaperidone 臨 R 79598	Janssen	D_2, 5-HT_2 antagonist 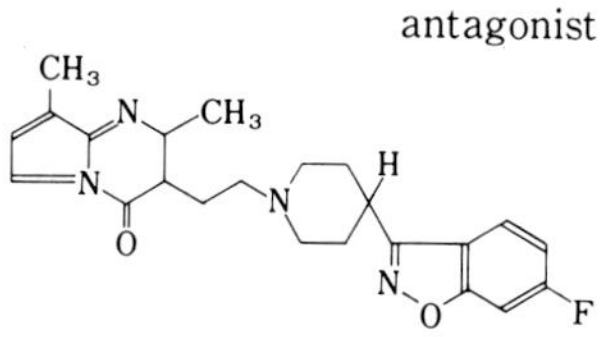
ORG 5222	Organon Akzo	D_1, D_2, 5-HT_2 antagonist Mianserin analogue 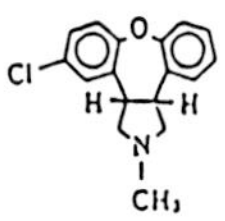
Risperidone 臨	Janssen (ヤンセン協和)	D_2, 5-HT_2 antagonist 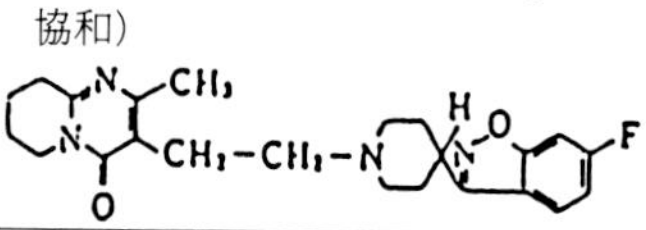
Sertindole (Lu 23-174)	Lundbeck	D_2, 5-HT_2, α_1 antagonist 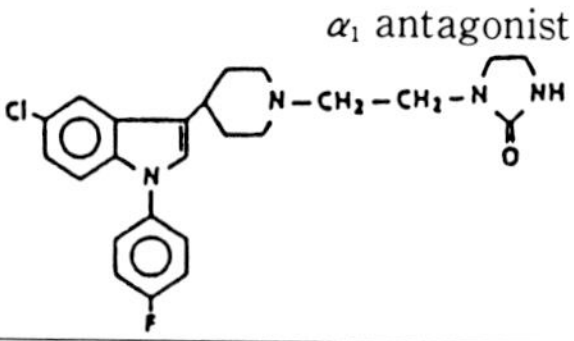
SM-9018	住友	D_2, 5-HT_2 antagonist 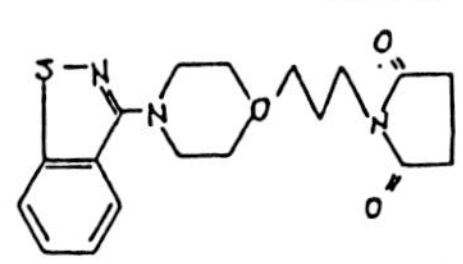

名　称	開発会社	特　長
Zotepine 臨	藤沢	D_2, 5-HT_2, α_1 antagonist
BMY 14802 臨	Bristol-Myers	sigma antagonist 5-HT_{1A} に親和性 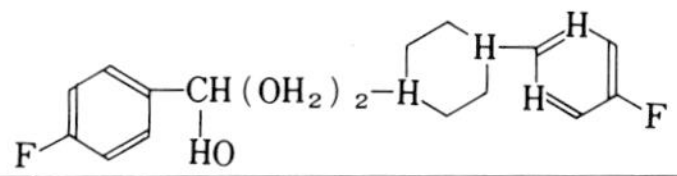
Rimcazole 臨 (BW-243 U)	Wellcome	sigma antagonist 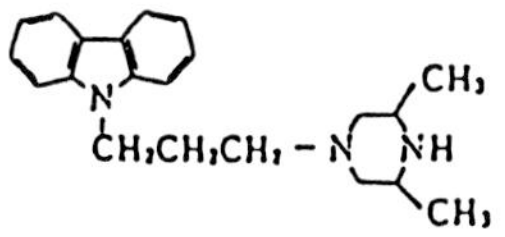
DEγE 臨 (ORG 5878)	Organon Akzo	β-endorphin analogue
Milacemide	Searle	glycine prodrug (抗てんかん薬)
Ritanserin 臨	Janssen	5-HT_2 antagonist

表 4　抗痴呆薬

名　称	開発会社	特　長
THA 臨 (Tetrahydroaminoacridine) (tacrine)	Warner-Lambert	ChE inhibitor 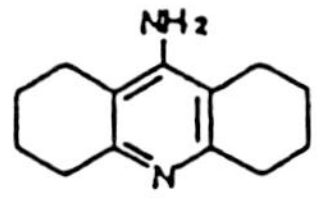
MF 201 臨薬 (heptastigmine) (heptyl-physostigmine)	Mediolanum	ChE inhibitor 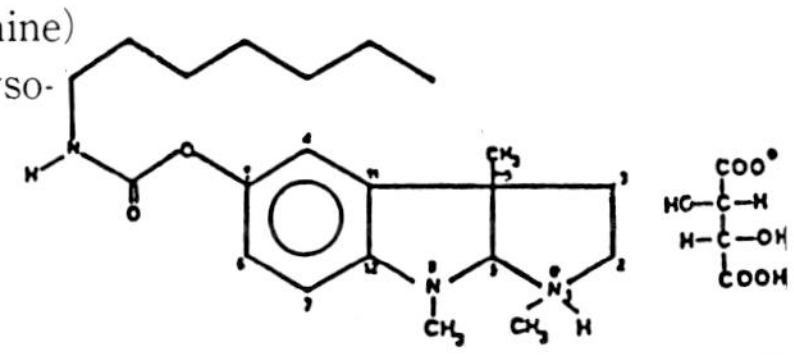
Metrifonate 臨薬		ChE inhibitor 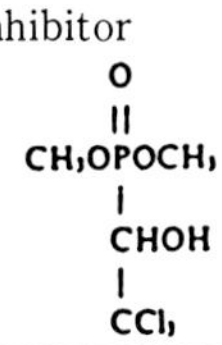
NIK-247	日研化学	ChE inhibitor 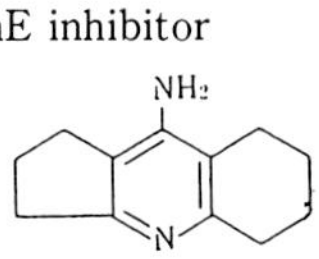
E2020	エーザイ	ChE inhibitor 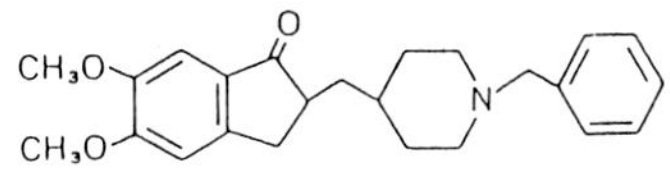
SM-10888	住友	ChE inhibitor 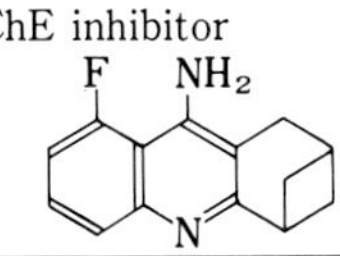
DM-9384	第一	2-oxo-pyrrolidone 系 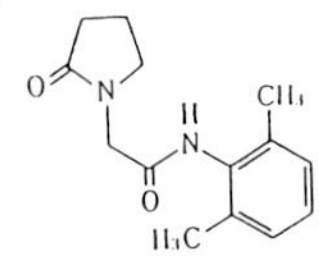
aniracetam	富山化学	2-oxo-pyrrolidone 系 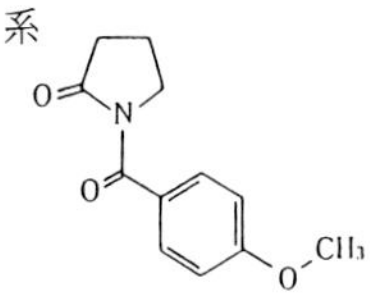
CI-933	Warner-Lambert	2-oxo-pyrrolidone 系 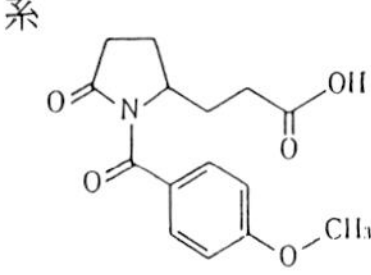
oxiracetam	Ciba-Geigy 東洋醸造	2-oxo-pyrrolidone 系 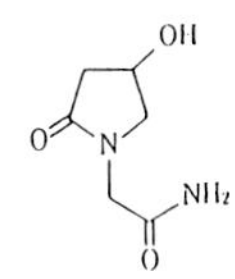
WEB1881	Boehringer Ingelheim	2-oxo-pyrrolidone 系 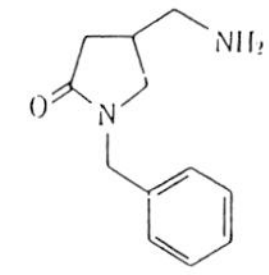
MCI-225	三菱化成	NA 機能調整作用か 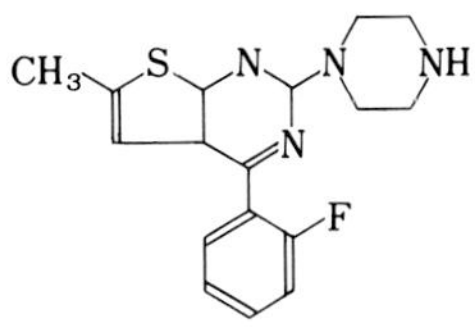

名　称	開発会社	特　長
Sabeluzole	ヤンセン協和	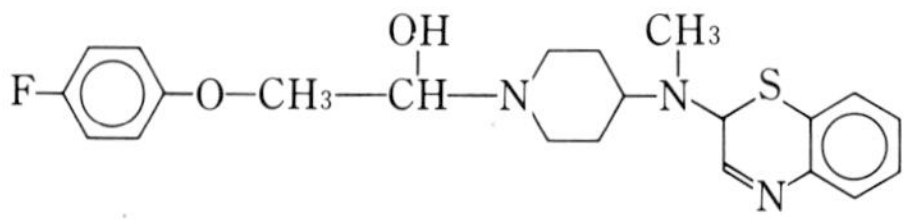
CAS-493	Casselle	piracetam derivative ?
Thioprolythiazolidine	ゼリア	prolyl endopeptidase inhibitor
Zacopride 臨薬	A. H. Robins	$5\text{-}HT_3$ antagonist 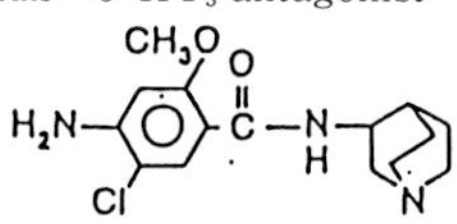
Ondansetrone	Glaxo	$5\text{-}HT_3$ antagonist 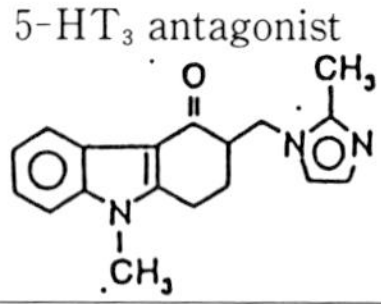
Milacemide 臨	Searle	MAO_B inhibitor
Droxidopa (L-threo-DOPS)	住友	(−)-NE precursor
Minaprine	大正	
SDZ BOP 089		muscarinic agonist
LY-78335	Lilly	central adrenaline synthesis inhibitor
UK-1187 A		central adrenaline synthesis inhibitor
Citalopram 臨 (LU 10-171)	Lundbeck	5-HT reuptake inhibitor 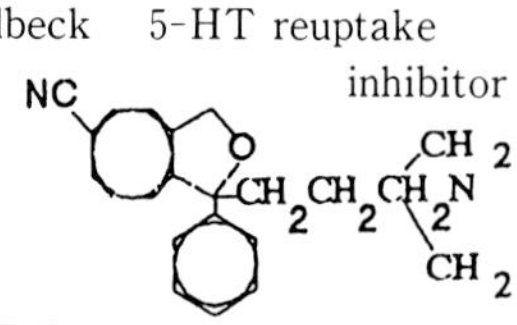
BMY 21502 臨	Bristol-Myers	
Exifone 臨		free radical scavenger
Denbufylline 臨 (BRL 30892)	Smith Kline Beecham	
Pentoxifylline 臨 (Trental)	Hoechst	

名　称	開発会社	特　長
U-80816	Upjohn	muscarine partial agonist
Galanthamine hydrobromide Ph I		ChE inhibitor
HP 029 臨 (Velnacrine) (Ebiratide)	Hoechst	ChE inhibitor
NGF		
Phosphatidyl-serine 臨 (PS)		protein kinase C activation Ach release
CDP_c (citidine-5'-diphosphate-choline)		dopamine enhance
Acetyl-L-Carnitine (ALC) 臨	Sigma Tau	
TJ-23 (当帰芍薬散)	Tsumura	
Hydergine	Sandoz	(MAO 阻害作用)
Nimodipine 臨	Bayer	
RS-8359	三共	MAO_A inhibitor 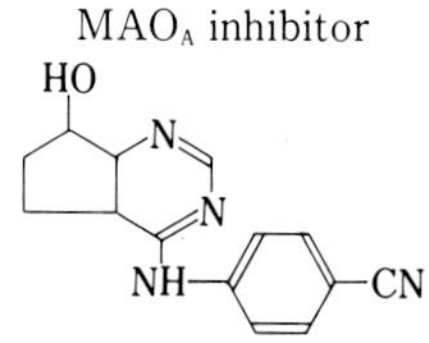
LAM-105	日本新薬	choline neuronal activity enhancer 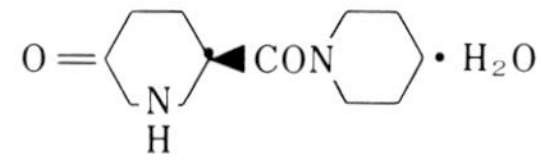
Rolipram	明治製菓 (Schering)	Phosphodiesterase inhibitor 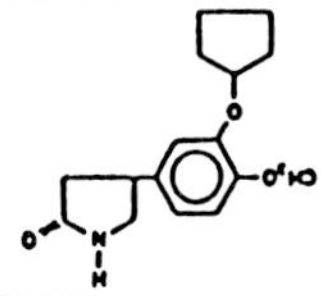
NS-3	日本新薬	TRH analogue (3R, 6R)-6-methyl-5-oxo-3-thiomorpholinyl-L-hystidyl-L-prolinamide tetrahydrate

名　称	開発会社	特　長
FKS508	雪印乳業	M 作動薬 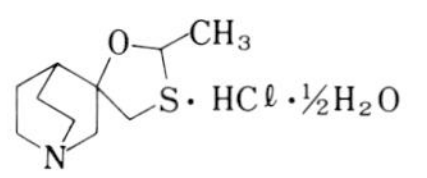
YM796	山之内	M_1 作動薬 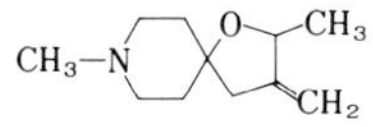

表 5　その他の薬物

名　称	開発会社	特　長
Zacopride	A. H.ロビン	$5\text{-}HT_3$-antagonist
ICS-205-930 臨	サンド	$5\text{-}HT_3$- antagonist sleep disorder 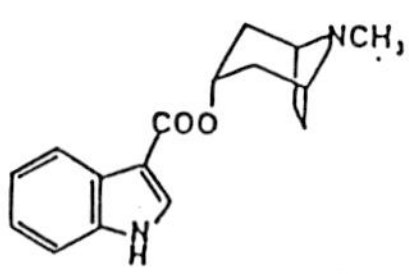
GR-43175	グラクソ	$5\text{-}HT_{1A}$ agent migrain
AH-25086		$5\text{-}HT_{1A}$
PCPA (para-chloro- phenylalanine)		5-HT 代謝を低下
m-CPP		$5\ HT_{1C}$ agonist 5 HTz antagonist
BMY-7378	ブリストルマイヤーズ	$5\text{-}HT_{1A}$ antagonist
8-OH-DPAT		$5\text{-}HT_{1A}$ antagonist
BM-123		reduce apomorphine response muscalinic receptor alkylating agent
A-69024	アボット	D_1 agonist
NO-756	ノボ	D_1 agonist
SCH 39166	シェーリング	D_1 agonist
RU 24213	ルセル	D_2 agonist
SND 919		D_2 agonist
Mergocriptine (CBM 36-733)		D_1 agonist long-acting ergot derivative
BW 737 C		D_1 antagonist ($5\text{-}HT_2$ binding なし)
Clozapine 臨 (AAP)		D_2 antagonist
1-Deprenyl 臨		抗パーキンソン病薬
Lisuride 臨		抗パーキンソン病薬
L-threo-DOPS		NA 前駆体
ST-587		α_1 agonist
GR 50360 A 臨	グラクソ	α_2 antagonist
Ro 19-6327	ロッシュ	MAO-B inhibitor Enhanced Benefit in DOPA 抗パーキンソン病薬
Ro 40-7592	ロッシュ	COMT inhibitor Enhanced Benefit in DOPA 抗パーキンソン病薬
Tianeptine 臨		5-HT 再吸収促進 sleep disorder
CGS 19775		NMDA antagonist 抗てんかん薬
AP-7		MDA antagonist MPPneurotoxity proteciton
CPP		NMDA antagonist
Riluzole		NMDA antagonist
Enflurane		glutamate release increase
SL 82,0715		NMDA antagonist Anti ischemia
MK 801		glucose 消費量 up

名　称	開発会社	特　長
L-364,718		CCK-8 antagonist Anti amnesia
CR 1409		CCK-8 antagonist Anti amnesia
Caerulein		CCK-8 antagonist Anti amnesia
Ceruletide 臨		CCK-analogue ジスキネジア治療薬
HOE 427 臨	ヘキスト	ACTH (4-9) fragment sleep disorder
Lorazepam 臨		抗躁薬
Clonazepam 臨		抗躁薬
Jomazenil (J-123)		BZP-antagonist
Lormetazepam 臨		sleep disorder 時差ぼけ防止
Vigabatrin (γ-Vinyl GABA)	メルル・ダウ	GABA transaminase inhibitor 抗てんかん薬 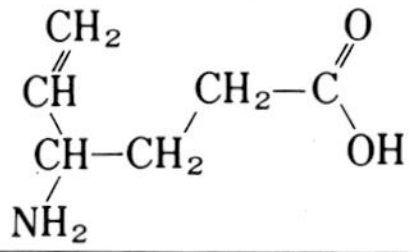
Gabapentin		抗てんかん薬
CGP 35348		$GABA_B$ receptor blocker
Calcium Acetyl 臨 Homotaurine		アルコール依存再発防止 GABA agonist
Meclofenoxate 臨 (Lucidril)		ACh agonist 抗パーキンソン薬
indeloxazine 臨	シェーリング 山之内	脳代謝改善薬 sleep disorder
Quinupramine 臨		sleep disorder
LY 201116		抗てんかん薬
Zonisamde 臨		抗躁薬 抗てんかん薬

名　称	開発会社	特　長
Lamotrigine	Wellcome 日本ウェルカム	抗てんかん薬 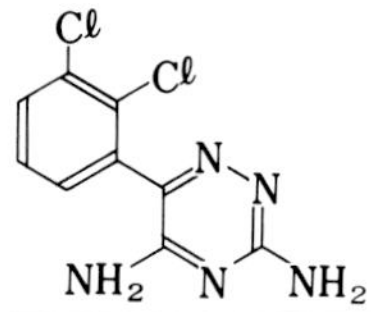
Topiramate		抗てんかん薬
Felbamate		抗てんかん薬
Nicergoline 臨		antihypoxidotic
Clobazam	日本商事	BZP 系抗てんかん薬

成人の Status Epilepticus の治療*

高橋明比古**, 村崎 光邦**

I. は じ め に

1824年に Calmeil[5]は grand mal が反復出現し発作間欠期にも意識が回復しない症例を記載した. これがてんかん発作重積状態(status epilepticus 以後 SE と略す)の最初の記載である. しかし, 現在ではこの状態のみに限定されず種々の発作型の SE が認められている. SE はてんかんの病態上特殊な状態であり, その頻度は5%前後であるとする報告[7,19,20,24,36]が多いが10%以上の報告[1]もありその正確な率は把握されていないのが現状である. しかしその死亡率は高く全身性強直間代性けいれん(generalized tonic clonic seizure 以下 GTC)の SE では約10%前後[7,29,34]に及ぶ. 非けいれん性の SE ではその死亡率はそれを下回ると思われるが, その正確な死亡率は把握されていない. われわれが行った調査[31]では非けいれん性の SE では死亡者は認められなかった. しかし, 非けいれん性の SE でも重篤な中枢神経障害をきたすことが判明している[34]. GTC SE の持続時間が長引くほど, SE の抑制が困難となることはよく知られており[29,34,43], また GTC SE の持続時間と後遺症の関係では1.5時間の持続では中枢神経障害をきたすことは少なく, 障害を残した者の平均は10時間, 死亡者の平均は13時間であるという[7,29]. 上記した点から SE は発作型にかかわらず緊急治療が必要とされ, 1時間以内に発作を抑制することが望ましい.

その治療目標として Treiman[35]は下記の項目を挙げている.

1. 速やかな脳波, 臨床上の発作の抑制
2. 発作の再出現の防止
3. 循環, 呼吸機能ならびに脳内酸素の確保
4. 低血塘, 電解質不均衡, 発熱, lactic acidosis, 脱水などの合併症の予防, 治療
5. SE の原因疾患の評価と治療

また, SE の発作型を評価することも治療反応性を予測[10,34]するうえで重要である. 以後これらの項目について述べる.

II. 抗てんかん薬

SE 治療の薬物選択に現在のところ一定の基準は存在しない. それはそれぞれの薬物に一長一短があり, また患者の状態, 合併症, 原因疾患などにより薬物を使いわけなければならないからである.

Table 1 Properties of an ideal drug for treatment of status epilepticus[35].

1.	Rapidly effective against all types of status
2.	Available for intravenous administration
3.	Potent, so that small volumes can be given rapidly
4.	Safe: no cardiorespiratory depression, no depression of consciousness, no systemic side effects
5.	Rapidly enter the brain
6.	Long distribution half-life
7.	Short elimination half-life
8.	Useful in oral form as a chronic antiepileptic drug

---

*Treatment of status epilepticus in adult.

**北里大学医学部精神科
[〒228 神奈川県相模原市麻溝台2-1-1]
Akihiko Takahashi and Mitsukuni Murasaki: Department of Psychiatry Kitasato University School of Medicine. 2-1-1 Asamizodai, Sagamihara, Kanagawa, 228 Japan.

る．Treimanは理想的なSEの治療薬物の条件(Table 1)を挙げているが，この条件からすると，呼吸，循環，意識水準の抑制作用がなく速効性を有することが重要であると思われる．SE治療では可能な限り速やかな発作抑制が最重要であり，速効性という点では少なくとも静脈内投与が可能な薬物であるということが条件となる．本邦では静脈内投与できる抗てんかん薬は，diazepam, phenytoinしかなく，これらの薬物とbarbital系薬物，lidocaineなどについて述べる．

1．phenytoin(以下PHTと略す)

PHTはSEの治療薬物としてはTreimanの理想的な治療薬物に近い特性を有している．すなわち各発作型のSEに高い有効性を有し，呼吸，意識水準に対する抑制が軽度であり，他の抗てんかん薬と併用時にも呼吸抑制などの合併症をきたすことが少ないことである．その投与量は13mg/kg-15mg/kg[40,41,42]を静脈内投与しその後維持量として100mgを6-8時間毎に経口または静脈内投与する．また，18mg/kg[9,21]を静脈内投与すると維持量を投与せずとも24時間後まで有効血中濃度を維持できる．SEの抑制濃度は種々の報告[40]により異なるが，日常治療の有効濃度より高めであり，Treimanら[34]は25μg/ml以上がSE時の発作抑制には必要であるとしている．その投与速度としては50mg/minが一般的な速度であり，この速度を越えると徐脈，血圧低下などの副作用をきたしやすい．Cranfordら[9]は，54名にPHTを50mg/minで静脈内投与し半数の血圧には影響はみられなかったが，半数には血圧低下がみられたと報告している．また，Wilder[42]も同様な血圧の変動を認めている．この血圧の低下を防ぐためには投与速度を遅くすればよく，高齢者や心循環器系の疾患を有する患者には50mg/2-3minの投与速度[18,40]で投与する．PHTのSEにおける作用発現時間は各報告[41,42]により差があるが投与後数十分前後であり，SEにおける数十秒-数分の間の発作抑制に関してはdiazepamの方が有効である．

PHTは，心循環器系に与える影響があり，低血圧，AV-block，心室細動などの報告[8]がある．そのため，洞性徐脈，II，III度のAV-block，Adame-Storke症候群，低血圧，心筋障害などの障害を有する患者には慎重な投与が必要とされる[3]．また，これらの副作用からPHT投与中は心電図，心拍数などのモニターが必要である．この心循環器系への影響はPHTそのものの薬理作用によるものではなく，PHTを溶かす溶媒であるpropylen glycolによるものであるという報告[30]もありこの点が解決されればPHTのSEにおける有用性はさらに高くなる．他の副作用としては組織毒性，血管痛を有し，また溶媒によっては混濁をきたすことがあるため太いカテーテルからの単独投与が望ましく，血管外への漏出には注意を要する．

PHTはその副作用から高齢者，心疾患などの合併症を有する患者には投与しづらい点を有している．しかし他の治療薬物が程度差はあれ意識水準を抑制する副作用を有しており，SEの多くが症候性であることを考慮すると意識水準に与える影響が軽度であることはPHTの大きな利点である．

2．diazepam(以下DZPと略す)

DZPはてんかん治療だけでなく，臨床医学全般で広く使用されている薬物であり，いわゆる精神安定剤や麻酔前投与薬などとして不安に対しても効果を有する薬物である．てんかんの日常治療では同一benzodiazepine系薬物であるclonazepamなどにその役割を譲りつつある．しかし，本邦ではclonazepam，lorazepamの注射製剤がない現在ではSEにおけるDZPの果たす役割は大きい．DZPのSEにおける有用性はGastautら[14]により報告され，SEの治療におけるその一番の有用性としては速効性が挙げられる．DZPは静脈内投与すると10秒以内に脳内に移行し[37]作用を発揮する，そのためrepetitionのSEよりもprolongationを示すSEに対して有効であるといえる．その投与速度は2 mg/minで，この投与速度を越えると血圧低下，呼吸抑制の出現頻度が増加する[34]．上記の投与速度で10 mgを投与[2]すると血中濃度は平均0.9 μg/mlとなり，20 mgを投与[17]すると平均1.6 μg/mlとなる．1回の投与では20 mgを上限とし，DZPの有効性が確認された場合は100mgのDZPを500mlの容媒に溶かし40

ml/hr で点滴投与すると 0.2-0.5 μg/ml の血中濃度を維持できる．DZP の SE における発作抑制血中濃度は 0.2 μg/ml 以上[34]であるといわれる．DZP は投与後15分後には血中濃度が50%以下に低下[2]するため，その作用時間が20-30分と短時間であり Prensky ら[26]は単回の DZP 投与では 2 時間後まで発作を抑制できたのは20人中 9 人であったと報告している．発作の再発を予防できない点，また意識水準，呼吸，心循環器を抑制する作用を有することなどから DZP 単独での SE の治療は難しく，また大量投与の際には気管内挿管などの呼吸機能の確保が必要となる．このため DZP と長時間作用型の薬物との併用治療[34]が好ましく，特に PHT との併用[12]が有効である．barbital 系薬物との併用ならびにアルコールなどの鎮静効果を有する薬物との併用は呼吸，循環，意識水準の抑制効果を増強する．心肺機能の低下している者や高齢者には慎重な投与を必要とする．

DZP は上記以外の副作用として paradoxical な発作誘発作用を有し Lennox-Gastaut 症候群に使用すると，強直発作の SE を誘発したり脳波上の発作波を増強すること[22,26]があるので Lennox-Gastaut 症候群に対しては慎重な投与が必要である．また，緑内障を有する患者には禁忌である．

なお，睡眠薬や麻酔前導入薬として用いられている fulnitrazepam・midazolam の静脈用製剤も DZP と同様に用いることができる．

3. barbital 系薬物

barbital 系薬物がてんかん発作に有効なことはよく知られており，phenobarbital(以下 PB と略す)はてんかん治療上広く使用されている．しかし，海外でも SE における PB の有用性の検討は乏しく，その検討の多くは静脈内投与によるものである．本邦では静脈内投与できる PB 製剤はなく，筋肉内投与製剤があるのみであり SE の抑制が血中濃度依存性を示すことが判明しつつある現状では血中濃度をコントロールしにくい筋肉内投与は発作抑制，合併症併発の点から好ましくない．PB 投与は，PHT，DZP 無効例，心循環器系の合併症を有する場合に限定される．参考として海外での PB の静脈内投与量その投与速度を Table 2，3 に示す．

他の barbital 系薬剤としては，Duffy ら[13]は，amobarbital を50-100mg/min の速度で発作が抑制されるか患者が入眠するまで静脈内投与し，その後は100-300mg の PB を静脈内または筋肉内投与する方法を提示しているがこの方法も前述の理由から SE 治療の第 1 次選択としてはふさわしくないのもと思われる．

4. lidocaine

lidocaine は通常のてんかん治療で使用される

Table 2 Properties of drugs of importance in treating status epilepticus[35]

Property	Diazepam	Phenytoin	Phenobarbital
Route of administration	i.v.	i.v.	i.v.
Time to enter brain	10 sec	1 min	20 min
Time to enter peak brain concentration		15-30 min	30 min
Effective serum concentration in status epilepticus (μg/ml)	0.2-0.8	25	45
Time to stop status	1 min	5-30 min	20 min
Effective half-life (hr)	0.25	22+	50-120
Brain/plasma ratio		0.6-1.4	0.6-0.9
pKa	3.4	8.3	7.41
Partition coefficient		295.1	26.3
Protein binding	96 %	87-93 %	45-50 %
Volume of distribution	1-2 liter/kg	0.5-0.8 liter/kg	0.7 liter/kg

Table 3 Drugs of importance in treating status epilepticus: Clinical parameters[35]

Parameter	Diazepam	Phenytoin	Phenobarbital
Indications	Most forms of status	Phenytoin withdrawal, intracranial bleed	Phenobarbital withdrawal
Loading dose	0.25 mg/kg up to 20 mg	18 mg/kg	20 mg/kg
Rate of administration	2 mg/min	50 mg/min	100 mg/min
Potential side effects			
Depression of consciousness	10-30 min	None	>0.5 g
Respiration	0.5-1 min	None	>0.5 g
Hypotension	Occasional	50 % of patients	
Atrial fibrillation	None		None
Cardiac arrest	Rare		>2 g

ことはないが，古くよりSEに効果があること[33,44]は知られている．SEの治療薬として使用する場合は2-3 mg/kgを25-50 mg/minの速度で静脈内投与し発作抑制に有効であれば，3-10 mg/kg/hrで点滴静注する[3]．単回の静脈内投与では，その効果は20-30秒後に出現し持続は20-30分である．

SEの治療薬物は静脈内投与が原則であるが例外として欠神発作重積ではDZPの静脈内投与とsodium valproate, ethosuximideの経口投与の併用が有効とする報告[11]がある．

他にも海外では，lorazepam[39], paraldehyde[4]などによるSE治療の報告があるが，本邦ではこれらの薬物は限定した医療機関でしか入手できず，これらの薬物に関しては文献を紹介するに留める．

主要薬物の初期投与量，維持量，副作用ならびに各薬物動態学的パラメーターをTable 2, 3に示す．

III．麻　　酔

薬物療法で抑制不可能なSEに対しては全身麻酔(吸入麻酔，静脈内麻酔)による治療がある．麻酔によるSE治療に際しては，心電図，vital signの経時的モニターが必要不可欠となり，また中心静脈圧，swan-ganzによる循環動態の監視が必要となることもある．臨床症状が麻酔，筋弛緩剤などにより消失するため脳波の経時的記録が必要である．

1．吸入麻酔

Escuetaら[10]はhalothaneによる麻酔をSE治療に推奨している，事実halothane, enfluraneのいずれの吸入麻酔でも発作放電は10分前後で消失する[25]．吸入麻酔への導入剤によっては発作放電を一過性に増強する[25]こともあるが本邦では導入剤としてthiopentalが使用されることが多いため特に問題はないものと思われる．

2．静脈内麻酔

a. pentobarbital

pentobarbitalの初期投与量ならびに維持量に関しては種々の報告[16,23,28]があり，現段階では統一見解には至っていない．しかしpentobarbital麻酔によるSEの治療の原則は，脳波上でburst supression pattern(BSP)を認める麻酔深度を維持することである．Raskinら[28]はまず5 mg/kgを投与し，以後2－5分毎に25-50 mgをBSPが出現するまで投与し，その後の12-24時間を5 mg/kg/hrで維持するとしている．減量速度に関しては1 mg/kg/hrとする報告が多い．Goldbergら[16]は4時間BSPを維持した後に投与量を漸減し全般性の発作放電，臨床発作の出現をみた時にはその前段階の投与量に戻し2－4時間経過を観察する方法を提唱している．pentobarbital麻酔によるSE治療の死亡率は，pentobarbitalが脳内の低酸素を抑制するにもかかわらずSE全体の死亡率と比較すると高い．これはpentobarbital治療そのものが原因となるわけではなく，治療抵抗性を有する進行の病態によるものと思われる．

Table 4 Medical complications of status epilepticus[15)]

Interictal coma with severe autonomic disturbances
Cumulative anoxia : systemic and cerebral
Cardiovascular system complications and failure
Tachycardia, bradycardia, cardiac arrest
Cardiac failure
Cardiac arrhythmias
Hypertension, hypotension, shock
Respiratory system failure
Apnea, polypnea (tachypnea, bradypnea), Cheyne-Stokes
Pulmonary congestion (may be neurogenic)
Pneumonia, aspiration effects, cyanosis
Kidney failure
Oliguria, uremia
Acute tubular necrosis
Lower nephron nephrosis
Contributing factor : rhabdomyolysis-myoglobinuria
Autonomic system disturbances (in addition to above)
Hyperpyrexia
Excessive sweating, vomiting, dehydration, electrolyte loss
Hypersecretion (salivary, tracheobronchial)
Airway obstruction
Metabolic-biochemical
Acidosis (metabolic, respiratory, sepecially lactic acidosis)
Anoxemia
Hyperazotemia
Hyperkalemia
Hypoglycemia
Hyponatremia
Hepatic failure
Infections : pulmonary, bladder, skin

IV. 原 因 疾 患

SEはてんかん患者よりも他疾患の経過中に生じること，いわゆる症候性のものが多く，SEの70%近く，またそれ以上が症候性のものである[19,20,24,29,31)]．また，中枢神経疾患以外の甲状腺疾患，SLE[31)]，アルコール離脱[32,38)]，腎不全などの代謝性，全身性疾患もSEの原因疾患となりうる．SEの原因疾患によりSE抑制率が異なり[6)]，これらの原因疾患の検索ならびに治療はその後の予後，合併症の防止の点から必要である．原因疾患の検索としてCT scanは必要不可欠な検査であり可能であればNMRも施行すべきである．

V. 合 併 症

SEに生じてくる合併症ならびに生体内変化をTable 4, 5に示す．神経細胞の障害の原因としては酸素消費，血糖消費の増加などの代謝性変化が主原因とする説と脳内の低酸素から生じるという説がある．呼吸機能障害の原因としては，発作による呼吸運動の障害，脳内の自律神経中枢に対する発作放電の影響，気管の分泌増加，気管の機械的

Table 5 Physiological changes in major motor status[35)]

Transient or early (0-30 min)	Late (after 30 min)
Arterial hypertension	Arterial hypotension
Cerebral venous pressure (CVP) raised	CVP raised or normal
Arterial Po_2 low or normal	Arterial Po_2 low or normal
CV Po_2 (low or high)	CV Po_2 normal or low
CV Po_2high	CV Pco_2 normal (or high)
Cerebral blood flow (CBF) increased	CBF increased, normal, or decreased
Hyperglycemia	Normoglycemia, hypoglycemia
Hyperkalemia	Hyperkalemia
Hemoconcentration	
Lactic acidosis	Hyperpyrexia (secondary)

Table 6 Management of tonic-clonic status epilepticus[11)]

Time from initial observation and treatment (min)	Procedure
0	Assess cardiorespiratory function as the presence of tonic-clonic status is verified. If unsure of diagnosis, observe one tonic-clonic attack and verify the presence of unconsciousness after the end of the tonic-clonic attack. Insert oral airway and administer O_2 if necessary.
	Insert an indwelling intravenous catheter. Draw venous blood for anticonvulsant levels, glucose, BUN, electrolyte, and CBC stat determinations. Draw arterial blood for stat pH, Po_2, Pco_2, HCO_3. Monitor respiration, blood pressure, and electrocardiograph. If possible, monitor electroencephalograph.
5	Start intravenous infusion through indwelling venous catheter with normal saline containing vitamin B complex. Give a bolus injection of 50 cc 50 % glucose.
10	Infuse diazepam intravenously no faster than 2 mg/min until seizures stop or to total of 20 mg. *Also start infusion of phenytoin no* faster than 50 mg/min to a total of 18 mg/kg. If hypotension develops, slow infusion rate. (Phenytoin, 50 mg/m*l* in propylene glycol, may be placed in a 100 m*l* volume control set and diluted with normal saline. The rate of infusion should then be watched carefully.) Alternatively, phenytoin may be injected slowly by intravenous push.
30-40	If seizures persist, two options are now available : i.v. phenobarbital *or* diazepam i.v. drip. The two drugs should *not* be given in the same patient, and an endotracheal tube should now be inserted.
	Intravenous phenobarbital option : Start infusion of phenobarbital no faster than 100 mg/min until seizures stop or to a loading dose 20 mg/kg.
	Diazepam intravenous drip option : 50-100 mg of diazepam is diluted in 500 cc D5/W and run in at 40 cc/hr. This ensures diazepam serum levels of 0.2 to 0.8 μg/m*l*.
50-60	If seizures continue, general anesthesia with halothane and neuromuscular juncion blockade is instituted. If an anaesthesiologist is not immediately available, start infusion of 4 % solution of paraldehyde in normal saline ; administer at a rate fast enough to stop seizures. *Or*, 50 to 100 mg of lidocaine may be given by intravenous push. If lidocaine is effective, 50 to 100 mg diluted in 250 cc of D5/W should be dripped intravenously at a rate of 1 to 2 mg/min.
80	If paraldehyde or lidocaine has not terminated seizures within 20 min from start of infusion, general anesthesia with halothane and neuromuscular juncion blockade must be given.
	If status epilepticus reappears when general anesthesia is stopped, a neuologist who has expertise in status epilepticus should be consulted. Advice from a regional epilepsy center should also be sought in the management of intractable status epilepticus.

BUN, blood urea nitrogen ; CBC, complete blood cell count ; D5/W, 5 % dextrose in water.

収縮などによりPo_2の低下，Pco_2の増加が起こる．GTC SEでは筋挫滅によるcrush nephritis,急性腎不全をきたすこともある．また，尿路感染症，肺炎などの感染症の合併も多い．これらの合併症の予防，治療として血液一般検査，血液生化学検査，尿検査などの一般検査は必要不可欠であり，また低酸素，lactic acidosisの監視，治療からも動脈ガス採血も必要である．発作抑制だけではなくこれらの合併症に対する適切な治療が必要であることは言うまでもない．

最後に，SEはGTCのみに限らずすべての発作型が緊急医療を必要とし，その治療はGTC SEの治療に準拠して行われるべきであると思われる(Table 6にGTC SEの時間経過による治療方法を示す)．

文　献

1) Aicardi, J. and Chevrie, J. J.: Convulsive status epilpticus in infants and children: A study of 239 cases. Epilepsia, 11: 187-197, 1970.
2) Booker, H. E. and Celesia, G. G.: Serum concentration of diazepam in subjects with epilepsy. Arch. Neurol., 29: 191-194, 1973.
3) Browne, T. R.: Drug therapy reviews: Drug therapy of status epilepticus. Am. J. Hosp. Pharm., 35: 915-922, 1978.
4) Browne, T. R.: Paraldehyde, chlormethiozole and lidocaine for treatment of status epilepticus. In: Advance in Neurology 34: Status Epilepticus (ed. by Delgado-Escueta, A. V., Treiman, D. M., Wasterlain, C. G. et al.). Raven Press, New York, 1983.
5) Calmeil, J. L.: De l'épilepsie étudiee sous le rapport de son siège et de son influence sur la production de l'alienation mentale. Université de Paris, Paris, 1824. (Thesis)
6) Celesia, C. G., Messert, B. and Murphy, M. J.: Status epilepticus of late adult onset. Neurology, 22: 1047-105j, 1972.
7) Celesia, G. G.: Modern concepts of status epilepticus. J. A. M. A., 235: 1571-1574, 1976.
8) Cohen, L. S.: Diphenylhydantoin. In: Drugs in Cardiology, vol. 1 (de. by Donoso, E.). pp. 49-79, Stratton International Medical Book Corporation, New York, 1975.
9) Cranford, R. E., Patrick, B., Anderson, C. B. et al.: Intravenous phenytoin: clinical and pharmacokinetic aspects. Neurology, 28: 874-880, 1978.
10) Delgado-Escueta, A. V., Wasterlain, C., Treiman, D. M. et al.: Management of status epilepticus. N. Engl. J. Med., 306: 1337-1340, 1982.
11) Delgado-Escueta, A. V. and Bajore, J. G.: Status epilepticus: Mechanismus of brain damage and rational management. Epilepsia, 23: 29-41, 1982.
12) Delgado-Escueta, A. V. and Enrile-Bacsal, F.: Combination therapy for status epilepticus: intravenous diazepam and phenytoin. In: Advances in Neurology, vol. 34: Status Epilepticus (ed. by Delgado-Escueta, A. V., Wasterlain, C. G., Treiman, D. M. et al.). pp. 477-485, Raven Press, New York, 1983.
13) Duffy, F. H. and Lombroso, C. T.: Treatment of status epilepticus. In: Clinical Neuropharmacology, vol. 3 (ed. by Klawans, H. L.). pp. 41-56, Raven Press, New York, 1978.
14) Gastaut, H., Naquet, R., Poire, R. et al.: Treatment of status epilepticus with diazepam (valium). Epilepsia, 6: 167-182, 1965.
15) Glaser, G. H.: Medical complications of status epilepticus. In: Advances in Neurology, vol. 34: Status Epilepticus (ed. by Delgado-Escueta, A. V., Wasterlain, C. G., Treiman, D. M. and et al.). pp. 395-398, Raven Press, New York, 1983.
16) Goldberg, M. A. and McIntyre, H. B.: Barbital in the treatment of status epilepticus. In: Advances in Neurology, vol. 34: Status Epilepticus (ed. by Delgado)Escueta, A. V., Wasterlain, C. G., Treiman, D. M. et al.) pp. 499-503, Raven Press, New York, 1983.
17) Hillestad, L., Hansen, T. and Melson, H.: Diazepam metabolism in normal man 1. Serum concentrations and clinical effects after intravenous, intramuscular and oral administration. Clin. Pharmacol. Ther., 16: 479-484, 1974.
18) Hoffmann, W.W.: Cerebellar lesion after parenteral dilantin administration. Neurology, 8: 210-214, 1958.
19) Hunter, R.A.: Status epilepticus: history, incidence and problem. Epilepsia, 1: 162-188, 1959.
20) Janz, D.: Conditions and causes of status epilepticus. Epilepsia, 2: 170-177, 1961.
21) Lippik, I.E., Patrick, B.K. and Cranford, R.E.: Treatment of acute seizures and status epilepticus with intravenous phenytoin. In: Advances in Neurology, vol. 34: Status Epilepticus, (ed. by Delgado-Escueta, A.V., Wasterlain, C.G., Treiman, D.M. et al.) pp. 477-485, Raven Press, New York, 1983.
22) Lombroso, C.T.: Treatment of status epilepticus with diazepam. Neurology, 10: 629-634, 1966.
23) Lowenstein, D.H., Aminoff, M.J. and Simon, R.R.: Barbiturate anesthesia in the treatment of status epilepticus: Clinical experience with 14 patients. Neurology, 38: 395-400, 1988.
24) Oxbury, J.M. and Whitty, C.W.M.: Causes and consequence of status epilepticus in adult: A study of 86 cases. Brain, 94: 733-744, 1971.
25) Opiz, A., Marschall, M.,: General anesthesia in patients with epilepsy and status epilepticus. In: Advance in Neurology, vol. 34: Status Epilepticus. (ed. by Delgado-Escueta, A.V., Wasterlain, C.G., Treiman, D.M. et al.). pp. 531-535, Raven Press, New York, 1983.
26) Prensky, A.L., Raff, M.C., Moore, M.J. et al.: Intravenous diazepam in the treatment of prolonged seizure activity. N. Engl. J. Med., 276: 779-784,

1967.
27) Prior, P.F., Maclaine, G.N., Scott, D.F. et al.: Tonic status precipitated by intravenous diazepam in a child with peit man status. Epilepsia, 13 : 467-472, 1972.
28) Raskin, M.C., Young, C. and Penovich, P.: Pentobarbital treatment of refractory status epilepticus. Neurology, 37 : 500-503, 1987.
29) Rowan, A. J. and Scott, D.F.: Major status epilepticus: a series of 42 patient. Acta. Neurol. Scand., 46 : 573-584, 1970.
30) Sharer, L. and Kutt, H.: Intravenous administration of diazepam. Arch. Neurol., 24 : 169-175, 1971.
31) Takahashi, A., Ohno, H., Wakatabe, H. et al.: Status epilepticus. Jpn. Psychiat. Neurol., 43 : 522-523, 1989.
32) 高橋明比古, 村崎光邦, 村岡英雄, ほか: アルコール依存症における離脱時けいれん, てんかん様発作の疫学的調査. 第21回日本てんかん学会. 1987 : 予稿集123.
33) Taverner, D. and Bain, W.A.: Intravenous lignocaine as an anticonvulsant: in status epilpticus and serial epilepsy. Lancet, 2 : 1145-1147, 1958.
34) Treiman, D. M. and Delgado-Escueta, A.V.: Status epilepticus. In: Critical Care of Neurologic and Neuosurgical Emergencies (ed. by Thompson, R.A. and Green, J.R.). pp. 53-99, Raven Press, New York, 1980.
35) Treiman, D.M.: General principles of treatment: Responsive and intractable status epilepticus in adults. In: Advances in Neurology 34: Status Epilepticus. (ed. by Delgado-Escueta, A.V., Treiman, D.M., Wasterlain, C.G. et al.). pp. 377-384, Raven, Press, New York, 1983.
36) Turner, W. A.: Epilepsy. pp.101-105, Macmillan, London, 1907.
37) Van der Kleijn, E.: Kineticus of distribution and metabolism of diazepam and chlordiazepoxide in mice. Arch. Int. Pharmacodyn., 178 : 193-215, 1969.
38) Victor, M. and Brausch, C.: The role of abstinence in the genesis of alcoholic epilepsy. Epilepsia, 8 : 1-20, 1967.
39) Walker, J.E., Homen, R.W., Vasko, M.H. et al.: Lorazepam in status epilepticus. Ann. Neurol., 6 : 207-213, 1979.
40) Wallis, W., Kutt, H. and Mcdowell, F.: Intravenous diphenylhydantoin in treatment of acute repetitive seizures. Neurology, 18 : 513-525, 1968.
41) Wilder, B.J., Ramsay, R.E. and Willmore, L.J.: Efficacy of intravenous phenytoin in the treatment of status epilepticus: kineticus of central nervous system penetration. Ann. Neurol., 1 : 511-518, 1977.
42) Wilder, B.J.: Efficacy of phenytoin in the treatment of status epilepticus. In: Advances in Neurology. vol. 34: Status Epilepticus (ed. by Delgado-Escueta, A.V., Wasterlain, C.G., Treiman, D.M. et al). pp. 477-485, Raven Press, New York, 1983.
43) Whitty, C.W.M. and Taylor, M.A.: Treatment of status epilepticus. Lancet, 2 : 591-594, 1949.
44) Ying-K'un, F., Shu-lein, Y. and Ya-hsin, F.: The therapeutic effect of intravenous xylocaine on status epilepticus. Chin. Med. J., 82 : 668-673, 1963.

精神運動興奮の薬物療法*

高橋 明比古**，村崎　光邦**

I．はじめに

精神運動性という用語は Wernicke により提唱された概念[13]であり，脳機能の局在論[15]に立ったものであった．その経路は，感覚器—精神感覚伝導路—精神中枢—精神内伝導路—運動中枢—精神運動伝導路—効果発現器官とされており，いずれの伝導路の障害でも運動の減弱，亢進と質的に変化した興奮，昏迷が生じるとされていた．しかしこの概念は近代の精神医学では通用せず，精神運動興奮，昏迷という用語のみが残った．精神運動興奮とは，急速に出現し意志，欲動の亢進，または抑制の減弱の結果生じる統制不可能な激しい過剰な運動を示す状態であり種々の自律神経症状を伴う，精神的意志的要素の加わった運動障害と定義されている[20]．この状態は臨床場面では治療拒否，治療協力性の欠如，時として治療者は自己の身体的危険を感じ困惑することが多く，その背後にある身体疾患を見落としがちになったり適切な治療への導入が困難となることも多い．この精神運動興奮は，精神分裂病，躁うつ病，神経症，人格障害また，身体的要因による症状精神病，器質性精神病，てんかんなどにも出現する．また，この状態は精神疾患のみならず特殊な負荷状態下の正常人にも出現する．しかし，現在まで，その疾患ごとの出現頻度などの検討は皆無である．そこでわれわれは1990年1月1日から同年の12月31日までの1年間に北里大学東病院精神疾患治療センターの保護室入室者126名の入室理由の検討を行った．行動療法また患者の希望などを理由とした患者は検討から除外した．入室患者126名中34名が精神運動興奮，攻撃性を理由に入室しており，保護室入室の理由の約27%，1/3の者が精神運動興奮のために保護室を使用していた．この34名を疾患別に見てみると，精神分裂病22名と65%を占めていた．以下躁うつ病1名，神経症2名，人格障害2名，中毒性精神病4名，精神発達遅滞1名，器質性精神病1名，症状精神病1名であった．器質性精神病，症状精神病が少ないのは，身体的要因を有する患者は原則的に個室，または HCU（High care unit）で対応することが多いためである．この調査結果からは精神運動興奮を示すことが最も多いのは精神分裂病であった．しかし，精神運動興奮は感情障害，自我障害などの単一障害によって生じるものではなく種々の病的な精神状態に，環境因，外的刺激，性格因などが複雑に絡みあって出現し疾患特異的な対応策をたてづらく，そのため日常診療では経験を要するところである．また，精神運動興奮はその存在が適切な治療への導入の障害となったり，患者の身体保護の面からも速やかな鎮静化が必要とされるが，患者の治療協力が得られないために初期には非経口的治療が行われることが多い．

本稿ではその発現頻度の多い機能性精神障害（精神分裂病，躁病など）における治療と身体因を背景にした場合の鑑別点について記し，またあわせて精神運動興奮の薬物治療開始前に最低限把握しておかなければいけない事項，一時的な対応方法，ならびに近来精神運動興奮に有効であるとい

*Drug treatment of psychomotor excitement.

**北里大学医学部精神科
［〒242　神奈川県相模原市麻溝台2-1-1］
Akihiko Takahashi and Mitsukuni Murasaki: Department of Psychiatry, Kitasato University School of Medicinc. 2-1-1 Asamizodai, Sagamihara, Kanagawa, 228 Japan.

われている薬剤について記す.

II. 薬物治療開始前の把握事項

精神運動興奮は各種の精神疾患に出現するが，その原因疾患が多様であり中でも身体疾患を背景にして出現する症状精神病，脳炎など中枢神経疾患，薬物の退薬症状などによるものがあり，やみくもに患者の鎮静化を計るわけにはいかず身体的治療を優先しなければいけない場合が少なからず存在する. 仮屋[17]は急性精神症状の患者の診察と検査に際してその順序と注意すべき点を下記のように要約している.

(1)来院時の状況：単独か誰かに伴われて来院したか

(2)患者の言動の観察：問診がどの程度可能か，意識障害の可能性はないか，身体的診察，検査の必要性はないか

(3)病歴の聴取

(4)精神状態の診察

(5)身体的診察

上記した順序また項目について検討するのが望ましいが，精神運動興奮を示している患者の特に初診の時点では詳細な診断，検査は困難なことが多く症状，状態像，行動特徴に応じて適切と判断した処置をとらざるを得ないことが多い. その原因が機能性精神障害(精神分裂病，躁うつ病など)か身体的背景を有するものであるのかを判断することが第一段階として重要である. 機能性精神障害であればその処置には共通性があり疾患特異性は軽微で大きな問題となることは少ない. しかし，身体疾患を背景とした場合は，その基礎疾患や身体症状に応じた治療が必要となり，この鑑別次第では患者の経過に重大な影響を及ぼす可能性がある.

機能性精神障害と身体因によるものの鑑別は常に容易ではないが三浦ら[27]は下記のような症状を有する者は身体因によるものである可能性が高いとしている.

a. 精神障害の既往歴のない40歳以上の患者

b. 最近，また現在身体疾患を有し治療中の者

c. 数分—数時間の急激な発症

d. 意識レベルの低下や動揺，錯乱，せん妄

e. 注意力の低下，集中力，見当識，記銘力などの低下

f. 幻視，幻臭，幻触，幻味などの幻覚症状が活発であっても幻聴を欠く

g. 空虚な表情，言葉の不明瞭，眼振，筋緊張の異常，運動失調などの神経学的症状を認める

h. 異常な自律神経症状

また Dubin ら[8]も同様な点に注意すべきと述べている.

これらの徴候を有する場合には慎重な対応が必要であり，身体疾患治療中の者ではその疾患内容，治療内容の把握は必須事項であり可能であれば専門医に助言を求めることも必要となる. しかし，実際の臨床場面では前述したような項目について充分に把握を行う前に対応せざるをえない場合も少なくない. このような限定された時間，情報の場合では生命的，身体的危険度を優先した診断をたて，それに対応する治療を行いその治療反応，経過を観察しそれにより次の対応法を検討するのが実践的な方法であろう.

III. 一時的対応方法

一時的治療とは，疾患別による薬物特異性は乏しく非経口的投与（筋肉内投与，静脈内投与）により患者を入眠，鎮静化させることである. 表1に使用される各薬剤の標準的な使用量，投与方法を示す.

phenothiazine 誘導体の chlorpromazine (CPZ)，levomepromazime (LZP) は催眠鎮静作用が強いが心循環系の副作用に注意を要する. butyrophenone 系誘導体を含み抗精神病薬は錐体外路症状を惹起し，逆に精神運動興奮を増強することがあり，このような場合には抗 parkinson 剤の投与が必要である. また，精神運動興奮を示している患者の多くは，食事摂取が充分でなかったり著しい運動過多による脱水状態であったりすること，いわゆる身体の疲弊状態にあることが少なくない. このような状態に抗精神病薬を非経口的に投与，特に筋肉内投与すると重篤な副作用である悪性症候群をきたすことがあるので注意を必

要とし，投与後の経時的な vital sign 測定が必要である．benzodiazepine 誘導体，barbiturate 誘導体は抗精神病薬にみられるような副作用は認められないが，大量投与時には benzodiazepine 誘導体では呼吸抑制を，barbiturate 誘導体では心停止や呼吸抑制を生じることがありその投与量ならびに投与速度には注意が必要となる．一般的には言語反応や捷毛反応が消失したら投与を中止する．また，投与中に入眠，鎮静化しない場合でもその後外的刺激の少ない環境におくと入眠，鎮静化することも多く，いたずらに大量投与は行うべきではない．

IV．機能性精神病（精神分裂病，躁病など）

1．薬理学的知見と薬物

近年，大月ら[40,41]は精神分裂病の病態生理，薬理学的知見からその症状を 3 群に分類しそれぞれの関連する神経伝達物質を想定している（表 2）．この症状分類からすると精神運動興奮に関連する神経伝達物質は noradrenaline（NA）であり，精神運動興奮の治療には抗 NA 作用を有する抗精神病薬が第 1 次選択薬となる．表 3 に主要抗精神病薬の抗 dopamine 作用力価を同一にした場合の抗 NA 作用と抗 serotonin 作用を示す．この薬理学的分類からすれば，CPZ, LPZ などが強い抗 NA 作用を有しており，両薬剤が臨床上強い鎮静作用を有していることと一致する．市橋[16]は精神分裂病の緊張病性興奮には LPZ を第 1 次選択薬としており，症状の程度，年齢により多少の違いはあるものの300mg 以上の投与が優れた効果を示すとしているが，症例によっては1000mg 以上を必要としたと述べている．一方 CPZ は鎮静効果では LPZ よりもやや劣るものの心循環器系への影響は軽いこと，抗幻覚妄想（抗 dopamine 作用）が強いことから精神分裂病の精神運動興奮には LPZ に劣らぬ優れた効果を示すとしている．

表 1　非経口的に使用される薬剤

一般名	標準 1 回投与量	投与経路
1．抗精神病薬		
1）Butyrophenone 誘導体		
a．haloperidol	5- 20 mg	im，iv
b．timipelone	4- 8 mg	im，iv
2）Phenothiazine 誘導体		
a．chlorpromazine	25- 50 mg	主に im（iv）
b．levomepromazine	25- 50 mg	im
2．抗不安薬		
Benzodiazepine 誘導体		
a．diazepam	10 mg	iv
b．flunitrazepam	2 mg	iv
c．midazolam	5- 10 mg	iv
3．催眠麻酔薬		
Barbiturate 誘導体		
a．amobarbital	250-500 mg	iv
b．thicobarbital	100-200 mg	iv
c．thiopental	300-500 mg	iv

表 2　精神分裂病の臨床症状と神経伝達物質

	臨床症状	関連神経伝達物質
第 1 群	不安，焦燥，妄想気分，精神運動興奮	noradrenaline
第 2 群	幻覚，妄想，思路障害，常同症	dopamine
第 3 群	自閉，感情，意欲鈍麻，接触性障害	serotonin？

表 3　抗 DA 効果を同じにした時の各薬物の抗 5 HT，抗 NA，抗 H 効果（効果の強さを 0—6 段階評価）[33,40]

	抗 DA (mg/kg)	抗 5 HT	抗 NA（α 受容体）	抗 H
pimozide	4（0.049）	0	0	1
haloperidol	4（0.019）	1	0	0
sulpiride	4（21.4）	2	0	3
spiperone	4（0.016）	3	0	0
perphenazine	4（0.037）	2	1	2
fluphenazine	4（0.056）	2	1	2
thiotixene	4（0.23）	1	2	4
chlorpromazine	4（0.26）	3	3	3
propericiazine	4（0.085）	3	3	3
levomepromazine	4（0.76）	4	3	6
pipamperone	4（3.06）	5	3	4
clozapine	4（6.20）	5	3	4
thioridazine	4（4.10）	3	5	4

括弧内は ED_{50}

しかし，現在の精神分裂病の主要治療薬剤である，haloperidol (HPD) は抗 NA 作用はほとんど有しておらずこの観点からすると精神運動興奮の治療には HPD は適さない薬剤といえる．1980年に宮腰ら[28]によって行われた全国規模の調査では精神運動興奮の第1次選択薬として HPD をあげた者は全回答者724名中490名で67.6%で最も多く以下 LPZ381名，CPZ141名でありこの三剤で92%以上を占めている．前述の薬理学的知見にもとづく薬剤選択基準と臨床場面における選択ではやや異なりが見られる．宮腰ら[28]による HPD の精神分裂病の精神運動興奮に対するその投与量をみてみると，外来治療と入院治療ではその程度差を反映して，外来治療では6-9mg 以下の者が最も多く入院者では9-20mg 以下との回答が多かったが，入院治療群では50mg 以下との回答もあった．この調査の各状態像ごとの投与量をみてみると幻覚妄想状態では7.6-13.2mg であり精神運動興奮では9.6-17.5mg で，幻覚妄想状態の治療量より多めの量が投与されていた．この投与量を，精神分裂病と並び精神運動興奮を示すことが多い躁病の治療量が9.7-16.0mg と類似した量を示しており，HPD による精神運動興奮の治療には幻覚妄想の治療よりも多めの量が必要であることが分かる．この調査結果からは10年前の HPD の標準的な使用限界量は18mg 前後であった．しかし HPD の使用量はその忍容性，安全性の確認とともに漸増し，現在では30mg 前後までの投与を行うことも少なくない．これらの HPD の使用状況を考慮すると精神運動興奮に対する HPD の経口治療用量は，6-20mg 前後であると思われるが，症例によっては30mg 前後の投与量が必要となると思われる．

2．Rapid neuroleptization (RN) —急速神経遮断法

Rapid neuroleptization[6]は rapid tranquilization[43]，rapid digitalization[5]などの別名で呼ばれることがあるが，現在は rapid neuroleptization という呼称が定着している．これらの方法は多少の投与量，投与間隔，投与方法，使用薬剤などの違いはあるものの基本的には短期間に通常の使用量の数倍から十数倍の大量の抗精神病薬を投与し，精神運動興奮や激しい幻覚妄想状態を短期間で消退させる治療方法である．この短期間に大量の抗精神病薬を投与して症状の消退をはかるという方法は1954年の Kinross-Wright[18,19]による CPZ の大量投与の報告に始まる．1952年に精神疾患の治療薬剤として CPZ が臨床場面に登場し導入後4年間の使用成績の検討[12]では平均的使用量が500-600mg であった時期に，Kinross-Wright は平均2000mg 時には4000mg まで CPZ を急速に増量し70%から90%の患者に症状の改善を認めたことを，また特に重篤な副作用を認めずその臨床的忍容量が広いことを報告した．治療対象となる精神障害，特に精神分裂病の症状は広いスペクトラムを持ちかつ治療に対する反応はそれぞれの症状や各病相期，個体差を有していることも認められており，各抗精神病薬の標準的使用量の決定やまた，その治療限界量の決定が極めて困難である．抗精神病薬による治療には therapeutic window が存在するという考えとその効果は用量依存性を示すという考えが解明されてはおらず，治療上で臨床家の大きな問題となっていた．このような状況を背景としてまた，1959年に CPZ よりも心循環器系に対する影響が軽微である HPD の臨床場面への登場とあいまって1960年代中期に RN は提唱されてきた．欧米では HPD 以外に CPZ[43]，fluphenazine hcl[25,48]，loxapine[42]などによる報告がある．

臨床上優れた鎮静効果を有する CPZ と HPD の RN における比較では，Ritter ら[46]は焦燥，興奮を標的症状として HPD (5 mg)，CPZ (50mg) を6-8時間ごとに筋肉内投与する二重盲検法による治療結果から，両薬物とも48時間後の評価では60%以上の症例が中等度の改善を示し，その有意差は認められず高齢者では HPD の方が優れた効果を示したと報告している．また，同様な結果を Gerstenzang ら[14]も報告している．Reschke[45]は同様な症状に対して，HPD (1,2,5mg)，CPZ (25 mg)，placebo による5群間の1-1.5時間ごとの筋肉内投与による盲検比較を行い HPD の2,5mg 群が他の群よりも優れた効果を示したと報告している．このように HPD の非経口投与は優れた鎮静効果を有している．わが国ではRNといえばHPDを非経口的に投与する治療方法を意味することが多いことから，本稿ではHPDを非経口投与し，精神運動興奮，攻撃性，などのいわゆる急性期の治療に関連したものを中心に述べる．

Danikら[4]は1963年にHPD 10mgを初期投与量として非経口的（筋肉内投与，静脈内投与）に投与し総投与量が25mg以上で24時間以内に患者のほとんどが改善を示したことを報告している．Oldhamら[36]は124名の患者の精神運動興奮を標的症状として10-30mgのHPDを初期投与量として3-17日間20-40mg投与し72時間以内に91名，73％の者が改善し，反応しなかった者は5名6％であり，副作用としては約10％に拡張期の血圧低下がみられたが比較的安全な治療法であると報告している．また，Sanginovanni[47]は10-30mgのHPDを1-3回/日で最高用量を60mg以上とし90％の患者が72時間以内に改善を示し，副作用としては投与初日には1/3の者に眠気がみられ，20mg以下の投与群では6名にparkinsonism，5名にtremor，4名にdystoniaがみられたと報告している．Mansonら[26]はHPD 10mgを焦燥，攻撃性などの症状が消退するまで1時間毎に筋肉内投与し2-6時間投与量としては20-60mgで患者大半が症状の改善をみたが，60-100mgを要する症例がいたことを報告し，また経口治療への切り替えに際しては24時間以内に投与したHPDの注射量と同量かその1.5倍量を経口投与量としその量の2/3を就前投与とする方法を提唱している．RNが登場してきた初期の最大の利点はその速効性にあった．各報告により多少の時間的差はあるがFirlingら[11]はHPDを5mgないし10mgを投与し20分後には90％の者に改善がみられたと報告し，Cater[3]は2時間以内，Andesonら[1]は3時間以内に患者に改善がみられたと報告し大半の報告が72時間以内には標的症状とした，精神運動興奮，攻撃性，刺激性などに効果を認めたとしている．また，精神分裂病の幻覚妄想など症状を軽減しそれによる二次的な不安，焦燥，精神運動興奮に対して著効したという．副作用は通常の臨床用量の治療と比較しても，錐体外路症状などの出現は少なく安全な方法であるといわれていた．この速効的な治療効果から患者の入院期間を短縮でき，相対としては患者の抗精神病薬の被曝量を軽減でき早期退院，また早期のリハビリテーションへの導入，経済的負担などの点で種々の利点があるといわれていた．しかし，臨床用量の数倍から多いものでは十数倍の投与量による治療のその効果と副作用にBaldessariniら[2]は疑問を提唱し検討の必要性を述べた．その結果過去のRNによる治療法の報告が非盲検法である点をふまえてRN—大量短期投与方法と日常臨床投与量による二重盲検法による治療効果の比較が行われた．Andersonら[1]は24名の患者を対象としてHPD 5mgを初期投与量とし以後30分毎に10mgを投与していく高用量群と，5mgを2時間毎に投与する中等量群に分け検討しているが，高用量群・平均33mg，中等用量群・平均13mgでは治療開始3時間後で両群間に差はなく，45mg 1名，35mg 3名，25mg 1名，15mg 5名，10mg 1名と3時間後の改善度には個人差があり，その投与量の多少によらず個体差が大きな役割をなすと報告している．Ericusenら[9,10]，Neborsky[32]，Donlonら[7]，岡崎ら[35]の諸家報告も同様で高用量と通常用量との間に治療効果の差は認められなかった．また，副作用の出現も高用量群での出現頻度が多かった．これらの報告を通し非経口大量投与がかならずしも通常治療よりも優れた治療方法ではないことが証明された．

また，非経口治療が経口治療よりも速効性があるということは，多くの臨床家が感じているが，Möllerら[30]はHPDの静脈内投与と経口投与では生物学的に等価の量を使用した場合では初日の投与3時間後までの成績が静脈内投与群で優ったが10日後の治療成績には変化のないことを報告し，臨床家が抱く印象ほど非経口治療の速効性が無い可能性を示唆している．わが国では，海外に比較すると人種差，体型差などより向精神薬の投与量に関しては慎重で，通常臨床においても投与限界量は低めである．このことからもRNは海外ほどは普及せず西浦[34]の報告が見られる程度であった．

非盲検法で見られた優れた効果は機能性精神病の中核症状に作用したものではなく，その鎮静作用による可能性が高い．HPDによる鎮静，無動には動物レベルではα1受容体遮断作用の存在が重要でありHPDの大量投与によりみられる鎮静，静穏化はこの作用に基づく可能性がある，しかしHPDはこの作用は軽微でありこの作用を示すほどの大量投与ではD_2受容体では過剰な遮断が起こっていると考えられ，その安全性の検討には慎重であるべきであろう．Lernerら[24]は精神分裂病圏の疾患を主たる対象としてHPD（20-35mg），diazepam（30-40mg）を2時間毎に静脈内投与する方法では4-24時間以内では両群とも改善し両群間の改善度に差はなかったと報告しており，HPDの鎮静効果は薬剤の特殊性によるものではない可能性を示唆する報告をしている．しかし，Baldessareniらによる RN に対する批判が始まった時期に臨床家からは，日常臨床では激しい精神運動興奮を持続して示す症例に対しては初期治療としてRNしか対応せざるをえないという意見があったのも事実である．以上のような点を考慮すると，現段階での機能性精神病の精神運動興奮に対するHPDの非経口的投与量は1日量としては5-20mgが妥当な投与であると思われる．また，その投与期間に関しては20日程度までの連続投与が可能であるというのが標準的な見解であるようである．この投与量，投与期間の決定に関しては各症例で異なり，その背景には精神運動興奮，機能性精神病の原因に種々のものが混在しているものであり，今後の研究により合理的な治療法，薬剤の選択基準の発見が望まれる．

3．Carbamazepine（CBZ）

CBZはdibenzazepine誘導体で，1961年にスイスのGEIGY社で合成開発された薬剤である．開発当初はその強力な抗てんかん作用から，種々の部分発作また全身性強直間代けいれん，特に二次性全般化を示すものに有効であり，抗てんかん薬として日常臨床で使用されてきた．その構造（図1）がimipramineのiminodibenzyl核に類似した構造を有しているところから何らかの向精神作用を有することが推定されていた．このCBZの向精神作用は本薬物が抗てんかん薬として登場したこともあって，てんかん患者の示す種々の精神症状に有効であり特に感情面に作用することが判明

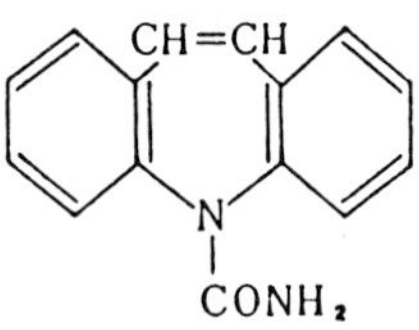

図1　Carbamazepine の化学構造式

してきた．この作用の発展として脳波異常を伴う非定型精神病や精神分裂病にも有効であるという報告がなされてきた．しかし純粋な内因性精神障害にも有効であるという報告はわが国では1971年の竹崎ら[49]の報告まで待たねばならなかった．この報告からCBZが感情障害に有効であることが示唆され，躁うつ病の治療薬としての可能性の検討が行われるようになり，その後精神分裂病への有効性の検討がなされた．

大熊ら[37]は躁病を対象としたCBZとCPZの二重盲検比較にてCBZの改善率は著明改善40%，中等度改善以上70%でありCPZと改善率，改善時期に有意差がなく，その効果はlithiumのそれに類似していると報告している．lithiumとCBZの二重盲検比較では，CBZはlithiumよりも効果発現が早く1週目の比較では刺激性，自己制御不可能など精神運動興奮に関連する症状に対して有意な差を認めたと報告[39]されている．また，その改善度と血中濃度，投与量との相関では，中等度以上の改善群では8.0±2.1μg/ml，640±248 mg/dayで軽度改善以下の群は6.3±2.5μg/ml，754±247mg/dayであったとし，全体としてみると中等度以上の改善を示した者が血中濃度が高かったがその投与量には差がなく，CBZにはlithiumと同様にresponderとnon-responderが存在すると報告されている．またこの治験患者群の中には以前にlithiumの投与を受けたが効果がなかった症例がおり，このような症例の2/3にCBZは有効であったことが合わせて報告されている．CBZの精神分裂病に対する効果の報告でも[38]その効果は同様で主に情動，感情面に優れた効果を示し一部幻覚にも効果があるとされている．その改善率はその対象となる患者の質により多少異なるが概ね躁病に対する効果率と同一であるようである．Post

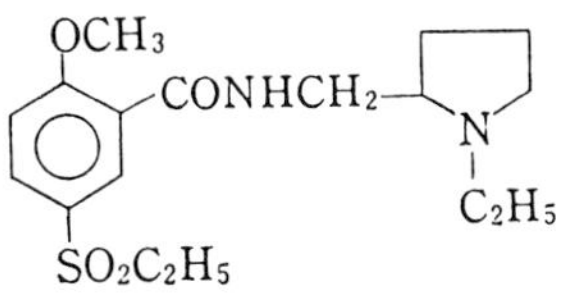

図2　Sultoprideの化学構造式

ら[44]はCBZは抗NA作用を有すると報告しているが，逆にそれを否定する報告[50]もあり，現在のところCBZの精神運動興奮抑制作用の薬理学的機構は不明で今後の研究を待たねばならない．

4．Sultopride

Sultoprideは，フランスのSESIF社により開発されたbenzamide誘導体に属する抗精神病薬で化学名はN-〔(1-ethyl-2-pyrorolidinyl)methyl〕-2-methoxy-5-ethylsulfonyl benzamideで図2に提示した構造式を有する薬物である．従来わが国で使用されているbenzamide誘導体であるsulpirideに類似した構造を有しており，sulpirideのbenzene環のsulfamoyl基をethylsulfonyl基に変換したものである．しかし，その薬理効果は大きく異なりsulpirideが抗幻覚妄想作用以外に抗うつ効果を有するのに対し，sultoprideは抗幻覚妄想作用と精神運動興奮抑制作用を有している．その薬理作用は抗dopamine作用を有してはいるもののdopamine sensitive adenylate cyclaseに対する作用を有さず，D_2-blockerと考えられている[29]．海外では精神運動興奮，攻撃性，行動過多などに優れた臨床効果を有するとされている．わが国で行われた第2相試験[21]でも，その効果は確認され精神分裂病では79%，非定型精神病では88%，躁病では89%に50%以上の改善がみられた．精神運動興奮に関連する諸症状では精神分裂病では，攻撃性，粗暴行為に66%，非定型精神病では83%，躁病では63%と優れた効果を示した．この試験における投与量別における症状の改善率では，精神分裂病では最高投与量では300-600 mg,1200-1800mgの2つの投与群で高く最終投与量では300-900mgで高かったが，最高投与量に関しては症例数が少ないこともあり検討が必要であると思われる．本試験では，併用薬として精神分裂病群，非定型精神病群，躁病群とも約80%近くが他の抗精神病薬（精神分裂病群，非定型精神病群ではCPZ, HPD, levomepromazine，躁病群ではこれらの他にlithium）の併用を受けており，この試験の成績がsultoprideその物の効果を反映したものであるかは断定しがたい面もあった．そこで，この精神運動興奮に対する効果を精神分裂病を主たる対象としHPDとの二重盲検方法にて比較した検討[23]が行われ，その結果統計学的有意差は認められなかったものの中等度改善はsultopride 73 %, HPD 59 %と優れた効果を示し，あわせて抗幻覚妄想作用もHPDと同等の効果を有していることが明らかにされた．この二重盲検試験の用量設定はsultopride：HPD＝100：1で行われており，現在のHPDの精神運動興奮に対する投与量を考慮するとsultoprideの使用量は300-1800mg前後と思われる．またその効果発現時期はHPDとの差は認められなかった．もう一方の機能性精神障害である躁病に対する効果では，精神分裂病に見られた効果より優れ，また速効性であることが多く報告[22]されている．森ら[31]は37例の躁病に使用し投与1週後で中等度以上の改善を48.6%で認め，2週後，4週後ではそれぞれ70.3%，86.5%と高い改善率を示したと報告している．その症状内容では刺激性，精神運動興奮などが特に初期より改善されるとしている．以上の結果からするとsultoprideは機能性精神病に優れた効果を有し，特に精神運動興奮に対して有効な薬物であると思われる．

以上，機能性精神病における精神運動興奮に対する薬物療法について述べてきたが，臨床の現場では単一薬剤による治療は少なく上記した薬剤の多剤併用療法であることが多い．その薬剤選択，投与量などは，各臨床家の経験による部分が大きく機能性精神病の合理的な治療方法は現在もなお確立されたとは言い難く今後のさらなる研究に期待される．

文　献

1) Anderson, W.H., Kuehnle, J.C. and Catanzano, D. M.: Rapid treatment of acute psychosis. Am. J. Psychiat., 133 : 1076-1078, 1976.
2) Baldessarini, R.J., Gelenberg, A.J., Lipinski, J.F. et

al.: Grams of antipsychoticus? N. Engl. J. Med., 294 : 113-114, 1976.
3) Carter, R.G.: Psychotolysis with haloperidol. Rapid control of the acutely disturbed psychotic patient. Dis. Nerv. Syst., 38 : 237-239, 1977.
4) Danik, J.J. and Goverdham, M.: Haloperidol in the treatment of 120 psychotic patients. Am. J. Psychiat., 120 : 389-391, 1963.
5) Donlon, P.T. and Tupin, J.P.: Rapid "digitalization" of decompensated schizophrenic patients with antipsychotic agents. Am. J. Psychiat., 131 : 310-312, 1974.
6) Donlon, P.T., Hopkin, J. and Tupin, J.: Overview : Efficacy and safety of the rapid neuroleptization method with injectable haloperidol. Am. J. Psychiat., 136 : 273-278, 1979.
7) Donlon, P.T., Hopkin, J.T., Tupin, J. et al.: Haloperidol for acute schizophernic patients—an evaluation on three oral regiments. Arch. Gen. Psychiat., 137 : 691-695, 1980.
8) Dubin, W. R., Weiss, K. J. and Zeccardi, J. A.: Organic brain syndrome. The psychiatric imposter. J.A.M.A. 249 : 60, 1983.
9) Ericksen, S.E., Hurt, S.W. and Davis, J.M.: Dosage of antipsychotic drugs. N. Engl. J. Med., 294 : 1296, 1976.
10) Ericksen, S. E., Hurt, S. W., Chang, S. et al.: Haloperidol dose, plasma levels, and clinical response : a double-blind study. Psychopharmacol. Bull., 14 : 15-17, 1978.
11) Firling, R.J.: Acutely disturbed psychotic patients treated with parenteral haloperidol. I.M.J.,153 : 117, 1978.
12) Freeman, H.: A critique of the tranquilizing drugs, chlorpromazine and reserpine, in neuropsychiatry. N. Engl. J. Med., 255 : 877-883, 1956.
13) 藤縄昭：精神運動興奮．精神医学事典（加藤正明，保崎秀夫，笠原嘉，他編），pp371，弘文堂，東京，1975.
14) Gerstenzang, M.L. and Krulisky, T.V.: Parenteral haloperidol in psychiatric emergencies.: double blind comparison with chlorpromazine. Dis. Nerv. Syst., 38 : 581-583, 1977.
15) 後藤章夫：精神運動興奮．精神医学大事典（新福尚武編），pp493，講談社，東京，1984.
16) 市橋秀夫：私の治療—緊張型分裂病(興奮)．臨床精神医学，15 : 887-890, 1986.
17) 仮屋哲彦：精神科救急処置．現代精神医学大系（懸田ほか編），精神科治療学III，pp125-153，中山書店，東京，1974.
18) Kinross-Wright, V.: Chlorpromazine — A major advance in psychiatric treatment. Postgrad. Med., 1 : 297-299, 1954.
19) Kinross-Wright, V.: Chlorpromazine and reserpine in the treatment of psychosis. Ann. NY. Acad. Sci., 61 : 174-182, 1955.
20) 小実山実：興奮．精神医学事典(加藤正明，保崎秀夫，笠原嘉，他編)，pp195．弘文堂．東京，1975.
21) 工藤義雄，市丸精一，乾正，他：塩酸 Sultopride (MS-5024)の精神分裂病，非定型精神病および躁病に対する臨床効果について．薬理と治療，13 : 5251-5270, 1985.
22) 工藤義雄，市丸精一，川北幸男，他：躁病に対する塩酸 Sultopride (MS-5024)と Haloperidol の二重盲検法による薬効比較．臨床評価，15 : 15-36, 1987.
23) 工藤義難，市丸精一，川北幸男，他：精神分裂病および非定型精神病の興奮状態に対する塩酸 Sultopride (MS-5024) と Haloperidol の二重盲検法による薬効比較．臨床評価，15 : 233-252, 1987.
24) Lerner, V., Lwow, E., Levitin, A. et al. : Acute high-dose parenteral haloperidol treatment of psychosis. Am. J. Psychiat., 136 : 1061-1064, 1979.
25) Levenson, A.J., Burnett, G.B., Psych, M.R.C. et al.: Speed and rate of remission in acute schizophrenia : A comparison of intramusculaly administerted fluphenazine HCL with thiothixene and haloperidol. Curr. Ther. Res., 20 : 695-700, 1976.
26) Mason, A.S. and Granacher, R.P.: Basic principles of rapid neuroleptization. Dis. Nerv. Syst., 37 : 547-551, 1976.
27) 三浦貞則，若田部博文：急性精神症状の救急処置．精神科 MOOK No20 精神科救急医療（島園安雄，保崎秀夫，山崎敏男編)，pp119-126，金原出版，東京，1988.
28) 宮腰孝，大熊輝雄：Haloperidol 使用の実態と問題点．精神医学，22 : 1179-1191, 1980.
29) Mizuchi, A., Kitagawa, N., Saruta, S. et al : Characteristics of 〔^{3}H〕-sultopride binding to rat brain. Eur. J. Pharmacol., 84 : 51-59, 1982.
30) Möller, H. J., Kissling, W., Lang, C. et al. : Efficacy and side effects of haloperidol in psychotic patients ; Oral versus intravenous administration. Am. J. Psychiat., 139 ; 1571—1575, 1982.
31) 森温理，三浦貞則，上島国利，他：Sultopride (MS-5024)の躁病に対する臨床効果．精神医学．27：445—453，1985.
32) Neborsky, R., Janowsky, D., Munson, E. et al. : Rapid treatment of acute psychotic symptoms with high-low dose haloperidol. Arch. Gen. Psychiat., 38 ; 195-199, 1981.

33) Niemegeers, C. J. and Janssen, P. A.: A systematic study of pharmacological activities of dopamine antagonists. Life Sci., 24 ; 2201-2216, 1979.
34) 西浦政中：向精神薬の非経口投与法—Haloperidol の投与量と臨床効果ならびに副作用との系統的考察について．臨床精神医学，9：545-558，1980.
35) 岡崎祐士，太田敏男，中安信夫：抗精神病薬の大量療法の検討—その効用と限界—．神経精神薬理，5：411-425，1983.
36) Oldham, A. J. and Bott, M.: The management of excitement in a general hospital psychiatric ward by high dosage haloperidol. Acta. Psychiat. Scand., 47 ; 369-376, 1971.
37) 大熊輝雄，稲永和豊，大月三郎，他：二重盲検法によるカルバマゼピンとクロルプロマジンの躁病に対する効果比較．臨床評価，7：509-532，1979.
38) 大熊輝雄，山下格，高橋良，他：Carbamazepine の躁病，非定型精神病，精神分裂病に対する治療効果．精神医学，29：1211-1226，1987.
39) 大熊輝雄，山下格，高橋良，他：カルバマゼピンと炭酸リチウムの躁病に対する薬効の二重盲検法による比較．臨床評価，16：115-148，1988.
40) 大月三郎：合理的薬物選択法の発展．精神医学，19：662-663，1977.
41) 大月三郎，柏原健一：精神分裂病の新しい発展—精神薬理学的観点から—．神経精神薬理，5：301-343，1983.
42) Paprock, J. and Versiani, M.: A double-blind comparison between loxapine and haloperidol by parenteral route in acute schizophrenia. Curr. Ther. Res., 21 ; 80-100, 1977.
43) Polak, P. and Laycob, L.; Rapid tranquilization. Am. J. Psychiat., 128 ; 640-643, 1971.
44) Post, R. M., Rubinow, D. R. and Uhde, T. W.: Biochemical mechanisms of action of carbamazepine in affective illness and epilepsy. Psychopharmacol. Bull., 20 ; 585-589, 1984.
45) Reschke, R.: Parenteral haloperidol for rapid control of severs, Disruptive symptoms of acute schizophrenia. Dis. Nerv. Syst., 35 ; 112-115, 1974.
46) Ritter, R. M., Davidson, D. E. and Robinson, T. H.: Comparison of injectable haloperidol and chlorpromazine. Am. J. Psychiat., 129 ; 78-81, 1972.
47) Sangiovanni, F., Taylor, M. A., Abrams, R. et al.: Rapid control psychotic exitement state with intramuscular haloperidol. Am. J. Psychiat., 130 ; 1155-1156, 1973.
48) Steiner, S. and Nagy, C.: Follow up study of 281 schizophrenic patients treated with high dosage fluphenazine decanoate. Int. Pharmacopsychiat., 10 ; 184-192, 1981.
49) 竹崎治彦，花岡正憲：躁うつ病および症候性躁，うつ状態に対する Carbamazepine (Tegretol) の効果．精神医学，13：173-183，1971.
50) Waldmerier, P. C.: In there a common denominator for antimanic effect of lithium and anticonvulsants? Pharmacopsychiat., 20 ; 37-47, 1987.

▩原 著 論 文

Benzodiazepine受容体作動性新規睡眠薬 zolpidemのヒト記憶機能に及ぼす影響

——triazolam, nitrazepamを対照とした二重盲検比較試験——*

鈴木　牧彦**，内海　光朝**，村崎　光邦**

抄録　3種の睡眠薬zolpidem(ZPM), nitrazepam(NZP), triazolam(TRZ)の各臨床用量の単回投与がヒトの学習・記憶機能に及ぼす影響を検討した。それぞれ異なるタイプの心理学的検査を就眠前および起床後の種々の時点で施行し，引き起こされた記憶障害を3剤間で比較した結果以下の所見が得られた；

1）いずれの薬剤に関しても逆向性健忘の徴候は認められなかった。

2）ZPM 10 mgの服薬後90分に行なわれた記銘力検査において記銘障害が生じたが，それは強度の鎮静・催眠効果に起因するものと思われた。

3）ZPM 10 mg, TRZ 0.25 mgでは就眠前（服薬130分後）に経験した出来事についての健忘が翌朝に認められた。これは，両薬剤による就眠前の強い催眠作用と関係した記銘障害に起因すると考えられたが，記憶の保持あるいは想起過程の障害という可能性も否定できなかった。

4）ZPM 10 mg, NZP 5 mg, TRZ 0.25 mgのすべての条件で短期記憶の検索過程における反応選択段階の障害が服薬後1時間40分に認められ，そのうちNZP, TRZの2剤では服薬後翌朝にもその残遺効果が認められた。

以上の結果より，1)ZPM 10 mgは服薬早期に記憶・学習機能の顕著な低下を引き起こすが，翌日の記憶機能に対する残遺効果は比較的弱い，2)NZP 5 mgの記憶・学習機能に対する影響は服薬早期には相対的に弱いが，翌日の記憶機能に対する残遺効果が生ずる，3)TRZ 0.25 mgでは服薬早期の記憶・学習機能の低下に関係すると思われる健忘と翌日の残遺効果が生ずることが示唆された。

神経精神薬理，15：375-389，1993.

key words: *zolpidem, nitrazepam, triazolam, benzodiazepine, human memory*

I．は じ め に

Benzodiazepine (BZ) 誘導体ないしBZ作動性薬物の有害作用の1つに記憶障害があげられる。BZ系薬物による健忘は比較的早い時期から知られ[9,11]，術前の麻酔導入薬としてそれを用いる場合，患者にとって不快な手術前後の出来事を記憶に残さないという点で，その健忘惹起作用はむしろ歓迎されていた。しかし，BZ系睡眠薬が精神科領域をはじめ臨床各科で広く用いられ，その外来処方も増加する現実を考えれば，BZ系睡眠薬による記憶障害の性質を明らかにすることは重要である[27]。BZ系睡眠薬による記憶障害は，生物学的半減期の短いものほど，また臨床力価の強いものほど起こりやすいとの立場もあるが，そうした薬剤の作用特徴に関係なく生じ，その効果は用量依

1993年4月16日受理

*Effects of a single dose of zolpidem, a novel benzodiazepine ω_1 receptor-related hypnotic, on human memory: a comparative double-blind study with triazolam and nitrazepam.

**北里大学医学部精神科
[〒228　神奈川県相模原市麻溝台2-1-1]
Makihiko Suzuki, Mitsutomo Uchiumi and Mitsukuni Murasaki: Department of Psychiatry, Kitasato University School of Medicine. 2-1-1, Asamizodai, Sagamihara, Kanagawa, 228 Japan.

存的であるとの考え方も強い[17]。したがって，BZ系睡眠薬を扱う実際的な観点からすれば，個々の薬剤の臨床用量で生じうる記憶障害の様態を明らかにすることがとりわけ重要である[12,16,23]。

Zolpidem tartrate（以下 zolpidem：ZPM）は，非 BZ 構造を有する imidazopyridine 系の新しい睡眠導入剤である。体内吸収が速やかで（T_{max}=0.7-0.9時間），消失半減期が短い（$T_{1/2}$=1.8-2.3時間）ことから[26]，超短時間型睡眠薬に分類される。その催眠作用発現機序は，BZ 系薬剤[7,8,29,32]と同様，GABA－BZ 受容体複合体を介した GABA 系機構の増強に由来することから，BZ 受容体作動系睡眠薬に属するといえ，その GABA 系伝達能の促進効果はときに BZ 系薬剤のそれを上回る[2,38]。しかし本剤の BZ 受容体に対する親和性は BZ 受容体 subtype, $BZ_1(\omega_1)$ receptor に特異的であり[1,13]，$BZ_1(\omega_1)$，$BZ_2(\omega_2)$ receptor に対して共通の親和性を示す通常の BZ 系薬剤とは異なる特性を有している。行動薬理学的には，抗けいれん作用，筋弛緩作用，運動失調作用が相対的に弱く，鎮静・催眠作用に高い選択性を示すことが明らかにされている[14,31]。しかし本薬剤の投与によって生じうる有害な副作用，とりわけ記憶障害に関する系統的研究は報告がない。今回われわれは，ZPM のヒト記憶機能に及ぼす影響を明らかにするために，BZ 系睡眠薬である nitrazepam（以下 NZP），triazolam（以下 TRZ），および placebo を対照とした比較試験を計画した。NZP と TRZ は，それぞれ中間時間型，超短時間型睡眠薬の代表として選択した。試験は単回投与試験とし，用量の選択には上述の観点を重視し，各薬剤の臨床的標準用量，ZPM 10 mg[24,25]，NZP 5 mg，TRZ 0.25 mg を用いた。なお，本試験は，その実施にあたり，北里大学東病院臨床薬理試験実施審査委員会の許可を得て，北里大学東病院臨床薬理試験部で1991年11月より1992年1月までの間に実施された。

II．対象および方法

1．被験者

本試験への参加を自発的に志願した健常成人男子12名（平均年齢（±S.D.）：35.9±9.0歳；身長：166.8～179.8 cm；体重：57.0～85.0 kg）を用いた。試験の実施に先立ち，被験者より，試験参加について文書による同意を得た。

2．薬　剤

ZPM の一回投与量は 10 mg とし，1 錠中に ZPM 10 mg を含有する淡橙色錠を用いた。NZP，TRZ の一回投与量は NZP 5 mg，TRZ 0.25 mg とし，1 錠中に NZP 5 mg を含有する白色錠，同じく TRZ 0.25 mg 含有の淡青色錠をそれぞれ用いた。placebo は，ZPM 10 mg 錠と外観が同一の乳糖含有の淡橙色錠であった。薬剤の投与に際しては，薬剤を不透明なカプセルに充塡し，中味が判別不能な形でこれを行なった。

なお，ZPM 10 mg とそのプラセボ錠は藤沢薬品工業株式会社より提供を受け，TRZ（ハルシオン®）0.25 mg 錠および NZP（ベンザリン®）5 mg 錠は市販品を使用した。

3．試験デザイン

試験は，二重盲検交叉法による ZPM 群，NZP 群，TRZ 群，placebo 群の比較とした。すなわち，薬剤の投与は第 1 期（第 1 回目投与）から第 4 期（第 4 回目投与）までの 4 回とし，同一の被験者は 4 回の投与期ですべて異なる薬剤の投与を受けた。3 組の 4 × 4 のラテン方格による投与順序を各被験者に無作為に割り付けた。第 2 ～ 4 投与期は，前薬剤の影響を除去するために，直前の投与期より 2 週間以上の休薬期間を置いて開始した。

4．試験スケジュール

各投与期とも 1 泊 2 日とし，被験者は試験第 1 日目の午後 2 時に北里大学東病院臨床薬理試験部病棟に入院，一般状態および日常の睡眠状態に関する医師による問診，尿検査一般，血液一般および生化学検査を含む至急検診により試験参加に問題のないことを確認した。午後 5 時に夕食をとり，服薬は食後経口により行なった。服薬時刻は午後 8 時30分とし，服薬 2 時間30分後午後11時に就寝，全員に 8 時間30分の睡眠をとらせるものとした。服薬前より翌朝まで，以下に述べる記憶機能検査，生理学的検査を経時的に実施し，入院翌日の夕刻被験者を退院させた。入院中は，過度の運動および定められた時間外の睡眠を禁じ，試験薬以外の向精神薬の併用，alcohol や caffeine を含有する飲食物の摂取も禁止した。喫煙は，入院日の夕食後から翌日の全試験スケジュール終了まで原則として禁煙としたが，就寝直前および試験第２日目の昼食時のみそれぞれ一本の喫煙を許可した。

5．記憶機能検査および生理学的検査

1）言語記憶テスト

(1)直後自由再生：異なる概念カテゴリーに属する20個の名詞から成る単語リストを，スライドプロジェクターを通し，１語ずつ，１語５秒間の速さでスクリーンに提示した。提示終了直後，被験者に，これらの単語をできるかぎり多く想起し，解答用紙に書き出すよう指示した。制限時間は２分間とし，提示された単語の順序に従う必要はなく，思い出せる順番で書き出せばよいことを強調した。この直後自由再生テストは，服薬60分前（word list A）および服薬90分後（word list B）の２回，異なる単語リストによって実施し，正しく想起された単語の数をそれぞれ記録した。

(2)遅延自由再生：２つの単語リスト（A，B）について，服薬130分後および翌朝（服薬11時間40分後）の２回，遅延自由再生テストを実施した。単語リストの提示は行なわず，それぞれの単語リストにつき２分間の制限時間で直後再生テストと同様の方法で解答させた。

(3)遅延再認：服薬翌朝の再生テストに引き続き再認テストを実施した。２つの単語リストについてそれぞれ別個の解答用紙を用意した。解答用紙には，それぞれの単語リストを構成した20個の単語とそこには全く含まれていなかった20の新しい単語，計40語がランダムな配列で印刷され，被験者はその各々について，「確かにあった」，「あったように思う」，「なかったように思う」，「絶対になかった」の４段階で判定した。成績評価のため，再認得点Rを rating 法[19]により算出した。この再認得点Rは０から１の値をとり，リスト単語と‘新しい’単語を完璧に見分けた場合に１をとり，両者を全て逆に取り違えた場合０の値をとる。

言語記憶テストでは全試験を通じて合計８つの単語リストが用いたが，再認テストに用いられる‘新しい’単語も含め，リスト内単語の日本語における出現頻度は全リストを通じて等しかった[30]。

2）視覚記銘検査[27]

Benton の視覚記銘検査[5]から無作為に選んだ10枚の図版をスライドプロジェクターを通して１枚につき５秒間提示した。被験者には図版が１枚提示されるたびに，配付された白紙にその図案を再現するよう指示した。制限時間は各図版につき15秒間であった。採点は all or none の基準により判定し，正しく再現された図版の枚数を得点とした。検査は服薬90分後に施行した。

Benton の視覚記銘検査は図版によってその難易度が異なっており，その違いは各図版のデザインを構成する要素的な図形の複雑さによっている。そこで，４投与期，４回の検査を通じて難易度が均一になるよう，常に同じ10枚の図版を利用し，各図版の要素図形の配置を検査のつど変更した。

3）対連合学習－記憶テスト

(1)顔と名前の対連合学習：検査者と被験者が対面し，検査者は６枚の人物写真（顔写真）を１枚ずつ被験者に手渡した。最初の紹介試行では，提示のたびに検査者がその人物の名前（苗字）を口頭で伝え，被験者にその人物の名前を憶えるよう教示した。その後，改めて６枚の写真を１枚ずつ提示し，被験者にそのつど人物名を口頭で答えるよう求めた。被験者が名前を答えられなかった場合，あるいは間違った場合は正しい名前を教え，顔写真を充分観察する時間を与えた。学習試行は最大８試行までとし，写真の提示順序は試行ごとにランダムに変えた。学習セッションは，被験者が６名全員の名前を２試行連続で正しく再生することができた時点で終了し，それまでに要した試行数を得点として記録した。被験者が８試行以内にこの学習基準を達成できず，第８試行目にはじめて全員正解が得られた場合は９試行，第８試行目にも得られなかった場合は10試行と記録した。この学習セッションは就寝前，服薬130分後に施行した。

(2)名前再生テスト：服薬翌朝（服薬11時間30分

後)，前夜の顔と名前の対連合学習で用いた6枚の写真を1枚ずつ提示し，被験者にその人物の名を答えるよう求め，正しく想起された名前の数を得点とした。

(3)エピソード再生テスト：顔と名前の学習セッションの終了後，6枚の写真から1枚をランダムに抜き出し被験者に提示した（8試行の対連合学習セッションで，被験者がその名前を一度も正しく特定することのできなかった人物写真があった場合は，その写真は用いないこととした)。次いでその人物のプロフィールについて9項目の仮想のエピソード（出身地，生年月日，誕生月の星座，兄弟構成，身長，体重，職業，趣味，好きな食べ物）を口述で伝えた。エピソードを述べるにあたっては，その内容の想起を翌朝求めることを予告した。エピソード再生テストは翌朝の名前再生テストに続いて行なった。6枚の顔写真を被験者の前に並べ，前夜そのプロフィールを紹介された人物はどの写真の人物かを尋ねたのち，9項目のエピソードについてその内容を答えるよう求めた。エピソード保持テストでの最高得点は，人物写真の特定も含め10点であった。

4）Memory scanning test[40)]

本検査は，服薬前，服薬100分後，および12時間30分後の3回実施した。被験者はまず，ビデオモニターに1.2秒間隔で1つずつ提示される一連の数字を記憶する。その後2秒間の画面ブランクを置いて，750 msec の予告音が鳴り，続いて1つの試験数字が画面に表示される。このとき被験者はこの数字が直前に記憶した数字（記憶セット）の中に含まれていたか否かを正しく判断し，“はい”（肯定），“いいえ”（否定）の2つの反応キーを使ってできるだけ速く答えるよう求められた（Fig. 1 (A))。予め記憶する数字の個数（set size）は試行ごとに1～6個の間でランダムに変わった。各 set size について16試行を実施し，肯定反応，否定反応が要求される試行がどの set size にもそれぞれ半数（8試行）ずつランダムに含まれた。数字は0から9のアラビア数字を用いた。記憶セットとして提示する数字は乱数列とし，1つの記憶セットに同じ数字は2個以上含まない（たとえば，7479)，続き数字を正順にも逆順にも含まないものとした（たとえば，4129，265)。正反応に要した平均反応時間を各 set size の肯定反応，否定反応ごとに記録した。検査における刺激提示，反応および反応時間の測定と記録はすべてパーソナルコンピュータによって制御した。

5）Multiple Sleep Latency Test (MSLT)[10)]

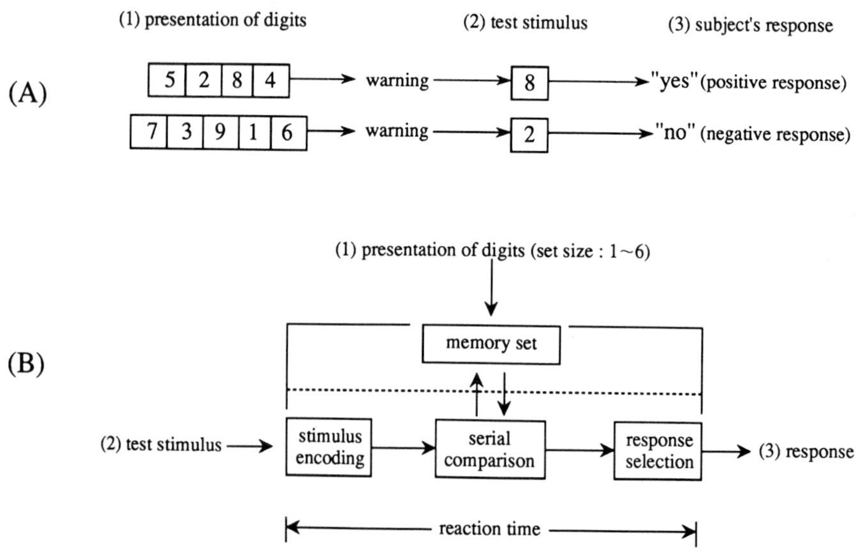

Fig. 1 Procedural diagram of the memory scanning test (A) and proposed information processing during performance on the task (B).

薬剤の鎮静・催眠効果の生理学的指標として，投与前，投与後1時間，12時間時の入眠潜時をMSLT法により測定した。被験者をシールドした暗室内のベッドに臥床させ，眼を閉じて眠るよう指示した。脳波はC_Z，P_Z，O_Zより誘導し，Rechtschaffen, A. and Kales, A.[34]によるStage 1が30秒間持続的に出現した時点をもって入眠と判定し，消灯から入眠までの時間を入眠潜時として記録した。指示から20分を経過しても基準に達しなかった場合は検査を終了し，入眠潜時を1200秒として記録した。

6．データ解析

試験結果の統計的解析に際しては，被験者をブロックとした乱塊法分散分析を用いた。これは，2週間の休薬期間の設定により薬剤の持ち越し効果が無視し得ること，また時期効果に関しても，ラテン方格デザインの採用により薬剤間で相殺されており，統計的推測に偏りは生じないと考えられたからである。薬剤間の多重比較にはTukey法を用いた。また必要に応じて共分散分析を用いたが，その際の薬剤間の対比較はBonferroni法で有意水準を修正しこれを行なった。なお，全体の有意水準は5％とし，10％以内を有意傾向ありとした。

Ⅲ．結　　果

1．言語記憶テスト

1）直後自由再生

Fig. 2は2つの単語リスト（A，B）に関する単語再生数の経時的変化を示している。服薬前のword list Aの直後再生数には4薬剤間に差は認められなかった（$F(3,33)=1.46$；$p=.244$）。服薬後のリストであるword list Bの直後再生数には有意な薬剤の主効果が見られ（$F(3,33)=4.65$；$p=.008$），多重比較の結果，ZPM群の再生数は，placebo，NZP両群に比べ有意に少なかった（いずれも，$p<.05$）。

Fig. 3は，リスト内の単語をその系列位置（提示順序）に従って5語ずつ4つのブロックに分け，各ブロックに属する単語の平均直後再生数を示したものである。一般に，自由再生法における項目再生率は，提示されるリストの始め（初頭部）と終わり（新近部）に位置する項目の再生率が高いこと，初頭項目，新近項目の再生率は種々の要因によって異なる影響を受けることが知られる。Fig. 3において，服薬前の単語リスト（A）に関し

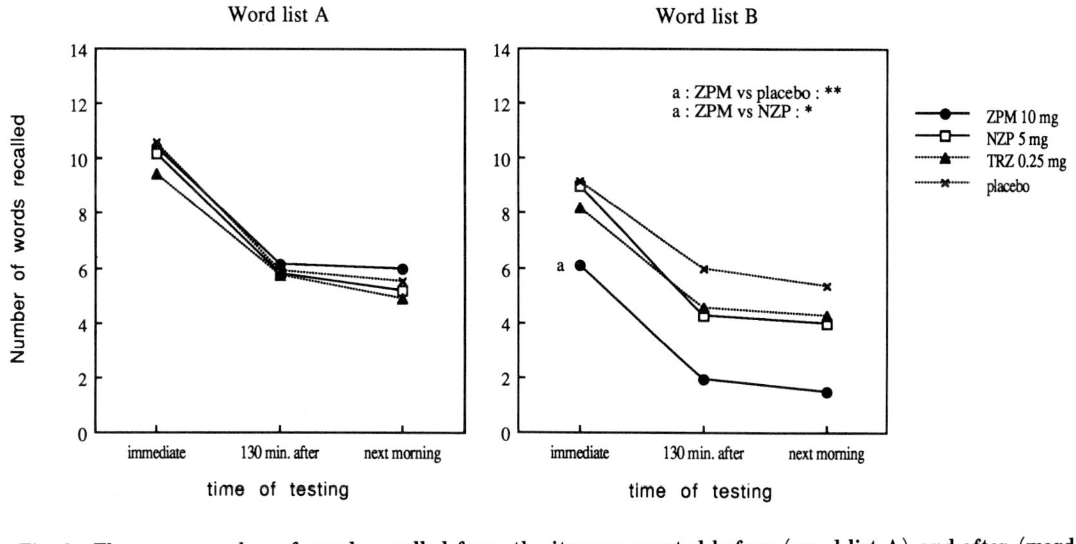

Fig. 2　The mean number of words recalled from the items presented before (word list A) and after (word list B) the drug administration.

＊：different at $p<.10$, ＊＊：different at $p<.05$

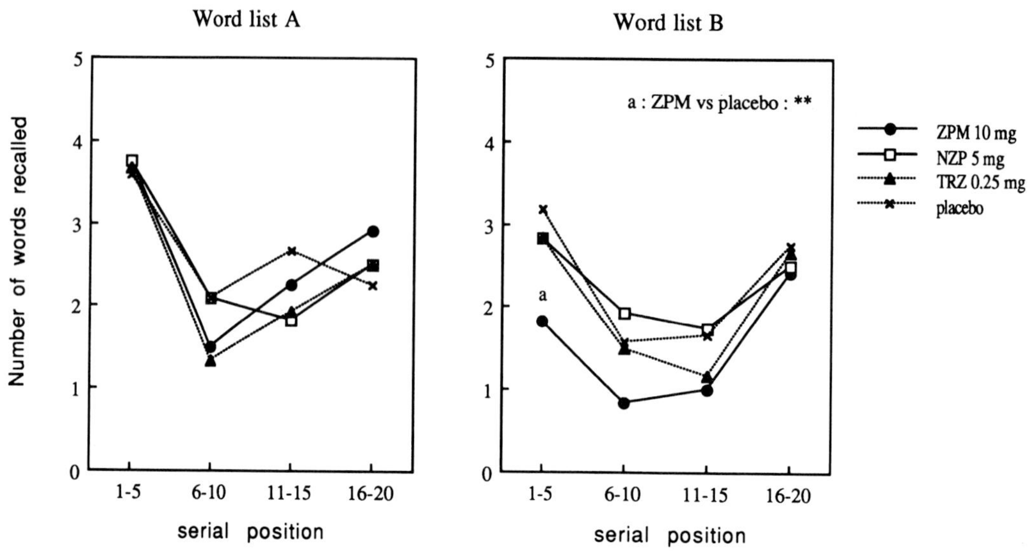

Fig. 3 Combined effects of drug and serial position on the number of words recalled in the immediate free recall before (word list A) and after (word list B) the drug administration.
＊＊：different at p<.05

ては初頭部(F(3,33)=0.10；p=.961)，新近部(F(3,33)=0.72；p=.550)とも薬剤間に有意な再生数の差はなく，服薬後の単語リスト（B）についても新近部の再生数には有意な薬物効果を認めなかった(F(3,33)=0.21；p=.890)。有意な薬剤の主効果は服薬後リストの最初の5項目の再生数に見られ(F(3,33)=3.00；p=.045)，多重比較の結果，ZPM群の初頭部再生数はplacebo群（p<.05）に比べ有意に少なかった。

2）遅延自由再生および遅延再認

服薬前の直後再生成績には薬剤間の差が認められなかったので，word list Aに関するその後の遅延再生テストの結果は分散分析により解析した。その結果，服薬後130分（F(3,33)=0.09；p=.965），および翌朝（F(3,33)=0.59；p=.628）の再生数に有意な薬剤の効果はみられず（Fig. 2），再認得点に関しても有意な薬剤効果は認められなかった(F(3,33)=0.57；p=.639)(Table 1)。

服薬後リスト（B）の遅延再生数（Fig. 2）の検定は，直後再生成績が薬剤間で有意に異なっていたことから，直後再生における再生数を共変量とした共分散分析を用いた。その結果，服薬後130分，および翌朝の遅延再生数に対する直後再生数の効果が有意であった（それぞれ，F(1,32)=10.8；p=.002，F(1,32)=6.04；p=.020)。そこで各時点の遅延再生数を直後再生数で補正したところ，服薬後130分，翌朝とも薬剤の主効果は有意ではなかった（それぞれ，F(3,32)=1.56；p=.218，F(3,32)=1.42；p=.254)。再認テストでも同様の理由から共分散分析を用いた結果，有意な薬剤効果は認められなかった（F(3,32)=1.75；p=.176）(Table 1)。

2．視覚記銘検査

薬剤間で有意な図案の再現数の差は認められなかった(F(3,33)=0.98；p=.414)（Table 1)。

3．対連合学習（Table 2）

1）顔と名前の対連合学習

顔と名前の対連合学習成立までの試行数に薬剤間の差は認められなかった（F(3,33)=1.98；p=.136)。8試行の学習セッションで学習の成立をみなかったケースは，ZPM群で12例中2例，NZP群で12例中3例，TRZ群で12例中2例，placebo群で12例中1例であった。6枚の対象写

Table 1　Performance of the subjects in the verbal recognition and visual retention test.

	Verbal Recognition Score		Visual Retention Score
	List A	List B	number of correct reproductions
ZPM 10 mg	0.82±.08	0.68±.12	5.17±2.3
NZP 5 mg	0.85±.10	0.76±.09	6.25±2.9
TRZ 0.25 mg	0.78±.18	0.76±.19	5.08±2.3
placebo	0.79±.14	0.86±.07	5.92±2.3

Scores are Means and S.D.

There were no signifficant differences between any medications in these tasks.

Table 2　Performance of the subjects in the paired-associates learning and memory and the episode retention test.

	Paired-Associates		Episode Retention
	number of trials	names recalled	episodes recalled
ZPM 10 mg	5.33±2.87	3.67±1.30 [a]	5.92±2.47 [c]
NZP 5 mg	5.75±2.86	4.17±1.64	8.17±1.70
TRZ 0.25 mg	5.33±2.74	3.83±1.47 [b]	5.75±2.22 [d]
placebo	3.58±2.47	5.08±1.08	8.50±1.31

Scores are Means and S.D.
a : signifficatly different from placebo (p<.05)
b : different from placebo at p<.10
c : signifficatly different from placebo (p<.01) and nitrazepam (p<.05)
d : signifficatly different from placebo (p<.01) and nitrazepam (p<.01)

真のうち特定の写真について8試行中1度もその名前の同定ができなかったというケースは全体で1例あり，それはNZP群の1例であった。

2）名前再生テスト

6枚の人物写真に対する翌朝の名前再生テストにおける再生数には有意な薬剤効果が認められ（F (3,33) = 2.97；p = .046），ZPM群の名前再生数はplacebo群のそれに比べ有意に少なく（p < .05）とTRZ群の再生数もplacebo群に劣る傾向にあった（p < .10）。

3）エピソード再生テスト

プロフィールの保持についても，名前再生テスト同様，有意な薬剤効果が認められた（F (3,33) = 8.81；p = .0002）。TRZ群の正しいエピソード再生数は，placebo，NZP両群に劣り（ともに，p < .01），ZPM群もplacebo群（p < .01）とNZP群（p < .05）に比べ有意に少なかった。

5. Memory scanning task

本検査における個々の反応時間は，その分布の歪度を低減するためすべて対数に変換し，解析はその平均値について行なった。したがって，以下に掲げるグラフの反応時間は，対数平均値を再変換した幾何平均値として与えられている。

投与前，服薬後100分，および翌朝の各時点について，薬剤×set size×反応タイプ（肯定か否定か）の3要因の分散分析を行なった。投与前についてはset size（F (5,55) = 70.88；p < .001）および

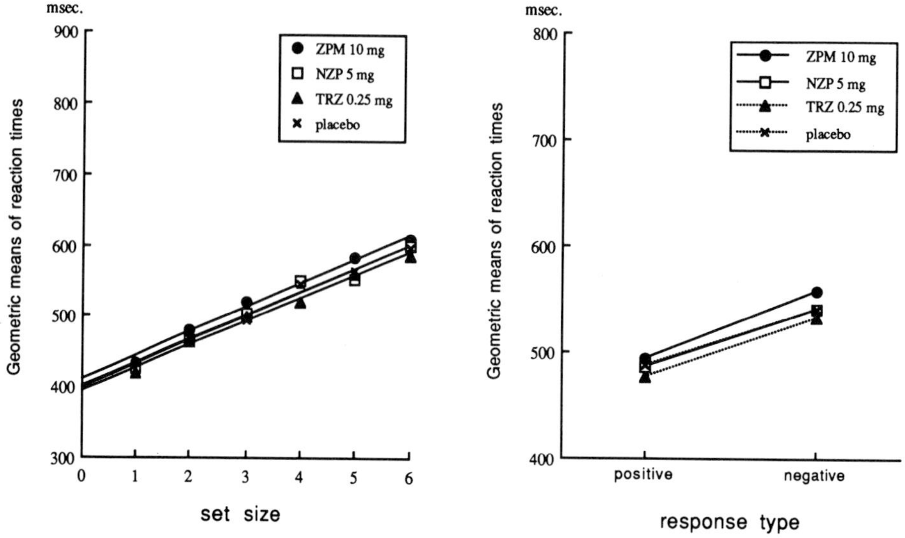

Fig. 4 Baseline performance on the memory scanning task before the drug administration.

反応タイプ（$F(1,11)=22.93$；$p<.001$）の主効果は有意であったが，薬剤の主効果（$F(3,33)=0.56$；$p=.646$），薬剤×set size（$F(15,165)=0.69$；$p=.792$）（Fig. 4 左），薬剤×反応タイプ（$F(3,33)=0.19$；$p=.905$）（Fig. 4 右）の交互作用はいずれも有意でないことが確認された。

有意な薬剤効果は服薬後100分に認められた（$F(3,33)=13.20$；$p<.0001$）。多重比較の結果，ZPM 群における総平均反応時間が他の 3 剤に比べ有意な延長を示した（いずれも，$p<.01$）（Fig. 5 左）。有意な薬剤×set size の交互作用は認められず（$F(15,165)=1.45$；$p=.128$），ここから set size の増加に伴う反応時間の延長のしかたに薬剤間で差のないことが推定された。これを確認するため，set size を独立変数，反応時間を従属変数とした一次回帰直線を各薬剤条件ごとに求め（ZPM；$y=.0332x+2.7102$；NZP；$y=.0299x+2.6317$；TRZ；$y=.0336x+2.6240$；placebo；$y=.0270x+2.6210$），その回帰係数を薬剤間で比較したところ 4 薬剤間に有意な差は認められなかった（$F(3,269)=0.86$；$p=.463$）。

服薬100分後においてはまた，有意な薬剤×反応タイプの交互作用が見いだされた（$F(3,33)=9.53$；$p<.001$）（Fig. 5 右）。肯定反応，否定反応における薬剤の単純効果はいずれも有意であり（いずれも，$p<.01$），多重比較の結果，肯定反応においては，ZPM 群の反応時間が他の 3 剤に比べ有意に延長し（いずれも，$p<.01$），NZP, TRZ の 2 剤は placebo と差がなかった。一方，否定反応に関しては，NZP, TRZ の 2 剤も placebo に比べ有意に反応時間を延長し（いずれも，$p<.01$），ZPM 群の反応時間はさらにその 2 剤に比べ有意に延長した（いずれも，$p<.01$）。これらより，ZPM, NZP, TRZ の 3 つの実薬群では，要求される反応タイプが反応時間に及ぼす影響が placebo 群に比べ大きいことが推定された。

服薬翌朝では有意な薬剤の主効果は消失し（$F(3,33)=0.91$; $p=.449$），薬剤×set size の交互作用も認められなかった（$F(15,165)=1.17$；$p=.298$）（Fig. 6 左）。しかし薬剤×反応パターンの交互作用が有意であり（$F(3,33)=3.49$；$p=.027$）（Fig. 6 右），多重比較の結果，肯定反応に関しては 4 薬剤間に差はなかったのに対し，否定反応において，NZP 群が placebo 群に比べ（$p<.01$），TRZ 群が placebo（$p<.01$），ZPM（$p<.05$）両群に比べ有意な反応時間の延長を示した。ZPM 群と placebo 群の間には有意な差は認められなかった。

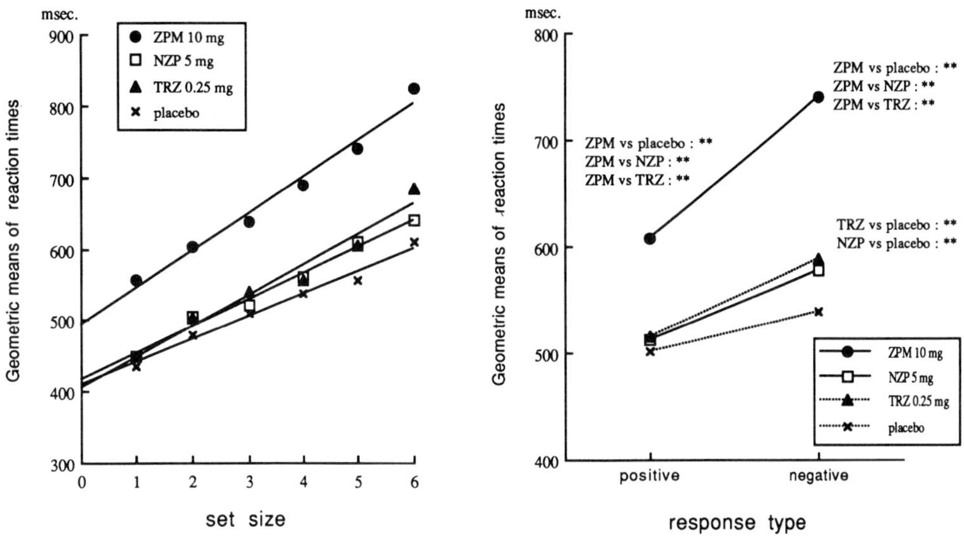

Fig. 5　Effects of drug on reaction times 100 min. after the treatment in the memory scanning task.
Left : combined effects of drug and set size ; Right : combined effects of drug and response type.
＊＊ : different at p<.01

6．入眠潜時

MSLT によって測定された入眠潜時の経時的変化は Table 3 に示される。服薬60分前の入眠潜時に差は認められなかった（$F(3,33)=1.09$；$p=.367$）。次いで，服薬後60分，服薬翌朝（服薬12時間後）の入眠潜時に関してこの投与前値を共変量とした共分散分析をそれぞれ行なったところ，服薬後60分では有意な薬物効果が見られ（$F(3,32)=4.64$；$p=.008$），ZPM 群における入眠潜時が placebo 群に対して有意な短縮を示したが（$p<.01$），この効果は翌朝には消失した（$F(3,32)=0.61$; $p=.612$）。

服薬後の直後自由再生において ZPM 条件の再生数が placebo，NZP 両群に比べ有意に少なかったことから，入眠潜時と再生成績の関係を検討する目的で，服薬後60分の入眠潜時を共変量とした共分散分析を行なった。その結果，補正後の word list B の直後再生数には薬剤間に有意な差を認めなかった（$F(3,32)=2.14$；$p=.114$）。

V．考　　察

BZ 系睡眠薬投与下で生ずる健忘は一般に前向性健忘の形をとり，逆向性健忘は生じないとされている[39]。本試験でも，服薬前に記憶された単語（word list A）の遅延再生テストにおける再生数の減少経過（Fig. 2 左），さらに再認得点（Table 1）はどの薬剤も placebo と等しく，従来の知見を再検証する結果となった。一方，服薬後の各薬剤の記憶・学習機能に及ぼす影響は，用いられたテストのタイプと施行時期によって，各薬剤の影響の有無および薬剤間の効果の差に異なるパターンが観察された。

1．情報獲得の障害

服薬90分後に施行された言語的な直後再生テストでは有意な薬物効果が観察されたが，同時期に施行された視覚的記銘検査の成績には薬剤間の差を認めなかったことから，記憶障害は記憶素材に依存的であったといえる。特に，視覚的記銘検査で用いられた視覚刺激は 2， 3 の単純な幾何学図

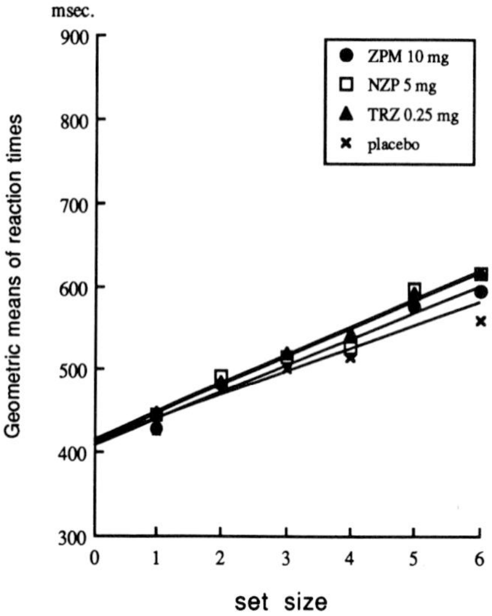

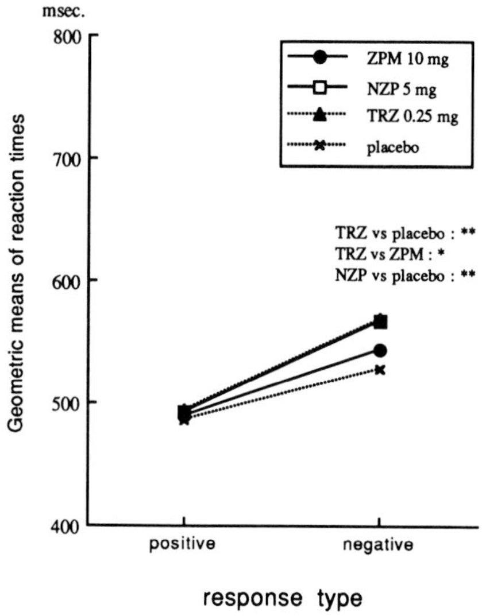

Fig. 6　Effects of drug on reaction times the morning following the treatment in the memory scanning task.
Left: combined effects of drug and set size; Right: combined effects of drug and response type.
＊：different at p<.05, ＊＊：different at p<.01

Table 3　Sleep latencies under different drug conditions.

	baseline	1 hr. after dosing	12 hrs. after dosing
ZPM 10 mg	738.4±114.0	526.7±113.2 a	779.2±110.6
NZP 5 mg	593.5±100.2	809.2±111.6	867.2±101.0
TRZ 0.25 mg	522.5±84.7	712.0±108.6	733.7±98.9
placebo	584.5±76.3	981.9±96.5	804.3±83.6

Values are Means and S.E.M. in seconds.
a : signifficatly different from placebo (p<.01)

形が配置されたパターン刺激であり，少なくともそのような視覚的な単純刺激に限っては，その極く短期的な記憶保持に対してどの薬剤も影響を及ぼさないといえる。

直後自由再生テストでは，ZPM 群のみに有意な単語再生数の低下を認めた。系列位置効果の分析から，この ZPM 投与下の再生数の低下は，その大部分がリスト初頭部の単語再生数の減少に負うことが判明した（Fig. 3）。記憶過程を短期記憶と長期記憶に区分する 2 段階論の用語で言えば，自由再生法における初頭項目の再生は，たび重なるリハーサルの結果固定された長期記憶からの出力であり，新近項目の再生は，十分なリハーサルを受けずに短期記憶に保持された情報の出力といえる。事実，リスト 1 項目当たりの提示時間の長短[18]や項目に対する積極的なリハーサルの有無[37]といった操作が選択的な影響を与えるのは初頭項目の再生率であり，リスト提示と項目再生の間に挿入される干渉課題によってその再生率が選択的に減少するのは新近部の項目である[33]。これらの事実は，ZPM 投与下におけるリスト初頭部の単語再生数の減少が，リハーサルによる記憶の固定化の失敗，言い換えれば記銘の失敗によって大部分説明されることを示唆している。

記銘過程には，事象に対する積極的な注意が要求され，憶えようとする意識的な試みが不可欠である。したがって，ZPMにおける直後再生成績の低下が，記銘過程に影響するこの種の注意や意識過程に対する影響の間接的な結果であるのか，それとも記銘過程における情報の符号化ないし固定化そのものの障害を意味するのかを考察することは重要である。服薬後の直後再生検査に先だって（30分前）施行されたMSLTではZPM群の入眠潜時だけが有意な短縮を示していた。30分という時間差があるとはいえ，これは直後再生検査施行時における各薬剤群の眠気の差を反映しているといえる。このMSLTによる入眠潜時を共変量とした共分散分析では，服薬後の直後再生数に薬剤間の差を認めなかった。このことは，ZPMに認められた記銘障害が，本剤の相対的に強力な鎮静・催眠効果に起因する注意力，集中力の低下の結果とする可能性を支持する。この点に関連して，顔と名前の対連合学習の成立に要した試行数に薬剤間の差が認められなかったことは必ずしもこの考察と矛盾しない。なぜなら，対連合学習の成績がZPMと他剤の間で異ならなかったのは，施行時点の（服薬130分後）における各薬剤の薬物動態などよりむしろ，対連合学習に際して検者が被験者と対面し，被験者の動機づけを常に鼓舞したという手続き上の相違に起因すると考えられるからである。しかしここで留意しておかなければならないことは，他のBZ系薬剤に関する同様の議論になぞらえてみても[15]，ここに認められた鎮静効果と記銘水準の間の相関は両者の因果関係を意味するわけではなく，本薬剤の鎮静効果とは独立に働く記憶機能そのものに対する影響の可能性をただちに否定するものではないということである。

2．保持・想起の障害

服薬後リスト（B）の遅延再生（および再認），名前再生，エピソード再生の3つのテストは，服薬後に経験された事象に関する記憶保持の評価を目的とした。単語リストについては，再生法，再認法いずれの保持尺度においても有意な薬物効果を認めなかった。直後再生レベルには差があったにせよ，その後の時間経過に伴う忘却曲線は3剤ともplaceboのそれとパラレルな推移を示した(Fig. 2)。これに対し，名前再生，エピソード再生ではZPM，TRZの2剤がいずれもplacebo，NZPの再生数に比べ有意な減少を示した。ただしこの2つの再生テストには大きな違いがある。すなわち，名前再生では，被験者は前夜の就眠前に顔と名前の対連合を一定の学習基準まで獲得していたのに対し，エピソード再生では，起床後にその内容の想起が求められる予定であることが告げられたとはいえ，情報の充分な符号化がなされたという確証はないという点である。

Roth, T.ら[36]は，BZ系睡眠薬を服薬し就眠している被験者を服薬3時間後に起こし直後再生テストを行なったのち再び就眠させた。被験者の起床後に再び再生テストを行なったところ，起床後の再生成績は，薬剤の別に関係なく，中途覚醒時のテスト終了から再入眠までの潜時が2.5分より短い場合に劣り，5分より長い場合に優れて良いことが分かった。彼らはこれらの結果から，1）翌朝における記憶の欠損は中途覚醒時の記憶固定障害に原因があり，その固定障害は薬剤がもたらす鎮静効果が直接的な原因である，2）BZ系睡眠薬による健忘は薬剤による前向性健忘というより，薬剤による強力な鎮静効果を伴う睡眠という出来事による逆向性健忘であると主張した[35]。Roth, T.らの見解に従えば，単語リストの翌朝再生とエピソード再生の結果が本研究で食い違いを示したのは，記憶材料の提示と就眠までの遅延時間の差によって説明される。すなわち，前者では服薬90分後の直後自由再生から就眠までに充分な遅延（60分）があったのに対し，エピソード再生では，項目の提示が就寝時の20分前に行なわれたため，各薬剤の入眠作用の相違が項目の固定レベルを違えていた可能性が考えられる。言い換えれば，エピソードの再生成績に見られた薬剤差は，記憶の保持（あるいは想起）の障害というより，服薬130分後におけるZPMとTRZの相対的に強力な催眠作用に起因する記憶固定障害の結果である。しかしながらこの議論を名前想起テストに当てはめることは必ずしも適当でない。なぜなら名前再生テストは既に記銘された事象についての再生テストであり，前夜の対連合学習の学習達成基準を妥当とする限り，その結果は ZPM と TRZ の記憶保持（あるいは記憶検索）機能の障害の結果と見なされる。このことは，Roth, T.らの上記第1の見解とは必ずしも相いれない現象を示唆している。

次に Roth, T.らの第2の見解に従えば，ZPM, TRZ という超短時間型に属する2剤成績低下は，それらが NZP, placebo に比べより強力な睡眠効果をもたらした結果として説明される。これに対して Curran, H.V.[12] は，通常の自然睡眠は記憶の固定や保持に促進に働くという古典的な実験事実[22] を引用して Roth, T.らのこの見解を批判している。この立場からすれば，ZPM と TRZ の薬理学的特性や，これらの薬物によってもたらされる睡眠の質が記憶機能に対して積極的な抑制作用をもたらす可能性を考えなくてはならない。この2つの薬物の薬理学的作用機序や，その作用特性の共通性や相違についてはいくつかの報告がある。たとえば，Balkin, T.J.ら[4] は，12名の健常成人男子を被験者とした試験で，ZPM 20 mg と TRZ 0.5 mg は催眠作用に関して同力価を示すが，認知機能の低下は TRZ にのみ生ずることを報告し，$BZ_1(\omega_1)$, $BZ_2(\omega_2)$ 受容体の脳内分布[13] とも関連する2つの subtype の差別的役割を推測している。また Mendelson, W.B.[28] は，その動物実験の結果に基づき，$BZ_2(\omega_2)$ 受容体は睡眠の導入に，$BZ_1(\omega_1)$ 受容体は睡眠の維持にそれぞれ関与するとの仮説を提唱している。しかしながら本研究では BZ 受容体 subtype の差別的な役割を明示するまでには必ずしも至らなかった。両薬剤の作用特性については，今後さらに詳細な生理学的，生化学的パラメータを重合した比較検討が必要と思われる。

3. 短期記憶障害と残遺効果

従来 BZ 系薬剤は短期記憶機能には影響を及ぼさないとされてきた。しかし近年，Memory scanning 課題の導入により，BZ 系薬物の短期記憶機能に及ぼす影響が捉えられるようになってきた[20,21,41,42]。Memory scanning 課題では反応の正誤よりむしろ反応時間が成績の指標とされる。この反応時間は，短期記憶の検索過程で継次的に経過する3つの情報処理段階に要した時間の総和と考えられ，その3段階とは，試験刺激数字をそれとして認知し符号化する刺激符号化段階，試験刺激を記憶セット内の各項目と同じか否か比較照合する記憶走査段階，検索の結果に基づき肯定か否定かの判断を行ない，反応を選択する反応選択段階である（Fig. 1(B)）。

Memory scanning 課題における反応時間は set size の一次関数として直線的に増大し，その勾配は記憶セット内の1項目当たりの比較照合に要する情報処理スピードを意味する。この勾配の相対的な増大は記憶走査段階における情報処理速度の低下，すなわち短期記憶の記憶走査段階の障害を意味する。本研究においては，服薬100分後，翌朝のいずれの時点でも有意な薬剤×set size の交互作用を認めなかった。また set size を独立変数とした反応時間の一次回帰直線における回帰係数にも差を認めなかった。ZPM, NZP, TRZ はいずれも短期記憶検索における記憶走査段階の情報処理速度に障害を及ぼさなかったといえる。

次に，反応選択段階における情報処理速度（すなわち，判断と反応選択速度）は，求められる反応のタイプによって異なることが，服薬前の反応時間の分析から明らかである（Fig. 4右）。この反応タイプと薬剤処置の交互作用は，服薬100分後と翌朝で有意であった。このことは，薬剤が反応選択段階における情報処理に異なる影響を及ぼしたことを意味する。多重比較の結果は，服薬100分後では ZPM, NZP, TRZ の3剤すべてが否定反応の反応選択に要する時間の延長度合いを増大させ，翌朝では NZP, TRZ の2剤に同様の影響が残存したことを示している。こうして，本試験で用いられた3つの薬剤はそのいずれも記憶検索過程における反応選択段階に影響を及ぼし，とりわけ NZP と TRZ の2剤ではその障害が翌朝にも及んだ。しかしながら，NZP と TRZ の残遺効果にはそれぞれ異なる説明が必要と考えられる。すなわち，消失半減期の長い NZP については服薬翌朝においてもそれが体内に残存することが推定され，服薬後100分に観察されたと同様の影響が翌朝に残存することは理解に難くない。他方，消失半減期の短いTRZに関しては服薬後750分の時点に推定される本薬剤の体内動態から説明することは困難に見える。Bixler, E.O.ら[6]は，ほとんどのTRZが体外へ排泄されていると思われる時点での本薬剤の記憶障害を記述したうえで，その記憶障害の成因をその鎮静・催眠効果や睡眠の直接的な影響に求めることを否定している。最近ではTRZの特性として，BZ受容体への高い親和性と脳への高い取り込み率が知られ[3]，これらの点がTRZの記憶障害の成因に密接に関わっているとも考えられているがこの問題は今後の重要な研究課題のひとつといえる。また，Memory scanning課題を用いたTRZ短期記憶に及ぼす影響については，記憶走査段階の障害を報告するもの[21,41]，記憶検索の3段階すべての障害を報告するものがあり[42]，同一研究者の研究においてさえ結果は必ずしも一致しない。それには用量やテスト時期，テスト手続きの違いが関係していると思われ，今後同一の手続きのもとで用量依存性やテスト時期を配慮した検討がさらに必要と考える。

文　献

1) Arbilla, S.H., Allen, J., Wick, A. et al.: High affinity [³H]-zolpidem binding in the rat brain: an imidazopyridine with agonist properties at central benzodiazepine receptors. Eur. J. Pharmacol., 130: 257-263, 1986.
2) Arbilla, S., Depoortere, H. and George, P.: Pharmacological profile of the imidazopyridine zolpidem at benzodiazepine receptors, and electrocorticogram in rats. Naunyn-Schmiedeberg's Arch. Pharmacol., 330: 248-251, 1985.
3) Arendt, R.M., Greenblatt, D.J., Liebisch, D. C. et al.: Determinants of benzodiazepine brain uptake: lipophilicity versus binding affinity. Psychopharmacology, 93: 72-76, 1987.
4) Balkin, T.J., O 'Donnel, V.M., Wesensten, N. et al.: Comparison of the daytime sleep and performance effects of zolpidem and triazolam. Psychopharmacology, 107: 83-88, 1992.
5) Benton, A.L.: The visual retention test. The Psychological Corporation, New York, 1955. (ベントン視覚記銘検査図版．三京房，京都，1966)
6) Bixler, E.O., Kales, A., Manfredi, R.L. et al.: Next-day memory impairment with triazolam use. Lancet, 337: 827-831, 1991.
7) Bowery, N.G., Price, G.W., Hudson, A.L. et al.: GABA receptor multiplicity visualization of different receptor types in the mammalian CNS. Neuropsychopharmacology, 23: 583-587, 1984.
8) Braestrup, C. and Nielsen, M.: Neurotransmitters and CNS disease. Lancet, 2: 1030-1034, 1982.
9) Brown, S.S. and Dundee, J.W.: Clinical studies of induction agents XXV: diazepam. Br. J. Anaeth., 40: 108-112, 1968.
10) Carskadon, M.A., Dement, W.C., Mitler, M.M. et al.: Guidelines for the multiple sleep latency test (MSLT): a standard measure of sleepiness. Sleep, 9: 519-524, 1986.
11) Clarke, P.R. F., Eccersley, P.S., Frisby, J.P. et al.: The amnesic effect of diazepam (Valium). Br. J. Anaeth., 42: 690-697, 1970.
12) Curran, H.V.: Tranquilizing memories: a review of the effects of benzodiazepines on human memory. Biol. Psychol., 23: 179-213, 1986.
13) Dennis, T., Dubois, A., Benavides, J. et al.: Distribution of central omega 1 (benzodiazepine 1; BDZ1) and omega 2 (benzodiazepine 2; BDZ2) receptor subtypes in the monkey and human brain: an autoradiographic study with [³H] flunitrazepam and the omega 1 selective ligand [³H] zolpidem. J. Pharmacol.Exp. Ther., 247: 309-322, 1988.
14) Depoortere, H., Zivkovic, B., Lloyd, K. G. et al.: Zolpidem, a novel nonbenzodiazepine hypnotic: I. neuropharmacological and behavioral effects. J. Pharmacol. Exp. Ther., 237: 649-658, 1986.
15) Files, S.E. and Lister, R.G.: Do lorazepam+induced deficits in learning result from impaired rehearsal, reduced motivation or increased sedation? Br.J. Clin.Pharmacol., 14: 545-550, 1982.
16) Ghoneim, M.M. and Mewaldt, S.P.: Benzodiazepine and human memory: a review. Anesthesiology, 72: 926-938, 1990.
17) Ghoneim, M.M., Hinrichs, J.V. and Mewaldt, S.P.: Dose response analysis of the behavioral effects of diazepam: I. learning and memory. Psychopharmacology, 82: 291-295, 1984.
18) Glanzer, M. and Cunitz, A.R.: Two strage mechanisms in free-recall. J. Verb. Learning Verb. Behav., 5: 351-360, 1966.
19) Green, D.M. and Moses, F.L.: On the equivalence of two recognition measures of short-term memory. Psychol. Bull., 66: 228-234, 1966.

20) 石郷岡純, 石井善輝, 笠原友幸他 : Zopiclone の短期記憶機能に及ぼす影響. 神経精神薬理, 10 : 328-332, 1988.
21) 石郷岡純, 村崎光邦, 石井善輝他 : Flurazepam および Triazolam のヒト記憶機能に及ぼす影響. 精神薬療基金年報, 19 : 290-297, 1988.
22) Jenkins, J.G. and Dallenbach, K.M.: Obliviscence during sleep and waking. Amer. J. Psychol., 35 : 605-612, 1924.
23) Johnson, L.C. and Chernik, D.A.: Sedative-hypnotics and human performance. Psychopharmacology, 76 : 101-113, 1982.
24) 風祭元, 菅野道, 山下格他 : 精神神経科領域における不眠に対する zolpidem の臨床評価―精神分裂病, 躁うつ病に伴う不眠に対する至適用量の検討―. 臨床医薬, 9, suppl., 2 ; 81-100, 1993.
25) 工藤義雄, 川北幸男, 斎藤正己他 : イミダゾピリジン系睡眠剤ゾルピデムの二重盲検用量検索試験. 臨床医薬, 9, suppl., 2 ; 57-79, 1993.
26) 工藤義雄, 島田修, 黒河内寛他 : Zolpidem の第一相試験―単回および連続投与試験―. 臨床医薬, 6 : 651-675, 1990.
27) Lister, R.G. and Files, S.E.: The nature of lorazepam-induced amnesia. Psychopharmacology, 83 : 183-187, 1984.
28) Mendelson, W.B.: The search for the hypnogenic center. Prog. Neuropsychopharmacol. Biol. Psychiat., 14 : 1-12, 1990.
29) 村崎光邦 : 抗不安薬の作用機序をめぐって. 神奈川精神医学会誌, 38 : 3-16, 1988.
30) 小川嗣夫 : 52カテゴリーに属する語の出現頻度表. 関西学院大学人文論究, 22 : 1-68, 1962.
31) Perrault, G. Morel, E., Sanger, D. J. et al.: Differences in pharmacological profiles of a new generation of benzodiazepine and non-benzodiazepine hypnotics. Eur. J. Pharmacol., 187 : 487-494, 1990.
32) Polc, P., Benetti, E.P., Schaffner, R. et al.: A three-state model of the benzodiazepine receptor explains the interactions between the benzodiazepine antagonist Ro 15-1788, benzodiazepine tranquilizers, β-carbolines and phenobarbitone. Naunyn-Schmiedeberg's Arch. Pharmacol., 321 : 260-264, 1982.
33) Postman, L. and Phillips, L.W.: Short-term temporal changes in free-recall. Quart. J. Exp. Psychol., 17 : 132-138, 1965.
34) Rechtschaffen, A. and Kales, A. (eds.): A manual of standardized terminology, techniques and scoring system for sleep stages of human subjects. Los Angeles : BIS/BRI, UCLA, 1968.
35) Roehrs, T., Zorick, F., Sicklesteel, J. et al.: Effects of hypnotics on memory. J. Clin. Psychopharmacol., 3 : 310-313, 1983.
36) Roth, T., Hartse, K.M., Saab, P.G. et al.: The effects of flurazepam, lorazepam and triazolam on sleep and memory. Psychopharmacology, 70 : 231-237, 1980.
37) Rundus, D.: Analysis of rehearsal processes in free recall. J. Exp. Psychol., 89 : 63-77, 1971.
38) Scatton, B., Claustre, Y., Dennis, T. et al.: Zolpidem, a novel nonbenzodiazepine hypnotic : II. effects on cerebellar cyclic GMP levels and cerebral monoamines. J. Pharmacol. Exp. Ther., 237 : 659-665, 1986.
39) Scharf, M.B., Khosla, N., Lysaght, R. et al.: Anterograde amnesia with oral lorazepam. J. Clin., Psychiat., 44 : 362-364, 1983.
40) Sternberg, S.: High-speed scanning in human memory. Science, 153 : 652-654, 1966.
41) Subhan, Z.: The effects of benzodiazepines on short-term memory and information processing. Psychopharmacology Suppl., 1 : 173-181, 1984.
42) Subhan, Z. and Hindmarch, I.: Effects of zopiclone and benzodiazepine hypnotics on search in short-term memory. Neuropsychobiol., 12 : 244-248, 1984.

abstract

Effects of a single dose of zolpidem, a novel benzodiazepine ω_1 receptor-related hypnotic, on human memory

——a comparative double-blind study with triazolam and nitrazepam——

Makihiko Suzuki*, Mitsutomo Uchiumi*
and Mitsukuni Murasaki*

The effects of single oral doses of zolpidem (ZPM, 10 mg), nitrazepam (NZP, 5 mg) and triazolam (TRZ, 0.25 mg) on human memory processing were studied with 12 healthy male volunteers. The double-blind and cross-over test sessions were carried out at 2-weeks intervals. A set of memory tests were conducted before and after dosing at p.m. 8 : 30. The results obtained were as follows ;

1) There was no evidence of retrograde amnesia in any drug treatments.

2) Only ZPM significantly decreased the number of words correctly recalled in the immediate verbal free recall test performed 90 min. after the treatment. The lowered ability for memory consolidation under the ZPM treatment paralleled a significant increase in physiological sleepiness as measured by the Multiple Sleep Latency Test.

3) In the retrieval tasks performed in the following morning, both ZPM and TRZ significantly decreased recall of the materialr memorized prior to bed time, such as names of the persons featured by the photograghs.

4) Compared with placebo, all the active drugs impaired response-selection organization stage of information processing in the Sternberg's memory scanning task 100 min. after the treatment. The same impairment was also noted the morning following medication with the NZP and TRZ treatments, which may be considered as residual effects.

Following conclusions were drawn from these findings ; i) 10 mg of ZPM produced the most marked detrioration of learning and memory functions during early period after the medication, although it had relatively less residual effects in the next morning, ii) 5 mg of NZP did not influence memory functions as adversely as ZPM during early stage after dosing, while the influences hanged over the next morning, iii) 0.25 mg of TRZ induced memory deficit, which might be ascribable to memory impairment during early period after the medication, and the hang-over effect was evident. *Jpn. J. Neuropsychopharmacol., 15 : 375-389, 1993.*

**Department of Psychiatry, Kitasato University School of Medicine. 2-1-1, Asamizodai, Sagamihara, Kanagawa, 228 Japan.*

てんかんの重積状態の治療

高橋明比古*　　村崎　光邦*

抄録：てんかん発作重積状態（SE）は，その生命予後，後遺症の問題などから可及的速やかな抑制が必要である。その多くはてんかんの経過上よりも種々の疾患の経過上出現する。その原因疾患の検索，治療もSE抑制同様に重要である。SE抑制の薬物療法は，まずdiazepamの投与を行う。しかしdiazepamは発作抑制時間が短く発作再発の予防が難しいため，phenytoinの併用を行う。これらの治療法でSEが抑制不可能な場合には，flunitrazepam，midazolam，lidocaine，barbiturate coma療法を試みる。最終的に抑制不可能であれば，halothane，enfluraneなどによる全身麻酔をかける。また，SEにより生じる生体内変化，合併症を予防し全身機能の平衡を維持することも重要である。抑制が困難な場合は全身麻酔や高度の全身管理を必要とするため，漫然と時間経過をみるよりも高度医療が可能な適切な医療機関へ速やかに転送する判断が必要である。

精神科治療学　8(7)；771-782, 1993

Key words： *status epilepticus, treatment, antiepileptic drug, epilepsy*

はじめに

1824年にCalmeil[6]は全身性強直間代けいれん（generalized tonic clonic convulsion：GTC）が反復出現し発作間欠期にも意識が回復しない状態を記載した。これがてんかん発作重積状態(status epilepticus：SE）という用語の起源である。その定義は，てんかん発作が頻回に反復出現し，あるいは長時間持続するために生じた固定性てんかん性状態とされている[16]。しかし，その頻度，時間的規定は不明確であった。過去の報告では1時間とするものが多かったが，最近のものは30分とするものが多い。しかし，その病態，生命予後，後遺症などの問題からLeppik[27]は成人で24時間以内に3回のGTCを認めた場合はSEに準じた治療を行うべきであるとしている。

その分類は，けいれん性，非けいれん性に大別しさらに細分化されているが，てんかん発作の国際分類のような標準公式的な分類は現段階では存在しない。本稿ではRamsay[36]の分類を表1に示すが，てんかん発作の国際分類によるすべての発作型のSEが生じる可能性がある。

SEの出現頻度は各報告で隔たりがあるが5～10%とする報告[1,7,22,23,32,46]が多い。その死亡率は，GTC SEでは約10%に達する[7,38,43]。非けいれん性のSEではその死亡率はGTC SEを下回ると思われるが，その正確な率は把握されていないのが現状である。しかし，非けいれん性のSEでも重篤な中枢神経系障害をきたすことが報告[43]されており，その治療はGTC SEと同様に行うべきである。SEの死亡率，後遺症残存の時間的関係では

Treatment of status epilepticus.
*北里大学医学部精神科
〔〒228 神奈川県相模原市北里1-15-1〕
Akihiko Takahashi, M.D., Mitsukuni Murasaki, M.D.: Department of Psychiatry, Kitasato University, School of Medicine. 1-15-1 Kitasato, Sagamihara, Kanagawa, 228 Japan.

表1　Types of status epilepticus[36]

Convulsive
Partial
Somatomotor(Kozhevnikoffs)
Generalized
Tonic-clonic
Myoclonic
Lance Adams syndrome
Nonconvulsive
Partial
Temporal(complex partial status)
Frontal(spike wave stupor)
Epileptic aphasia
Generalized
Absence(petit mal)
Pseudoseizure

1.5時間の持続では特に後遺症をきたすことはなく，後遺症を残した者の平均持続時間は10時間であり，死亡した者の持続は平均13時間であるとする報告[7,38]がある。

SE はてんかんの経過上に出現することよりも脳炎，脳血管障害，脳腫瘍などの中枢神経系疾患，代謝性疾患などの種々の疾患の経過上出現することが多く，70%近くが症候性のものであるという報告[22,23,32,38,41]が多い。その原因疾患は年齢により異なり，小児では感染症によるものが多く成人では脳血管障害が多い[14]。また，てんかんにおいて出現する SE では断薬が原因であることが多い。年齢別による死亡率は，小児の方が高率であるという報告が多いが，これを否定する報告[14]もあり一定の見解には至っていない。これは原因疾患の差や経過観察期間などの違いによるものと思われる。死亡した SE の原因疾患をみると小児では腫瘍が，成人では無酸素脳症が多い[14]。

I．治療開始前の把握事項，治療目標

1．治療開始前の把握事項

SE 治療はその死亡率，後遺症の点から，またその持続時間が長くなればなるほど抑制が困難となること[38,43,52]からも，速やかな治療が必要である。しかし，その治療（薬物投与，補液など）の開始前に必要最低限把握しておかなければならないことについて記す。

1）問　診

a．てんかんの治療歴の有無

てんかんの治療歴がある場合は，SE 出現の前に抗てんかん薬の種類，量の変更はなかったか，また怠薬，断薬がなかったかを確認する。

b．既往歴

精神身体疾患の既往歴の有無（特に中枢神経系疾患）。また，現在治療中の疾患の有無とその治療薬物。アルコール歴。

c．現病歴

SE に先行して発熱，頭痛，頭部外傷などがなかったか。

発作は左右対称性か，身体の局所から始まるのか，その持続時間はどのぐらいか，発作終了後に麻痺など神経学的異常所見がないか，各発作間隔はどのぐらいか。

2）検　査

a. 一般身体所見：血圧，脈拍，呼吸数，体温

b. 神経学的所見

c. 一般検査：血液一般検査，血液生化学検査，血液ガス，尿一般検査

これらの検査は，補液，抗てんかん薬の投与前に必要となる。これは患者の一般状態を把握するのに必要なだけでなく，治療開始後では，治療の影響を受け電解質の不均衡，抗てんかん薬の血中濃度の評価などの SE の原因の推定が難しくなるためである。また，採血量は追加検査を行うことを考慮して多めに採血しておいた方が無難である。

CTscan，MRI，髄液検査は，SE の多くが症候性であることを考慮すると必須の検査であるがその施行は SE の治療中，または抑制後に行うのが現実的であろう。

2．SE の治療目標

SE の治療に際しては下記にあげる項目が重要である[44]。

1）速やかな脳波，臨床上の発作の抑制
2）発作の再出現の予防
3）循環，呼吸機能ならびに脳内酸素の確保
4）低血糖，電解質不均衡，発熱，lactic acidosis，脱水，感染症などの合併症の予防，治療

表2 Properties of an ideal drug for treatment of status epilepticus[44)]

1.	Rapidly effective against all types of status
2.	Available for intravenous administration
3.	Potent, so that small volumes can be given rapidly
4.	Safe : no cardiorespiratory depression, no depression of consciousness, no systemic side effects
5.	Rapidly enter the brain
6.	Long distribution half-life
7.	Short elimination half-life
8.	Useful in oral form as a chronic antiepileptic drug

5) SEの原因疾患の評価と治療

SEの発作型の評価も原因疾患の推定や治療反応性を予測するうえで重要である[11,43)]。

II. 薬 物 療 法

SEの治療薬としての有用性の条件を表2に示す。現段階ではSE治療の薬物選択に関しては，標準公式的なものはない。これは各薬物に一長一短があり，また各患者の状態や合併症の有無により選択される薬物が異なるからである。しかし，SEは速やかな抑制が最重要とされることから，その治療に使用される薬物は経口投与でもその吸収が速やかか，静脈内投与が可能な薬物であることが条件となる。現在本邦では静脈内投与可能な抗てんかん薬はphenytoin, diazepamのみである。しかし，日常のてんかん治療では抗てんかん薬として使用されることのないmidazolam, flunitrazepam, lidocaine, pentobarbitalなどもSEの治療薬として使用される。以下に各薬物の使用方法，副作用などについて記す。

1. Benzodiazepine（BZP）系薬物

1) diazepam（DZP）

DZPは臨床医学全般で広く使用されている薬物であるが，てんかんの日常臨床では，抗てんかん薬として使用されることは多くはない。しかし，SE治療においてはclonazepam, lorazepamの注射製剤が入手困難な本邦ではその果たす役割は重要である。SE治療におけるその有用性は速効性にある。DZPは静脈内投与すると，10秒以内に脳内に移行し[47)]作用を発揮する。しかし，静脈内投与15分後には血中濃度は50%以下に低下[2)]してしまうためにSEの抑制時間は20〜30分と短時間である。そのため，DZPはrepetitionのSEよりprolongationのSEに対してより有効であるといえる。つまり診察時点で発作が起きている場合にはDZPの静脈内投与がfirst choiceとなる。しかし，前述のごとくその作用時間が短いことからDZP単独での発作再発の予防が難しく，Prenskyら[34)]はDZPの単独投与で2時間後まで発作を抑制できたのは20人中9人のみであったと報告している。そのためphenytoin(PHT)[13)]などの長時間作用型の薬物との併用[43)]が必要となることが多い。DZPの投与量は，0.3〜0.5mg/kgであり1回の投与量は20mgを上限とする。その投与速度は2 mg/minで，この速度を超えると血圧低下，呼吸抑制などの副作用の出現頻度が高くなる[43)]。DZPのSE抑制に必要な血中濃度は0.2μg/ml以上といわれ，10mg[2)]を前述の速度で投与すると血中濃度は平均0.9μg/mlとなり，20mg[20)]を投与すると1.6μg/mlとなりSE抑制に十分な血中濃度が得られる。副作用として意識水準，呼吸器系，循環器系に対し抑制的な作用を有し，その大量投与時には気管内挿管などの呼吸管理が必要となる。またbarbiturate系薬物との併用時はさらに注意を要する。また，血管痛を有し血栓性静脈炎を起こすことがあるため投与後は生理食塩水などで血管内を十分洗浄することが必要である。緑内障を有する患者では投与禁忌である。Lennox-Gastaut症候群ではparadoxicalな脳波上の発作波の増悪や強直発作のSEを誘発[28,34,35)]することもあり慎重な投与が必要である。その使用法，薬理学的パラメーター，副作用を表3, 4に示す。

2) 他のBZP系薬物

海外ではSEの治療薬剤として，DZP以外にclonazepam, lorazepamの注射製剤によるSE治療の報告がある。しかし本邦では両薬物ともその注射製剤は限定された医療機関以外では使用することは困難である。本稿では両薬物に関しては，文献とそのSEにおける使用方法を紹介する程度にとどめ，本邦で注射製剤のある，flunitrazepam,

表3　Properties of drug of importance in treating status epilepticus[44)]

Property	Diazepam	Phenytoin	Phenobarbital
Route of administration	i.v	i.v	i.v
Time to enter brain	10 sec	1 min	20 min
Time to enter peak brain concentration		15〜30 min	30 min
Effective serum concentration in status epilepticus (μg/ml)	0.2〜0.8	25	45
Time to stop status	1 min	5〜30 min	20 min
Effective half-life(hr)	0.25	22+	50〜120
Brain/plasma ratio		0.6〜1.4	0.6〜0.9
pKa	3.4	8.3	7.41
Partition coefficient		295.1	26.3
Protein binding	96 %	87〜93 %	45〜50 %
Volume of distribution	1〜2 liter/kg	0.5〜0.8 liter/kg	0.7 liter/kg

表4　Drugs of importance in treating status epilepticus : Clinical parameters[44)]

Parameter	Diazepam	Phenytoin	Phenobarbital
Indications	Most forms of status	Phenytoin withdrawal, intracranial bleed	Phenobarbital withdrawal
Loading dose	0.25 mg/kg up to 20 mg	18 mg/kg	20 mg/kg
Rate of administration	2 mg/min	50 mg/min	100 mg/min
Potential side effects			
Depression of consciousness	10〜30 min	None	> 0.5 g
Respiration	0.5〜1 min	None	> 0.5 g
Hypotension	Occasional	50 % of patients	
Atrial fibrillation	None		None
Cardiac arrest	Rare		> 2 g

midazolam による SE 治療について記す。

a.　flunitrazepam（FNZP）

FNZP は，日常臨床では睡眠薬として使用され，またその注射製剤は麻酔前投薬として使用されている。しかし，前臨床試験では，マウス，ラット[53)]における metrazole 誘発けいれんで DZP よりも優れた抗けいれん作用が認められており，前述した本邦での事情もあり，FNZP の注射製剤は SE 治療において貴重な薬物となる可能性がある。Ono ら[31)]は，DZP で抑制不可能であった小児 2 例で，FNZP 0.02〜0.03mg/kg を静脈内投与し SE の抑制に成功したことを報告している。また同様に隅ら[39,40)]は，DZP や他の抗てんかん薬で抑制不可能であった小児例において，FNZP で SE 抑制に成功し，かつ連日投与することにより脳波上の改善を認めた症例を報告している。その投与量は0.03〜0.05mg/kg であり，その治療効果は投与後数分で出現し，また連日投与では 1 週間まで脳波の改善を認めたと報告している。さらに経口投与に際しては静脈内投与量の 2 倍の量を投与するとしている。DZP との二重盲検法などによる SE に対する効果の比較などが行われていない現在，その治療効果を断定することは難しいが，少なくとも DZP や他の抗てんかん薬の無効例で効果が認められたことからは，他の抗てんかん薬や他の SE 治療方法が無効な場合には試みる価値があるものと思われる。DZP に比較して優れた点は，DZP が希釈すると溶媒によっては混濁をきたすことがあるのに対して，FNZP では混濁をきたすことがなく，また血管痛がなく血栓性静脈炎をきたすことがない点が優れている。しかし，FNZP は日常診療では睡眠薬として使用されていることからもわかるように意識水準の低下をきたし，このことは SE の多くが症候性であることを考慮すると欠点となる。

b.　midazolam（MDZ）

MDZはFNZPと同様に麻酔前投薬として日常臨床では使用されている。また，その半減期が短いことから点滴投与が可能であり，身体疾患を背景にした精神運動興奮の鎮静などに使用されることもある。

SE治療におけるMDZの投与量は各報告[10,15,24]により若干隔たりがあるが，Kumarら[24]はDZP, CZP, LZP, PHTなどの無効例に対してMDZを使用して有効であった7例を報告している。彼らの報告による投与量は0.1〜0.3mg/kgを静脈内投与し有効であれば0.05〜0.40mg/kg･hrで点滴投与するとしている。この投与量はかなりの隔たりがあるが，その決定には脳波上の発作波の消失を指標とするとしている。MDZのSE治療の最大の利点は他のBZP系薬物に比較すると半減期が短く活性代謝物の影響が少ないことである。そのため人工呼吸器からの早期離脱，SE抑制後の神経学的評価が早期に可能であり，これらの点は合併症の防止やSEの原因疾患の治療，評価の点で有利である。また，症例数が少ないことから断定はできないが，他のBZP系薬物はLennox-Gastaut症候群に投与するとparadoxicalに脳波上の発作波を増悪したり，強直発作のSEを誘発することが知られているが，MDZでは現在までこのparadoxicalな作用の報告はなく，これもSEをきたすことが多いLennox-Gastaut症候群においては利点の一つとなりうる可能性がある。

c. lorazepam（LZP）

LZPは，抗不安薬として日常臨床で使用される薬物であり，抗てんかん薬として使用されることはまれである。しかし，海外ではその注射製剤があることからLZPは近年SE治療[26,45,48]に使用されている。LZPはDZPよりも作用時間が長く，また呼吸抑制が軽度であることが利点である。その副作用はおおむねDZPと共通しているが，LZPには記憶障害の出現頻度がDZPに比較すると多い。その使用法，薬理学的パラメーター，副作用を表5に示す。

d. clonazepam（CZP）

CZPは日常のてんかん治療では，欠神発作や複雑部分発作などの非けいれん性の発作の治療薬として使用されることが多い。しかし，SE治療においては種々の発作型において有効であることが判明している。しかしLZPと同様に本邦では入手困難であるためその使用法，薬理学的パラメーター，副作用を表5に示すのみにとどめる。

2. phenytoin（PHT）

PHTは表2に示したSEの治療薬物として必要な条件をほぼ満たしている薬物である。呼吸器系，意識水準に及ぼす影響が軽度であり，かつ広い作用スペクトラムを有し各種の発作型のSEに有効である。意識水準に与える影響が軽度な点は，SEの多くが症候性であることを考慮すると他の薬物が多かれ少なかれ意識水準を抑制する作用を有していることから大きな利点である。また呼吸抑制作用が軽度な点は他の薬物との併用時にも利点となる。その投与量は13〜18mg/kgと各研究者[9,25,49,50,51]により隔たりがあるが，15mg/kgまでの投与量ではその後維持量として6〜8時間ごと

表5　Clinical parameters of benzodiazepines used in the treatment of status epilepticus[12]

	Clonazepam	Lorazepam
Loading dose	1〜4 mg	0.1 mg/kg
Rate of administration	< 0.2 mg/min	< 2 mg/min
Time to enter brain	10 s〜1 min	< 2〜3 min
Time to peak brain concentration		23 min
Minimal effective plasma concentration	30 ng/ml	30〜100 ng/ml
Potential side effects		
Depression of consiousness	+	+
Amnesia	−	+
Respiratory depression	+	+
Hypotension	+	+
Paradoxical tonic status	+	+

に100mg を経口または静脈内投与する必要がある。18mg/kg の投与では維持量を投与せずに24時間後まで有効血中濃度を保つことが可能である。SE 抑制に必要な有効血中濃度[49]は日常治療における発作抑制の有効濃度よりは高く，PHT 単独では25μg/ml 以上が必要となると Treiman ら[43]は報告している。その投与速度は50mg/min が一般的であり，この速度を超えると徐脈，血圧低下などの副作用を生じやすくなる[9,51]。これらの循環器系の副作用が生じた場合にはその投与速度を50 mg/2～3min へ減速することが必要となる。また高齢者や循環器系の合併症を有する場合には，投与開始当初より投与速度を遅めにした方が望ましい[21,49]。PHT の SE の治療効果出現時間は各報告[50,51]により若干差があるが数十分前後である。そのため数十秒から数分の間の SE 抑制には，前述した DZP の方が効果発現時間が速いために有用である。

PHT は循環器系への影響があり，血圧低下，心房細動，AV block[8]などをきたす可能性がある。そのため PHT 投与時には心電図，脈拍，血圧などの監視が必要となる。またII°，III°の AV block，Adams-Stokes 症候群，低血圧，心筋障害を有する患者には慎重な投与が必要となる[3]。他には血管痛，組織毒性を有するため血管外への漏出には注意を要する。また溶媒によっては混濁をきたすことがあるため太いカテーテルから単独の投与が望ましい。その使用法，薬理学的パラメーター，副作用を表 3, 4 に示す。

3. lidocaine

lidocaine は局所麻酔薬として広く使用されている薬物であるが，古くより SE に有効であること[42,54]は知られていた。SE 治療薬として使用する際は，2～3 mg/kg を25～50mg/min の速度で静脈内投与し，有効であれば 3～10mg/kg•hr で点滴投与することも可能[4]である。単回の静脈内投与では，その効果は投与20～30秒後に出現し持続は20～30分である。しかし，過量投与では逆に GTC を誘発することがあるので注意を要する。また完全房室ブロックのある患者には投与禁忌である。

4. barbiturate 系薬物

1) phenobarbital (PB)

barbiturate 系薬物の中で PB は抗てんかん薬として広くてんかんの日常診療上使用されている。しかし，本邦では静脈内投与製剤がないため，SE 治療においてはその速効性に問題がありあまり好ましくない。また，SE 抑制には45μg/ml[44]以上の血中濃度が必要となるため，その投与量も日常臨床用量よりも大量が必要となる。そのために呼吸抑制などの副作用が出現する可能性が高くなり，また DZP などの速効性を有する薬物との併用も副作用を増強する可能性が高く両者の併用は好ましくない。これらのことから PB は SE 治療ではその有用性は低い。参考に海外で SE 治療に使用される静脈製剤の使用法，薬理学的パラメーターを表 3, 4 に示す。

2) barbiturate coma 療法

barbiturate coma 療法は，pentobarbital, thiopenthal, amobarbital, thiamyral などの barbiturate 系薬物による SE 治療法であり，脳波上 burst supression pattern (BSP)を呈する深度の麻酔をかけることである。本稿では pentobarbital と thiopental による方法を記す。

a. pentobarbital

pentobarbital の初期投与量と維持量に関しては種々の報告[19,30,37]があり標準的な投与量，方法はない。Raskin ら[37]は 5 mg/kg をまず投与し，その後25～50mg を 2～5 分ごとに BSP が出現する麻酔深度に至るまで追加投与し，BSP の認められる麻酔深度に至ったら 5 mg/kg•hr で12～24時間維持し，その後減量する方法を提唱している。その後の減量速度に関しては 1 mg/kg•hr とする報告が多い。Goldberg ら[19]は 4 時間 BSP を維持した後に投与量を漸減し，全般性の発作放電，臨床発作の出現を認めた時にはその前段階の投与量に戻し，2～4 時間経過を観察し再度漸減を開始する方法を提唱している。

b. thiopental

thiopental 5 mg/kg をまず投与し，以後20分ごとに 5 mg/kg を追加投与し，BSP の出現する麻酔深度に至らせる。その後 5 mg/kg•hr を点滴静注し74時間この麻酔深度を維持する[3,18]。

barbiturate 系薬物はいずれも速効性で強力な抗てんかん作用を有するが，この治療法は気管内挿管，人工呼吸器による呼吸管理が必要となる。また心電図，vital sign の経時的観察，また中心静脈圧，swan ganz による循環器系の監視が必要となる。また，BSP を確認するために連続した脳波記録が必須となる。barbiturate coma 療法は速効性で強力な抗てんかん作用を有し，また barbiturate 系薬物は脳内の低酸素から脳を保護する作用を有するが，その治療成績は他の治療方法と比較すると芳しくない。これは SE 治療において barbiturate coma 療法が DZP，PHT，lidocaine などの無効例に使用されるためであり，治療抵抗性の進行性の病態，原因疾患に起因するためと思われる。

5. 全身麻酔

Delgado-Escueta ら[11]は halothane による全身麻酔を SE 治療に推奨している。halothane，enflurane のいずれでも発作放電は導入十数分[33]で消失する。全身麻酔の際は全身管理が必要となり，人工呼吸器による呼吸管理，心電図，血圧，脈拍，中心静脈圧の測定が必要となり，また，Swan ganz などによる循環動態の監視が必要となることもある。麻酔による血圧低下には，dopamine が有効である。筋弛緩剤により発作症状が消失してしまうために脳波の経時的記録が必要不可欠である。

III. 合併症，生体内変化と全身管理

SE により生じる生体内変化ならびに合併症を表 6, 7 に示す。これらの変化を未然に阻止すること，つまり発作を可及的速やかに抑制することが合併症，後遺症を未然に防ぐことになる。しかし，SE の中には治療抵抗性を示すものも少なくなくその場合にはこれらの変化を最低限にとどめることが重要である。そのための全身管理について記す。

1. 呼吸管理

表6 Physiological changes in major motor status[44]

Transient or early (0～30 min)	Late (after 30 min)
Arterial hypertension	Arterial hypotension
Cerebral venous pressure (CVP) raised	CVP raised or normal
Arterial Po_2 low or normal	Arterial Po_2 low or normal
CV Po_2 (low or high)	CV Po_2 normal or low
CV Po_2 high	CV Pco_2 normal (or high)
Cerebral blood flow (CBF) increased	CBF increased, normal, or decressed
Hyperglycemia	Normoglycemia, hypoglycemia
Hyperkalemia	Hyperkalemia
Hemoconcentration	
Lactic acidosis	Hyperpyrexia (secondary)

表7 Medical complications of status epilepticus[17]

Interictal coma with severe autonomic disturbances
Cumulative anoxia: systemic and cerebral
Cardiovascular system complications and failure
- Tachycardia, bradycardia, cardiac arrest
- Cardiac failure
- Cardiac arrhythmias
- Hypertention, hypotension, shock

Respiratory system failure
- Apnea, polypnea (tachypnea, bradypnea), Cheyne-Stokes
- Pulmonary congestion (may be neurogenic)
- Pneumonia, aspiration effects, cyanosis

Kidney failure
- Oliguria, uremia
- Acute tubular necrosis
- Lower nephron nephrosis
- Contributing factor : rhabdomyolysis-myoglobinuria

Automic system disturbances (in addition to above)
- Hyperpyrexia
- Excessive sweating, vomiting, dehydration, electrolyte loss
- Hypersecretion (salivary, tracheobronchial)
- Airway obstruction

Metabolic-biochemical
- Acidosis (metabolic, respiratory, specially lactic acidosis)
- Anoxemia
- Hyperazotemia
- Hyperkalemia
- Hypoglycemia
- Hyponatremia
- Hepatic failure

Infections : pulomonary, bladder, skin

SE における呼吸障害は，発作による呼吸運動の障害，脳内自律神経中枢に対する発作放電の影響，気道内の分泌物の増加，気管の機械的収縮などが原因で生じ，その結果 P_{O_2} の低下 P_{CO_2} の増加が起こる。特に GTC SE では非けいれん性の SE に比較すると顕著である。このため SE 治療では常に気管内挿管できる準備をしておくべきである。SE 治療に使用される多くの薬物が呼吸抑制作用を有しており，また SE の治療では初期に十分な量の薬物を投与すべきであり，副作用を恐れて少量の反復投与では SE を抑制できないばかりか，かえって総量として過量投与となることがあり，十分な量の薬物を使うためには気管内挿管が必要となることが少なくない。SE では脳内酸素消費が増加しているため，血液ガス分析から必要であれば酸素吸入を行う。

2．脳浮腫に対する治療

mannitol，glyceol などの高浸透圧性利尿剤や steroid を投与する。

3．lactic accidosis の治療

P_{O_2}の低下と過度の筋収縮によりもたらされる lactic accidosis は抗てんかん薬の作用の減弱をきたすため pH が 7.2 以下になる場合は補正を必要とする。

4．横紋筋融解症（rhabdomyolysis）

GTC の SE では過度の筋収縮，筋の虚血から骨格筋の分解を起こし，crush nephritis，急性腎不全をきたすことがある。SE 患者で赤色の尿の排出を認めた時には，尿中のミオグロビンの測定が必要である。

5．低血糖

SE が長引くと糖消費が高まり低血糖をきたすことがあるため，経時的な血糖の測定が必要であり，低血糖を生じた場合にはその補正をする。

6．補　液

補液は原則として維持輸液を行う。過剰な水分負荷は脳浮腫を助長する恐れがある。また電解質のアンバランスがあればそれを補正することが必要であり，特に脳浮腫の治療目的で高浸透圧性利尿剤を投与している時には電解質バランスに注意を要する。

7．発　熱

高体温は脳内の酸素消費，糖消費をさらに高めることになるため，cooling や indomethacin 坐薬などを使用する。

8．感染症

SE 患者では誤嚥性肺炎や尿路感染症をきたすことが少なくない，SE 患者で炎症所見が認められた時には広域スペクトラムの抗生剤の投与を開始する。これは発熱による生体内変化の助長を予防する上でも重要である。

以上 SE 治療について概説してきた。SE は速やかな抑制が最重要とされるが，その多くは家庭内などの医療機関外で生じる。そのため SE が生じても医療機関に搬送する時間が治療の空白期間となり問題となる。Lombroso[29]は SE や発作が群発しやすい患者を対象として DZP を経口，注腸で 0.2〜0.5mg/kg 総量として 3〜20mg を家庭内で家族に投与させ，小児では約50%が10分以内に SE が抑制され，成人では GTC の出現率が 1/10 以下に減少したことを報告している。SE，発作が群発しやすい傾向のある患者にはあらかじめこのような処方や指導をしておくことも重要である。また，医療者においては，抑制が困難な SE では高度な全身管理，治療，検査が必要となるため，漫然と時間経過を追うよりも適切な治療が可能な医療機関へ転送する判断が必要とされる。

最後に SE はいずれの発作型でも速やかな抑制が必要とされるが，その標準公式的な治療法は現在まで存在していない。しかし，いずれの発作型の SE においてもその治療は GTC SE と同様の治療をすべきであり，表 8，9 に Treiman，Ramsay の GTC SE 治療法を示す。

文　献

1）Aicardi, J. and Chevrie, J.J.: Convulsive status epilepticus in infants and children: A

表8 Management of tonic-clonic status epilepticus[12)]

Time from initial observation and treatment(min)	Procedure
0	Assess cardiorespiratory function as the presence of tonic-clonic status is verified. If unsure of diagnosis, observe one tonic-clonic attack and verify the presence of unconsciousness after the end of the tonic-clonic attack. Insert oral airway and administer O_2 if necessary.
	Insert an indwelling intravenous catheter. Draw venous blood for anticonvulsant levels, glucose, BUN, electrolyte, and CBC stat determinations. Draw arterial blood for stat pH, Po_2, Pco_2, HCO_3. Monitor respiration, blood pressure, and electrocardiograph. If possible, monitor electroencephalograph.
5	Start intravenous infusion through indwelling venous catheter with normal saline containing vitamin B complex. Give a bolus injection of 50 cc 50 % glucose.
10	Infuse diazepam intravenously no faster than 2 mg/min until seizures stop or to total of 20 mg. *Also start infusion of phenytoin no* faster than 50 mg/min to a total of 18 mg/kg. If hypotension develops, slow infusion rate. (Phenytoin, 50 mg/m*l* in propylene glycol, may be placed in a 100 m*l* volume control set and diluted with normal saline. The rate of infusion should then be watched carefully.) Alternatively, phenytoin may be injected slowly by intravenous push.
30-40	If seizures persist, two options are now available : i.v. phenobarbital *or* diazepam i.v. drip. The two drugs should *not* be given in the same patient, and an endotracheal tube should now be inserted. *Intravenous phenobarbital option* : Start infusion of phenobarbital no faster than 100 mg/min until seizures stop or to a loading does 20 mg/kg. *Diazepam intravenous drip option* : 50～100 mg of diazepam is diluted in 500 cc D5/W and run in at 40 cc/hr. This ensures diazepam serum levels of 0.2 to 0.8 μg/m*l*.
50-60	If seizures continue, general anesthesia with halothane and neuromuscular junction blockade is instituted. If an anaesthesiogist is not immediately available, start infusion of 4 % solution of paraldehyde in normal saline ; administer at a rate fast enough to stop seizures. *Or*, 50 to 100 mg of lidocaine may be given by intravenous push. If lidocaine is effective, 50 to 100 mg diluted in 250 cc of D5/W should be dripped intravenously at a rate of 1 to 2 mg/min.
80	If paraldehyde or lidocaine has not terminated seizures within 20 min from start of infusion, general anesthesia with halothane and neuromuscular junction blockade must be given. If status epilepticus reappears when general anesthesia is stopped, a neurologist who has expertise in status epilepticus should be consulted. Advice from a regional epilepsy center should also be sought in the management of intractable status epilepticus.

BUN, blood urea nitrogen ; CBC, complete blood cell count ; D5/W, 5% dextrose in water.

study of 239 cases. Epilepsia, 11 ; 187-197, 1970.

2) Booker, H.E. and Celesia, G.G. : Serum concentration of diazepam in subjects with epilepsy. Arch. Neurol., 29 ; 191-194, 1973.

3) Brown, A.S. and Horton, J.M. : Status epilepticus treated by intravenous infusions of thiopentone sodium. Br. Med. J., 1 ; 27-28, 1967.

4) Browne, T.R. : Drug therapy reviews : Drug therapy of status epilepticus. Am. J. Hosp. Pharm., 35 ; 915-922, 1978.

5) Browne, T.R. : Paraldehyde, chlormethiozole and lidocaine for treatment of status epilepticus. In : (ed.), Delgado-Escueta, A.V., Treiman, D.M., Wasterlain, C.G. et al. Advance in Neurology, vol. 34 : Status Epilepticus, Raven Press, New York, p. 509-518, 1983.

表9 Time table for the treatment of status epilepticus[36)]

Time (min)	Drug treatment	Nondrug treatment
0		Ensure adequate respiration—intubation may be necessary and low-flow oxygen should be started.
2-3		Start an intravenous line with D5W or normal saline. First draw blood for antiepileptic drug levels, glucose, hepatic and renal function, CBC with diff., electrolytes, Ca, Mg, blood gases, and toxicology screen. Obtain urine for routine U/A
5	Lorazepam, 4 mg(0.1 mg/kg) or diazepam, 10 mg(0.2 mg/mg)—infuse i.v. over 2 min	Start second i.v. line with D5W or normal saline—for simultaneous administration of a second medication and i.v. fluids.
7-8	Phenytoin, 20 mg/kg(between 1,000 and 2,000 mg in most adults) ; dilute in saline and infuse at a rate of no more than 0.75 mg/min/kg of body weight(50 mg/min in adults).	D50W—50 cc i.v. push ; thiamine—100 mg i.v. push ; pyridoxine—100-200 mg i.v. push in children less than 18 months of age. Monitor ECG and blood pressure.
10	Benzodiazepine—may be repeated.	1 or 2 ampules of biocarbonate depending on results of arterial blood gases.
30-60		Start continuous EEG monitoring unless SE has stopped and the patient is waking up.
40	Phenobarbital, 20 mg/kg(between 1,000 and 2,000 mg in most adults). Dilute in saline and infuse at rate of no more than 1.5 mg/min/kg of body weight(100 mg/min in adults).	
70	Pentathal–load with 3-4 mg/kg given over 2 min. Then start a continuose infusion at 0.2 mg/kg/min. Increase the dose every 3-5 min by 0.1 mg/kg/min until the EEG is isoelectric.	

6) Calmeil, J.L.: De l'epilepsie etudiee sous le rapport de son siege et de son influence sur la production de l'alienation mentale. Universite de Paris, Paris, 1824. (Thesis)
7) Celesia, G.G.: Modern concepts of status epilepticus. J.A.M.A., 235 ; 1571-1574, 1976.
8) Cohen, L.S.: Diphenylhydantoin. In: (ed.), Donoso, E. Drugs in Cardiology, vol 1. Stratton International Medical Book Corporation, New York, p. 49-79, 1975.
9) Cranford, R.E., Patrick, B., Anderson, C.B. et al.: Intravenous phenytoin: Clinical and pharmacokinetic aspects. Neurology, 28 ; 874-880, 1978.
10) Crisp, C.D., Gannon, R. and Knauft, F.: Continuous infusion of midazolam hydrochloride to control status epilepticus. Clin. Pharm., 7 ; 322-324, 1988.
11) Delgado-Escueta, A.V., Wasterlain, C.G., Treiman, D.M. et al.: Management of status epilepticus. N. Engl. J. Med., 306 ; 1337-1340, 1982.
12) Delgado-Escueta, A.V. and Bajore, J.G.: Status epilepticus: Mechanismus of brain damage and rational management. Epilepsia, 23 ; 29-41, 1982.
13) Delgado-Escueta, A.V. and Enrile-Bacsal, F.: Combination therapy for status epilepticus: Intravenous diazepam and phenytoin. In: (ed.), Delgado-Escueta, A.V., Wasterlain, C.G., Treiman, D.M. et al. Advances in Neurology, vol 34: Status Epilepticus, Raven Press, New York, p. 477-485, 1983.
14) Delorenzo, R.J., Towne, A.R., Pellock, J.M. et al.: Status epilepticus in children, adults, and the elderly. Epilepsia, 33 (suppl 4) ; S15-S25, 1992.
15) Galvin, G.M. and Jelinek, G.A.: An effective intravenous agent for seizure control. Arch. Emerg. Med., 4 ; 169-172, 1987.

16) Gastaut, H. : Clinical and electroencephalographical classification of epileptic seizures. Epilepsia, 11 ; 102-113, 1970.
17) Glaser, G.H. : Medical complications of status epilepticus. In : (ed.), Delgado-Escueta, A.V., Wasterlain, C.G., Treiman, D.M. et al. Advances in Neurology, vol 34 : Status Epilepticus, Raven Press, New York, p. 395-398, 1983.
18) Goitein, K.J., Mussaffi, H. and Melamed, E. : Treatment of status eplilepticus with thiopentone sodium anethesia in a child. Eur. J. Pediatr., 140 ; 135-137, 1983.
19) Goldberg, M.A. and McIntyre, H.B. : Barbital in the treatment of status epilepticus. In : (ed.), Delgado-Escueta, A.V., Wasterlain, C. G., Treiman, D.M. et al. Advances in Neurology, vol 34 : Status Epilepticus. Raven Press, New York, p. 499-503, 1983.
20) Hillestad, L., Hansen, T. and Melson, H. : Diazepam metabolism in normal man 1. Serum concentrations and clinical effects after intravenous, intramuscular and oral administration. Clin. Pharmacol. Ther., 16 ; 479-484, 1974.
21) Hoffmann, W.W. : Crebellar lesion after parenteral dilantin administration. Neurology, 8 ; 210-214, 1958.
22) Hunter, R.A. : Status epilepticus ; history, incidence and problem. Epilepsia, 1 ; 162-188, 1959.
23) Janz, D. : Conditions and causes of status epilepticus. Epilepsia, 2 ; 170-177, 1961.
24) Kumar, A. and Bleck, T.P. : Intravenous midazolam for the treatment of refractory status epilepticus. Crit. Care. Med., 20 ; 483-488, 1992.
25) Lippik, I.E., Patrick, B.K. and Cranford, R.E. : Treatment of acute seizures and status epilepticus with intravenous phenytoin. In : (ed.), Delgado-Escueta, A.V., Wasterlain, C.G., Treiman, D.M. et al. Advances in Neurology, vol 34 : Status Epilepticus. Raven Press, New York, p. 477-485, 1983.
26) Leppik, I.E., Dervan, A.T. and Homan, R.W. : Double-blind study of lorazepam and diazepam in status epilepticus. JAMA, 249 ; 1452-1454, 1983.
27) Leppik, I.E. : Status epilepticus. Neurologic Clinics, 4 ; 633-643, 1986.
28) Lombroso, C.T. : Treatment of status epilepticus with diazepam. Neurology, 10 ; 629-634, 1966.
29) Lombroso, C.T. : Intermittent home treatment of status and clusters of seizures. Epilepsia, 30 (suppl 2) ; S11-S14, 1989.
30) Lowenstein, D.H., Aminoff, M.J. and Simon, R.R. : Barbiturate anesthesia in the treatment of status epilepticus : Clinical experience with 14 patients. Neurology, 38 ; 395-400, 1988.
31) Ono, J., Mimaki, T., Tagawa, T. et al. : Intravenous injection of flunitrazepam for status epilepticus in children—Two case reports—. Brain & Development, 10 ; 229-332, 1988.
32) Oxbury, J.M. and Whitty, C.W.M. : Causes and consequence of status epilepticus in adult : A study of 86 cases. Brain, 94 ; 733-744, 1971.
33) Opiz, A. and Marschall, M. : General anesthesia in patients with epilepsy and status epilepticus. In : (ed.), Delgado-Escueta, A.V., Wasterlain, C.G., Treiman, D.M. et al. Advance in Neurology, vol 34 : Status Epilepticus. Raven Press, New York, p. 531-535, 1983.
34) Prensky, A.L., Raff, M.C., Moore, M.J. et al. : Intravenous diazepam in the treatment of prolonged seizure activity. N. Engl. J. Med., 276 ; 779-784, 1967.
35) Prior, P.F., Maclaine, G.N., Scott, D.F. et al. : Tonic status precipitated by intravenous diazepam in a child with petit mal status. Epilepsia, 13 ; 467-472, 1972.
36) Ramsay, R.E. : Treatment of status epilepticus. Epilepsia, 34 (suppl 1) ; S71-S81, 1993.
37) Raskin, M.C., Young, C. and Penovich, P. : Pentobarbital treatment of refractory status epilepticus. Neurology, 37 ; 500-503, 1987.
38) Rowan, A.J. and Scott, D.F. : Major status epilepticus ; a series of 42 patient. Acta Neurol. Scand., 46 ; 573-584, 1970.
39) Sumi, K., Nagaura, T., Sakata, N. et al. : Intravenous flunitrazepam for status epilepticus. Acta Paediatr. Jpn., 31 ; 563-566, 1989.
40) 隅清臣, 長浦智明, 西垣敏紀ほか : 難治性てんかんに Flunitrazepam の静注が有効であった 2 症例. 臨床脳波, 32 ; 486-489, 1990.
41) Takahashi, A., Ohno, H., Wakatabe, H. et al. : Status epilepticus. Jpn. Psychiat. Neurol.,

43 ; 522-523, 1989.
42) Taverner, D. and Bain, W.A. : Intravenous lignocaine as an anticonvulsant : in status epilepticus and serial epilepsy. Lancet, 2 ; 1145-1147, 1958.
43) Treiman, D.M. and Delgado-Escueta, A.V. : Status epilepticus. In : (ed.), Thompson, R.A. and Green, J.R. Critical Care of Neurologic and Neurosurgical Emergencies. Raven Press, New York, p. 53-99, 1980.
44) Treiman, D.M. : General principles of treatment : Responsive and intractable status epilepticus in adults. In : (ed.), Delgado-Escueta, A.V., Treiman, D.M., Wasterlain, C.G. et al. Advances in Neurology, vol 34 : Status Epilepticus. Raven Press, New York, p. 377-384, 1983.
45) Treiman, D.M. : Pharmacokineticus and clinical use benzodiazepine in the management of status epilepticus. Epilepsia, 30 (suppl 2) ; S4-S10, 1989.
46) Tuner, W.A. : Epilepsy. Macmillan, London, p. 101-105, 1907.
47) Van der Kleijn, E. : Kineticus of distribution and metabolism of diazepam and chlordiazepoxide in mice. Arch. Int. Pharmacodyn., 178 ; 193-215, 1969.
48) Walker, J.E., Homen, R.W., Vasko, M.H. et al. : Lorazepam in status epilepticus. Ann. Neurol., 6 ; 207-213, 1979.
49) Wallis, W., Kutt, H. and Mcdowell, F. : Intravenous diphenylhydantoin in treatment of acute repetitive seizures. Neurology, 18 ; 513-525, 1968.
50) Wilder, B.J., Ramsay, R.E. and Willmore, L. J. : Efficacy of intravenous phenytoin in the treatment of status epilepticus : Kineticus of central nervous system penetration. Ann. Neurol., 1 ; 511-518, 1977.
51) Wilder, B.J. : Efficacy of phenytoin in the treatment of status epilepticus. In : (ed.), Delgado-Escueta, A.V., Wasterlain, C.G., Treiman, D.M. et al. Advances in Neurology, vol 34 : Status Epilepticus. Raven Press, New York, p. 477-485, 1983.
52) Whitty, C.W.M. and Taylor, M.A. : Treatment of status epilepticus. Lancet, 2 ; 591-594, 1949.
53) 矢島孝, 坂上貴之, 前田津留美ほか : Flunitrazepam の中枢薬理作用. 応用薬理, 21 ; 123-142, 1981.
54) Ying-K'un, F., Shu-lein, Y. and Ya-hsin, F. : The therapeutic effect of intravenous xylocaine on status epilepticus. Chin. Med. J., 82 ; 668-673, 1963.

SSRIとうつ病*

村崎光邦**

はじめに

Reserpineによる高血圧患者の長期治療中にかなり高率にうつ状態が誘発されるという事実がFries[29]やMullerら[58]によって報告され，reserpineうつ病と呼ばれていたが，のちにreserpineによるmonoamine枯渇作用によることが証明されている。一方，抗結核薬iproniazidの服用中に結核患者が多幸，興奮性，過活動などの予期せぬ中枢神経系の副作用を呈することがSelikoff[82]らやBlochら[11]によって報告され，これが早々とmonoamine oxidase (MAO)の阻害作用によることが証明されて，MAO阻害薬として抗うつ薬の第一号となった。さらに，偶然に優れた抗うつ作用を有することが発見されたimipramineを中心とする三環系抗うつ薬(tricyclic antidepressant, TCA)の作用機序がnorepinephrine (NE)やserotonin (5-HT)の再取り込み阻害作用によることが明らかにされて，うつ病monoamine仮説としてNE仮説や5-HT仮説が誕生してきたことは周知である。

初めは偶然発見されて世に出た抗うつ薬に代って，脳内のNE活性や5-HT活性を高める方向の薬物を非臨床試験の中からスクリーニングし，臨床試験に入るという開発パターンが確立されて，今日では数多くの新しい抗うつ薬の開発が進められている（表1）[60,61]。ここでは，5-HTの選択的再取り込み阻害薬（selective serotonin reuptake inhibitor, SSRI)をとりあげ，その臨床上の特徴を紹介したい。なお，わが国にはSSRIとして，fluvoxamine, paroxetine, sertralineの3つが導入されて，fluvoxamineの臨床試験はすでに終了して厚生省への申請準備中であり，後二者については盛んに臨床試験が行われている。それぞれが個々に特徴を有する薬物といえるが，ここでは一括してSSRIとして取扱われている。また，fluoxetine (Prozac®)はわが国に導入される可能性はないが，SSRIの旗手として資料の一部を紹介する。

表1　作用機序からみた抗うつ薬の分類—現在国内で開発中の抗うつ薬—

1．選択的NE再取り込み阻害薬(SNRI)	
	Org 4428
2．NEおよび5-HT再取り込み阻害薬	
	milnacipran
	duloxetine
	MCI 225
3．選択的5-HT再取り込み阻害薬(SSRI)	
	fluvoxamine
	paroxetine
	sertraline
4．5-HT再取り込み阻害薬＋$5\text{-}HT_2$受容体拮抗薬	
	nefazodone
5．MAO阻害薬(MAO-A阻害薬)	
	moclobemide

I．SSRIの抗うつ効果

わが国へ最初に導入されたSSRIはスウェーデンのAstra Läkemedel社で開発された二環系の

*SSRIs and depression.

**北里大学医学部精神科
［〒228 神奈川県相模原市麻溝台2-2-1］
Mitukuni Murasaki：Department of Psychiatry, Kitasato University. School of Medicine. 2-1-1, Asamizodai, Sagamihara, 228 Japan.

表 2　SSRI と TCA との効果比較(Boyer と Feighner[13])

SSRI	報告者(発表年)	対照薬	結果
Fluvoxamine			
	Klok et al(1981)	clomipramine	F=C
	De-Wilde et al(1983)	〃	F=C
	Dick and Ferrero(1983)	〃	F=C
	Mullin et al(1988)	dothiepin	F=D
	Phanjoo et al(1989)	mianserin	F=M
	Szulecka and Whitehead(1989)	amitriptyline	F=A
	Guelfi et al(1983)	imipramine	F=I
	Itil et al(1983)	〃	F=I
	Guy et al(1984)	〃	F=I
	Norton et al(1984)	〃	F=I
	Dominguez et al(1985)	〃	F=I
	Lapierre et al(1987)	〃	F=I
	Bramanti et al(1988)	〃	F=I
	Lydiard et al(1989)	〃	F=I
	Feighner and Boyer(1989)	〃	F>I
	Hamilton et al(1989)	flupenthixol	Fluvo<Flup
Paroxetine			
	Laursen et al(1985)	amitriptyline	P=A
	Battegay et al(1985)	〃	P=A
	Bascara et al(1989)	〃	P=A
	Gagiano et al(1989)	〃	P=A
	Kuhs and Rudolf et al(1989)	〃	P=A
	Guillibert et al(1989)	clomipramine	P=C
	Mertens and Pintens(1988)	mianserin	P=M
	Feighner and Boyer(1989)	imipramine	P>I
	Peselow et al(1989)	〃	P<I
Sertraline			
	Fabre(1989)	amitriptyline	S<A
	Reimherr et al(1988)	〃	S=A
	Peselow et al(1986)	oxaprotiline	S=O

bromophanyl-pyridylamine 系化合物の zimelidine である。西欧諸国での多くの TCA との比較試験ではいずれも有効性に差がなく，zimelidine に副作用が少ないとされていた。わが国での臨床試験でも，優れた有効性と効果発現の早さおよび抗コリン作用の少ないことが特徴とされ[63]，imipramine との二重盲検比較試験では，中等度改善以上が79.5%対63.3%と有意差はないが zimelidine に高く，副作用が有意に少なく，有用度では68.2%対45.5%と有意傾向を認めていた[39]。これらの成績は上々のものであり，厚生省への申請にまでこぎつけたのであるが，国外での臨床試験の中でギラン・バレー症候群の報告がみられて開発を断念してしまったのである。

その後も，SSRI 開発の意欲は強く，アメリカで開発された fluoxetine が爆発的伸びを示し，新しい SSRI が続々と導入されてきている。

当初，SSRI は十分に強い抗うつ作用を有してはいるが，5-HT 系への作用のみであり，うつ病治療には 5-HT 系と NE 系の両方に作用する薬物

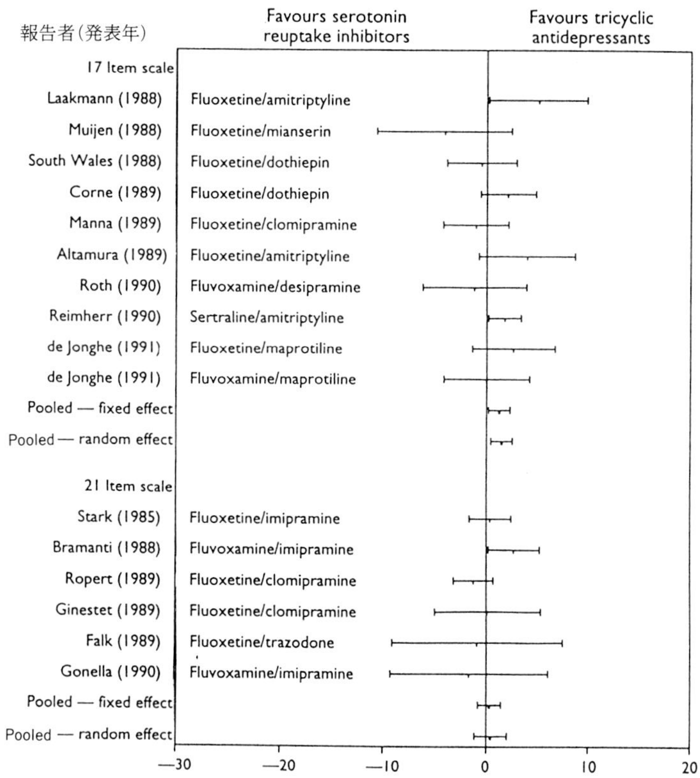

図1　平均 HAM-D 得点の差(Song et al[84])
最終週における SSRI 治療群と TCA 治療群の平均
HAM- D 得点の差

の方がスペクトルが広く，より有効であるとの考え方から，partial depressant と呼ばれることもあった[88]。その後，SSRI の臨床試験が進むにつれて，ほとんどの試験で有効性は SSRI＝TCA であり，安全度の点で SSRI に抗コリン作用や心毒性がなく，大量服用での安全性が高いことから，全体としては SSRI が TCA に優れるという成績が得られている（表 2）[13]。Song ら[84]は，63編の SSRI と TCA あるいは四環系抗うつ薬および異環系抗うつ薬（trazodone）との二重盲検比較試験の metaanalysis を行っている。HAM-D の標準偏差まで明記されている20の報告では，効果はほぼ SSRI＝TCA であり（図1），両群での脱落率に差がなく，副作用による脱落率で有意差はないものの TCA にやや多く，無効による脱落に差を認めていない。なお，Odds ratio をみると，0.95（0.86〜1.07）で差がなかったとしている。Song ら自身は，総合的にみて，SSRI と TCA との間に差がなく，うつ病治療薬として SSRI が TCA にとって代るほどの違いはなかったとしている。多少，副作用が少ないといってもわざわざ高価な新薬を使う必要はないというのである。

いずれにしても，SSRI は効果の点で TCA と同等であり，副作用の点で TCA より優れるとする成績であった。欧米では，SSRI が TCA にとって代っているといわれているが，抗コリン作用を中心とする副作用のない抗うつ薬への希求がいかに大きいかを物語っていよう。

II．SSRI の適応

脳内の 5-HT 系機能と精神医学的疾患との関連はきわめて広く，かつ深いものがあり，SSRI はうつ病のみならず，強迫性障害，恐慌性障害，摂食障害など幅広いスペクトルを有することが次第に明らかにされてきている。うつ病自体の中でも

表3　うつ病患者と対照者の髄液中の5-HIAA値(Murphy et al[65])

うつ病患者		対照者		うつ病患者と対照者の差(%)	報告者	(発表年)
5-HIAA (ng/ml)	人数	5-HIAA (ng/ml)	人数			
11.1	(24)	19.1	(21)	−42[a]	Ashcroft GW et al	(1966)
10	(14)	30	(34)	−67[a]	Dencker SJ et al	(1966)
34	(8)	43.5	(18)	−22	Bowers MBJr et al	(1969)
31	(17)	29	(26)	+ 7	Roos BE et al	(1969)
22	(12)	28	(10)	−21	Papeschi R et al	(1971)
17	(14)	40	(11)	−57[a]	van Praag HM et al	(1971)
19.8	(31)	42.3	(20)	−53[a]	Coppen A et al	(1972)
20.5	(25)	32.6	(12)	−37	McLeod WR et al	(1972)
25.5	(85)	27.3	(29)	− 7	Goodwin FK et al	(1973)
10(UP)	(11)	16	(30)	−37	Ashcroft GW et al	(1973)
19(BP)	(9)			+19		
27(ED)	(28)	29	(12)	− 7	van Praag HM et al	(1973)
23(ND)	(10)			−21		
26.6	(24)	40.4	(24)	−34	Subrahmanyam S et al	(1975)

[a] 有意差

従来の抗うつ薬とは違った広いスペクトルの適応症がとりあげられている。

1. 5-HT系の活動性低下に基づくうつ病

そもそもうつ病は脳内の5-HT系の機能低下によるとのうつ病5-HT系仮説が厳然として存在しており[15]，SSRI自体がその仮説に基づいた治療薬である以上は，このタイプのうつ病により効果的ということになる。Asbergら[3]はserotonin-depressionと呼んでさえいる。うつ病患者の髄液中に5-HIAAが低下するという報告はAshcroftとShasman[4,5]に始まっており，Asbergら[3]の精力的な研究で一段の飛躍をとげ，さらに自殺者脳内の5-HIAAの低値にまで踏みこみ，5-HIAA低濃度者と自殺とのつながりに注目している。5-HIAAの低いうつ病，すなわち5-HT系の活動性低下に基づくうつ病にSSRIがよく奏効するというのである[1]。Murphyら[65]のまとめにみるように(表3)，髄液中の5-HIAA濃度については一定した傾向は見い出せないが，明らかに低い一群のうつ病が存在して，その群ではSSRIがよく効き，NEの選択的再取り込みの阻害薬selective NE reuptake inhibitor, SNRIでは効かないというのである。これには異論が多く，枚挙にいとまがない[55,69]。

5-HT系の活動性低下によるものか，そうでないものか，あるいはNE系の活動性低下によるものか，仮りにこうした分類がありえても臨床診断で区別することは不可能であり，治療開始前に髄液中の5-HIAAを測定するなどということは日常の臨床にありえないことである。5-HT系とNE系が脳内で別々に機能しているのでなく，両者は連動して動くものであり，SSRIもSNRIもほぼ同じ結果をもたらすという臨床経験からAsbergら[3]の主張は理論的にありえても，臨床的には否定的な報告が多い。

2. 重症うつ病

HAM-Dが28点以上の重症うつ病ではSSRIがよく奏効したとの報告がある。Montgomery[54]によると，28点未満のうつ病ではparoxetine, imipramineともにplaceboより有意に優れており，28点以上に限定するとparoxetineのみがplaceboより有意に優れるとしている(図2)。また，Ottevanger[70]はHAM-Dを軽症(15-20)，中等症(21-25)，重症(≧26)の3群に分けて比較したと

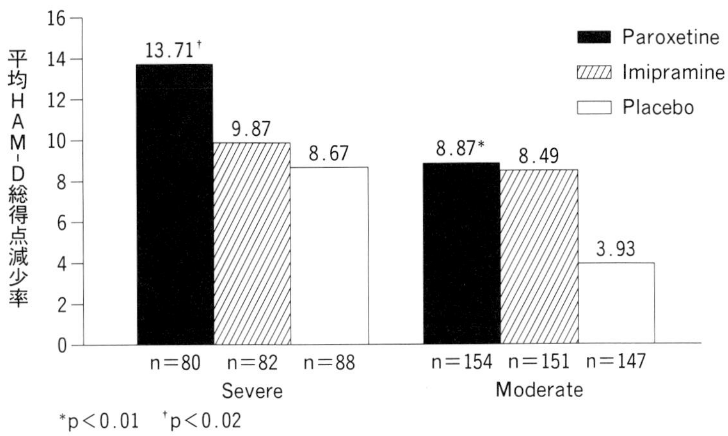

図2　重症度効果比較(Montgomery[54])
Severe : HAM-D>28
Moderate : HAM-D<28
0週時と6週時の比較。Paroxetineは重症例，中等症例ともplaceboより有意に優れ，imipramineは中等症例でplaceboより有意に優れている。

ころ，fluvoxamineとplaceboに有意差がみられたのは26点以上の群のみであったとしている。なお，重症うつ病には自殺念慮がつきものであるが，SSRIはTCAなど従来の抗うつ薬より，自殺念慮の改善に優れるとの報告が多い[57,59,79]。ここにも，髄液中の5-HIAAの低い者と自殺念慮あるいは自殺企図との間の相関が浮かび上ってくる。

ところが，一方でfluoxetine服用者に自殺者が多いとして，fluoxetineが自殺念慮を増強するとの報告が相次いで物儀をかもしたのである[16,40,44,51,85]。Teicherらはfluoxetineの服用を開始して2〜7週のうちにこれまでになかった強い自殺念慮から強力で暴力的な自殺企図へ走ろうとした6例を報告した。中止後3日から3カ月かかって消失したとしている。彼らは5-HTの暴力，自殺，強迫行為へのかかわりから，本来なら治療的に作用するはずが，逆に自殺念慮を惹起したとして，奇異反応paradoxical responseとして捉えている。そして，強い疲労感，過眠，不穏の患者で，前治療薬に反応しない患者をrisk factorとしている。これに対して，Beasleyら[6]はアメリカでのうつ病を対象としたfluoxetineのplacebo，TCAあるいは両方との二重盲検比較試験17編の資料を分析して，自殺企図はfluoxetine群，placebo群，TCA群の間に有意差はなく，治療中の自殺念慮の悪化にも3群間に有意差なく，むしろ自殺念慮の改善がfluoxetineはplaceboより有意に優れているとし，TCAとの間には差を認めていない。以上から，fluoxetineはうつ病患者の治療において，自殺行為や自殺念慮への危険性を増大させることはないと結論している。Favaら[25]も同様な報告をしている。SSRIは自殺念慮に対する有効性の点でNE系抗うつ薬より優れているというのが従来からの一致した見解である。

3．不安うつ病

うつ病患者の60〜90%は強い不安を抱えており，SSRIはうつ病患者にみる不安への効果に優れるとの報告がある。Lawnら[46]は，Montgomery-Asberg Depression Rating Scale (MADRS)で21点以上，Clinical Anxiety Scale (CAS)で11点以上の112名の不安うつ病者を対象として，fluvoxamineとlorazepamの二重盲検比較試験を実施している。これによると，6週間の治療でMADRS，CASとも両群に有意差なく経過し，ともによい改善を示した。65歳以上の症例（fluvoxamine 9名とlorazepam 10名）に限定すると，1，2，4週でlorazepamが有意にCASを改善し，1，2週でlorazepamがMADMSで有意に優れていた。副作用はfluvoxamine群で41%，lorazepam 群で32%，眠気は lorazepam に多いが有意差なく，悪心は21%対4%で fluvoxamine 群に有意に多かった。効果に差がなく，悪心•嘔吐が fluvoxamine 群に多かったが，benzodiazepine 依存を考えれば，不安うつ病に SSRI が単独で有効に用いうるとの証明になったとしている。

ほかにも paroxetine が imipramine より早期に不安症状を改善するとの報告がある[22]。Lapierre ら[45]も fluoxetine が第1週の睡眠改善効果，第6週の不安/身体愁訴改善効果がともに imipramine のそれより優れる結果をみている。

4．治療抵抗性うつ病

日常の臨床でうつ病の30%内外は従来の抗うつ薬による治療に反応しないといわれ[43]，治療抵抗性うつ病，難治性うつ病あるいは慢性うつ病などと呼ばれている。治療抵抗性うつ病の criteria は各報告者によって多少の違いはみられるが，TCA による治療に反応しない患者が SSRI によく反応するとの報告は多い。Tyrer ら[87]は，4週の従来の抗うつ薬による治療に反応しなかった24名の患者に placebo による wash-out ののち paroxetine を投与して有意の改善をみている。Delgado ら[18]は治療抵抗性の入院患者28名に2週間 placebo を投与したのち fluvoxamine を投与して，8名（29%）が fluvoxamine 単独によく反応し，8名（29%）が fluvoxamine＋lithium に，2名（7%）が fluvoxamine＋lithium＋perphenazine に反応したとしている。また，Weilburg ら[91]は，MAO 阻害薬以外の抗うつ薬に反応しなかった30名に fluoxetine を add-on したところ，26名（86.7%）がよく反応したのをみている。

一方，Nolen ら[67]は TCA によく反応しなかった71名のうつ病患者に二重盲検法にて SNRI の oxaprotiline か SSRI の fluvoxamine を投与したところ，oxaprotiline 群では9名(27%)のみがよく反応したが，fluvoxamine 群では投与された35名のうち一人も反応しなかった。そこで，最初の薬物に反応しなかった患者にクロス・オーバー法にて fluvoxamine か oxaprotiline を投与して経過をみたところ，fluvoxamine 群では10%，oxaprotiline 群では38%がよく反応したにすぎなかった。以上の結果は，oxaprotiline も fluvoxamine も TCA に反応しなかった患者ではよい成績を残せないことを意味していると考え，治療抵抗性うつ病の治療には別の戦略，例えば lithium を併用するとか，MAO 阻害薬の投与や電撃療法を考えるべきとしている。

すべての試験で SSRI が治療抵抗性うつ病によいとはいえないまでも，試みるべき価値があることは確かである。

5．反復性うつ病

うつ病病相期がくり返して，社会生活がそのたびに分断される症例や，初めの1，2回はよく治療に反応していたものが，病相をくり返すうちに反応性がわるくなり，慢性化の経過をたどる症例が少なくない。こうした症例には，長期に及ぶ維持療法を実施して再防や慢性化を防止する必要がある。Frank ら[28]は過去に3回以上病相をくり返した単極うつ病を対象に3年以上にわたって5つの治療戦略(imipramine のみ，imipramine＋個人精神療法，個人精神療法のみ，個人精神療法＋placebo，placebo のみ）を実施して，この間の再発率をみている（図3）。その結果は imipramine の長期維持療法こそが再発を防止できることが明らかである。SSRI は TCA とは副作用のプロフィールが異なり，不快な抗コリン作用がなく心毒性がないなど，TCA より耐えやすい利点を有しており，したがって，長期維持療法により適していることになる。

すでに，SSRI がいずれも長期投与によって再発を防止できるとの報告が多くなされている[24,32]。とくに，Doogen ら[20]は，sertraline による8週間の治療で改善した295例を対象に，placebo との二重盲検下にて44週まで継続投与を行っている（sertraline 群185例，placebo 群110例）。44週時点までに sertraline 群では13%の再発率であったのに対して，placebo 群では46%が再発しており，有意に sertraline が優れる予防効果を示している（図4）。

いずれにしても，SSRI は再発防止に安全に長期投与が可能であり，うつ病患者の QOL を高め，医療経済学的にもプラスに作用しうることは確か

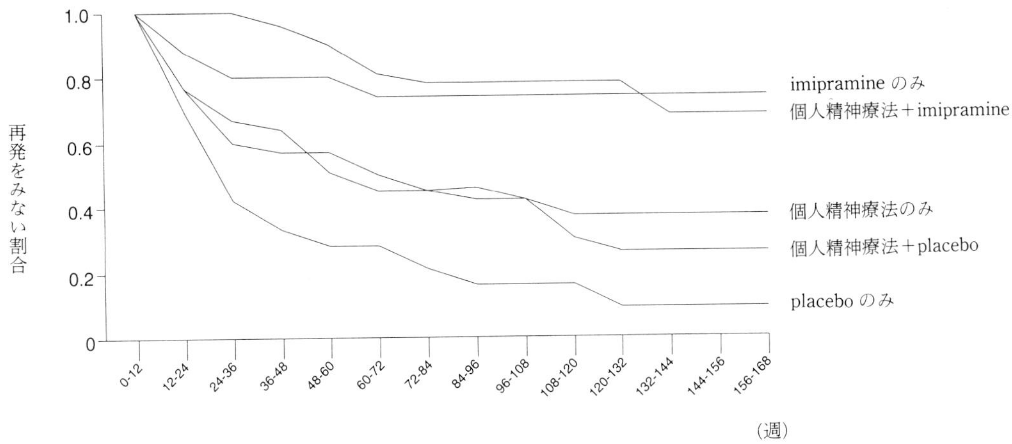

図3　3年以上の経過からみた単極型うつ病患者の5つの治療法に対する反応の違い
(Frank et al[28]，一部改変)

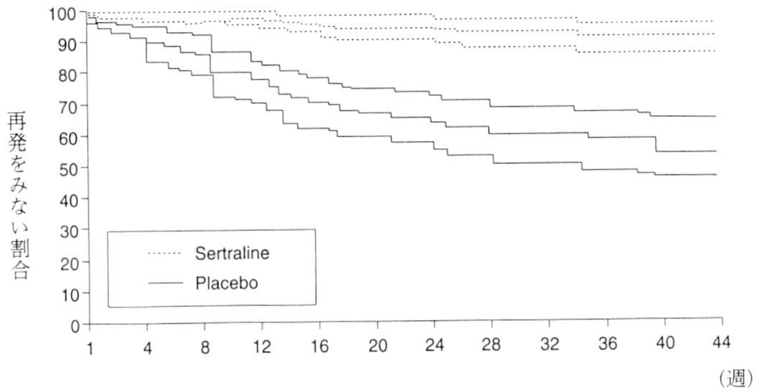

図4　Sertralineとplaceboによる維持療法の経過図
(DooganとCaillard[20]，一部改変)

である。

6．気分変調症

長期にわたる抑うつ気分が本質的特徴で，従来，抑うつ神経症あるいは神経症性うつ病と呼ばれていた病態と共通する部分の多い気分変調症では，精神療法に加えて抗不安薬や抗うつ薬が用いられて，それなりの効果をあげているが，SSRI がより有効であるとの報告が出始めている[17,75,78]。

$5\text{-}HT_2$ 受容体拮抗薬の ritanserin がよく奏効するとの報告があり[10]，さらに $5\text{-}HT_{1A}$ 受容体作動薬が抑うつ神経症によい成績を残しているなどの事実から[62]，気分変調症には 5-HT 系の機能異常を想定するものもある。

7．非定型うつ病

Liebowitz と Klein[47,48] のいう hysteroid dysphoria と呼ばれる性格特徴を持ち，食欲亢進，体重増加，過眠などを伴った非定型うつ病に SSRI がよいとする報告がある。

Reimherr ら[77] は fluoxetine がよく反応するタイプを特徴づけようとして，実施された臨床試験の資料から拾い出したところ，平均5年以上の長期持続するもの，非定型うつ病の Quitkin-Klein criteria を満足させるもの，慢性あるいは慢性-挿話性の混合型，といった非定型うつ病の特徴をもった症例が浮かび上ってきたとしている。Beham ら[7] は過眠，食欲亢進，体重増加の3つの特徴を持つタイプには，MADRS，CGI ともに有意ではないもののclomipramineよりもsertralineに優れた改善度を認めている。非定型うつ病にはもともとTCAよりもMAO阻害薬がよく奏効するといわれており[48]，これにSSRIがよい成績を呈するとの資料は5-HT系の関与が強い病態であることを示唆している。

8．高齢者うつ病

一般社会での高齢者うつ病は3～5％に，これがナーシングホームなどの施設では15～25％にはねあがる[80]。自殺率が高い，加齢に伴う精神・身体疾患の併発が多い，慢性で重症の経過，激越傾向，心気的などの特徴がみられ，薬物への反応もわるいのが原則である。

そこで抗コリン作用や心毒性を持たず，安全性の高いSSRIが高齢者うつ病によいとして多くの臨床試験が実施されている[23,26,33,71]。いずれも，効果においてTCAに勝るとも劣らず，悪心，頭痛などの副作用は多いが，十分耐えられる程度のものであり，抗コリン作用や起立性低血圧などないことから，高齢者うつ病にはSSRIが第一選択薬として最も使い易いものであるとされている。

Salzman[80]はSSRIの中でも半減期が短く，活性代謝物のないものがよいとし，若年成人の用量より低い量から治療開始するのがよいと推奨している。

Ⅲ．SSRIの薬物動態

代表的な4つのSSRIの薬物動態学的パラメーターを表4に示した[12]。これらをWarrington[89]のかかげた理想的抗うつ薬のそれと比べてみよう(表5)。

①緩徐な吸収については，急激な血中濃度の上昇により副作用がみられやすいことから，ゆっくり吸収されるのが望ましいのであるが，いずれも2～8時間の範囲内であり，理想に近い。

②高い生物学的利用率では，SSRIは約50％と理想像の半分である。

③投与量に比例した血漿中濃度は，sertalineで証明されているが，fluvoxamineでは不明である。fluoxetineとparoxetineでは用量に比例せず，それ以上に上昇する可能性がある。

④小さい分布容積では，(大量服薬のさいに早く体外へ排泄しうるためには) 理想的には0.4 l/kg以下であるが，どのSSRIも他の向精神薬と同じ

表5 理想的抗うつ薬(Warrington[89])

薬物動態学	緩徐な吸収
	高い生物学的利用率
	投与量に比例した血中濃度
	小さい分布容積
	低タンパク結合
	単純な代謝系
	12～18時間の消失半減期
	肝と腎から混合排泄
	長く残る代謝物のないこと
	活性代謝物がないか，あっても親化合物と同じ選択性を示すこと
	年齢，性で差のないこと
	薬物動態学的相互作用のないこと
薬物力動学	単一の作用
	100％の患者に反応
	速効性
安全性	好ましくない副作用のないこと
	薬物間の相互作用のないこと
	過量服用による安全性

表4 SSRIの薬物動態学的パラメーター(BoyerとFeighner[12])

SSRI	T_{max}(時間)	蛋白結合(％)	半減期	活性代謝物の半減物	高齢者
fluoxetine	6-8	94	1-3日	norfluoxetine 7-15日	不変
fluvoxamine	2-8	77	15時間	–	不変
paroxetine	2-8	95	20時間	–	C_{max}の上昇
sertraline	6-8	99	25時間	desmethylsertraline 66時間	未変化体：不変 代謝物：半減期延長

表6　P 450と薬物代謝(Brφsen et al[14])

CYP1A2	CYP2A6	CYP2C	CYP2D6		CYP2E1	CYP3A
Amitriptyline	Coumarine	Citalopram	抗不整脈薬	Opiates	clorzoxazon	抗不整脈薬
caffeine		clomipramine	encainide	codeine	ethanol	lidocaine
clomipramine		diazepam	flecanide	dextro-	halothan	propafenone
imipramine		hexobarbital	mexiletine	methorphan	paracetamol	quinidine
paracetamol		imipramine	propafenone	ethylmorphine		
phenacetin		mephobarbital				Benzodiaze-
propranolol		omeprazole	ベータ遮断薬	SSRIs		pines
theophylline		proguanil	alprenolol	fluoxetine		midazolam
		propranolol	bufarolol	N-desmethyl-		triazolam
			metoprolol	citalopram		
			propranolol	norfluoxetine		カルシウムチャ
			timolol	paroxetine		ンネル遮断薬
						diltiazem
			その他の薬剤	三環系抗うつ薬		felodipine
			amiflamine	amitriptyline		nifedipine
			CGP 15201 G	clomipramine		verapamil
			gunaoxan	desipramine		
			4-hydro-	imipramine		その他の薬剤
			amphetamine	N-desmethlyl-		cyclosporine A
			indoramin	clomipramine		cortisol
			methoxyphen-	nortriptyline		erythromycin
			amine	trimipramine		ethinylestra-
			perhexiline			diol
			phenformin			tamoxifen
			N-propyl-			
			ajmaline			
			tomoxetine			
			抗精神病薬			
			haloperidol			
			perphenazine			
			reduced			
			haloperidol			
			thioridazine			
			zuclopenthixol			

く脂溶性であり，はるかに大きい分布容積を示している。

⑤低蛋白結合については，最も低いfluoxetineでも77%で，他は90%を越えている。蛋白結合率が低いと，他の蛋白結合率の高い薬物との相互作用の可能性がはるかに小さくなる。実際には，SSRIの血漿中濃度は比較的低いことと，蛋白結合部位で重大な競合もないことから，SSRIの高蛋白結合は臨床的に問題になることはない。

⑥排泄系が直線的で，⑦消失半減期が12～18時間のものがよいのは，1日1回投与ですみ，排泄のされ方も予測できるのであるが，SSRIは全体

表7　SSRIと他薬物との相互作用(Warrington[89])

SSRI	他の薬物	効果	臨床的意義
Fluoxetine	Desipramine	代謝を抑制	可能性あり
	Carbamazepine	代謝を抑制	可能性あり
	Diazepam	代謝を抑制	重要でない
	Haloperidol	代謝を抑制	可能性あり
	Warfarin	相互作用なし	
	Tolbutamide	相互作用なし	
Fluvoxamine	Antipyrine	代謝を抑制	重要でない
	Propranolol	代謝を抑制	ありそうにない
	Tricyclics	代謝を抑制	ありそうにない
	Warfarin	代謝を抑制	可能性あり
	Atenolol	相互作用なし	
	Digoxin		
Paroxetine	Phenytoin	AUC 12 %増	可能性あり
	Procyclidine	AUC 39 %増	可能性あり
	Cimetidine	Paroxetine AUC 50 %増	可能性あり
	Antipyrine	相互作用なし	
	Digoxin	相互作用なし	
	Propranolol	相互作用なし	
	Tranylcypromine	相互作用なし	併用に注意
	Warfarin	相互作用なし	
Sertraline	Antipyrine	クリアランス増大	重要でない
	Diazepam	クリアランス 13 %減	重要でない
	Tolbutamide	クリアランス 16 %減	重要でない
	Digoxin	相互作用なし	
	Lithium	薬物動態学的相互作用なし	併用に注意
	Desipramine	相互作用なし	
	Atenolol	薬物力動学的相互作用なし	

に半減期が長い。ことにfluoxetineのこの長さは定常状態に達するのに10〜35日が必要とされて不利である。

⑧肝と腎からの混合排泄は，肝と腎のいずれかが障害されても薬物の排泄に大きな影響がないことを意味しており，⑨長く残る代謝物がなく，⑩活性代謝物がないか，あっても親化合物と同じ5-HT選択性を示すことが求められてい。fluoxetineとparoxetineには活性代謝物はないが，fluoxetineのdesmethyl体であるnorfluoxetineは強い活性を有しており，半減期が9日と長いのは問題である。fluoxetineはnorfluoxetineのpro-drugとみなしうるのである。sertralineの代謝物desmethylsertralineは活性は1/5〜1/10と弱く，臨床的には問題にならない。

⑪年齢，性で差のないことが望ましいが，paroxetineでは高齢者で血中濃度が高く，曲線下面積AUCの増大がみられ，sertralineでは若年者の方が排泄がやや早いとされているが，ともに臨床的には意味のない程度とみなされている。

⑫薬物動態学的相互作用のないことが，どの薬物にとっても望ましいのであるが，SSRIはそれぞれ問題を抱えている。

Ⅳ．SSRIの薬物相互作用

今日，薬物相互作用が社会問題となり，注目を集めている。4つのSSRIのうちsertralineを除

表8　セロトニン症候群の臨床症状(Boyer と Feighner[12])

胃・腸管系	精神系
腹部けいれん	躁病様症状
腹部膨満感	促迫思考
下痢	言語突発
	気分高揚，不機嫌
神経系	錯乱
こまかい振戦	
ミオクローヌス	
構音障害	その他
協調運動障害	発汗
	高血圧
心・血管系	心・血管系虚脱による死亡
頻脈	
高血圧	

いたすべてが肝の cytochrome P450 のうちのいくつかの分子種の働きを抑制することが知られており，他の薬物の代謝に複雑な影響を及ぼすことがわかっている[14]。

まず，fluoxetine と norfluoxetine および paroxetine は，臨床用量の範囲で CYP 2D6 の働きを抑制する。したがって，CYP 2D6 によって代謝される薬物（表6）は，併用することによって代謝が抑制され，血中濃度の上昇，AUC の増大，半減期の延長などが起こりえて，作用も副作用も強く出る可能性がある。

また，fluoxamine は CYP 1A2 を抑制するので，CYP 1A2 によって代謝される薬物(表6)は，同様な代謝抑制がみられることになる。

ほかに，fluoxetine は triazolo-benzodiazepine の代謝にかかわる CYP 3A4 を抑制することが知られている。

Sertraline には P450 の分子種を抑制する作用がないとされ，大きな利点となっている。

これまでの SSRI と併用されやすい薬物との相互作用について要約したのが表7である[89]。

なお，SSRI と MAO 阻害薬を併用すると，5-HT 系の活性が高まり，5-HT 症候群が誘発されることがある(表8)。もともとは，SSRI と MAO 阻害薬の併用は治療抵抗性うつ病の治療に推奨されたこともあるが，非臨床試験でも[49,50]あるいは臨床経験からも[27]5-HT 症候群の報告が多く，死亡例さえ報告されている[74]。もっと多くの資料が集まるまでは，併用は避けるべきとされている。

また，SSRI と lithium との併用では，単独使用時よりも作用が強く出るとして，難治性うつ病に用いられることがあるが，fluoxetine と lithium の併用で5-HT 症候群とよく似た症例報告がある[68]。

V．SSRI の副作用

SSRI は TCA に比して副作用が少なく安全性が高いとされてデビューしてきた抗うつ薬であるが，その副作用プロフィールは確かに従来の TCA にみるものとは異なっている。表はその1例として paroxetine と imipramine との二重盲検試験のさいの副作用一覧である[21]。

1．抗コリン性副作用

SSRI は本来，抗コリン作用を持たないので真の抗コリン性副作用はみられないはずであるが，実際には表にみるように，口渇，便秘，霧視などの報告が出てくる。口渇や便秘はそれ自体がうつ病の症状としてみられるものであるが，SSRI にみる口渇は唾液腺への NE 支配への間接的な増強作用であると考えられ，また，便秘は腸管の豊富な5-HT 系神経支配への直接的効果とみなされている。霧視にしても，瞳孔の5-HT 系神経支配を介するものと考えられている[56]。したがって，これらは TCA による抗コリン作用とは質的に異なり，頻度も低く，程度も軽く，十分に耐えうるものとされている。

2．心血管系作用

TCA は quinidine 様効果を有して，His-Purkinje 系を介して心伝導を遅くさせ，ときに心ブロックをきたしうる[73,86]。また，抗コリン作用による頻脈や，α_1 受容体遮断作用による起立性低血圧を生じうる。SSRI にはこれらの作用がなく，心・循環系にはきわめて安全であり，大量服用に対する安全性からもそれが立証されている。唯一の可能性として，心拍数の低下があるが，それも臨床

表9　Paroxetine と imipramine の副作用(placebo より有意に多い項目)
(Dunbar et al[22])

副作用	paroxetine (n=240)	placebo (n=240)	imipramine (n=237)	paroxetine と imipramine との差
無力症	19 %*1	9	13	
動悸	3	2	7*3	− 4
頻脈	1	1	4*3	− 3
血管拡張	2	0	7*3	− 5*2
発汗	11*1	3	19*3	− 8*2
食欲低下	28*1	2	6*3	2
悪心	16	12	19*3	9*2
便秘	16	12	32*3	−16*2
口渇	22	16	69*3	−47*2
めまい	18*1	8	23*3	− 5
性欲低下	4*1	0	3*3	1
昏迷	0	0	2*3	− 2
服薬感	2	0	4*3	− 2
眠気	27*1	11	31*3	− 4
振戦	10*1	3	14*3	− 4
感覚障害	5	2	8*3	− 3
あくび	3*1	0	0	3*2
霧視	5	2	9*3	− 4*2
味覚の変化	2	0	4*3	− 2
耳鳴	1	0	2*3	− 1
射精異常	6*1	0	2	4*2
頻尿	3*1	0	1	2
排尿困難	4*1	0	5*3	− 1

* 1　$p<0.05$ Fisher's exact test, paroxetine と placebo との比較
* 2　$p<0.05$ Fisher's exact test, paroxetine と imipramine との比較
* 3　$p<0.05$ Fisher's exact test, imipramine と placebo の比較

的に有意のものではない。

3. 体　重

TCA では体重が増加することはよく知られており，この肥満が TCA の長期維持療法を妨げることになる[9]。SSRI にはこれがなく，とくに治療前に体重がオーバーしている患者ではむしろ軽度〜中等度の体重減少をきたすことが知られ，SSRI の利点の 1 つに数えられている。アメリカでは fluoxetine がやせ薬として服用されているとの噂があり，現実に SSRI は摂食障害のうちの過食症の治療に応用されて十分な効果を発揮することが証明されている。いずれにしても，腸管への5-HT 系神経支配を介して食欲を抑える方向に作用して体重を減少させるのである。

4. 胃・腸管系への作用

悪心は SSRI に最もよくみられる副作用である[21]。多くは軽度で，服用を続けるうちに消えていくが，ともに強く出て嘔吐を伴うことがある。下痢もしばしば認められる。これら胃・腸管系への副作用が SSRI の服用から脱落させる最大の原因となっているが，低用量から漸増することでそれを避ける工夫が必要となりうる。

5. 中枢神経系

Fluoxetineによる治療初期に，不安，焦躁，神経質，不眠，振戦，頭痛などが一過性に現われることがあると報告されている[31]。強い賦活作用によるとみなされ，同様なことはかつてimipramineにも報告されている[93]。いずれも，benzodiazepineの短期の併用で対応しうるとされている。

SSRIはTCAに比較して鎮静作用は弱く，日中の眠気などの訴えは少ない。SSRIは精神運動機能への影響がほとんどないとの報告が多いのであるが，鎮静作用の弱いdesipramineにも精神運動機能への影響がなく，amitriptylineにそれが強いという事実から判断して，鎮静作用の強弱が問題となろう[35,36,37,38,76,83]。

けいれん発作はSSRIにはないとの報告があったが，fluoxetineに報告例が出ている[90]。いずれにしても，TCAやけいれん発作の比較的多いmaprotilineに比して，はるかに少なく安全といえる[30]。

なお，摂食障害の患者でfluoxetine乱用の1例報告がある[92]。

躁転については当然のことながらありうるが，とくにSSRIに多いというわけではない。ただ，fluoxetineとlithiumの併用では，それぞれの単独使用時より作用が強く出るために躁転が多くなるとの報告がある[72]。

6．性機能障害

うつ病患者はもともと性機能が低下して，性欲の低下，性交不能，射精遅延，オルガスムの欠如などが認められ，うつ病の回復とともに元へもどるとされているが，実際にはこの性機能障害が後へ長く残ることが少なくない[81]。これはTCAを中心とする抗うつ薬による副作用と考えられるが，実際の臨床の場で患者から性機能について正確に聴取することが困難なこともあって報告によってまちまちである。表9には射精遅延がきちんと捉えられており，Dooganら[19]によるsertralineとTCAの副作用比較でもこれがよくまとめられており（表10），SSRIには従来の抗うつ薬よりこれが多いことが明らかにされている。SSRIは，射精に関連する内側視索前野への5-HT系の上行性投射と腰仙部運動核への5-HT系下行性投射への作用を介して，こうした臨床効果をもたらすと考えられている[2]。

表10　比較試験から抜粋してsertralineとTCAとの副作用の頻度（Doogan et al[19)a]）

	sertraline n＝372	TCA n＝361[b]
口渇[c]	11.5*	52.8
悪心	13.3*	－
下痢・軟便	7.9*	－
男性での性機能障害[d]	15.1*	7.4
不眠	4.4	－
眠気	6.9*	26.4
振戦	10.1	12.2
便秘	3.1*	17.3

a：いくつかの臨床試験をプールしたもの
b：amitiptyline 325例，desipramine 36例
c：sertralineの口渇は抗コリン作用によるものではない
d：主に射精障害：射精遅延でともにaorgasmiaを伴う
＊：TCAとの統計学的有意差のあるもの

なお，sertralineにみる射精遅延作用を利用して，早漏premature ejaculationの治療に用いた報告があって興味深い[52]。

7．大量服用

うつ病患者は一般人口より13～30倍自殺の危険性が高く[53]，また従来の抗うつ薬は死因の最も高い薬物とされている[41]。TCAを中心とする従来の抗うつ薬は，心・循環系への作用を介して致死的になることが知られているが[66]，SSRIには心・循環系への作用がないこともあって，SSRIは大量服用に対する安全性がきわめて高いとされている。

すでに多くのSSRIの大量服用例が報告されているが，単独使用例では死亡例はない[42,64]。310例のfluvoxamine大量服用についての報告では[34]，洞性徐脈15例，頻脈37例，心電図異常22例をみており，1.5g以上服用した64例に昏睡がみられたが，いずれも24～36時間以内に消失している。13例が他剤併用で死亡。なお，最高用量服用は10gで完全回復している。

おわりに

SSRIのうつ病治療における特徴を紹介してきたが，欧米ではうつ病治療はTCAからSSRIの時代に入っており，今なおTCAが主力のわが国は少なくとも5年の遅れをとっているといわれている。しかし，SSRIとてこれがうつ病の万全の治療薬というわけではなく，すでに5-HTとNEの両方の再取り込み阻害薬，SSRI+5-HT_2受容体拮抗薬，SNRI，さらにはRIMAがしきりに開発されている。抗うつ薬に関しては，わが国は戦国時代に突入しているといってよい。いずれにしても，効果に優れ，安全性に優れる抗うつ薬が1つでも早く出て，うつ病治療の武器となってくれることを願ってやまない。

文　献

1) Aberg-Wistedt, A., Jostell, K.G., Ross, S.B. et al.: Effects of zimelidine and desipramine on serotonin and noradrenalin uptake mechanisms in relation to plasma concentrations and to therapeutic effects during treatment of depression. Psychopharmacology, 74 : 297-305, 1981.

2) Ahlenius, S., Larsson, K., Svensson, L.: Further evidence for an inhibitory role of central 5-HT in male rat sexual behavior. Psychopharmacology, 68 : 217-222, 1980.

3) Asberg, M., Thoren, P., Traskman-Benz, L.: Sero tonin depression : a biochemical subgroup within the effective disorders? Science, 191 : 478-480, 1976.

4) Ashcroft, G.W., Cramford, T.B.B., Eccleston, D. et al.: 5-Hydroxyindole compounds in the cerebrospinal fluid of patients with psychiatric or neurological diseases. Lancet, 2 : 1049-1052, 1966.

5) Ashcroft, G.W., Schasman, D.F.: 5-Hydroxyindoles in human cerebrospinal fluid. Nature, 186 : 1050-1051, 1960.

6) Beasley, C.M. Jr., Dornseif, B.E., Bosomworth, J.C. et al. : Fluoxetine and suicide : a meta-analysis of collected trials of treatment for depression. Br. Med. J., 303 : 685-692, 1991.

7) Beham, P., Berti, C., Doogan, D.P.: Sertraline and clomipramine in atypical depression—a double blind study. Neuropsychopharmacology, 10 (Suppl, Part 2): 105s, 1994.

8) Benkelfad, C., Poirier, M.F., Louffre, P. et al.: Dexamethasone supression test and the response to antidepressant depending on their central monoaminergic action in major depression. Can. J. Psychiatry, 32 : 175-178, 1987.

9) Bernstein, J.G.: Induction of obesity by psychotropic drugs. Ann. N.Y. Acad. Sci., 499 : 203-215, 1987.

10) Bersani, G., Pozzi, F., Marini, S. et al.: 5-HT_2 receptor antagonism in dysthymic disorder : a double-blind placebo controlled study with ritanserin. Acta Psychiatr. Scand., 83 : 244-248, 1991.

11) Bloch, R.G., Dooneief, A.S., Bachberg, A.S. et al.: The clinical effect of isoniazid and iproniazid in the treatment of pulmonary tuberclosis. Ann. Intern. Med., 40 : 881-900, 1954.

12) Boyer, W.F., Feighner, J.P.: Pharmacokinetics and drug interactions. In : Selective Serotonin Reuptake Inhibitors, ed. by J.P. Feighner & W.F. Boyer, pp 81-88, Wiley, New York, 1991.

13) Boyer, W.F., Feighner, J.P.: The efficacy of selective reuptake inhibitors in depression. In : Selecive Serotonin Reuptake Inhibitors, ed. by J.P. Feighner & W.F. Boyer, pp. 89-108, Wiley, New York, 1991.

14) Brϕsen, K.: Isozyme specific drug oxidation : genetic polymorphism and drug-drug interactions. Nord. J. Psychiatry, 47 (Suppl): 21-26, 1993.

15) Carlsson, A., Corrodi, H., Fuxe, K. et al.: Effect of antidepressant drugs on the depletion of intraneuronal brain 5-hydrotryptamine stores caused by 4-methyl-alpha-ethyl-metatyramine. Eur. J. Pharmacol., 5 : 357-366, 1969.

16) Dasgupta, K.: Additional cases of suicidal ideation associated with fluoxetine. Am. J. Psychiatry, 147 : 207-210, 1990.

17) de Jonghe, F., Swinkels, J., Tuynman-Qua, H.: Randomized double-blind study of fluvoxamine and maprotiline in treatment of depression. Pharmacopsychiatry, 24 : 21-27, 1991.

18) Delgado, P.L., Price, L.H., Charney, D.S.et al.: Efficacy of fluvoxamine in treatment-resistent depression. J Affective Disord., 15 : 55-60, 1988.

19) Doogan, D.P.: Toleration and safety of sertraline : an experience worldwide. Int. Clin. Psychopharmacol., 6 (Suppl 2): 47-56, 1991.

20) Doogan, D.P., Caillard, V.: Sertraline in the prevention of depression. Br. J. Psychiatry, 160 : 217-222, 1992.

21) Dunbar, G.C.: An interim overview of the safety

and tolerability of paroxetine. Acta Psychiatr. Scand., 80 : 135-137, 1989.
22) Dunbar, D.C., Cohn, J.B., Fabre, L.F. et al : A comparison of paroxetine, imipramine and placebo in depressed outpatients. Br. J. Psychiatry, 159 : 394-398, 1991.
23) Dunner, D.L., Cohn, J.B., Walshe, T. et al.: Two combined, multicentre double-blind studies of paroxetine and doxepine in geriatric patients with major depression. J. Clin. Psychiatry, 53 : 2 (Suppl): 57-60, 1992.
24) Eric, L.: A prospective, double-blind, comparative, multicentre study of paroxetine and placebo in preventing recurrent major depressive episodes. Biol. Psychiatry, 29 (Suppl 11): 254s-255s, 1991.
25) Fava, M., Rosenbaum, J.F.: Suicidality and fluoxetine : is there a relationship ? J. Clin. Psychiatry, 52 : 108-111, 1991.
26) Feighner, J.P., Boyer, W.F., Meredith, C.H. et al.: An overview of fluoxetine in gerictric depression. Br. J. Psychiatry, 153 : 105-108, 1988.
27) Feighner, J.P., Boyer, W.F., Tyler, D. et al.: Fluoxetine and MAOIs : adverse interactions. J. Clin. Psychiatry, 51 : 222-225. 1990.
28) Frank, E., Kupfer, D.J., Perel, J.M. et al.: Three-year outcomes for maintenance therapies in recurrent depression. Arch. Gen. Psychiatry, 47 : 1093-1099, 1990.
29) Fries, E.D.: Mental depression in hypertensive patient treated for long periods with large doses of reserpine. N. Eng. J. Med., 251 : 1006-1008, 1954.
30) 福西勇夫：抗うつ薬にみるけいれん発作．精神医学，32 : 253-258, 1990.
31) Gorman, J.M., Liebowitz, M.R., Eryer, A.J.: An open trial of fluoxetine in the treatment of panic attacks. J. Clin. Psychopharmacol., 7 : 329-332, 1987.
32) Guelfi, J.D., Dreyfus, J.F., Pichot, P.: Fluvoxamine and imipramine : results of a long-term controlled trial. Int. Clin. Psychopharmacol., 2 : 103-109, 1987.
33) Guillibert, E., Pelcier, Y., Archambault, J.P. et al.: A double-blind, multicentre study of paroxetine versus clomipramine in depressed elderly patients. Acta Psychiatr. Scand., 80 : 132-134, 1989.
34) Henry, J.A.: Ovesdose and safety with fluvoxamine. Int. Clin. Psychopharmacol., 6 (Suppl 3): 41-47, 1991.
35) Hindmarch, I.: Antidepressant drugs and performance. Br. J. Clin. Prac., 19 (Suppl): 73-77 1982.
36) Hindmarch, I.: Psychomotor effects of selective serotonin reuptake inhibitors. Psyche, 2 : 16, 1993.
37) Hindmarch, I., Harrison, C.: The effects of paroxetine and other antidepressants in combination with alcohol in psychomotor activity related to car driving. Hum. Psychopharmacol., 3 : 13-20, 1988.
38) Hindmarch, I., Shillingford, J., Shillingford, C.: The effects of sertraline on psychomotor performance in elderly volunteers. J. Clin. Psychiatry, 51 (Suppl B): 34-36, 1990.
39) 平松謙一，高橋　良，森　温理ほか：多施設協同二重盲検法による zimelidine と imipramine のうつ病に対する臨床的有用性の比較．精神医学，25 : 1341-1350, 1983.
40) Hoover, C.E.: Additional cases of suicidal ideation associated with fluoxetine. Am. J. Psychiatry, 147 : 1570-1571, 1990.
41) Kapur, S., Mieczkowski, T., Mann, J.J.: Antidepressant medications and the relative risk of suicide attempt and suicide. JAMA, 368 : 3441-3445, 1992.
42) Kelvin, A.S., Hakanssan, S.: Comparative acute toxicity of paroxetine and other antidepressants. Acta Psychiatr. Scand., 80 (Suppl): 31-33, 1989.
43) Kielholz, P., Terzani, S., Gastpar, M.: Treatment for therapy resistant depressions. Pharmacopsychiatry, 14 : 94-100, 1979.
44) King, R.A., Riddle, M.A., Chapell, P.B. et al.: Emergence of self-destructive phenomena in children and adolescents during fluoxetine treatment. J. Am. Acad. Child. Adolesc. Psychiatry, 30 : 179-186, 1991.
45) Lapierre, Y.D., Brown, M., Morn, E. et al.: Treatment of major effective disorder with fluoxetine. J. Clin. Psychiatry, 48 : 65-68, 1987.
46) Laws, D., Ashford, J.J., Anstee, J.A.: A multicentre double-blind comparative trial of fiuvoxamine vs lorazepam in mixed anxiety and depression treated in general practice. Acta Psychiatr. Scand., 81 : 185-189, 1990.
47) Liebowitz, M.R., Quitkin, F.M., Stewart, J.W. et al.: Phenelzine vs imipramine in atypical depression. Arch. Gen. Psychiatry, 37 : 824-827, 1984.
48) Liebowitz, M.R., Quitkin, F.M., Stewart, J.W. et al.: Antidepressant specificity in atypical depression. Arch. Gen. Psychiatry, 45 : 129-137, 1988
49) Marley, E., Wozniak, K.M.: Interactions of a non-selective monoamine oxidase inhibitor, phenelzine, with inhibitors of 5-hydroxytryptamine, dopamine or noradrenaline-reuptake. J. Psychiatr. Res., 18 : 173-189, 1984.

50) Marley, E., Wozniak, K.M.: Interactions of a non-selective monoamine oxidase inhibotor, tranylcypromine and nialamide, with inhibitors of 5-hydroxytryptamine, dopamine or noradrenaline-reuptake. J. Psychiatr. Res., 18 : 191-203, 1984.
51) Masand, P., Gupta, S., Dawan, M.: Suicidal ideation related to fluoxetine treatment. N. Eng. J. Med., 324 : 420, 1991.
52) Mendels, J., Camera, A.: Sertraline treatment for premature ejaculation. Neuropsychopharmacology, 10 : Suppl Part 2 : 189S, 1994.
53) Montgomery, S.A.: Suicide and antidepressants. Drugs, 43 (Suppl 2); 24-31, 1992.
54) Montgomery, S.A.: The advantage of paroxetine in different subgroups of depression. Int. Clin. Psychopharmacol., 6 (Suppl 4): 91-100, 1992.
55) Montgomery, S.A., Rani, S.J., McAuley, R. t al.: The antidepressant efficacy of zimelidine and maprotiline. Acta Psychiatr. Scand., 63 : 219-224, 1981.
56) Moro, F., Scpagnini, U., Scaletta, S. et al.: Serotonin nerve endings and regulation of pupillary diameter. Ann. Ophthalmol., 13 : 487-490, 1981.
57) Muijen, M., Roy, D., Silverstone, T. et al.: A comparative clinical trial of fluoxetine, mianserin and placebo in depressed outpatients. Acta Psychiatr. Scand., 78 : 384-390, 1988.
58) Muller, J.C., Pryor, W.W., Gibbons, J.E. et al.: Depression and anxiety occurring during Rauwolfia therapy. JAMA, 159 : 836-839, 1955.
59) Mullin, J.M., Pandita-Gunawardena, V.R., Whitehead, A.M.: A double-blind comparison of fluvoxamine and dothiepin in the treatment of major affective disorder. Br. J. Clin. Pract., 42 : 51-55, 1988.
60) 村崎光邦：第3世代の抗うつ薬への期待．老年精神医学雑誌，8 : 893-904, 1993.
61) 村崎光邦：抗うつ薬開発の現状．精神神経薬理シンポジウム，20 : 25-49, 1994.
62) Murasaki, M., Miura, S.: The future of 5-HT receptor agonists. (Aryl-piperazine derivatives). Prog. Neuro-Psychopharmacol. & Biol. Psychiat., 16 : 833-845, 1992.
63) 村崎光邦，高橋　良，風祭　元ほか：選択的セロトニン再取り込み阻害作用を有する二環系抗うつ剤 zimelidine の臨床評価．臨床精神医学，11 : 1175-1187, 1982.
64) Murdoch, D., McTavish, D.: Sertraline. A review of its pharmacodynamyc and pharmacokinetic properties and therapeutic potential in depression and obsessive-compulsive disorder. Drugs, 44 : 604-624, 1992.
65) Murphy, D.L., Campbell, I., Costa, J.L.: Current status of the indoleamine hypothesis of the affective disorders. In : Psychopharmacology : A Generation of Progress, ed. by M.A. Lipton, A. DiMascio, K.F. Killam, pp 1235-1247, Raven Press, New York, 1978.
66) Nicotra, M.B., Rivera, M., Pool, J.L. et al.: Tricyclic antidepressant overdose : clinical and pharmacological observations. Clin. Toxicol., 18 : 599-613, 1981.
67) Nolen, W.A., van de Putte, J.J., Dijken, W.A. et al.: Treatment strategy in depression. Acta Psychiatr. Scand., 78 : 668-675, 1988.
68) Noveske, F.G., Hahn, K.R., Flynn, R.J.: Rossible toxicity of combined fluoxetine and lithium. Am. J. Psychiatry, 146 : 1515, 1989.
69) Nystrom, C., Hallstran, T.: Comparison between a serotonin and a noradrenalin reuptake blocker in the treatment of depressed patients. A cross-over study. Acta Psychiatr. Scand., 75 : 377-382, 1987.
70) Ottevanger, A.: The efficacy of fluvoxamine in patients with severe depression. Br. J. Clin. Res., 2 : 125-132, 1991.
71) Phanjoo, A.L., Wonnacott, S., Hodgson, A.: Double-blind comparative multicentre study of fluvoxamine and mianserin in the treatment of major depressive episode in elderly people. Acta Psychiatr. Scand., 83 : 476-479, 1991.
72) Pope, H.G. Jr., McElroy, S.L., Nixon, R.A.: Possible synergism between fluoxetine and lithium in refractory depression. Am. J. Psychiatry, 145 : 1292-1294, 1988.
73) Prager, G., Cimander, K., Wagner, W. et al.: The cardiopropic effect of antidepressants : a comparison with fluvoxamine. Adv. Pharmacother., 2 : 133-150, 1986.
74) Prozac. Physians' Desk Reference. Oradoll, N.E.: Medical Economics : 905-908, 1990.
75) Ravindran, A.V., Bialik, R.J., Lapierre, Y.D.: Biochemical measures in primary early onset dvsthymic disorder (abstract). Clin. Neuropharm., 15 (Suppl 1, pt. B): 294B, 1992.
76) Ravindran, A.V., Teehan, M.D., Bakish, D. et al.: Psychomotor performance in depression : a comparative study of sertraline, desipramine and placebo. Neuro-psychopharmacology, 10 (Suppl Part 2): 99S, 1994.

77) Reimherr, F.W., Wood, D.R., Byerley, B. et al.: Characteristics of responders to fluoxetine. Psychopharmacol. Bull., 20 : 70-79, 1984.
78) Rosenthal, J., Hemlock, C., Hellerstein, D.J. et al.: A preliminary study of serotonergic antidepressants in treatment of dysthymia. Prog-Neuropsychopharmacol. Biol. & Psychiat., 16 : 933-941, 1992.
79) Rouillon, F., Phillips, R., Serrurier, D. et al.: Rechutes de depression unipolare et efficacite de la maprotiline. Encephale, 15 : 527-534, 1989.
80) Salzman, C.: Diagnosis and treatment of late-life depression. Psyche, 2 : 17-18, 1993.
81) Segraves, R.T.: Effects of psychotropic drugs on human errection and ejaculation. Arch. Gen. Psychiatry, 46 : 275-284, 1989.
82) Selikoff, I.J., Robitzek, E.H., Ornstein, G.G.: Treatment of pulmonary tuberculosis with hydrazine derivatives of isonicotinic acid. JAMA, 150 : 973-980, 1952.
83) Seppala, T., Linnoila, M.: Effects of zimelidine and other antidepressants on skills performance : a comprehensive review. Acta Psychiatr. Scand., Suppl 308 : 135-140, 1983.
84) Song, F., Freemantle, N., Sheldon, T.A. et al.: Selective serotonin reuptake inhibitors : meta-analysis of efficacy and acceptability. Br. Med. J., 306 : 683-687, 1993.
85) Teicher, M.H., Glod, C., Cole, J.O.: Emergence of intense suicidal preccupation during fluoxetine treatment. Am. J. Psychiatry, 147 : 207-210, 1990.
86) Thorstrand, C.: Clinical features in poisoning by tricyclic antidepressants with special reference to the ECG. Acta Med. Scand., 199 : 337-344, 1976.
87) Tyrer, P., Marsden, C.A., Casey, D.S. et al.: Clinical efficacy of paroxetine in resistant depression. J. Psychopharmacol., 1 : 251-257, 1987.
88) van Praag, H.M., Kahn, R., Asnis, G.M. et al.: Therapeutic indications for serotonin-potentiating compounds : a hypothesis. Biol. Psychiatry, 22 : 205-212, 1987.
89) Warrington, S.J.: Clinical implications of the pharmacology of serotonin reuptake inhibitors. Int. Clin. Psychopharmacol., 7 (Suppl 2): 13-19, 1992.
90) Weber, J.J.: Seizure activity associated with fluoxetine therapy. Clin. Pharm., 8 : 296-298, 1989.
91) Weilburg, J.B., Rosenbaum, J.F., Biederman, J. et al.: Fluoxetine added to non-MAOI antidepressants converts non-responders to responders : a preliminary report. J. Clin. Psychiatry, 50 : 447-449, 1989.
92) Wilcox, J.A.: Abuse of fluoxetine by a patient with anorexia nervosa. Am. J. Psychiatry, 144 : 1100, 1987.
93) Zitrin, C.M., Klein, D.F., Woerner, M.G. et al.: Treatment of phobias. 1. Comparison of imipramine hydrochloride and placebo. Arch. Gen. Psychiatry, 40 : 125-138, 1983.

抗不安薬，睡眠薬の薬物間相互作用
——特に benzodiazepine 系薬物を中心として——

村崎 光邦*

抄録：Benzodiazepine 系薬物（BZ）は pharmacodynamic interaction, pharmacokinetic interaction ともに少ないとして他薬物との併用に特に制限を加える必要がないとされてきた。ところが，最近になって肝の酵素系の研究が進み，P450の isozyme の遺伝的多型として日本人の20%に diazepam の poor metabolizer が存在することが明らかにされ，また,種々の isozyme によって代謝される基質物質やその isozyme の活性を阻害する薬物などが同定されつつあり，diazepam は CYP2C18によって，alprazolam, triazolam, midazolam は CYP3A4によって代謝されることが判明している。こうしたことから,従来知られていなかった多くの事実が明らかにされつつあり，とくにセロトニンの選択的取り込み阻害薬の fluoxetine や fluvoxamine との相互作用の問題が注目されている。ここでは，BZ の薬物間相互作用についての最近の知見を紹介する。

精神科治療学　10(7)：743-756, 1995

Key words：*bonzodiazepine, cytochrome P450, isozyme, poor metabolizer, drug-drug interaction*

I. はじめに

抗不安薬や睡眠薬としての benzodiazepine (BZ) 系薬物は，本来は薬理作用の変動に起因する相互作用（pharmacodynamic interaction）も薬物動態の変動による相互作用（pharmacokinetic interaction）もともに少ないとされてきた。すなわち，他に影響を与えることも，他から影響されることも少ないとして，他薬物との併用に特に制限を加える必要がないとされてきた。ところが，つい最近になって，酸化的代謝に関わる肝の酵素系の研究が進み，P450の分子種（isozyme）の遺伝的多型や各分子種によって代謝される基質薬物およびその分子種の活性を阻害する薬物などが同定されつつあり，BZ も多くが酸化的代謝を受けることから，従来知られていなかった多くの事実が明らかにされてきている。ここでは，BZ の薬物間相互作用について最近の知見をまとめて紹介したい。

II. P450の遺伝的多型と BZ

肝にあって薬物の酸化的代謝に作用する P450 は1つの遺伝子スーパーファミリーを形成しており，P450のうちの多くの分子種(isozyme)とそれによって代謝される基質薬物や各分子種の活性を阻害する薬物についての研究が進められて，薬物相互作用の根拠が次第に明らかにされてきている[14,20]。今後，ますますこの方面の研究は進むもの

Drug-drug interactions of benzodiazepine anxiolytics and hypnotics.
*北里大学医学部精神科
〔〒228 神奈川県相模原市麻溝台2-1-1〕
Mitsukuni Murasaki, M.D.: Department of Psychiatry, Kitasato University School of Medicine 2-1-1 Asamizodai, Sagamihara, Kanagawa, 228 Japan.

と考えられる。BZ系薬物については，P450，CYP2C18の基質薬物にdiazepamが，CYP3A4にmidazolamとtriazolamがあげられているにすぎないが，diazepamは酸化的生体内変換を受けるBZの代表であり，triazolamはtriazolo BZの代表ともいえ，それぞれのカテゴリーに属するBZは同様な分子種によって代謝されることが考えられる。

ところで，抗不安薬の基準薬であり，BZの代表であるdiazepamはCYP2C18によって代謝されるが（S-mephenytoin型），最初のdesmethylationも，それによって生じて活性の高いdesmethyldiazepamのhydroxylationもともにCYP2C18によることが明らかにされている。問題はこのCYP2C18を欠く，いわゆるpoor metabolizerが日本人に多いことで，白人は3～5％と低いのに対して日本人は20％前後とされている[61]。通常の代謝系を示すextensive metabolizerとpoor metabolizerを対象として，diazepamとdeamethyldiazepamの血漿中濃度の推移を示したSohnら[85]の報告では（図1），diazepamとdesmethyldiazepamの半減期が長くなり，クリアランスが低下している。diazepamのみならず，desmethyldiazepam群，desalkylflurazepam群，oxazolo BZ群のように酸化的生体内変換を受けるBZは，大なり小なり，代謝障害を呈して，作用が長く持続する可能性を知っておかねばならない。

従来，diazepamのdispositionに関しては個人差が大きく，多くの因子の関与が考えられていたが[89]，この理由がP450の遺伝的多型におけるextensive metabolizerとpoor metabolizerの存在によることが明らかにされている。CYP2C18以外の分子種については，今のところ日本人ではpoor metabolizerの割合はきわめて低く，大きな問題となってはいないが，今後の研究によってさらに多くの事実が解明されていくものと考えられる。

III. 抗てんかん薬

1. phenytoin

BZはphenytoinの代謝を変化させ，服用中の患者に，diazepam, chlordiazepoxide, clonazepamなどを投与すると，phenytoinの血中濃度を上昇させるとの報告と，逆に低下させる，あるいは変化させないなどの報告[41,82]があって一定しない。例えば，Rogersら[79]はphenytoin服用中のてんかん小児にdiazepamを追加投与したところ，失調症，眼振，構音障害，嗜眠などのphenytoin中毒症状を認め，血中濃度も中毒域に達していた2例を報告している。

また，phenytoinは酵素誘導作用があるために，clonazepamのクリアランスを増加させ，半減期を短縮し，血中濃度を低下させるともいわれる[41]。Khooらは[44]，健常被験者にphenytoinを長期投与したのち，clonazepamをadd-onすると，clonazepamの半減期が31％短縮し（21.5±5.7→14.8±4.8時間），clearanceが，増大する（48％→58％）のをみている。同じ手法でphenobarbitalのclonazepamの代謝への影響もみたが，半減期の短縮は11％，クリアランスの増大は19％から24％と，むしろ，phenytoinの方がphenobarbitalよりも酵素誘導作用の強いことを示している。いずれにせよ，BZをphenytoin服用中の患者に併用するのを避ける必要はないが，BZの添加や削除によって多少の血中濃度の変動が生じうる事実は知っておくとともに，血中濃度のモニターを行いながら観察する必要がある。

2. sodium valproate（SV）

Dhillonら[24]は，SVがdiazepamの血清蛋白結合を減少させることによってfreeのdiazepamを増加させ，さらにdiazepamの代謝を阻害することによってdiazepamの抗けいれん効果を増大させるとして，両者の併用時には副作用の出現に留意する必要があるとしている。SVの追加投与によってdiazepamの抗けいれん効果のfacilitationやnitrazepamの効果のpotentiationをみた報告もある[48]。

ところが，SVとBZの併用がabsenceの頻発をきたして，小発作重積を惹起する危険性も報告されている[95]。メカニズムは不明で，clonazepamとSVとは薬物動態上影響しあわないとの報告も多く[17]，両者は併用されて臨床的によい結果が得

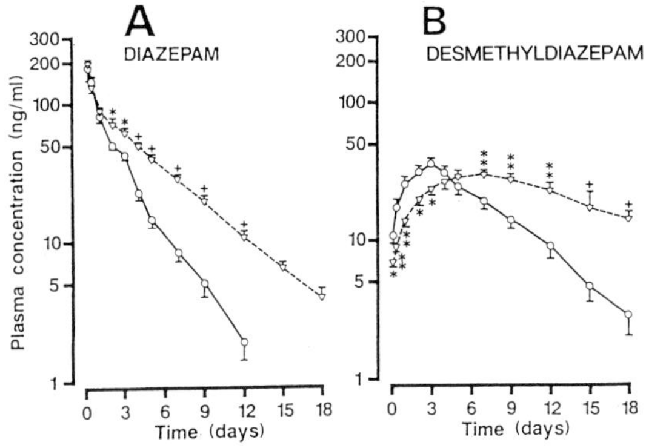

図１　Diazepam と desmethyldiazepam の血中濃度推移（Sohn ら[85], 1992）
○ S‐mephenytoin の extensive metabolizers（N＝9）
▽ S‐mephenytoin の poor metabolizers（N＝8）

られてはいるものの，そうした報告のあることに留意すべきであろう。

3. phenobarbital

BZ は GABA を介して Cl^- チャンネルの開存回数を増加させるのに対して，barbiturates は直接 Cl^- チャンネルに結合してその開存時間を延長させるので[89]，両者を併用すると，中枢神経抑制作用が増強されて，過鎮静や傾眠傾向が強められ，呼吸器に障害のある高齢者では，呼吸機能の低下や CO_2 ナルコーシスを生じる危険性がある。ところが，BZ と barbiturates の併用は Cl^- の細胞内流入に対して単に相加的 additive なのか，あるいは相乗的 supra‐additive なのか明らかではないが，相乗的との報告が多い反面，否定的報告もある。

一方，barbiturates は酵素誘導によって他の薬物の代謝を促進させることがよく知られており[12]，BZ も例外ではなく，BZ 自体の血中濃度は低下して作用の減弱をきたす。clonazepam 投与中の患者に，phenobarbital を併用すると，clonazepam の血中濃度が低下して発作を増加させる危険性がある[62]。

4. carbamazepine

Lai ら[50]は，clonazepam を長期投与したのち，200mg の carbamazepine を add‐on すると，clonazepam の血中濃度が低下し，半減期が短縮するのをみており，D‐glucaric acid の尿中排泄が２～４倍に増大していることから，酵素誘導によるものと考えている。carbamazepine と clonazepam はともに難治性の複雑部分発作に有効で併用されることが多い。両者の併用時，あるいは carbamazepine を中止するさいの薬物動態に十分注意する必要がある。

Ⅳ. Digoxin

Digoxin と diazepam を併用して，digoxin の血中濃度が異常に上昇した３例を報告した Castillo‐Ferrando ら[18]は，これを確認するために７名の健常被験者（18～26歳）に0.5mg の digoxin を投与しておき，diazepam を add‐on としたところ，digoxin の半減期が７名中５名で中等度の延長をきたし，尿中排泄が全員で著しく低下したのをみた。これは血漿蛋白への digoxin 結合が15％増大したためと考え，イヌを用いた実験でこれを確認している[19]。

1984年，Tollefson[88]らは長期間 digoxin 服用中の72歳の女性に alprazolam を併用したところ，頭の圧迫感，胃腸管系の不快感，疲労感などの中毒症状を訴え，digoxin の血中濃度が３倍の4.3 μg/ml に上昇していた症例を報告し，digoxin の腎クリアランスの低下によるものと考えた。Ochs ら[69]は，これらの報告に興味を抱き，alprazolam の digoxin の薬物動態への影響を若年健常者を対象に検討したが，治療量の alprazolam は digoxin クリアランスを変化させないとしている。一方，Guven ら[39]は，12名の心疾患にて digoxin 服用中の入院患者（若年者群６名，高齢者群６名）に alprazolam を投与して，digoxin の薬物動態を検索している。その結果，高齢者群でしかも alprazolam 1mg/日投与群に digoxin の AUC が増大することと，血中濃度が上昇するのをみており，alprazolam の digoxin に及ぼす影響は年齢と用量に依存するとしている。高齢者で digoxin 服用中の患者に BZ_s を用いるさいには，digoxin 中毒の徴候に注意すべきであり，BZ の用量も低くする必要がある。

V. Cimetidine

H_2受容体の拮抗薬としての潰瘍治療薬であるcimetidineはP450の機能を抑制して,酸化的過程による他薬物の代謝系を障害することはSomogiとGugler[86]の総説に詳しい。cimetidineの化学構造中のimidazole環の窒素がP450のヘム鉄に配位してP450を不活性化するとされており,とくにCYP3A familyへの阻害作用が最も強いが,P450の他のfamilyへの阻害作用も有して幅広い代謝障害をきたす薬物として知られている[20,31]。

Abernethyら[3]は,1週間反復投与のcimetidine(300mg 6時間毎)がalprazolamのtotal clearanceを低下させ,半減期を延長するのに対して,triazolamではクリアランスに有意傾向を認めて半減期に有意差なく,AUCのみが増大するのをみている。alprazolamはhepatic clearanceとextraction ratioが低いのに対して,triazolamではhepatic clearanceが高く,中程度のextraction ratioを呈するといった肝のextraction profileの違いがcimetidineの影響の受け方の違いに現われたとみている。なお,Abernethy[2]は同様な方法でdiazepamとlorazepamの代謝への影響をみており,diazepamでは半減期が有意に延長し,全代謝性クリアランスが有意傾向の低下を示したのに対して3-OH BZのoxazepamはcimetidineの影響を受けないのを確認している。

Pourbaixら[77]は,2週間のcimetidine服用が1週間服用のalprazolamとtriazolamのクリアランスを著しく低下させ,ほかにAUCの有意の増大を,triazolamで最高血中濃度の上昇と半減期の延長を認めて,長期投与でもAbernethyらとほぼ同様な結果を得ている。

Friedmanら[29]は,0.5mg triazolamに対して,cimetidine単独,propranolol単独,cimetidine+propranololがどう影響するかをみており,cimetidineでtriazolamの最高血中濃度の上昇,AUCの増大およびクリアランスの低下をみている。propranolol単独では変化がみられず,cimetidine+propranololではcimetidine単独と同じ成績であった。以上から,従来の報告通り,cimetidineはtriazolamの代謝を抑制するのに対して,肝での酸化的代謝を抑えるとされているpropranololはtrazolamの代謝に影響しないことを確認している。

以上のように,主としてCYP3A4の活性を阻害するcimetidineはCYP3A4によって代謝されるmidazolamとtriazolo BZ_s[47]の代謝阻害を呈するが,BZの大部分を占める酸化的反応を受けるdesmethyldiazepam群やdesalkylflurazepam群でも代謝障害を受けるとの報告が多い[25,46]。さらに,nitroreductionを受ける7-nitro BZ群のnitrazepamもcimetidineの影響を受けるとの報告がある。しかし,直接グルクロン酸抱合を受ける3-OH BZ群はcimetidineの影響を受けないことが確認されて,3-OH BZの代謝上の利点がここでも認められている。

また,同じ潰瘍治療薬ではあるが,プロトンポンプ拮抗作用を有するomeprazoleもP450の活性を障害して酸化的代謝を抑制するとして,diazepamへの影響をみたGuglerら[38]の報告がある。9日間健常者に400mgのomeprazoleを投与しておくと,diazepamの半減期が延長し,クリアランスも低下させるというもので,Anderssonら[4]も同様な結果を報告している。

VI. Macrolide系抗生物質

Macrolidesは肝P450酵素による脱メチル化によって代謝されるが,そのさい,macrolidesのアミノ糖部の3級アミン基の脱メチル代謝物がP450酵素の2価のヘム鉄と共有結合して,安定したmacrolide-nitrosoalcan複合体を形成するために,鉄原子はもはや電子伝達機能を発揮できず,P450酵素を不活性化してしまう[26,75]。macrolide系抗生物質のうち,とくにtrorelandomycinとerythromycinにこの作用が強く,P450酵素の分子種はCYP3A familyでとくにCYP3A4の障害が中心となる。したがって,ここでもtriazolamとmidazolamの報告が主で,Phillipsら[76]は,erythromycinが0.5mg triazolamの薬物動態への影響をみており,クリアランスの低下,最高血中濃度の上昇，半減期の有意の延長，分布容積の30%減など明らかな triazolam の代謝障害を認めている。

Warot ら[94]は，triazolam に及ぼす troleandomycin の薬物動態学的影響をみると同時に，精神運動機能への影響もみている。これによると，著しい薬物動態学的変化と精神運動機能の障害を認めて，macrolides と triazolam の併用は，避けるべきか，triazolam の用量を減らして用いるべきであると警告している。

Olkkola ら[70]も 1 週間 erythromycin を投与してのち midazolam 15mg を静脈内投与し，薬物動態学的変化と種々の精神運動機能検査への影響をみている。図 2 にみるように著しい血中濃度上昇，AUC の 4 倍増加，midazolam clearance 54%減などを認め，精神運動機能の有意の障害をみている。ここでも midazolam が投与されている患者に erythromycin の処方を避けるか，midazolam の用量を50〜75%減らして用いるべきであるとしている。

以上のように macrolide 系抗生物質は CYP3A4 を中心とする分子種を阻害するので，midazolam や triazolam を中心とする triazolo BZ を併用するにあたっては十分に注意すべきである。

なお，その他の抗生物質として CYP1A を障害するとされる ciprofloxacin が diazepam のクリアランスの低下，半減期の延長，AUC の有意の増大をきたすが，精神運動機能には変化を認めないとの報告がある[43]。

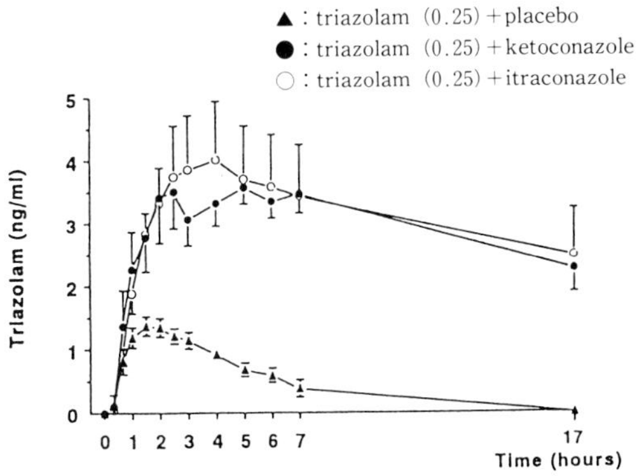

図 2　Azor 系抗真菌薬（itraconazole, ketoconazole）の triazolam の血中濃度に及ぼす影響（Varhe ら[91]，1994）

Ⅶ. 抗 真 菌 薬

Azor 系抗真菌薬，とくに ketoconazole と itraconazole は CYP3A4 の基質薬物であると同時に強力な阻害薬であることが判明して，cimetidine と同様に midazolam や triazolo BZ の代謝系を阻害する。

Varhe ら[91]は，ketoconazole 400mg と itraconazole 200mg が0.25mg triazolam の薬物動態に及ぼす影響を調べて，①両抗真菌薬は triazolam の AUC をそれぞれ 22 倍と 27 倍（$p<0.001$）増大させ，最高血中濃度を 3 倍（$p<0.001$），排泄半減期を 6 倍と 7 倍（$p<0.001$）に増加させた。また，②抗真菌薬併用時の17時間後の triazolam 濃度は，triazolam 単独投与時の最高血中濃度より高かった，などの結果を得ており，triazolam の薬理学的作用が強く出現する危険性が高いことから，抗真菌薬の処方を受けている患者に triazolam の使用は避けるか，ごく少量に限るべきであるとしている。両抗真菌薬のほかの miconazole, fluconazole の併用についての報告はないが，ともに CYP3A4 の活性阻害作用を有することから，同じ注意が必要である。

同じことが midazolam についても報告されている[71]。

Ⅷ. Disulfiram

アルコール依存症の治療に disulfiram が古くから用いられると同時に，BZ もアルコール依存症そのものの治療に first choice として用いられている。disulfiram が肝ミクロゾームの酵素機能を抑制するので，種々の薬物の代謝を障害して半減期を延長したり，蓄積による中毒症状を呈する報告は古くからある[72]。disulfiram は酸化的反応によって生体内変換を受ける BZ の代謝に強い影響を及ぼすのに対して，lorazepam や oxazepam の3-OH BZ への影響は少ないとされている[53]。

Sellers ら[80]は，健常者とアルコール依存症者を対象として，disulfiramが各種BZの代謝にどう影響するかをみている。chlordiazepoxide, diazepamともに分布容積に変化はないが，β相半減期とクリアランスがともに有意に影響を受けるのを再確認しており，一方，oxazepamとlorazepamは変動を認めていない。この反応は健常者とアルコール依存症者で同じであったことから，薬物動態学的にみて，アルコール依存症者の治療にはdisulfiramの影響を受けない3-OH BZの方が好ましいとしている。

IX. 経口避妊薬 oral contraceptive steroids（OC）

OCはわが国へ導入されていないが，estrogenやprogesteroneは個々に用いられることが多く，更年期の不定愁訴ではBZとの併用の可能性は高い。OCが薬物の酸化的過程を障害することは前々から知られており，近年になってCYP3A familyへの作用があることが確認されている。一方でグルクロン酸抱合による代謝促進作用のあることも知られている[5,38]。

酸化的代謝を受けるもののうち，chlordiazepoxideでは血漿結合率は低く，分布容積は増大し，半減期は長くなり，蛋白非結合体のクリアランスが低くなるなどの影響を受ける[78]。diazepamでも同様な薬物動態上の影響を受けるとの報告がある[1]。なお，bromazepamとclotiazepamは影響を受けないとされている。

Stoehrら[87]は，低用量のestrogen経口避妊薬のalprazolam，triazolam，および3-OH BZのtemazepamとlorazepamの代謝に及ぼす影響をみている。alprazolamではAUCの増大と半減期の延長をみており，triazolamではクリアランスの低下とAUCの増大をみたが，ともに有意ではなかった。一方，temazepamではクリアランスは増大しAUCは低下，半減期は短縮している。そして，lorazepamではパラメーターに変動をみなかった。以上の結果は，OCはtriazolo BZではalprazolamの代謝をより強く障害し，3-OH BZではlorazepamには作用せず，temazepamでは代謝を促進することを示している。

また，lorazepamやoxazepamが酵素誘導によってクリアランスが増大するとの報告[73]と影響を受けないとの報告[1,87]とがあり，これらの不一致はOCの用量が関係している可能性が指摘されている。

ほかに，還元型代謝を受けるnitrazepamでもOCによってクリアランスが低下するとの報告があり[40]，OCが軽度とはいえ，幅広い影響をBZの代謝に及ぼすことが判明している。いずれにしても，OC服用中の女性にBZを投与するさいの留意は必要であるが，BZの用量の調節をするほどの影響ではないとの意見が強い。

X. 抗結核薬

長期服薬を余儀なくされる抗結核薬のうち，isoniazidは肝のミクロゾームによる薬物代謝活性を障害して，他剤のクリアランスを低下させ，血中濃度を上昇させることが知られており，一方，rifampicinは肝のミクロゾームの酵素活性を刺激して，他剤のクリアランスを増大させるとされている[13,58]。

Ochsら[67]は，isoniazidとdiazepamの相互作用をみたところ，diazepamの分布容積と蛋白結合に影響しないが，半減期の延長とクリアランスの低下を認めた。次に，isoniazid, ethambutol, rifampicinの三者併用中の結核患者にdiazepam 5～7.5mgを静脈内投与しており，diazepamの半減期の短縮とクリアランスの増大を認めた。さらに，新しく診断された結核患者にethambutol単独療法を行い，diazepamの静注に対する影響をみたが，蛋白結合では非結合体がcontrolより高値で，分布容積とクリアランスの低下を認めたものの，ともに有意でなく，ethambutolはdiazepamの薬物動態に有意の影響をもたらさないとした。以上の結果から，isoniazidはdiazepamの代謝系を抑制して半減期の延長とクリアランスの増大をもたらし，rifampicinはその酵素誘導作用によって，diazepamの半減期の著しい短縮とクリアランスの著明な増大をきたすと結論しており，結核患者にdiazepamを投与する場合には，微妙な計算が必要であるとしている。

その後，rifampicinは肝の内部原形質の網状組織を増殖して，ヒトでは主にCYP3Aを誘導するのみならず，CYP1A，CYP2Cなどの分子種やUDP glucurosyl transferaseの誘導作用があることが明らかにされている[7]。したがって，主にCYP3A4によって代謝されるtriazolo-BZ_sやCYP2Cによるdiazepamおよび UDP glucurosyl transferaseによって抱合される3-OH BZ_sでは，いずれも代謝が促進される方向でrifampicinの影響を受けることが考えられる。現に，lorazrpamのクリアランスが増大して，早く代謝されることが証明されている[7]。こうした事実から，長期にわたってrifampicinとBZ_sを併用中の患者でrifampicinを急に中止すると，誘導されて低下していたBZ_sの血中濃度が急激に上昇して，効果・副作用とも強く出現する可能性が考えられる。

XI. 抗うつ薬

本来，三環系抗うつ薬TCAとBZ_sとは相互の代謝に影響を及ぼさないことが確認されており，両者の併用は薬物動態学的に問題なく，むしろ，うつ病の薬物療法が両者の併用は好都合に作用するとして常識的にさえなっている。

ところが，選択的5-HT再取り込み阻害薬としての$SSRI_s$が開発され，欧米ではうつ病治療の主役となるとともに，$SSRI_s$がP450の種々の分子種isozymeに阻害的に作用することが明らかにされて，抗うつ薬，とくに$SSRI_s$と薬物相互作用がにわかに脚光を浴びてきている。$SSRI_s$とBZ_sの相互作用も精力的な研究が続けられており，多くの事実が明らかにされつつある（表1）[23]。

表1 SSRIとP450 isozymeの有意な薬物相互作用（De Vane[23]，1994）

SSRI	P450 Isoenzyme Inhibited	Potential Interactive Drug
fluoxetine	2C	phenytoin
	2D6	tricyclics, antipsychotics, type IC antiarrhythmics
	3A4	carbamazepine
sertraline	2D6	tricyclics, antipsychotics, type IC antiarrhythmics
	2C	tolbutamide
	3A4	carbamazepine
paroxetine	2D6	tricyclics, antipsychotics,type IC antiarrhythmics
fluvoxamine	1A2	theophylline, caffeine, tricyclics
	3A4	carbamazepine, alprazolam, triazolam, terfenadine, astemizole

1. fluoxetine

ヒトの肝ミクロゾームでのsparteine oxidase阻害を19の薬物で調べたCreweら[21]の報告では，CYP2D6の阻害薬として知られるquinidine, thioridazineのほかに，SSRIが強いCYP2D6の阻害作用を示し，とくにparoxetineが最も強いKi値を示し，fluoxetine，norfluoxetineおよびsertralineがかなり強く，fluvoxamineとcitalopramはCYP2D6に作用するにしてもその程度はきわめて弱いことが明らかにされている。とくに，fluoxetineはSSRIの旗手として登場し，爆発的に汎用されたこともあって多くの研究がある。本来，fluoxetineとその活性代謝物norfluoxetineは強力なCYP2D6の阻害薬であるが[15]，CYP3A4にも阻害作用を示し，これ以外のisozymeへの作用を有している。Lemberger[52]はfluoxetineによってdiazepamのAUCが増大し，クリアランスが低下し，半減期が延長するのをみているが，desmethyldiazepamの形成が抑えられることから，fluoxetineのdiazepam代謝への作用はN-desmethylationの阻害によるものとしており，したがって精神運動機能の変化は認められていない。MoskowitzとBurns[59]はfluoxetine単独では出現しない精神運動機能の障害がdiazepamを加えることで出てくるのを観察している。fluoxetineはCYP2Cによるとされるdiazepamの代謝にも何らかの作用を示している。

CYP3A4によって代謝されるtriazolo BZ，とくにalprazolamへのfluoxetineの影響をみた研究は多く，代謝障害に基づく血中濃度の上昇と精神運動機能の障害がみられるとされている。Greenblatt[35]は，fluoxetineのalprazolamと

clonazepamの代謝に及ぼす影響をみており，fluoxetineとその活性代謝物のnorfluoxetineは，CYP3A4によって代謝されるalprazolamには有意な影響を及ぼし，かつnorfluoxetineの存在が大きいことを指摘し，fluoxetineの臨床的ならびに薬物動態学的研究を行うにあたってはこの点に留意すべきことを強調している。

von Moltkeら[93]は，ヒト肝ミクロゾームを用いたin vitroの試験を行い，fluoxetine, norfluoxetineおよびsertraline, desmethylsertralineのCYP3A4への作用をalprazolamを介して測定し，norfluoxetineが最も強い4-OH alprazolam形成阻害能，α-OH alprazolam形成阻害能を有し，sertraline, desmethylsertralineが続き，fluoxetine自体は弱いことを示している。

なお，triazolamはfluoxetineの影響を受けないとされている。

2. Fluvoxamine

Fluvoxamineは CYP1A2の極めて強力な阻害薬であり[15]，CYP1A2によって代謝される薬物であるamitriptyline, imipramine, clomipramineなどのTCAやcaffeine, theophyllineなどのmethylxanthene の代謝を障害する。本来はCYP2CやCYP2D6，CYP3Aへの影響は弱いはずであるが，酸化的生体内変換を受けるいくつかのBZ_sについての代謝異常の報告がある。

Peraccaら[74]は，fluvoxamineがdiazepamのクリアランスを低下させ，β相半減期を延長させ，desmethyldiazepamのAUCを有意に増大させるのをみて，fluvoxamineはdiazepamとdesmethyldiazepamの両方の酸化的代謝を抑制し，臨床的にも有意の相互作用を示しうるとしている。

なお，bromazepamとlorazepamの薬物動態をみた研究[90]で，bromazepamでは，クリアランスの低下，血中濃度の上昇，AUCの増大，β相半減期の延長が認められて，bromazepamの酸化的代謝への影響が確認されている。一方，lorazepamには影響しないことが明らかにされている。

また，alprazolamの排出も障害されるとの報告もある[28]。

3. その他の抗うつ薬

sertralineとその代謝物desmethylsertralineはin vitroで主としてCYP2D6に強い作用を示し，CYP2C, CYP3A4にも阻害作用を示しうるとの報告があるが，臨床的にはSSRIの中で最も薬物相互作用に問題のない薬物とされており[60]，diazepamの代謝に影響しないとの報告がある[30]。

paroxetineはCYP2D6の最も強い阻害薬とされているが[21]，BZの代謝系に及ぼす影響については報告をみていない。

なお，nefazodoneがtriazolamの半減期を3倍に延長し，AUCを4倍に増大させるとの報告から，CYP3A4への阻害作用が想定されている[36]。

XII. Lithium

本来，Lithiumと抗不安薬との併用は安全とされて，広く利用されているが，内外で1例ずつの報告例がある。とくに，三上ら[56]は，25歳の躁うつ病患者でlithium 600mg/日（血中濃度0.3mEq/l）に維持しているところへalprazolam 0.8mg/日追加投与して，軽度の呕気，非回転性のめまい，倦怠感に引き続いて歩行障害，構音障害，意識障害などのlithium中毒（血中濃度4.97mEq/l）を呈した症例を報告している。機序は不明であるが，lithiumと同じく80%が未変化体のまま尿中へ排出されるdigoxinで尿細管からの再吸収がalprazolamによって促進される可能性を示唆したTollefsonら[88]の推論を引用している。

Evansら[27]は，lithiumとalprazolamの相互作用を確認するために10名の健常被験者を用いた試験でalprazolamのクリアランスはlithiumの併用で変化しないのに対して，lithiumの腎クリアランスはalprazolamの併用で低下すること，alprazolamの存在下でlithiumのAUCが小さいながら有意に増大することを確かめている。血清lithium濃度の軽度上昇とlithiumの腎クリアランスの低下は両薬剤の併用によるurine flow ratesの低下によると考えられる。

以上の結果からlithiumとalprazolamの決定的な相互作用はなく，lithiumの血中濃度の軽度上昇は臨床的意義はほとんどないと結論している。

XIII. β-blocker

propranolol 肝ミクロゾームでの酸化的生体内変換を障害して他剤のクリアランスを低下させ，また，肝血液量を低下させるとの data から，BZ に及ぼす影響についての研究がいくつか行われている。

Ochs ら[68]は，propranolol による，diazepam, lorazepam および alprazolam の薬物動態への影響を追跡し，まず diazepam の半減期の延長，クリアランスの低下，および desmethyldiazepam の AUC の増大をみている。そして，lorazepam と alprazolam では有無の変動をみなかったことから，propranolol は diazepam の酸化的代謝と desmethyldiazepam の水酸化は抑制するが，3-OH BZ と1'aliphatic hydroxylation とには作用しないとしている。しかし，この propranolol による変動は臨床的には影響をもたらさず，重要な所見ではないとみなしている[65]。

XIV. Ca^{++} channel blocker

Ca^{++} channel blocker の diltiazem と verapamil が肝の P450を障害して，他剤の酸化的代謝を阻害することが知られている。とくに，verapamil は気分安定薬として用いられる可能性もあり，BZ_sと併用されることが予想される。Backman ら[6]は midazolam との相互作用を検討し，diltiazem, verapamil とも midazolam の半減期を延長させ，最大血中濃度を上昇させ，AUC を増大させる。それと同時に，DSST や眠気度でも精神運動機能や鎮静効果への作用が強く長く続くのもみており，Ca^{++} channel blocker を併用するにあたっては，midazolam の用量を減らして用いるべきであると警告している。また，CYP3A4の代謝を受ける triazolo-BZ_sは大なり，小なり，何らかの影響を受ける可能性のあることを知っておくべきである。

XV. 喫煙と BZ

喫煙，特に紙巻きタバコの喫煙(cigartte smoking)と薬物との相互作用については古くから興味が持たれ[42]，1972年には diazepam と chlordiazepoxide を服用中の喫煙者では BZ によってもたらされる眠気の発現頻度が低いことに気づかれている[9]。すなわち，喫煙が BZ のクリアランスを促進するために同じ効果を得るには喫煙者は非喫煙者よりも多量の BZ が必要という報告である。喫煙は紙巻きタバコ内に含まれる polycyclic aromatic hydrocarbons (PΛH) が酵素誘導作用を有して，BZ の酸化的代謝を促進し，水酸化誘導体を増加させ，グルクロン酸抱合の割合を増加させて排泄を早めるというのである。喫煙は P450, CYP1A によって代謝される carbamazepine や theophylline のクリアランスを増大させることから，CYP1A の誘導作用が考えられている[8,92]。また，喫煙は CYP1A2を誘導することから，同じ CYP1A2によって N-demethylation をきたす imipramine の代謝を促進するということが1988年 Sesardic ら[81]によって報告されている。Miller[57]は diazepam と chlordiazepoxide による眠気度をみたところ，非喫煙者>喫煙者（1日20本未満）>喫煙者（1日20本以上）の結果を得ており，有意に非喫煙者に強く出ている。Greenblatt ら[33,34]も初期の研究では，diazepam や oxazepam のクリアランスの増大を紙巻きタバコ喫煙者に認めており，Norman ら[63]の報告でも clorazepate 投与後の N-desmethyldiazepam の薬物動態の変動を認めている。Ochs ら[66]も oxazepam のクリアランスが大量喫煙者に対して非喫煙者では有意に低いことを報告している。Smith ら[83]は，alprazolam 0.5mg, tid 6日間投与後の薬物動態を各々5名の喫煙者，非喫煙者で比較しており，平均血中濃度が喫煙者で15〜30%低く，total body clearance が24%大きく，分布容積を17%低く，消失半減期は非喫煙者で49%長いのをみており，いずれも有意差はないものの，alprazolam の排出は喫煙者でより早いと強調している。

一方，Desmond ら[22]は，chlordiazepoxide を喫

煙者と非喫煙者に静注して，その薬物動態を詳細に調べたが，chlordiazepoxide の代謝に影響はみられず，酵素誘導についても考えなくてよいと結論している。このことは diazepam について同様の研究を行った Klotz ら[45]も同じ結果を得ており，BZ のクリアランス促進説を否定している。BZ による過鎮静が喫煙者に少ないのは，薬物動態上の問題ではなく，おそらく終末器官の反応性の減退によるものであろうというのである。Ochs ら[64]も，後の研究で10名の喫煙者(平均31本の紙巻き煙草喫煙者）と年齢，性をマッチさせた10名の非喫煙者を対象として肝ミクロゾームでの酸化的生体内変換を受ける diazepam と midazolam および直接グルクロン酸抱合を受ける lorazepam を静脈内投与して，その薬物動態を検索しているが，三薬剤ともクリアランスに喫煙者，非喫煙者で有意差がなかったとしている。さらに，clorazepate 静注後の desmethyldiazepam への影響を比較しているが[65]，ここでもその薬物動態に喫煙が影響しないことを再確認している。また，10本以上の cigarette smokers12名で triazolam の薬物動態をみているが，喫煙の影響を受けないことを確認している。以上から，喫煙者での BZ への感受性の低下があるとしても，薬物動態上の変化によるものでなく，pharmacodynamic effect によるものであろうと結論して決着をつけている。

XVI. Caffeine

Caffeine には中枢神経系の刺激作用があることはよく知られており，日に500mg 以上の大量を摂取すると，不安に類似した caffeinism が出現してくる[32]。caffeine の摂取量と特性不安や状況不安の自己評価の間に有意の相関があるとされており，不安を有する患者では健常者に比して caffeine への感受性が増大して，不安，不眠，過敏性が出現してくる[11]。このように，caffeine は不安惹起物質であるが，中枢性の norepinephrine の活性を刺激したり，放出を促進することで説明されている[49]。また，caffeine はマウスで250mg/kg を越える大量投与によって pentylenetetrazole と同質の強直—間代けいれんを誘発することがわかっており[54]，BZ の inverse agonist と類似した薬理作用を示す。BZ は，特に clonazepam, flunitrazepam, diazepam は強力にこのけいれんを抑制するが，caffeine の中枢神経系刺激作用は cyclohexyladenosine の adenosine 受容体への結合を阻害することによるとの報告がある一方[10]，rank order はそれより低いものの，BZ の BZ 受容体への結合を競合的に阻害するともいわれる[55]。また，caffeine がヒトでの BZ の効果を薬理学的に拮抗するとの報告もある。

BZ との相互作用については，caffeine は BZ の受容体レベルで BZ との競合的阻害作用によって内因性の BZ 様物質に対する拮抗作用を有することから，BZ は caffeine の作用を，caffeine は BZ の作用を打ち消す方向に作用すると考えられている。

XVII. おわりに

薬物間相互作用の少ない薬物と考えられてきた benzodiazepine にも，P450分子種やその阻害薬に関する研究の進歩とあいまって，少なからぬ相互作用の存在することが明らかにされてきた。ここでは，BZ の薬物動態をも紹介するつもりであったが，相互作用の知見が急増していることもあって割愛した。また，アルコールとの相互作用については別の総説を参照されたい。

文　献

1) Abernethy D. R., Greenblatt D. J., Divoll M., et al.: Impairment of diazepam metabolism by low-dose estrogen oral contraceptive steroids. N Engl J Med, 306 ; 791-792, 1982.
2) Abernethy D. R., Greenblatt D. I., Divoll M., et al.: Differential effect of cimetidine on drug oxidation (antipyrine and diazepam) versus conjugation (acetaminophen and lorazepam) : prevention of acetaminophen toxicity by cimetidine. J Pharmacol Exp Ther, 224 ; 508-513, 1983.
3) Abernethy D. R., Greenblatt D. I., Divoll M., et al.: Interaction with the triazolobenzodiazepines alprazolam and triazolam. Psychopharmacology, 80 ; 275-278, 1983.

4) Andersson T., Cederberg C., Edvardsson G., et al.: Effect of omeprazole treatment on diazepam plasma levels in slow versus normal rapid metabolizers of omeprazole. Clin Pharmacol Ther, 47; 79-85, 1990.
5) Back D. I., Orme M.L.E.: Pharmacokinetic drug interactions with oral contraceptives. Clin Pharmacokinet, 18; 472-484, 1990.
6) Backman J. T., Olkkola K. T., Aranko K., et al.: Dose of midazolam should be reduced during diltiazem and verapamil treatments. Br J Clin Pharmacol, 37; 221-225, 1994.
7) Backmann K. A., Jauregui L.: Use of single sample clearance P450 substrates to characterize human hepatic CYP status in vivo. Xenobiotica, 23; 2293-2297, 1994.
8) Backmann K. A., Nunlee M. Martin M., et al.: The use of single sample clearance estimates to probe hepatic drug metabolism: handprinting the influence of cigarette smoking on human hepatic drug metabolism. Xenobiotica, 20; 537-547, 1990.
9) Boston Collaborative Drug Surveillance Program: Clinical depression of the central nervous system due to diazepam and chlodiazepoxide in relation to cigarette smoking and age. N Engl J Med, 288; 277-280, 1973.
10) Boulenger J. P., Patel J., Marangos P. J.: Effects of caffeine and theophylline on adenosine and benzodiazepine receptors in human brain. Neurosci Lett, 30; 161-166, 1982.
11) Boulenger J. P., Uhde T. W.: Caffeine consumption and anxiety: Preliminary results of a survey comparing patients with anxiety disorders and normal controls. Psychopharmacol Bull, 18; 53-57, 1982.
12) Breimer D. D.: Interindividual differences in drug disposition: Clinical implications and methods of investigation. Clin Pharmacokinet, 8; 371-462, 1983.
13) Breimer D. D., Zilly W., Richter E.: Influence of rifampicin on drug metabolism: Differences between hexobarbital and antipyrine. Clin Pharmacol Ther, 21; 470-481, 1976.
14) Brøsen K.: Isozyme specific drug oxidation: genetic polymorphism and drug-drug interactions. Nord J Psychiatry 47 Suppl, 30; 21-26, 1993.
15) Brøsen K., Skjelbo E.: Fluoxetine and norfluoxetine are potent inhibitors of P450 2 D6—the source of the sparteine debrisoquine oxidation polymorphism. Br J Clin Pharmacol, 32; 136-137.1991.
16) Brøsen K., Skjelbo E., Rasmussen B.B., et al.: Fluvoxamine is a potent inhibitor of cytochrome P450 1A2. Biochem Pharmacol, 45; 1211-1214, 1993.
17) Browne T. R.: Interaction between clonazepam and sodium valproate. N Engl J Med, 360; 6-9, 1979.
18) Castillo-Ferrando J. R., Garcia M., Carmona J.: Digoxin levels and diazepam. Lancet, 2; 368, 1980.
19) Castillo-Ferrando J. R,. Pieto A. C., de la Torre Brasas F.: Effects of benzodiazepines on digoxin tissue concentrations and plasma protein binding. J Pharm Pharmacol, 35; 462-463, 1983.
20) 千葉寛: 薬物代謝に関しての薬物間相互作用の基礎知識. 治療, 76; 2214-2220, 1994.
21) Crewe H. K., Lennard M. S., Tucker G. T., et al.: The effect of selective sertonin re-uptake inhibitors on cytochrome P450 2D6 (CYP 2 D6) activity in human liver microsomes. Br J Clin Pharmacol, 34; 262-265, 1992.
22) Desmond P. V., Roberts R. K., Wilkinson G. R., et al.: No effect of smoking on metabolism of chlordiazepoxide. N Engl J Med, 300; 199-243, 1979.
23) De Vane C. L.: Pharmacokinetics and drug metabolism of newer antidepressant agents. J Clin Psychiatry, 15; 12 (Suppl); 38-45, 1994.
24) Dhillon S. Richens A.: Valproic acid and diazepam interaction in vivo. Br J Clin Pharmacol, 13; 553-560, 1982.
25) Divoll M. Greenblatt D. J., Shader R. I.: Cimetidine impairs clearance of antipyrine and desmethydiazepam in the elderly. J Am Geriatr Soc, 30; 684-689, 1982.
26) 越前宏俊: マクロライド系抗生物質（エリスロマイシンなど）による代謝障害. 治療, 76; 2239-2244, 1994.
27) Evans R. L., Nelson M. V., Melethil S., et al.: Evaluation of the interaction of lithium and alprazolam. J Clin Psychopharmacol, 10; 355-358, 1990.

28) Fleishaker J. L., Hulst L. K. : Effect of fluvoxamine on the pharmacokinetics and pharmacodynamics of alprazolam in healthy volunteers. Pharm Res, 9 Suppl ; S292, 1992.
29) Friedman H., Greenblatt D. J., Burnstein E. S., et al. : Triazolam kinetics : Interaction with cimetidine, propranolol, and the combination. J Clin Pharmacol, 28 ; 228-233, 1988.
30) Gardner M. I., Ronfeld R. A., Wilner K. D., et al. : The effects of sertraline on the pharmacokinetics of diazepam in healthy volunteers. Biol Psychiatry, 29 ; 3354S, 1991.
31) Geber M. C., Tejwani G. A., Geber N., et al. : Drug interactions with cimetidine : An update. Pharmacol Ther, 27 ; 353-370, 1985.
32) Greden J. F. : Anxiety or caffeinism : A diagnostic dilemma. Am J Psychiatry, 131 ; 1089-1092, 1974.
33) Greenblatt D. J., Divoll M., Harmatz J. S., et al. : Diazepam disposition determinants. Clin Pharmacol Ther, 27 ; 301-312, 1980.
34) Greenblatt D. J., Divoll M., Harmatz J. S., et al. : Oxazepam kinetics : Effect of age and sex. J Pharmacol Exp Ther, 215 ; 86-91, 1980.
35) Greenblatt D. J., Preskorn D. H., Cotreau M. M., et al. : Fluoxetine impairs clearance of alprazolam but not clonazepam. Clin Pharmacol Ther, 52 ; 479-486, 1992.
36) Greene D. S., Dockens R. C., Salazar D. F., et al. : Coadministration of nefazodone and benzodiazepines. 1 .Pharmacokinetic assessment. Clin Pharmacol Ther, 55 ; 141, 1994.
37) Guengerich F. R. : Oxidation of 17-alpha ethylestradiol by human liver cytochrome P450. Mol Pharmacol, 33 ; 500-508, 1988.
38) Gugler R., Jensen J. C. : Omeprazole inhibits oxidative drug metabolism : Studies with diazepam and phenytoin in vivo and 7-ethoxycoumarin in vitro. Gastroenterology, 89 ; 1235-1241, 1985.
39) Guven H., Tuncok Y., Guneri S., et al. : Age-related digoxin-alprazolam interaction. Clin Pharmacol Ther, 54 ; 42-44, 1993.
40) Jochemsen R., van der Graaff M., Boeijinga J. K., et al. : Influence of sex, menstrual cycle and oral contraception on the disposition of nitrazepam. Br J Clin Pharmacol, 13 ; 319-324, 1982.
41) Johannessen S. I., Strandjord R. E., Munthe-Kaas A. W. : Lack of effect of clonazepam on serum levels of diphenylhydantoin, phenobarbital and carbamazepine. Acta Neurol Scand, 55 ; 506-512, 1977.
42) Jusco W. J. : Role of tobacco smoking in pharmacokinetics. J Pharmacokinet Biopharm, 6 ; 7-39, 1978.
43) Kamali F., Thomas S. H., Edwards C. : The influence of steady-state ciprofloxacin on the pharmacokinetics and pharmacodynamics of a single dose of diazepam in healthy volunteers. Eur J Clin Pharmacol, 44 ; 365-367, 1993.
44) Khoo K. C., Mendels J., Rothbart M., et al. : Influence of phenytoin and phenobarbital on the disposition of a single oral dose of clonazepam. Clin Pharmacol Ther, 28 ; 368-375, 1980.
45) Klotz U., Avand G. R., Hoyumpa A, et al. : The effects of age and liver disease on the disposition and elimination of diazepam in adult man. J Clin Invest, 55 ; 347-359, 1975.
46) Klotz U., Reimann I. : Evaluation of steady-state diazepam levels by cimetidine. Clin Pharmacol Ther, 30 ; 513-517, 1981.
47) Kronbach T., Mathys D., Umeno M., et al. : Oxidation of midazolam and triazolam by human liver cytochrome P450 3A4. Mol Pharmacol, 36 ; 89-96, 1989.
48) Kulkarni S. K., Jog M. V. : Facilitation of diazepam action by anticonvulsant agent against picrotoxin induced by convulsions. Psychopharmacology, 81 ; 332-334, 1983.
49) Lader M., Bruce H. : States of anxiety and their induction by drugs. Br J Clin Pharmacol, 22 ; 251-261, 1986.
50) Lai A. A., Levy R. H., Cutler R. E. : Time-cource of interaction between carbamazepine and clonazepam in normal men. Clin Pharmacol Ther, 24 ; 316-323, 1978.
51) Lasher T. A., Fleishaker J. C., Steenmyk R. C., et al. : Pharmacokinetic pharmacodynamic evaluation of the combined administration of alprazolam and fluoxetine. Psychopharmacology, 104 ; 323-327, 1991.
52) Lemberger L., Rowe H., Bosomworth J. C., et al. : The effect of fluoxetine on the pharmacokinetics and psychomotor responses of diazepam. Clin Pharmacol Ther, 43 ; 412-419, 1988.

53) Macleod S. M., Sellers E. M., Giles H. G., et al. : Interaction of disulfiram with benzodiazepines. Clin Pharmacol Ther, 24 ; 583-589, 1978.
54) Marangos P. J., Martino A. M., Paul S. M., et al. : The benzodiaqzepines and inosine antagonize caffeine-induced seizures. Psychoharmacology, 72 ; 269-273, 1981.
55) Marangos P. J., Paul S. M., Goodwin F. K., et al. : Purinergic inhibition of diazepam binding to rat brain (in vivo).Life Sci, 24 ; 851-858, 1979.
56) 三上泰久, 山下努, 伊東隆雄：炭酸リチウムとアルプラゾラムの併用によりリチウム中毒を呈した躁うつ病の1例.精神医学, 29 ; 337-339, 1987.
57) Miller R. R.: Effects of smoking on drug action. Clim Pharmacol Ther, 22 ; 749-756, 1977.
58) Miller R. R., Porter J., Greenblatt D. J.: Clinical importance of the interaction of phenytoin and isoniazid. A report from the Boston Collaborative Drug Surveillance Program. Chest, 75 ; 356-358, 1979.
59) Moskowitz H., Burns M., The effects of performance of two antidepressants, alone and in combination with diazepam. Prog Neuropsychopharmacol Biol Psychiatry, 12 ; 783-792, 1988.
60) Murdoch D., McTavish D.: Sertraline. A review of its pharmacodynamic and pharmacokinetic properties, and therapentic potential in depression and obssesive-compulsive disorder. Drugs, 44 ; 604-622, 1992.
61) Nakamura K., Goto F., Ray W. A., et al. : Interethnic differences in genetic polymorphism of debrisoquin and mephenytoin hydroxylation between Japanese and Caucasian populations. Clin Pharmacol Ther, 38 ; 402-408, 1985.
62) Nanda R. N., Johnson R. H., Koogh H. J., et al. : Treatment of epilepsy with clonazepam and its effect on the other anticonvulsants. J Neural Neurosurg Psychiat, 40 ; 538-543, 1977.
63) Norman T. R., Fulton A., Burrows G. D., et al. : Pharmacokinetics of N-desmethyldiazepam after a single oral dose of clorazepate : the effect of smoking. Eur J Clin Pharmacol, 21 ; 229-233, 1981.
64) Ochs H. R., Greenblatt D. J., Knüchel M.: Kinetics of diazepam, midazolam and lorazepam in cigarette smokers. Chest, 87 ; 223-226, 1985.
65) Ochs H. R., Greenblatt D. J., Locniskar A., et al. : Influence of propranolol coadministration or cigarette smoking on the kinetics of desmethyldiazepam following intravenous clorazepate. Klin Wochenschr, 64 ; 1217-1221, 1986.
66) Ochs H. R., Greenblatt D. J., Otten H. : Disposition of oxazeam in relation to age, sex. and cigarette smoking. Klin Wochenschr, 59 ; 899-903, 1981.
67) Ochs H. R., Greenblatt D. J., Roberts G. M., et al.: Diazepam interaztion with antituberculosis drugs. Clin Pharmacol Ther, 29 ; 671-678, 1981.
68) Ochs H. R., Greenblatt D. J., Verburg-Ochs B. : Propranolol interactions with diazepam, lorazepam, and alprazolam. Clin Pharmacol Ther, 36 ; 451-455, 1984.
69) Ochs H. R., Greenblatt D. J., Verburg-Ochs B. : Effect of alprazolam on digoxin kinetics and cimetidine clearance. Clin Pharmacol Ther, 38 ; 595-598, 1985.
70) Olkkola K. T., Aranko K., Luuria H., et al. : A potentially hazardous interaction between erythromycin and midazolam. Clin Pharmacol Ther, 53 ; 298-305, 1993.
71) Olkkola K. T., Backman J. T., Neuvonen P. J. : Midazolam should be avoided in patients receiving the systemic antimycotics ketoconazole or itraconazole. Clin Pharmacol Ther, 55 ; 481-485, 1994.
72) Olsen O. V., The influence of disulfiram and calcium carbonate on the serum diphenylhydantoin of HPPH in the urine. Arch Neurol, 16 ; 642-644, 1967.
73) Patwardhan R. V., Mitchell M. C., Johnson R. F., et al. : Differential effects of oral contraceptive steroids on the metabolism of benzodiazepines. Hepatology, 3 ; 248-253, 1983.
74) Perucca E., Spina E., Gatti G. : Clinical pharmacokinetics of fluvoxamine. Clin Pharmacokinet, 27 ; 175-190, 1994.
75) Pessayre D., Descatoire V., Tinel M., et al. : Self-induction by troleandomycin of its own transformation into a metabolite forming an

inactive complex with reduced cytochrome P—450 : comparison with troleandomycin. J Pharmacol Exp Ther, 221 ; 215-221, 1982.
76) Phillips J. P., Antal E. J., Smith R. B., : A pharmacokinetic drug interaction between erythromycin and triazolam. J Clin Psychopharmacol, 6 ; 297-299, 1986.
77) Pourbaix S., Desager J. P., Hulhoven R., et al. : Pharmacokinetic consequences of long term coadministration of cimetidine and triazolobenzodiazepine, alprazolam and triazolam in healthy subjects. Int J Clin Pharmacol, 23 ; 447-451, 1985.
78) Roberts R. K., Desmond P. V., Wilkinson G. R., et al. : Disposition of chlordiazepoxide : Sex differences and effects of oral contraceptives. Clin Pharmacol Ther, 25 ; 826-831, 1979.
79) Rogers H. J., Haslam R. A., Longstreth J., et al. : Phenytoin intoxication during concurrerent diazepam therapy. J Neurol Neurosurg Psychiat, 40 ; 890-895, 1979.
80) Sellers E. M., Giles H. G., Greenblatt D. J., et al. : Differntial effects on benzodiazepine disposition by disulfiram and ethanol. Arzneim-Forshung, 30 ; 882-897, 1980.
81) Sesardic D., Boobis A. R., Edwards R. J., et al. : A form of cytochrome P450 in man, orthologous to form d in the rat, catalyses the O-desmethylation of phenacetin and is inducible by cigarette smoking. Br J Clin Pharmacol, 226 ; 363-372, 1988.
82) Sjo O., Hridberg E. F., Naestoft J., et al. : Pharmacokinetics of clonazepam and its 7-amino-metabolite in man. Eur J Clin Pharmacol, 8 ; 249-254, 1975.
83) Smith R. B., Gwilt P. R., Wright C. E. : Single and multiple-dose pharmacokinetics of oral alprazolam in healthy smoking and nonsmoking men. Clin Pharm, 2 ; 139-143, 1983.
84) Soavedra I. N., Aquiler L. I., Faure E., et al. : Phenytoin clonazepam interaction. Ther Drug Monit, 7 ; 481-484, 1985.
85) Sohn D. R., Musaka M., Ishizaki T., et al. : Incidence of S-mephenetoin hydroxylation deficiency in a Korean population and the interphenotypic differences in diazepam pharmacokinetics. Clin Pharmacol Ther, 52 ; 160-169, 1992.
86) Somogi A., Gugler R. : Drug interaction with cimetidine. Clin Pharmacokinet, 7 ; 23-41, 1982.
87) Stoehr G. P., Kroboth P. D., Juhl R. P., et al. : Effect of oral contraceptives on triazolam, temazepam, alprazolam and lorazepam kinetics. Clin Pharmacol Ther, 36 ; 683-690, 1984.
88) Tollefson G. L., Lesar T., Grothe D., et al. : Alprazolam related digoxin toxicity. Am J Psychiatry, 141 ; 1612-1613, 1987.
89) Twyman R. E., Rogers C. J., Macdonald R. L. : Differential mechanisms for enhancement of GABA by diazepam and phenobarbital : a single channel study. Ann Neurol, 25 ; 213-220, 1989.
90) van Harten J. : Clinical pharmacokinetic of selective serotonin reuptake inhibitors. Clin Pharmacokinet, 24 ; 203-220, 1993.
91) Varhe A., Olkkola K. T., Neuvonen P. L. : Oral triazolam is potentially hazardous to patients receiving systemic antimycotics ketoconazole or itraconazole. Clin Pharmacol Ther, 56 ; 601-607, 1994.
92) Vestal R. E., Wood A. J. I. : Influence of age and smoking on drug kinetics in man : studies using model compounds. Clin Pharmaco Kinet, 5 ; 309-319, 1980.
93) von Moltke L, Greenblatt D. J., Cotreau-Bibbo M., et al. : Inhibitors of alprazolam metabolism in vitro : effect of serotonin reuptake inhibitor antidepressanrs. ketoconazole, and quinidine. Br J Ciln Pharmacol, 38 ; 23-31, 1994.
94) Warot D., Bergougnam L., Lamiable D., et al. : Troleandomycin-triazolam interaction in healthy volunteers : pharmacokinetic and psychometric evaluation. Eur J Clin Pharmacol, 32 ; 389-393, 1987.
95) Watson W. A., Interaction between clonazepam and sodium valproate. N Engl J Med, 300 ; 678-679, 1979.
96) Wright C. E., Lasher-Sisson T. A., Steewyk R. C., et al. : A pharmacokinetic evaluation of the combined administration of triazolam and fluoxetine. Pharmacotherapy, 12 ; 103-106, 1992.

新規睡眠薬の開発*

村崎 光邦**

はじめに

不眠症は多くは精神的ストレスや精神医学的疾患によってもたらされるが，あらゆる身体疾患に伴って生じうることから，全診療科にまたがる問題となっている。単に眠れない苦しみのみならず，翌日の社会生活に重大な影響を及ぼしうるし，身体疾患の改善を妨げるなど医療経済学的にも大きな問題となっている。今後，ストレス社会，高齢社会，超高齢社会とますます不眠症に悩む人達がふえ続けることが確実なだけに，それに対する対策は十分に講じておかなければならない。

今日，不眠症には benzodiazepine (BZ) 受容体作動薬としての BZ 系睡眠薬がその優れた催眠作用と安全性のもとに全世界で広く用いられており，日常の臨床でもほぼ満足すべき成果をあげている。しかし，BZ 系睡眠薬にもまだまだ克服すべき多くの問題点を抱えている[23,24]。BZ 健忘を始めとする認知機能への影響，精神運動機能への影響，反跳性不眠，臨床用量依存と退薬症候の出現，筋弛緩作用による転倒・骨折，呼吸抑制作用，アルコールとの相互作用などなどである。とくに，最近好んで用いられる超短時間作用型にこうした問題が多いだけに，作用時間が短いもので，しかも BZ 系睡眠薬特有の副作用を克服しようとする意図のもとに新しい睡眠薬の開発に燃えて懸命な努力がなされている。ここでは，今日開発されつつある新規睡眠薬について紹介しておきたい。

*Development of hypnotic drugs in Japan.

**北里大学医学部精神科
［〒228　神奈川県相模原市麻溝台2-2-1］
Mitsukuni Murasaki : Department of Psychiatry, Kitasato University School of Medicine. 2-1-1, Asamizodai, Sagamihara, 228 Japan.

I . Zolpidem

Zolpidem はフランスの Synthelabo Recherche 社で開発された imidazopyridine 構造を有する non-BZ 系睡眠薬で，フランスや米国で上市されて広く用いられている（図1）。

1. 薬理学的特徴

1.1 受容体結合

従来の BZ 系薬物は中枢神経系のみならず，末梢にも分布する BZ 受容体のすべてに強い親和性を有しているが，zolpidem は BZ_1 受容体（ω_1 受容体）に選択的親和性を有することが特徴である[18]。zolpidem はラット脳の ω_1 受容体の多い小脳で最も強い親和性を示して ω_2 受容体の多い脊髄や ω_3 受容体のみ存在する腎臓では弱い作用しか示さない(表1)[1,7,25]。それに対して，triazolam, flunitrazepam, diazepam はいずれも BZ 受容体

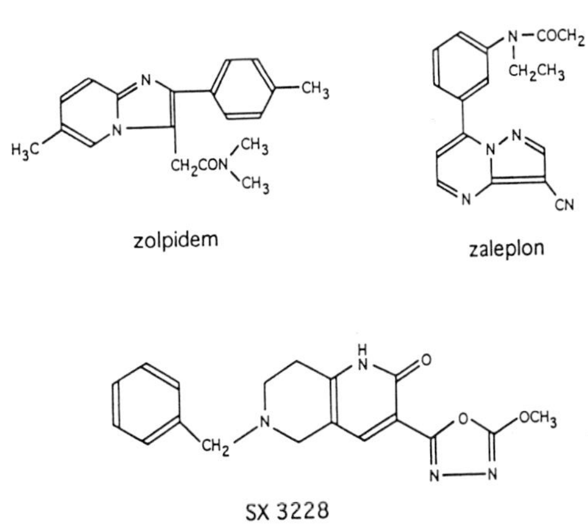

図1　Benzodiazepine ω_1 受容体作動性新規睡眠薬

表１　Zolpidem の ω(BZD)受容体に対する親和性[7)]

薬物＼部位	IC₅₀(nM)					
リガンド	³H-Diazepam[a)]			³H-Ro 15-1788		³H-Ro 5-4864
	大脳	小脳	脊髄	小脳	脊髄	腎臓
zolpidem	38.9	14.3	154.9	17.3	137	1900
triazolam	2.6	2.8	7.3	0.8	1.04	—
flunitrazepam	—	—	—	3.37	2.67	433
diazepam	—	13.7	22.7	21.2	15.3	454

a)：Ki 値　　(n＝2〜5)

への親和性は zolpidem に比べて明らかに強いが，BZ 受容体 subtype への作用選択性を示していない。ラット脳での in vitro autoradiography では，嗅球，下丘，淡蒼球腹側部，Broca 対角野，大脳皮質第４層，Calleja 島，黒質網状体および小脳など ω_1 受容体に富む部位に多く分布し，また zolpidem は ω_1 受容体部位で ³H-flunitrazepam の結合をより強く阻害することが実証されている。この事実はマウス，サル，ヒト脳においても認められており，zolpidem の ω_1 受容体への作用選択性が示されている[7)]。

Zolpidem の作用は BZ 受容体の partial agonist であるとの指摘があるが，isoniazid 誘発痙攣に拮抗すること[34)]や，zolpidem による黒質網状ニューロンの発火を flumazenil が完全に抑制することなどから[22)]，zolpidem は BZ 受容体の full agonist として強力を作用を有することに間違いはない。

1.2 薬効薬理

ⅰ．催眠作用：脳波用電極慢性植え込みサルの皮質脳波への作用では，zolpidem は3.2mg/kg，triazolam は0.1mg/kg 以上の静脈内投与で速やかな催眠作用を示し，睡眠作用を用量依存的に延長させる。入眠後，脳波は低振幅速波から高振幅徐波化し，脳波の power も増大するが，zolpidem 3.2-10mg/kg と triazolam 0.1-1mg/kg とが脳波の power のレベルにほぼ同じ作用をもたらす。なお，zolpidem の作用持続は triazolam に比べて短い[5,7)]。

ネコやラットでも入眠作用が強いが，zolpidem が高振幅徐波睡眠のパターンが中心であるのに対して triazolam や flunitrazepam では高振幅徐波睡眠に紡錘波の著明な増加が目立っている[5,7)]。

睡眠覚醒サイクルへの作用では，triazolam や zolpidem が入眠後はレム睡眠に影響することなく徐波睡眠を誘導するのに対して，flunitrazepam では入眠後も徐波睡眠およびレム睡眠を抑制し，翌日の睡眠-覚醒サイクルに影響を及ぼすことが認められている[5,7)]。

ⅱ．鎮静・抗痙攣および筋弛緩作用：マウスとラットでの作用では，まず鎮静作用は nitrazepam とほぼ同等で triazolam の1/80であった。しかし，nitrazepam は鎮静作用を示す量以下で抗痙攣作用と筋弛緩作用を示すのに対して，zolpidem は抗痙攣作用と筋弛緩作用を示すのに鎮静作用を示す量の4-11倍の用量を要しており，鎮静作用と筋弛緩作用の各用量の解離が大きく，この点では triazolam より優っている[5,7)]。

ⅲ．抗コンフリクト作用：ラットにおける Vogel 型の抗コンフリクト作用は zolpidem は１mg/kg 以上の腹腔内投与を要して，triazolam の約1/100であった[5,7)]。

ⅳ．馴化作用：サルでの攻撃行動抑制作用をみると，zolpidem は0.32mg/kg 以上の静脈内投与で，また triazolam は0.01mg/kg 以上の静脈内投与で用量依存的に抑制作用を示して，zolpidem の効力は triazolam の約1/30であった。また，作用持続は triazolam の1/2程度であった[5,7)]。

嗅球摘出ラットのマウス咬み殺し行動（muricide）に対する作用は zolpidem では10mg/kg 以上の腹腔内投与で用量依存的に抗 muricide 作用を示した。ED_{50} (mg/kg) は zolpidem10.4，triazolam 0.32-1, nitrazepam 43.2となっている。

マウスでの抗 fighting 作用をみると, zolpidem は3.2mg/kg 以上の経口投与で抗 fighting 作用を示したが, triazolam および nitrazepam は zolpidem に比べると約100倍および40倍強かった[5,7]。

v. マウスでの学習・記憶に対する作用：明暗箱装置を用いた受動回避反応を指標とする記憶への作用を検討している。zolpidem は2.0mg/kg の腹腔内投与でマウスの暗室での滞留時間を有意に増加させたのに対して, triazolam では0.025mg/kg 以上で有意な作用を示した。同実験系で自発運動量を抑制する最小有効量は zolpidem, triazolam それぞれ0.5mg/kg, 0.05mg/kg (腹腔内投与) であり, これらの結果から受動回避反応を指標とした学習・記憶に対しては, zolpidem は triazolam よりも作用しにくいものと判断されている[5,7]。

2. 臨床薬理

Zolpidemの日中の他覚的眠気度daytime sleepiness および記憶機能に及ぼす影響をみる試験が実施されている。本試験は zolpidem 10mg, triazolam 0.25 mg, nitrazepam 5 mg および placebo との二重盲検比較試験によるものでその結果は次の通りであった[29),32)]。① Multiple Sleep Latency Test (MSLT) および臨床観察を指標とした服薬1時間後の鎮静・催眠作用は zolpidem＞triazolam＞nitrazepam の順であり, ②服薬90分後の記銘力検査では zolpidem 群に記銘障害が認められた。③ zolpidem, triazolam の両群では, 就眠前 (服薬130分後) に経験した出来事についての健忘が翌朝に認められた。④服薬翌日の MSLT ではいずれの睡眠薬でも daytime sleepiness に顕著な影響を認めなかった。⑤ zolpidem, triazolam, nitrazepam のすべての条件で短期記憶 (Sternberg のメモリースキャンテスト) の検索過程における反応選択段階の障害が服薬1時間40分後の検査で認められ, そのうちtriazolamとnitrazepam の2群では翌朝にもその残遺効果が認められた。以上の結果から, ① zolpidem 10mg は服薬早期に記憶・学習機能の顕著な低下を引き起こすが, 強度の鎮静・催眠効果に起因するものと考えられ, 翌朝の記憶機能に対する残遺効果は比較的弱いこと, ② nitrazepam 5mg の記憶・学習機能に対する影響は服薬早期には相対的に弱いが, 翌日に残遺効果が生じる, ③ triazolam 0.25mg では服薬早期の健忘と翌日の残遺効果が生じることが示唆された。すなわち, 記憶機能や臨床観察で認めた所見の消長についてみると, zolpidem には作用持続時間と薬物動態学的特性に相関が認められたが, triazolam と nitrazepam には生物学的半減期の違いによる明確な作用持続時間の差がみられなかったことが明らかにされ, triazolam についてのこの事実は Roth ら[28)] や Bixler ら[2)] によっても指摘されている。

3. 臨床試験

健常男子成人を被験者とする第I相試験での安全性, 忍容性が確認され, 2.5-10mg 錠の空腹投与時の消失半減期は1.78-2.30時間と短いことが証明されて[16)], 精神科領域での前期第II相試験が実施されている。不眠症患者を対象とした工藤ら[13)]の報告では, 5～10mg から開始して15mg まで適宜増量して53.1%の中等度改善以上の成績を得ており, 風祭ら[9)] は5mg から開始して7.5～10mg へ漸増する方法で71.1%の高い改善率を得ている。なお, 精神分裂病, 躁うつ病, 神経症に伴う不眠症患者を対象として, 10mg から15mg あるいは20mg へ増量する試験では65.0%の中等度以上の改善率であった[10)]。

用量検索のための後期第II相試験では, 不眠症患者対象で5mg, 10mg, 15mg がいずれも placebo より有意に優れて10mg が最もよく (表2)[14)], 精神疾患に伴う不眠症では10mg, 15mg, 20 mg いずれも改善率高く, 15mg が最も高かった[11)]。

第III相試験として3つの比較試験が実証されている (表3)。まず, 精神科領域での不眠症を対象とする zolpidem 10mg 対 nitrazepam 5mg の2週間の二重盲検比較試験では[15)], 表3のように「中等度改善」以上で65.6% 対 52.2% とU検定で有意差を認め, 入眠障害, 熟眠障害, 途中覚醒, 早朝覚醒とも zolpidem 群がよかった。概括安全度でも数値で勝り, 「有用」以上の有効率62.5%対

表2 Zolpidem の用量検索試験(工藤ら[14], 1993)

投与群	著明改善	中等度改善	軽度改善	不 変	悪 化	計	検 定	
							改善率	順位和
P群	2 (5.6)	8 (27.8)	9	13	4	36		
							p>5^{+}	p>5**
5 mg群	8 (21.1)	12 (52.6)	14	4	0	38		
							p>10*	p>10**
10 mg群	7 (17.5)	17 (60.0)	8	7	1	40		
							p>15*	p>15**
15 mg群	7 (18.4)	14 (55.3)	12	4	1	38		

検定：P群を対照とした Dunnett 型多重比較　(累積%)

＋：P<0.10, ＊：P<0.05, ＊＊：P<0.01

表3 Zolpidam の第III相試験における最終全般改善度

薬剤群	著 明 改 善	中等度 改 善	軽 度 改 善	不 変	悪 化	計	改善率の差の 95%信頼区間	検 定	
								改善率[a)]	順位和[b)]
1 精神科領域での不眠症を対象とする試験(工藤ら[15], 1993)									
Zolpidem 群	17 (26.6)	25 (65.6)	14	7	1	64	− 4.8〜31.6 [− 2.2〜28.9]	N. S. (Po=0.168)	Z>N* (Po=0.050)
Nitrazepam 群	10 (14.9)	25 (52.2)	17	14	1	67			
2 精神分裂病と躁うつ病に伴う不眠を対象とする試験(風祭ら[12], 1993)									
Zolpidem 群	15 (20.5)	28 (58.9)	21	7	2	73	−16.5〜18.1 [−13.9〜15.5]	N. S. (Po=0.945)	N. S. (Po=0.603)
Nitrazepam 群	12 (16.2)	31 (58.1)	19	9	3	74			
3 内科・心療内科領域での不眠症を対象とする試験(筒井ら[31], 1993)									
Zolpidem 群	13 (20.6)	27 (63.5)	15	5	1	2	−28.8〜 5.8 [−26.2〜 3.2]	N. S. (Po=0.215)	N. S. (Po=0.156)
Triazolam 群	20 (29.4)	31 (75.0)	8	6	1	2			

改善率：(「著明改善」+「中等度改善」)/症例数　a)：2×2分割表 χ^2検定　( )：累積%

＊：p<0.05　b)：Mann-Whitney の U 検定　[ ] 内は90%信頼区間

43.3%は zolpidem に有意となっている。

精神分裂病と躁うつ病に伴う不眠を対象とする zolpidem 10mg 対 nitrazepam 5 mg の 2 週間の二重盲検比較試験では,「中等度改善」以上の改善率は 58.9% 対 58.1% と両群に有意差なく,概括安全度, 有用度とも有意差はないものの, zolpidem 10mg が nitrazepam 5 mg と同等以上であることが証明されている[12]。

内科・心療内科を受診した不眠症患者を対象とする zolpidem 10mg 対 triazolam 0.25mg の 2 週間の二重重盲検比較試験では,「中等度改善」以上の改善率は 63.5% 対 75.0% と有意差はないも

表4　Zolpidem の睡眠パラメーターに及ぼす影響——他睡眠薬および Placebo との二重盲検比較試験の結果から（Langtry と Benfield[19]，1990）

報告者	症例数	用量（mg/日）	治療日数	結果 睡眠替時	覚醒回数	睡眠の持続	睡眠の質	翌朝の状態	コメント
Cirignotta et al. (1988)[3]	12 Pts with obstructive sleep apnea；mean age 49.3 y	Z 20 F 30 P	2	$Z \geqslant F \geqslant Pb$	$F \geqslant Z \geqslant Pb$	$Z \approx F \geqslant Pb$	$Z > P \geqslant F$		Zolpidem は呼吸機能を抑制した。
Coupez et al. (1988)[4]	35 pts with insomnia in hospital；age 40 to 68 y	Z 20 O 15	5	$Z > O$	$Z \approx O$	$Z \approx O$	$Z \approx O$	$Z \approx O$	担当医は有意差を認めなかった。
Emeriau et al. (1988)[6]	84 elderly hospitalized pts with insomnia；age 61-99 y	Z 10 Z 20 FN 1	28	$Z_{10} \approx Z_{20} \approx FN$	$FN \geqslant Z_{10} \approx Z_{20}$	$Z_{10} \approx Z_{20} \approx FN$	$Z_{10} \approx Z_{20} \approx FN$	$Z_{10} \geqslant Z_{20} \approx FN$	Zolpidem の用量は忍容性がよかった。
Louvel et al. (1988)[20]	78 psychiatric pts；mean age 47.8 y	Z 20 T 0.5	90	$T > Z$	$Z \approx T$	$Z \approx T$	$Z \approx T$		90日間でみる限り，睡眠開始に有意差は認めなかった。
	260 general practice pts with insominia；mean age 41.9 y	Z 20 T 0.5	90	$Z \approx T$	$Z \approx T$	$Z \approx T$	$Z \approx T$		
Maggioni et al. (1990)[21]	42 hospitalized pts with insomnia；mean age 59 y	Z 20 FN 2	5	$Z \approx FN$		$Z \approx FN$			Zolpidem は flunitrazepam よりも前向性健忘が少なかった。

Z：zolpidem，F：flurazepam，FN：flunitrazepam，O：oxazepam，T：triazolam，P：placebo
＞：有意に優れる $P < 0.05$，⩾：有意の傾向，≈：同等

のの triazolam に高く，「安全である」以上の率も88.9%対94.6%と triazolam に高く，「有用」以上の有用率は63.5%対75.0%と triazolam に高かった[31)]。この成績は zolpidem 10mg は triazolam 0.25mg に対して全体の効果では優る成績ではなかったが，鎮静・催眠作用に選択性のある薬剤としてその有用性が期待されている。

なお,欧米での成績は表4のようにまとめられており，10-20mg の範囲で優れた催眠作用と安全性が確認されている[19)]。とくに，高齢者では 5 mg からの投与で安全性の確保された効果が得られている。反跳性不眠や退薬症候もなく，呼吸抑制をきたさない点が有利である。一方，筋弛緩作用が弱く，明白な抗不安作用がない点で強い催眠作用が必要な症例には制限付となることが指摘されており，従来の BZ 系睡眠薬との比較がここに出る可能性がある。

II. L-846 (zaleplon)

L-846は米国 American Cyanamid Lederly 研究所で合成された pyrazolo-pyrimidine 骨格を有する non-BZ 系睡眠薬であり(図1)，米国とわが国では臨床試験に入っている。

1. 薬理学的特徴

1.1 受容体結合

ラットでの^{3}H-flunitrazepam の結合阻害作用は triazolam より弱いが flurazepam と同等の力価を示し，鎮静作用と相関が高い t-butyl-phosphoro-thionate (TBPS) の Cl^- チャンネルへの結合増加作用は diazepam より強く，triazolam, flurazepam と同等である。また，小脳膜標品(ω_1 受容体) における^{3}H-flunitrazepam の結合置換活性は脊髄標品 (ω_2 受容体) におけるそれに比べて15倍高く，ω_1 受容体への選択性が示されている(表5) [26)]。

1.2 薬効薬理

i. 催眠作用：催眠作用をみた chlorprothixene 睡眠増強作用では，力価は triazolam, flurazepam より弱く，zopiclone と同程度であるが，ほぼ等価量による作用をみると，睡眠潜時は zopiclone, triazolam, flurazepam に比べて有意に短く，睡眠時間も triazolam, flurazepam より有意に短く，優れた睡眠導入作用と作用時間の短さが目につく。また，ラットにおいて，全睡眠時間および深睡眠を用量依存的に増加させ，睡眠誘発活性の ED_{25} 値は0.33mg/kg であり，レム睡眠には影響を及ぼさない。triazolam, nitrazepam, brotizolam, flurazepam は浅睡眠を増加させ，zopiclone は浅睡眠および深睡眠を増加させている(表6) [26)]。なお，chlorprothixene 睡眠増強作用への耐性形成は 4 日間，14日間の反復投与で認められておらず，また，zopiclone, triazolam, flurazepam も 4 日間で耐性を形成しない。なお，ラット脳波における睡眠時間延長作用は triazolam より弱く，flurazepam より強くなっている。

ii. 筋弛緩作用と協調運動抑制作用：筋弛緩作用では triazolam より弱く，flurazepam より強いとの成績であり，協調運動抑制作用では triazolam, flurazepam よりわずかであるが強いとされている[26)]。

iii. 抗コンフリクト作用と抗痙攣作用：ラットでの Vogel 型抗コンフリクト作用は ED_{50} (mg/kg，経口投与) で L-846 1.1，triazolam 0.4，flurazepam 3.2となり，抗痙攣作用では同じく，flurazepam より強く，triazolam より弱い力価を示している。なお，抗コンフリクト作用と筋弛緩作用はともに flumazenil の前処置によって完全に拮抗されることがわかっている[26)]。

iv. アルコールとの相互作用：ethanol の中枢神経抑制作用への影響をみた試験では，投与１時間後の成績で triazolam と flurazepam は脳波上の睡眠延長作用を示した用量より低用量で eth-

表５　ラット小脳および脊髄膜標への[^{3}H] flunitrazepam 結合の阻害効果(野口ら[26)]，1995，一部省略)

化合物	IC_{50}(nM) 小脳	IC_{50}(nM) 脊髄	IC_{50}Ratio 脊髄/小脳
CL 284,846	184.8	2779.4	15.0
Triazolam	8.4	14.1	1.7
Nitrazepam	56.8	61.1	1.1
Brotizolam	7.6	14.1	1.9
Zopiclone	117.7	244.8	2.1

表6　ラット睡眠・覚醒サイクルへの各睡眠薬の効果(野口ら[26]，1995，一部省略)

化合物	用量 (mg/kg 経口)	N	睡眠・覚醒段階(%) 覚醒	SWLS	SWDS	FWS	Total Sleep	ED_{25}(95％信頼区間) (mg/kg 経口)
Vehicle	0	8	52.3±2.8	31.8±3.0	10.1±1.9	5.8±0.6	47.7±2.8	
CL 284,846								0.33
	0.5	8	31.7±3.9**	38.5±1.9	24.0±2.4**	5.9±1.1	68.4±3.9**	(0.21～0.43)
	1.0	8	24.5±2.4**	37.8±2.5	31.3±2.1**	6.5±1.2	75.6±2.4**	
Vehicle	0	8	49.3±3.2	35.2±3.0	12.7±1.3	2.8±0.4	50.7±3.2	
Triazolam								0.18
	0.125	8	37.8±2.7	49.8±2.4*	9.8±1.8	2.8±0.8	62.3±2.7	(0.11～21.67)
	0.25	8	34.9±4.4*	48.0±4.9*	14.2±1.5	3.0±1.0	65.1±4.4*	
Vehicle	0	8	55.1±3.9	35.3±3.6	7.0±0.8	2.6±0.7	45.0±3.9	
Nitrazepam								0.26
	0.25	8	43.9±3.3	44.8±2.6	7.8±1.5	3.6±1.0	56.1±3.3	(0.13～0.58)
	0.5	8	35.7±5.1**	56.2±4.0**	4.1±0.8	4.0±0.9	64.3±5.1**	
Vehicle	0	8	51.8±3.7	39.6±3.1	5.8±1.3	2.8±1.1	48.2±3.7	
Brotizolam								0.21
	0.125	8	44.4±3.2	47.6±3.4	5.1±1.0	3.1±0.4	55.6±3.2	(0.14～2.42)
	0.25	8	38.3±2.2**	55.6±2.4**	3.3±0.7	2.9±0.8	61.7±2.2**	
Vehicle	0	8	50.9±4.7	33.7±2.6	10.5±1.6	5.0±1.2	49.2±4.6	
Zopiclone								1.41
	2.0	8	35.2±4.2*	38.3±2.5	20.2±2.7*	6.2±1.0	64.8±4.2*	(0.57～2.04)
	4.0	8	24.8±3.6**	43.0±2.6*	23.8±2.6**	8.4±1.6	75.2±3.6**	

SWLS：徐波軽睡眠，SWDS：徐波深睡眠，FWS：速波睡眠，*：$p<0.05$，**：$p<0.01$

anolの中枢作用を増強したが，L-846では脳波上の睡眠延長作用用量の方が低かった。また，24時間後の成績で，L-846はもはやethanolの中枢作用を増強しないのに対して，triazolamとflurazepamともなお強力なethanolの作用を増強し，その最小有効量は脳波上の睡眠延長用量とほぼ同程度であった。L-846の作用の持続時間の短いことが明らかで，翌朝への持ち越し効果を生じる可能性は少ない。一方，長時間作用型のflurazepamはさておき，半減期が2～4時間の超短時間作用型のtriazolamがなお24時間後にもethanol増強作用を残している事実は特筆され，単に血中濃度の問題でなく，脳内の受容体レベルの検討が必要である[26]。

v．記憶・学習への影響：ラットの受動回避反応・抑制作用でみた記憶への影響については，L-846はtriazolam, flurazepamより弱く，脳波上の睡眠延長作用との比でもL-846は低率であり，臨床的に記憶機能の障害がより少ないことが期待される[26]。

2．臨床薬理

男子健常被験者を対象とした1，3，5，10，20，40mgの単回投与試験(絶食下，午前9時経口投与）では，10mg以上の用量で鎮静•催眠作用に由来する随伴症状が認められたが，Stanford Sleepiness Scale (SSS) およびタッピング検査においてはplaceboと比べて有意な変化は認めなかった[33]。40mg投与時には顕著な記銘障害と前向性健忘を認め，20mgでも中等度の低下傾向を

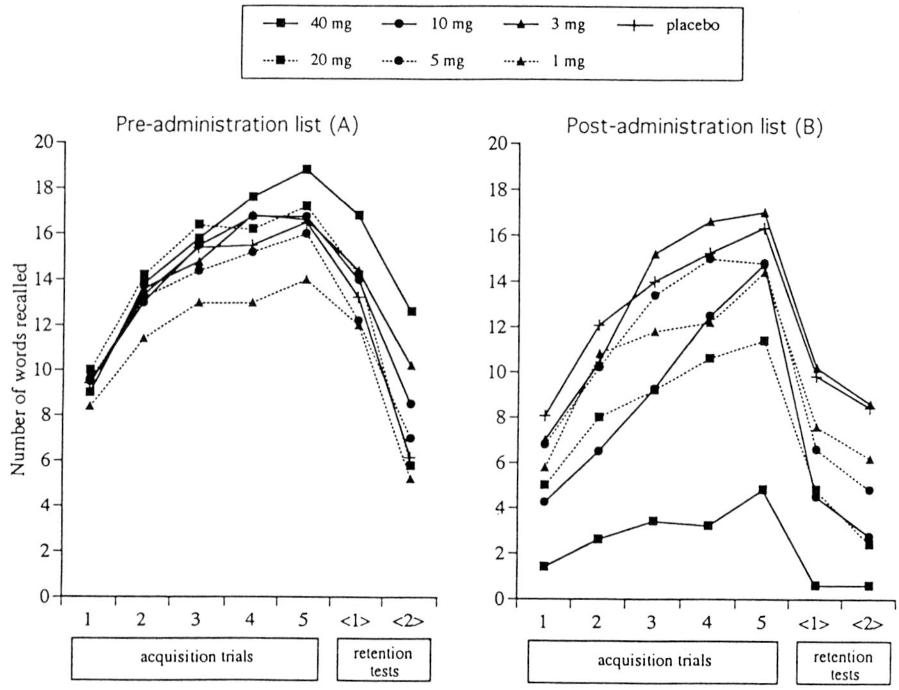

図2　L-846の記憶機能に及ぼす影響（鈴木ら[30]，1995）
5回の獲得試行における平均再生語数と2時間後〈1〉におよび翌朝〈2〉に実施された保持テストにおける平均再生語数

認めた（図2）[30]。また，重心動揺検査において，40mgで有意な動揺の増加をみている。

10mgおよび20mgの2用量で実施した7日間の反復投与試験（夕食後，午後8時経口投与）では，随伴症状はplaceboおよび10mgでほぼ差がなく，20mgでは服薬1時間後に眠気が出現したが，翌朝への持ち越し効果は認めず，また，離脱夜に異常を認めなかった。同時に実施した記憶検査では，4日目の服薬後に記憶保持の低下が認められたが，翌朝にはplaceboと差がなかった。また，短期記憶機能試験としてのメモリースキャンテスト，注意力検査としての視覚ヴィジランステスト，内田・クレペリン精神作業検査で問題とすべき所見はみられていない[30]。

薬物動態学的には，消失半減期は約1時間と超短時間作用であり[33]，現在第II相試験が行われている。前期第II相試験は5mg，10mg，15mg，20mgの4用量による1週間の固定用量法で実施され，それぞれの用量で優れた催眠効果が得られて，次の試験へと進んでいる。

Ⅲ．SX-3228

SX-3228は大日本製薬㈱が開発しているnon-BZ系の睡眠薬でtetrahydro-naphthyridin骨格を有する（図1）。

1．薬理学的特徴

1.1　受容体結合

BZ受容体に対してはtriazolam，nitrazepamおよびdiazepamに匹敵する高い親和性を示し，この強さはzolpidemの約3倍である。一方，dopamine，5-HT，adrenalin，muscarineなどの各受容体への結合性はまったく認めない。そして，ラットの小脳，脊髄および腎臓から調整したシナプトゾーム膜をそれぞれω_1，ω_2，ω_3受容体標本とした結合様式をみると，SX-3228はω_1受容体に対して強合作用を示す（表7）[8]。この作用はω_2受容体への作用より7.5倍強く，また，ω_3受容体にはzolpidemとは異なりほとんど結合しない。ω_1受

表7　Benzodiazepine 受容体サブタイプに対する親和性（Furukawa ら[8]，1994）

化合物	IC_{50} (nM)			IC_{50}比
	ω_1	ω_2	ω_3	
SX-3228	17.0	127	＞10000	1：7.47：＞588
zolpidem	127	1277	309	1：10.1：2.43
triazolam	3.28	4.02	49.0	1：1.23：14.9
nitrazepam	151	122	＞10000	1：0.81：＞66.2
diazepam	108	117	41.4	1：1.08：0.38

放射性リガンド：$[^3H]$ flumazenil（ω_1，ω_2），$[^3H]$ Ro 5-4864（ω_3）。組織：小脳（ω_1），脊髄（ω_2），腎臓（ω_3）。
IC_{50}値は Probit 法にて算出。

容体への親和性はGABA存在下で上昇することや，黒質網様部神経細胞（ω_1 受容体高分布部位）の自然発火抑制作用が対刺激による海馬歯状回（ω_2 受容体高分布部位）集合スパイク抑制の増強作用よりもかなり低用量で認められる事実から，SX-3228の作用は ω_1 受容体に著しく高い親和性を示す agonist であることが推定される。

1.2 薬効薬理

i．催眠作用：ヒトでは BZ 系睡眠薬は delta 波よりも alpha 波や beta 波を増加させることが知られている。ラットでも alpha 2 ならびに beta 波帯成分のパワーの増加あるいは増加傾向を示す。それに対して，SX-3228は1.5mg/kg 経口投与でヒトの深睡眠時と同様に delta 波帯成分のパワーの増加をもたらす。zolpidem でも同様の所見を示すが，かなりの高用量（50mg/kg，経口）を要する。そして，ラットで明期での入眠潜時を zolpidem より低用量で短縮し，浅睡眠の減少と平行して深睡眠の増加を誘発する。一方，triazolam や diazepam と異なりレム睡眠を減少させない[17]。

ii．抗痙攣作用：SX-3228はマウスの pentylenetetrazole（PTZ）誘発痙攣を強く抑制する[27]。この作用は nitrazepam ならびに diazepam とほぼ同程度の強さで，zolpidem より明らかに強く，triazolam より弱い。また，作用の発現は速やかで，zolpidem よりも長く持続し，triazolam に類似した経時変化を示す。また，SX-3228の最大電撃痙攣抑制作用は triazolam と同様に弱く，PTZ 誘発痙攣抑制作用に比べて約250倍の高用量を必要とする。

iii．馴化作用：サルの攻撃反応に及ぼす作用は著しく強く，マウスでの抗痙攣作用と同程度の用量であり，zolpidem の約25倍強く，triazolam と同程度かやや弱く，diazepam の約 5 倍であった[27]。

iv．筋弛緩作用：マウスの懸垂試験での結果によると，SX-3228は高用量で筋弛緩作用を示したが，抗痙攣作用に比べ約1/24と著しく弱かった。一方，zolpidem，triazolam，nitrazepam および diazepam では抗痙攣作用を示す用量付近で筋弛緩作用を示している。

v．運動過多惹起作用：BZ 系睡眠薬は稀に興奮・錯乱などの異常行動を引き起こすことが知られているが，SX-3228はマウスの自発運動を指標にした検索では，0.03- 3 mg/kg，経口投与の用量で運動過多を示さず，高用量ではむしろ運動量を減少させる。zolpidem では抗痙攣作用を示す用量付近（30並びに100mg/kg，経口投与）で強い運動量減少作用を示し，triazolam（0.3mg/kg，経口投与）および diazepam（0.3- 1 mg/kg，経口投与）では明らかな運動過多が認められた[27]。

vi．マウスの記憶・学習への作用：SX-3228は高用量でマウスの受動的回避反応の習得を減弱させ，保時試行時のステップ-ダウン潜時の短縮が認められたが，この作用の最少有効用量は 3 mg/kg，経口投与で，抗 PTZ 作用の ED_{50}（0.25mg/kg，経口投与）の12倍の用量であった。zolpidem，triazolam および diazepam では抗 PTZ 作用の ED_{50} に近い用量で受動時回避学習が認められている[27]。

vii. 反復投与による薬効の変化：SX-3228（5-20mg/kg）反復投与後の接PTZ作用は単回投与とほとんど変らないのに対して，zolpidem，triazolamあるいはdiazepamの反復投与では抗痙攣作用活性の明らかな減弱が認められている[27]。

以上の結果より，SX-3228は動物種や性に関わりなく，経口投与後速やかに吸収されて脳に移行し，BZ系睡眠薬よりも自然に近い睡眠を誘発することが示唆されている。また，既存薬に比べて筋弛緩作用，記憶障害，行動異常などの副作用が弱く，耐性を起こし難いことが期待されて，より理想的な睡眠薬としてのプロフィールを示している。現在は，非臨床試験の段階にあるが，１日も早い臨床への導入が望まれている。

おわりに

不眠症に悩む人達が増加の一途をたどる一方で，治療薬としての睡眠薬は危険なものであるとする否定的な考え方が根強い。筆者はより自然な眠りをもたらすより理想的な睡眠薬を開発することによって不眠症者のQOLを高めるべき立場に立っている。現在開発に入っているzolpidem，L-846(zaleplon)，SX-3228の３つの選択的なω_1受容体作動薬は，①強力な催眠作用，②深睡眠の増加とレム睡眠への無影響，③筋弛緩作用が弱いこと，④記憶・学習への影響が弱いこと，⑤アルコールとの相互作用が弱い，⑥耐性形成がなく，依存形成が弱く，反跳現象がない，などの特徴を有している。必ずや近い将来，これらが筆者の願いを実現してくれるものと確信している。

文献

1) Benavides, J., Peny, B., Dubois, A. et al.: In vivo interaction of zolpidem with central benzodiazepine (BZD) binding sites (as labeled by [^{3}H] Ro 15-1788) in the mouse brain. Preferential affinity of zolpidem for the ω_1 (BZD$_1$) subtype. J. Pharmacol. Exp. Ther., 245: 1033-1041, 1988.

2) Bixler, E.O., Kales, A., Manfredi, R.L. et al.: Next-day morning impairment with triazolam use. Lancet, 337: 827-831, 1991.

3) Cirignotta, F., Mondini, S., Zucconi, M. et al.: Zolpidem-polysomnographic study of the effect of a new hypnotic drug in sleep apnea syndrome. Pharmacol. Biochem. Behav., 29: 807-809, 1988.

4) Coupez, J.M., Bachy, C., Coupez-Lopinot, R. et al.: Study of the efficacy and safety of zolpidem compared with oxazepam in hospitalized patients with sleep disorders. In: Sauvanet, J.P., Langer, S.Z. and Morselli, P.L. (eds): Imidazopyridines in Sleep Disorders, pp. 377-378, Raven Press, New York, 1988.

5) Depoortere, H., Zivkovic, B., Lloyd, K.G. et al.: Zolpidem, a novel nonbenzodiazepine hypnotic. 1. Neuropharmacological and behavioral effects. J. Pharmacol. Exp. Ther., 237: 649-658, 1986.

6) Emeriau, J.P., Descamps, A., Dechelotte, P. et al.: Zolpidem and flunitrazepam: a multicenter trial in elderly hospitalized patients. In: Sauvanet, J.P., Langer, S.Z. and Morselli, P.L. (eds): Imidazopyridines in Sleep Disorders, pp. 317-326, Raven Press, New York, 1988.

7) FK 199(酒石酸ゾルピデム)の概要．藤沢薬品工業㈱，サンテラボ薬品㈱．

8) Furukawa, K., Oka, M., Kohayakawa, H. et al.: SX-3228, a putative non-benzodiazepine hypnotic. 1. Neuropharmacological profile. Neuropsychopharmacol., 10 (Part 2): 227S, 1994.

9) 風祭　元，金野　滋，山下　格他：精神神経科領域におけるzolpidemの臨床効果．臨床医薬，9（Suppl. 2）: 23-29, 1993.

10) 風祭　元，菅野　道，山下　格他：精神神経科領域における不眠に対するzolpidemの臨床評価――精神分裂病，躁うつ病に伴う不眠に対する至適用量の検討．臨床医薬，9（Suppl. 2）: 81-100, 1993.

11) 風祭　元，山下　格，佐藤光源他：精神神経科領域における不眠に対する新しい睡眠導入剤zolpidemの臨床効果．臨床医薬，9 (Suppl. 2): 41-56, 1993.

12) 風祭　元，山下　格，佐藤光源他：精神分裂病，躁うつ病に伴う不眠に対するzolpidemの臨床評価――nitrazepamを対照薬とした二重盲検試験．臨床医薬，9: 109-136, 1993.

13) 工藤義雄，川北幸男，斉藤正己他：新しい睡眠薬zolpidemの不眠症に対する臨床効果．臨床医薬，9（Suppl. 2）: 3-21, 1993.

14) 工藤義雄，川北幸男，斉藤正己他：イミダゾピリジン系睡眠剤ゾルピデムの二重盲検用量検索試験．臨床医薬，9（Suppl. 2）: 57-79, 1993.

15) 工藤義雄，川北幸男，斉藤正己他：不眠症に対するゾルピデムの有効性と安全性―ニトラゼパムを対照とする二重盲検比較試験．臨床医薬，9　(Suppl. 2): 79-105, 1993.

16) 工藤義雄，島田　修，黒河内寛他：Zolpidemの第一相

試験——単回および連続投与試験．臨床医薬，6：651-675, 1990.
17) Kurumiya, S., Nagai, R., Furukawa, K. et al.: SX-3228, a putative non-benzodiazepine hypnotic. 3. Electroencephalographic and sleep studies. Neuropsychopharmacol., 10 (Part 2): 228S, 1994.
18) Langer, S.Z., Arbilla, S., Scatton, B. et al.: Receptors involved in the mechanisms of action of zolpidem. In; Sauvanet, J.P. Langer, S.Z., Morselli, P.L. (eds): Imidazopyridines in Sleep Disorders, pp. 55-70, Raven Press, New York, 1990.
19) Langtry, H.D. and Benfield, P.: Zolpidem. A review of its pharmacodynamic and pharmacokinetic properties and therapeutic potential. Drugs, 40: 291-313, 1990.
20) Louvel, E., Cramer, P., Ferreri, M. et al.: Zolpidem and triazolam: long-term multicenter studies (1-3 months) in psychiatric and general practice patients. In: Sauvaneot, J.P. Langer, S.Z., Morselli, P.L. (eds): Imidazopyridines in Sleep Disorders, pp. 327-337, Raven Press, New York, 1988.
21) Maggioni, M., Frattola, L., Cesana, B. et al.: Double-blind comparison of zolpidem 20mg versus flunitrazepam 2mg in insomniac in-patients. Drugs Exp. Drug Res., 15: 371-376, 1990.
22) Mereu, G., Carcangiu, G., Concas, A. et al.: Reduction of reticulata neuronal activity by zolpidem and alpidem, two imidazopyridines with high affinity for typc I benzodiazepine receptors. Eur J. Pharmacol., 179: 339-346, 1990.
23) 村崎光邦：不眠症の診断と治療．北里医学，24：1-14, 1994.
24) 村崎光邦：睡眠薬の使い方．臨床精神医学，24：975-984, 1995.
25) Niddam, R., Dubois, A., Scatton, B. et al.: Autoradiographic localization of [^{3}H] zolpidem binding sites in the rat CNS: comparison with the distribution of [^{3}H] flunitrazepam binding sites. J. Neurochem., 49: 890-899, 1987.
26) 野田秀晃，北角和洪，森　恵他：新規非ベンゾジアゼピン系睡眠導入剤 CL 284,846 の作用機序に関する研究．第25回日本神経精神薬理学会，福岡，1995.
27) Oka, M., Furukawa, K., Noda, Y. et al.: SX-3228, a putative non-benzodiazepine hypnotic. 2. Behavioral effects. Neuropsychopharmacol., 10 (Part 2): 227S, 1994.
28) Roth, T., Hartse, K.M., Saab, P.G. et al.: The effects of flurazepam, lorazepam and triazolam on sleep and memory. Psychopharmacology, 70: 231-237, 1980.
29) 鈴木牧彦，内海光朝，村崎光邦：Benzodiazepine 受容体作動性新規睡眠薬 zolpidem のヒト記憶機能に及ぼす影響．神経精神薬理，15：375-389, 1993.
30) 鈴木牧彦，内海光朝，杉山健志他：Benzodiazepine 受容体作動性新規睡眠薬 LJC 10,846 (L-846)の記憶機能に及ぼす影響．神経精神薬理，17：283-300, 1995
31) 筒井末春，桂　戴作，河野友信他：内科・心療内科領域における睡眠導入剤 zolpidem の臨床的検討—triazolam を対照薬とした二重盲検比軸試験—．臨床医薬，9 (Suppl. 2)：387-413, 1993.
32) 内海光朝，杉山健志，鈴木牧彦他：Imidazopyridine 系睡眠薬 zolpidem と benzodiazepine 系睡眠薬 triazolam および nitrazepam の daytine sleepiness に及ぼす影響—— placebo を対照とした二重盲検交叉試験．神経精神薬理，16：45-56, 1994.
33) 内海光朝，杉山健志，鈴木牧彦他：Benzodiazepine 受容体作動性新規睡眠薬 L-846 の第 I 相試験—単回投与・反復投与試験—．神経精神薬理，17：185-202, 1995.
34) Zivkovic, B., Perrault, G., Morel, E. et al.: Comparative pharmacology of zolpidem and other hypnotics and sleep inducers. In: Sauvenet, Langer, S.Z., Morselli, P.L. (eds): Imidazopyridines in sleep disorders, pp. 97-109, Raven Press, New York, 1988.

■New Drug Information

非定型抗精神病薬 Risperidone

村 崎 光 邦*

key words: risperidone, SDA, atypical neuroleptica, negative symptoms, PANSS

はじめに

1952年の Delay と Deniker による chlorpromazine の導入とそれに引き続いた Janssen による haloperidol の導入は精神分裂病治療に画期的進展をもたらし，さらに作用機序解明とともに精神分裂病 dopamine 仮説をも生み出した[4,8,9,39,40]。上記の phenothiazine 系，butyrophenone 系に加えて，thioxanthene 系，thiepin 系，iminodibenzyl 系，benzamide 系の抗精神病薬が続々と開発されるに及んで，精神分裂病の薬物療法の陣容はここに整ったかにみえたが，陽性症状への効果とは裏腹に陰性症状を中心症状とする治療抵抗性分裂病へのそれが，不十分のままであった。優れた抗精神病作用と同時に遅発性ジスキネジアを惹起するとの大きな欠点を有することも問題となっている。陽性・陰性両症状に高い治療効果が認められて錐体外路症状 EPS をきたさない非定型抗精神病薬として欧米では高い評価を受けている dibenzodiazapine 系の clozapine は無顆粒球症など別の副作用もあって，わが国では未承認である。こうした中で，clozapine の作用機構の中から serotonin 5-HT_2 受容体拮抗作用が注目され，精神分裂病においては dopamine のみならず他の神経伝達系，とくに dopamine 系と serotonin 系の機能不全が生じているとの考え方が台頭し[2,4,6,11]，安全性の高い新しいタイプの非定型抗精神病薬として dopamine D_2 受容体遮断作用に5-HT_2 受容体拮抗作用を有する抗精神病薬が serotonin-dopamine antagonist (SDA) として開発されて，その旗手となったのが risperidone である[32,33]。内外の幾多の臨床試験を経て，1996年4月待望久しい製造・販売への承認が得られ，さらに同6月に薬価が収載されるに至っている。ここに New Drug Information の第1号として risperidone を紹介できることは喜ばしい限りである。なお，いち早く承認された欧米では，処方頻度，売上げとも第1位にのし上っており，わが国でも同じ道をたどるものと考えられている。

I. 非臨床試験

1. 受容体親和性

ラット脳での *in vitro* の成績では（表1），5-HT_2 受容体に最も強い親和性を示し，D_2 受容体の25倍に及んでいる[10]。抗コリン作用は有していない反面，α_1 受容体への親和性が比較的強いことに要注意である。主活性代謝物の 9-OH risperidone も同様なプロフィールを示している。これを clozapine および haloperidol のそれと比較したのが図1であり[25]，clozapine の抗精神病作用は 5-HT_{2A} 受容体と D_4 受容体への拮抗作用によるものであり，H_1受容体への作用は強い眠気となっ

*北里大学医学部精神科
［〒228 神奈川県相模原市麻溝台2-1-1］
Mitsukuni Murasaki：Department of Psychiatry, Kitasato University School of Medicine. 2-1-1 Asamizodai, Sagamihara, Kanagawa, 228 Japan.

表１　Risperidone と9-OH 体の受容体親和性比較
Ki 値：nM（Davis, 1994）[10]

受容体	Risperidone	9-Hydroxyrisperidone
セロトニン-5-HT_2	0.12	0.22
ドパミン-D_2	3.00	4.10
ドパミン-D_1	620.00	660.00
α_1-アドレナリン作動性	1.30	0.81
α_2-アドレナリン作動性	7.30	15.00
ヒスタミンH_1	7.90	2.10

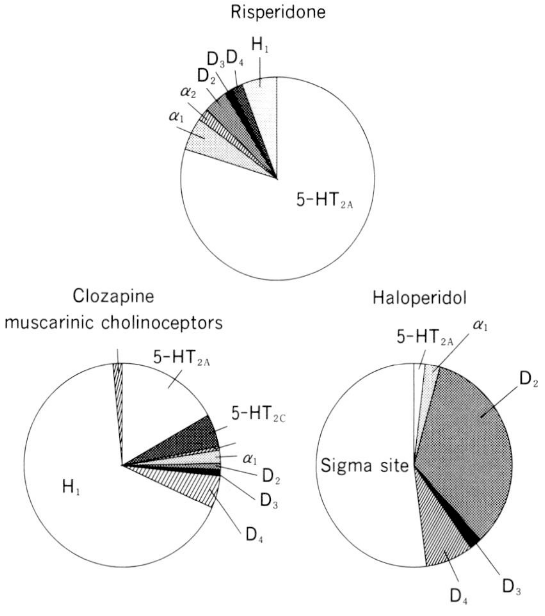

図１　Risperidoneおよび対照薬の*in vitro*における各種受容体に対する親和性(Leysen, et al., 1994)[25]
これらの薬物の親和性は35種の受容体について試験し，親和性を示した受容体のみを図示してある.

て現われる。haloperidol ではD_2受容体への作用が中心であり，sigma 受容体への作用は現在，sigma 受容体拮抗薬の抗精神病薬としての開発の発展に注目を集めている。

Ex vivo, in vivo とも risperidone は強い5-HT_2とD_2受容体への親和性を示すが，haloperidol と異なり，線条体よりも前頭葉皮質でD_2受容体占有の高い点が臨床的に EPS の発現が少ないことに関連している[19]。

なお，ヒトでの PET 試験で risperidone が5-HT_2とD_2受容体を同時に占有することが確認されている（図２）[35]。

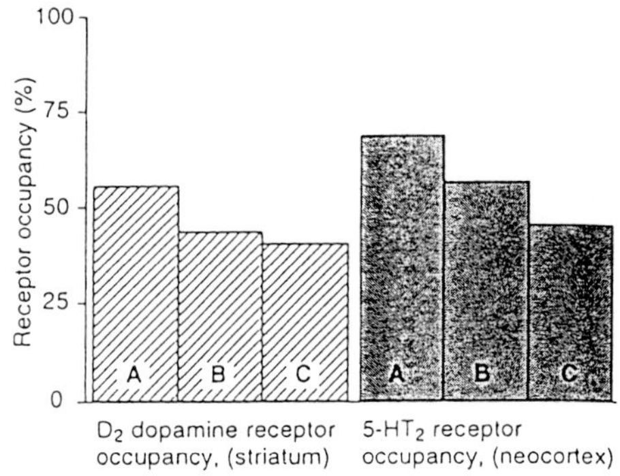

図２　Risperidone 1 mg 経口投与後の5-HT_2およびD_2受容体占有度に関する PET 試験（Syberg, et al., 1993）[35]
３名の健常男子（A～C）に risperidone 1 mg を経口投与後［^{11}C］raclopride および［^{11}C］-NMSP を投与し，それぞれD_2（線条体）および5-HT_2（前頭葉皮質）の risperidone による占有度を PET を使用，平衡レシオ法により算出した。

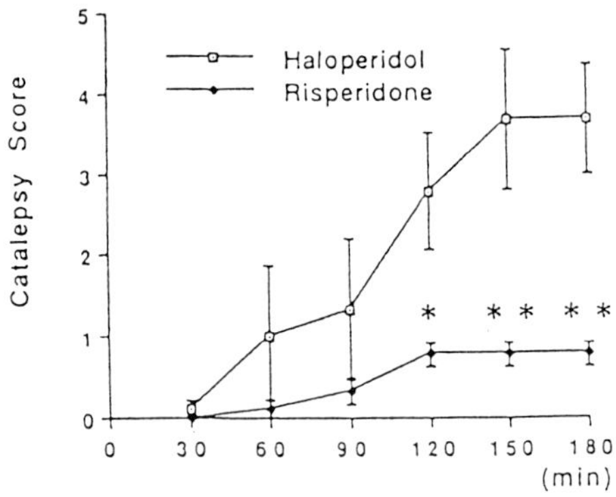

図３　Risperidone または haloperidol 投与ラットのカタレプシー・スコアの推移（菊本ら，1993）[21]
12匹のラットの mean±SEM。
*：$p<0.01$　**：$p<0.001$

２．行動薬理

ａ．Dopamine 系への作用

抗精神病作用の標準的試験として用いられる中枢性 dopamine 過剰活動による一連の異常行動に対して，すなわち apomorphine や amphetamine による興奮および常同行動には強力な抑制作用を示すが，haloperidol は４～10倍強い[30]。なお，amphetamine 誘発の行動的引きこもり（静的な常同行動）を環境に関心を向ける行動（積極的な探索行動）に復帰させる作用はrisperidone, haloperidolに差がなく，この脱抑制効果を発揮できる用量域はrisperidoneで広い。このことは，risperidoneの臨床上EPSを発現するまでの安全域が広いことを意味している。

カタレプシー惹起作用はhaloperidolより有意に弱い（図3）[21]。

Dopamine系への作用から，risperidoneはD_2受容体遮断薬と同等の確実な抗精神病作用を有して，治療量ではEPSを生じにくい特徴を示している。

b．Serotonin系への作用

5-HTPとmescalineによる首振り運動を強力に抑制し，tyramineによる両側前肢の間代性発作と粗大な躯幹の振戦を押え，m-chlorophenyl-piperazineによる後肢の伸展反射を抑制し，さらにLSD誘発異常行動を抑制する[29]。

Serotonin系の過剰活動による異常行動の抑制は，抗幻覚作用のみならず，不安・緊張および抑うつを改善する可能性を示している。

ところで，phencylidine（PCP）は陽性症状とともに疎通性の障害など，陰性症状様の症状を惹起するので精神分裂病モデルとして注目されている。risperidoneはラットにおけるPCPによる嗅いかぎ行動，首振り行動，後ずさり，回車などの常同行動のうち，後ずさり行動以外の常同行動と歩行量の増加を抑制する[22,23]。$5\text{-}HT_2$受容体の選択的拮抗薬ritanserinは高用量で初めて首振り行動のみを抑制することから，risperidoneの作用はD_2と$5\text{-}HT_2$の両方の受容体遮断を介していることを示しており，risperidoneの抗精神病作用は両受容体遮断作用によって成立することが示唆されている。

ちなみに，serotoninそのものはDA系に作用して，その放出を抑制することが多くのデータから言われているのであるが[20]，$5\text{-}HT_2$受容体は黒質―線条体にあってはdopamineの放出を抑制しているとされ，risperidoneを初めとするSDA系の薬物は$5\text{-}HT_2$受容体の強力な拮抗薬であるところから，黒質―線条体でのdopamine放出の脱抑制をかけており，そのためにEPSの出現を弱めているとの考え方がある（図4）[20]。そして，同じく$5\text{-}HT_2$受容体は前頭葉皮質にあってはdopamine放出に抑制をかけており，$5\text{-}HT_2$受容体拮抗薬は脱抑制によってdopamineの放出を促進させる。本来，陰性症状は前頭葉でのdopamine系の機能低下によるとの仮説があり，SDA系薬物の陰性症状への作用の理論的根拠の1つがここにあるのである[37]。なお，serotonin系は前頭葉に直接抑制性投射を送っており，$5\text{-}HT_2$受容体拮抗薬はその脱抑制作用によって前頭葉機能を高めるとの直接作用を強調する考えもある[1,27]。これを模式

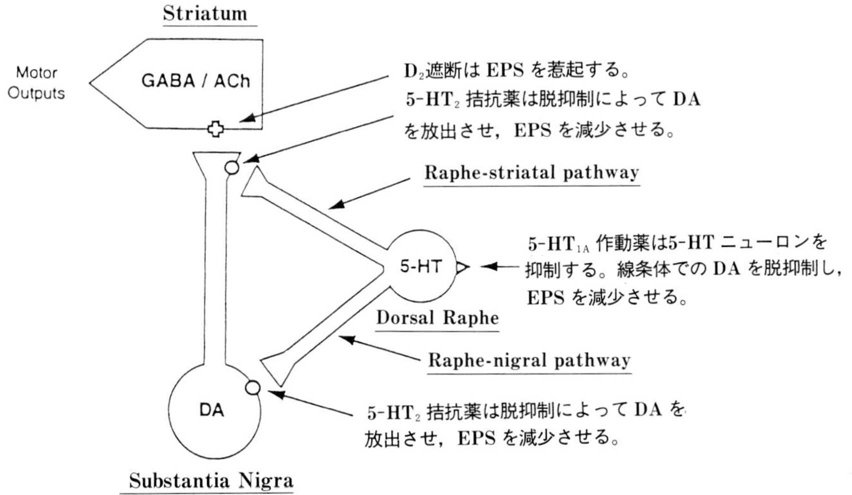

図4 Serotonin-dopamine系とEPS軽減の役割との機能的相互作用（Kapur, et al., 1996）[20]

的に示したのが図5である。

以上の非臨床試験の成績から，risperidone は D_2 受容体の遮断によって陽性症状への作用を発揮し，5-HT_2 受容体の拮抗によって陰性症状を直接・間接に改善させ，EPS 出現を抑えることが期待される。

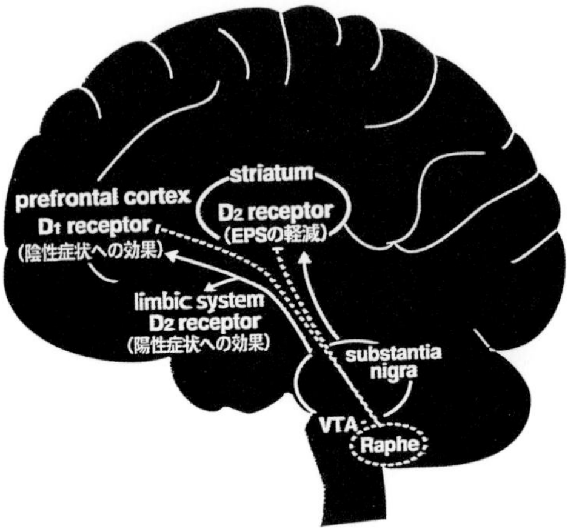

図5　SDA系抗精神病薬の作用機構

Ⅱ．ヒトにおける主要代謝経路と生体内動態

ヒトでは図6のような代謝経路を示すが[26]，主活性代謝物 9 -OH risperidone は薬理学的に risperidone と同様な薬理活性を有している。酸化的代謝は cytochrome CYP 2D6により，日本人ではほとんど遺伝多型を認めない debrisoquine type である。

ヒトでの薬物動態パラメーターは表2にみるように[17]，消失半減期は risperidone で4時間と短いが，9-OH risperidone で15時間前後となっている。ヒト血漿蛋白結合率はそれぞれ90.0%，77.4%とされており，イヌおよびラット血漿蛋白結合率とほぼ同等である。

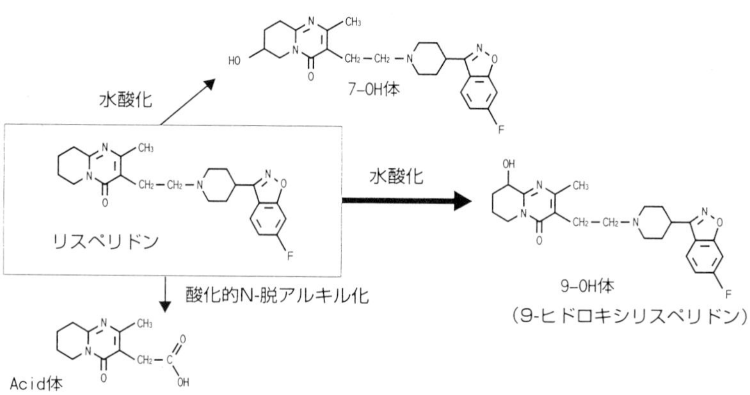

図6　Risperidone のヒト主代謝経路　(Mannens, et al., 1993)[26]

表2　Risperidone 単回投与時の血漿中未変化体および 9-OH 体の薬物動態パラメータ (石郷岡ら，1991)[17]

投与量	未変化体					9-OH 体				
	T_{max} (h)	C_{max} (ng/ml)	ke (l/h)	$T_{1/2}$ (h)	$AUC_{0-\infty}$ (ng・h/ml)	T_{max} (h)	C_{max} (ng/ml)	ke (l/h)	$T_{1/2}$ (h)	$AUC_{0-\infty}$ (ng・h/ml)
0.25 mg*	4.0	0.72 ±0.23	−	−	−	6.0 ±3.1	0.75 ±0.27	−	−	−
0.5 mg*	5.3 ±1.0	0.78 ±0.20	−	−	−	14.7 ±10.3	1.16 ±0.50	−	−	−
1 mg	4.3 ±0.8	2.87 ±2.40	0.186 ±0.060	4.0 ±1.1	19.0 ±18.4	10.0 ±7.4	2.77 ±0.64	0.049 ±0.017	15.5 ±5.0	74.1 ±24.6
2 mg	4.7 ±1.6	6.26 ±3.74	0.192 ±0.082	4.0 ±1.2	40.5 ±22.9	7.3 ±1.0	9.42 ±4.62	0.049 ±0.007	14.6 ±2.4	163.0 ±71.1

*：参考値

表3 PANSS試験における各評価尺度の変動(藤井ら, 1993)[12)]

陽性尺度	項目	症例数	PANSS score 推移 投与前 → 8週後	検定
P 1	妄想	18	3.9± 1.1 → 3.3± 1.1	*
P 2	概念の統合障害	22	3.7± 0.9 → 3.1± 0.9	**
P 3	幻覚による行動	12	3.8± 1.3 → 3.2± 1.6	+
P 4	興奮	6	2.3± 0.5 → 2.7± 2.3	NS
P 5	誇大性	6	2.3± 1.2 → 2.5± 0.8	NS
P 6	猜疑心	19	3.3± 1.2 → 2.8± 1.4	*
P 7	敵意	10	2.4± 0.8 → 2.3± 1.2	NS
	total	24	16.2± 4.9 → 14.5± 5.7	**

陰性尺度	項目	症例数	PANSS score 推移 投与前 → 8週後	検定
N 1	情動の平板化	24	4.3± 1.0 → 3.7± 1.0	***
N 2	情動的ひきこもり	23	4.3± 0.8 → 3.8± 0.9	*
N 3	疎通性の障害	23	3.9± 1.2 → 3.5± 1.0	+
N 4	受動性/意欲低下による社会的ひきこもり	23	4.4± 1.0 → 3.6± 0.8	***
N 5	抽象的思考の困難	24	3.9± 1.0 → 3.8± 1.1	NS
N 6	会話の自発性と流暢さの欠如	24	3.9± 0.9 → 3.5± 0.9	*
N 7	常同的思考	22	3.6± 1.0 → 3.4± 1.0	+
	total	24	27.6± 5.3 → 24.8± 5.8	***

総合精神病理評価尺度	項目	症例数	PANSS score 推移 投与前 → 8週後	検定
G 1	心気症	15	2.7± 1.0 → 2.3± 1.1	NS
G 2	不安	21	3.0± 0.8 → 2.5± 1.2	+
G 3	罪責感	10	2.6± 1.2 → 2.2± 1.1	NS
G 4	緊張	17	2.8± 0.7 → 2.2± 1.1	NS
G 5	衒奇症と不自然な姿勢	18	3.1± 0.6 → 2.4± 0.8	**
G 6	抑うつ	14	2.8± 0.9 → 2.4± 1.4	NS
G 7	運動減退	23	4.3± 0.9 → 3.5± 0.9	***
G 8	非協調性	17	3.3± 1.2 → 2.6± 1.4	*
G 9	不自然な思考内容	20	3.5± 1.1 → 3.1± 1.2	*
G 10	失見当識	5	2.4± 1.1 → 2.0± 1.0	NS
G 11	注意の障害	21	3.2± 1.0 → 3.0± 1.0	NS
G 12	判断力と病識の欠如	24	4.3± 1.0 → 4.1± 1.3	NS
G 13	意志の障害	23	4.0± 1.0 → 3.4± 1.1	**
G 14	衝動性の調節障害	17	2.6± 0.5 → 2.1± 1.3	NS
G 15	没入性	18	3.0± 1.0 → 2.6± 0.9	+
G 16	自主的な社会回避	21	3.9± 1.3 → 3.3± 1.3	*
	total	24	43.7± 7.9 → 38.1± 9.5	***
	PANSS total scpore	24	87.5±14.4 → 77.4±18.6	***

+p<0.1, * p<0.05, ** p<0.01, *** p<0.001,
(Wilcoxon one sample test)

D_2受容体遮断による prolactin の上昇は認められるが，一過性であり，反復投与でピーク値に ceiling 効果が現われ，2日目以降の反応は鈍化している。また，5-HT_2受容体拮抗薬の ritanserin と同様に深睡眠を増加させ，精神分裂病患者における睡眠障害を改善させる方向への作用が期待される。

Ⅲ．臨床試験成績

1．わが国における第Ⅱ相試験

第Ⅰ相試験での安全性と薬物動態が確認されて実施された前期第Ⅱ相試験では[42]，1.5～15mg/日の用量幅のもとに行われ，83症例のうち71例（81%）が治験を完了し，最終全般改善度は「中等度改善」以上が56例（68%）と高い有効性が認められている。この値は罹病期間が5年以上の例が半数を占める患者を対象とした試験としては極めて高いもので，卓越した効果が約束された。BPRS症状別評価では，「罪業感」「幻覚」「感情的引きこもり」などの項目で特に改善率が高く，陽性・陰性両症状の背後にある病態に対してより強力に作用したとみられる反面，「興奮」「誇大性」「敵意」などへの悪化率がやや高く，鎮静効果が弱いとの印象を得ている。副作用では，軽度のアカシジア（28%）と月経異常（女性患者の15%）の発現率がやや高いことを除けば，EPS の発現は少なく，全般的な安全性は優れている。なお，担当医の判断した適用量は4～6mg/日であった。

さらに対象を拡大し，193例を対象として至適用量の検討を行った後期第Ⅱ相試験では[43]，中等度改善以上が53%と高い改善率を示した。BPRS 症状別評価尺度では，改善率は「罪業感」「幻覚」「疑惑」等で高く，悪化は「興奮」「誇大性」「敵意」でやや多かった。「感情的引きこもり」「運動減退」「情動鈍麻」といった陰性症状にも50～60%という満足すべき改善率が得られたことから，risperidone の特徴として鎮静効果は緩和であるものの，幻覚などの陽性症状のみならず，陰性症状にも効果が期待できることがあげられる。なお，至適用量は2～8 mg/日であった。

入院患者24名を対象とする PANSS を用いた薬効評価試験では[12]，陽性，陰性，総合精神病理の各尺度とも有意のスコア低下がみられ，投与後 PANSS 総得点が20%以上改善した症例は42%に及んでいる。とくに陰性症状の改善が目立っているが(表3)，総合精神病理評価尺度の中でも，有意の改善がみられたのは，「衒奇症と不自然な姿勢」「運動減退」「非協調性」「不自然な思考内容」「意志の障害」「自主的社会回避」の6項目で，いずれも陰性症状関連のものである。

193例について行われた後期第Ⅱ相試験のうち，82例が長期投与試験へ移行し，最長88週，平均50週に及び「中等度改善」以上72%，「副作用なし」あるいは「軽い副作用で投与継続」は73%と，後期第Ⅱ相試験と同様な割合であった[16]。副作用発現率が10%を越えたのは，アカシジア（22.9%），振戦，筋強直，流涎などのパーキンソン症候群（12.0～13.3%），便秘（10.8%）であった。なお，長期投与における至適用量は2～8 mg/日で，効果持続と安全性の点から維持療法にも適した薬剤であるといえる。

2．二重盲検法による比較試験

a．haloperidol との比較試験

193例の精神分裂病患者を対象として，力価1対1のもとに初日2 mg，2日目以降は1～12 mg の範囲内で適宜増減する方法で8週間の試験が行われている[34]。最終全般改善度では，「中等度改善」以上で risperidone 36%，haloperidol 45%と有意差はないものの haloperidol よりやや低かった。これは興奮状態を示して薬物に反応しやすい症例が haloperidol 群に，また，前治療への反応性不良症例，罹病期間の長い症例が risperidone 群に多いなどの背景因子に偏りがあるためと判断され，Mantel－Haenzel 法による調節解析によると，40%対41%と両群の改善率は同程度となっている。

BPRS 症状別評価は，risperidone で「心気的訴え」と「感情的引きこもり」で，haloperidol で「誇大性」と「見当識障害」で改善率が高く，両薬剤の作用特性の違いが示されている。なお，有効例において risperidone が haloperidol に比べ，「感情的引きこもり」や「感情鈍麻」を改善している症例が多い傾向にあることから，諸外国の報告と

表5　わが国における risperidone 臨床試験723例にみた副作用一覧

（Risperdal ®承認申請データ，1996）

	副作用の種類	発現件数(%)		副作用の種類	発現件数(%)
錐体外路系	アカシジア	126(17.4)	循環器系	頻脈	11(1.5)
	振戦	95(13.1)		血圧低下	7(1.0)
	筋強剛	85(11.8)		動悸	2(0.3)
	流涎	81(11.2)		血圧上昇	2(0.3)
	構音障害	71(9.8)		多発性心室性期外収縮	1(0.1)
	急性ジストニア	32(4.4)		末梢循環不全	1(0.1)
	寡動	28(3.9)		その他4)	2(0.3)
	嚥下障害	23(3.2)		発現例数	23(3.2)
	ジスキネジア	7(1.0)	内分泌系	月経異常*	21(7.1)
	遅発性ジスキネジア	4(0.6)		乳汁分泌	6(0.8)
	無動	2(0.3)		射精障害**	2(0.5)
	斜頸	2(0.3)		発現例数	25(3.5)
	歩行障害	2(0.3)	血液	好中球減少	1(0.1)
	昏迷	1(0.1)		貧血	1(0.1)
	その他1)	3(0.4)		発現例数	2(0.3)
	発現例数	280(38.7)	肝臓	肝機能異常	4(0.6)
精神神経系	不眠	87(12.0)		GPT上昇	2(0.3)
	眠気	65(9.0)		γ-GTP上昇	1(0.1)
	不安・焦燥	63(8.7)		発現例数	7(1.0)
	ふらつき	31(4.3)	眼	視調節障害	14(1.9)
	興奮・易刺激性	29(4.0)		視力低下感	1(0.1)
	過鎮静	25(3.5)		発現例数	15(2.1)
	立ちくらみ	25(3.5)	皮膚	発疹	2(0.3)
	めまい	20(2.8)	その他	倦怠感	61(8.4)
	抑うつ	19(2.6)		口渇	45(6.2)
	頭痛・頭重	18(2.5)		脱力感	35(4.8)
	気分高揚	3(0.4)		疲労感	34(4.7)
	幻覚	2(0.3)		体重増加	14(1.9)
	頭がぼーっとする	2(0.3)		排尿障害	12(1.7)
	気がつくと我にかえった感じ	2(0.3)		発汗	7(1.0)
	痙攣発作	1(0.1)		鼻閉	5(0.7)
	その他2)	13(1.8)		トリグリセライド上昇	4(0.6)
	発現例数	219(30.3)		体重減少	3(0.4)
消化器系	便秘	58(8.0)		胸部不快感	2(0.3)
	悪心・嘔吐	40(5.5)		関節硬直	2(0.3)
	食欲不振	37(5.1)		CPK上昇	2(0.3)
	食欲亢進	15(2.1)		遺尿	2(0.3)
	腹部膨満感	3(0.4)		頻尿	2(0.3)
	胃不快感	2(0.3)		四肢冷感	2(0.3)
	下痢・腹痛	2(0.3)		その他5)	9(1.2)
	その他3)	3(0.4)		発現例数	142(19.6)
	発現例数	117(16.2)			

＊女性を母数(297例)として発現率を算出
＊＊男性を母数(426例)として発現率を算出

1）錐体外路系（その他）：仮面様顔貌、頸部の攣縮、舌のこわばり、各1件（0.1%）
2）精神神経系（その他）：躁状態、軽躁、多弁・脱抑制、気持ちの押さえつけられる感じ、頭部のひきつり感、多弁・攻撃的、ふわっとする、離人、体のマヒ感、手指しびれ感、妄想、性欲亢進、困惑・緊張、各1件（0.1%）
3）消化器系（その他）：胸やけ、胃痛、腹部灼熱感、各1件（0.1%）
4）循環器系（その他）：心室性期外収縮、上室性期外収縮、各1件（0.1%）
5）その他（その他）：頭が熱くなる、顔面潮紅、熱感、発熱、体の不快感、手が痛む、温感消失、臭気感、口囲の乾燥、各1件（0.1%）

同様に陰性症状に対する改善効果が示唆される結果となっている。

概括安全度で「副作用あり」は57％対62％と両群に有意差はないが，副作用発現率は66％対80％と risperidone 群に有意に低かった（p＜0.042）。また試験期間中の抗パーキンソン薬併用率は50％対62％と risperidone 群に低い傾向がみられている。EPS 発現件数は87対112と risperidone 群に少なく，うちアカシジアは20％対32％と risperidone 群に有意傾向をもって少なかった。

以上から，risperidone は haloperidol に匹敵する臨床効果を示し，安全性についても EPS の発現が少なく，有用性の高い抗精神病薬であるといえる。

b．Clocapramine との比較試験

精神分裂病患者200例を対象に力価比25対1と

して投与量 risperidone 1～12 mg/日，clocapramine 25～300 mg/日の範囲内で適宜増減して実施されている[24)]。最終全般改善度では，「中等度改善」以上が48%対36%と有意差はないもののrisperidone は clocapramine に対して同等以上の有効性が認められている。BPRS 症状別評価では，両群ともに「感情的引きこもり」「運動減退」および「感情鈍麻」といった陰性症状を含め，「心気的訴え」「罪業感」「緊張」「抑うつ気分」「敵意」「疑惑」「幻覚」「思考内容異常」で40%以上の高い改善率を示した。悪化率は両群ともに「誇大性」「敵意」および「興奮」で高かった。

安全性では，「副作用なし」が45%対35%でrisperidone が安全性が高い傾向を示し，副作用出現率は56%対66%と有意差を認めていない。EPS 発現率は32%対42%で，試験期間中の抗パーキンソン薬併用率は22%対34%となっており，両薬剤による EPS の発現状況を反映する結果となっている。

以上の結果から，risperidone は精神分裂病治療薬として clocapramine に比し同等以上の有効性を示すとともに，EPS の発現の少ない安全性の高い薬剤であると結論される。

c．その他の臨床的試み

抗精神病薬による治療を受けているが，陰性症状に十分な改善がみられていない31例の慢性分裂病患者に risperidone 2～12 mg/日を 8 週間併用投与した試験では，「中等度改善」以上42%，「副作用なし」が61%ときわめて有用性の高い結果が得られている[18)]。

抗精神病薬の治療により症状が比較的安定しているが，抗パーキンソン薬の併用を必要としている14例の精神分裂病患者で，抗精神病薬をrisperidone 単独に切り換え，抗パーキンソン薬を 1 週間

表 6　海外における二重盲検比較試験の要約 (Grant & Fitton, 1994)[13)]

報告者	状態像	症例数	1 日量 (mg)	期間(週)	結果 評価尺度	概括効果	評価尺度	EPS 惹起作用
Haloperidol (HAL)								
Borison et al.[62]a	acute-on-chronic	36	RIS 2-10 HAL 4-20	6	BPRS, CGI, SANS	RIS ≥ HAL	ESRS, AIMS	RIS < HAL
Ceskovà & Svestka[74]	acute-on-chronic	62	RIS 2-20 HAL 2-20	8	BPRS	RIS ≡ HAL		RIS ≤ HAL
Chouinard et al.[59]b	chronic	135	RIS 2 RIS 6 RIS 10 RIS 16 HAL 20	8	PANSS, CGI, BPRS	RIS ≡ HAL RIS > HAL RIS ≡ HAL RIS ≡ HAL	ESRS	RIS < HAL RIS < HAL RIS ≡ HAL RIS < HAL
Claus et al.[42]	chronic	44	RIS 2-20 HAL 2-20	12	PANSS, SADS-C, CGI, NOSIE-30	RIS ≥ HAL	ESRS	RIS ≡ HAL
De Cuyper[63]	chronic	43	RIS 2-20 HAL 2-20	8	BPRS, CGI, NOSIE-30	RIS ≡ HAL	ESRS	RIS < HAL
Marder & Meibach[60]b	acute/chronic	388	RIS 2 RIS 6 RIS 10 RIS 16 HAL 20	8	PANSS, CGI, BPRS	RIS ≡ HAL RIS > HAL RIS ≡ HAL RIS > HAL	ESRS	RIS ≤ HAL RIS ≤ HAL RIS ≤ HAL RIS ≤ HAL
Min et al.[75]	chronic	35	RIS 5-10 HAL 5-10	8	PANSS, CGI, BPRS	RIS ≤ HAL	ESRS,UKU	RIS ≤ HAL
Perphenazine (PPZ)								
Høyberg et al.[76]	acute-on-chronic	107	RIS 5-15 PPZ 16-48	8	PANSS, BPRS, CGI	RIS ≥ PPZ	ESRS, UKU	RIS ≡ PPZ
Clozapine (CLZ)								
Heinrich et al.[77]c	acute-on-chronic	59	RIS 4 or 8 CLZ 400	4	BPRS, CGI	RIS ≡ CLZ	SARS	RIS ≡ CLZ

AIMS = Abnormal Involuntary Movement Scale;　ESRS = Extrapyramidal Symptom Rating Scale
NOSIE-30 = Nurses' Observation Scale for Inpatient Evaluation
SADS-C = Schedule for Affective Disorders and Schizophrenia - Change Version;
SARS = Simpson and Angus Rating Scale; UKU = UKU Side Effect Rating Scale

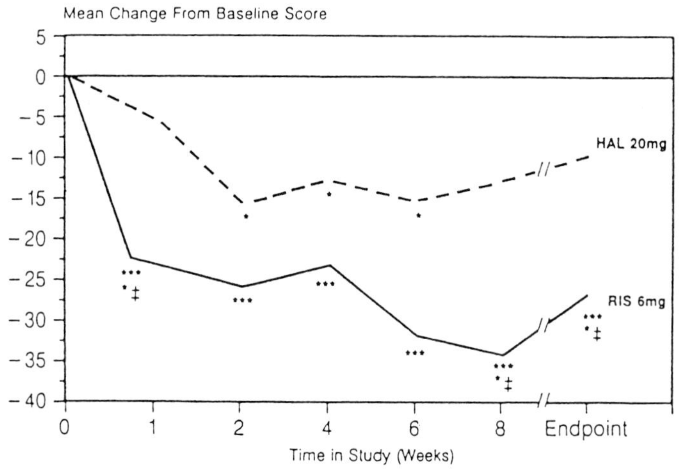

図 6　Risperidone および haloperidol 投与による総 PANSS スコアの変化（Chouinard et al., 1993）[7]
治療開始を 0 とした時の risperidone 6 mg/日（RIS 6 mg）および haloperidol 20 mg/日（HAL 20 mg）の総 PANSS スコア平均値の推移比較。
*：Baseline スコアに対して有意 $p<0.05$，***：Baseline スコアに対して有意 $p<0.001$，*‡：Haloperidol に対して有意 $p<0.05$

後に1/2に減量，さらに 2 週間後より中止して経過をみた試験では[41]，中等度，軽度改善以上がそれぞれ 3 例（21%），10例（71%）であり，「副作用なし」が 7 例（50%）となっている。抗パーキンソン薬は第 4 週までに12例が投与中止できたが，その後 4 例は再投与されるに至っている。その結果，8 週間後に抗パーキンソン薬を中止できた症例は 8 例（57%），減量できた症例は 1 例（7 %）であり，罹病期間が長く，他の抗精神病薬で十分な効果がみられず，さらに抗パーキンソン薬が併用されているにもかかわらず，EPS が持続している分裂病の入院慢性例では risperidone への切り換えにより，きわめて効果が期待できるとの結論が得られている。

また，1 %細粒剤を用いた 2 つの臨床試験が精神分裂病患者を対象として 8 週間の投与で行われているが，両試験とも錠剤と同様な成績が得られており[15,31]，実際の診療の上で便利な細粒剤が開発されている。

なお，わが国で実施された risperidone 臨床試験の723例にみられた副作用一覧を表 5 に示しておく。

4．海外における主な臨床試験成績

海外で数多く行われた臨床試験のうち，二重盲検試験の主要なものが表 6 にまとめられている[13]。そのいくつかを簡単に紹介しよう。

カナダで行われた135例の精神分裂病患者を対象とする haloperidol との二重盲検試験では[7]，risperidone 2 mg，6 mg，10 mg，16 mg/日の 4 群と haloperidol 20 mg/日および placebo の 6 群比較で実施されている。その結果は，risperidone 2 mg 群を除くすべての群は placebo 群より有意に優れ，とくに risperidne 6 mg 群は haloperidol 群に比べ有意に高い改善率を示している。6 mg 群での総 PANSS 得点の変化をみてもわかるように（図 6），risperidone は haloperidol より優れ，かつ効果発現の速さが目立っている。EPS は haloperidol 群に多く，risperidone 群でも投与量の増加に伴って増加傾向を認めているが，2 mg，6 mg，16 mg 群と placebo 群の間に有意差はなかった。また，risperidone は 6 〜16 mg の範囲で著明な抗ジスキネジア作用を示している。以上の成績から，risperidone の至適用量は6 mg/日であり，薬物誘発性パーキンソニズムを起こすことな

く，陽性および陰性症状を改善させ，しかも遅発性ジスキネジアの抑制効果も著明な新しいタイプの抗精神病薬であると結論されている。この成績は米国やヨーロッパで行われた試験でも確認されている[28,38]。

Owens[36]はそのレビューの中で，risperidoneは一過性の血圧低下や体重増加などの副作用はあるものの，全般的にみてhaloperidolより忍容性が高いとの判断に至った経緯を報告している。

治療抵抗性分裂病を対象とした試験のうち，clozapineとの比較試験が2報ある。59例を対象としたHeinrichらの報告[14]では，BPRS症状別評価スコアの低下はrisperidone 4 mg/日，8 mg/日，clozapine 400 mg/日の3群とも著明であり，3群間に有意差を認めず，EPSの発現頻度は3群とも同程度であったが，流涎はclozapine群に有意に高かった。全般性忍容度はrisperidone 4 mg群が最も高く，clozapineとの間に有意差を認めている。86例を対象とし，risperidone 6 mg/日とclozapine 300 mg/日の2群比較を行ったBondolfiら[3]の成績でも，PANSS, CGIとも有意にスコアの低下を認め，両薬剤群に有意差を認めていないが，投与7日目のPANSS総スコアなどの動きから，risperidone群はclozapine群に比べて高い改善効果を認め，risperidoneの効果発現はclozapineより速いとの結果が得られている。このように，risperidoneは効果面でclozapineと同等の成績を示し，効果発現が早く，かつ忍容性に優れる結果となっている。

ところで，risperidoneは非臨床試験の成績から従来の抗精神病薬よりも陰性症状の治療により効果的であると期待され，慢性期分裂病患者での臨床試験でもhaloperidol, perphenazine, zuclopenthixolよりもよい成績を挙げてはいるものの，統計学的な有意差を出したのは北米での多施設協同試験のもののみである。そこで，Carmanら[5]はこれらの抗精神病薬を対照薬とした6つの二重盲検比較試験のデータのmeta-analysisを行っている。PANSSの陰性症状評価尺度の得点が20％以上減少した症例をよい反応を示したと仮定すると，4～8 mg/日の用量でrisperidoneは3つの対照薬よりも有意に高い反応率を得ている($p<0.004$)。すなわち，4～8 mg/日のrisperidoneによる治療を受けた患者でよい反応率を示した症例数は3つの対照薬に反応した症例数の1.43倍であったとして，risperidoneの陰性症状への有効性を強調している。

ま と め

Risperidoneは SDA系非定型抗精神病薬の第1号として登場し，欧米では短期日のうちに処方頻度，売上げともに第1位となっている。わが国でも1996年6月14日に薬価収載された。

非臨床試験では，強力な5-HT_2受容体拮抗作用とD_2受容体遮断作用を有し（5-HT_2／D_2比 0.04），強力な抗精神病作用と陰性症状への効果が期待され，EPSの弱いことが示唆されている。反面，α_1受容体への親和性が比較的強い点が要注意である（α_1／D_2比 0.43）。

臨床試験では，haloperidolに匹敵し，clocapramineと同等以上の有効性を示し，とくに陰性症状への優れた効果が認められており，副作用面ではEPSの発現が少なく，忍容性の良さが特筆されている。至適用量は2～8 mg/日であり，1回1 mg 1日2回から始めて徐々に増量する。維持量は通常1日2～8 mgを原則として1日2回に分けて経口投与する。年齢，症状により適宜増減するが，1日12 mgを越えないこと。

海外でもhaloperidolに優るとも劣らぬ臨床効果を示して安全性に優れ，とくに治療抵抗性分裂病にもclozapineと同等の効果を認め，より速効性があるとの評価を得ている。

以上から，risperidoneは精神分裂病治療において，陽性症状，陰性症状の両方に優れた効果を示すとともに，錐体外路系の副作用発現が少ないなどの安全性も確認されて，広く第1選択薬になるべき薬物であり，同時に長期維持療法にも適した薬物として期待されている。なお，興奮・誇大性・敵意への効果は弱く，鎮静効果は緩和である点に留意すべきである。

文 献

1) Ashby, C.R. Jr., Jiang, L.H., Kasser, R.J. et al.:

Electrophysiological characterization of 5-hydroxytryptamine receptors in the rat medial prefrontal cortex. J. Pharmacol. Exp. Ther., 252 : 171-178, 1990.
2) Bleich, A., Brown, S.L., Kahn, R. et al. : The role of serotonin in schizophrenia. Schizophr. Bull., 14 : 297-315, 1988.
3) Bondolfi, G., Baumann, P., Patris, M. et al. : A randomized double-blind trial of risperidone versus clozapine for treatment-resistant chronic schizophrenia. In : New Research Program and Abstracts of the 148th Annual Meeting of the American Psychiatric Association ; May 24. 1995 ; Miami, Fla. Abstract NR485 : 185.
4) Carlsson, A. : Antipsychotic drugs, neurotransmitters, and schizophrenia. Am. J. Psychiatry, 135 : 164-173, 1978.
5) Carman, J., Peuskens, J., Vangeneugden, A. : Risperidone in the treatment of negative symptoms of schizophrenia : a meta-analysis. Int. Clin. Psychopharmacol., 10 : 207-213, 1995.
6) Ceulemans, D.L.S., Gelders, Y. G., Hoppenbrouwers, M. L. J. A. et al. : Effect of serotonin antagonism in schizophrenia : A pilot study with setoperone. Psychopharmacology, 85 : 329-332, 1985.
7) Chouinard, G., Jones, B., Remington, G. et al. : A Canadian multicenter placebo-controlled study of fixed doses of risperidone and haloperidol in the treatment of chronic schizophrenic patients. J. Clin. Psychopharmacol., 13 : 25-40, 1993.
8) Cresses, I., Burt, D. R., Snyder, S. H. : Dopamine receptor binding : Differentiation of agonist and antagonist states with ^{3}H-dopamine and ^{3}H-haloperidol. Life Sci., 17 : 993-1001, 1975.
9) Creese, I., Burt, D.R., Snyder, S.H. : Dopamine receptor binding predicts clinical and pharmacological potencies of antischizophrenic drugs. Science, 192 : 481-483, 1976.
10) Davis, J.M., Janicak, P. G., Preskorn, S. et al. : Advances in the pharmacotherapy of psychotic disorders. Princ. Pract. Psychopharmacother., 1 : 1-14, 1994.
11) Duinkerke, S. J., Botter, P. A., Janssen, A. A. et al. : Ritanserin, a selective 5-$HT_{2/1c}$ antagonist and negative symptoms in schizophrenia. Br. J. Psychiatry, 163 : 451-455, 1993.
12) 藤井康男，山下格，山内俊雄他：慢性分裂病入院患者に対するリスペリドンの効果と安全性―PANSS を用いた薬効評価の試み―. 臨床精神医学，22：101-116, 1993.
13) Grant, S., Fitton, A. : Risperidone ; A review of its pharmacology and therapeutic potential in the treatment of schizophrenia. Drugs, 48 : 253-273, 1994.
14) Heinrich, K., Klieser, E., Lehmann, E. et al. : Risperidone versus clozapine in the treatment of schizophrenic patients with acute symptoms : A double-blind, randomized trial. Prog. Neuropsychopharmacol. Biol. Psychiatry, 18 : 129-137, 1994.
15) 平林良登，池田輝明，伊藤公一他：Risperidone 細粒剤の精神分裂病に対する臨床試験. 臨床医薬，9：1435-1470, 1993.
16) 石郷岡純，三浦貞則，山下格他：精神分裂病に対する新しい Benzisoxazol 系抗精神病薬リスペリドンの長期投与における有効性および安全性の検討. 臨床精神医学，23：507-522, 1994.
17) 石郷岡純，若田部博文，村崎光邦他：新しい Benzisoxazol 系抗精神病薬 Risperidone の第一相試験. 臨床評価，19：93-163, 1991.
18) 稲永和豊，三浦智信，國芳雅広他：精神分裂病に対する risperidone の抗精神病薬との併用効果―臨床効果と血中モノアミン代謝物との関連について―. 神経精神薬理，15：617-631, 1993.
19) Janssen, P. A. J., Niemegeers, C. J. E., Awouters, F. et al. : Pharmacology of risperidone (R64766), a new antipsychotic with serotonin-S_2 and dopamine-D_2 antagonistic properties. J. Pharmacol. Exp. Ther., 244 : 685-693, 1988.
20) Kapur, S., Remington, G. : Serotonin-dopamine interaction and its relevance to schizophrenia. Am. J. Psychiatry, 153 : 466-476, 1996.
21) 菊本修，岡本泰昌，早川浩他：ラットにおける risperidone のカタレプシー惹起作用と脳内 dopamine, serotonin, GABA 代謝に及ぼす影響―haloperidol との比較. 薬物・精神・行動，13：39-42, 1993.
22) Kitaichi, K., Yamada, K., Hasegawa, T. et al. : Effects of risperidone on phencyclidine-induced behaviors : Comparison with haloperidol and ritanserin. Jpn. J. Pharmacol., 66 : 181-189, 1994.
23) Kitaichi, K., Yamada, K., Yoneda, Y. et al. : Risperidone prevents the development of supersensitivity, but not tolerance, to phencyclidine in rats treated with subacute phencyclidine. Life Sci., 56 : 531-543, 1995.
24) 工藤義雄，中嶋照夫，西村健：精神分裂病に対する抗精神病薬と risperidone の臨床評価―Clocapramine を対照薬とした二重盲検比較試験. 臨床精神医学，23：233-249, 1994.
25) Leysen, J. E., Janssen, P.M.F., Megens, A.A.H.P. :

Risperidone : A novel antipsychotic with balanced serotonin-dopamine antagonism, receptor occupancy profile, and pharmacologic activity. J. Clin. Psychiatry, 55 (Suppl) : 5-12, 1994.
26) Mannens, G., Huang, M-L., Meuldermans, W. et al. : Absoption, metabolism and excretion of risperidone in humans. Drug Metab. Dispos., 21 : 1134-1141, 1993.
27) Mantz, J., Godbout, R., Tassin, J.P. et al. : Inhibition of spontaneous and evoked unit activity in the rat medial prefrontal cortex by mesencephalic raphe nuclei. Brain Res., 524 : 22-30, 1990.
28) Marder, S. R., Meibach, R.C. : Risperidone in the treatment of schizophrenia. Am. J. Psychiatry, 151 : 825-835, 1994.
29) Meert, T. F., de Haes, P., Janssen, P. A. J. : Risperidone (R 64766), a potent and complete LSD antagonist in drug discrimination by rats. Psychopharmacology, 97 : 206-212, 1989.
30) Megens, A.A.H.P., Niemegeers, C.J.E., Awouters, F. H.L. : Antipsychotic profile and side-effect liability of haloperidol, risperidone, and ocaperidone as predicted from their differential interaction with amphetamine in rats. Drug Dev. Res., 26 : 129-145, 1992.
31) 水木泰，山田通夫，杉山克樹，他：新しい抗精神病薬リスペリドン細粒剤の精神分裂病に対する有効性と安全性．神経精神薬理，15 : 749-762, 1993.
32) 村崎光邦 : 向精神薬開発の最近の動向 (2) —抗精神病薬．日本神経精神薬理学雑誌，15 : 191-210, 1995.
33) 村崎光邦 : リスペリドンの前臨床ならびに臨床薬理．神経精神薬理，17 : 599-620, 1995.
34) 村崎光邦，山下格，町山幸輝他：精神分裂病に対する新規抗精神病薬 Risperidone の臨床評価 — Haloperidol を対照薬とした第III相試験—．臨床評価，21 : 221-259, 1993.
35) Nyberg, S., Farde, L., Eriksson, L. et al. : 5-HT_2 and D_2 dopamine receptor occupancy in the living human brain. Psychopharmacology, 110 : 265-272, 1993.
36) Owens, D.G. : Extrapyramidal side effects and tolerability of risperidone : A review. J. Clin. Psychiatry, 55(Suppl. 1) : 29-35, 1994.
37) Owens, D.C.G : The pharmacology of negative and affective symptoms in psychosis (abstract). Neuropsychopharmacology, 10 (3S, part 1) : 151S, 1994.
38) Peuskens, J. : Risperidone in the treatment of patients with chronic schizophrenia : A multinational, multi-centre, double-blind, parallel-group study versus haloperidol. Br. J. Psychiatry, 166 : 712-726, 1995.
39) Seeman, P., Chau-Wong, M., Tedesco, J. et al. : Brain receptors for antipsychotic drugs and dopamine : Direct binding assays. Proc. Natl. Acad. Sci., 72 : 4376-4380, 1975.
40) Seeman, P., Lee, T., Chau-Wong, M. et al. : Antipsychotic drug doses and neuroleptic/dopamine receptors. Nature, 261 : 717-719, 1976.
41) 八木剛平，上島国利，稲田俊也他 : 新しい抗精神病薬リスペリドンにおける併用抗パーキンソン薬の中断試験．臨床医薬，9 : 2725-2739, 1993.
42) 八木剛平，三浦貞則，山下格他：新しい抗精神病薬リスペリドンの初期第二相試験—高い分裂病改善率と軽い錐体外路系副作用—．臨床精神医学，20 : 529-542, 1991.
43) 八木剛平，山下格，加藤伸勝他 : 精神分裂病に対するリスペリドンの後期第二相試験．臨床精神医学，22 : 1059-1074, 1993.

▒原著論文

選択的セロトニン再取り込み阻害薬塩酸セルトラリンのうつ病およびうつ状態に対する臨床評価

――塩酸イミプラミンを対照薬とした用量設定試験――*

村崎光邦[1)†]　上島国利[2)††]　山下　格[3)]　三田俊夫[4)]　山内俊雄[5)]
浅井昌弘[6)]　融　道男[7)]　田村敦子[8)]　牛島定信[9)]　長谷川和夫[10)]
小阪憲司[11)]　山口成良[12)]　中嶋照夫[13)]　齋藤正己[14)]　工藤義雄[15)]
渡辺昌祐[16)]　田代信維[17)]　栗原雅直[18)†††]　三浦貞則[19)†††]

抄　録　うつ病およびうつ状態の患者155例を対象として，塩酸セルトラリンの適切な用量範囲の検討を行った。試験方法は，塩酸セルトラリン25〜75mg/日の低用量群(L群)，50〜150mg/日の高用量群(H群)および対照薬群として塩酸イミプラミン50〜150mg/日(I群)の3群による二重盲検試験とした。改善率は，L群63.5%，H群51.9%およびI群60.9%であり，各群間に有意な差は認められなかった。副作用の発現率は，L群，H群がそれぞれ40.4%，51.9%であり，I群56.3%に比べ低かったが，各群間に有意な差は認められなかった。しかし，抗コリン性の副作用の発現率は，L群，H群がI群に比べ有意に少なかった。有用率は，L群55.8%，H群42.6%，I群47.9%であり，各群間に有意な差は認められなかった。以上の結果より，塩酸セルトラリンは，初期用量25mg/日，最高用量75mg/日までの用量範囲で適宜漸増することで，副作用，特に抗コリン性の副作用を軽減し，塩酸イミプラミンと同程度の抗うつ効果が得られると考えられた。

神経精神薬理，19：505-527，1997.

key words: *depression, antidepressant, sertraline, SSRI, imipramine*

1997年4月25日受理

*Clinical evaluation of sertraline hydrochloride, a selective serotonin reuptake inhibitor for depression and depressive state
――A double-blind study compared with imipramine hydrochloride.

1) 北里大学医学部精神科［〒228 神奈川県相模原市麻溝台2-1-1］
2)昭和大学医学部精神科，3)慈藻会平松病院精神科，4)岩手医科大学神経精神科，5)埼玉医科大学精神科，6)慶應義塾大学医学部精神神経科，7)東京医科歯科大学医学部精神科，8)東京女子医科大学神経精神科(現：同大学)，9)東京慈恵会医科大学精神神経科，10)聖マリアンナ医科大学神経精神科(現：同大学)，11)横浜市立大学医学部神経科，12)金沢大学医学部神経精神科(現：松原愛育会松原病院)，13)京都府立医科大学精神科神経科（現：佛教大学)，14)関西医科大学精神神経科（現：同大学)，15)春木病院精神科，16)川崎医科大学精神科，17)九州大学医学部精神科神経科，18)大蔵省診療所，19)北里大学医学部精神科（現：北里大学医療衛生学部)
†：論文執筆者，††：治験総括医師，†††：コントローラー
1) Mitsukuni Murasaki：Department of Psychiatry, Kitasato University School of Medicine. 2-1-1, Asamizodai, Sagamihara, Kanagawa, 228 Japan. 2)Kunitoshi Kamijima：Department of Psychiatry, Showa University School of Medicine, 3)Itaru Yamashita：Department of Psychiatry, Hiramatsu Hospital, 4)Toshio Mita：Department of Psychiatry, Iwate Medical University School of Medicine, 5)Toshio Yamauchi：Department of Psychiatry, Saitama Medical School, 6)Masahiro Asai：Department of Psychiatry, Keio University School of Medicine, 7)Michio Toru：Department of Psychiatry, Tokyo Medical and Dental University School of Medicine, 8)Atsuko Tamura：Department of Psychiatry, Tokyo Women's Medical College (Present：Tokyo Woman's Medical College), 9)Sadanobu Ushijima：Department of Psychiatry, The Jikei University School of Medicine, 10)Kazuo Hasegawa：Department of Psychiatry, St. Marianna University School of Medicine(Present：St. Marianna University), 11)Kenji Kosaka：Department of Psychiatry, Yokohama City University School of Medicine, 12)Nariyoshi Yamaguchi：Department of Psychiatry, Kanazawa University School of Medicine (Present：Matsubara Hospital), 13)Teruo Nakajima：Department of Psychiatry, Kyoto Prefectural University of Medicine(Present：Bukkyo University), 14)Masami Saito：Department of Psychiatry, Kansai Medical University (Present：Kansai Medical University), 15)Yoshio Kudo：Department of Psychiatry, Haruki Hospital, 16)Shosuke Watanabe：Department of Psychiatry, Kawasaki Medical School, 17)Nobutada Tashiro：Department of Psychiatry, Kyushu University Faculty of Medicine, 18)Masanao Kurihara：Ministry of Finance Medical Office, 19)Sadanori Miura：Department of Psychiatry, Kitasato University School of Medicine(Present：Kitasato University School of Allied Health Science).
†：Author, ††：Chief investigator, †††：Controller

はじめに

塩酸イミプラミン（以下イミプラミン）が登場して以来，その優れた抗うつ作用のもとに三環系抗うつ薬がうつ病治療の主流となって大いに貢献した。しかしながら，それら三環系抗うつ薬では，抗コリン性の副作用や心血管系に対する副作用が問題となった。1980年代になると第二世代と呼ばれる新しいタイプの三環系および四環系抗うつ薬が開発された。第二世代の抗うつ薬は三環系に比べ，安全性については改良されたものの，有効性においては必ずしも優れるものではなく，現在においても三環系抗うつ薬は臨床の場で広く用いられている。近年，第二世代の抗うつ薬として，セロトニン再取り込み阻害作用を有する塩酸トラゾドンが登場して以来，セロトニン再取り込み阻害作用を有する抗うつ薬が基礎，臨床の両面から注目されるようになった。

塩酸セルトラリン（Sertraline hydrochloride, 以下セルトラリン）は米国ファイザー社において開発されたtetrahydro naphthylamine誘導体の抗うつ薬であり，従来の三環系，四環系抗うつ薬とは異なる新規化学構造を有する（図1）。本剤の薬理学的作用は，セロトニン作動性神経細胞体およびその神経終末においてセロトニン再取り込みを阻害し，シナプス間隙のセロトニン濃度を高めることにある[7,8,12,14,23]。本剤のセロトニン再取り込み阻害作用は強く，クロミプラミン，フルオキセチン，フルボキサミンより力価が高い[12]。さらに，本剤のセロトニン再取り込み阻害作用は選択的であり，ノルエピネフリン，ドーパミンの再取り込みにはほとんど影響せず[7,13]，各種受容体に対する親和性もほとんどない[2,13]。

海外における二重盲検群間比較試験では，塩酸アミトリプチリンおよびイミプラミンと同等の抗うつ効果を示し，一方，抗コリン作用による副作用および心血管系の副作用は少ないことが報告されており[5,21]，欧米では既に上市され，広く用いられている。

わが国における臨床試験では，健常成人男子に対する第I相試験が実施され，本剤の忍容性が確認された[9,10]。次いで，うつ病およびうつ状態の患者に対する前期第II相試験を実施し[11]，25～100 mg/日の用量範囲で，既存の抗うつ薬に匹敵する抗うつ効果が得られた。また，主な副作用は消化器系の症状であった。

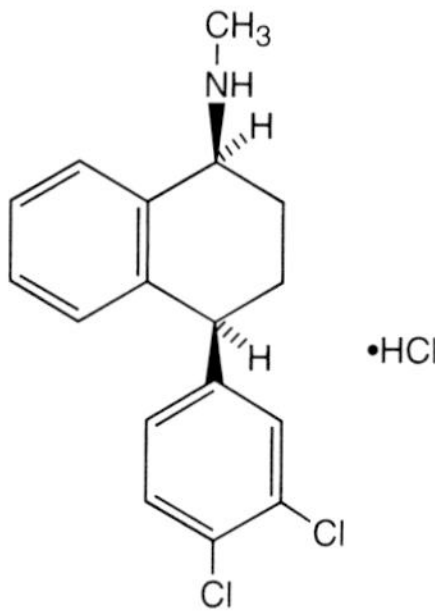

(+)-(1S, 4S)-4-(3,4-dichlorophenyl)-1,2,3,4-tetrahydro-N-methyl-1-naphthylamine monohydrochloride

図1　塩酸セルトラリンの化学構造式および化学名

今回，我々は前期第II相試験の成績をもとに，本剤のうつ病およびうつ状態に対する適切な用量範囲を検討することを目的として，イミプラミンを対照とした後期第II相試験を実施したので報告する。

なお，本試験は予め各施設の治験審査委員会にて審議され，治験実施の承認を得たのち，平成5年10月から平成6年9月まで「医薬品の臨床試験の実施に関する基準(GCP)」を遵守して実施した。

I. 試験方法

1. 対　象

対象は表1に示した41施設に通院または入院し，原則としてDSM-III-R分類の「双極性障害うつ病性」,「うつ病性障害大うつ病単一エピソード」および「うつ病性障害大うつ病反復性」と診断されたうつ病およびうつ状態の患者とした。選択基準は，原則として20～70歳で，現病相において未治療の患者とし，薬物治療中の場合は休薬期間を設けることとした。また，原則としてハミルトンのうつ病評価尺度（以下HAM-D）の項目（No. 1～17）の合計が16点以上で，かつ抑うつ気分の点

表1　治験を実施した医療機関の名称および治験担当医師

医療機関名	科　名	治　験　担　当　医　師　名
昭和大学病院	精神科	上島　国利、宮岡　等、田所 千代子、杉本　和美
北海道大学医学部附属病院	精神科神経科	小山　司、安部川 智浩
市立 小樽第二病院	精神神経科	小林　義康、池田　輝明、村木　彰
岩手医科大学附属病院	神経精神科	三田　俊夫、上田　均、伊藤　欣司、坂本　文明
八戸赤十字病院	精神科	金森　一郎
国立療養所 南花巻病院	精神科	齊藤　秀光、平野　敬之、橋本　誠紀
水沢市国民健康保険 総合水沢病院	精神科	阿部　佐倉
弘前大学医学部附属病院	神経精神科	兼子　直、大谷　浩一、和田　一丸、橋本　和明
秋田大学医学部附属病院	精神科	菱川　泰夫、新山　喜嗣
群馬大学医学部附属病院	精神科神経科	町山　幸輝、井田　逸朗
社会保険 埼玉中央病院	精神科	守屋　直樹
慶応義塾大学病院	精神神経科	浅井　昌弘、神庭　重信、浜田　秀伯
東京医科歯科大学医学部附属病院	精神科	融　道男、車地　暁生
東京慈恵会医科大学附属病院	精神神経科	牛島　定信、中山　和彦、鶴岡　直美
東京慈恵会医科大学附属柏病院	精神神経科	笠原　洋勇、西村　浩、篠崎　徹、中西　達郎
東京女子医科大学病院	神経精神科	田村　敦子、坂元　薫、加茂 登志子、冨高 辰一郎
杏林大学医学部付属病院	精神神経科	武正　建一、田島　治
東京都済生会 中央病院	精神神経科	半田　貴士、宮岡　等
東京都職員共済組合 清瀬病院	神経科	岩間　久行
東京都職員共済組合 青山病院	神経科	諏訪　克行、舟橋　一郎
横浜市立市民病院	神経科	小宮　英靖、樋山　光教
聖マリアンナ医科大学病院	神経精神科	長谷川 和夫、山口　登、諸川 由実代
横浜市立大学医学部附属病院	神経科	小阪　憲司、三木　和平、後藤　健一
横浜市立大学医学部附属浦舟病院	神経科	岸本　英爾、藤田　春洋、川崎　一、阿瀬川 孝治
北里大学東病院	精神神経科	村崎　光邦、稲見　允昭、大谷　義夫、石郷岡　純
金沢大学医学部附属病院	神経精神科	山口　成良、越野　好文、東間　正人
金沢医科大学病院	神経科精神科	鳥居　方策、高木　哲郎、福島 伸一郎
福井医科大学医学部附属病院	神経科精神科	伊崎　公徳、坂本　和雅
京都府立医科大学附属病院	精神科神経科	中嶋　照夫、福居　顕二
関西医科大学附属病院	精神神経科	齋藤　正己、柳生　隆視、岡島　詳泰
大阪市立大学医学部附属病院	神経精神科	山上　榮、横谷　昇、小出　誠司、黒田　陽子
恒昭会 藍野病院	精神科	豊田　勝弘、清水　信夫、林　宏一、孫　漢洛、植坂　俊郎
豊済会 小曽根病院	精神神経科	臼井　節哉、桂　邦雄、尾崎　孝子
広島市立 安佐市民病院	神経科	森岡　壯充
川崎医科大学附属病院	心療科	渡辺　昌祐、権　成鉉、森下　茂
川崎医科大学附属 川崎病院	精神科	横山　茂生、山本　博一、吉田　昌平
総合病院 岡山赤十字病院	精神科	忠田　正樹、中島　誠、藤田　大輔
国立 岡山病院	神経内科・心療科	林　泰明、品川　昌二、深井　浩介
九州大学医学部附属病院	精神科神経科	田代　信維、黒木　俊秀、田北　昌史、山崎　憲治、米澤　裕次、魚住　成彦、中谷 江利子、横田 謙治郎、宮原　秀和
福岡県立太宰府病院	精神科	末次　基洋、濱田　博文
九州厚生年金病院	精神科	垣替　芳隆、田中　耕司

数が2点以上の患者とすることとした。なお，原則として試験期間中に入院・外来の変更は行わないこととした。

次の基準に該当する患者は本試験の対象から除外した。

1）精神分裂病の患者，または精神分裂病の素因のある患者
2）てんかん等の痙攣性疾患，またはこれらの既往のある患者
3）脳の器質的障害によるうつ状態の患者
4）心不全•心筋梗塞(回復期を含む)•狭心症•不整脈等の重篤な心疾患のある患者及び重篤な肝・腎障害のある患者
5）排尿困難，緑内障または眼圧亢進のある患者
6）甲状腺機能亢進症などの重篤な内分泌異常のある患者
7）自殺傾向の強い患者
8）現病相の治療にイミプラミンが投与された患者
9）試験開始前2週間以内にMAO阻害薬およびリチウム薬を投与された患者

10）試験開始前3ヵ月以内に電気ショック療法を受けた患者
11）向精神薬(特に，イミプラミン等の三環系抗うつ薬，フルボキサミン，パロキセチン)に対し，薬物アレルギーのある患者
12）薬物依存症もしくはアルコール依存症の患者
13）妊婦もしくは妊娠の可能性のある患者および授乳期間中の患者
14）その他，試験成績に影響を及ぼす可能性のある要因を有する患者および治験担当医師が不適当と判断した患者

2．患者への説明および同意

試験の実施に先立ち，治験担当医師は患者本人または法定代理人に対し，次の事項に関する説明文書に基づき十分に説明した上で，自由意志による試験への参加の同意を文書(106/155例)または口頭(49/155例)により取得した。なお，取得年月日，同意者および取得方法を症例記録およびカルテに記載した。

1）試験の目的および方法
2）予期される効果および危険性
3）当該疾患に対する他の治療方法の有無およびその内容
4）患者が試験への参加に同意しない場合であっても不利益は受けないこと
5）患者が試験への参加に同意した場合でも随時これを撤回できること
6）その他患者の人権の保護に関して必要な事項

3．試験薬剤および割付け

1）試験薬剤

試験薬剤は，セルトラリン25mg 錠，50mg 錠のそれぞれ異形の白色フィルムコーティング錠（ファイザー製薬株式会社製造）およびイミプラミン25mg 錠の灰赤色糖衣錠（日本チバガイギー株式会社製造）ならびに外観が識別不可能なそれぞれのプラセボ錠を用いた。

なお，休薬期間用プラセボカプセルとして，乳糖含有の白色4号カプセルを用いた。

処方A（初期用量／維持用量）

	朝食後	昼食後	夕食後	1日用量
セルトラリン低用量群（L　群）	△	△	○ ● △	25 mg
セルトラリン高用量群（H　群）	△	△	● ● △	50 mg
イミプラミン群（I　群）	▲	△	○ ○ ▲	50 mg

処方B（増　量1）

	朝食後	昼食後	夕食後	1日用量
セルトラリン低用量群（L　群）	△	△	□ ■ △ △	50 mg
セルトラリン高用量群（H　群）	△	△	■ ■ △ △	100 mg
イミプラミン群（I　群）	▲	▲	□ □ ▲ ▲	100 mg

処方C（増　量2）

	朝食後	昼食後	夕食後	1日用量
セルトラリン低用量群（L　群）	△ △	△ △	□ □ ■ △ △ ●	75 mg
セルトラリン高用量群（H　群）	△ △	△ △	■ ■ ■ △ △ ○	150 mg
イミプラミン群（I　群）	▲ ▲	▲ ▲	□ □ □ ▲ ▲ ○	150 mg

●：セルトラリン 25mg 錠　○：セルトラリン 25mg のプラセボ錠
■：セルトラリン 50mg 錠　□：セルトラリン 50mg のプラセボ錠
▲：イミプラミン 25mg 錠　△：イミプラミン 25mg のプラセボ錠

図2　試験薬剤の包装形態

2）包装形態

7日分を1シートに連結したPTP包装とし，処方A(初期用量／維持用量)42日分，処方B(増量1)35日分および処方C(増量2)28日分を箱に収め1症例分とした(図2)。また，休薬期間用プラセボカプセルはPTP包装とし，6症例分を1箱に収めた。

3）薬剤の割り付けおよび品質保証

コントローラーが試験薬剤の識別不能性を確認した後，各群2症例ずつ計6症例を1組として無作為に割り付けた。なお，割り付け後，コントローラーが無作為に抽出した試験薬を，コントローラー委員会が第三者機関に委託し，それぞれの薬剤が規格に適合していることが確認された。

4．試験方法

1）試験デザイン

イミプラミンを対照薬とした，セルトラリン低用量群および高用量群の3群による二重盲検群間

比較試験とした。

2）投与量

セルトラリンは，前期第II相試験で25～100mg/日で優れた抗うつ効果が得られた成績から，初期用量25mg/日から75mg/日までの低用量群（以下L群）と，初期用量50mg/日から150mg/日までの高用量群（以下H群）の2群とし，対照薬であるイミプラミン群は，臨床的に最も多く用いられている用量として初期用量50mg/日から150mg/日（以下I群）までと設定した。

3）投与方法および投与期間

投与方法はfixed-flexible法とし，1日3回，毎食後に経口投与した。第1週は「処方A」を投与し，第2週以降は1週毎に効果および安全性を考慮して1段階ずつ適宜増減した。

投与期間は原則として6週間とした。

4）症例の登録

試験薬剤の投与開始に先立ち，登録用紙を治験事務局（昭和大学医学部精神科 宮岡等）に送付し，症例の登録を行った。

5．併用薬剤・併用療法

原則として，試験期間中には精神神経用剤，抗コリン作用を主作用とする薬剤，セロトニン，エピネフリンあるいはノルエピネフリンの代謝系／作動系に影響を及ぼすと考えられる薬剤，イミプラミンまたはセルトラリンとの薬物相互作用が知られている薬剤との併用を禁止した。また，試験開始前より使用していた併用禁止薬以外の薬剤は併用可能としたが，用法・用量は一定とし，新たな薬剤の併用は行わないこととした。

併用療法は，試験開始前より行っている精神療法のみ併用可能としたが，新たな併用は行わないこととした。

6．観察・検査項目および時期

1）患者背景

投与開始前に性別，年齢，病歴，病型，診断名（DSM-III-R分類・ICD-10分類）などを調査した。

2）服薬状況

服薬状況について，「指示通り服用していた」「時々忘れた」「半分以上服用していなかった」「ほとんど服用していなかった」の4段階で，投与1週後より投与終了時（または中止時）まで毎週調査した。

3）随伴症状

随伴症状の程度を「なし」「軽度」「中等度」「高度」の4段階で，投与開始前より投与終了時（または中止時）まで毎週評価した。

4）うつ病の評価

うつ病の評価尺度として，HAM-Dおよび臨床精神薬理研究会編の医師用評価尺度（以下CPRG）を用い，投与開始前より投与終了時（または中止時）まで毎週評価した。

5）概括重症度

HAM-DおよびCPRGの点数を考慮し，「正常」「軽症」「中等症」「重症」「極めて重症」の5段階で，投与開始前より投与終了時（または中止時）まで毎週評価した。

6）臨床検査，心電図

投与開始前および投与終了時（または中止時）に血液学的検査，血液生化学的検査，尿検査および心電図を実施した。

血液学的検査：赤血球数，ヘモグロビン数，ヘマトクリット値，白血球数，白血球分画，血小板数

血液生化学的検査：総蛋白，総ビリルビン，直接ビリルビン，A/G，GOT，GPT，LDH，Al-P，γ-GTP，総コレステロール，BUN，クレアチニン，尿酸，Na，K，Cl

尿検査：糖，蛋白，ウロビリノーゲン

心電図：標準12誘導心電図

なお，異常変動が認められた場合には，可能な限り追跡調査を実施し，試験薬剤との因果関係を「なし」「多分なし」「どちらとも言えない」「多分あり」「あり」の5段階で判定した。

7）生理学的検査

血圧（収縮期／拡張期），脈拍数および体重を投与開始前より投与終了時（または中止時）まで2週毎に測定した。

8）副作用

試験薬剤投与中にみられた自覚症状・他覚所見および随伴症状の発現または悪化は，試験薬剤との因果関係が否定できる場合を除き，副作用とし

て取り扱った。これらの症状が認められた場合には，症状，程度，発現・消失時期，投与，治療・処置および経過などを調査し，薬剤との因果関係を判定した。また，投与終了時（または中止時）に症状が継続していた場合には，可能な限り追跡調査を実施した。

9）緊急時の対応

重篤な有害事象（①死亡，②生命の危険，③永続的な機能不全，④入院または入院期間の延長，⑤患者の子供に先天性異常が出現，⑥癌の発症，⑦過量投与，⑧その他，患者にとって著しく有害なことが示唆されるもの）が発現した場合には，治験担当医師は速やかに投与を中止し，必要な処置を講ずるとともに，その症状の詳細を所属する医療機関の長，治験総括医師および治験依頼者に連絡することとした。

7．評価方法

1）全般改善度

投与開始前からの概括重症度の推移を考慮し，「著明改善」「中等度改善」「軽度改善」「不変」「やや悪化」「悪化」「重篤に悪化」「躁転」の8段階で，投与1週後より投与終了時（または中止時）まで毎週評価した。

2）最終全般改善度

投与開始前の状態と比較し，「著明改善」「中等度改善」「軽度改善」「不変」「やや悪化」「悪化」「重篤に悪化」の7段階で，投与終了時（または中止時）に評価した。

3）概括安全度

副作用および臨床検査などを考慮し，「安全性に問題なし（試験薬剤による副作用なし）」「安全性にやや問題あり（軽度の副作用があったが，そのまま継続可能であった）」「安全性に問題あり（副作用があり，処置が必要であった）」「安全性にかなり問題あり（中止した，または中止すべきであった）」の4段階で，投与終了時（または中止時）に評価した。

4）有用度

最終全般改善度および概括安全度を考慮し，「極めて有用」「有用」「やや有用」「とくに有用とは思われない」「やや好ましくない」「かなり好ましくない」「極めて好ましくない」の7段階で，投与終了時（または中止時）に評価した。

5）躁転例の取り扱い

躁転した症例は，最終全般改善度を「中等度改善」，概括安全度を「安全性にやや問題あり」以下，有用度を「やや好ましくない」以下で評価した。

8．中止・脱落基準

次の場合は投与を中止し，必要な処置を講ずるとともに中止理由，中止日およびその後の経過を調査した。

1）重篤な副作用が出現した場合，または副作用の発現により試験継続が不適切であると判断された場合
2）症状悪化もしくは躁転により，試験継続が不適切であると判断された場合
3）合併症により試験継続が不適切であると判断された場合
4）患者もしくはその代理人が試験の中止を申し出た場合
5）患者が転院した場合，もしくは来院しない場合
6）その他，試験の継続が困難である場合

なお，患者が来院しない場合，患者のプライバシーを配慮しつつ，可能な限り追跡調査を行った。

9．症例の取り扱いおよび解析方法

治験総括医師，中央委員およびコントローラーよりなる症例検討会にて協議し，各症例の集計・解析上の取り扱いを検討した。

データの集計および統計解析は，コントローラー委員会の薬効評価システムに従い実施し[1,6]，各2群ずつに対して群間比較を行った。なお，一部の集計・解析はファイザー製薬株式会社にて実施し，図表中にその旨を明記した。

患者背景の各群間比較では，順序データについてはWilcoxonの2標本検定(以下U検定)，分類データについてはχ^2検定を用いて検討した。

主要評価項目は，最終全般改善度，概括安全度および有用度とし，対照薬群を含め，各群間でFisherの直接確率およびTukeyの多重比較を用いて検討した。

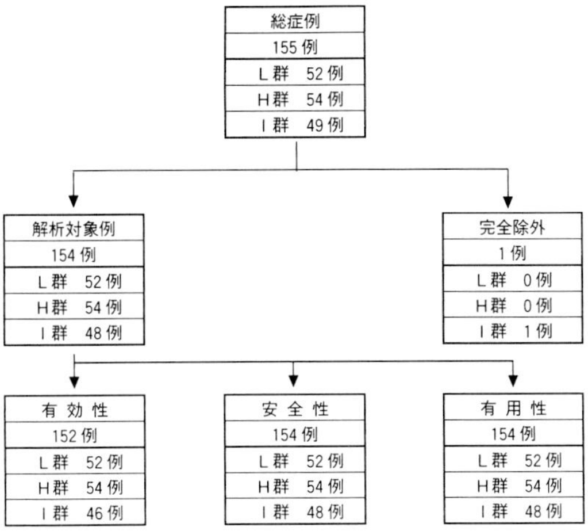

図3　症例の内訳

副次的評価項目は，週別全般改善度，HAM-D合計点の推移，HAM-DおよびCPRGの各症状項目別改善度とし，各群間でU検定を用いて検討した。また，安全性については，副作用発現の有無，副作用の症状別発現件数(発現件数が5件以上)および臨床検査値の異常変動発現の有無とし，各群間でFisherの直接確率を用いて検討した。

有意水準は両側5％とし，有意確率を算出した。また，群間で有意な偏り(5％未満)が認められた患者背景については，最終全般改善度を患者背景別に解析し，詳細に検討した。

なお，時系列データの集計は，欠損値を直前値で補うLast observation carried forward (LOCF)を用いた。ただし，欠損値を投与開始前の値で補うことはせず，その場合には判定不能とした。

II. 試験成績

1. 症例の内訳

症例の内訳を図3に示した。総症例155例(L群52例，H群54例，I群49例)のうち，試験開始前7年間にわたりイミプラミンが投与されていた1例(I群)をすべての解析から除外した。また，自殺のため治験総括医師および第1，第2コントローラーによる症例の固定後，緊急キー・コードを開鍵した2例(I群)を有効性の解析対象から除外した。その結果，有効性の解析対象は152例(L群52例，H群54例，I群46例)，安全性および有用性の解析対象は154例(L群52例，H群54例，I群48例)となった。

中止・脱落の内訳を表2に示した。中止・脱落例は，L群17例(32.7％)，H群28例(51.9％)およびI群26例(54.2％)であり，I群はL群に比べ有意($p = 0.049$)に中止・脱落例が多かった。

2. 患者背景

解析対象である154例の患者背景を表3に示した。有意な偏り($p < 0.05$)が認められた患者背景は，受診歴(L群に比べ，H群で「あり」の症例が多い)，過去の治療歴(L群，I群に比べ，H群で「あり」の症例が多い)であった。なお，性別，年齢，入院・外来，随伴疾患，概括重症度，HAM-D合計点，うつ病相回数，罹病期間，病型，DSM-III-R分類，ICD-10分類，今回病相の治療歴，併用薬では，各群間に有意な偏りは認められなかった。

3. 投与状況

投与状況を表4に示した。初期用量（処方A）を維持した症例は，L群，H群およびI群でそれぞれ18例（34.6％），27例（50.0％）および24例(50.0％)であった。一方，最終1日投与量が最高用量（処方C）であった例は，それぞれ22例(42.3％)，17例（31.5％）および12例（25.0％）であった。

4. 総合評価

1）最終全般改善度

最終全般改善度を表5に示した。「判定不能」を含む集計・解析での「著明改善」の症例は，L群，H群およびI群でそれぞれ20例(38.5％)，16例(29.6％)および17例(37.0％)，「中等度改善」以上の症例は，それぞれ33例(63.5％)，28例(51.9％)および28例（60.9％）であり，各群間に有意な差は認められなかった。また，「判定不能」を除いた集計・解析においても，各群間に有意な差は認められなかった。

表2　中止・脱落の内訳

項	目	L群	H群	I群	χ^2検定
中止・脱落の有無	なし	35 (67.3)	26 (48.1)	22 (45.8)	L vs I [p=0.049]
	あり	17 (32.7)	28 (51.9)	26 (54.2)	
中止・脱落の理由	治癒	1 (1.9)	2 (3.7)	0	N.S.
	副作用発現	4 (7.7)	10 (18.5)	2 (4.2)	
	症状悪化	1 (1.9)	4 (7.4)	5 (10.4)	
	合併疾患	0	0	1 (2.1)	
	服薬拒否	5 (9.6)	6 (11.1)	9 (18.8)	
	転医（院）	0	0	0	
	来院せず	4 (7.7)	4 (7.4)	3 (6.3)	
	その他	2 (3.8)	2 (3.7)	6 (12.5)	

(　　)：%　　　N.S.: Not significant

表3　患者背景(1)

項	目	L群	H群	I群	検定
解析対象例		52	54	48	――
性別	男	23 (44.2)	26 (48.1)	19 (39.6)	N.S.[1]
	女	29 (55.8)	28 (51.9)	29 (60.4)	
年齢（歳）	16〜29	9 (17.3)	14 (25.9)	7 (14.6)	N.S.[2]
	30〜39	7 (13.5)	6 (11.1)	9 (18.8)	
	40〜49	17 (32.7)	17 (31.5)	10 (20.8)	
	50〜59	9 (17.3)	8 (14.8)	13 (27.1)	
	60〜77	10 (19.2)	9 (16.7)	9 (18.8)	
	平均±標準偏差	45.65±14.16	44.19±15.05	46.23±13.66	――
入院・外来	入院	12 (23.1)	14 (25.9)	11 (22.9)	N.S.[1]
	外来	40 (76.9)	40 (74.1)	37 (77.1)	
受診歴	なし	28 (53.8)	16 (29.6)	23 (47.9)	L vs H [p=0.020][1]
	あり	24 (46.2)	38 (70.4)	25 (52.1)	
随伴疾患	なし	34 (65.4)	43 (79.6)	37 (77.1)	N.S.[1]
	あり	18 (34.6)	11 (20.4)	11 (22.9)	
概括重症度	軽症	0	0	0	N.S.[2]
	中等症	41 (78.8)	42 (77.8)	33 (68.8)	
	重症	10 (19.2)	12 (22.2)	13 (27.1)	
	極めて重症	1 (1.9)	0	2 (4.2)	
HAM-D合計点	13〜19点	12 (23.1)	16 (29.6)	9 (18.8)	N.S.[2]
	20〜29点	31 (59.6)	26 (48.1)	25 (52.1)	
	30〜41点	9 (17.3)	12 (22.2)	14 (29.2)	
うつ病相回数	初回	31 (59.6)	24 (44.4)	23 (47.9)	N.S.[2]
	2回以上	15 (28.8)	23 (42.6)	18 (37.5)	
	不明	6 (11.5)	7 (13.0)	7 (14.6)	
	平均±標準偏差	1.80±1.76	1.94±1.34	1.73±1.48	――
罹病期間（今回病相）	1ヵ月未満	5 (9.6)	4 (7.4)	2 (4.2)	N.S.[2]
	1〜3ヵ月未満	24 (46.2)	25 (46.3)	22 (45.8)	
	3ヵ月〜1年未満	19 (36.5)	16 (29.6)	19 (39.6)	
	1年以上	4 (7.7)	8 (14.8)	5 (10.4)	
	不明	0	1 (1.9)	0	
	平均±標準偏差	5.06±10.35	6.32±11.90	8.02±19.52	――
病型	初回うつ病	21 (40.4)	18 (33.3)	18 (37.5)	N.S.[1]
	周期性うつ病	14 (26.9)	17 (31.5)	13 (27.1)	
	躁うつ病のうつ病相	4 (7.7)	5 (9.3)	3 (6.3)	
	躁うつ病の混合相	0	0	0	
	反応性うつ病	2 (3.8)	6 (11.1)	2 (4.2)	
	更年期・初老期うつ病	2 (3.8)	3 (5.6)	5 (10.4)	
	老年期うつ病	3 (5.8)	0	2 (4.2)	
	症候性うつ病	0	0	0	
	神経症性うつ病	6 (11.5)	5 (9.3)	5 (10.4)	

(　　)：%　　　N.S.：Not significant

1)：χ^2検定　　2)：U検定

表3　患者背景(2)

項目			L群	H群	I群	検定
DSM-Ⅲ-R 分類	双極性障害　混合性		0	1 (1.9)	0	N.S.1)
	双極性障害　うつ病性		3 (5.8)	4 (7.4)	3 (6.3)	
	気分循環症		0	0	0	
	特定不能の双極性障害		1 (1.9)	0	0	
	大うつ病 単一ｴﾋﾟｿｰﾄﾞ		27 (51.9)	20 (37.0)	23 (47.9)	
	大うつ病 反復性		16 (30.8)	24 (44.4)	20 (41.7)	
	気分変調症		3 (5.8)	4 (7.4)	2 (4.2)	
	特定不能のうつ病性障害		2 (3.8)	1 (1.9)	0	
ICD-10分類	双極性感情障害		4 (7.7)	5 (9.3)	3 (6.3)	N.S.1)
	うつ病ｴﾋﾟｿｰﾄﾞ		29 (55.8)	21 (38.9)	23 (47.9)	
	反復性うつ病性障害		16 (30.8)	24 (44.4)	20 (41.7)	
	持続性気分(感情)障害		3 (5.8)	4 (7.4)	2 (4.2)	
	他の気分(感情)障害		0	0	0	
	特定不能の気分(感情)障害		0	0	0	
過去の治療歴	なし		27 (51.9)	14 (25.9)	23 (47.9)	H vs I[p=0.036]1)
	あり		25 (48.1)	40 (74.1)	25 (52.1)	L vs H[p=0.011]1)
内訳	抗うつ薬	なし	31 (59.6)	23 (42.6)	25 (52.1)	N.S.1)
		あり	21 (40.4)	31 (57.4)	23 (47.9)	
	抗不安薬	なし	32 (61.5)	26 (48.1)	32 (66.7)	N.S.1)
		あり	20 (38.5)	28 (51.9)	16 (33.3)	
	抗精神病薬	なし	48 (92.3)	50 (92.6)	43 (89.6)	N.S.1)
		あり	4 (7.7)	4 (7.4)	5 (10.4)	
今回病相の治療歴	なし		33 (63.5)	34 (63.0)	28 (58.3)	N.S.1)
	あり		19 (36.5)	20 (37.0)	20 (41.7)	
内訳	抗うつ薬	なし	38 (73.1)	36 (66.7)	36 (75.0)	N.S.1)
		あり	14 (26.9)	18 (33.3)	12 (25.0)	
	睡眠薬	なし	48 (92.3)	46 (85.2)	38 (79.2)	N.S.1)
		あり	4 (7.7)	8 (14.8)	10 (20.8)	
	抗不安薬	なし	38 (73.1)	41 (75.9)	34 (70.8)	N.S.1)
		あり	14 (26.9)	13 (24.1)	14 (29.2)	
	抗精神病薬	なし	49 (94.2)	54 (100)	45 (93.8)	N.S.1)
		あり	3 (5.8)	0	3 (6.3)	
併用薬	なし		14 (26.9)	12 (22.2)	13 (27.1)	N.S.1)
	あり		38 (73.1)	42 (77.8)	35 (72.9)	
内訳	睡眠薬	なし	26 (50.0)	20 (37.0)	18 (37.5)	N.S.1)
		あり	26 (50.0)	34 (63.0)	30 (62.5)	
	抗不安薬	なし	49 (94.2)	50 (92.6)	44 (91.7)	N.S.1)
		あり	3 (5.8)	4 (7.4)	4 (8.3)	
	抗精神病薬	なし	51 (98.1)	54 (100)	48 (100)	N.S.1)
		あり	1 (1.9)	0	0	

(　)：%　　　N.S.：Not significant
1)：χ^2検定　　2)：U検定

2）概括安全度

概括安全度を表6に示した。「判定不能」を含む集計・解析での「安全性に問題なし」の症例は，L群，H群およびI群でそれぞれ29例(55.8%)，21例（38.9%）および19例（39.6%）であった。一方，「安全性にやや問題あり」以下の症例は，L群，H群およびI群でそれぞれ21例(40.4%)，33例（61.1%）および28例（58.3%）であり，各群間に有意な差は認められなかった。また,「判定不能」を除いた集計・解析においても，各群間に有意な差は認められなかった。

3）有用度

有用度を表7に示した。「判定不能」を含む集計・解析での「極めて有用」の症例は，L群，H群およびI群でそれぞれ13例(25.0%),10例(18.5%)および9例(18.8%)，「有用」以上の症例は，それぞれ29例（55.8%），23例（42.6%）および23例(47.9%)であり，各群間に有意な差は認められなかった。また，「判定不能」を除いた集計・解析においても,各群間に有意な差は認められなかった。

表4　投与状況

項目		L群	H群	I群
解析対象例		52	54	48
最高1日投与量	処方A	18 (34.6)	27 (50.0)	24 (50.0)
	処方B	11 (21.2)	10 (18.5)	11 (22.9)
	処方C	23 (44.2)	17 (31.5)	13 (27.1)
最終1日投与量	処方A	19 (36.5)	28 (51.9)	26 (54.2)
	処方B	11 (21.2)	9 (16.7)	10 (20.8)
	処方C	22 (42.3)	17 (31.5)	12 (25.0)
投与パターン	A	18 (34.6)	27 (50.0)	24 (50.0)
	A→B	9 (17.3)	9 (16.7)	9 (18.8)
	A→B→A	1 (1.9)	1 (1.9)	2 (4.2)
	A→B→C	22 (42.3)	17 (31.5)	12 (25.0)
	A→B→C→B	1 (1.9)	0	1 (2.1)
	A→B→A→B	1 (1.9)	0	0

(　　)：%

表5　最終全般改善度

薬剤群	著明改善	中等度改善	軽度改善	不変	やや悪化	悪化	重篤に悪化	判定不能	合計	「判定不能」を含む「中等度改善」以上	「判定不能」を含む Fisherの直接確率	「判定不能」を除く「中等度改善」以上	「判定不能」を除く Tukeyの多重比較
L群	20 (38.5)	13 (25.0)	6 (11.5)	7 (13.5)	3 (5.8)	0	0	3 (5.8)	52	33/52 (63.5)	N.S. [p=0.955]	33/49 (67.3)	N.S. [p=0.857]
H群	16 (29.6)	12 (22.2)	7 (13.0)	6 (11.1)	4 (7.4)	7 (13.0)	0	2 (3.7)	54	28/54 (51.9)	N.S. [p=0.482]	28/52 (53.8)	N.S. [p=0.496]
I群	17 (37.0)	11 (23.9)	6 (13.0)	3 (6.5)	4 (8.7)	3 (6.5)	0	2 (4.3)	46	28/46 (60.9)	N.S. [p=0.311]	28/44 (63.6)	N.S. [p=0.200]

(　　)：%

N.S.: Not significant

上段：L vs I，中段：H vs I，下段：L vs H

表6　概括安全度

薬剤群	安全性に問題なし	安全性にやや問題あり	安全性に問題あり	安全性にかなり問題あり	判定不能	合計	「判定不能」を含む「やや問題あり」以下[1]	「判定不能」を含む Fisherの直接確率	「判定不能」を除く「やや問題あり」以下[1]	「判定不能」を除く Tukeyの多重比較
L群	29 (55.8)	15 (28.8)	2 (3.8)	4 (7.7)	2 (3.8)	52	21/52 (40.4)	N.S. [p=0.111]	21/50 (42.0)	N.S. [p=0.105]
H群	21 (38.9)	21 (38.9)	2 (3.7)	10 (18.5)	0	54	33/54 (61.1)	N.S. [p=0.933]	33/54 (61.1)	N.S. [p=0.998]
I群	19 (39.6)	14 (29.2)	8 (16.7)	6 (12.5)	1 (2.1)	48	28/48 (58.3)	N.S. [p=0.052]	28/47 (59.6)	N.S. [p=0.103]

(　　)：%

1)「やや問題あり」「問題あり」「かなり問題あり」の合計

N.S.: Not significant

上段：L vs I，中段：H vs I，下段：L vs H

5．週別全般改善度

週別全般改善度を表8に示した。各群とも1週目より「著明改善」または「中等度改善」の症例がみられ，週を追うごとにその割合は高くなった。しかし，いずれの週においても各群間に有意な差は認められなかった。

6．うつ病の評価

投与開始前のHAM-D合計点は，L群，H群およびI群でそれぞれ24.4±5.8，24.6±6.3および25.7±6.9であった。その後，各群のHAM-D合計点は週を追うごとに減少し，投与6週後ではそれぞれ11.3±9.3，14.1±11.1および13.3±10.7であ

表7 有 用 度

薬剤群	極めて有用	有用	やや有用	とくに有用とは思われない	やや好ましくない	かなり好ましくない	極めて好ましくない	判定不能	合計	「判定不能」を含む		「判定不能」を除く	
										「有用」以上	Fisherの直接確率	「有用」以上	Tukeyの多重比較
L群	13 (25.0)	16 (30.8)	8 (15.4)	5 (9.6)	5 (9.6)	2 (3.8)	0	3 (5.8)	52	29/52 (55.8)	N.S. [p=0.559]	29/49 (59.2)	N.S. [p=0.337]
H群	10 (18.5)	13 (24.1)	8 (14.8)	8 (14.8)	3 (5.6)	9 (16.7)	3 (5.6)	0	54	23/54 (42.6)	N.S. [p=0.734]	23/54 (42.6)	N.S. [p=0.796]
I群	9 (18.8)	14 (29.2)	7 (14.6)	4 (8.3)	7 (14.6)	5 (10.4)	1 (2.1)	1 (2.1)	48	23/48 (47.9)	N.S. [p=0.245]	23/47 (48.9)	N.S. [p=0.088]

(　)：%

N.S.：Not significant

上段：L vs I，中段：H vs I，下段：L vs H

表8 週別全般改善度

時期	薬剤群	著明改善	中等度改善	軽度改善	不変	やや悪化	悪化	重篤に悪化	躁転	判定不能	合計	U検定
1週	L群	4 (7.7)	3 (13.5)	14	25	1	0	0	0	5	52	N.S.
	H群	3 (5.6)	7 (18.5)	16	16	4	3	0	0	5	54	
	I群	2 (4.3)	8 (21.7)	9	16	6	1	0	0	4	46	
2週	L群	7 (13.5)	10 (32.7)	18	14	1	0	0	0	2	52	N.S.
	H群	7 (13.0)	10 (31.5)	14	11	4	5	0	1	2	54	
	I群	5 (10.9)	11 (34.8)	13	8	5	1	0	0	3	46	
3週	L群	8 (15.4)	14 (42.3)	16	10	2	0	0	0	2	52	N.S.
	H群	11 (20.4)	9 (37.0)	12	9	4	6	0	1	2	54	
	I群	5 (10.9)	13 (39.1)	12	5	6	2	0	0	3	46	
4週	L群	9 (17.3)	16 (48.1)	13	10	2	0	0	0	2	52	N.S.
	H群	14 (25.9)	8 (40.7)	9	10	3	7	0	1	2	54	
	I群	8 (17.4)	18 (56.5)	8	2	5	2	0	0	3	46	
5週	L群	14 (26.9)	16 (57.7)	8	9	3	0	0	0	2	52	N.S.
	H群	14 (25.9)	12 (48.1)	9	6	3	7	0	1	2	54	
	I群	12 (26.1)	16 (60.9)	6	2	4	3	0	0	3	46	
6週	L群	20 (38.5)	13 (63.5)	6	8	3	0	0	0	2	52	N.S.
	H群	16 (29.6)	11 (50.0)	7	6	4	7	0	1	2	54	
	I群	17 (37.0)	11 (60.9)	6	2	4	3	0	0	3	46	

(　)：累積%

N.S.：Not significant

（ファイザー製薬株式会社にて集計・解析）

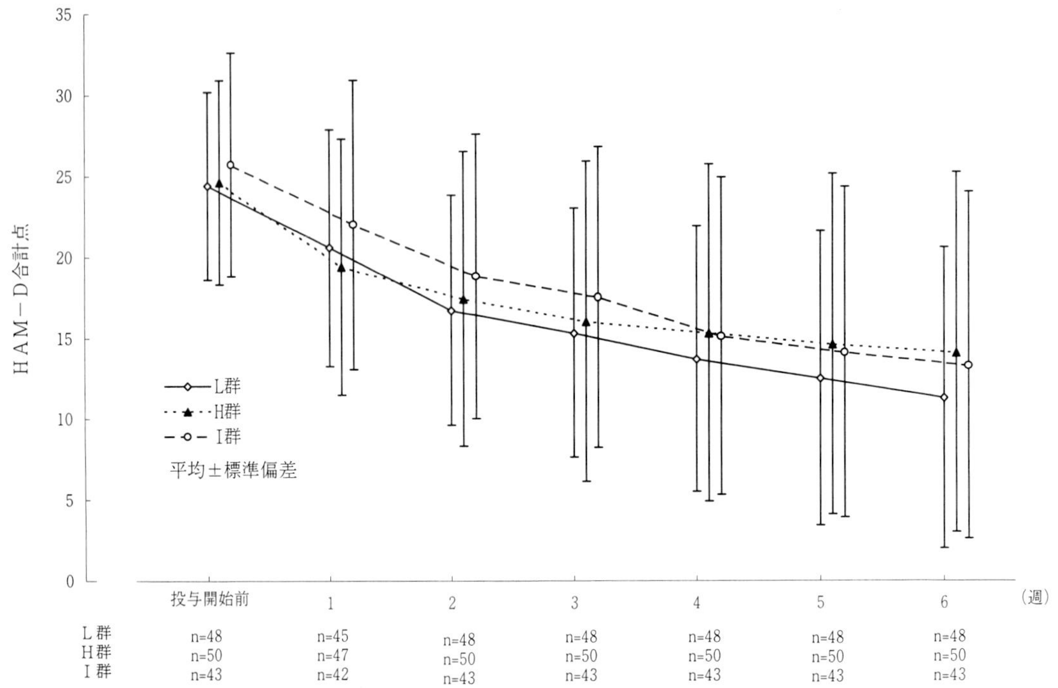

図4 HAM-D（No.1～17）合計点の推移

った。しかし，いずれの週においても，各群間に有意な差は認められなかった。なお，投与開始前と投与6週後を比較したHAM-D合計点の減少率は，L群が52.3±38.4％と最も高く，次いでI群46.0±46.4％，H群42.3±41.6％であった（図4，表9）。

HAM-DおよびCPRGの各症状項目別の改善率を図5,6に示した。HAM-Dでは，「激越」においてL群がI群およびH群に比べ有意（L vs I：p=0.021，L vs H：p=0.035）に，「心気症」においてL群がH群に比べ有意（p=0.023）に高かった。また，CPRGでは「なかなかさめない」においてI群がH群に比べ有意（p=0.039）に高かった。

7．有害事象

本試験中に発現した有害事象のうち，試験薬剤との因果関係が「どちらとも言えない」「多分あり」「あり」と判定された症状を副作用として，「なし」「多分なし」と判定された症状を偶発症として取り扱った（表10,11）。

副作用の発現率は，L群40.4％（21/52例），H群51.9％（28/54例）およびI群56.3％（27/48例）であり，各群間に有意な差は認められなかった。しかし，抗コリン性の副作用の発現率は，L群15.4％（8/52例），H群20.4％（11/54例）およびI群41.7％（20/48例）であり，I群がL群およびH群に比べ有意（L vs I：p=0.006，H vs I：p=0.034）に高かった。また，副作用の症状別の発現率では，便秘においてI群がH群に比べ有意（p=0.025）に，口渇においてI群がL群に比べ有意（p=0.005）に高かった。

8．臨床検査，心電図および生理学的検査

本試験中に発現した臨床検査値の異常変動のうち，試験薬剤との因果関係を否定できないものを示した（表12）。臨床検査値における異常変動の発現率は，L群12.8％（5/39例），H群16.2％（6/37例）およびI群19.4％（6/31例）であり，各群間に有意な差は認められなかった。また，最も多く異常

表9　HAM-D（No.1～17）合計点の推移

薬剤群	時　期	投与開始時	1　週	2　週	3　週	4　週	5　週	6　週
L　群	症例数	48	45	48	48	48	48	48
	HAM-D 合計点	24.4±5.8	20.6±7.3	16.7±7.1	15.3±7.7	13.7±8.2	12.5±9.1	11.3±9.3
	投与開始前からの差の点数	－	-4.0±6.5	-7.8±7.3	-9.1±8.1	-10.8±9.1	-11.9±10.3	-13.1±10.7
	投与開始前からの減少率(%)	－	15.7±24.3	30.7±27.0	36.4±29.9	42.8±33.2	47.5±37.1	52.3±38.4
H　群	症例数	50	47	50	50	50	50	50
	HAM-D 合計点	24.6±6.3	19.4±7.9	17.4±9.1	16.0±9.9	15.3±10.4	14.6±10.5	14.1±11.1
	投与開始前からの差の点数	－	-5.1±7.2	-7.2±8.4	-8.6±9.8	-9.3±10.5	-10.0±10.3	-10.5±10.7
	投与開始前からの減少率(%)	－	19.6±26.5	28.5±31.4	33.7±36.3	36.6±39.4	39.9±38.7	42.3±41.6
I　群	症例数	43	42	43	43	43	43	43
	HAM-D 合計点	25.7±6.9	22.0±8.9	18.8±8.8	17.5±9.3	15.1±9.8	14.1±10.2	13.3±10.7
	投与開始前からの差の点数	－	-3.8±6.8	-6.9±8.3	-8.2±9.3	-10.6±9.9	-11.6±10.9	-12.3±11.6
	投与開始前からの減少率(%)	－	14.0±29.2	25.0±34.6	29.6±37.5	39.9±40.0	42.8±43.7	46.0±46.4
U検定	L vs I	N.S.	N.S.	N.S.	N.S.	N.S.	N.S.	N.S.
	H vs I	N.S.	N.S.	N.S.	N.S.	N.S.	N.S.	N.S.
	L vs H	N.S.	N.S.	N.S.	N.S.	N.S.	N.S.	N.S.

平均±標準偏差　N.S.：Not significant
（ファイザー製薬株式会社にて集計・解析）

変動が認められた項目はGPTであり，それぞれ2件，2件および3件であった。なお，I群における1例で6週間の投与終了時に赤血球数，ヘモグロビン数の減少およびヘマトクリット値の低下による中等度の貧血が認められた以外は，いずれの群も特に問題となる異常変動は認められなかった。

心電図を実施した症例は，L群，H群およびI群でそれぞれ26例，25例および19例であった。そのうち，試験薬剤との因果関係を否定できない異常変動はH群の1例のみであった。その所見は，投与開始前より認められていた心室性期外収縮が頻発したものであった。

生理学的検査（血圧，脈拍数および体重）では，特に問題となる異常変動は認められなかった。

9．最終全般改善度の層別解析

最終全般改善度を患者背景および投与状況で層別した成績を表13に示した。年齢が50～59歳の症例では，L群がH群に比べ有意(p=0.044)に優っており，60歳以上の症例では，I群がH群に比べ有意(p=0.031)に優っていた。また，病型が周期性うつ病と診断された症例では，I群がH群に比べ有意(p=0.017)に優っていた。さらに，投与パターンがA-Bの症例では，L群がH群に比べ有意(p=0.026)に優っていた。なお，最終1日投与量別の改善率（「中等度改善」以上の割合：以下同様）では，L群の初期用量(25mg/日)57.9%，中間用量（50mg/日）90.9%および最高用量（75mg/日）54.5%であり，H群の初期用量（50mg/日）57.1%，中間用量（100mg/日）33.3%および最高用量（150mg/日）52.9%であった。一方，I群での改善率は，初期用量(50mg/日)54.2%，中間用量(100mg/日)70.0%および最高用量(150mg/日)66.7%であった。

10．患者背景の偏り

受診歴および過去の治療歴の分布において，H群で「あり」の割合が有意（p<0.05）に高かった。しかし，H群の改善率をみると，受診歴が「あり」50.0%，「なし」56.3%，過去の治療歴が「あり」50.0%，「なし」57.1%と顕著な差は認められなか

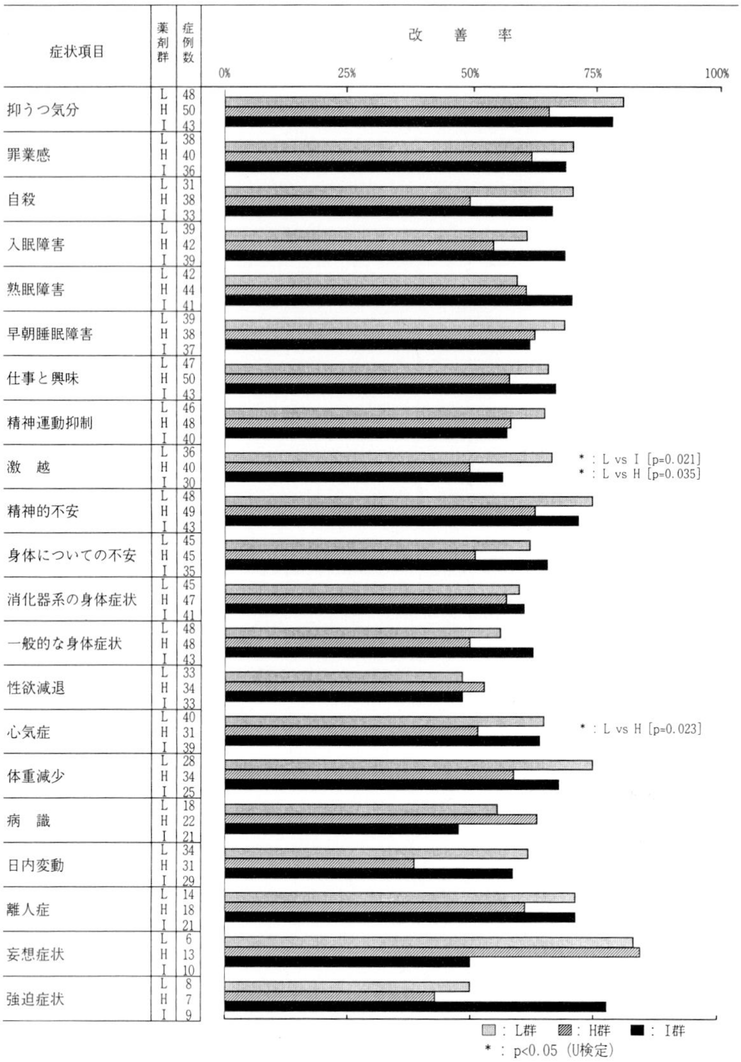

図5 HAM-Dの症状項目別改善率

った。なお，参考までに改善率の直接修正比率を算出したところ，受診歴で補正した修正比率はL群とH群でそれぞれ60.4%，52.6%であった。また，過去の治療歴で補正した修正比率はH群とI群でそれぞれ52.6%，60.2%，L群とH群でそれぞれ60.5%，52.8%であった。したがって，調整後の改善率は調整前とほぼ同様の結果を示しており，H群で受診歴および過去の受診歴「あり」の症例の割合が高かったことは，各群間の比較に大きな影響を与えているとは考えられなかった。

Ⅲ. 考　察

セルトラリンは，セロトニンの再取り込みを選択的に阻害し，ノルエピネフリン，ドーパミンの再取り込みにはほとんど作用しないSSRI(Selective Serotonin Reuptake Inhibitor)に属する第三世代の新規抗うつ薬である。本剤はすでに抗うつ薬として英国，米国をはじめとする45カ国以上で上市されており，三環系，四環系抗うつ薬に代わる安全性の高い薬剤として臨床の場で広く用いられている。

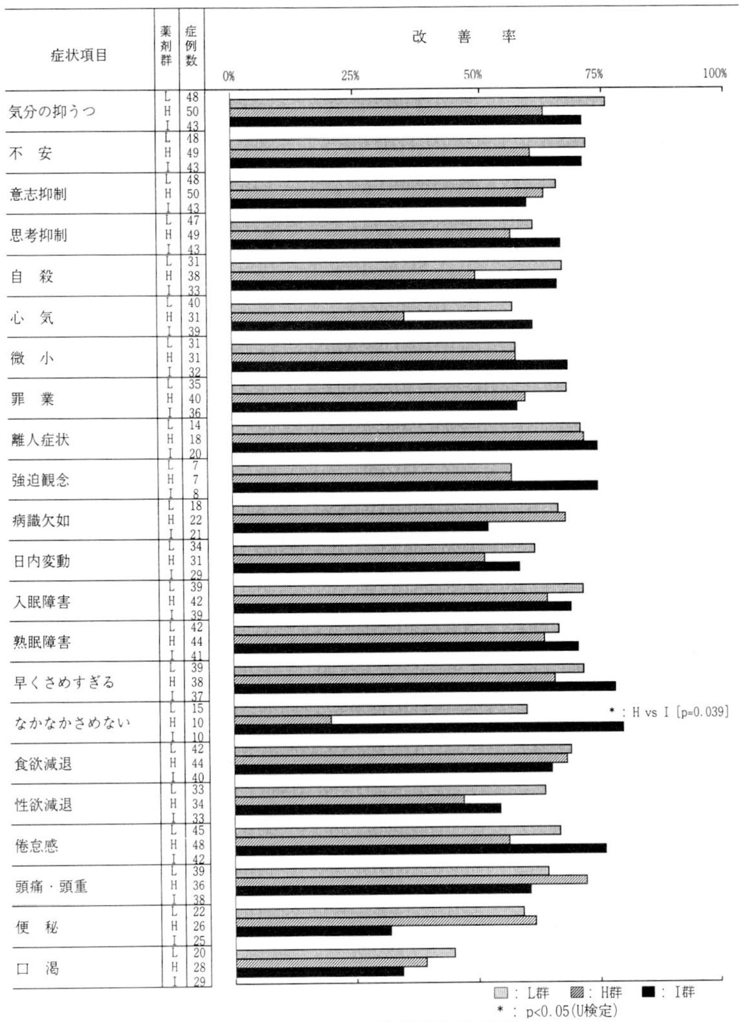

図6　CPRGの症状項目別改善率

本邦において実施されたうつ病およびうつ状態の患者73例を対象とした前期第II相試験では，25〜100mg/日の用量範囲で改善率61.9%，安全率(「安全性に問題なし」の割合：以下同様) 65.7%であり，抗うつ薬としての有効性および安全性が確認された[11]。また，副作用の発現率は34.3%であり，主な症状は悪心・嘔気，口渇，下痢，胃部不快感などの消化器症状であった。

今回，我々は前期第II相試験の成績を踏まえ，適切な用量範囲を検討する目的で二重盲検群間比較試験を実施した。本剤の用量は，低用量群と高用量群の2群を設定した。低用量群の初期用量は，前期第II相試験と同じ25mg/日とし，中間用量50mg/日，最高用量75mg/日とした。また，高用量群は海外での初期用量と同じ50mg/日とし，中間用量100mg/日，最高用量150mg/日とした。さらに，客観的な評価の指標として，臨床で最も広く用いられている抗うつ薬の1つであり，有効性および安全性の評価が確立されているイミプラミンを対照薬として加えた。なお，イミプラミンは，臨床的に最も多く用いられている用量として，初期用量50mg/日，中間用量100mg/日，最高用量150mg/日とした。また，前期第II相試験においては，改善が得られた症例の大部分が投与開始4週以内であった。しかし，抗うつ剤の薬効評価には最低6週間の投与が必要であるとの報告[20]もあり，前期

表10　副　作　用

分類	症　状	L群 発現件数	L群 重症度 軽度	L群 重症度 中等度	L群 重症度 高度	H群 発現件数	H群 重症度 軽度	H群 重症度 中等度	H群 重症度 高度	I群 発現件数	I群 重症度 軽度	I群 重症度 中等度	I群 重症度 高度	Fisherの直接確率
中枢・末梢神経系	振　戦	2	1	1	0	3	2	0	1	0	0	0	0	N.S.
	アカシジア	0	0	0	0	1	0	1	0	0	0	0	0	—
	筋緊張感	0	0	0	0	1	1	0	0	0	0	0	0	—
	めまい・ふらつき・立ちくらみ	3	2	1	0	8	3	4	1	4	3	1	0	N.S.
	下肢運動喪失	0	0	0	0	1	1	0	0	0	0	0	0	—
	頭　痛	1	0	1	0	0	0	0	0	2	0	2	0	—
	頭　重	2	1	1	0	1	0	1	0	0	0	0	0	—
	構音障害	0	0	0	0	1	1	0	0	0	0	0	0	—
	後頭部痛	0	0	0	0	1	0	1	0	0	0	0	0	—
	顎関節不快感	0	0	0	0	1	0	1	0	0	0	0	0	—
	手指振戦	0	0	0	0	3	1	2	0	0	0	0	0	—
精神系	焦　躁	0	0	0	0	1	0	0	1	2	0	1	1	—
	不　安	0	0	0	0	0	0	0	0	1	0	0	1	—
	せん妄	0	0	0	0	1	0	1	0	0	0	0	0	—
	眠　気	6	5	1	0	7	4	2	1	4	3	1	0	N.S.
	不　眠	2	1	1	0	1	0	1	0	1	1	0	0	—
	ぼんやり	1	0	1	0	1	1	0	0	0	0	0	0	—
	異常体験発現	0	0	0	0	0	0	0	0	1	0	1	0	—
	不穏・興奮・錯乱	0	0	0	0	0	0	0	0	1	1	0	0	—
	自　殺	0	0	0	0	0	0	0	0	2	0	0	2	—
消化器系	悪心・嘔気	3	3	0	0	5	4	0	1	4	2	2	0	N.S.
	嘔　吐	2	1	1	0	4	4	0	0	1	1	0	0	N.S.
	下痢・軟便	1	1	0	0	1	0	1	0	0	0	0	0	—
	便　秘#	2	2	0	0	1	1	0	0	7	5	2	0	HvsI[p=0.025]
	口　渇#	3	2	1	0	7	1	2	4	13	8	4	1	LvsI[p=0.005]
	腹満感	0	0	0	0	1	0	1	0	0	0	0	0	—
	胃もたれ	0	0	0	0	0	0	0	0	1	1	0	0	—
	胸やけ	0	0	0	0	1	1	0	0	0	0	0	0	—
一般的全身・その他	倦怠感	2	1	0	1	4	1	2	1	0	0	0	0	N.S.
	脱力感	1	1	0	0	0	0	0	0	0	0	0	0	—
	熱　感	0	0	0	0	1	0	1	0	0	0	0	0	—
	後頭部の熱感	1	0	1	0	0	0	0	0	0	0	0	0	—
	胸部圧迫感	0	0	0	0	1	0	0	1	0	0	0	0	—
	気分が悪い	1	0	1	0	0	0	0	0	1	0	1	0	—
	起立性低血圧	1	1	0	0	3	2	1	0	2	0	2	0	N.S.
	発　汗#	1	1	0	0	1	0	1	0	2	1	1	0	—
	高血圧クリーゼ	0	0	0	0	1	0	1	0	0	0	0	0	—
	動　悸	0	0	0	0	2	0	2	0	0	0	0	0	—
	頻　脈	0	0	0	0	0	0	0	0	1	1	0	0	—
	眼調節障害#	1	0	1	0	3	3	0	0	0	0	0	0	—
	鼻　閉#	0	0	0	0	1	1	0	0	0	0	0	0	—
	喉咽頭閉塞感	0	0	0	0	1	0	1	0	0	0	0	0	—
	排尿困難#	1	1	0	0	1	0	1	0	3	1	2	0	N.S.
	頻　尿	0	0	0	0	2	0	2	0	0	0	0	0	—
	射精遅延	0	0	0	0	1	0	1	0	0	0	0	0	—
	瘙痒・発疹	1	0	1	0	1	1	0	0	0	0	0	0	—
合　計		38	24	13	1	75	33	31	11	53	28	20	5	—
対象例数		52例				54例				48例				—
副作用発現例数		21例 (40.4%)				28例 (51.9%)				27例 (56.3%)				N.S.
抗コリン性の副作用発現例数		8例 (15.4%)				11例 (20.4%)				20例 (41.7%)				LvsI[p=0.006] HvsI[p=0.034]

#：抗コリン性の副作用

N.S.:Not significant

（ファイザー製薬株式会社にて集計・解析）

第II相試験と同様に6週間とした。

1．抗うつ効果について

うつ病評価尺度の1つであるHAM-D合計点の推移は，いずれの週においても各群間に有意な差は認められなかった。しかし，L群はH群に比べ投与2週以降，I群に比べ全ての評価週において減少率が高かった。またHAM-Dの症状項目別の改善度では，「激越」においてL群がI群に比べ有意に優っており，臨床的に情緒不安定の症状を表わす激越の改善に有効であることが示唆された。

以上の成績をもとに評価された最終全般改善度の改善率は，各群間に有意な差は認められなかったが，L群が63.5%と最も高く，次いでI群60.9

表11　偶　発　症

症　状	L群 発現件数	L群 重症度 軽度	L群 重症度 中等度	L群 重症度 高度	H群 発現件数	H群 重症度 軽度	H群 重症度 中等度	H群 重症度 高度	I群 発現件数	I群 重症度 軽度	I群 重症度 中等度	I群 重症度 高度
頭　痛	0	0	0	0	0	0	0	0	1	0	1	0
眠　気	1	1	0	0	1	1	0	0	0	0	0	0
不　眠	0	0	0	0	0	0	0	0	1	0	0	1
悪心・嘔気	1	1	0	0	0	0	0	0	0	0	0	0
下痢・軟便	3	3	0	0	1	1	0	0	0	0	0	0
便　秘	1	1	0	0	1	1	0	0	0	0	0	0
発　汗	0	0	0	0	1	0	1	0	1	1	0	0
血圧上昇	1	0	1	0	0	0	0	0	0	0	0	0
鼻　閉	1	1	0	0	0	0	0	0	0	0	0	0
排尿困難	1	1	0	0	0	0	0	0	0	0	0	0
合　計	9	8	1	0	4	3	1	0	3	1	1	1
対象例数	52例				54例				48例			
発現例数	6例 (11.5%)				3例 (5.6%)				3例 (6.3%)			

（ファイザー製薬株式会社にて集計）

表12　臨床検査値の異常変動

	項　目	L群	H群	I群
	検　査　例　数	39例	37例	31例
	異常変動の発現例数	5例	6例	6例
	異常変動の発現率	12.8%	16.2%	19.4%
	Fisherの直接確率	N.S.		
血液学的検査	赤血球数　減少	0/38	0/37	1/31(3.2)
	ヘモグロビン数　減少	0/38	0/37	2/31(6.5)
	ヘマトクリット値　下降	0/38	0/37	1/31(3.2)
	白血球数　増加	0/38	1/37(2.7)	0/31
	減少	1/38(2.6)	1/37(2.7)	0/31
	好中球　減少	0/35	1/35(2.9)	0/24
	単球　増加	1/35(2.9)	1/35(2.9)	0/24
	血小板数　減少	1/38(2.6)	0/36	0/30
血液生化学的検査	総ビリルビン　上昇	1/39(2.6)	1/37(2.7)	1/30(3.3)
	直接ビリルビン　上昇	0/34	1/31(3.2)	0/24
	GOT　上昇	0/39	2/37(5.4)	0/31
	GPT　上昇	2/39(5.1)	2/37(5.4)	3/31(9.7)
	LDH　上昇	0/39	2/36(5.6)	0/29
	Al-p　上昇	0/39	1/36(2.8)	1/31(3.2)
	γ－GTP　上昇	0/39	2/37(5.4)	2/31(6.5)
	総コレステロール　上昇	1/36(2.8)	0/36	0/29
	尿酸　上昇	0/34	1/34(2.9)	0/29
	合　計	7件	16件	11件

異常変動の発現件数／検査例数　　N.S.:Not significant

（　）：%　　（ファイザー製薬株式会社にて集計・解析）

%，H群51.9%であった。なお，L群の成績は，前期第II相試験[11]およびFabreらによる用量設定試験[4]とほぼ一致する抗うつ効果であった。また，わが国におけるイミプラミンを対照薬とした臨床試験でのイミプラミンの改善率は，46～56%と報告[15,17,18]されており，これまでの成績とほぼ同程度であった。なお，海外においてもイミプラミンを対照薬とした臨床試験が実施されており，セルトラリンはイミプラミンと同等の抗うつ効果を有すると報告されている[5]。

2．安全性について

L群の副作用の発現率は，H群に比べ低率であった。さらに，重症度別では高度な副作用がH群

表 13　層別解析における最終全般改善度(1)

層別項目		薬剤	著明改善	中等度改善	軽度改善	不変	やや悪化	悪化	重篤に悪化	判定不能	合計	改善率(%)	Tukeyの多重比較
性別	男	L群	9	5	3	4	0	0	0	2	23	60.9	N.S.
		H群	7	5	3	3	2	4	0	2	26	46.2	
		I群	8	4	2	1	2	2	0	0	19	63.2	
	女	L群	11	8	3	3	3	0	0	1	29	65.5	N.S.
		H群	9	7	4	3	2	3	0	0	28	57.1	
		I群	9	7	4	2	2	1	0	2	27	59.3	
年齢(歳)	16～29	L群	5	1	1	1	0	0	0	1	9	66.7	N.S.
		H群	5	3	2	1	2	1	0	0	14	57.1	
		I群	4	0	0	2	1	0	0	0	7	57.1	
	30～39	L群	2	2	2	1	0	0	0	0	7	57.1	N.S.
		H群	3	2	0	1	0	0	0	0	6	83.3	
		I群	0	3	3	0	1	1	0	1	9	33.3	
	40～49	L群	7	6	0	3	0	0	0	1	17	76.5	N.S.
		H群	7	3	3	1	1	1	0	1	17	58.8	
		I群	3	4	0	1	0	1	0	0	9	77.8	
	50～59	L群	5	1	1	1	1	0	0	0	9	66.7	LvsH〔p=0.044〕
		H群	0	3	1	0	0	4	0	0	8	37.5	
		I群	4	2	3	0	2	0	0	1	12	50.0	
	60～77	L群	1	3	2	1	2	0	0	1	10	40.0	HvsI〔p=0.031〕
		H群	1	1	1	3	1	1	0	1	9	22.2	
		I群	6	2	0	0	0	1	0	0	9	88.9	
入院・外来	入院	L群	6	2	3	1	0	0	0	0	12	66.7	N.S.
		H群	3	4	4	1	0	2	0	0	14	50.0	
		I群	5	1	0	1	0	3	0	0	10	60.0	
	外来	L群	14	11	3	6	3	0	0	3	40	62.5	N.S.
		H群	13	8	3	5	4	5	0	2	40	52.5	
		I群	12	10	6	2	4	0	0	2	36	61.1	
うつ病相回数	初回	L群	14	9	1	3	1	0	0	3	31	74.2	N.S.
		H群	9	7	2	0	2	3	0	1	24	66.7	
		I群	8	5	5	2	2	0	0	1	23	56.5	
	2回以上	L群	5	2	3	4	1	0	0	0	15	46.7	N.S.
		H群	4	4	4	5	2	3	0	1	23	34.8	
		I群	6	6	1	0	2	1	0	1	17	70.6	
	不明	L群	1	2	2	0	1	0	0	0	6	50.0	N.S.
		H群	3	1	1	1	0	1	0	0	7	57.1	
		I群	3	0	0	1	0	2	0	0	6	50.0	
受診歴	なし	L群	14	7	2	2	1	0	0	2	28	75.0	N.S.
		H群	5	4	1	0	2	2	0	2	16	56.3	
		I群	9	5	4	1	2	0	0	1	22	63.6	
	あり	L群	6	6	4	5	2	0	0	1	24	50.0	N.S.
		H群	11	8	6	6	2	5	0	0	38	50.0	
		I群	8	6	2	2	2	3	0	1	24	58.3	
病型	初回うつ病	L群	9	6	0	3	0	0	0	3	21	71.4	N.S.
		H群	6	5	2	0	2	2	0	1	18	61.1	
		I群	6	5	4	2	1	0	0	0	18	61.1	
	周期性うつ病	L群	6	1	5	0	2	0	0	0	14	50.0	HvsI〔p=0.017〕
		H群	3	3	2	2	2	4	0	1	17	35.3	
		I群	7	3	1	0	1	0	0	1	13	76.9	
	躁うつ病のうつ病相	L群	0	1	0	3	0	0	0	0	4	25.0	N.S.
		H群	2	1	0	1	0	1	0	0	5	60.0	
		I群	0	0	0	0	0	1	0	0	1	-	
	反応性うつ病	L群	1	1	0	0	0	0	0	0	2	100	N.S.
		H群	2	1	1	2	0	0	0	0	6	50.0	
		I群	0	2	0	0	0	0	0	0	2	100	
	更年期・初老期うつ病	L群	2	0	0	0	0	0	0	0	2	100	N.S.
		H群	1	1	0	1	0	0	0	0	3	66.7	
		I群	1	1	1	0	1	0	0	1	5	40.0	
	老年期うつ病	L群	0	1	0	1	1	0	0	0	3	33.3	N.S.
		H群	0	0	0	0	0	0	0	0	0	-	
		I群	1	0	0	0	1	0	0	0	2	50.0	
	神経症性うつ病	L群	2	3	1	0	0	0	0	0	6	83.3	N.S.
		H群	2	1	2	0	0	0	0	0	5	60.0	
		I群	2	0	0	1	0	2	0	0	5	40.0	

N.S.: Not significant

に多く認められた。このことより，25mg/日より投与を開始し，症状および安全性を考慮しながら増量することにより，副作用を軽減できることが示唆された。一方，I群の副作用の発現率はL群，H群に比べ高かった。また，三環系抗うつ薬に多くみられる抗コリン性の副作用が発現した症例は，L群，H群に比べI群で有意に多かった。このことは，前臨床試験の成績[13)]および海外の報告を裏付ける成績であり，本剤は三環系抗うつ薬で問題とされている抗コリン性の副作用に関して改善された薬剤であると考えられた。一方，本剤を含むSSRIでは，嘔気，嘔吐などの消化器系症状が多く発現することが報告されている[16,22)]。実際，第I相試験[9,10)]および前期第II相試験成績[11)]での主な副

表 13　層別解析における最終全般改善度(2)

層別項目		薬剤	著明改善	中等度改善	軽度改善	不変	やや悪化	悪化	重篤に悪化	判定不能	合計	改善率(%)	Tukey の多重比較
過去の治療歴	なし	L群	13	7	2	2	1	0	0	2	27	74.1	
		H群	5	3	1	0	2	2	0	1	14	57.1	N.S.
		I群	9	5	4	1	2	0	0	1	22	63.6	
	あり	L群	7	6	4	5	2	0	0	1	25	52.0	
		H群	11	9	6	6	2	5	0	1	40	50.0	N.S.
		I群	8	6	2	2	2	3	0	1	24	58.3	
併用薬	なし	L群	6	3	1	2	0	0	0	2	14	64.3	
		H群	4	2	1	0	1	3	0	1	12	50.0	N.S.
		I群	5	5	1	0	1	0	0	1	13	76.9	
	あり	L群	14	10	5	5	3	0	0	1	38	63.2	
		H群	12	10	6	6	3	4	0	1	42	52.4	N.S.
		I群	12	6	5	3	3	3	0	1	33	54.5	
HAM-D合計点	13～19点	L群	3	4	2	1	0	0	0	2	12	58.3	
		H群	3	3	4	2	2	2	0	0	16	37.5	N.S.
		I群	0	4	1	0	3	1	0	0	9	44.4	
	20～29点	L群	12	7	3	5	3	0	0	1	31	61.3	
		H群	9	8	2	2	0	3	0	2	26	65.4	N.S.
		I群	12	5	2	0	1	2	0	1	23	73.9	
	30～41点	L群	5	2	1	1	0	0	0	0	9	77.8	
		H群	4	1	1	2	2	2	0	0	12	41.7	N.S.
		I群	5	2	3	3	0	0	0	1	14	50.0	
概括重症度	中等症	L群	13	11	5	6	3	0	0	3	41	58.5	
		H群	10	11	6	5	2	6	0	2	42	50.0	N.S.
		I群	8	9	4	1	4	3	0	2	31	54.8	
	重症	L群	6	2	1	1	0	0	0	0	10	80.0	
		H群	6	1	1	1	2	1	0	0	12	58.3	N.S.
		I群	8	1	2	2	0	0	0	0	13	69.2	
	極めて重症	L群	1	0	0	0	0	0	0	0	1	100	
		H群	0	0	0	0	0	0	0	0	0	-	N.S.
		I群	1	1	0	0	0	0	0	0	2	100	
最高一日投与量	処方A	L群	7	4	1	2	1	0	0	3	18	61.1	
		H群	11	4	2	2	3	3	0	2	27	55.6	N.S.
		I群	8	5	1	1	4	1	0	2	22	59.1	
	処方B	L群	5	4	0	1	1	0	0	0	11	81.8	
		H群	2	2	0	3	0	3	0	0	10	40.0	N.S.
		I群	5	1	3	1	0	1	0	0	11	54.5	
	処方C	L群	8	5	5	4	1	0	0	0	23	56.5	
		H群	3	6	5	1	1	1	0	0	17	52.9	N.S.
		I群	4	5	2	1	0	1	0	0	13	69.2	
最終一日投与量	処方A	L群	7	4	1	3	1	0	0	3	19	57.9	
		H群	11	5	2	2	3	3	0	2	28	57.1	N.S.
		I群	8	5	1	2	4	2	0	2	24	54.2	
	処方B	L群	5	5	0	0	1	0	0	0	11	90.9	
		H群	2	1	0	3	0	3	0	0	9	33.3	N.S.
		I群	5	2	3	0	0	0	0	0	10	70.0	
	処方C	L群	8	4	5	4	1	0	0	0	22	54.5	
		H群	3	6	5	1	1	1	0	0	17	52.9	N.S.
		I群	4	4	2	1	0	1	0	0	12	66.7	
投与パターン	A	L群	7	4	1	2	1	0	0	3	18	61.1	
		H群	11	4	2	2	3	3	0	2	27	55.6	N.S.
		I群	8	5	1	1	4	1	0	2	22	59.1	
	A-B	L群	5	4	0	0	0	0	0	0	9	100	LvsH
		H群	2	1	0	3	0	3	0	0	9	33.3	〔p=0.026〕
		I群	5	1	3	0	0	0	0	0	9	66.7	
	A-B-A	L群	0	0	0	1	0	0	0	0	1	-	
		H群	0	1	0	0	0	0	0	0	1	100	N.S.
		I群	0	0	0	1	0	1	0	0	2	-	
	A-B-C	L群	8	4	5	4	1	0	0	0	22	54.5	
		H群	3	6	5	1	1	1	0	0	17	52.9	N.S.
		I群	4	4	2	1	0	1	0	0	12	66.7	
	A-B-C-B	L群	0	1	0	0	0	0	0	0	1	100	
		H群	0	0	0	0	0	0	0	0	0	-	N.S.
		I群	0	1	0	0	0	0	0	0	1	100	
	A-B-A-B	L群	0	0	0	0	1	0	0	0	1	-	
		H群	0	0	0	0	0	0	0	0	0	-	N.S.
		I群	0	0	0	0	0	0	0	0	0	-	

N.S.: Not significant

作用は消化器症状であり，今回の試験においても同様の成績であった。しかしながら，L群またはH群がI群に比べ有意に多い消化器症状はみられなかった。また，これらの消化器症状の大部分は軽度であり，かつ投与中あるいは投与終了後に速やかに軽快・消失しており，ほとんどの症例で投与継続に支障がなかった。

臨床検査における異常変動の発現率では，各群間に有意な差は認められず，また特定の変動傾向も認められなかった。

以上の成績をもとに評価された概括安全度の安全率は，L群55.8%，H群38.9%およびI群39.6%であり，各群間に有意な差は認められなかったもののL群が最も高かった。

3. 有用性について

最終全般改善度と概括安全度の成績をもとに評価された有用度では，各群間に有意な差は認められなかったもののＬ群が55.8％と最も高く，次いでＩ群47.9％，Ｈ群42.6％の有用率（「有用」以上の割合：以下同様）であった。なお，Ｌ群とＩ群の最終全般改善度の差は2.6ポイントとほぼ同率であったが，有用度では7.9ポイントと差が広がり，Ｌ群はＩ群に比べ有用であることを示唆していると思われた。

4. 投与量について

前述の通り，Ｌ群およびＩ群の改善率はほぼ一致していたが，Ｈ群ではＬ群を下回る成績となった。一方，安全率では，Ｌ群が最も高く，Ｈ群はＩ群とほぼ同率であった。この成績は，海外におけるプラセボを対照とした用量設定試験と同じ傾向であった。Fabre らの報告[4]では，有効性の解析対象例に対する HAM-D，CGI（Clinical Global Impression）などの評価ではわずかながらの用量相関が認められたが，全例による解析（Intent-To-Treat）では用量相関が認められなかった。一方，副作用は高用量で最も高い発現率となっている。

本試験において，投与期間が１週間未満（中等度改善以上の症例は除く）または軽度改善以下にもかかわらず最高用量まで増量しなかった症例は，Ｌ群，Ｈ群でそれぞれ９例，18例であった。これらの症例を除く改善率は，それぞれ76.7％，77.8％であり，Ｈ群はＬ群とほぼ同等であった。したがって，Ｈ群はＬ群に比べ抗うつ効果は劣らないものの，副作用発現などにより十分な効果が発現する前に中止した，または有効用量まで増量できなかったために改善率に用量相関が得られなかったものと推察された。

なお，用量相関が認められなかったことについては，海外におけるフルオキセチン[24]，パロキセチン[3]およびわが国におけるフルボキサミン[18]においても同様の報告がなされており，本剤を含む SSRI の特徴であると考えられている[19]。

最終投与量別の改善率は，Ｌ群，Ｈ群ともに50 mg/日が最も高かった。このことは，有効性と安全性の両面から50mg/日が最適な用量であるとの海外の報告[19]とほぼ一致しているものと考えられた。

また，うつ病の薬物療法では比較的低い用量から投与を開始し，患者の症状に応じ，薬剤の用量を増減させることが通常である。本剤も同様に，50mg/日に比べ25mg/日から投与を開始することにより，副作用の発現を軽減することができると考えられた。一方，Ｈ群の増量効果は，Ｌ群の増量効果に比べ著しいものではなかったことより，セルトラリンの最高用量は75mg/日までで十分であると判断された。

以上の成績より，セルトラリンの適切な用量範囲を検討すると，Ｌ群はＨ群に比べ抗うつ効果において劣るものではなかった。また，副作用の発現率においてもＬ群はＨ群に比べ低く，それに伴い中止・脱落例も少なかった。したがって，本剤では初期用量を25mg/日とし，以後患者の症状および安全性を考慮しながら最高用量75mg/日まで漸増することで，イミプラミンと同程度の抗うつ効果が期待でき，さらに副作用，特に抗コリン性の副作用の発現が軽減された有用性の高い抗うつ薬であると考える。

今後は，対照薬を用いた二重盲検群間比較試験を実施し，セルトラリンの抗うつ効果をより客観的に確認することが必要と思われる。

ま と め

うつ病およびうつ状態の患者に対する塩酸セルトラリンの適切な用量範囲の検討を行った。試験方法は，塩酸セルトラリン25～75mg/日の低用量群（Ｌ群），50～150mg/日の高用量群（Ｈ群）および対照薬群として塩酸イミプラミン50～150 mg/日（Ｉ群）の３群による二重盲検群間比較試験とし，以下の成績を得た。

１）総症例数155例（Ｌ群52例，Ｈ群54例，Ｉ群49例）のうち，有効性の解析対象は152例（Ｌ群52例，Ｈ群54例，Ｉ群46例），安全性および有用性の解析対象は154例（Ｌ群52例，Ｈ群54例，Ｉ群48例）であった。

２）投与開始前と比較した投与６週後の HAM-D 合計点の減少率は，Ｌ群52.3±38.4％と最も高く，次いでI群46.0±46.4%，H群42.3±41.6%であった。しかし，いずれの週においても各群間に有意な差は認められなかった。

3）最終全般改善度における改善率は，L群63.5%（33/52例）と最も高く，次いでI群60.9%（28/46例），H群51.9%（28/54例）であったが，各群間に有意な差は認められなかった。

4）副作用発現率は，L群40.4%(21/52例)，H群51.9%（28/54例）およびI群56.3%（27/48例）であり，L群，H群はI群より低率であったが，各群間に有意な差は認められなかった。しかし，抗コリン性の副作用発現率では，それぞれ15.4%(8/52例)，20.4%(11/54例)および41.7%(20/48例)であり，L群，H群はI群に比べ有意に低かった。また，臨床検査における異常変動の発現率は，各群間に有意な差は認められなかった。

5）概括安全度における安全率は，L群55.8%(29/52例）と最も高く，次いでI群39.6%（19/48例），H群38.9%（21/54例）であったが，各群間に有意な差は認められなかった。

6）有用度における有用率は，L群55.8%(29/52例）と最も高く，次いでI群47.9%（23/48例），H群42.6%(23/54例)であったが，各群間に有意な差は認められなかった。

7）L群，H群における最終1日投与量別の改善率は，L群(25,50,75mg/日)でそれぞれ57.9%(11/19例)，90.9%（10/11例）および54.5%（12/22例），H群(50,100,150mg/日)で57.1%（16/28例），33.3%（3/9例）および52.9%（9/17例）あり，いずれの群においても50mg/日が優れていた。

以上の成績より，塩酸セルトラリンは，初期用量25mg/日として患者の症状および安全性を考慮しながら最高用量75mg/日まで漸増することで，塩酸イミプラミンと同程度の抗うつ効果が期待でき，さらに副作用，特に抗コリン性の副作用の発現が軽減された有用性の高い抗うつ薬であると考える。

文　献

1) コントローラー委員会：薬効評価システム解説書(第1部).臨床評価, 3：99-115, 1975.

2) Cusack, B., Nelson, A. and Richelson, E.: Binding of antidepressants to human brain receptors: focus on newer generation compounds. Psychopharmacol., 114: 559-565, 1994.

3) Dunner, D.L. and Dunbar, G.C.: Optimal dose regimen for paroxetine. J. Clin. Psychiatry, 53(Suppl): 21-26, 1992.

4) Fabre, L.F., Abuzzahab, F.S., Amin, M. et al.: Sertraline safety and efficacy in major depression: a double-blind fixed-dose comparison with placebo. Soc Biol. Psychiatry, 38: 592-602, 1995.

5) Fontaine, R.: The efficacy and safety of sertraline versus imipramine in outpatients with major depression: A six month double-blind, parallel multicenter study [poster]. IVth ECNP, Monte Carlo, Monaco, 6-9 October, 1991.

6) 藤田利治, 椿広計：薬効評価解析システムの試作. 臨床評価, 16：3-23, 1988.

7) Heym, J. and Koe, B.K.: Pharmacology of sertraline: A review. J. Clin. Psychiatry, 49(Suppl): 40-45, 1988.

8) Invernizzi, R., Belli, S. and Samanin, R.: An increase of extracellular serotonin in the dorsal raphe masks the effect of sertraline in the frontal cortex. Monitoring Molecules in Neuroscience (ed. by Rollema, H., Westerink, B.H.C. and Drijfhout, W.J.) pp. 253-255, University Centre for Pharmacy, Groningen, 1991.

9) 上島国利, 橋本俊明, 藤原明, 他：塩酸セルトラリン(CP-51, 974-1)第I相試験——反復投与試験. 神経精神薬理, 19：425-447, 1997.

10) 上島国利, 大坪天平, 太田有光, 他：塩酸セルトラリン(CP-51, 974-1)第I相試験——単回投与試験. 神経精神薬理, 19：395-423, 1997.

11) 上島国利, 山下格, 山内俊雄, 他：選択的セロトニン再取り込み阻害薬塩酸セルトラリンのうつ病およびうつ状態に対する臨床評価. 神経精神薬理, 19：471-485, 1997.

12) Koe, B.K.: Preclinical pharmacology of sertraline: A potent and specific inhibitor of serotonin reuptake. J. Clin. Psychiatry, 51(Suppl. B): 13-17, 1990.

13) Koe, B.K., Weissman, A., Welch, W.M. et al.: Sertraline, 1S, 4S-N-methyl-4-(3, 4-dichlorophenyl)-1, 2, 3, 4-tetrahydro-1-naphthylamine, a new uptake inhibitor with selectivity for serotonin. J. Pharmacol. Exp. Ther., 226: 686-700, 1983.

14) Manfridi, A., Clavenna, A. and Simoni, M.B.: Serotonin uptake inhibition: in vivo effect of sertraline in rats. Neurosci. Lett., 136: 69-72, 1992.

15) 松原良次, 小野寺勇夫, 伊藤公一, 他：塩酸ミルナシプラン(TN-912)のうつ病, うつ状態に対する薬効評価——塩酸イミプラミンを対照薬とした第III相臨床試験. 臨床医薬, 11：819-842, 1995.
16) 村崎光邦：SSRIとうつ病. 神経精神薬理, 17：239-255, 1995.
17) 村崎光邦, 栗原雅直, 高橋良, 他：新規抗うつ薬KB-831（塩酸トラゾドン）のうつ病に対する臨床効果——臨床第II相試験. 臨床評価, 18：251-277, 1990.
18) 村崎光邦, 森温理, 山下格, 他：選択的セロトニン再取り込み阻害薬SME3110(Fluvoxamine maleate)のうつ病及びうつ状態に対する臨床後期第II相試験－塩酸イミプラミンを対照とした用量範囲の検討. 臨床医薬, 12：439-470, 1996.
19) Preskorn, S.H. and Lane, R.M.: Sertraline 50mg daily: the optimal dose in the treatment of depression. Int. Clin. Psychopharmacol., 10: 129-141, 1995.
20) Quitlin, F.M., Rabkin, J.G., Ross, D. et al.: Duration of antidepressant drug treatment. Arch. Gen. Psychiatry, 41: 238-245, 1984.
21) Reimherr, F.W., Chouinard, G., Cohn, C.K, et al.: Antidepressant efficacy of sertraline: a double-blind, placebo-and amitriptyline-controlled, multicenter comparison study in outpatients with major depression. J. Clin. Psychiatry, 51(Suppl. B): 18-27, 1990.
22) Rickels, K. and Schweizer, E.: Clinical overview of serotonin reuptake inhibitors. J. Clin. Psychiatry, 51(Suppl. B): 9-12, 1990.
23) Rutter, J.J. and Auerbach, S.B.: Acute uptake inhibition increases extracellular serotonin in the rat forebrain. J. Pharmacol. Exp. Ther., 265: 1319-1324, 1993.
24) Wernicke, J.F., Dunlop, S.R., Dornseif, B.E. et al.: Fixed dose fluoxetine therapy for depression. Psychopharmacol. Bull., 23: 164-168, 1987.

abstract

Clinical evaluation of sertraline hydrochloride, a selective serotonin reuptake inhibitor for depression and depressive state.

—— A double-blind study compared with imipramine hydrochloride ——

Mitsukuni Murasaki*, Kunitoshi Kamijima, Itaru Yamashita, Toshio Mita, Toshio Yamauchi, Masahiro Asai, Michio Toru, Atsuko Tamura, Sadanobu Ushijima, Kazuo Hasegawa, Kenji Kosaka, Nariyoshi Yamaguchi, Teruo Nakajima, Masami Saito, Yoshio Kudo, Shosuke Watanabe, Nobutada Tashiro, Masanao Kurihara and Sadanori Miura

The optimal dosage range of sertraline hydrochloride was studied in 155 patients with depression or depressive state. The study was a 3-group comparison study, by double-blind method, consisting of a low-dose group on 25-75 mg daily of sertraline hydrochloride (group L), a high-dose group on 50-150 mg daily of sertraline hydrochloride (group H), and a control drug group on 50-150 mg daily of imipramine hydrochloride (group I). The improvement rate was achieved 63.5% for group L, 51.9% for group H and 60.9% for group I, and there were no significant differences between the groups. The incidence rate of side effects was 40.4% for group L and 51.9% for group H, the rates were lower than the rate of 56.3% for group I, though there were no significant differences between the groups. The incidence rate of anticholinergic side effects was significantly lower for groups L and H than for group I. The usefulness of the study drug gave a usefulness rate of 55.8% for group L, 42.6% for group H and 47.9% for group I, and there were no significant differences between the groups. The above results suggested that sertraline hydrochloride, when used with its dosage appropriately adjusted within the range from an initial dose of 25 mg daily to a maximum dose of 75 mg daily, might exert an antidepressive effect comparable to imipramine hydrochloride but with a reduced incidence of side effects, especially anticholinergic side effects. *Jpn. J. Neuropsychopharmacol., 19 : 505-527, 1997.*

**Department of Psychiatry, Kitasato University School of Medicine. 2-1-1, Asamizodai, Sagamihara, Kanagawa, 228 Japan.*

神経精神薬理，19：685-700，1997

うつ病治療におけるMAO阻害薬の役割*

村 崎 光 邦**

key words: *depression, MAO inhibitor, RIMA, moclobemide, brofaromine*

は じ め に

わが国ではうつ病の疫学的調査に十分なものはないが，アメリカでは人口の7～15％が治療可能なうつ病であるとの調査があり[13]，WHOはうつ病が一般人口の3％とも1億人とも推定しており，高齢化とストレス社会のもとに今後さらに増加することは間違いない。治療に関しては，1957年Kuhnによるimipramineの導入をはじめとする三環系抗うつ薬やそれに続く四環系抗うつ薬さらには異環系抗うつ薬が世に出て，飛躍的にうつ病の薬物療法に進展がみられ，欧米では最新の選択的セロトニン再取り込み阻害薬SSRIが中心となっている。そこへセロトニンとノルエピネフリンの再取り込み阻害薬としてのserotonin-norepirephrine reuptake inhibitor，SNRIが加わり，抗うつ薬は百花繚乱の感がある。ところが，こうした抗うつ薬をもってしても，十分な治療効果をみることのできない治療抵抗性うつ病の存在が厳然として立ちはだかっている。難治性うつ病，慢性うつ病あるいは遷延性うつ病など，その定義づけに統一されたクライテリアはないものの，容易に治療に反応しないうつ病が30％前後とのコンセンサスがある。ところで，治療抵抗性あるいは難治性という言葉は電撃療法やMAO阻害薬による治療を試みないうちに用いてはならないとの暗黙の了解があるように，うつ病の薬物療法におけるMAO阻害薬の存在は誰もが認めていながら，安全性の問題もあって，わが国では1996年唯一のsafrazineが製造中止となって，1つのMAO阻害薬も存在しない。こうした中で，MAO-Aの可逆的・選択的阻害薬reversible inhibitor of MAO-A（RIMA）が開発され，ヨーロッパを中心にtoloxatone，moclobemide，brofaromineが世に出ている（表1）[39,40]。

ここでは，うつ病治療におけるMAO阻害薬の役割について，わが国で治験中のmoclobemide

表1　MAO阻害薬の3世代

第1世代	
非選択的MAO阻害薬	
hydrazine誘導体	iproniazid
	isocarboxazid
	phenelzine
	pargyline
cyclopropylamine誘導体	tranylcypromine
第2世代	
非可逆的選択的MAO阻害薬	
propargylamine誘導体	
MAO-A阻害薬	clorgyline
MAO-B阻害薬	selegiline，l-deprenyl
第3世代	
可逆的選択的MAO阻害薬	
MAO-A阻害薬RIMA	moclobemide
	toloxatone
	brofaromine
MAO-B阻害薬RIMB	lazabemide

* The role of MAO inhibitors on the treatment of depression

** 北里大学医学部精神科
〔〒228　神奈川県相模原市麻溝台2-1-1〕
Mitsukuni Murasaki：Department of Psychiatry, Kitasato University School of Medicine. 2-1-1 Asamizodai, Sagamihara, Kanagawa, 228 Japan.

を中心に述べておきたい。

I．MAO 阻害薬の発見

1951年に抗結核薬として開発された hydrazine 系の iproniazid が軽度の多幸，興奮性，過活動などの中枢神経作用を有することが知られ，iproniazid の抗うつ作用が予測されている[22]。こうした中で多くの iproniazid によるうつ病治療の試験が行われ[14,15]，1957年 Kline ら[32]によって正式に抗うつ作用が確認され，抗うつ薬の第1号として名乗りを上げたのである。

当時すでに iproniazid には MAO 阻害作用のあることが Zeller ら[67]によって明らかにされており，モノアミン枯渇作用のある reserpine によるうつ病の発生，三環系抗うつ薬の5-HT および NE の再取り込み阻害薬作用などの事実とともに，うつ病モノアミン仮説の誕生へ至った経緯は周知である。Iproniazid そのものは強い肝障害による死亡報告の続出のために間もなく姿を消したが，より弱毒性のものとしてhydrazine系のphenelzine，isocarboxazid，cyclopropylamine 系の tranylcypromine などが開発されて米国を中心にうつ病治療に用いられている。

1959年に West と Dally[65]が，iproniazid の抗うつ作用を報告した時にすでに内因性うつ病特有の日内変動や早朝覚醒のない非定型うつ病によく奏効するとされており，気分反応性が維持されていて，恐慌発作を含む不安，食欲の亢進，疲労感，夕方悪くなる，拒絶されることへの感受性の高いこと，などの症状を呈する症例が適応症として挙げられている。その後，神経症性うつ病[50]やLiebowitz ら[36]のいう hysteroid dysphoria を含めて非定型うつ病に包含されるべき病態によいとされている。内因性うつ病では phenelzine が imipramine より劣るとの報告があり[51]，MAO 阻害薬が第一選択薬となることは少ないが，精神運動抑制が強く，妄想のないタイプによく奏効するとされ，また三環系抗うつ薬に反応しない治療抵抗性うつ病に有効とする報告が多く，難治性うつ症とか治療抵抗性うつ病とみなすには電撃療法や MAO 阻害薬をもってしても効果がないことを確認しておかねばならない。

II．MAO 阻害薬の問題点

MAO 阻害薬の適応症として，非定型うつ病，気分変調症，さらには恐慌性障害や社会恐怖がとり上げられ，三環系抗うつ薬抵抗性の大うつ病によく奏効しうるとの報告も加わり，米国では広く用いられてきている。わが国では iproniazid をはじめ，pheniprazine，phenelzine，nialamide，isocarboxazid が導入され，また独自に開発された safrazine が加わり，一時は汎用されたが，肝障害や高血圧クリーゼによる死亡例が出るに及んで早々と姿を消し，最後まで残った safrazine も1996年に製造中止となっている[39,40]。

MAO 阻害薬の副作用について最も深刻なものは肝障害と高血圧クリーゼである。Iproniazid の肝障害については，古くから報告があり，重篤な肝障害をきたした症例の20～25%が死亡したとされている[16,66]。わが国でも，pheniprazine（Catron®）による死亡例が報告されている[39]。最も安全とされた safrazine でも，三環系抗うつ薬抵抗性の入院患者の13例に投与したところ，2例にステロイド療法を要する重篤な肝障害をきたした自験例にみるように，効果にみるべきものがあるものの安全性に問題を有して次々と姿を消していったのである。

高血圧クリーゼについては，Blackwell[8]の詳細な観察がある。安静時に心拍数の著しい増加と動悸，頭部血管の拍動が始まり，息のつまる感じと著明な発汗を伴い，顔面は蒼白ついで潮紅してくる。数分して拍動性の頭痛が後頭部～側頭部から始まり，全汎化する。強い不安感と，ときに嘔吐を呈し，稀に項部硬直を呈する。頭痛は約1時間でおさまるが，ときに動脈瘤破裂や脳内出血をきたして死亡する例がある。この間，著明な収縮期血圧の上昇が認められることから，高血圧クリーゼと呼ばれ，チーズの摂取後30分～2時間に生じやすいことから，cheese effect と呼ばれている。

この高血圧クリーゼの成因についてはチーズを摂取したあとに起こりやすい事実から，チーズ中に高濃度に含まれる tyramine によるとの考え方

表2　MAO 阻害薬と基質 (Murphy ら，1983[43]) (一部改変)

酵素のサブタイプ	選択的に脱アミノ化する基質	選択的阻害薬
MAO-A	serotonin noradrenalin adrenalin	clorgyline harmaline harmine toloxatone cimoxatone amiflamine brofaromine moclobemide
MAO-B	phenylethylamine phenylethanolamine tele-methylhistamine benzylamine o-tryptamine	deprenyl pargyline
MAO-AとMAO-B (非選択性)	tyramine tryptamine dopamine	phenelzine isocarboxazid tranylcypromine safrazine

が提唱されていたが[4], Blackwell が自験例の観察に基づいて tyramine 仮説を実証した[8,9]。tyramine は神経細胞小包に貯えられた NE と置き換わり，神経終末から NE を放出することによって昇圧反応を呈する間接的な交感神経作動性アミンである。通常は MAO によって小腸粘膜や肝でほぼ完全に脱アミノ化されて不活性化される。ところが，従来の MAO 阻害薬は非可逆的かつ非選択的に MAO-A と MAO-B を阻害することから, tyramine の不活性化が生じず, tyramine 含有食品と同時に摂取すれば，高血圧クリーゼを惹起しやすいことになる。

以上の肝障害と高血圧クリーゼから，MAO 阻害薬には優れた抗うつ作用があり，使い方を工夫すれば，難治性うつ病の治療に大きな武器になりうることがわかっていながら，わが国ではすべて姿を消してしまっている。

Ⅲ. 選択的 MAO 阻害薬の登場

Hydrazine および non - hydrazine 系 (cyclopropylamine 誘導体) の MAO 阻害薬が第一世代のものとして開発されて臨床の場へ導入されていった過程とは別に, MAO には MAO-A と MAO-B という 2 つの iso-enzyme form があって，脱アミノ化する基質がお互いに異なることが明らかにされ (表 2) [43]，MAO-A，MAO-B をそれぞれ選択的に抑制する薬物が第二世代の MAO 阻害薬として開発されていった。こうした中で, Murphy らの精力的研究によって[4,43,44]，MAO-A 阻害薬 (clorgyline)，MAO - B 阻害薬 (pargyline, de-

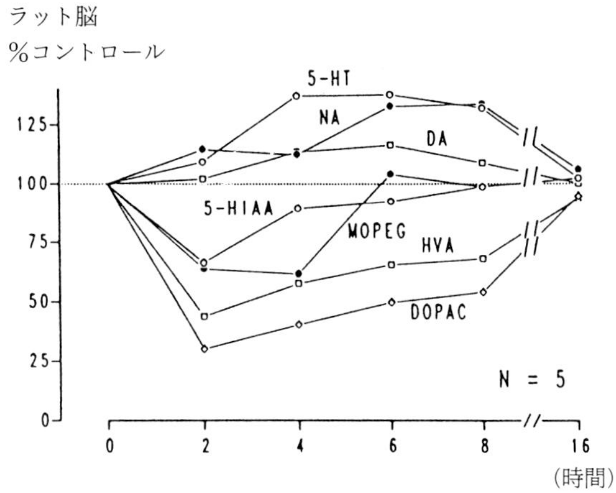

図1　Moclobemide による5-HT, NA, DA およびこれらの代謝物の脳内濃度経過
(Da Prada ら，1989[18])

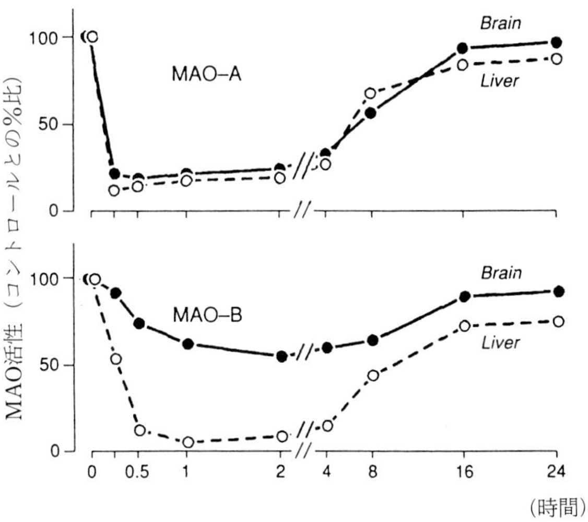

図2　Moclobemide による MAO-A と MAO-B の抑制作用の経過 (Da Prada ら，1989[18])

表3　うつ病治療における moclobemide(MCL)と三環系抗うつ薬の効果比較(Fulton と Benfield. 1996[23]，一部省略)

報告者	患者数	HAM-D 得点	用量 (mg/日)	期間 (週)	結果		
					HAM-D 減少率(%)	反応率(%)	有害事象
Amitriptyline(AMI)							
Bakish et al	57	≥18	MCL-200-600	6	46	56	MCL≡PLA<AMI
	57		AMI 50-150		50	60	
	55		placebo(PLA)		34	36	
Evans et al	24	≥17	MCL 300-400	4	49		MCL<AMI
	24		AMI 50-150		59		
Clomipramine(CLO)							
DUAG	57	≥18	MCL 400	6	36	19	MCL<CLO
	58		CLO 150		54	33	
Guelfi et al	62		MCL 300-600	6	59	66	MCL<CLO
	69		CLO 100-200		65	72	
Kragh-Sørensen et al	71	>10	MCL 400	6		51	MCL<CLO
	71		CLO 150			36	
Larsen et al	59	≥15	MCL 300	6	51	46	MCL<CLO
	57		CLO 150		71	72	
Lecrubier et al	64	≥17	MCL 300-600	6	63	63	MCL<CLO
	60		CLO 75-150		56	65	
Dothiepin(DOT)							
Beaumont et al	170	>13	MCL 450	6	49	57	MCL<DOT
	175		DOT 75-150		60	70	
Doxepin(DOX)							
Philipp et al	169	≥18	MCL 240-580	6		52	MCL<DOX
			DOX 32.5-137.5			44	
Imipramine(IMI)							
Baumhackl et al	181	≥17	MCL 300-600	4	52	58	MCL<IMI
	179		IMI 100-200		52	58	
Rimón et al	55	≥17	MCL 75-525	4	58	71	MCL<IMI
	58		IMI 25-275		55	64	
Silverstone et al	72	≥16	MCL 300-450	6	48	53	MCL≡PLA<IMI
	66		IMI 75-150		47	50	
	69		PLA		43	51	
Versiani et al	158	17	MCL 300-600	6	52	63	PLA<MCL<IMI
	152		IMI 100-200		56	68	
	157		PLA		29	29	
Nortriptyline(NOR)							
Nair et al	36	≥18	MCL 400	7	17	23	MCL≡PLA<NOR
	38		NOR 75		30	33	
	35		PLA		25	11	

prenyl）はともに優れた抗うつ作用を有しているが，MAO-A 阻害薬の方が抗うつ作用が強いことが明らかにされている。ところが，clorgyline は従来の MAO 阻害薬と同じく MAO 阻害作用は非可逆的であり，高血圧クリーゼの出現を抑えきれないことが判明して臨床開発は中止されてしまったのである。ちなみに，MAO－B 阻害薬は dopamine の脱アミノ化を抑制するのに対して，

表4 うつ病治療における moclobemide(MCL)と SSRI の効果比較(Fulton と Benfield, 1996[23], 一部省略)

報告者	患者数	うつ状態(HAM-D 17 項目)	用量(mg/日)	期間(週)	結果 HAM-D 減少率(%)	反応率	有害事象
Fluoxetine(FLX)							
Altamura & Aguglia	68 elderly	Major depression/dysthymia	MCL 400	6	56		
			FLX 20		50		
Gattaz et al	27	Major depression(≥18)	MCL 300-600	4		59	MCL≡FLX
	26		FLX 20-40			58	
Geerts et al	15	Major depression(≥17)	MCL 300-600	6	56	67	MCL≡FLX
	13		FLX 20-40		59	77	
Lonnqvist et al	102	Major depression(n=127)	MCL 300-450	6	56	67	MCL≡FLX
	107	Depressive disorders(≥16)	FLX 20-40		52	57	
Reynaert et al	38	Major depression(≥16)	MCL 300-600	6	49	47	MCL≡FLX
	42		FLX 20-40		43	48	
Williams et al	61	Major depression(≥17)	MCL 300-600	6		72	MCL≡FLX
	59		FLX 20-40			59	
Fluvoxamine(FLV)							
Barrelet et al	28	Major depression(≥17)	MCL 300-450	4	59	65	MCL>FLV
	27		FLV 100-200		57	68	
Bougerol et al	65	Major depression(≥17)	MCL 300-450	4	48	60	MCL≥FLV
	61		FLV 100-200		48	62	
Sertraline(SER)							
Dönbak et al	15	Major/minor depression	MCL 300-600	9		67	
	14		SER 50-200			64	

NE, 5-HT にはほとんど作用しない性質を利用して, l-DOPA や DOPA 脱炭酸酵素阻害薬によるパーキンソン病治療の補助薬として開発され, selegiline (deprenyl) は米国ではすでに上市されており,わが国でも治験を終了して申請中である。

こうして, clorgyline の開発断念によって消えかけた MAO-A 阻害薬開発を再点火して大きく燃え上らせたのが第三世代の MAO 阻害薬としての moclobemide を中心とする可逆的選択的 MAO-A 阻害薬 reversible inhibitor of MAO-A (RIMA)である。RIMA の特徴は, MAO-A への選択的阻害作用によって主として5-HT と NE の脳内濃度を上昇させることと, 作用の可逆性および作用時間の短かさにあり(図1, 2)[18], これらの特徴によって肝障害をきたさず, 高血圧クリーゼを生じにくくした点にある。たとえば, tyramine 昇圧試験 (収縮期血圧を30mmHg 上昇させるのに必要な tyramine の用量) でみると, moclobemide 600mg/日を服用させた健常被験者では少くとも150mg の経口 tyramine 量が必要であり, tranylcypromine 30mg/日の作用の1/8と弱く, また, phenelzine 60mg/日の1/16と弱い[55]。さらに, これらの昇圧作用の持続期間について, moclobemide では 3 日以内に基準値にもどるのに対して, tranylcypromine と phenelzine とではそれぞれ 4 週間と 8 週間が必要である[7]。いかに moclobemide が安全かが明示されており, RIMA の開発に拍車がかかったのである[23]。

Ⅳ. RIMA の有用性

1. うつ病治療への有効性

まず, DSM-III, DSM-III R による大うつ病を対象とした試験の中から, 代表的な三環系抗うつ薬との比較試験をとり挙げてみよう(表3)[23]。ここにみるように, moclobemide は大うつ病に対して amitriptyline, clomipramine, dothiepin および imipramine と同等の効果を示している。ただ

表5　双極型うつ病と単極型うつ病への moclobemide の効果比較
(Angst と Stabl，1992[3])

	moclobemide		他の抗うつ薬	
	双極型	単極型	双極型	単極型
Patients HAM-D	103	535	84	569
Baseline HAM-D-17 x̄	26.4	26.4	26.6	26.2
s	5.92	5.93	5.70	5.66
Patients CGI	97	530	78	551
Efficacy (CGI) (%)				
Very good	26.8	33.2	25.6	30.5
Good	33.0	32.3	23.1	34.1
Moderate	17.5	16.8	29.5	19.8
Poor/worse	22.7	17.7	21.8	15.6
Very good/good	59.8	65.5	48.7	64.6

し，DUAG[17] と Larsen ら[35] の clomipramine との比較試験でいずれも clomipramine が有意に HAM-D 得点を減少させているが，DUAG の試験では moclobemide 400mg/日と clomipramine 150mg/日の，Larsen らの試験では300mg/日と150mg/日のそれぞれ固定用量による比較であり，moclobemide の300mg/日あるいは400mg/日は clomipramine 150mg/日の作用に比して弱いと考えられる。のちの meta-analysis では，重症うつ病には moclobemide 450mg/日以上が必要とされている。

今をときめく SSRI との比較試験でも(表4)，moclobemide は fluoxetine，fluvoxamine，sertraline と同等の有効性を示している。なお，fluoxetine との比較誠験のうち，Gattaz ら[25] と Geerts ら[26] の報告で moclobemide がそれぞれ7日後と10日後に有意の反応率を示して効果発現の早さに注目している。また，Lonnqvist ら[38] は36例の気分変調症を対象に含めた試験と53例の非定型うつ病を対象に含めた試験で，前者では65%対49%，後者では60%対51%と HAM-D 得点からみた反応率に有意差はないものの moclobemide の方に高いことを示して，従来の MAO 阻害薬と同様な傾向のあることを実証している。

四環系抗うつ薬 maprotiline との比較誠験でも moclobemide 300～600mg/日対 maprotiline 75～200mg/日の4週比較の試験で55%対59%[24]，6週比較の試験で66%対61%[58] の反応率を示して同等な有効性が得られている。なお，moclobemide 300mg/日対 maprotiline 75mg/日という低用量でみた試験で HAM-D 得点が68%対48%と有意に moclobemide 群が減少したとの報告がある[64]。

従来の MAO 阻害薬との比較では，moclobemide 150～300mg/日と tranylcypromine 15～30mg/日の用量では反応率66%対68%と差がなく[28]，moclobemide 300mg/日対 isocarboxazid 30mg/日の用量では51%対61%とむしろ isocarboxazid が有意に優れた結果となっている。なお，後者の試験は clomipramine 150mg/日との3群比較であり，著者らは3薬剤の用量は等価とみなしており，moclobemide は clomipramine と isocarboxazid に劣る結果となっているが[35]，その後の臨床試験の結果から判断して moclobemide 300 mg/日は他の2薬剤に比して低用量であるといえる。

いずれにしても，moclobemide は大うつ病に対して，SSRI を含めて既存の抗うつ薬と同等の作用を有するといえる。

2．うつ病亜型への moclobemide の有効性

古典的 MAO 阻害薬は効果と安全性の両面から三環系抗うつ薬より劣るとの見解から，二次選択薬とされているが，非定型うつ病には優れた効果を発揮するとの立場もある。安全性の面でとくに改良が加えられた RIMA はより高い用量を使

表 6　うつ病の診断亜型への moclobemide の効果(Angst ら，1993[2])

診断亜型	患者数	効果				
		≧50 % HAM-D(%)	全般的効果評価(%)			
			0	+	++	+++
単極型	573	66	18	16	33	34
双極型	104	57	22	17	34	27
神経症型	218	52	22	19	27	31
反応性	68	43	29	12	29	28
気分変調症						
4 週	70	47	9	17	53	21
8 週	70	66	20	14	16	50
二重うつ病						
4 週	38	66	6	13	53	26
8 週	38	76	10	5	24	61

表 7　うつ病症状群亜型への moclobemide の効果
(Angst と Johnson，1994[1])

亜　型	効果					
	患者数	≧50 % HAM-D(%)	全般的効果評価			
			0	+	++	+++
診断						
激越うつ病	101	58	15	10	43	32
抑制性うつ病	588	56	23	15	28	34
精神病性うつ病	316	58	25	15	28	32
非精神病性うつ病	899	58	18	17	35	30
非定型うつ病	21	62	10	10	47	33
患者群						
入院患者	535	57	21	19	33	28
外来患者	678	60	19	15	34	33

用しうることから，moclobemide は450〜600mg/日が十分な忍容性を示しながら大うつ病の治療に三環系抗うつ薬や SSRI とも同等の効果を示すことが確認されてきた。そこで MAO 阻害薬がうつ病亜型に特徴的効果を示すといわれる現象が moclobemideにも当てはまるのか否かを治験のmeta-analysis から Angst らがまとめた報告を紹介しよう[1,2,3]。

まず，診断亜型としての内因性うつ病の単極型と双極型への効果について moclobemide の臨床試験をプールした資料と imipramine，clomipramine, desipramine, amitriptyline および第二世代の抗うつ薬から得られた結果を比較している(表 5)。これによると，moclobemide と他の抗うつ薬とも両型に優れた抗うつ作用を示し，単極型に対する成績が有意ではないが高いことと，内因性うつ病への moclobemide の有効性が示されている。Moclobemide のみのうつ病診断亜型への効果をまとめたものでも，表 6[2] にみるように反応性うつ病にやや成績が悪いのを除いてどの亜型に対してもきわめて優れた成績を示している。また，気分変調症と二重うつ病とでは，4 週よりも 8 週後にさらに成績が上昇することが示されている。

次に，症状群亜型についてはどの亜型にも優れた効果を示しており (表 7)[1]，とくに非定型うつ病で最も高い成績となっている。また，入院患者

表 8　治療抵抗性うつ病への古典的 MAO 阻害薬の効果(Nolen ら，1993[47])

著　　者	患者数	診　　断	治療薬	結　　果
Lieb と Collins (1978)	4	精神病性うつ病	tranylcypromine 20-40 mg/日	4/4 が反応
Larsen と Rafaelsen (1980)	17	三環系抗うつ薬抵抗性の大うつ病	isocarboxazid 10-70 mg/日	追跡調査で有効
Georgotas (1983)	30	三環系抗うつ薬抵抗性の高齢者大うつ病	phenelzine 15-75 mg/日	脱落：10 反応：13/20
Nc len ら (1985)	26	oxaprotiline, fluvoxamine, 断眠に抵抗性の大うつ病	tranylcypromine 最大 100 mg/日 L-5 HTP 最大 250 mg/日	16/26 0/17
Roose ら (1986)	14	三環系抗うつ薬抵抗性のメランコリック，非精神病性大うつ病	phenelzine tranylcypromine ECT	反応：MAOIs 5/5 ECT 9/10
McGrath ら (1987)	53	imipramine に抵抗性の非定型うつ病	pherelzine 最大 90 mg/日	脱落：27 反応：17/26
Nolen ら (1988)	21	oxaprotiline, fluvoxamine に抵抗性の大うつ病	tranylcypramine 最大 100 mg/日 nomifensine 最大 250 mg/日	10/19 1/15
Amsterdam と Berwish (1989)	7	三環系抗うつ薬抵抗性の大うつ病	tranylcypromine 90-170 mg/日	反応：4/7
Thase ら (1992)	42	imipramine に抵抗性の大うつ病	4 名 pherelzine 60 mg/日 38 名 tranylcypromine 20-60 mg/日	反応：23/42

表 9　治療抵抗性うつ病への brofaromine(brof)の効果(Nolen ら，1993[47]) map：maprotiline, tranyl：tranylcypromine

著　　者	患者数	診　　断	治　　療	結　　果
Zapletalek ら (1990)	73	三環系抗うつ薬抵抗性の大うつ病(65 例) 非定型うつ病(8 例)	tranylcypromine との二重盲検比較試験	brof：29/35 tranyl：30/38
Nolen ら (1991)	39	maprotiline か nortriptyline 抵抗性の大うつ病	同上	brof：10/22 tranyl：5/17
Hoencamp と Haffman ら (1991)	11	maprotiline 抵抗性の外来大うつ病	brof 最大 150 mg/日，map＋lithium のランダム組み入れ	brof：1/6 map＋lithium 0/5
Jansen と Haffmans (1991)	12	1 つ以上の三環系抗うつ薬抵抗性の入院大うつ病	brofaromine 最大 150 mg/日	脱落 3 反応：4/9
Haffmans ら (1992)	24	三環系抗うつ薬抵抗性の外来大うつ病(21 例)，気分変調症(3 例)	brofaromine 175 mg/日	脱落 6 反応 6/18
Hoencamp (1992)	51	maprotiline 抵抗性の外来大うつ病(48 例)，気分変調症(3 例)	brof 最大 150 mg/日 と map＋lithium の二重盲検クロスオーバー法	脱落 15 brof：9/29 map＋lithium 10/29

表10 高齢者うつ病と若年者うつ病へのmoclobemideの効果比較
(Angst と Stabl, 1992[3])

	moclobemide		他の抗うつ薬	
	＜65	≧65	＜65	≧65
Patients HAM-D	872	123	842	150
Baseline HAM-D-17 x̄	25.6	26.1	25.5	24.7
s	5.86	6.87	5.91	5.80
Patients CGI	852	121	808	145
Efficacy (CGI) (%)				
Very good	31.2	25.6	29.1	20.0
Good	30.8	39.7	32.5	37.9
Moderate	17.0	19.0	20.2	28.3
Poor/worse	21.0	15.7	18.2	13.8
Very good/good	62.0	65.3	61.6	57.9

と外来患者の比較でも後者にやや高いもののともに優れた成績が得られている。

3．治療抵抗性うつ病への有効性

MAO阻害薬は二次選択薬としての宿命から三環系抗うつ薬やSSRIに反応しない難治性うつ病に試みられることが少くなかったが，治療抵抗性うつ病に対する古典的MAO阻害薬の効果をみた報告は多い(表8)[47]。いずれも，規模は小さく，よく統制された試験ではないが，確実に奏効することを示している。

RIMAについては，Nolenらがbrofaromineの成績をまとめており（表9)[47]，ここでも古典的MAO阻害薬と同様に治療抵抗性うつ病に優れた効果を示すことが明らかにされている。Moclobemideについては，三環系抗うつ薬やSSRIとの併用による成績が報告されている。三環系抗うつ薬との併用でHAM-D得点が50%以上低下した症例が5週の観察で57%，6カ月の観察で58%との2報告がある[33,56]。SSRIとの併用では中等度改善以上71%（22例/31例）とも寛解と著明改善例が73%(8例/11例)とも報告されている。Ebertら[20]が気分変調症と二重うつ病を対象とした試験では，三環系抗うつ薬200mg/日まで8週以上，fluvoxamine 300mg/日まで6週観察して十分に反応しなかった症例36例について，18例はそのままfluvoxamine 300mg/日を，18例はfluvoxamine 300mg/日にmoclobemide 600mgをadd-onしてさらに6週様子をみたところfluvoxamine単独群で25%の，fluvoxamine，moclobemide併用群で30%の改善をみている。

Stablら[57]は入院中の治療抵抗性重症うつ病患者78例を対象にmoclobemide 450mg/日＋thioridazine 100mg/日とmoclobemide 450mg/日＋placeboの二重盲検比較試験を行い，HAM-D得点50%以上低下率は前者で74%，後者で77%，またCGIで中等度改善以上が76%，72%と両群とも優れた成績を示している。効果発現はそれぞれ9.2日，9.8日と早く，忍容性も89%，88%と高くmoclobemideの有用性が示されている。

以上のように，MAO阻害薬は治療抵抗性うつ病にみるべき効果を示し，とくにRIMAのmoclobemide，brofaromineは安全性が高いことから治療抵抗性うつ病に必須の治療法といえる。ただし，clomipramineやSSRIのように5-HT活性を高める抗うつ薬との併用はセロトニン症候群の誘発と関連しうるので厳重な注意が必要なことはいうまでもない。

4．高齢者へのmoclobemideの有用性

Moclobemideの確実な抗うつ効果と安全性の高さから，当然のことながら高齢者で多くの試験が行われている。AngstとStabl[3]によるmeta-analysisの結果によると，65歳以上の高齢者での成績はmoclobemide 65.3%，他の抗うつ薬57.9%とCGI評価でmoclobemideに有意に高い改善

表 11　臨床試験における moclobemide と placebo の有害事象比較(%)
(Chen と Ruch, 1993)

有害事象	moclobemide(n=834)	placebo(n=810)
頭痛	11.3	11.5
口渇	10.3	8.6
下痢	4.1	2.8
かすみ眼	2.6	1.5
食欲低下	1.8**	0.7
興奮/いらいら	1.2	0.7
無食欲	1.0	0.7
めまい	7.9*	5.4
悪心	7.2*	3.8
不眠/睡眠障害	7.2*	4.4
激越/不安/興奮/落ちつきのない/パニック/軽躁の増大	12.2**	9.1

*$p<0.05$, **$p<0.056$

表 12　臨床試験における moclobemide と三環系抗うつ薬の有害事象比較(%)
(Chen と Ruch, 1993)

有害事象	moclobemide(n=1291)	三環系抗うつ薬(n=1288)
口渇	16.6	40.0*
発汗	6.5	13.7*
振戦	5.4	13.8*
便秘	6.4	12.0
眠気/傾眠	5.4	11.9*
めまい	7.8	11.8*
頭痛	13.1*	9.7
悪心	8.6	8.1
不眠/睡眠障害	9.8*	8.0
頻脈/動悸	5.2	6.8
かすみ眼	3.9	6.1*
下痢	3.3	4.0
不安の増大	2.5	3.2
激越の増大	3.6	3.1
興奮/いらいら	0.7	0.9
食欲低下	0.6	0.4
無食欲	0.3	0.2

* $p<0.05$

率が認められている(表10)。また，通常は高齢者で成績が低く出るのが一般的であるが，moclobemide では有意ではないが，むしろ高い成績を示している事実は特筆されよう。

なお，moclobemide には抗うつ効果とは独立した作用として認知機能を改善させるとの報告がある。うつ病と痴呆を呈する高齢者511名とうつ病と認知機能低下を呈する183名の合計694例を対象とする placebo との二重盲検比較試験で，moclobemide 400mg/日，6 週間投与では有意に HAM-D 得点を低下させるとともに，同時に測定した SCAG (Sandoz Clinical Assessment Geriatric Scale) の認知機能の得点に有意の改善を認めている[53]。なお，MMSE (Mini Mental State

表 13　Moclobemide の無気力，便秘および性機能低下への効果
(Philipp ら，1993[52])

項目	改善率(%)		P
	doxepin	moclobemide	
無気力	37.5	59.6	0.007
便秘	7.5	24.7	0.005
性欲低下	8.8	41.6	0.000
勃起障害	5.0	22.5	0.003
射精障害	6.3	20.2	0.016
オーガスム障害	12.5	28.1	0.021

Examination）では痴呆患者でのみ有意差が認められている。Alzheimer 型痴呆を有するうつ病患者で青斑核の NE の低下が著しい事実と青斑核に存在する主要酵素が MAO-A であることから[11]，moclobemide は高齢者うつ病のみならず，痴呆や認知機能を有するうつ病の第一選択薬となりうる[49]。わが国では，moclobemide は5-HT，NE, DA の活性を高めることから脳代謝賦活薬として開発され，のちにうつ病への治験が行われていることはよく知られた事実である。

5．うつ病以外の疾患への moclobemide の有効性

MAO 阻害薬が社会恐怖[37,58]や恐慌性障害[5]に有効であるとの経験から，moclobemide のこれらの疾患への治験が積極的に行われて，高く評価されている。また，パーキンソン病[61,62]，小児の多動性障害[63]，あるいは喫煙の中止[6]にも有効との報告がある。

V．Moclobemide の忍容性

臨床試験における moclobemide の有害事象を placebo および三環系抗うつ薬との比較でまとめたのが表11と表12である[12]。placebo との比較で有意差の認められたのは，めまい，悪心，不眠のみで，食欲低下と激越に有意傾向が認められている。まず moclobemide の安全性の高さが確認されている。三環系抗うつ薬との比較では，moclobemide に多いのは頭痛と不眠の 2 項目に対して，三環系抗うつ薬に多いのは口渇，発汗，振戦，眠気，めまい，かすみ目と 6 項目に及んでいる。Moclobemide に抗コリン性副作用がないか，きわめて弱い事実がよく表わされている。なお，SSRI との比較試験における有害事象では頻度において差がなく，有害事象のために脱落した症例数にも差がないとされている[23]。唯一，fluvoxamine との比較試験で，fluvoxamine に胃･消化器系有害事象が多い（例えば，悪心33％対17.9％）というのが例外である[10]。

MAO 阻害薬で問題となった肝障害に関しては，moclobemide の長期投与試験でも 1 例も認められていない。なお，5,246例の治験で 1 例に重篤でない肝酵素上昇が，また，市販後の調査で 3 例でのみ肝酵素の上昇が報告されているが，重篤なものではない[29]。非臨床試験でも moclobemide には肝毒性がないことが確認されている[54]。

循環器系への有害事象については，1993年 6 月30日までに176例，203件が報告されており，うち79件が moclobemide との関連が指摘されているが，moclobemide には三環系抗うつ薬にみるような心毒性はなく，79件という数字はむしろ一般人口における心疾患の有病率を反映していると考えられる[29]。

三環系抗うつ薬による性欲の低下，SSRI による射精遅延など抗うつ薬で性機能が低下することが知られているが，moclobemide にその資料がない。ここでは，うつ病による性機能低下への効果を doxepin と比較した成績を紹介するが（表13），全項目で moclobemide が優れた効果を示している[52]。

自殺目的を含めた moclobemide 単独の大量服用について40例が報告されており，最高用量は

表14　5-HT症候群の診断基準(Sternbach, 1991[60])

A) セロトニン作動薬の追加投与や投薬量の増加と一致して，次の症状の少なくとも3つを認める． 1) 精神状態の変化(錯乱，軽躁状態)　2) 興奮　3) ミオクローヌス　4) 反射亢進　5) 発汗　6) 悪寒　7) 振戦　8) 下痢　9) 協調運動障害　10) 発熱
B) 他の病因(例えば感染，代謝疾患，物質乱用やその離脱)が否定されること．
C) 上記の臨床症状の出現前に抗精神病薬が投与されたりその用量が増量されていないこと．

20.55gに及んでいるが，死亡例はない。Moclobemide 2,000mgまででは無症状か軽い胃腸症状を認めるのみで，3,000mgから8,000mgになると，中枢神経系抑制作用，激越，頻脈，血圧上昇などが生じうるが，すべて可逆性で問題なく回復する。22,500mgを服用した症例では軽度の悪心と発赤を認めたのみであった。ただし，10,000mgを服用した39歳の女性は痙攣と頻脈を伴う42.7℃の高熱をきたしてICUに入院となり，挿管による人工呼吸を施行している[12]。17時間後に症状軽減して，19時間後に抜管し，後遺症もなく完全に回復しているが，これら一過性の症候はセロトニン症候群とみなしうる。なお，他の薬物，とくにセロトニン作動性の薬物と同時に大量服用した場合には，セロトニン症候群に特徴的な重篤な症候をきたし，ときに死に至りうる。Clomipramine, citalopram, fluoxetineとの同時摂取で死亡例が報告されており[29]，moclobemide 1,000〜1,500mgとclomipramine 225〜500mgの摂取で2死亡例が報告されている[45]。

Ⅵ. Moclobemideの相互作用

RIMAとして開発された薬物はいずれも半減期が短かく，MAO-A阻害作用も可逆性であるが，moclobemideについては薬動力学的相互作用と薬物動態学的相互作用の2方向からの問題が生じている。前者はセロトニン作動性薬物との併用によるセロトニン症候群があり，後者はCYP 2C19によって代謝されることからくるpoor metabolizerの問題とCYP 2D6の阻害作用を有することからくる相互作用の問題がある。

セロトニン症候群[46]は動物の行動薬理学領域で用いられていたが，Inselら[30]がclomipramineとMAO阻害薬の併用で不安・集躁，ミオクローヌス，発熱，反射亢進などを呈した2例をセロトニン症候群として報告したのが最初とされる。その後，Sternbach[59,60]やFeighnerら[21]の詳細な検討のもとに診断基準の私案が提出されている（表14）[60]。Moclobemideの臨床用量でセロトニン症候群が出現する可能性はまずないとされているが，大量服用時やimipramine, clomipramine, fluoxetine, citalopram, pethidineなどセロトニン作動作用を有する薬物との併用での報告例が散見されている[31]。とくにclomipramineやSSRIとの併用が治療抵抗性うつ病によく奏効するとの報告もあって両刃の剣となりうるので厳重な注意が必要となる。また，moclobemideはCYP 2C19によって代謝されるが，CYP 2D6はじめ，CYP 2C19とCYP 1A2の働きを阻害する作用があるとされており[27]，ほとんどの三環系抗うつ薬がCYP 2D6で代謝されることから，moclobemideと三環系抗うつ薬の併用には随時セロトニン症候群の出現に気をつける必要がある。Moclobemideと他の抗うつ薬との切り換えにはwashoutは不要とされているが，clomipramineとの切り換えには1週間のwashoutが必要である。

Tyramine含有食品との同時摂取で高血圧クリーゼが出現する点について，moclobemideは西欧の通常の食事中に含まれるtyramineの4倍以上とらないと大丈夫であるとみなされており，古典的MAO阻害薬と違って安全性が確認されている。また，直接交感神経系に作用するアミン類で，NE, isoprenaline, phanylephrineなどの静脈内投与はmoclobemideとの同時摂取でも有意の血圧上昇や心拍数の変化をきたさない[34,68]。ただ，間接的に作用するephedrineは単独使用時よりもmoclobemide併用時に2〜4倍の昇圧作用をもたらすとされている[19]。

もう1つの薬物動態上の問題として，moclobemideはCYP 2C19によって代謝されることが明らかにされ[27]，日本人には約20%が2CYP 2C19のpoor metabolizer（PM）であることから，PMがmoclobemideを摂取した際の血中動態が問題となる。われわれの施設で実施した第I相試験でも2名のPMが認められて高い血中濃度推移が認められたが，特別な副作用，有害事象を呈することなく，また反復投与でも高い濃度での定常状態が得られたが，ここでも有害事象を認めていない。したがって，日常の臨床場面でPMの存在を考慮する必要はないが，450～600mg/日のmoclobemideを投与する際にPMでは血中濃度がextensive metabolizer（EM）に比して高くなるという事実は知っておく必要がある。

VII. MAO阻害薬のうつ病治療における役割

MAO阻害薬はうつ病治療薬の第1号と認定されながら，肝障害と高血圧クリーゼのために使用上の制限が大きく，そして何よりもその直後にimipramineを初めとする三環系抗うつ薬の出現によって主役の座を奪われ，第二選択薬の地位へ追いやられてしまっている。内因性うつ病への有効性では三環系抗うつ薬よりやや弱く，非定型うつ病には優れた効果を発揮し，社会恐怖や恐慌性障害にも有効として定評がある。そして，どの治療にも十分に反応しない治療抵抗性うつ病にはみるべき効果が得られ，20～30%の有効率が見込まれている。こうしたことから，米国ではphenelzineとtranylcypromineが根強い人気を保っており，治療抵抗性うつ病とみなすにはMAO阻害薬にも反応しないことを確認してからのことだと言われる。SSRIが爆発的人気を呼び，うつ病治療の主役はSSRIへ移り，三環系抗うつ薬は第二選択薬へ，MAO阻害薬は第三選択薬へとそれぞれ地位を下げているが，三環系抗うつ薬もMAO阻害薬も確実に処方頻度を維持しているところをみると，すべてがSSRIで片づくとはいえない事実を物語っている。

わが国ではいまだSSRIが承認されておらず，第1号のfluvoxamineが審査にかかっている段階で，続くsertralineとparoxetineは申請にも至っていない。SSRIの次の世代として，抗コリン作用を持たないserotonin-norepinephrine再取り込み阻害薬（SNRI）も開発中ではあるが[41]，承認はさらに先の話である。MAD阻害薬も細々と命脈を保ってきたsafrazineが，1996年に製造中止となって，三環系と四環系の抗うつ薬，さらには異環系と呼ばれるtrazodoneが今なおうつ病治療の主役であり続けている。ところで，そこへMAO-Aの可逆的・選択的阻害薬RIMAのmoclobemideの登場である。古典的MAO阻害薬と異なり，安全性はほぼクリアされたと考えてよく，しかもMAO-A選択性ということで効果面でも従来のMAO阻害薬を越えるとみなされている。すでに概観してきたように，非定型うつ病に限定することなく，効果において最も優れる三環系抗うつ薬に遜色なく，安全性においてSSRIと遜色のない抗うつ薬であると考えてよい。当然，第三選択薬としてではなく，堂々の第一選択薬としても威を張ることができようというものである。現在，ヨーロッパを中心にRIMAが承認されて着々とその地位を確保しつつあり，moclobemideの処方頻度を伸ばしつつある。

わが国では，moclobemideの前期第II相試験が終了して抗うつ効果の高さと安全性が確認され，後期第II相試験へ駒を進めている。1日450mgの用量が至適用量と推定されているが，さらに高い用量での有効性と安全性が検討されなければならない段階へきている。いかなる治療法をもってしても十分な反応の得られない治療抵抗性うつ病が全体の30%といわれる中で，少しでもその割合を減らしうるのはRIMAであり，その代表としてのmoclobemideであると考えている。順調な試験の進行と一日も早い承認を得て，うつ病治療の大きな武器となることを祈っている。

おわりに

みるべき効果がありながら，安全性の問題から三環系抗うつ薬の後塵を拝してきたMAO阻害薬も可逆的・選択的MAO-A阻害薬RIMAとして生まれ代って世に出てきている。ここでは

RIMA の代表である moclobemide にスポットライトを当てて，現在の置かれている立場と今後のあるべき姿を紹介した。早く初診のうつ病患者に第一選択薬として使ってみたいという気持でいっぱいである。

文　献

1) Angst, J., Johnson, N.: Moclobemide in special sub-groups of depression. Rev. Contemp. Pharmacother., 5: 45-55, 1994.
2) Angst, J., Scheidegger, P., Stabl, M.: Efficacy of moclobemide in different patient groups. Results of new subscales of the Hamilton Depression Rating Scale. Clin. Neuropharmacol., 16 (Suppl. 2): S55-S66, 1993.
3) Angst, J., Stabl, M.: Efficacy of moclobemide in different patient groups: a meta-analysis of studies. Psychopharmacology, 106: S109-S112, 1992.
4) Asatoor, A.M., Levi, A.J., Milne, M.O.: Tranylcypromine and cheese. Lancet, 2: 733-734, 1963.
5) Bakish, D., Saxena, B.M., Bowen, R. et al.: Reversible monoamine oxidase-A inhibitors in panic disorder. Clin. Neuropharmacol., 16 (Suppl. 2): S77-S82, 1993.
6) Berlin, I., Zimmer, R., Cournot, A. et al: Determanation and comparison of the pressor effect of tyramine during long-term moclobemide and tranylcypromine treatment in healthy volunteers. Clin. Pharmacol. Ther., 46: 344-351, 1989.
7) Bieck, P. R., Antonin, K.H.: Tyramine potentiation during treatment with MAO inhibitors: brofaromine and moclobemide vs irreversible inhibitors. J. Neural. Transm. Gen. Sect., 28 (Suppl.): 21-31, 1989.
8) Blackwell, B.: Hypertensive crisis due to monoamine oxidase inhibitors. Lancet, 2: 849-851, 1963.
9) Blackwell, B., Marley, E., Price, J. et al.: Hypertensive interactions between monoamine oxidase inhibitors and foodstuffs. Br. J. Psychiatry, 113: 349-365, 1967.
10) Bougerol, T., Uchida, C., Gachoud, J.P. et al.: Efficacy and torelability of moclobemide compared with fluvoxamine in depressive disorder (DSMIII). A French/Swiss double-blind trial. Psychopharmacology, 106 (Suppl.): 102-108, 1992.
11) Chan-Palay, V.: Depression and senile dementia of the Alzheimer type for moclobemide. Psychopharmacology, 106 (Suppl.): S137-S139, 1992.
12) Chen, D.T., Ruch, R.: Safety of moclobemide in clinical use. Clin. Neuropharmacol., 16 (Suppl. 2): S63-S68, 1993.
13) Cohen, G.D.: Approach to the geriatric patient. Med. Clin. North Am., 61: 855-866, 1977.
14) Crane, G.F.: Iproniazid (Marsilid) phosphate, a therapeutic agent for mental disorders and debilitating disease. Psychiatry Res. Rep., 8: 142-152, 1957.
15) Dally, P.J.: Indication for use of iproniazid in psychiatric practice. Br. Med. J., 1: 1338-1339, 1958.
16) Dally, P.J.: Chemotherapy of Psychiatric Disorders. Plenum, New York, 1967.
17) Danish University Antidepressant Group: Moclobemide: A reversible MAO-A inhibitor showing weaker antidepressant study. J. Affect. Disord., 28: 105-116, 1993.
18) Da Prada, M., Kettler, R., Keller, H.H. et al.: Neurochemical profile of moclobemide, a short-acting and reversible inhibitor of monoamine oxidase type A. J. Pharmacol. Exp. Ther., 248: 400-414, 1989.
19) Dingemanse, J., Kneer, J., Fotteler, B. et al.: Switch in treatment from tricyclic antidepressants to moclobemide a new generation monoamine oxidase inhibitor. J. Clin. Psychopharmacol., 15: 41-48, 1995.
20) Ebert, D., Albert, R., May, A. et al.: Combined SSRI-RIMA treatment in refractory depression: safety data and efficacy. Psychopharmacology, 119: 342-344, 1995.
21) Feighner, J.P., Boyer, W.F., Tyler,D.L. et al.: Adverse consequences of of fluoxetine-MAOI combination therapy. J. Clin. Psychiatry, 51: 222-225, 1990.
22) Fox, H.H.: The chemical attack on tuberculosis. Trans N.Y. Acad. Sci., 15: 234-242, 1953.
23) Fulton, B., Benfield, P.: Moclobemide. An update of its pharmacological properties and therapeutic use. Drugs, 52: 450-474, 1996.
24) Gachoud, J.P., Dick, P., Kohler, M.: Comparison of the efficacy and tolerability of moclobemide and maprotiline in depressed patients treated by general practitioners. Clin. Neuropharmacol., 17 (Suppl. 1): S29-S37, 1994.
25) Gattaz, W.F., Vogel, P., Kick, H. et al.: Moclobemide versus fluoxetine in the treatment of inpatients with major depression. J. Clin. Psychopharmacol., 15 (Suppl. 2): S35-S40, 1995.

26) Geerts, S., Bruynooghe, F., De Cuyper, H. et al. : Moclobemide versus fluoxetine for major depressive episodes. Clin. Neuropharmcol., 17 (Suppl. 1) : S50-S57, 1994.
27) Gram, L.F., Guentert, T.W., Grange, S. et al. : Moclobemide, a substrate of CYP2C19 and inhibitor of CYP2C19, CYP2D6, and CYK1A2 : a panel study. Clin. Pharmacol. Ther., 57 : 670-677, 1995.
28) Heinze, G., Rossel, L, Gabelic, I. et al. : Double-blind comparison of moclobemide and tranylcypromine in depression. Pharmacopsychiatry, 26 : 240-245, 1993.
29) Hilton, S., FFarcs, B., Jaber, B. et al. : Moclobemide safety monitoring a newly developed product in the 1990s. J. Clin. Psychopharmacol., 15 (Suppl. 2) : 76S-83S, 1995.
30) Insel, T.R., Roy, B.F., Cohen, R.M. et al : Possible development of the serotonin syndrome in man. Am. J. Psychiatry, 139 : 914-955, 1982.
31) Joffe, R.T., Bakish, D. : Combined SSRI-moclobemide treatment of psychic illness. J. Clin. Psychiatry., 55 : 24-25, 1994.
32) Kline, N.S. : Clinical experience with iproniazid (Marsilid). J. Clin. Exp. Psychopathol., 19 (Suppl. 1) : 72-78, 1958.
33) Konig, F., Wolfersdorf, M., Barg, T. et al : Combined therapy using moclobemide and tricylic and tetracyclic antidepressants for therapy resistant depression. Eur. Psychiatry, 9 (Suppl. 1) : 203, 1994.
34) Korn, A., Da Prada, M., Raffesberg, W. et al. : "Cheese effect" in man : some studies with moclobemide, a new monoamine oxidase inhibitor. J. Neural. Transm. Suppl., 26 : 58-71, 1988.
35) Larsen, J.K., Gjerris, A., Holm, P. et al. : Mo clobemide in deperssion : a randomized, multicentre trial against isocarboxazid and clomiparmine emphasizing atypical depression. Acta. Psychiatr. Scand., 84 : 564-570, 1991.
36) Liebowitz, M.R., Quitkin, F. M., Stewart. J.W. et al. : Phenelzine v imipramine in atypical depression. Arch. Gen. Psychiatry, 41 : 669-677, 1984.
37) Liebowitz, M.R., Schcneier, F., Gitow, A. et al. : Reversible monoamine oxidase-A inhibitors in social phobia. Clin. Neuropharmacol., 16 (Suppl. 2) : S83-S88, 1993.
38) Lonnqvist, J., Sihvo, S., Syvalahti, E. et al. : Moclobemide and fluoxetine in atypical depression : a double-blind trial. J. Affect. Disord., 32 : 169-177, 1994.
39) 村崎光邦 : うつ病治療におけるMAO阻害薬復活の可能性. 神経精神薬理, 11 : 763-779, 1989.
40) 村崎光邦 : MAO阻害薬の復活. 脳と精神の科学, 4 : 119-123, 1993.
41) 村崎光邦 : 抗うつ薬開発の現状. 精神神経薬理シンポジウム, 20 : 25-49, 1994.
42) Murphy, D. L., Cohen, R.M., Siever, L.J. et al. : Clinical and laboratory studies with selective monoamine-oxidase inhibiting drugs. Mol. Prob. Pharmacopsychiatry, 19 : 230-233, 1983.
43) Murphy, D.L., Garrick, N.A., Cohen, R.M. : Monoamine oxidase inhibitors and monoamine oxidase : Biological and physiological aspects relevant to human psychopharmacology. In : Antidepressants (ed. by Burrows, G.D., Norman, T.R., Davies, B), pp209-226, Elsevier, Amsterdam, 1983.
44) Murphy, D.L., Lipper, S., Slaters, S. et al. : Selectivity of clorgyline and pargyline as inhibitors of monoamine oxidase A and B in vivo in man. Psychopharmacology, 62 : 129-132, 1979.
45) Neuvonen, P.J., Pohjola-Sintonen, S., Tacke, U. : Five fatal cases of serotonin syndrome after moclobemide-citalopram or moclobemide-clomipramine overdosen. Lancet, 342 : 1419, 1993.
46) 西嶋康一, 石黒健夫 : セロトニン症候群. 臨床精神医学, 26 : 339-348, 1997.
47) Nolen, W.A., Hoencamp, E., Bouvy, P.F. et al. : Reversible monoamine oxidase-A inhibitors in resistant major depression. Clin. Neuropharmacol., 16 (Suppl. 2) : S69-S76, 1993.
48) Nutt, D., Montogomery, S.A. : Moclobemide in the treatment of social phobia. Int. Clin. Psychopharmacol., 11 (Suppl. 3) : 77-82, 1996.
49) Pancheri, P., Chiaie, R. D., Donnini, M. et al. : Effects of moclobemide on depressive symptoms and cognitive performance in a geriatric population : a controlled comparative study versus imipramine. Clin. Neuropharmacol., 17 (Suppl. 1) : S58-S73, 1994.
50) Pare, C.M.B. : The present status of monoamine oxidase inhibitors. Br. J. Psychiatry, 146 : 576-584, 1985.
51) Paykel, E.S., Parker, R.R., Penrose, R.J.J. et al. : Depressive classification and prediction of response to phenelzine. Br. J. Psychiatry, 134 : 572-581, 1979.
52) Philipp, M., Kohnen, R., Benkert, O. : A comparison study of moclobemide and doxepin in major depression with special reference to effects on sexual dysfunction. Int. Clin. Psychopharmacol., 7 : 149-

154, 1993.
53) Roth, M., Mountjoy, C.Q., Amrein, R. et al. : Moclobemide in elderly patients with cognitive decline and depression. An international double-blind, placebo-controlled trial. Br. J. Psychiatry, 168 : 149-157, 1996.
54) Schlappi, B. : The lack of hepatotoxicity in the rat with the new and reversible MAO inhibitor moclobemide in contrast to iproniazid. Arznemittelforschung, 35 : 800-803, 1985.
55) Simpson, G.M., Gratz, S.S. : Comparison of the pressor effect of tyramine after treatment with phenelzine and moclobemide in healthy male volunteers. Clin. Pharmacol. Ther., 52 : 286-291, 1992.
56) Soria, C.A., Remedi, C., Flores, M. : Moclobemide and clomipramine in resistant depressions. Six months of combined use. Eur. Neuropsychopharmacol., 4 : 307-308, 1994.
57) Stabl, M., Kasas, A., Blajev, B. et al. : A double-blind comparison of moclobemide and thioridazine versus moclobemide and placebo in the treatment of refractory, severe depression. J. Clin. Psychopharmacol., 15 (Suppl. 2) : 41S-45S, 1995.
58) Steinmeyer, E.M., Vorbach, E.U., Amoldt, K.H. : Efficacy and safety of moclobemide compared with maprotiline in treatment of major depressive disorder. A double-blind multicenter study with parallel groups. Pharmacopsychiatry, 26 : 246-253, 1993.
59) Sternbach, H. : Danger in MAOI therapy after fluoxetine withdrawal. Lancet, 2 : 850-851, 1988.
60) Sternbach, H. : The serotonin syndrome. Am. J. Psychiatry, 148 : 705-713, 1991.
61) Sieradzan, K., Channon, S., Ramponi, C. et al. : The therapeutic potential of moclobemide, a reversible selective monoamine oxidase A inhibitor in Parkinson's disease. J. Clin. Psychopharmacol., 15 (Suppl. 2) : 51S-59S, 1995.
62) Takats, A., Tarczy, N., Simo, M. et al : Moclobemide/Aurorix treatment in Parkinson's disease with depression. New Trends Clin. Neuropharmacol., 8 : 260, 1994.
63) Trott, G.E., Friese, H.J., Menzel, M. : Use of moclobemide in children with attension deficit hyper activity disorder. Psychopharmacology, 106 (Suppl.) : 134-136, 1992.
64) Vaz-Serra, A., Figueira, M.L., Firmino, H. et al : Multicenter double-blind study of moclobemide and maprotiline. Clin. Neuropharmacol., 17 (Suppl. 1) : S38-S49, 1994.
65) West, E.E., Dally, P.J. : Effects of iproniazid in depressive syndromes. Br. Med. J., 2 : 1491-1494, 1959.
66) Wortis, J. : Review of psychiatric progress 1959 : physiological treatment. Am. J. Psychiatry, 116 : 595-601, 1959.
67) Zeller, E.A., Barsky, J., Fouts, J.R. et al. : Influence of isonicotinic acid hydrazide (INH) and 1-isonicotinyl-2-isopropyl hydrazide (INH) on bacterial and mammalian enzymes. Experientia, 8 : 349-350, 1952.
68) Zimmer, R., Gieschke, R., Fischbach, R. et al. : Interaction studies with moclobemide. Acta. Psychiatr. Scand., 82 (Suppl. 360) : 84-86, 1990.

展望

新しい精神科薬物治療の展開
――新規向精神薬の開発を通して――

村 崎 光 邦*

抄録：1950年前後に端を発した近代的精神科薬物療法は華々しい展開を見せている。

精神分裂病では症候上最も問題となる陽性症状には D_2 遮断薬が優れた効果を発揮しうるが，次に問題となる陰性症状が治療抵抗性分裂病の中核となり，薬物療法が届かない現状である。これがSDA系抗精神病薬をはじめとする新しい非定型抗精神病薬の開発によって徐々に解決されつつあり，失われたかにみえる精神機能の回復を助けてQOLを高め，再生産能力の高い治癒を目指した薬物療法が行われようとしている。

うつ病は若年層に増加する勢いを見せ，殊に高齢社会化とともに全人口の10%を越すまでいわれ，しかも大半が長期に及ぶ維持療法が必要なだけに，効果に優れ，安全性の高い抗うつ薬が要望されている。SSRIをはじめとする抗コリン作用と心毒性を持たない第三世代の抗うつ薬の開発はほぼ順調に進んでいる。

不安と不眠を中心とする病態にはBZ系抗不安薬と睡眠薬が十二分に対応してきているが，なお精神運動機能への影響や臨床用量依存など克服すべき問題は多い。5-HT_{1A} 系抗不安薬やBZ受容体部分作動薬が開発されて，BZ使用量の節約が実現されようとしている。なお，睡眠薬では $BZ\omega_1$ 受容体作動薬が開発されて，睡眠構築への影響のない，より理想に近いものが世に出ようとしている。

臨床精神薬理　1:5-22, 1998

Key words: *atypical neuroleptics, new antidepressants, serotonergic anxiolytics, BZ partial agonist, BZ-ω_1 receptor agonist*

はじめに

近代的な精神科薬物治療学は偶然のように1950年前後に始まり，それまでの前近代的治療学あるいは精神療法的接近にとって代ってあるいは連携して格段の進歩を遂げてきた。1980～1990年で一段落したかにみえたが，神経生理学や神経生化学など関連領域の学問の進歩とともにさらに新しい展開がみられ，中枢神経作用薬全般にわたって百花繚乱の感がある。ここでは，最も身近で華々しい開発が行われている抗精神病薬，抗うつ薬，抗不安薬と睡眠薬について，これまでの展開と現在の開発状況を通して今後の展望について述べておきたい。

I．精神分裂病治療薬の展開

1. Chlorpromazineの登場からclozapineの再発見まで

Chlorpromazineの抗ヒスタミン作用を利用した人工冬眠麻酔法の開発の中で，Henri Laboritがchlorpromazineの持つ中枢作用に注目し，これを1952年にDelayとDenikerが精神分裂病治療に導入して，近代的臨床精神薬理学の幕明けとなったのは偶然の所産ではなく，Laboritの周到な準備とDelayとDenikerの懸命な努力の賜物であった[82,85]。こうしてphenothiazine骨格を有

The prospect of new pharmacological treatment against psychiatric disorders.

*北里大学医学部精神科
〔〒228 神奈川県相模原市麻溝台2-1-1〕
Mitsukuni Murasaki: Department of Psychiatry, Kitasato University School of Medicine. 2-1-1 Asamizodai, Sagamihara, Kanagawa, 228 Japan.

する抗精神病薬がchlorpromazineに続いて開発されていった中で，1958年Paul Janssenがpethidine関連化合物の中からhaloperidolの合成に成功し，さらにそのbutyrophenonone骨格を有する誘導体が多く臨床に導入されて，精神分裂病の薬物療法が確立されていった経緯は記憶に新しい。

のちに，①抗精神病薬が脳内ドーパミン（DA）系の受容体遮断作用を有する，②DA受容体作動薬であるapomorphineやamphetamineが動物に特有の行動を惹起するが，いずれもDA系の刺激によるものであり，抗精神病薬で抑制される，③ヒトにおけるamphetamine精神病は精神分裂病モデルになり得る，④amphetamine精神病に抗精神病薬がよく奏効する，⑤精神分裂病に抗精神病薬が奏効する，などの事実を通して，精神分裂病は中脳辺縁系のDA系の過剰活動によって生じてくるとのDA仮説をも生むに至っている[14,70]。

この精神分裂病DA仮説に基づいて，さらにbenzamide系化合物，iminodibenzyl系化合物，thiepin系化合物などを加えて，精神分裂病治療も飛躍的に発展を遂げ，精神障害者の社会復帰への最大の貢献をなしたのである。当時は，抗精神病作用を発揮しながら錐体外路系副作用（EPS）を惹起するのが典型的抗精神病薬（定型抗精神病薬typical neuroleptics）と命名されたのに対して，clozapine，thioridazine，levomepromazine，あるいはbenzamide系のsulpirideは抗精神病作用に比べてEPSの発現がないか，あっても弱いことから非定型抗精神病薬atypical neurolepticsと呼ばれていた。そして，精神分裂病治療の主流となった定型抗精神病薬の抗精神病作用が脳内のDA系，とくにD_2受容体遮断作用によることが明らかにされ，D_2受容体への親和性と臨床的な抗精神病力価との間に強い相関があるとして[72]EPSの発現と血中prolactin値の上昇は避けられないと考えられてきた。また，定型抗精神病薬は陽性症状への効果に優れる反面，陰性症状への効果が不十分で，治療抵抗性分裂病の存在をクローズアップさせ，さらに，長期服用中にかなり高率に(10～15年の使用中に40～50％)遅発性ジスキネジアが発現してくるという事実が大きな問題点として指摘されている。

一方，非定型抗精神病薬の代表であるclozapineは1960年スイスのSandoz-Wander社によって合成されたdibenzodiazepine骨格を有し，1972年陽性・陰性両症状に奏効し，EPSや高prolactin血症を来さないとしてヨーロッパ諸国で承認され[2]，わが国でもhaloperidolとの第III相比較試験が終了していた。ところが，1975年フィンランドで無顆粒球症による死亡例が8例発表され[1]，他にも同様な報告が出るに及んで，世界的に開発のスピードは鈍り，わが国でも厚生省への申請は中断されていた。それでも，clozapineの優れた有用性を惜しむ声は強く，1988年アメリカでKaneら[26]が従来の定型抗精神病薬に十分な反応を示さない治療抵抗性分裂病を対象としたclozapine対chlorpromazine＋benztropinとの二重盲検比較試験を行い，clozapineが陽性症状はもとより，陰性症状にも有意に優れるとともに副作用も有意に少ないとの衝撃的な報告をした。clozapineの再発見として有名な報告であり，Meltzerら[36]も治療抵抗性分裂病の30～40％に優れた効果を発揮する上に，長期になるほど治療成績も上がり，QOLを高めるとして評価している。恐れられた骨髄障害も定期的に白血球モニターを実施することで切り抜けられるとして，1990年FDAによって承認され，多くの先進諸国でも採用され，日本を除く全世界で積極的に用いられるようになっている。

神経生理学や神経生化学の進展に伴い，clozapineの作用機序も次第に解明されて，当初はD_1，D_2遮断作用とmuscarinic ACh受容体への強い親和性によってEPSがなく，高prolactin血症をきたさず，遅発性ジスキネジアを呈さないとみなされていたが，D_4と5-HT_2受容体にとくに強い親和性を示し，5-HT_6，5-HT_7への親和性も注目されている[35,80]。ほかに，α_1，H_1受容体へも強く作用し，優れた抗精神病作用と諸々の副作用を呈するdirty drugとのイメージがあるが，clozapineの非定型抗精神病薬としての作用は強い5-HT_2受容体拮抗作用にあるとする考え方と，D_4受容体拮抗作用にあるとする考え方[71]の2つの流れが生み出され，前者からは新しい非定型抗精神病薬と

表1　わが国で開発中のSDA系抗精神病薬の受容体結合特性とD_2/5-HT_2 ratioと開発状況(町山, 1997[33]一部改変と追加)

	D_1 D_2	D_4	$5HT_{1A}$	$5HT_2$	α_1	α_2	H_1	mACh	σ	D_2/5-HT_2 ratio	開発状況
Clozapine	△＞△	◎	—	◎	◎	◎	◎	●	—	10.4	前期第II相
Olanzapine	○＜○	○	—	◎	○	△	◎	●	—	2.8	第III相
Quetiapine	△＜○	—	—	○	●	○	◎	○	—	2.2	第III相
ORG-5222	◎＜◎	—	○	●	●	○	◎	—	—	1.2	中　止
Risperidone	△＜◎	◎	—	●	◎	◎	△	—	○	11	発売中
Sertindole	○＜◎	—	—	●	◎	—	—	—	△	10.5	第III相
Ziprasidone	○＜◎	○	◎	●	○	—	—	—	—	11.4	後期第II相
Perospirone	—＜◎	—	○	●	◎	—	—	—	—	2.3	申請中
AD-5423	—＜◎	—	—	●	○	—	—	—	△	3.7	第III相

●, ◎, ○, △はそれぞれ当該薬物での最強, 強度, 中等度, 軽度の親和性を示す。
—は親和性が極めて弱いか欠くことを示す（一部不明も含む)。

してのSDA系抗精神病薬serotonin-dopamine antagonistが誕生して, 新規抗精神病薬の主流となったのである。なお, わが国でも臨床試験を再開すべきとの機運が高まり, 1995年から治療抵抗性分裂病を対象とする第II相試験が実施されて, 評判通りの成績を上げ, 次の段階へ進む予定となっている。

2. **新規SDA系抗精神病薬の開発と展望**

Clozapineの作用機構の中から5-HT_2受容体拮抗作用が注目され, SDA系抗精神病薬の台頭とその作用機序解明の中から精神分裂病におけるdopamine系とserotonin系の機能不全説も生まれている[9]。このSDA系抗精神病薬の開発の経緯は新規非定型抗精神病薬の開発に直結しており, その旗手となったのがPaul Janssenが世に送り出したrisperidoneである[24]。1994年に承認されて欧米では処方頻度, 売り上げとも第1位にのし上っており, わが国でも1996年に承認されている。Janssenは1982年に選択的5-HT_2受容体拮抗薬ritanserinを合成し, それ自体には抗精神病作用ははっきりしないが, D_2受容体遮断薬にadd-onすると, 陰性症状を改善し, EPSを軽減させることを見出している[8]。もともとJanssen社開発のpipamperone(Propitan®)が陰性症状に比較的よく奏効し, EPS惹起作用が弱いとされていたのも, pipamperoneはD_2遮断作用よりも強い5-HT_2拮抗作用を有しているからであるとの事実と相俟て, より力価の強い薬物を開発しようとの意図のもとにsetoperoneを経てrisperidoneが合成されたとされている[49]。

こうして, clozapineの5-HT_2受容体拮抗作用に端を発したSDA系抗精神病薬はrisperidoneを筆頭に堰を切ったように開発されていったのである。いかに新しいタイプの非定型抗精神病薬が待望されていたかが伺い知れよう。このSDA系抗精神病薬が最初に興味を持たれたのは, 5-HT_2受容体拮抗作用とD_2受容体拮抗作用の力価比であった。同一手技による測定でないために一列に並べて比較することは邪道であるが, 参考までに各社が提出した資料から求めたD_2/5-HT_2 ratioは表1のようになる。Org 5222の1.2からziprasidoneの11.4まで約10倍の開きがある。欧米とわが国でともに比較的高い改善率を示しながら, 悪化率も高く, 興奮・易刺激性, 不眠, 不安, 焦燥などの副作用のために内外とも開発を断念したOrg 5222を除いても, quetiapineの2.2, perospironeの2.3とziprasidoneとは5倍の開きがある。ratioの比較的低いquetiapineは米国で近く承認の予定とされ, perospironeはわが国でhaloperidolとの比較試験で有用度に有意に優れる結果となり[57], 厚生省へ申請中であること, そしてolanzapineも米国ですでに承認されて着実に処方頻度を伸ばしていることから, 少なくとも2.2以上のratioを示す薬物の開発は順調に進んでいる。ratioの高い方でも, risperidoneはすでに承認されて，処方頻度，売上げともトップを走っており，sertindole も近々米国で承認される運びとなっており，ziprasidone も順調な開発経緯を示している。こうしてみると，どの ratio が最良であるかという議論は存在せず，精神分裂病患者が個々に示す病態にどの SDA 系抗精神病薬が最も適しているかを見極めていくことが問題となるのであり，今後の大きな検討課題となる。

次に D_2/5-HT_2 ratio に相前後して問題となっているのは，各薬剤の脳内各受容体親和性の多様性である。そもそも SDA 系抗精神病薬の prototype となった clozapine は dirty drug と呼ばれて，どの受容体にも何らかの親和性を示している。厳密な区分は不可能としても，表 1 にみるように受容体結合特性から clozapine-like と risperidone-like に分ける試みがなされている[33]。とくに，clozapine に最も近い olanzapine は多受容体作用物質 multi-acting receptor targeted agent, MARTA と呼ぼうとする動きがあり[12]，clozapine との類似性として非選択的に DA 受容体の subtype に結合し，5-HT_2，muscarinic ACh，α_1，H_1 の各受容体に高い親和性を示し，中脳被蓋野（A10）から中脳辺縁系への経路に選択的に作用する点を挙げており，また，clozapine と異なる点として力価が10～20mg/日とはるかに強く，無顆粒球症を呈さない 2 点を挙げている。いずれにせよ，MARTA という新しい概念については注目していく必要がある。

また，quetiapine も α_2 拮抗作用が D_2 遮断作用より強いこと，サルでの EPS 誘発危険率の低いこと[22]，前頭前野への Fos の分布のあり方[66]，phencyclidine 誘発 prepulse inhibition（PPI）の解除力の強さ[80]，PET や SPECT での D_2 受容体占拠率の低さなど[28]，clozapine と類似する点が多いとされて clozapine-like に位置づけられる。こうしたことから，これらが glutamate 系への作用を含めて，DA 系とは異なる機序のもとに抗精神病作用を発揮している可能性も考えられ[64]，今後の基礎的研究の進行と臨床成績のあり方からの feedback を見守っていきたい。

なお，住友製薬㈱は perospirone に続く SDA 系抗精神病薬の第二弾として，SM13496の開発に入っている。SDA 作用に加えて非臨床試験で動物のすくみ行動を抑制するが，従来の抗精神病薬にみられない行動薬理学的所見が得られており，今後の動向に興味が持たれる。

こうした SDA 系抗精神病薬の開発が進むにつれて，EPS や高 prolactin 血症に伴うとされる性機能障害を中心とする不快な有害事象が軽減し，compliance が上昇することになった。この compliance の上昇は怠薬・拒薬による再発を防止し，入院期間を短縮させ，長期服用によって病態の軽症化と安定した持続をもたらすことになる。ここに精神分裂病という疾病そのものの治療を乗り越えて，患者の人生のための治療へと進み，QOL を高め，失われていた機能回復に至る。その結果，認知機能の改善と機能の全体的評価（GAF）の上昇といったより高い次元の治療が期待されることになる[11,21,67,77]。こうした一連の流れは極めて望ましいものであり，薬物療法に加えて精神医学的，社会経済的教育を患者本人と家族を交じえて話し合うことが可能となり，さらによい流れ，よい循環へと向かうことにつながる。こうして，SDA 系抗精神病薬は精神分裂病治療に画期的な大きな光を投げかけようとしているのである。

3．OPC 14597（aripiprazole）と NE-100

大塚製薬㈱の開発による OPC 14597（aripiprazole）は DA 自己受容体作動作用に加えて D_2 受容体遮断作用を併せ持つもので，前者は陰性症状に奏効し，後者は陽性症状に奏効するとともに，EPS の発現が少なく，血中 prolactin を上昇させないまったく新しいタイプの非定型抗精神病薬である。なお，D_2 受容体への親和性は haloperidol より強い[29]。

現在，わが国では前期および後期の第II相試験が終了して，ともに非定型抗精神病薬としての効果と特徴を示しており，すでに haloperidol と mosapramine を対照薬とする 2 つの第III相試験が進行中である。

一方，大正製薬㈱の開発による NE-100は強力かつ選択的な sigma 受容体拮抗薬である（図 1）。sigma 受容体は，①辺縁系および皮質系に比較的高濃度に分布し，② glutamate 系の興奮性アミノ

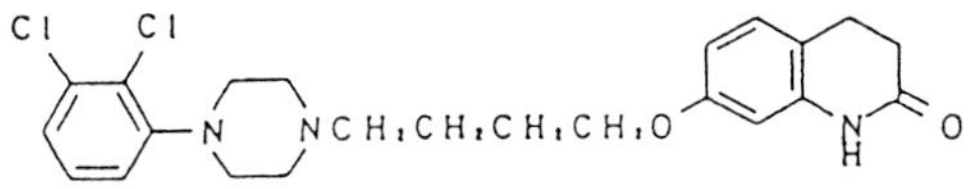
OPC-14597

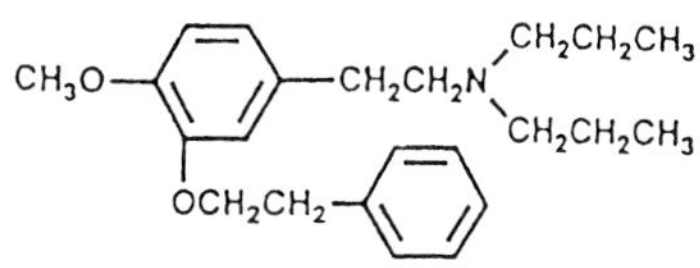
NE-100

図1　OPC-14597 と NE-100 の化学構造

酸やその拮抗薬である phencyclidine (PCP) あるいはDA受容体に対する機能調整作用を有しており，③分裂病患者死後脳の検討にて大脳皮質でsigma受容体の最大結合量が低下している，④幻覚・妄想惹起物質である pentazocine，SKF10047がsigma受容体と高い親和性を有するのみならず，⑤ haloperidol や remoxipride が sigma 受容体に高い親和性を有する，などの事実から，sigma受容体と抗精神病薬作用との関連が示唆されている[60]。こうした考えの中からNE-100は選択的sigma受容体拮抗薬として開発されるに至っている。薬効薬理学的には，① PCP誘発によるイヌの運動失調および head weaving 行動を用量依存的に抑制し，②サルの PCP 誘発運動失調および注意力の低下を抑制し，③ラットの PCP 誘発異常飛び込み行動および空間認知機能障害を用量依存的に改善する，など PCP 精神分裂病モデル行動を改善し，DA系および5-HT系に作用せず，カタレプシー惹起作用も血中 prolactin 上昇作用も示さない[62]。以上の非臨床試験の成績から，NE-100はとくに陰性症状への効果が期待され，前期第II相試験に入っている。抗DA作用を持たないため，症例の組み入れが進まず，現在までに得られた成績では改善例と不変あるいは悪化例が相半ばしており，海外での sigma 受容体拮抗薬の開発はことごとく失敗しているだけに，NE-100の前途は多難といえる。ただ，各社が固唾を飲んで見守る中での敢然と立ち向かっている試験だけに成功を祈りたい。

4. その他の非定型抗精神病薬の今後

ここでは，現在はまだ第I相試験の段階であるが，近い将来，臨床試験に入る2つの薬剤を説明しておく。1つは5-HT_2受容体の選択的拮抗薬である MDL 100,907である。

10数年前に開発された ritanserin はD_2遮断薬に add-on することで陰性症状の改善と EPS の軽減をもたらすという事実が SDA 系抗精神病薬の端緒となったことはすでに述べたが，ここに再び純粋な形の 5-HT_2 受容体の選択的拮抗薬が抗精神病薬として開発されようとしている。本来，脳内では5-HT系はDA系の機能を抑制的に調節しており，5-HT_2受容体拮抗薬は前頭前野ではDA活性が低下して hypofrontality の状態となって種々の陰性症状を呈している状況に対して前頭前野からのDAの放出を脱抑制することで，すなわち前頭前野でDA活性を高める方向に作用して，陰性症状を改善させると説明されている[27]。同じことが黒質・線条体にもいえ，そこへ作用してDAの放出を脱抑制し，D_2遮断薬による EPS を抗5-HT_2作用によって中和し，軽減させるという。MDL 100,907の5-HT_2受容体拮抗作用が中脳辺縁系のDA系にどう作用して抗精神病作用を発揮するのか、十分に解明されていないが，非臨床試験では黒質・線条体系には作用せず，中脳辺縁系のDA系を介した強力な抗精神病作用を発揮する基礎的裏づけが得られており[68,69,74,75]，米国ではすでに臨床試験で非定型抗精神病薬としての目途がついている。5-HT_2受容体の選択的拮抗薬の抗精神病作用が臨床的に証明されれば，その基礎的作用機序も解明されて，さらに精神分裂病の神経生化学的背景が明らかにされるものと期待される。

他の1つは PNU-101387G で，D_4受容体の選択的遮断薬である。clozapine の陽性・陰性両症状への強力な抗精神病作用は主に辺縁系に分布するD_4受容体の遮断作用にあるとの Seeman の主張から[71]，いくつかのD_4遮断薬が臨床試験に入ったが，いまだ成功したものがない[65]。わが国でも5-HT_2とD_4の受容体に拮抗する，いわゆるS_2-D_4拮抗薬である fananserine が第I相試験に入っていたが,米国での臨床試験の結果が思わしくなく,途中で中断した経緯がある。PNU-101387G も amphetamine の逆耐性を抑制することと,この抑制が c-fos 介在性であるとの実験結果しか明らかにされておらず,非臨床試験での資料が不十分である。現在,第I相試験に入ってはいるものの,欧米での臨床試験の結果待ちというところである。

D_2受容体の遮断作用を持たない抗精神病薬の開発は極めて困難というのがこれまでの実情であるが,MDL 100,907と PNU-101387G の治験が成功して,精神分裂病の治療の幅が拡がることを期待したい。

II. うつ病治療薬の展開

1. 抗うつ薬の誕生と今日までの動向

降圧剤 reserpine の長期投与によるいわゆる reserpine うつ病がのちに monoamine,とくに NE と5-HT の枯渇作用によることが明らかにされた[13])。抗結核薬 iproniazid の予期せぬ副作用としての精神賦活作用が抗うつ薬第1号としての MAO 阻害薬の発見につながり,MAO 阻害によって主に5-HT 系の活性を高めることがその作用機序であるとされた[86])。また,当時脚光を浴びていた chlorpromazine に触発されて抗精神病薬のつもりで開発された imipramine に優れた抗うつ作用のあることが発見され,のちに出た amitriptyline とともに三環系抗うつ薬 TCA の代表として今もって広く用いられ,その作用機序が NE と5-HT の再取り込み阻害作用であることが明らかにされた[4,5,78])。こうして,うつ病 monoamine 仮説(NE 仮説と5-HT 仮説)が生み出され,現在は NE や5-HT の活性を高める方向から,新規抗うつ薬の開発が展開されている。

1957年,1958年と MAO 阻害薬と TCA が相次いで登場し,TCA が効果と安全性の高さから第一世代の抗うつ薬として君臨することになったが,①口渇,便秘,かすみ目,排尿障害などの不快な抗コリン性副作用を共通して有することと,②効果発現が遅く,2週間を越えることが多いことから,これらを改善すべく新しい TCA と四環系抗うつ薬が第二世代の抗うつ薬として登場してきた。確かに,一部は改善されたものの,今なお治療効果の上がりにくい高齢者での抗コリン性副作用は解決されておらず,速効性を謳われた amoxapine も第1選択薬としての抗うつ薬の地位は保持しているものの,副作用面で TCA の域を出られず,高用量の長期投与で遅発性ジスキネジアが出現するとして米国では好まれない。最も新しく開発された triazolo-phenyl-piperazine 系の trazodone は強力な5-HT_2受容体拮抗作用と比較的選択性の高い5-HT 再取り込み阻害作用を有して,抗コリン作用を持たないものとして評価は高いが[34]),抗うつ作用が緩和で鎮静・催眠作用が強いとして就寝前に用いられることが多く,今一つ決め手に欠けている。

表2 わが国で開発中の新規抗うつ薬と開発段階

1	選択的5-HT 再取り込み阻害薬(SSRI)	
	fluvoxamine	申請中
	paroxetine	第III相
	sertraline	申請準備中
2	NE および5-HT 再取り込み阻害薬	
	milnacipran	申請中
	duloxetine	第III相
	MCI225	後期第II相
	venlafaxine	前期第II相
3	5-HT 再取り込み阻害薬+5-HT_2 受容体拮抗薬	
	nefazodone	後期第II相終了
4	MAO 阻害薬(MAO-A 阻害薬)	
	moclobemide	後期第II相
5	5-HT_{1A} 受容体作動薬	
	MKC 242	前期第II相

こうして,抗うつ薬でも症例の約30%には十分な効果を発揮しえず,治療抵抗性あるいは難治性うつ病が存続すること,長期維持療法を実施しなければ多くが再発をくり返すこと,そして抗コリン性副作用や心・循環器系への作用のために長期にかつ安全に使用しがたいことなどの理由から,効果に優れ,安全性の高い抗うつ薬の出現が待ち望まれているのである。欧米ではすでに選択的セロトニン再取り込み阻害薬 selective serotonin reuptake inhibitor, SSRI の時代であり,serotonin-norepinephrine 再取り込み阻害薬 serotonin-norepinephrine reuptake inhibitor, SNRI も

後を追いかけている。わが国では治験上のトラブルが社会問題化して，すべての領域の治験の進行が大幅に遅れ，日本は先進諸国より最低5年は遅れている，と批判される中で，必死の開発の努力がなされているのである（表2）[44]。

2．抗コリン作用と心毒性を持たない抗うつ薬の開発

a．選択的serotonin再取り込み阻害薬SSRI

わが国で最初に開発されたのはzimelidineで，効果に優れ，安全性の高い抗うつ薬として申請にまでこぎつけていたが，残念なことにイギリスで有害事象としてGuillan-Baré症候群が報告され，申請を取り下げた経緯がある。ただし，zimelidineの活性代謝物norzimelidineはNEの取り込み阻害作用を有しており，純粋なSSRIではない。次にparoxetineが導入されて第I相試験を終了していたが，なぜかそのまま開発が止まっていた。そして，1988年米国でfluoxetineが世に出るとともに爆発的な売り上げを示し，さらにsertralineとparoxetineが続いて世はSSRI時代となったのである。わが国へは，まずヨーロッパで広く用いられていたfluvoxamineが導入され，sertralineが続き，そして中断されていたparoxetineも再開されて，ようやくSSRIの開発も軌道に乗ったのである。すでにfluvoxamineはすべての試験を終了して申請済みで，早期の承認を願う段階であり，sertralineも申請準備中，paroxetineは第III相試験の最中である。

Warrington[84]はSSRIを念頭において理想的抗うつ薬の条件を一覧表にしており(表3)，薬物動態上は相互作用の問題を除いてはほぼこの条件を満たしているが，薬物力動学的には「100％の患者に反応」と「速効性」の面では程遠いといわざるをえない。欧米でのSSRIとTCAとの効果比較をみても，有効性はSSRI＝TCAであり，安全性の点でSSRIに抗コリン作用や心毒性がなく，大量服用での安全性が高いことから，全体としてはSSRIがTCAに優れるとの成績が得られている。63編のSSRIとTCAあるいは四環系抗うつ薬およびtrazodoneとの二重盲検比較試験のmeta-analysisを行ったSongら[73]の報告でも，

表3　理想的抗うつ薬（Warrington，1992[84]）

薬物動態学	緩徐な吸収
	高い生物学的利用率
	投与量に比例した血中濃度
	小さい分布容積
	低タンパク結合
	単純な代謝系
	12～18時間の消失半減期
	肝と腎から混合排泄
	長く残る代謝物のないこと
	活性代謝物がないか，あっても親化合物と同じ選択性を示すこと
	年齢，性で差のないこと
	薬物動態学的相互作用のないこと
薬物力動学	単一の作用
	100％の患者に反応
	速効性
安全性	好ましくない副作用のないこと
	薬物間の相互作用のないこと
	過量服用による安全性

効果ではSSRI＝TCAであり，両群での脱落率に差がなく，副作用による脱落率で有意差はないもののTCAにやや多く，無効による脱落に差を認めていない。薬価という経済性を加味すると，むしろTCAに軍配を挙げるべきとの意見を述べている。米国ではSSRIが90％を占めてTCAにとって代っており，ヨーロッパでも50％と世はまさにSSRI時代である。有力週刊誌のキャンペーンやNHKの「脳内薬品」をはじめ，マスメディアを通して大々的にSSRIがとりあげられて，わが国でもその開発に拍車がかかるべきところであるが，遅々として進んでいない。

SSRIの臨床適応上の特徴として，①5-HT系の活動性低下に基づくうつ病，②重症うつ病，③不安うつ病，④治療抵抗性うつ病，⑤反復性うつ病，⑥気分変調症，⑦非定型うつ病，⑧高齢者うつ病，などがあげられているが，いずれもSSRIがTCAに比して効果の面で優れるというのではなく，TCAの泣き所といわれる抗コリン作用や心毒性を持たないために，長期に及ぶ維持療法が可能という高い安全性の面からSSRIの優位性が導き出されていると考えるべきであろう。副作用のために十分な用量を用いえないうつ病にSSRIが安心して用いうるとすれば，その臨床的優位性は

表4　Fluvoxamine と sertraline の amitriptyline を対照薬とした第III相試験における最終全般改善度

村崎らの報告[59]	著明改善	中等度改善	軽度改善	不変	悪化	判定不能	合計	中等度改善以上(%)	Fisherの直接確率	U検定	同等性の検定90%信頼区間
fluvoxamine群	29	28	14	8	15	1	106	53.8			p=0.035
amitriptyline群	34	26	21	8	10	3	116	51.7			−9.0〜13.1
上島らの報告[25]											
sertraline群	20	21	12	13	14	13	93	44.1	p=0.241	p=0.025	
amitriptyline群	29	21	10	13	4	16	93	53.8			−21.7〜2.3

動かないはずである。ちなみに，わが国で実施されたfluvoxamine および sertraline の TCA との比較試験における最終全般改善度を提示しておく(表4)[35,59]。

われわれには治験の中での使用経験しかないのであるが，SSRI の利点は高い安全性に加えて強迫性障害，恐慌性障害，神経性大食症によく奏効することである。SSRI には，胃・腸管系への副作用，性機能障害，まれにセロトニン症候群など注意を要する副作用もあるが，SSRI の特長は TCA と同等な抗うつ作用を有して，抗コリン作用と心毒性を持たないという事実に尽きるのではないであろうか。

b．serotonin-norepinephrine 再取り込み阻害薬 SNRI

Org4428が選択的 NE 再取り込み作用を有して治験に入ったとき，selective NE reuptake inhibitor として SNRI と呼んでいたこともあり，serotonin-NE reuptake inhibitor を SNRI と呼ぶことに抵抗がある。混乱を避けるために dual reuptake inhibitor とも呼ばれるが，ここでは欧米の成書に従って心ならずも SNRI としておく。

もともと，imipramine, amitriptyline を中心とする TCA は，未変化体の三級アミンは5-HT の取り込み阻害作用を，desmethyl 体の二級アミンが NE の取り込み阻害作用を有しており，三級アミン体を反復投与するうちに血中に二級アミンも十分量認められて，5-HT と NE の両方の取り込み阻害作用を示すとされている[78]。5-HT に比較的高い選択性を示す clomipramine においてもしかりである。うつ病の monoamine 仮説から考えても，5-HT 系と NE 系とが各々独立して別のタイプのうつ病を生じてくるとは考えられず，5-HT 系と NE 系とは脳内で極めて綿密に連動して働いているはずである。TCA の強力な抗うつ作用が未変化体と desmethyl 体で5-HT と NE の両方の取り込み阻害を行うことにあると考えれば，5-HT のみ，あるいは NE のみを選択的に取り込み阻害することにどういう利点があるのか。むしろ，抗うつ作用を発揮するには5-HT と NE の両方に作用する方が理に叶っていないだろうか。

こうしてわが国では SNRI としてまず milnacipran が治験に入り，厚生省へ申請中となっている。そして，duloxetine が続いて第III相試験の段階にあり，MCI225が前期第II相試験に入っている。最も新しくは，米国ですでに承認されて着々と処方頻度を伸ばしている venlafaxine である。duloxetine は強力な5-HT と NE の再取り込み阻害作用をして，脳内の各種受容体にはほとんど親和性を示さず，したがって抗コリン作用も心毒性も示さない。MKC225は NE よりも5-HT の再取り込み阻害作用が強く，venlafaxine は強力な5-HT と NE の再取り込み阻害作用を有し，ごく弱い DA の取り込み阻害作用をも有している[23]。

いずれも SSRI と同様に抗コリン作用と心毒性を示さない点で安全性が高く，5-HT と NE の両方に作用することで優れた抗うつ作用と速効性を期待したい新規抗うつ薬である。

3．Nefazodone

異環系抗うつ薬と呼ばれる trazodone に続く nefazodone が米国ではすでに承認され，わが国でも後期第II相試験が終了している。このグループ

表5　前頭前野内側部の細胞外DA濃度の抗うつ薬による増加（ラット）（小山，1993[30]）

Antidepressants (mg/kg)	% Increase of DA Mean ± S.E.M. (n=4)
citalopram (5)	—
fluvoxamine (25)	—
clomipramine (10)	142.5 ± 12.5
milnacipran (10)	187.0 ± 29.7
nortriptyline (10)	193.9 ± 44.8
amitriptyline (10)	203.2 ± 13.3
imipramine (10)	290.5 ± 25.9
desipramine (10)	316.9 ± 33.4
maprotiline (10)	356.2 ± 52.7
mianserin (20)	460.7 ± 50.5
trazodone (100)	714.1 ± 130.7
amoxapine (10)	984.6 ± 178.9

の特徴は，非臨床試験で力価の弱い選択的な5-HT再取り込み阻害作用とともに，強力な5-HT_2受容体拮抗作用を有し，さらに活性代謝物としてmeta-chloro-phenyl-piperazine, m-CPPを有することである。

5-HT_2受容体拮抗作用を有する抗うつ薬はamoxapineが最強で，mianserinとtrazodoneが続いているが，この順序で前頭前野のDA濃度を増加させるとの報告があり（表5）[1]，この作用が強力な抗うつ作用と直結しているとされる[30]。5-HT系はDA系の活性を調節しており，SDA系抗精神病薬は前頭前野のDA放出を高める方向に作用して陰性症状を改善させるとの考え方はすでに述べた。余談ながら，SDA系抗精神病薬の登場以前から陰性症状にはD_2遮断薬にamoxapineを併用する方法が強く推奨されていたその理論的根拠がここにもある。

Nefazodoneは強力な5-HT_2受容体拮抗作用と中等度の5-HT再取り込み阻害作用に加えて，中等度のNEの再取り込み阻害作用をも有することがtrazodoneと異なるところであり[17]，主要代謝物のhydroxy nefazodoneもnefazodoneとほぼ同等の作用プロフィールを有している。なお，nefazodoneではmCPPは微量しか検出されず，nefazodoneの臨床効果にほとんど影響しないとされる。海外での臨床試験では，amitriptylineには劣るものの[3]，imipramineおよびfluoxetine, sertraline, paroxetineのSSRIとは同等の抗うつ効果を示し，抗コリン作用を持たない安全性の高い抗うつ薬として評価されている[16]。わが国での第III相試験が待たれるところである。

4. 可逆的MAO-A阻害薬, moclobemideへの期待

抗うつ薬の第1号として登場したMAO阻害薬の開発の経緯は別の総説に詳しく[40,43,53]，ここでは繰り返さないが，phenelzineやtranylcypromineの使える米国，toloxatone, moclobemide, brofaromineを使えるヨーロッパと異なり，わが国では今はsafrazineの火も消えて1つのMAO阻害薬もない。この沈没しかけたMAO阻害薬を復活させようとしているのが可逆的MAO-A阻害薬reversible inhibitor of MAO-A, RIMAであり，その代表がmoclobemideである。

RIMAの特徴はMAO-Aの選択的阻害作用によって主として5-HTとNEの脳内濃度を上昇させることと，作用の可逆性および作用時間の短さにある[15]。これによって肝障害をきたさず，高血圧クリーゼを生じにくくし，MAO阻害薬としての抗うつ効果を発揮しやすくしたのである。高い安全性のもとに大うつ病はもとより，非定型うつ病，治療抵抗性うつ病，高齢者うつ病に威力を発揮し，さらには社会恐怖や恐慌性障害への効果も認められて高く評価されている[20]。

わが国では，正確な用量設定試験ののち第III相試験に入る予定となっており，moclobemideはRIMAの期待の星となっている。

5. 5-HT_{1A}受容体作動薬は抗うつ薬となりうるか

最初にわが国に導入されたazapirone系のbuspirone, ipsapirone, tandospironeはいずれも抗不安作用のほかに抗うつ作用を有することが知られており，海外ではgepironeとipsapironeが抗うつ薬として開発されていった。わが国でもipsapironeのうつ病治療を試みたが，効力が不十分で断念した経緯がある。

現在，非azapirone系のMKC 242, AP 521およびflesinoxanが抗不安薬として開発に入っているが，MKC 242は抗うつ薬としての前期第II相試験が実施されている。5-HT_{1A}受容体作動薬の

抗うつ作用の作用機序については十分に解明されておらず，5-HT_2受容体の down-regulation で説明されているのみで[56]，今後の研究成果が待たれる。

Ⅲ．抗不安薬の展開

1．Meprobamate から benzodiazepine の全盛時代へ

非臨床試験で抗菌剤の mephenesin に tranquilization の作用が発見され，その臨床的実用化を目指して合成されたのが，第一世代の抗不安薬として華々しく登場した meprobamate である。その優れた抗不安作用のために，Atraxin や Harmonin といった商品名でわが国でも広く用いられて，魔法の薬としてもてはやされていた[6]。ところが，meprobamate には耐性の形成が認められて用量が増加し，alcohol-barbiturale 型の激しい退薬症候の出現が高率に認められることから次第に用いられなくなり，そこへ登場してきた benzodiazepine (BZ) 系薬物に完全にとって代られてしまった。meprobamate が神経生理学的に多シナプス性のニューロン伝達を抑制するまでの成果は明らかにされていたが，神経生化学的作用機序解明に至る前に駆け抜けてしまったのである[39]。

Meprobamate がいまだ全世界を席捲している間に，すでに BZ の開発は着々と進められていて，1960年 chlordiazepoxide が世に出，次いで diazepam と oxazepam が続いたのである。この間の苦心談は Sternbach[76]の Benzodiazepine story に詳しい。BZ が世に出るやいなや，第二世代の抗不安薬として meprobamate をはるかに上回るスピードで世界中に拡がり，より優れた抗不安作用と高い安全性のもとに，処方頻度の最も高い薬物として今日に至っている。

わが国へは1961年の chlordiazepoxide を皮切りに次々と BZ 系薬物が導入され，1988年の loflazepate までほとんどすべての誘導体が導入されたといってよく，現在では BZ と同じく作用機序を有する thienodiazepine や cyclopyrrolone も含めて表6のように line-up されている。こうして，BZ 系薬物は効果面での耐性が形成されず，

表6　Benzodiazepine 系薬物一覧

1．Desmethyldiazepam group	5．triazolo BZ group
diazepam	estazolam*
prazepam	triazolam*
clorazepate	alprazolam
chlordiazepoxide	(rilmazafone)*
medazepam	6．oxazolo BZ group
bromazepam	oxazolam
2．Desalkylflurazepam group	cloxazolam
flurazepam*	haloxazolam*
fludiazepam	mexazolam
loflazepate	flutazolam
flutoprazepam	7．others
3．3-hydroxy BZ group	rilmazafone*
oxazepam	midazolam*
lorazepam	tofisopam
lormetazepam*	8．thienodiazepine group
4．7-nitro BZ group	clotiazepam
nitrazepam*	etizolam
nimetazepam*	brotizolam*
clonazepam**	9．cyclopyrrolone
flunitrazepam*	zopiclone*

*hypnotics，**antiepileptic

表7　Benzodiazepine 系抗不安薬・睡眠薬処方頻度
（北里大学病院・北里東病院，外来処方箋1万枚当り1996年1～12月）

	抗不安薬	睡眠薬	延処方箋枚数	1日当り処方箋枚数	1日当り患者数
精神神経科	5893	6117	82,522	302	369
内科	1028	1201	301,308	1104	1434
耳鼻咽喉科	898	153	26,793	98	231
放射線科	476	816	147	1	32
整形外科	425	182	51,897	190	350
外科	408	609	71,492	262	428
泌尿器科	185	257	23,850	87	144
皮膚科	177	75	59,875	219	256
小児科	137	30	37,207	136	210
産婦人科	121	79	23,405	86	307
形成外科	34	105	4,751	17	72
麻酔科	32	164	2,197	8	19
眼科	20	36	46,179	169	281
	12.24%	12.85%	731,623	2,679	4,133

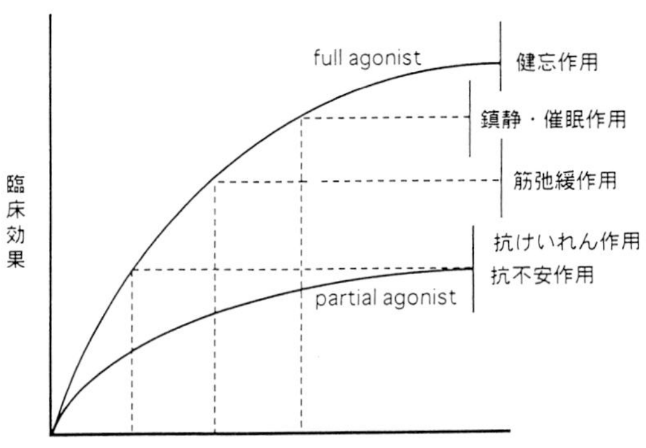

図2　Benzodiazepine 系薬物の投与量と臨床効果の相関—full agonist と partial agonist の臨床効果比較

生命的に極めて安全であると高い評価を受け，臨床適応の広さを誇り，使用頻度の実際を北里大学の病院の資料で示しているように（表7），精神神経科を中心に全診療科にまたがることが明らかである。

BZ 系薬物がなければ夜も日も明けぬ状況にありながら，BZ にも泣き所があることが段々と明らかにされてきた。BZ 系薬物は BZ 受容体に結合し，GABA-BZ 受容体-Cl^-チャンネル複合体にアロステリックに作用して，GABA と Cl^-チャンネルのカップリング機能を強めるのがその作用機序の本態とされている[63]。BZ 受容体は情動中枢としての大脳辺縁系を中心に分布しているとはいうものの，大脳皮質，小脳，脊髄，そして末梢臓器にまで分布し，full agonist としての BZ 系薬物は図2にみるように用量の増加，すなわち脳内 BZ 受容体占拠率の上昇とともに抗不安作用，抗けいれん作用に始まる多彩な臨床作用をもたらす。筋弛緩作用や鎮静・催眠作用はプラスにもマイナスにも作用しうるし，健忘作用はマイナスイメージの方が大きい。こうした作用が精神運動機能への影響，健忘作用と認知機能の障害へと連がり，さらには身体依存としての臨床用量依存[52]と退薬症候や反跳現象，alcohol との相互作用など諸々の問題点を呈するに至っている。

こうした BZ 系抗不安薬の欠点を克服すべく，今なお BZ が君臨する中で，第三世代の抗不安薬の開発が始まっており，BZ に肉薄するまでには至っていないが，着々と成果をあげつつある。この新規抗不安薬開発に2つの大きな流れがある[41]。

1．5-HT_{1A} 受容体作動薬の将来性

Bristol-Myers 社が抗精神病薬として buspirone を開発する中で，大量投与しても抗精神病作用が弱く，断念しかけたさいに，より低用量で抗不安作用のあることが，非臨床試験で判明し，臨床試験でも実証されていった[18]。わが国にも buspirone が，次いで ipsapirone が導入され，当初は DA 遮断作用を有する抗不安薬とみなされていたが，DA 遮断作用よりはるかに強力な5-HT_{1A}受容体の agonist であり，それが抗不安作用

とのちに抗うつ作用に関連することが明らかにされて俄然クローズアップされてきたのである[19]。欧米ではbuspironeに続いてgepirone, ipsapironeが開発に入り，わが国ではbuspironeとipsapironeが導入され，住友製薬㈱のtandospironeも開発に入った。いずれもpirimidinyl-piperazine(1-PP)骨格を有するazapirone誘導体であり，縫線核から海馬へ投射する5-HT_{1A}系神経線維のプレシナプス側の5-HT_{1A}受容体にはfull agonistとして，ポストシナプス側のそれにはpartial agonistとして作用するといった共通点を有している[56]。

すでに周知の如く，buspironeはヨーロッパと米国で承認されて，地味ながら徐々に処方頻度を伸ばしており，わが国ではbuspironeは各種神経症を対象としたdiazepam, placeboとの3群比較の第III相試験[31]およびplaceboと直接対決した第III相試験[38]でともにplaceboとの有意差が出せず，開発が断念された。全般性不安障害で，かつHAM-Aのスコアが15点以上の症例に限定すると，有意にbuspironeがplaceboに優れる結果が得られていただけに極めて残念な出来事であった。ipsapironeは後期第II相試験まで進んだが，用量設定試験としての十分な成績が得られず，これも断念されてしまった。なお，5-HT_{1A}受容体作動薬は抗うつ作用を有するとして，海外ではgepirone, ipsapironeとも抗うつ薬として臨床試験に入っているが，いずれも成功せず，陽の目をみていない。わが国でのipsapironeのうつ病を対象とした前期第II相試験も作用が弱く中止となった。

ひとり，tandospironeのみがわが国での精神科領域および心療内科，内科領域における臨床試験でものの見事に成功し，1996年承認されて，現在は着々とその処方頻度を伸ばしつつある。この間の経緯は，「Tandospironeの基礎と臨床」(本号81頁)[56]に詳しく述べられている。今後，tandospironeがBZにとって代わることはありえないにしても，高齢者ではtandospironeが第1選択薬として期待され，BZ使用歴のある症例ではbridge medicationによってBZの使用量を節約することができ，BZの臨床用量依存の程度を大幅に軽減させることが期待されよう。また，日中はtandospirne，夜はBZ系睡眠薬といった併用も有用性が高く，ここでもBZの節約につながる。tandospironeのうつ病への有用性については，今後の検討課題となる。

2. BZ受容体部分作動薬はfull agonistを凌げるか

BZの部分作動薬partial agonistは海外でCL 218,872を初め，多くの候補が合成されたが[41]，いずれも効果と安全性の両方をクリアしたものがなく，わが国で最初に開発されたのは武田薬品工業㈱の創製によるisoindoline系のDN 2327で，抗コンフリクト作用と抗けいれん作用を有し，flumazenilで拮抗されるとの成績のもとに臨床試験に入った[83]。本来，partial agonistはBZ受容体を100%占拠しても，BZの持つ作用の一部，ここでは抗不安作用と抗けいれん作用しか示さず，full agonistと同時に投与したさいには，full agonistの有する筋弛緩作用，鎮静・催眠作用，あるいは健忘作用に拮抗すべきものである。DN2327は非臨床試験でpartial agonistとしての性状を示して期待されたが，後期第II相試験まで進んで全体に成績が低く，かつ用量間に有意差が出せずに開発が断念されている。健常被験者を対象とした臨床薬理試験験でも，partial agonistとしての特徴が証明されていない[79]。非臨床試験の成績がそのまま臨床試験に現われてくるか否かが，その後のpartial agonistの課題となり，BZ受容体のfull agonistを凌げるか否かがこれにかかっている。

その後，相次いでドイツのSchering社から，導入されたβ-carboline誘導体のabecarnilと吉富製薬㈱の創薬によるbenzothiepine誘導体のY-23684の開発が進められて，前期第II相試験でともに優れた抗不安作用を示して後期第II相試験も終了している。とくに，Y-23684は4mg，8mg，placeboの3群比較でY-23684はいずれもplaceboより有意な改善率を示して，安全度も高く，高い有用性のもとに次の段階への進行が期待される。既存の標準的抗不安薬との第III相試験に加えてpartial agonistとしての特徴づけを臨床薬理試験のもとに実証すべきものと考える。

以上，抗不安薬の領域では今なお BZ がわが世の春を謳歌しているが，第３世代としての 5-HT_{1A} 受容体作動薬の tandospirone が世に出てこれからの活躍が期待され，さらにこれに続くものとして，いずれも非 azapirone 系の MKC-242，AP-521が前期第II相試験に入り，また flesinoxan が第I相試験の最中で，次々と新しい波が押し寄せようとしている。

また，BZ 受容体の partial agonist も abecarnil と Y-23684に続くものは今のところ見当らないが，両薬剤の今後の健闘が期待されており，新しい抗不安薬としての２つの大きな流れは着実に進行してきている。

IV．睡眠薬の過去，現在，未来

ストレス社会化と高齢化社会の到来とともに世は不安と不眠の時代となり，成人人口の２％以上が長期の睡眠薬服用を余儀なくされている。不眠は単なる眠れない苦しみのみでなく，社会生活に大きな支障を生じ，歴史上の大事故も不眠が原因となったものが多く，QOL を低下させる大きな要因となっている。アドリブ的に服用する人達を加えれば20％を越すと考えられ，反面，睡眠薬は癖になり怖いと恐れられている。それだけに，安心して医師が処方し，患者が服用できるより理想的な睡眠薬の開発が急務となっている。

Chloralhydrate のような pre-barbiturates の時代を経て1903年に合成された barbital を初めとする barbiturates の時代が長く続いた。催眠作用の強さは今もって群を抜き，麻酔薬としても用いられるが，耐性形成，依存性と退薬症候（alcohol-barbiturates 型）のみならず，臨床用量の10倍量で昏睡となり，それを越すと，呼吸中枢の麻痺をきたして致死的となるという安全域の狭さが問題となり，これを克服しようとして多くの non-barbiturate 系睡眠薬が開発された。methaqualone, thalidmide, glutethimide など，問題克服どころかそれぞれ大きな問題を起こして早々と姿を消してしまい，今もって根強い人気があるのは bromvalerylurea のみとなっている。市販の睡眠薬の中には bromvalerylurea の少量が含まれており，かなりの人達が OTC としてこれを服用しているはずである。その後，新しい non-barbiturates として開発された perlapine も精神分裂病患者の不眠に好まれたが，経済的理由から製造中止となり，最も新しい butoctamide も作用が緩和で製剤上の問題もあり，処方頻度は極めて低い。

こうして必然的に睡眠薬の主役におどり出たのが BZ 系睡眠薬なのである。BZ 自体に催眠作用があり，大脳辺縁系を中心とする情動中枢の興奮を GABA 系を介して鎮め，自然に眠りに導くとして睡眠誘導剤とも，睡眠導入剤とも呼ばれて，わが国には1967年の nitrazepam を筆頭に数多くの BZ 系睡眠薬が承認されて，いずれも広く用いられている。なお，thienodiazepine 誘導体と cyclopyrrolone 誘導体はともに BZ 受容体作動薬であり，ここでは BZ 系睡眠薬として一括してある。今では睡眠薬といえばこの BZ 系睡眠薬を指しており，ちなみに，北里大学病院・北里大学東病院の外来処方の実績をみてみると（表７），精神神経科では処方箋の61％を越え，全診療科でみても12％以上となって，病院への通院患者の睡眠障害の頻度の高さと睡眠薬処方の多さが一目瞭然となっている。

このように，われわれは効果と安全性から BZ 系睡眠薬に十二分に恩恵を受けているが，1991年 BBC 放送と Newsletter 誌がとりあげた“Halcion；Nightmare”のキャンペーンを初めとするマスメディアの報道はセンセーショナルに過ぎ，睡眠薬は恐ろしいとの誤った考え方を植え込んだ一方で，安易な使用への大きな警鐘になったことも事実である[42]。BZ 系睡眠薬も BZ とまったく同じ問題を抱えるが，抗不安薬より高い用量が必要となるだけに，alcohol との併用やより高い用量での健忘の報告が多い。また，反跳性不眠に加えて臨床用量依存など，BZ 系薬物の問題点がより鮮明に現われてくる。なお，BZ 系睡眠薬の睡眠構築への影響は，入眠潜時の短縮と覚醒時間と回数の減少に加えて，①睡眠段階１の減少，②睡眠段階２の増加，③睡眠段階3＋4の減少，④ REM 睡眠潜時の延長と減少，などが共通して認められ，突然の退薬により反跳性の変化を示すことがありう

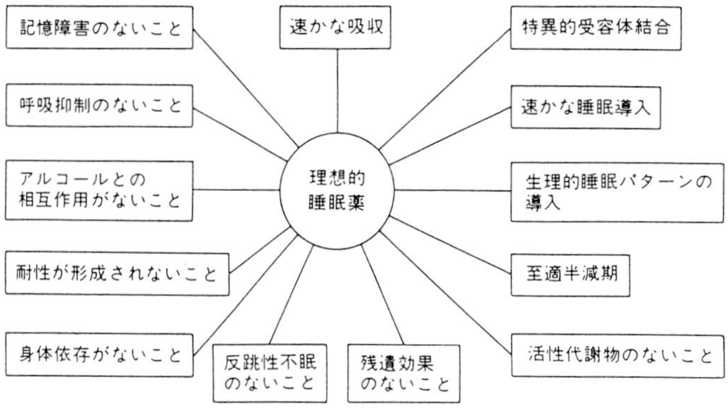

図 3　理想的睡眠薬の薬理学的および治療上のプロフィール
(Langer ら，1990[32])

る。これが反跳性不眠や退薬症候とも連がりうることから，睡眠構築への影響のより少ない睡眠薬が望まれる。図 3 に理想的睡眠薬のプロフィールがまとめられているが，既存の睡眠薬の持つ問題点を裏返しにしたものであることがわかる。

BZ 系睡眠薬の使用上の注意や工夫によって不眠症患者の QOL が高められ，ほぼ満足すべき結果が得られてはいるが，より理想に近い睡眠薬の開発に向けて，Synthelabo Recherche 社の zolpidem と American Cyanamid Lederly 研究所の zaleplon の 2 つが臨床試験に入っている (図 4)[51]。ともに非 BZ 系の化学構造を有しながら，BZ_1受容体 (ω_1受容体) に選択的親和性を示すもので[32,61]，広くは BZ 系睡眠薬に分類されるものであるが，ともに超短時間作用型であり，①強力な催眠作用，②睡眠段階 2 のみでなく深睡眠を増加させ，REM 睡眠に影響しない，③筋弛緩作用が弱い，④記憶･学習への影響が弱い，⑤ alcohol との相互作用が弱い，⑥耐性形成がなく，依存形成が弱い，⑦反跳現象がない，などの共通の特徴を有している。zolpidem はすでにフランスや米国で上市されて広く用いられており，米国ではベストセラーの睡眠薬となっている。わが国では zopiclone との第III相試験の最中であり，zaleplon は米国を中心に開発が進み，わが国では後期第II相試験が終了した段階にあり，ともに将来を嘱望される睡眠として期待されている。いずれ，わが国でもこれら ω_1受容体作動薬系の睡眠薬が主流となることが予測される。

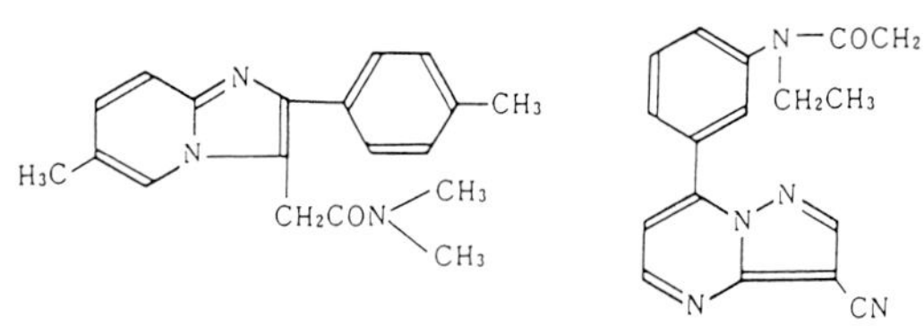

[Zolpidem]　　[Zaleplon]

図 4　Benzodiazepine ω_1受容体作動性新規睡眠薬

おわりに

精神科薬物治療のこれまでの展開の経緯と今後の展望を，現在開発中の各向精神薬を紹介しながら概観してきた。一昔前には考えられないほどの進展を見せながらも，まだまだ克服すべき問題は多く，これは永遠のテーマといえよう。新しい向精神薬の開発を通してこれらの問題の解決に立ち向かいたいものである。

なお，抗てんかん薬と抗痴呆薬については割愛したが，次の企画で取り上げる予定である。

文　献

1) Amsler, H.A., Teerenhovi, L., Barth, E. et al.: Agranulocytosis in patients treated with clozapine. A study of the Finnish epidemic. Acta Psychiatr. Scand., 56 : 241-248, 1977.
2) Angst, J., Jaenicke, U., Padrutt, A. et al.: Ergebnisse eines Doppelblindversuches von

Clozapin (8-chlor-11-(4-methyl-1-piperazinyl)-5H-dibenzo-(b, e)-(1, 4)-diazepine) im Vergleich zu Levomepromazin. Pharmakopsychiat., 4 : 192-200, 1971.
3) Ansseau, M., Darimont, P., Leoq, A. et al. : Controlled comparison of nefazodone and amitriptyline in major depressive inpatients. Psychopharmacology, 115 : 254-260, 1994.
4) Axelrod, J., Inscoe, J.K. : The uptake and binding of circulating serotonin and the effect of drugs. J. Pharmacol. Exp. Ther., 141 : 161-165, 1963.
5) Axelrod, J., Whitby, L.G., Herting, G. : Effect of psychotropic drugs on the uptake of ^{3}H-norepinephrine by tissues. Science, 133 : 383-384, 1961.
6) Bartholini, G. : Growing aspects of hypnotic drugs. In : Sauvanet, J.P., Langer, S.Z., Morselli, P.L.(eds) : Imidazopyridines in Sleep Disorders, pp. 1-9, Raven Press, New York, 1988.
7) Berger, F.M. : Anxiety and the discovery of the tranquilizers. In : F.J. Ayd and B. Blackwell (eds.) : Discoveries in Biological Psychiatry. pp. 115-129, Lippincott, Philadelphia, 1970.
8) Bersani, G., Grispi, A., Marini, S. et al. : Neuroleptic-induced extrapyramidal side effects : clinical perspectives with ritanserin (R 55667), a new selective 5-HT_2 receptor blocking agent. Cur. Ther. Res., 40 : 492-499, 1986.
9) Bleich, A., Brown, S.L., Kahn, R. et al. : The role of serotonin in schizophrenia. Schizophr. Bull., 14 : 297-315, 1988.
10) Bligh-Glower, W., Jaskiw, G.E., Vrtunski, B. et al. : 5-HT-receptor antagonists can attenuate submaximal haloperidol-induced catalepsy in rats. Schizophr. Res., 15 : 153-154, 1995.
11) Borison, R.L. : The role of cognition in the risk-benefit and safety analysis of antipsychotic medication. Acta Psychiatr. Scand., 94 : 5-11, 1996.
12) Bymaster, F.P. : In vito and in vivo biochemistry of olanzapine. J. Clin. Psychiatr. Monogr., 15 : 10-12, 1997.
13) Carlsson, A. : Antipsychotic agents : elucidation of their mode of action. In : Parnham, M. J., Bruinvels, J.(eds.): Discoveries in Pharmacology, Vol. 1 : Psycho-and Neuro-pharmacology. pp. 197-206, Elsevier, Amsterdam, 1983.
14) Creese, I., Burt, D.R., Snyder, S.H. : Dopamine receptor binding predicts clinical and pharmacological potencies of antischizophrenic durgs. Science, 192 : 481-483, 1976.
15) Da Prada, M., Kettler, R., Keller, H.H. et al. : Neurochemical profile of moclobemide, a short-acting and reversible inhibitor of monoamine oxidase type A. J. Pharmacol. Exp. Ther., 248 : 400-414, 1989.
16) Davis, R., Whittington, R., Bryson, H.M. : Nefazodone. A review of its pharmacology and clinical efficacy in the management of major depression. Drugs, 53 : 608-636, 1997.
17) Eison, A.S., Eison, M.S., Torrende, J.R. : Nefazodone : preclinical pharmacology of a new antidepressant. Psychopharmacol. Bull., 26 : 311-315, 1990.
18) Eison, A.S., Temple, D.L. : Buspirone : Review of its pharmacology and current perspectives on its mechanism of action. Am. J. Med., 80 (Suppl. 33) : 1-9, 1986.
19) Eison, M.S. : Azapirones : Clinical uses of serotonin partial agonists. Fam. Pract. Recert., 11 (Suppl) : 8-16, 1989.
20) Fulton, B., Benfield, P. : Moclobemide. An update of its pharmacological properties and therapeutic use. Drugs, 52 : 450-474, 1996.
21) Gallhofer, B., Bauer, U., Lis, S. et al. : Cognitive dydfunction in schizophrenia. Comparison of treatment with atypical antipsychotic agents and conventional neuroleptic drugs. Eur. Neuropsychopharmacol., 6 : S-13-S-20, 1996.
22) Goldstein, J.M., Snyder, D.H. : Effects of seroquel, clozapine and other putative atypical antipsychotic agents in primate models of dystonia. Schizophr. Res., 15 : 115, 1995.
23) Holliday, S., Benfield, P. : Venlafaxine. A review of its pharmacology and therapeutic potential in depression. Drugs, 49 : 280-294, 1995.
24) Janssen, P.A.J., Niemegeers, C.J.E., Awouters, F. et al. : Pharmacology of risperidone (R647666), a new antipsychotic with serotonin-S_2 and dopamine-D_2 antagonistic

properties. J. Pharmacol. Exp. Ther., 244 : 685-693, 1988.
25) 上島国利, 小山　司, 三田俊夫ほか : 選択的セロトニン再取り込み阻害薬塩酸セルトラリンのうつ病およびうつ状態に対する臨床評価—塩酸アミトリプチリンを対照薬とした二重盲検比較試験—. 神経精神薬理, 19 : 529-548, 1997.
26) Kane, J., Honigfeld, G., Singber, J. et al. : Clozapine for the treatment-resistent schizophrenic : a double blind comparison with chlorpromazine. Arch. Gen. Psychiatry, 45 : 789-796, 1988.
27) Kapur, S.K., Remington, G. : Serotonin-dopamine interaction and its relevance to schizophrenia. Am. J. Psychiatry, 153 : 466-476, 1996.
28) Kasper, S., Tauscher, J., Kufferle, B. et al. : D_2 receptor imaging in atypical neuroleptics. Eur. Neuropsychopharmacol., 6 (Suppl. 3) : 73, 1996.
29) Kikuchi, T., Tottori, K., Uwahodo, Y. et al. : 7-{4-7 [4-(2,3-chlorophenyl) 1-piperazinyl] butyloxy}-3,4- dihydro -2 (1H) - quinolinone (OPC-14597) : a unique antipsychotic drug candidate with both presynaptic dopamine autoreceptor agonistic activity and postsynaptic D_2 receptor antagonistic activity. Neuropsychopharmacology, 10 (Suppl. Part 2) : 194S, 1994.
30) 小山　司 : 抗うつ薬の作用機序—5-HT_2受容体阻害作用の意義について—.「レスリン錠発売 1 周年記念学術講演会記録集. 1993.
31) 栗原雅直, 村崎光邦, 遠藤俊吉ほか : 各種神経症に対する抗不安薬 buspirone の臨床評価—diazepam および placebo を対照とした第III相試験. 臨床評価, 18 : 433-454, 1990.
32) Langer, S.Z., Arbilla, S., Scatton, B. et al. : Receptors involved in the mechanisms of action of zolpidem. In. : Sauvanet. J.P. Langer, S.Z., Morselli, P.L. (eds) : Imidazopyridines in Sleep Disorders, pp. 55-70, Raven Press, New York, 1990.
33) 町山幸輝 : 向精神薬の現状 (1). 抗精神病薬, 医学と薬学, 38 : 27-36, 1997.
34) Marek, G.J., Mc Dougle, C.J., Price, L.H. et al. : A comparison of trazodone and fluoxetine : implications for a serotonergic mechanism of antidepressant action. Psychopharmacology, 109 : 2-11, 1992.
35) Meltzer, H.Y. : The importance of serotonin-dopamine interactions in the action of clozapine. Br. J. Psychiatry, 160 (Suppl. 17) : 22-29, 1992.
36) Meltzer, H.Y., Burnett, S., Bastani, B. et al. : Effects of six months of clozapine treatment on the quality of life of chronic schizophrenic patients. Hosp. Commun. Psychiatry, 41 : 892-897, 1990.
37) Meltzer, H.Y., Matsubara, S., Lee, J-C. : Classification of typical and atypical antipsychotic drugs on the basis of dopamine D-1, D-2 and $serotonin_2$ pKi values. J. Pharmacol. Exp. Ther., 251 : 238-246, 1989.
38) 三浦貞則, 浅井昌弘, 伊藤公一ほか : Buspirone の各種神経症に対する二重盲検比較試験—placebo との比較. 臨床評価, 20 : 447-475, 1992.
39) 村崎光邦 : 抗不安薬の作用機序をめぐって. 神精会誌, 38 : 3-16, 1988.
40) 村崎光邦 : うつ病治療における MAO 阻害薬復活の可能性. 神経精神薬理, 11 : 763-779, 1989.
41) 村崎光邦 : 非ベンゾジアゼピン系抗不安薬. 精神科治療学, 5 : 25-43, 1990.
42) 村崎光邦 : 短時間作用型睡眠薬の動向 ; Halcion story を通して. 精神医学レビー, 4 : 80-92, 1992.
43) 村崎光邦 : MAO 阻害薬の復活. 脳と精神の医学, 4 : 119-123, 1993.
44) 村崎光邦 : 抗うつ薬開発の現状. 精神神経薬理シンポジウム, 20 : 25-49, 1994.
45) 村崎光邦 : 向精神薬開発の最近の動向 (2)—抗精神病薬. 日本神経精神薬理学会雑誌, 15 : 191-210, 1995.
46) 村崎光邦 : SSRI とうつ病. 神経精神薬理, 17 : 239-255, 1995.
47) 村崎光邦 : わが国におけるセロトニン系抗不安薬5-HT_{1A}受容体作動薬の開発の現状. 精神神経薬理シンポジウム, 21 : 29-46, 1995.
48) Murasaki, M. : Overview of serotonin 1A receptor selective agents in anxiety disorders the developmental situation in Japan. Int. Rev. Psychiatry, 7 : 105-113, 1995.
49) 村崎光邦 : これからの抗精神病薬開発の展開. 神奈川精神薬理, 8 : 35-62, 1996.
50) 村崎光邦 : SSRI の臨床. 脳と精神の医学, 7 : 53-65, 1996.
51) 村崎光邦 : 新規睡眠薬の開発. 神経精神薬理, 18 : 123-133, 1996.
52) 村崎光邦 : 抗不安薬の臨床用量依存. 精神経誌,

98 : 612-121, 1996.
53) 村崎光邦 : うつ病治療における MAO 阻害薬の役割. 神経精神薬理, 19 : 685-700, 1997.
54) 村崎光邦 : セロトニン作動性抗不安薬の作用機序. 日病薬誌, 33 : 299-306, 1997.
55) 村崎光邦 : 抗不安薬の今後の動向. 筒井末春編 : 抗不安薬の新しい展開, pp. 308-324, 医薬ジャーナル社, 大阪, 1997.
56) 村崎光邦 : Tandospirone の基礎と臨床. 臨床精神薬理, 1 : 81-92, 1998.
57) 村崎光邦, 小山　司, 町山幸輝ほか : 新規抗精神病薬塩酸 perospirone の精神分裂病に対する臨床評価—haloperidol を対照薬とした第III相試験—. 臨床評価, 24 : 159-205, 1997.
58) Murasaki, M., Miura, S. : Future of 5-HT_{1A} receptor agonists (aryl-piperazine derivatives). Prog. Neuro-Psychopharmacol. & Biol. Psychiatry, 16 : 833-845, 1992.
59) 村崎光邦, 森　温理, 三浦貞則ほか : 選択的セロトニン再取り込み阻害薬SME3110 (fluvoxamine maleate) のうつ病, うつ状態に対する臨床評価—塩酸アミトリプチリンとの二重盲検比較試験—. 臨床医薬, 12 : 619-649, 1996.
60) 鍋島俊隆, 奥山　茂 : シグマ受容体の機能 : リガンドの中枢薬理作用. 日本神経精神薬理学会雑誌, 14 : 51-76, 1994.
61) 町田秀晃, 北角和洪, 森　恵他 : 新規非ベンゾジアゼピン系睡眠導入剤 CL284846の作用機序に関する研究. 第25回日本神経精神薬理学会, 福岡, 1995.
62) Okuyama, S., Imagawa, Y., Sakagawa, T. et al. : NE-100, a novel sigma receptor ligand : effect on phencyclidine-induced behaviors in rats, dogs and monkeys. Life Sci., 55 : 133-138, 1994.
63) Polc, P., Bonetti, E.P., Schaffner, R. et al. : A three-state model of the benzodiazepine receptor explains the interactions between the benzodiazepine antagonist Ro 15-1788, benzodiazepine tranquilizers, β-carbolines and phenobarbitone. Naunyn - Schmiedeberg's Arch. Pharmacol., 321 : 260-264, 1982.
64) Reynolds, G.P. : Neurotransmitter systems in schizophrenia. Int. Rev. Neurobiol., 38 : 305-339, 1995.
65) Reynolds, G.P. : The importance of dopamine D_4 receptors in the actions and development of antipsychotic agents. Drugs, 51 : 7-11, 1996.
66) Robertson, G.S., Matsumura, C., Fibiger, H. C. : Induction patterns of Fos-like immunoreactivity in the forebrain as predictors of atypical antipsychotic activity. J. Pharmacol. Exp. Ther., 271 : 1058-1066, 1994.
67) Rossi, A., Mancini, F., Stratta, P. et al. : Risperidone, a negative symptoms and cognitive deficit in schizophrenia : an open study. Acta Psychiatr. Scand., 95 : 40-43, 1997.
68) Schmidt, C.J., Fadayel, G.M. : The selective 5-HT_2 receptor antagonist, MDL 100907, increases dopamine efflux in the prefrontal cortex of the rat. Eur. J. Pharmacol., 273 : 273-279, 1995.
69) Schmidt, C.J., Fadayel, G.M., Sullivan, C.K. et al. : 5-HT_2 receptors exert a state dependent regulation of dopaminergic function : studies with MDL 100907 and the amphetamine analogue, 3,4-methylenedioxymethamphetamine. Eur. J. Pharmacol., 223 : 65-74, 1992.
70) Seeman, P. : Dopamine receptors and the dopamine hypothesis of schizophrenia. Synapse, 1 : 133-152, 1987.
71) Seeman, P. : Dopamine receptor sequences, therapeutic levels of neuroleptics occupy D_2 receptors, clozapine occupies D_4. Neuropsychopharmacology, 7 : 261-284, 1992.
72) Seeman, P., Lee, T., Chan-Wong, M. et al. : Antipsychotic drug doses and neuroleptic/DA rcccptors. Nature, 261 : 717 719, 1976.
73) Song, F., Freemantle, N., Sheldon, A. et al. : Selective reuptake inhibitors : metaanalysis of efficacy and acceptability. Br. Med. J., 306 : 683-687, 1993.
74) Sorensen, S.M., Humphreys, T.M., Taylor, V. L. et al. : 5-HT_2 receptor antagonists reverse amphetamine-induced slowing of dopaminergic neurons by interfering with stimulated dopamine synthesis. J. Pahrmacol. Exp. Ther., 260 : 872-878, 1992.
75) Sorensen, S.M., Kehne, J.H., Fadayel, G.M. et al. : Characterization of the 5-HT_2 receptor antagonist MDL 100907 as a putative atypical antipsychotic : behavioral electrophysiological and neurochemical studies. J. Pharmacol. Exp. Ther., 266 : 684-691, 1993.
76) Sternbach, L.H. : Benzodiazepine story. J. Med. Chem., 22 : 1-7, 1979.
77) Stip, E. : The effect of risperidone on cognition in patients with schizophrenia. Can. J.

Psychiatry, 41 (Suppl. 2): S35-S40, 1996.
78) Sulser, F., Mishra, R.: The discovery of tricyclic antidepressants and their mode of action. In: Discoveries of Pharmacology. Volume 1: Psycho-and Neuro-pharmacology (M.J. Parnham, J. Bruinvels eds), pp 233-247, Elsevier, Amsterdam, 1983.
79) Suzuki, M., Uchiumi, M., Murasaki, M.: A comparative study of the psychological effects of DN-2327, a partial benzodiazepine agonist, and alprazolam. Psychopharmacology, 121: 442-450, 1995.
80) Swerdlow, N., Bakshi, V., Geyer, M.: Seroquel restores prepulse inhibition of startle in phencyclidine-treated rats. Eur. Neuropsychopharmacol., 6 (Suppl. 3): 107, 1996.
81) Van Tol, H.H.M., Bunzow, J.R., Guan, H.C. et al.: Cloning of the gene for a human dopamine D_4 receptor with high affinity for the antipsychotic clozapine. Nature, 350: 610-614, 1991.
82) 融 道男：向精神薬開発の歴史と現況. 医学と薬学, 38: 17-25, 1997.
83) Wada, T., Nakajima, R., Kurihara, E. et al.: Pharmacologic characterization of a novel non-benzodiazepine selective anxiolytic, DN-2327. Jpn. J. Pharmacol., 49: 337-349, 1989.
84) Warrington, S.J.: Clinical implications of the pharmacology of serotonin reuptake inhibitors. Int. Clin. Psychopharmacol., 7 (Suppl 2): 13-19, 1992.
85) 八木剛平：精神分裂病の薬物治療学. ネオヒポクラティズムの提唱. 金原出版, 東京, 1993.
86) Zeller, E.A., Barsky, J., Fouts, J.R. et al.: Influence of isonicotinic and hydrazide (INH) and 1-isonicotinyl-2-isopropyl hydrazide (IIH) on bacterial and mammalian enzymes. Experientia, 8: 349-350, 1952.

臨床精神薬理　1：81-92, 1998

New drug 新薬紹介

Tandospironeの基礎と臨床

村 崎 光 邦*

Key words：*5-HT_{1A} agonist, serotonergic anxiolytic, tandospirone, bridge medication*

はじめに

1950年代の初めに第一世代の抗不安薬として脚光を浴び，魔法の薬として全世界に拡がり，一世を風靡したmeprobamateは耐性の形成と激しい退薬症候を伴う依存形成を呈することが明らかにされて，十分にその作用機序も解明されないまま次に登場した，benzodiazepine（BZ）系薬物に完全にとって代わられてしまった[11]。1960年いまだmeprobamateが席巻していた時代にSternbachを中心とする研究陣の努力のもとにchlordiazepoxideが生み出され[27]，これがBZ系抗不安薬の第1号となり，翌年にはoxazepamとdiazepamが続いた。その後さらに多くのBZ系薬物が開発され，BZ系の睡眠薬と抗てんかん薬も導入されて，世界中で最も処方頻度の高い薬物として君臨し，BZがなければ夜も日も明けぬ時代となっている。この第二世代のBZにも泣き所はあるもので，精神運動機能や記憶を含めた認知機能の障害，身体依存形成と臨床応用量依存の問題などがとりあげられ，注目を集めている[14]。BZの持つこれらの欠点を克服しようとして多くの薬物が開発されてきているが[12,17]，ここに第三世代の抗不安薬としてセロトニン作動性抗不安薬が登場してきた[13,15,16,18]。ここではわが国オリジナルでかつ最初に承認されたtandospironeについて，その作用機序と臨床試験の成績ならびに臨床上の特徴について紹介したい。

Preclinical and clinical features of tandospirone.
*北里大学医学部精神科
〔〒228　神奈川県相模原市麻溝台2-1-1〕
Mitsukuni Murasaki：Department of Psychiatry, Kitasato University School of Medicine. 2-1-1 Asamizodai, Sagamihara, Kanagawa, 228 Japan.

I．Tandospironeの作用機序

セロトニン作動性抗不安薬として最初に世に出たbuspironeは当初は抗ドパミン作用を有する抗精神病薬として開発されたが，作用が弱く開発が進まないでいた。ところが，非臨床試験ではるかに低い用量で抗不安作用のあることが判明し，しかもBZと違って鎮静作用や筋弛緩作用を持たない抗不安薬として再出発することになった。1985年西ドイツで抗不安薬として承認され，1986年には米国でも承認されて，わが国にも導入されて治験に入っている。その後，buspironeには抗ドパミン作用を呈するよりはるかに低い用量で5-HT_{1A}受容体のpartial agonistであることが明らかにされ，セロトニン作動性抗不安薬として名乗りをあげたのである。

EisonとTemple[2]は，buspironeは縫線核の5-HT_{1A}自己受容体にagonistとして作用し，縫線核から海馬へのセロトニンの流れの調節によってGray[5]のいう行動抑制系のセロトニンの働きを抑制し，抗不安作用を示すとした（図1）。BZはセロトニン系のみならず，ノルエピネフリン系もを抑制するために，抗不安作用のほかに鎮静・催眠作用をもたらし，覚醒・注意機能まで抑えてしま

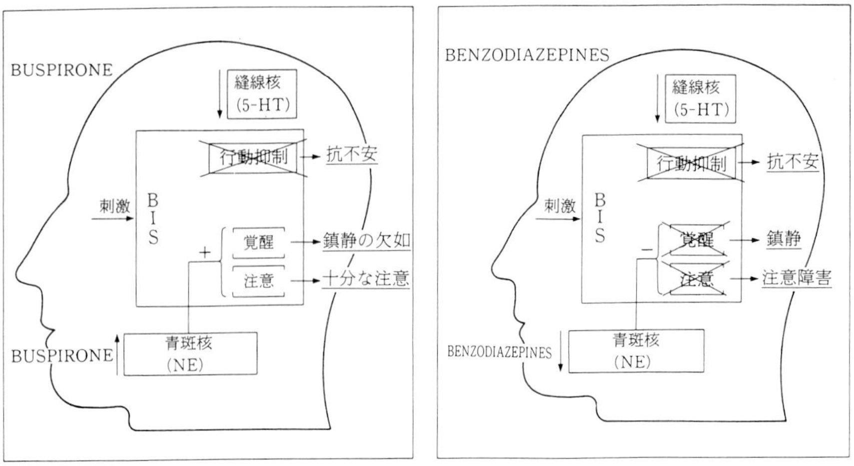

図1　Buspirone と BZ の作用機構 (Eison & Temple, 1986)[2]
buspirone は縫線核の 5-HT_{1A} 受容体に作用して行動抑制系(BIS)の 5-HT の働きを抑制し，抗不安作用を発揮するが，青斑核の機能を高めるために鎮静作用をきたさず，注意力の高まった状態を呈して，選択的抗不安作用を示す。一方，BZ は 5-HT 系のみならず，青斑核の機能をも抑制するために抗不安作用とともに鎮静作用と注意力の障害をもたらしてしまう。

表1　Benzodiazepines と buspirone の比較

作　　用	benzodiazepines	buspirone
抗不安	+	+
抗けいれん	+	−
筋弛緩	+	−
鎮静／催眠	+	−
常用量での運動機能障害	+	−
常用量での認知障害	+	−
習慣性の可能性	+	−
退薬症候	+	−
GABAへの直接的作用	+	−
benzodiazepine受容体との結合	+	−
過量投与の安全性	+	+
アルコールとの相互作用	+	−

International drug therapy newsletter, 20:37-43, 1985

う。それに対して buspirone はセロトニン系のみに選択的に作用するので，選択的抗不安薬として働き，BZ の持つ欠点を克服しうるとして，表1のように説明されている。のちに，Eison[3] は，buspirone は後シナプス側の 5-HT_{1A} 受容体に partial agonist として作用することから，セロトニン系の活性が過剰なときにはこれを抑えて抗不安作用を発揮し，逆に低下しているときには活性を高める方向に作用することで抗うつ作用を発揮するとし，5-HT normalizer と名づけ，不安とうつの両方に奏効するとの考え方を示した。

欧米における buspirone の開発の成功に刺激されて，セロトニン作動性抗不安薬が続々と登場し，わが国でも buspirone に加えて ipsapirone，tandospirone の臨床試験が実施されたのであるが(図2)，tandospirone のみが成功して承認されたのに対して，buspirone と ipsapirone は有意な抗不安作用を証明することができず，開発が中断されている。

Tandospirone は住友製薬㈱によって開発された 5-HT_{1A} 受容体の partial agonist で，buspirone と同じ azapirone 系に属している(図2)。抗

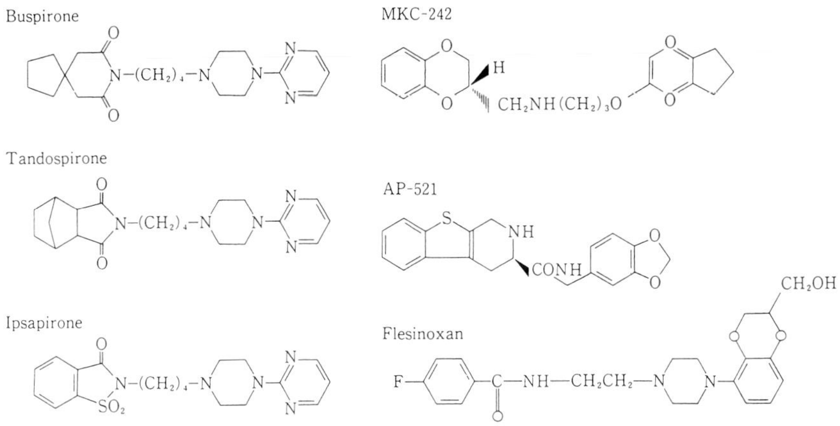

図2　5-HT$_{1A}$ 受容体作動薬の化学構造式

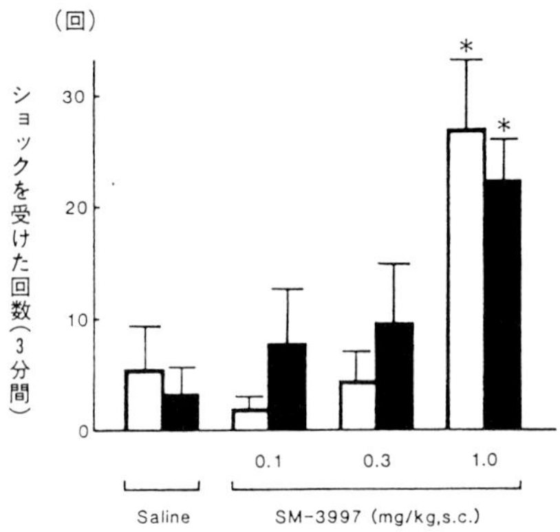

図3　Vogel 型水飲みコンフリクト試験における tandospirone の抗コンフリクト作用
(Shimizu ら, 1992)[25]
□：対照群　■：5,7-DHT 処置群

精神病薬としてスタートした buspirone と異なり，tandospirone は最初から抗不安薬としてその作用機序に関わる作動薬理学的ならびに神経生化学的研究が精力的に住友製薬㈱の研究所で実施されている。

1．Tandospirone の抗コンフリクト作用

セロトニン作動性抗不安薬は BZ が示すような明確なコンフリクト作用を示さないとされているが，tandospirone は Vogel 型のコンフリクト試験で抗不安作用が認められている[24]。とくに，5-7-dihydroxy-tryptamine (5,7-DHT) で前処置して，縫線核から海馬に至るセロトニン系を破壊したラットにおいても，図3にみるように強力な抗コンフリクト作用を示すことから[26]，tandospirone の抗不安作用はシナプス前の 5-HT$_{1A}$ 受容体への作用ではなく，シナプス後の 5-HT$_{1A}$ 受容体への agonist としての作用によることが明らかにされている。ちなみに，Geller-Seifter 型コンフリクト試験でも tandospirone の抗コンフリクト作用が認められていることは特筆ものである[25]。また，嗅球摘出ラットの攻撃行動や縫線核破壊ラットの攻撃行動および muricide を抑制することも実証されている。

2．Tandospirone の脳内結合部位の分布

Tandospirone は脳内の 5-HT$_{1A}$ 受容体に選択的に高親和性をもって結合する（表2）[23]。Tandospirone の結合部位は情動中枢とされる海馬，扁桃核をはじめとする大脳辺縁系とそれにセロトニン・ニューロンを投射する縫線核に集中している（図4，図5）[29]。これは 5-HT$_{1A}$ 受容体の full agonist である 8-OH-DPAT の結合部位，すなわち5-HT$_{1A}$受容体の分布と一致していることを示している。縫線核への結合はシナプス前の 5-HT$_{1A}$ 受容体にも及んでおり，同部位へは full agonist として作用することがわかっている。BZ も情動中枢中心に BZ 受容体が分布するとされるが，BZ 受容体はさらに大脳皮質，小脳，脊髄あるいは末梢の臓器にも分布して，筋弛緩作用，鎮静・催眠作用あるいは精神運動機能への影響など好ましくない作用をもたらしうるのに対して，tandospirone の結合部位はより選択的に情動中枢に

表2　主な受容体に対する **tandospirone** の結合親和性
(Shimizu et al., 1988)[23]

受容体	リガンド	親和性(Ki, nM)
Serotonin		
5-HT_{1A}	8-OH-DPAT	25±1
5-HT_{1B}	5-HT	>1000
5-HT_{1C}	mesuldine	>1000
5-HT_{1D}	5-HT	>1000
5-HT_2	spiroperidol	>1000
Dopamine		
D_1	SCH 23390	>1000
D_2	spiroperidol	660±70
Adrenaline		
α_1	WB-4101	>1000
α_2	clonidine	>1000
β	dihydroalprendol	>1000
Others		
benzodiazepine	flunitrazepam	>1000
$GABA_A$	muscimol	>1000
muscarine	QNB	>1000

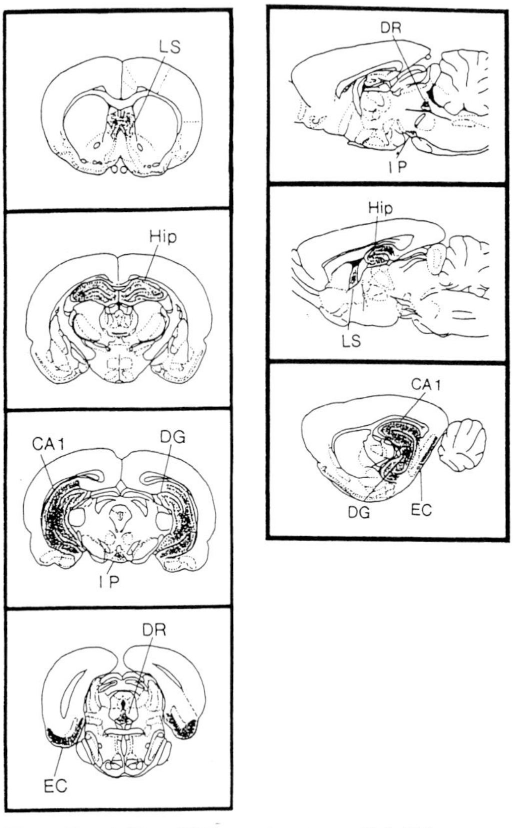

図4　ラット脳の［^{3}H］**tandospirone** 結合部位
(Tanaka ら, 1991)[29]より合成
DG：歯状回，DR：背側縫線核，EC：内嗅領皮質，Hip：海馬，IP：脚間核，LS：外側中隔

集中して分布していることから，より選択的な抗不安作用を呈することが期待される。

3．Tandospirone の 5-HT_{1A} 受容体への作用

Tandospirone は 5-HT_{1A} 受容体の full agonist である 8-OH-DPAT のもたらす低体温，雄性ラットの性行動の増大，食餌行動の増大，識別刺激効果を生じうることや身体を低くかがめる姿勢 flat body posture，前肢の歩行動作，後肢の外転などのセロトニン行動症候群を誘発することから，agonist として作用することは明らかである[26]。その反面，8-OH-DPAT によるセロトニン行動症候群を抑制する作用を有していることから，tandospirone のシナプス後の 5-HT_{1A} 受容体への作用は partial agonist である。

さらに，背側海馬に tandospirone を局所投与すると強力な抗コンフリクト作用を示すこと[7]，ラット脳においてセロトニン代謝回転を抑制すること[30]，不安と直接結びついている海馬の律動的シータ波が tandospirone によって抑制され，5-HT_{1A} 受容体拮抗薬によってこの作用が拮抗されること[6]，そして tandospirone による抗コンフリクト作用は 5-HT_{1A} 受容体拮抗薬で抑制されること，など多くの実験的事実から，tandospirone の 5-HT_{1A} 受容体への agonist 作用が証明されている。とくに，tandospirone の反復投与によって細胞体樹状突起の 5-HT_{1A} 自己受容体の感受性が低下する事実[4]と，5-7-DHT 処置ラットでも抗コンフリクト作用が認められることから[26]，tandospirone の抗不安作用はシナプス後部の 5-HT_{1A} 受容体への agonist としての作用であることを確認しておきたい。

ところで，5-HT_{1A} 受容体を刺激する薬物は抗うつ作用を有するといわれており[1,8]，buspirone とそれに続く gepirone, ipsapirone などいずれも海外では抗うつ薬としての治験が行われている。Tandospirone もわが国での神経症を対象とする治験の中で抗うつ作用が証明されているが，その作用機序として Wieland ら[34]によれば，tandospirone の長期投与によって 5-HT_2 受容体の有意な down-regulation が生じることがあげられる。このことは 5-HT_2 受容体拮抗薬である

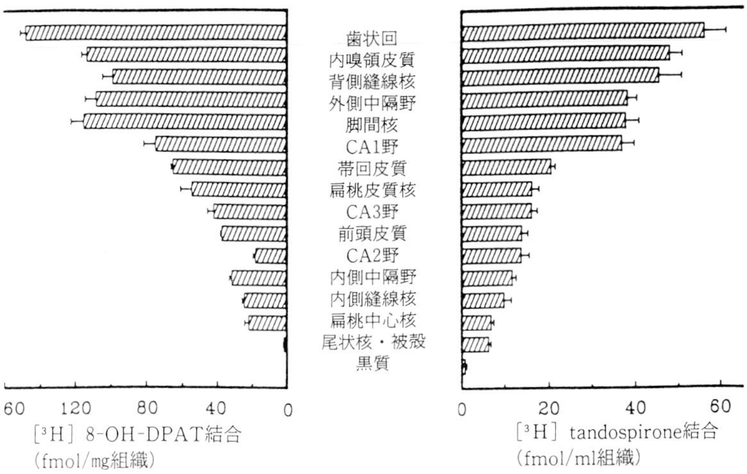

図5　[^{3}H] 8-OH-DPAT 結合部位と [^{3}H] tandospirone 結合部位の脳内分布比較 (Tanaka ら，1991)[29]，一部変更

表3　Tandospirone および imipramine の反復投与による 5-HT$_{1A}$，5-HT$_2$，β アドレナリンの各受容体に及ぼす効果 (Wieland ら，1993[34])

	5-HT$_{1A}$ receptors			5-HT$_2$receptors			β-Adrenergic receptors		
	B_{max}	K_d	N	B_{max}	K_d	N	B_{max}	K_d	N
Saline	683± 87.0	1.64±0.26	7	364±16.0	0.52±0.067	6	7.9±0.38	0.071±0.005	7
Imipramine	880±163.3	2.03±0.52	6	277±22.1*	0.75±0.119	6	4.7±0.33**	0.085±0.009	7
Tandosporine	730±172.2	1.94±0.19	5	295±16.9*	0.75±0.143	6	6.6±0.23	0.076±0.008	6
I-PP	845± 65.5	1.70±0.28	4	273±17.5*	0.53±0.110	6	7.4±0.64	0.071±0.006	7

I-PP：l-pyrimidinyl-piperazine，tandospironeの代謝物
*$P<0.05$，**$P<0.01$

DOB による首振り行動を tandospirone が抑制することで裏付けられている。また，有意ではないが，β アドレナリン受容体の down-regulation も認められている（表3）。海馬膜での forskolin 活性化 adenylate cyclase の活性を抑制することや，行動薬理学的に強制水泳試験や嗅球摘出ラットあるいは縫線核破壊ラットにおける攻撃行動や muricide の抑制などいずれも tandospirone の抗うつ作用を予測する成績であるといえる[26]。

以上の tandospirone の作用機序に関わる非臨床試験の結果をまとめて図示すると，図6のようになる。この tandospirone の作用機序がセロトニン作動性抗不安薬すなわち，5-HT$_{1A}$ 受容体の agonist に共通したものか，あるいは tandospirone 独特のものかについては今後の研究を待つことになる。従来は，buspirone と ipsapirone は 5-HT$_{1A}$ 受容体への作用のほかに抗ドパミン作用と α_1 拮抗作用を有することが知られている。現在，わが国では三菱化学㈱の MKC-242，旭化成㈱の AP521，およびオランダ Solvay 社の flesinoxan が 5-HT$_{1A}$ 受容体の agonist として開発されつつあり，今後，新しい治験がもたらされることと思われる（図2）[15,17]。

II. Tandospirone の臨床試験成績と臨床上の特徴

わが国では精神科領域と内科・心療内科領域で多くの臨床試験が行われて，いずれも優れた抗不安作用が認められている。ここにその一部を紹介する。

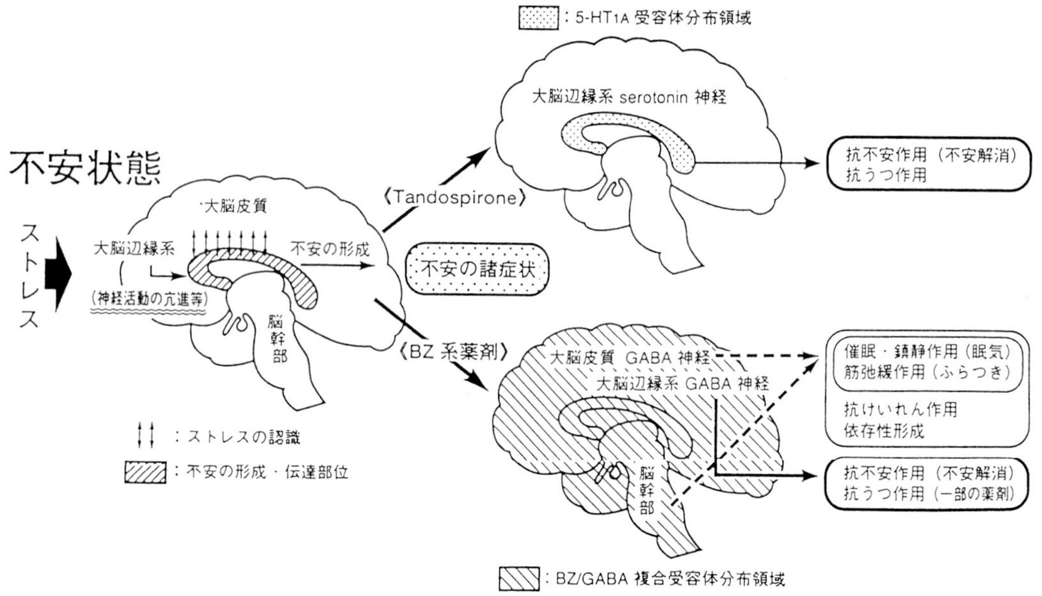

図 6　**Tandospirone と benzodiazepine の作用機構**

表 4　神経症を対象としたplaceboおよび用量間比較による後期第II相試験（筒井ら，1992）[31]

薬剤（mg/日）	最終全般改善度			不変	悪化	合計症例	検定		
	著明改善	中等度改善	軽度改善				H test	U test	χ^2 test
placebo	4 (9.1)	7 (25.0)	14 (56.8)	17	1	44	$p<0.05$ 多重比較 (Tukey) $15>p^{+}$ $30>p^{*}$	$15>p^{*}$ $30>p^{**}$	中等度改善以上 $30>p^{*}$ 軽度改善以上 $15>p^{*}$ $30>p^{+}$
15	5 (12.5)	11 (40.0)	17 (82.5)	6	1	40			
30	5 (11.9)	18 (54.8)	10 (78.6)	8	1	42			

（ ）：累積%，＊＊：$p<0.01$，＊：$p<0.05$，＋：$p<0.10$

表 5　自律神経失調症を対象としたplaceboおよび用量間比較による後期第II相試験（筒井ら，1992）[32]

薬剤（mg/日）	最終全般改善度			不変	悪化	合計症例	検定		
	著明改善	中等度改善	軽度改善				H test	U test	χ^2 test
placebo	3 (6.8)	13 (36.4)	18 (77.3)	6	4 (9.1)	44	$p<0.05$ 多重比較 (Bonteroni) $30>p^{*}$	$30>p^{*}$	中等度改善以上 $30>p^{*}$
15	4 (8.2)	20 (49.0)	18 (85.7)	5	2 (4.1)	49			
30	7 (17.1)	20 (65.9)	7 (82.9)	7	0	41			

（ ）：累積%，＊：$p<0.05$

1. 内科・心療内科領域

内科・心療内科領域での神経症を対象としたplaceboおよび用量間比較による試験で[31]，tandospirone は15mg/日群，30mg/日群とも最終全般改善度で placebo より有意に優れる結果を示している（表 4）。診断名別改善度では抑うつ神経症と不安神経症で placebo より有意に優れる傾向を示し，症状別では，不安感，抑うつ気分，意欲減退，悪心，睡眠障害，易疲労感・全身倦怠感で有意差あるいは有意傾向をもって優れている。また，tandospirone の安全性は極めて高いとされている。

自律神経失調症を対象とした placebo および用量間比較による試験では[32]，30mg/日群が placebo より有意に優れており（表 5），症状としては緊張感，焦燥感，食欲不振，食道狭窄感，四

表6　自律神経失調症を対象としたtofisopamとの二重盲検比較試験(筒井ら，1992)[33]

薬剤(mg/日)		最終全般改善度			不変	悪化	合計症例	検定 U test
		著明改善	中等度改善	軽度改善				
tandospirone	30	22(27.5)	29(63.8)	24(93.8)	5	0	80	tandospirone＞tofisopam*
tofisopam	150	18(20.7)	25(49.4)	28(81.6)	11	5(5.8)	87	

(　)：累積%，＊：p＜0.005

表7　循環器心身症を対象とした二重盲検比較試験(長田ら，1992)[22]

診断名	薬剤(mg/日)	最終全般改善度			不変	悪化	判定不能	合計症例	検定		
		著明改善	中等度改善	軽度改善					H test	U test	χ^2 test
本態性高血圧	placebo	1(3.8)	7(30.8)	11(73.1)	5	2	0	26	p=0.000 多重比較 15＞p* 30＞p**	15＞p* 30＞p**	著明改善 15＞p⁺，30＞p** 中等度改善以上 15＞p*，30＞p**
	15	7(25.9)	10(63.0)	6(85.2)	4	0	0	27			
	30	11(44.0)	10(84.0)	3(96.0)	1	0	0	25			
心臓神経症	placebo	13(46.4)	3(57.1)	5(75.0)	7	0	0	28	NS	NS	NS
	15	8(33.3)	7(62.5)	4(79.2)	4	1	0	24			
	30	10(38.5)	11(80.8)	2(88.5)	3	0	0	26			

(　)累積%，NS：not significant

**：p＜0.05，*：p＜0.005，+：p＜0.10

表8　本態性高血圧症を対象とした比較試験(菊地ら，1992)[9]

薬　剤	最終全般改善度			不変	悪化	判断不能	合計症例	検　定
	著明改善	中等度改善	軽度改善					
tandospirone 30mg/日	21(38)	20(75)	4(82)	8	2	0	55	U test：p＜0.10 Fisher：著明改善 p＜0.05
diazepam 6 mg/日	9(16)	27(65)	13(89)	5	1	0	55	
症例合計	30	47	17	13	3	0	110	

(　)累積%

肢のふるえ，しびれ感，関節痛で有意差あるいは有意傾向を認めている。なお，tofisopamを対照とした比較試験では[33]，tandospirone 30mg/日群が有意に優れる改善度を示し(表6)，不安感，嘔吐，食道狭窄感，下痢，冷感，発汗，頭痛で有意差あるいは有意傾向を認めている。

本態性高血圧症と心臓神経症の循環器心身症を対象としたplaceboおよび用量間比較試験では[22]，15mg/日群，30mg/日群とも本態性高血圧症には有意の改善率を示したが，心臓神経症では数値においてかなり上回っているものの，placebo群に著明改善例が多く，有意差を認めなかった(表7)。症状別改善度は，本態性高血圧症で心悸亢進，胸痛，前胸部圧迫感，不安感，肩こり，易疲労感・倦怠感，不眠において，心臓神経症では抑うつ感において，placebo群に比べ有意差または有意傾向が認められている。そして，循環器心身症としての本態性高血圧症を対象としたdiazepamとの比較試験では[9]，著明改善でtandospirone 30mg/日群がdiazepam 6mg/日群より有意に優れる結果を示している(表8)。症状別改善度では，tandospirone群がのぼせ感，冷感，頭痛で優れる傾向を示し，diazepam群がめまい，ふらつき，緊張感で有意に優れている。うつ状態を呈しながら身体症状が前面に出ている循環器心身症に有用であると結論されている。

消化器系愁訴を有する心身症を対象としたdiazepamおよびplaceboとの比較試験では[10]，最終全般改善度でtandospirone群はplacebo群に有意に優れ，diazepam群とは数値で上回るものの有意差は認めていない（表9）。概括安全度でdiazepam群に比べ有意に優れ，全般有用度で

表9　消化器系愁訴を有する心身症に対するdiazepamおよびplaceboとの二重盲検比較試験(木村ら，1992)[10]

薬剤(mg/日)	最終全般改善度			不　変	悪　化	判定不能	合計症例	検　定	
	著明改善	中等度改善	軽度改善					Fisher test	多重比較(Dunnett 型)
tandospirone30	26(31.0)	22(57.1)	22(83.3)	10(11.9)	4 (4.8)	0	84	NS p=0.315 (tandospirone vs diazepam) T>P p=0.007	NS p=0.179 T>P p=0.002
diazepam　6	19(22.4)	22(48.2)	21(72.9)	19(22.4)	4 (4.7)	0	85	NS p=0.122 (diazepam vs placebo)	
placebo	6(6.7)	26(35.6)	35(74.5)	10(18.9)	6 (6.7)	0	90		

(　)：累積%，NS：not significant

表10　各種神経症に対する後期第II相試験(村崎ら，1992)[20]

tandospirone(mg/日)	最終全般改善度			不変	悪化	脱落	合計症例	検　査		
	著明改善	中等度改善	軽度改善					Tukey	U test	Fisher test
7.5	5 (10)	10(29)	12(53)	12	6 (12)	6	51	60>15*	60>15**	中等度改善以上 60>15** p=0.007
15	2 (4)	8 (19)	15(48)	17	5 (10)	5	52			
30	3 (6)	13(33)	9 (51)	8	9 (18)	7	49	p>0.081	p=0.014	悪化率 NS
60	7 (14)	16(46)	11(68)	8	5 (10)	3	50			

(　)累積%，**：p<0.01，*：p<0.05，+p：p<0.10，NS：not significant

placebo群およびdiazepam群より有意に優れている。病型別では，胃・十二指腸潰瘍および消化器症状を有するうつ状態に有効性を示し，X線検査など，他覚的所見評価例においてもtandospironeはdiazepamに有意に優れた有効性を示している。副作用発現頻度でdiazepamに比べ，眠気が有意に低く，ふらつきで有意に低い傾向を認め，placeboと差がなかった。また，薬物依存性について，diazepamより発現率が低いことが示されている。

以上，内科・心療内科領域における神経症，心身症を対象とした臨床試験でtandospirone 30mg/日はdiazepamに優るとも劣らない抗不安作用を示し，とくに，うつ状態を呈しながら身体症候が前面に出ている心身症に有用であることが判明している。副作用面では，若干の消化器症状を呈しうるが，軽度でplaceboとの間に差がなく，diazepamの呈する眠気，ふらつきなどの副作用が極めて弱く，高い安全性が確認されている。

2．精神科領域

精神科領域での各種神経症87例を対象としたopen trialでは[19]，最終全般改善度で著明改善9.6%，中等度改善以上45.8%，悪化率6%とbuspironeのそれとほぼ同様な成績が得られている。30～60mg/日が至適用量と考えられ，不安神経症に最も改善率が高く，心気症，恐怖症，離人神経症にも比較的高い改善率が得られた。不安，緊張，焦燥，恐怖症状によく，心血管系症状にも効果を示し，副作用は眠気5例，嘔気4例，嘔吐2例などで，出現率は18.1%と低かった。なお，BZ治療歴の有無による成績をみると，50%対23.3%と，buspironeの場合と同様にBZ治療歴のない群での改善率が優れることが判明している。

次に1日当たり7.5mg，15mg，30mg，60mgの4群での用量設定試験が実施され[20]，60mgが最も優れた改善率を示して，15mg群より有意に優れる結果となっている(表10)。概括安全度では副作用出現率はU検定で60mg(20%)が7.5mg群(6%)より有意に高かった。最終全般改善度の層別解析では，中等度の不安神経症，抑うつ神経症で，合併症や過去に薬物治療歴のない症例において高用量群の優位性が認められた。以上の成績から，tandospironeは1日60mgの投与量で神経症に対する有効性が明らかにされたが，30mgでも高い改善率を示す項目もあり，副作用の発現率も考慮し，初期投与量は30mgに設定し，症状に応じて60mgに増量する方法が最適であると判断された。

こうして行われたtandospironeの各種神経症に対する効果をdiazepamとの二重盲検比較試験

表11　各種神経症に対する diazapam との二重盲検比較試験(村崎ら，1992)[21]

薬　剤(mg/日)	最終全般改善度			不　変	悪　化	脱　落	合計症例	検　定	
	著明改善	中等度改善	軽度改善					U-test	Fisher test
tandospirone 30-60	14(15)	29(46)	14(61)	18	10(11)	8	93	NS p=0.95	中等度改善以上 NS p=0.66 悪化率 NS p=0.45
diazepam 6-12	13(14)	28(43)	20(64)	20	6(7)	8	96		
合　　計	27	57	34	38	16	16			

(　)：累積%，NS=not significant

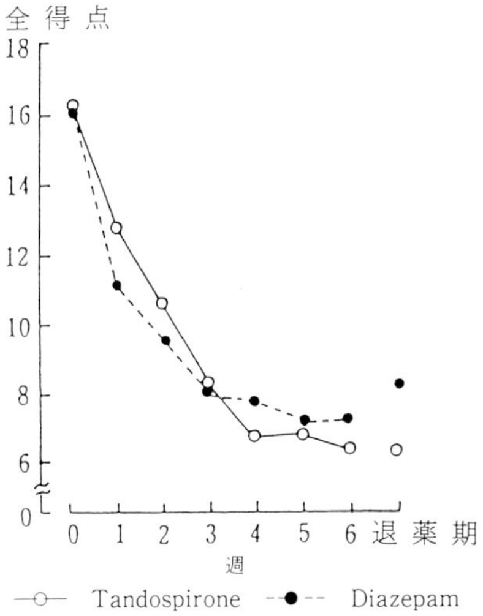

図7　**Hamilton 不安スコアの時間経過**
(村崎ら，1992)[21]

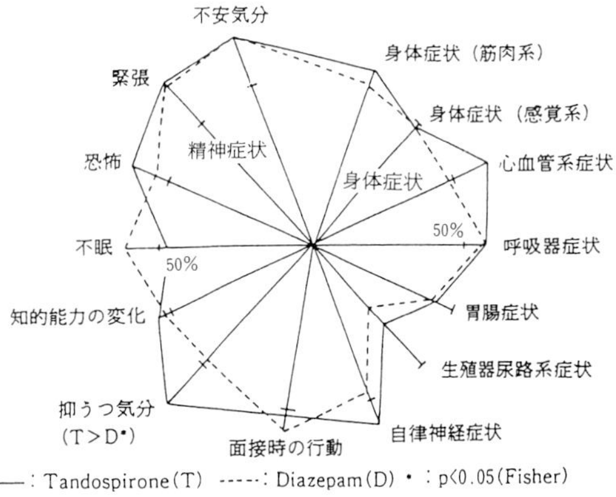

図8　**Hamilton 不安尺度における症状の改善率**
(村崎ら，1992)[21]

でみてみると[21]，表11にみるように，最終全般改善度で中等度改善以上が46%対43%と両群に差がみられず，diazepam との同等性が検証されている。これを層別解析してみると，抑うつ神経症では tandospirone が diazepam に優れる傾向を見せ，重症群では diazepam が tandospirone に優れていた。Hamilton 不安尺度での総得点の推移をみると，両薬剤の特徴がよく表わされている(図7)。すなわち，1，2週目では diazepam 群の改善が目立つが，3週目で同等となり，4，5，6週目では tandospirone 群の改善が上回り，placebo を投与した7週目の退薬期では tandospirone に効果の持続がみられているのに対して，diazepam では軽度の反跳が認められている。概括安全度および副作用発現率は両群に差はみられないが，眠気が4%対16%と diazepam 群に有意に多いのが目立っている。なお，薬物依存についての調査では，全体に tandospirone が優れており，依存性ありと判定された症例が diazepam 群で2例にみられ，tandospirone の薬物依存性は低く，diazepam に優れることが明らかであった。ところで，tandospirone と diazepam の症状別プロフィルを比べたものを模式的に示すと(図8)，不安，緊張には両薬剤ともに優れた作用を示し，抑うつ気分や心血管系症状，自律神経症状などの身体症状には tandospirone が優り，不眠には diazepam が優る結果となっている。神経症の臨床症状に対する tandospirone の有用性の特徴がよく現わされている。

以上の臨床試験の成績をまとめると，tandospirone は表12にみるような特徴を有し，臨床的には表13のように位置づけられると考えられ，極めて有用性の高い抗不安薬であると評価される。なお，うつ病への有効性については，今後の臨床の中で明らかにされるべきものであろう。Diazepam との比較を行った臨床薬理学的試験でも

表12　Tandospirone の臨床効果の要約

1．benzodiazepineに優るとも劣らない抗不安作用を有する
2．抑うつおよび不安神経症に優れた効果を示す
3．眠気やめまいのような副作用はほとんどないが，まれに悪心・嘔吐を示す
4．不安や抑うつに対すると同様に不安に関連した激しい身体症状にもよい効果を示す
5．薬物依存がほとんどない
6．反跳症状がほとんどない
7．効果の起始は早くはないがbenzodiazepineのそれに劣らない
8．benzodiazepineによる治療歴のある患者には効果が劣る

表13　Tandospirone の位置付け

1.　BZ 系薬剤使用歴のない不安性障害患者への第一選択薬
2.　BZ 系薬剤使用歴のある不安性障害患者への説明
　　(効果発現が遅いこと)
3.　BZ 系薬剤使用中の不安性障害への bridge medication
　　(BZ 系薬剤の節約)
4.　抑うつ神経症，気分変調症への第一選択薬
5.　不安うつ病(anxious　depression)と二重うつ病(double depression)への適応
6.　うつ病への抗うつ薬との併用
7.　うつ病への単独使用の可能性
8.　高齢者への適応

表14　Benzodiazepine の治療歴の有無による効果比較(村崎ら，1992)[21]

薬　剤			最終全般改善度			不変	悪化	脱落	合計症例	検　　定
			著明改善	中等度改善	軽度改善					
BZ 病歴	なし	T	13(16)	29(52)	10(64)	16	6(7)	7	81	NS p=0.547
		D	13(15)	25(43)	18(64)	18	6(7)	8	88	
	あり	T	1(12)	0(8)	4(42)	2	4(33)	1	12	NS p=0.204
		D	0(0)	3(38)	2(63)	2	1(13)	0	8	

(　)：累積%，NS：not significant
T：tandospirone，D：diazepam

日中の眠気や精神運動機能への影響が少なく，tandospirone の安全性の高さが確認されている[28]。

Ⅲ. 用法・用量と使用上の注意

Tandospirone の第Ⅰ相試験における血清中半減期は1.2～1.4時間と短く，1日3回投与が原則となる。臨床試験の成績から30mg を3回に分け経口投与し，年齢，症状により適宜増減するが，1日60mg までとする。

使用上の一般的注意については tandospirone の添付文書に譲るが，最も問題となるのは，BZ の治療歴のある症例での改善率の低さと悪化率の高さである。精神科領域での diazepam との二重盲検比較試験における BZ 治療歴の有無による最終全般改善度の層別解析を抜き出してみると（表14)[21]，diazepam との間に有意差はないものの，その差は歴然としている。1つには BZ での治療効果が不十分な治療抵抗性の症例に効果があらわれにくいことと効果発現がやや遅れることにあるが，多くは BZ から切り替えたさいに BZ の離脱症状・退薬症候が引き起こされ，症状が悪化することにあり，tandospirone がこれを抑えられない

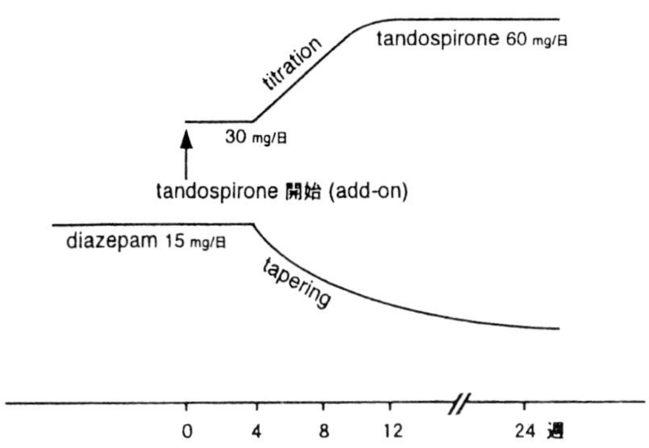

図9　**Diazepam と tandospirone の bridge medication**

ことにある。Buspirone でもこの事実はよく知られており，azapirone 系薬物の宿命ともいえる。

したがって，BZ から tandospirone への切り替えに当たっては，図9に示すような bridge medication 法が工夫されるべきで，まず tandospirone を add-on して経過をみた後に BZ を徐々に減らしていく方法が推奨される。

おわりに

5-HT_{1A}受容体の partial agonist としての buspirone が欧米で承認されたのち，多くのセロトニン系抗不安薬が開発に入ったものの，わが国では buspirone と ipsapirone の試験が不成功に終って，5-HT_{1A} 受容体 partial agonist の抗不安作用が疑問視される風潮さえ見え始めていたが，ここにわが国オリジナルの tandospirone が試験に成功し，1996年6月に承認されるに及んで，息を吹き返した感がある。同年12月に発売が開始されるとともに順調に処方頻度を伸ばし，第三世代の抗不安薬としての地位を確保しつつある。Tandospirone が BZ にとって代わることはないにしても，bridge medication 法を用いて BZ の使用が節約されるし，昼間は tandospirone，夜の不眠には BZ 系睡眠薬といった併用法が展開されて，さらに広く用いられるものと確信している。ここに，tandospirone の作用機序と臨床試験の成績ならびに臨床上の特徴を中心に紹介させていただいた。

文　献

1) Cott, J.M., Kurtz, N.M., Robinson, D.S. et al. : A 5-HT_{1A} ligand with both antidepressant and anxiolytic activity. Psychopharmacol. Bull., 24 : 164-167, 1988.
2) Eison, A.S., Temple, D.L. :Buspirone : Review of its pharmacology and current perspectives on its mechanism of action. Am. J. Med., 80 (Suppl. 33) : 1-9, 1986.
3) Eison, M.S. : Azapirones : Clinical uses of serotonin partial agonists. Fam. Pract. Recert., 11 (Suppl) : 8-16, 1989.
4) Godbout, R., Chaput, Y., Blier, P. et al. : Tandospirone and its metabolite, 1-(2-pyrimidinyl)-piperazine. 1. Effects of acute and long-term administration of tandospirone on serotonin neurotransmission. Neuropharmacology, 30 : 679-690, 1991.
5) Gray, J.A. : The Neuropsychology of Anxiety : An Enquiry into the Functions of the Septo-Hippocampal System. Oxford University Press, Oxford, 1982.
6) Hirose, A., Tsuji, R., Shimizu, H. et al. : Inhibition by 8-hydroxy-2-(di-n-propylamino) tetralin and SM-3997, a novel anxiolytic drug, of the hippocampal rhythmical slow activity mediated by 5-hydroxytryptamine-1A receptors. Naunyn Schmiedebergs Arch. Pharmacol., 341 : 8-13, 1990.
7) Kataoka, Y., Shibata, K., Miyazaki, A. et al. : Involvement of the dorsal hippocampus in mediation of the antianxiety action of tandospirone, a 5-hydroxytryptamine$_{1A}$ agonistic anxiolytic. Neuropharmacology, 30 : 475-480, 1991.
8) Kennett, G.A., Dourish, C.T., Curzon, G. : Antidepressant-like action of 5-HT_{1A} agonists and conventional antidepressants in an animal model of depression. Eur. J. Pharmacol., 134 : 265-274, 1987.
9) 菊地長徳, 五島雄一郎, 鈴木仁一他 : Tandospirone (SM-3997) の循環器心身症としての本態性高血圧症を対象とした二重盲検比較試験—diazepam を対照として—. 基礎と臨床, 26 : 4351-4367, 1992.
10) 木村政資, 坂田利家, 中川哲也他 : 新規向精神薬 tandospirone (SM-3997) の消化器系愁訴を有する心身症に対する薬効評価—diazepam および placebo を対照とした二重盲検比較試験—

臨床評価, 20 : 225-257, 1992.
11) 村崎光邦 : 抗不安薬の作用機序をめぐって. 神精会誌, 38 : 3-16, 1988.
12) 村崎光邦 : 非ベンゾジアゼピン系抗不安薬. 精神科治療学, 5 : 25-43, 1990.
13) Murasaki, M. : Overview of serotonin 1A receptor selective agents in anxiety disorders —the developmental situation in Japan. Int. Rev. Psychiatry, 7 : 105-113, 1995.
14) 村崎光邦 : 抗不安薬の臨床用量依存. 精神経誌, 98 : 612-621, 1996.
15) 村崎光邦 : わが国におけるセロトニン系抗不安薬5-HT_{1A}受容体作動薬の開発の現状. 精神神経薬理シンポジウム, 21 : 29-46, 1995.
16) 村崎光邦 : セロトニン作動性抗不安薬の作用機序. 日病薬誌, 33 : 299-306, 1997.
17) 村崎光邦 : 抗不安薬の今後の動向. 筒井末春編 : 抗不安薬の新しい展開, pp. 308-324, 医薬ジャーナル社, 大阪, 1997.
18) Murasaki, M., Miura, S. : Future of 5-HT_{1A} receptor agonists (aryl-piperazine derivatives). Prog. Neuro-Psychopharmacol. & Biol. Psychiatry, 16 : 833-845, 1992.
19) 村崎光邦, 森 温理, 長谷川和夫他 : 各種神経症に対する抗不安薬SM-3997 (tandospirone) の臨床評価—東京地区における前期第II相試験—. 基礎と臨床, 26 : 4203-4216, 1992.
20) 村崎光邦, 森 温理, 遠藤俊吉他 : 各種神経症に対する新規向精神薬SM-3997 (tandospirone) の後期第II相試験. 臨床評価, 20 : 259-293, 1992.
21) 村崎光邦, 森 温理, 遠藤俊吉他 : 各種神経症に対する新規向精神薬SM-3997 (tandospirone) の臨床評価—diazepamを対照とした第III相試験—. 臨床評価, 20 : 295-329, 1992.
22) 長田洋文, 五島雄一郎, 鈴木仁一他 : Tandospirone (SM-3997) の循環器心身症を対象とした二重盲検比較試験—placeboおよび用量間比較による後期第II相試験—. 基礎と臨床, 26 : 4311-4350, 1992.
23) Shimizu, H., Karai, N., Hirose, A. et al. : Interaction of SM-3997 with serotonin receptors in brain. Jpn. J. Pharmacol., 46 : 311-314, 1988.
24) 清水宏志, 加藤照文, 荒木美乃他 : Tandospirone の中枢神経系に対する作用. 基礎と臨床, 26 : 1681-1695, 1992.
25) Shimizu, H., Kumasaka, Y., Tanaka, H. et al. : Anticonflict action of tandospirone in a modified Geller-Seifter conflict test in rats. Jpn. J. Pharmacol., 58 : 283-289, 1992.
26) Shimizu, H., Tatsuno, T., Tanaka, H. et al. : Serotonergic mechanism in anxiolytic effect of tandospirone in the Vogel conflict test. Jpn. J. Pharmacol., 59 : 105-112, 1992.
27) Sternbach, I.H. : Benzodiazepine story. J. Med. Chem., 22 : 1-7, 1979.
28) Suzuki, M., Uchiumi, M., Murasaki, M. : Effects of tandospirone, a 5-HT_{1A} receptor-related anxiolytic, on daytime sleepiness and psychomotor functions : A comparative double-blind study with diazepam. Jpn. J. Psychopharmacol., 13 : 213-224, 1993.
29) Tanaka, H., Shimizu, H., Kumasaka, Y. et al. : Autoradiographic localization and pharmacological characterization of tandospirone binding sites in the rat brain. Brain Res., 546 : 181-189, 1991.
30) Tatsuno, T., Shimizu, H., Hirose, A. et al. : Effects of putative anxiolytic SM-3997 on central monoaminergic systems. Pharm. Biochem. Behav., 32 : 1049-1055, 1989.
31) 筒井末春, 斉藤敏二, 桂 戴作 : Tandospirone (SM-3997) の神経症を対象とした二重盲検比較試験—placeboおよび用量間比較による後期第II相試験—. 基礎と臨床, 26 : 4265-4288, 1992.
32) 筒井末春, 斉藤敏二, 桂 戴作 : Tandospirone (SM-3997) の自律神経失調症を対象とした二重盲検比較試験—placeboおよび用量間比較による後期第II相試験—. 基礎と臨床, 26 : 4289-4309, 1992.
33) 筒井末春, 斉藤敏二, 桂 戴作 : Tandospirone (SM-3997) の自律神経失調症を対象とした第III相試験—tofisopamを対照とした二重盲検比較試験—. 基礎と臨床, 26 : 5475-5492, 1992.
34) Wieland, S., Fischette, Ct., Lucki, I. : Effect of chronic treatments with tandospirone and imipramine on serotonin-mediated behavioral responses and monoamine receptors. Neuropharmacology, 32 : 561-573, 1993.

原著論文

選択的セロトニン再取り込み阻害薬SME3110（fluvoxamine maleate）のうつ病，うつ状態に対する前期臨床第II相試験†

村崎光邦[1)*]，森　温理[2)**]，浅井昌弘[3)***]，上島国利[4)***]，長谷川和夫[5)***]
山下　格[6)]，山内俊雄[7)]，融　道男[8)]，遠藤俊吉[9)]，三浦四郎衛[10)]
広瀬徹也[11)]，北西憲二[12)]，假屋哲彦[13)]，山口成良[14)]，野村総一郎[15)]

抄録：SME3110（fluvoxamine maleate）をうつ病およびうつ状態の患者73例に投与して有効性および安全性について検討した。50mg/日を初期投与量，300mg/日を最高投与量として，fixed-flexible法を用いて6週間投与した。ハミルトンのうつ病評価尺度および臨床精神薬理研究会の医師用うつ病評価尺度の症状別改善度の推移から，「抑うつ気分」「自殺」「精神的不安」などの精神症状や意欲と気分の向上に優れた改善効果を示した。さらに，睡眠障害改善や「食欲減退」などの身体症状にも効果を認め，有効性では，54.9%（39/71例）の改善率が得られた。安全性では，安全性に問題なかった症例は73例中45例（61.6%）と高い安全性を認めた。主な副作用症状は悪心であり，口渇，便秘，めまい・ふらつきなどの発現は少なかった。有用性では，52.1%（38/73例）の有用率を得た。これらの結果からSME3110は十分な抗うつ効果を有し，抗コリン性の副作用が少ない安全性の高い薬剤であると結論した。
臨床精神薬理　1：185-198, 1998

Key words：*depression, antidepressant, SSRI, fluvoxamine*

はじめに

1957年，Kuhn[14)]によってimipramine hydrochlorideがうつ病治療の場に導入され，1959年には本邦でも抗うつ薬として上市されて以来，amitriptyline hydrochlorideとともに三環系抗うつ薬

†訂正再掲載論文（初出「神経精神薬理」18：191-204，1996）
An early clinical phase II study of SME3100 (fluvoxamine maleate), a selective serotonin reuptake inhibitor, in the treatment of depression and depressive state.

1)北里大学東病院精神神経科［〒228　神奈川県相模原市麻溝台2-2-1］，2)東京慈恵会医科大学附属病院精神神経科，3)慶應義塾大学病院精神神経科，4)昭和大学病院精神科，5)聖マリアンナ医科大学病院神経精神科，6)北海道大学医学部附属病院精神科神経科，7)埼玉医科大学附属病院神経精神科，8)東京医科歯科大学医学部附属病院精神科神経科，9)日本医科大学附属病院神経科，10)東京医科大学病院精神神経科，11)帝京大学医学部附属病院精神科，12)東京慈恵会医科大学附属第三病院精神科神経科，13)山梨医科大学医学部附属病院精神神経科，14)金沢大学医学部附属病院神経科精神科，15)藤田保健衛生大学病院精神科
*：論文執筆者　**：治験総括医師　***：中央委員
1)Mitsukuni Murasaki：Department of Psychiatry, Kitasato University School of Medicine, 2-2-1, Asamizodai, Sagamihara, Kanagawa, 228 Japan. 2)Atsuyoshi Mori：Department of Psychiatry, The Jikei University School of Medicine, 3)Masahiro Asai：Department of Psychiatry, Keio University School of Medicine, 4)Kunitoshi Kamijima：Department of Psychiatry, Showa University School of Medicine, 5)Kazuo Hasegawa：Department of Moral Sciences, St. Marianna University School of Medicine, 6)Itaru Yamashita：Department of Psychiatry, Hokkaido University School of Medicine, 7)Toshio Yamauchi：Department of Psychiatry, Saitama Medical School, 8)Michio Toru：Department of Psychiatry, Tokyo Medical and Dental University School of Medicine, 9)Shunkichi Endo：Department of Psychiatry, Sendai Hospital, Nippon Medical School, 10)Shiroe Miura：Department of Neuropsychiatry, Tokyo Medical College, 11)Tetsuya Hirose：Department of Psychiatry & Neurology, Teikyo University School of Medicine, 12)Kenji Kitanishi：Department of Psychiatry, The Jikei University Daisan Hospital, 13)Tetsuhiko Kariya：Department of Neuropsychiatry, Yamanashi Medical College, 14)Nariyoshi Yamaguchi：Department of Psychiatry, School of Medicine, Kanazawa University, 15)Soichiro Nomura：Department of Psychiatry, Fujita Health University School of Medicine.

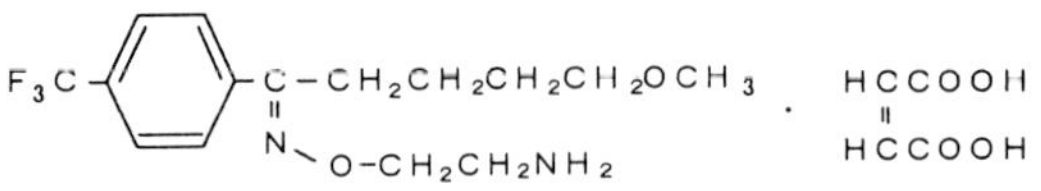

図1　SME3110の化学構造

の双壁として，うつ病やうつ状態の患者に有用性の高い薬剤として用いられてきた。しかし口渇，便秘，排尿障害，視調節障害等の抗コリン性の副作用や循環器系に対する影響が強いことから，心臓や肝臓に合併症を有する患者や高齢の患者に対しての処方が難しく，今なおそうした欠点が十分に克服されたとはいえず，治療にあたる医師にとっては，きめ細かい薬物治療ができ，安全性が高くかつ確実な治療効果が期待できる抗うつ薬が望まれている[17,18]。

SME3110(fluvoxamine maleate)は，オランダのSolvay Duphar社で合成された抗うつ薬で**図1**に示すように既存の抗うつ薬とは異なり，単環系の構造を有する。本剤は，シナプス前部において，セロトニンの再取り込みを選択的に阻害し，ノルアドレナリン，ドーパミンの再取り込みに作用しない[3)]。また，ムスカリン受容体やα，βなどの各受容体に対する親和性および抗コリン作用が三環系抗うつ薬に比べて非常に弱く[3,4)]，心臓や血管系への作用が非常に弱い[26)]などの薬理学的特徴を有する。欧州諸国では，1983年より臨床に供されており，100mg～200mg/日の投与により抗うつ効果が報告されている。その効果はimipramineと同程度であり，副作用として消化器症状(悪心，嘔気）が認められるものの三環系抗うつ薬に認められる抗コリン作用をほとんど示さず[5)]，心･循環器系への影響が少ないことから安全性が高い薬剤と評価され，広く用いられている[22)]。本邦においては，1989年より健常男子成人を対象とした臨床第I相試験が実施され，25～200mgの単回投与および1日75mg，6日間の反復投与において，本剤の安全性および忍容性が確認された[7)]。

今回，我々は，臨床第I相試験成績および海外での臨床試験成績をふまえて，うつ病およびうつ状態の患者を対象として，SME3110の有効性，安全性ならびに適切な用法・用量を検索する目的で試験を実施したので報告する。本試験は標記15施設において1990年9月より1991年9月まで実施した。

なお，本治験成績は，すでに神経精神薬理第18巻3号（1996）に報告したが，新たにGCP不適格例が判明したので修正のうえ報告する。

I．試験方法

1．対　　象

標記15施設に通院中および入院中の患者のうち，原則として双極性障害，うつ病性障害（DSM-III-R分類）と診断されるうつ病およびうつ状態を有する患者を対象とし，臨床精神薬理研究会の分類の病型を併記した。選択基準については，原則として年齢は18歳以上70歳以下で，現在のうつ病相において未治療で，投与前のハミルトンのうつ病評価尺度項目（№1～17）の合計点が16以上かつ抑うつ気分のスコアが2以上の患者とした。性別，入院・外来については不問としたが，試験期間中の入院･外来の変更は行わないこととした。なお，精神分裂病およびてんかんなどを有する患者，器質的障害によるうつ状態の患者，自殺傾向の強い患者，MAO阻害薬およびリチウム薬を試験開始前2週間以内に服薬した患者，電気ショック療法を試験開始前3ヵ月以内に受けた患者，排尿困難・緑内障または眼圧亢進のある患者，甲状腺機能低下症などの重篤なホルモン異常のある患者，薬物過敏症の患者，重篤な心・肝・腎機能障害のある患者および造血器障害のある患者，妊婦・妊娠の可能性のある患者および授乳期間中の患者，担当医が試験成績に影響を及ぼす可能性のある要因を有し不適当と判断した患者は対象から除外した。

また，対象となる患者に対しては本試験実施に先立ち，本試験の目的，方法，予期される効果および副作用について十分に説明し，同意しない場合でも不利益を受けないことならびに同意した場合でも随時これを撤回できることを伝えた上で本試験参加について患者本人または保護義務者（法定代理人など）から文書または口頭により同意を得ることとした。同意が得られた場合は，取得年月日，同意者および取得方法を症例記録に記載した。

2．試験薬剤

1錠中にfluvoxamine maleateを25mg，50mg，75mgおよび100mg含有する黄色フィルムコート錠を用いた。なお，試験薬剤は，ソルベイ明治薬品株式会社および明治製菓株式会社より提供を受けた。

3．投与方法および投与期間

初期用量として1日50mg(1回25mg，1日2回朝食後，就寝前に分割投与）を1週間投与した。2週目以降は原則として患者の症状推移，安全性を評価しながら，十分な効果が得られた場合には同用量を継続するが，効果が不十分の場合には，1日50mgを1週毎に増量した。ただし，1日の最高用量は300mg(1回150mg)までとした。投与期間は6週間としたが，6週以前に寛解した場合は，その時点で投与を終了した。

4．併用薬剤および併用療法

薬効評価に影響を与えると考えられる精神神経用薬(向精神薬など)，抗コリン作用を有する薬剤およびwarfarin, phenytoin, theophylline, propranololはSME3110との薬物相互作用が知られているため試験期間中は使用しないこととした。また，試験開始前より使用している精神神経用薬以外の薬剤は併用可としたが，試験期間中は用法・用量を変更しないこととした。なお，併用した薬剤はその薬剤名，1日投与量，投与経路および投与期間を症例記録に記載した。

5．観察項目および観察時期

1）患者背景

試験開始前に，対象患者の背景（性別，年齢，病型，DSM-Ⅲ-R分類など）について，症例記録に記載した。

2）うつ病評価尺度

症状の経過を，21項目のうつ病評価尺度（以下HAM-Dと略）ならびに臨床精神薬理研究会の医師用評価尺度(以下CPRGと略)を用いて投与前，投与1週，2週，3週，4週，5週および6週後(投与終了時）または投与中止時に評価した。

3）重症度

投与前，投与1週，2週，3週，4週，5週および6週時(投与終了時)または投与中止時に「正常」「軽度」「中等度」「重症」「極めて重症」の5段階で評価した。

4）臨床検査・血清鉄関連項目

投与前および投与6週時（投与終了時）または投与中止時に，血液学的検査（赤血球数，血色素量，ヘマトクリット値，白血球数，白血球分画，血小板数)，血液生化学的検査(総蛋白，総ビリルビン，GOT，GPT，LDH，CPK，Al-p，γ-GTP，総コレステロール，BUN，クレアチニン，尿酸，Na，K，Cl，血清鉄，不飽和鉄結合能(UIBC)，総鉄結合能（TIBC)，フェリチン）および尿検査(蛋白，糖，ウロビリノーゲン，沈渣)を実施した。なお，臨床的に有意な異常変動が認められた場合は可能な限り追跡調査を実施した。

5）生理学的検査および心電図

血圧・脈拍数は投与前，投与1週，2週，3週，4週，5週および6週時（投与終了時）または投与中止時に，体温・体重は投与前および投与6週後（投与終了時）または投与中止時に測定し，症例記録に記載した。心電図は投与前および投与6週時（投与終了時）または投与中止時に実施し症例記録に記載した。なお，異常所見を認めた場合には可能な限り所見，その後の経過などを追跡調査した。

6）副作用

本剤投与中に新たな自他覚症状が現れた場合ならびに随伴症状が悪化した場合には，本剤との因果関係が否定できないものを副作用として取り扱った。これらの症状が認められた場合は，症状，程度，発現・消失時期，本剤の投与状況，治療・処置，経過および薬剤との因果関係を症例記録に記載した。なお，投与終了時に症状が継続している場合は，可能な限り追跡調査した。

6．評価項目および評価時期

1）最終全般改善度

最終全般改善度は，投与終了時（または投与中止時)の状態を投与前と比較して，「著明改善」「中

表1　最終全般改善度

著明改善	中等度改善	軽度改善	不変	やや悪化	悪化	重篤に悪化	合計	改善率（%）（中等度改善以上）
18 (25.4)	21 (29.6)	11 (15.5)	10 (14.1)	6 (8.5)	5 (7.0)	0	71	54.9

└── (70.4) ──┘　　　└── (15.5) ──┘　　（ ）：%

等度改善」「軽度改善」「不変」「やや悪化」「悪化」「重篤に悪化」の7段階および「判定不能」で評価した。なお，中等度以上と判定した場合には，効果発現時期を症例記録に記載した。

2）概括安全度

概括安全度は，副作用発現の有無および臨床検査値の変動などを考慮して，投与6週後（投与終了時）または投与中止時に「安全性に問題なし（副作用なし）」「安全性にやや問題あり（軽度の副作用はあったが，そのまま継続可能）」「安全性に問題あり（副作用があり，処置が必要）」「安全性にかなり問題あり（副作用のため中止した，または中止すべきであった）」の4段階で評価した。

3）有用度

有用度は，最終全般改善度および概括安全度を勘案し，投与6週後（投与終了時）または投与中止時に「極めて有用」「有用」「やや有用」「とくに有用とは思われない」「やや好ましくない」「かなり好ましくない」「非常に好ましくない」の7段階および「判定不能」で評価した。

7．投与の中止

試験期間中に副作用などにより試験担当医師が試験の継続が妥当でないと判断した場合，投薬後，症状が悪化し試験継続が適当でないと判断した場合，投薬後の罹病などで試験継続が適当でないと判断した場合，患者または同意の法定代理人が試験の中止を申し出た場合，患者が転医（院）あるいは来院しない場合により中止を余儀なくされた場合は，直ちに投与を中止した。なお，中止した場合には，必要な処置を行い，中止理由および中止日を症例記録に記載した。また，試験途中で患者が来院しなくなった場合は，手紙，電話などによりその理由とその経過を可能な限り調査した。

表2　概括安全度

安全性に問題なし	安全性にやや問題あり	安全性に問題あり	安全性にかなり問題あり	合計
45 (61.6)	23 (31.5)	3 (4.1)	2 (2.7)	73

（ ）：%

8．規約違反症例の取り扱い

中央委員会で，今回のうつ病相で治療歴のあった27例，HAM-D の合計点が15点以下であった13例について審議した結果，これらの症例を含めて解析し，層別評価することとした。また，60日間投与した1例については薬効評価上問題ないとして，解析対象とした。

II．試験成績

1．対象症例

総症例数は76例であったが，このうち1例はGCP 不適格例となった。2例は初診以降来院せず，その後の経過が不明であったので解析対象から除外した。解析対象例73例のうち，投与開始日に1回しか服薬しなかった1例と投与3日目に副作用（眠気）のため患者が服薬を拒否した1例の計2例を有効性解析対象外とした。この結果，有効性解析対象例は71例，安全性および有用性の解析対象例は73例となった。

2．総合評価

1）最終全般改善度

最終全般改善度を**表1**に示した。「著明改善」18例（25.4%），「中等度改善」21例（29.6%），「軽度改善」11例（15.5%）で，「中等度改善」以上の

表 3　有用度

極めて有用	有用	やや有用	とくに有用とは思われない	やや好ましくない	かなり好ましくない	非常に好ましくない	合計	有用率（%）（有用以上）
14 (19.2)	24 (32.9)	10 (13.7)	15 (20.6)	9 (12.3)	1 (1.4)	0	73	52.1

↑—— (65.8) ——↑　　（　）：%

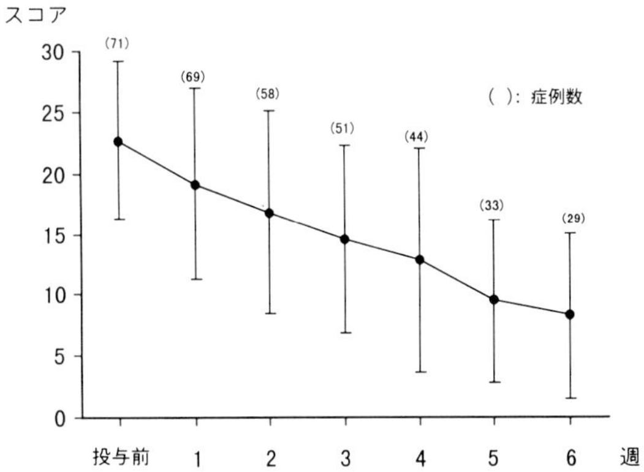

図 2　HAM-D 合計点の推移（17項目）

改善率は54.9%であった。また，悪化例は11例(15.5%）であった。

2）概括安全度

概括安全度を**表 2** に示した。安全性に問題なかった症例は45例(61.6%)，安全性にやや問題があった症例は23例（31.5%）であった。「安全性に問題あり」あるいは「安全性にかなり問題あり」の症例は計 5 例で，そのうち投与を中止した症例は 3 例（4.1%）であった。

3）有用度

有用度を**表 3** に示した。「極めて有用」14例(19.2%)，「有用」24例(32.9%)，「やや有用」10例(13.7%）であり，「有用」以上と判定された症例は38例(52.1%）であった。

症　状	改善	不変	悪化	症例数
1. 抑うつ気分	45	18	8	71
2. 罪業	29	13	3	45
3. 自殺	36	10	7	53
4. 入眠障害	40	10	4	54
5. 熟眠障害	41	14	5	60
6. 早朝睡眠障害	38	15	4	57
7. 仕事と興味	48	17	6	71
8. 精神運動抑制	41	22	8	71
9. 激越	22	14	8	44
10. 精神的不安	48	13	8	69
11. 身体についての不安	29	19	6	54
12. 消化器系の身体症状	33	26	5	64
13. 一般的な身体症状	35	27	3	65
14. 生殖器症状	24	30	3	57
15. 心気症	32	13	2	47
16. 体重減少	23	11	3	37
17. 病識	14	13	5	32
18. 日内変動	34	20	4	58
19. 離人症状	25	7	2	34
20. 妄想症状	11	5	1	17
21. 強迫症状	9	5	1	15

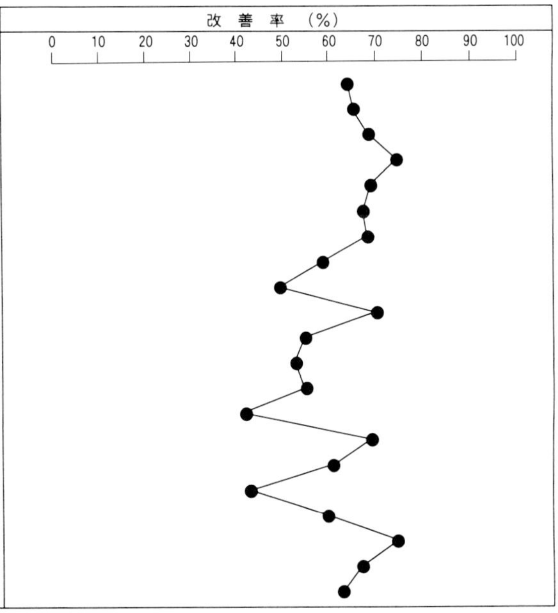

図 3　HAM-D の症状別改善度

3．HAM-D および CPRG の症状別改善度

HAM-D（17項目）の平均スコア（平均±SD）の週別推移を図２に示した。投与前に22.5±6.3であったスコアは，投与４週後にはほぼ半分の12.7±9.2に，投与６週後には8.3±6.8となり，63.1%の低下が認められた。なお，HAM-Dの合計点が投与前に比べて50%以上の減少率を示した症例は71例中35例（49.3%）であった。投与終了時に50%以上の改善率を示した項目は19項目あり，特に「入眠障害」,「精神的不安」,「離人症状」では70%以上の改善率であった（図３）。CPRG の症状別改善度は，HAM-D の改善度と同様，投与終了時には明らかな改善が認められ,「気分の抑うつ」67.6%，「不安」62.0%，「自殺」66.7%，「入眠障害」65.5%，「熟眠障害」66.7%，「食欲減退」59.3%，「頭痛・頭重」67.2%などに高い改善率を認めた（図４）。

4．効果発現時期

「中等度改善」以上の改善率を認めた39例につい

	症状項目	改善	不変	悪化	症例数
精神症状	気分の抑うつ	48	16	7	71
	不安	44	19	8	71
	意志抑制	40	22	9	71
	思考抑制	39	25	6	70
	自殺	38	11	8	57
	心気	28	10	6	44
	微小	26	5	6	37
	罪業	27	9	4	40
	離人症状	22	9	3	34
	強迫観念	11	5	2	18
	病識欠如	17	10	3	30
	日内変動	36	18	5	59
身体症状	入眠障害	36	12	7	55
	熟眠障害	40	12	8	60
	早くさめすぎる	43	11	5	59
	なかなかさめない	8	5	2	15
	食欲減退	35	16	8	59
	性欲減退	29	26	5	60
	倦怠感	43	17	6	66
	頭痛・頭重	39	13	6	58
	便秘	22	8	8	38
	口渇	21	8	6	35

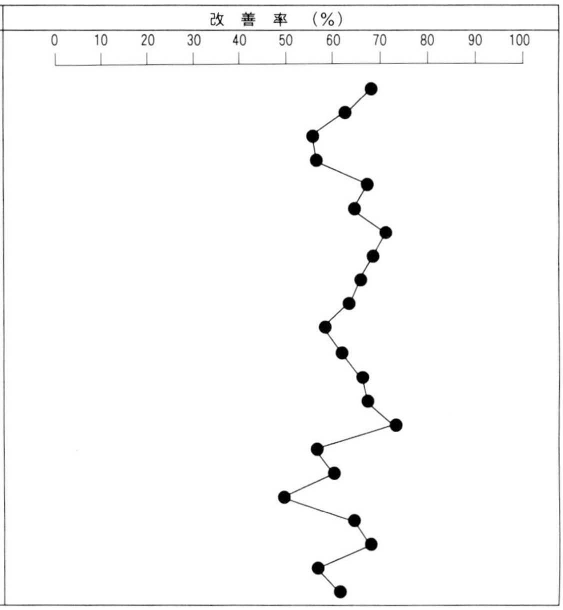

図４　CPRG の症状別改善度

表４　効果発現時期（中等度改善以上）

時期（日）	最終１日投与量（mg／日）						合計（累積%）
	50	100	150	200	250	300	
～7	3	1	3	1	0	0	8（20.5）
～14	0	7	3	1	0	1	12（51.3）
～21	2	2	4	0	0	0	8（71.8）
～28	0	2	2	4	1	0	9（94.9）
～35	1	0	0	0	0	0	1（97.4）
不明	1	0	0	0	0	0	1
合計	7	12	12	6	1	1	39

表5　副作用一覧

症状		発現件数	発現時投与量（mg／日）				
			50	100	150	200	250
消化器症状	悪　心	14	5	4	3	2	
	口　渇	7	3	2	1	1	
	下　痢	3	1	2			
	便　秘	4	2	1		1	
	口のにがみ	1		1			
	舌のざらざら感	1				1	
精神・神経系症状	眠　気	4	2	2			
	焦燥感	1				1	
	不　眠	3		1	1	1	
	躁　転	1	1				
	めまい・ふらつき・たちくらみ	4	1	2			1
	構音障害	1			1		
	振　戦	3	2	1			
	頭　痛	1	1				
	視調節障害	1		1			
	頬筋の痙攣	1	1				
	歯がカチカチする	1	1				
一般的全身症状・その他	倦怠感	2	1	1			
	発　汗	1			1		
	掻痒感	1					1
	熱　感	1	1				
	息ぎれ	1					1
	排尿困難	1			1		
	血圧低下	1					1
計		59	22	18	8	7	4
副作用発現例／解析対象例（発　現　率）		29/73（39.7%）					

表6　副作用中止症例

症例番号	性	年齢	症状	程度	発現日（日目）	発現時投与量（mg/日）	投薬	処置	経過	消失日（日目）	因果関係	概括安全度
13	男	51	躁転	中等度	5	50	中止	あり	軽快	—	あるらしい	問題あり
21	女	46	振戦	軽度	1	50	中止	なし	消失	1	ないともいえない	かなり問題あり
			熱感	中等度	1	50	中止	なし	消失	1	ないともいえない	
			ふらつき	軽度	1	50	中止	なし	消失	1	ないともいえない	
43	女	63	悪心	高度	7	150	中止	なし	軽快	—	あるらしい	やや問題あり
63	女	63	振戦	高度	18	50	中止	なし	不変1)	—	あるらしい	かなり問題あり
			悪心	高度	13	100	減量	あり	不変1)	—	あるらしい	
			下痢	中等度	13	100	継続	あり	消失	15	ないともいえない	
64	男	60	口渇	中等度	23	150	中止	なし	消失	24	あるらしい	やや問題あり
			排尿困難	中等度	23	150	中止	あり	消失	24	あるらしい	
			発汗	中等度	23	150	中止	なし	消失	24	ないともいえない	
			構音障害	軽度	23	150	中止	なし	消失	24	あるらしい	
67	女	55	不眠	中等度	10	100	中止	あり	不変2)	—	あるらしい	やや問題あり

1）中止後、4～5日で消失

2）中止後、2週で眠剤変更後不眠は軽快

て，最終１日投与量別の効果発現時期を**表４**に示した。50mg/日が７例，100mg/日および150mg/日が各12例，200mg/日が６例，250mg/日が１例，300 mg/日が１例であり，このうち50～200mg/日の範囲で19例（51.4%）は，効果の発現が投与開始後14日以内に認められた。

５．副作用

副作用は73例中29例（39.7%）に59件認められ，その内訳を**表５**に示した。発現時投与量別では50 mg/日で22件，100mg/日で18件と多かった。症状別では，悪心14件（23.7%），口渇７件（11.9%），便秘，眠気およびめまい・ふらつき・たちくらみが各々４件（6.8%）あったが，ほとんどの症例は軽度で一過性であった。副作用発現により中止した症例は６例あったが，ほとんどの症状は投与中止により消失ないしは軽快していた。そのうち，躁転により５日目に投与を中止した１症例は１週間後には症状が軽快していた（**表６**）。

６．臨床検査・血清鉄関連項目

安全性解析対象症例73例中，追跡調査でき得た症例も含めて48例について検討した。その結果，薬剤との因果関係が不明な症例も含めて臨床検査値の異常変動と判定された症例は12例であった（**表７**）。そのうち主なものは，GOT および GPT 上昇３件，総コレステロール，LDH，Al-p，γ-GTP 上昇が各々１件であった。なお，臨床第Ｉ相試験で認められた血清鉄関連項目の異常変動は10件（６例）に認められたが，臨床上重篤なものはなかった。また，**表８**に示すように血清鉄関連の各項目の変動幅からみて特に低下傾向を認めるもので

表７　臨床検査値異常変動症例

症例番号	性	年齢	検査項目	検査値 投与前	検査値 投与終了時	検査値 追跡調査	因果関係	最高１日投与量	概括安全度
14	女	36	ＧＯＴ	17	43	－	不 明	150mg	やや問題あり
			ＧＰＴ	9	40	－	不 明		
			総コレステロール	227	253	－	不 明		
			血清鉄	91	40	－	あるらしい		
			ＵＩＢＣ	280	342	－	あるらしい		
			ＴＩＢＣ	393	409	－	あるらしい		
19	男	31	血清鉄	128	308	－	不 明	150mg	問題なし
			ＵＩＢＣ	242	33	－	不 明		
26	男	43	血清鉄	73	22	55	ないともいえない	200mg	問題なし
39	男	41	ＧＯＴ	28	41	－	あるらしい	200mg	やや問題あり
			ＧＰＴ	38	58	－	あるらしい		
			ＬＤＨ	343	374	－	あるらしい		
44	男	67	血小板数	21.5×10^4	10.6×10^4	－	不 明	150mg	問題なし
51	男	43	白血球分画	(正)	(異)	－	不 明	200mg	問題なし
54	女	21	血色素量	11.4	10.5	－	ないともいえない	50mg	やや問題あり
			ヘマトクリット値	36.2	33.4	－	ないともいえない		
			血清鉄	69	31	－	あるらしい		
			フェリチン	6.7	5.3	－	ないともいえない		
57	女	61	ＴＩＢＣ	285	253	－	ないともいえない	100mg	問題あり
64	男	60	ＧＯＴ	13	27	22	あるらしい	150mg	やや問題あり
			ＧＰＴ	13	32	37	あるらしい		
67	女	55	血清鉄	95	68	－	ないともいえない	100mg	やや問題あり
69	女	63	Ａｌ－Ｐ	162	308	490	ないともいえない	200mg	問題なし
			γ－ＧＴＰ	10	55	188	ないともいえない		
71	女	34	白血球数	6800	3500	－	ないともいえない	150mg	問題なし

表8　血清鉄関連項目の変動

項　　目	(単位)	症例数	投与前	投与後
血清鉄	(μg/dl)	37	110.0± 52.2	103.5± 58.7
UIBC	(μg/dl)	34	194.5± 57.9	182.7± 60.2
TIBC	(μg/dl)	36	306.5± 39.6	293.3± 39.6
フェリチン	(ng/dl)	33	106.8±112.2	101.2±105.8

はなかった。

7．生理学的検査および心電図

生理学的検査（血圧，脈拍数，体温，体重）においては臨床的に有意な変動を認めなかった。また，心電図検査において60歳男性の1症例に，投与中止時(うつ症状悪化により4週目に投与中止)にR波の減高(V_1，V_2，V_3)が認められた。しかし，担当医師のコメントでは本剤との因果関係は

表9　背景因子別最終全般改善度

背景因子			著明改善	中等度改善	軽度改善	不変	やや悪化	悪化	重篤に悪化	合計	改善率(%) 中等度改善以上	軽度改善以上
病型	初回うつ病		9	5	3	2	1	2	0	22	63.6	77.3
	周期性うつ病		4	4	3	3	2	2	0	18	44.4	61.1
	躁うつ病のうつ病相		2	4	0	2	0	1	0	9	66.7	66.7
	躁うつ病の混合病		0	0	1	0	0	0	0	1	0	1/1
	反応性うつ病		0	0	0	1	0	0	0	1	0	0
	更年期初老期うつ病		3	5	3	1	2	0	0	14	57.1	78.6
	神経症性うつ病		0	3	1	1	0	0	0	5	60.0	80.0
	その他		0	0	0	0	1	0	0	1	0	0
DSM-III-R	双極性障害混合性		0	0	1	0	0	0	0	1	0	1/1
	双極性障害うつ病性		2	4	0	2	0	1	0	9	66.7	66.7
	大うつ病単一エピソード		10	11	3	3	3	2	0	32	65.6	75.0
	大うつ病反復性		6	6	6	3	3	2	0	26	46.2	69.2
	気分変調症		0	0	1	2	0	0	0	3	0	33.3
重症度	極めて重症		1	1	1	0	1	0	0	4	50.0	75.0
	重　症		6	8	3	0	2	2	0	21	66.7	81.0
	中等度		8	11	5	7	3	2	0	36	52.8	66.7
	軽　度		3	1	2	3	0	1	0	10	40.0	60.0
HAM-D合計点	＜16	＜2*	1	1	2	1	0	0	0	5	40.0	80.0
		≧2*	2	1	0	2	0	0	0	5	60.0	60.0
	≧16	＜2*	0	0	1	1	0	1	0	3	0	33.3
		≧2*	15	19	8	6	6	4	0	58	58.6	72.4
治療歴	な　し		13	12	7	6	2	4	0	44	56.8	72.7
	あ　り		5	9	4	4	4	1	0	27	51.9	66.7

*：抑うつ気分のスコアー

不明であり，専門医師による診断では正常範囲内の変化との判定であった。なお，その後の追跡調査でも変化は認められなかった。

8．背景因子別最終全般改善度

背景因子別最終全般改善度を**表9**に示した。「中等度改善」以上の改善率を病型別にみると，初回うつ病63.6%（14/22例）および躁うつ病のうつ病相66.7%（6/9例）に，DSM-Ⅲ-R 分類別では双極性障害うつ病性66.7%（6/9例）および大うつ病単一エピソード65.6%（21/32例）に，重症度別では重症66.7%（14/21例）に，それぞれ高い改善率が認められた。また，HAM-D 合計点が16以上かつ抑うつ気分のスコアが2以上の症例58例中34例（58.6%）に中等度以上の改善を認め，治療歴の有無では改善率に大差なかった。

9．投与量別最終全般改善度

最高1日投与量別および最終1日投与量別の最終全般改善度を**表10**および**表11**に示した。50mg/日を維持した症例では最終1日投与量別で改善率38.9%（7/18例）であったが，100mg/日あるいは150mg/日まで増量することで70.6%（12/17例），80.0%（12/15例）と高い改善率を認めた。また，200mg/日で17例中6例，250mg/日で3例中1例および300mg/日で1例中1例にそれぞれ中等度以上の改善を認めた。なお，最高1日投与量別でも同様な結果であった。

Ⅲ．考　察

SME3110は，従来の三環系および四環系抗うつ

表10　最高1日投与量別最終全般改善度

投与量（mg／日）＼改善度	著明改善	中等度改善	軽度改善	不変	やや悪化	悪化	重篤に悪化	合計	改善率（%） 中等度改善以上	軽度改善以上
50	3	1	3	5	1	1	0	14	28.6	50.0
100	7	6	2	1	2	0	0	18	72.2	83.3
150	7	6	2	0	0	2	0	17	76.5	88.2
200	1	6	2	3	3	2	0	17	41.2	52.9
250	0	1	2	1	0	0	0	4	25.0	75.0
300	0	1	0	0	0	0	0	1	1/1	1/1

表11　最終1日投与量別最終全般改善度

投与量（mg／日）＼改善度	著明改善	中等度改善	軽度改善	不変	やや悪化	悪化	重篤に悪化	合計	改善率（%） 中等度改善以上	軽度改善以上
50	5	2	4	5	1	1	0	18	38.9	61.1
100	7	5	2	1	2	0	0	17	70.6	82.4
150	6	6	1	0	0	2	0	15	80.0	86.7
200	0	6	2	4	3	2	0	17	35.3	47.1
250	0	1	2	0	0	0	0	3	33.3	100
300	0	1	0	0	0	0	0	1	1/1	1/1

薬とは異なる単環系の化学構造であり，薬理学的にノルアドレナリン，ドーパミンの再取り込みに作用することなく，セロトニンの再取り込みを選択的に阻害するという極めて特徴ある薬理学的性質を有する[3]。本剤はムスカリン受容体をはじめとした各種受容体に対する親和性が弱く[4]，抗コリン作用に基づく副作用は少ないことや[3,4]，循環器系への影響が三環系抗うつ薬に比べて弱いことが報告されている[2,10,25]。さらに，海外で実施された臨床試験成績から本剤の臨床的有用性が確認されている[6,12,24]。

国内においては，健常人を対象とした臨床第Ｉ相試験が実施され，SME3110の安全性および忍容性が確認された[7]。すなわち，単回投与試験（25，50，100，200mg）では，50mgまでの投与では一過性の眠気程度の自覚症状であったが，100mgでは軽度の嘔気，ふらつきが，200mgでは中等度の嘔気，ふらつきが用量依存的に認められた。また，反復投与試験（75mg，朝食後１回，６日間）では軽度の嘔気，ふらつきが認められたが，他に特に問題となる症状はなかった。

これらの結果をもとに今回うつ病およびうつ状態の患者を対象に臨床第II相試験を実施し，本剤の抗うつ効果および安全性等について検討した。投与方法は，従来の抗うつ薬の使用経験上，個々の患者で薬剤に対する反応性が異なることを考慮して漸増法を採用した。開始投与量は，臨床第Ｉ相試験の成績[7]および海外での使用実績[8]から50mg/日が妥当であると判断した。最高投与量は，臨床第Ｉ相試験成績から，１回200mgの投与では重度の副作用が発現する可能性があるため，１回150mgまでとし，副作用による中止や脱落例をできる限り抑える上で，１日２回（朝食後および就寝前）の分割投与とした。なお，この用量では臨床第Ｉ相試験の１日用量を超えることになるが，対象となるうつ病およびうつ状態の患者では健常人と薬剤の反応性が大きく異なることが知られていることから，患者のうつ症状の改善度や新たな自他覚症状の出現に注意しながら慎重に増量していくことにした。

本試験で得られた最終全般改善度は「中等度改善」以上で54.9％であった。この成績は，他の抗うつ薬の成績（33.3～67.0％）[1,9,11,13,16,20]と比較しても遜色のない成績であった。HAM-Dによる症状別改善度をみても，投与前に比べて50％以上の改善率を示した項目は19項目にのぼり，71例中35例（49.3％）は投与前と比較して50％以上の高い改善を認めた。特に「抑うつ気分」「自殺」（「精神的不安」）などの精神症状や「仕事と興味」などの意欲や気力向上に優れた改善効果を示した。また，CPRGの症状別改善度から，「入眠障害」「熟眠障害」などの睡眠障害や「食欲減退」「頭痛・頭重」などの身体症状にも高い改善率が認められ，海外での臨床試験成績[15,21]とよく一致した結果が得られた。

従来の抗うつ薬は効果の発現が遅いことが欠点の１つとされている。そこで，効果の速効性を評価するために「中等度改善」以上の効果が得られた症例について効果発現時期を調べたところ，14日以内に20例（50.0％）に抗うつ効果が認められ，効果発現が早いことがうかがわれた。また，本試験では６週間の投与期間を設けているが，28日間で全改善例のうち94.9％に改善が得られたことから４週間で十分抗うつ効果を発揮できるものと考える。

本剤は50～200mg/日の範囲で19例（51.4％）が14日以内に効果の発現が認められたが，最終１日投与量別改善度でみると50mg/日を維持した症例では38.9％（7/18例）の改善率が得られ，100mg/日あるいは150mg/日まで増量した症例ではそれぞれ70.6％（12/17例），80.0％（12/15例）と高い改善率が得られた。また，200mg/日に至った症例には難治の症例が含まれていると考えられるが，17例中６例に，250mg/日で３例中１例，300mg/日で１例中１例にそれぞれ中等度以上の改善を認めた。この成績から50mg/日で効果不十分であっても増量することで難治の症例にも十分な抗うつ効果が期待できる薬剤であると考える。

背景因子別に層別してみたところ，病型別では初回うつ病で63.6％，周期性うつ病で44.4％の改善率であり，DSM-III-Rの分類でも大うつ病単一エピソードで65.6％，大うつ病反復性で46.2％であった。このことから本剤は単一相のうつ病ばかりでなく薬剤の効果が発現しにくいとされる周期性のうつ状態の患者でも有効性が期待できる。さらに，重症例で66.7％（14/21例）の成績が得られたことから遷延化したうつ病にも効果が期待される。このことは三環系抗うつ薬による治療に反応しない患者がSSRI（selective serotonin reuptake inhibitor）によく反応するとの報告[19]を示唆していると考える。

副作用は，73例中29例（39.7％）に認められた。主な症状は悪心14件（23.7％）であり三環系抗うつ薬によく認められる口渇は7件(11.9％)，便秘，眠気およびめまい・ふらつき・たちくらみは各4件（6.8％）と低かった。非臨床試験成績から本剤は三環系抗うつ薬に比べて抗コリン作用は非常に弱いこと[3,4]が知られており，本成績はそれを裏付けるものと考える。本剤はセロトニン系の作用に基づくと思われる消化器症状（悪心）の副作用が多かったが，これらの症状は処置を要せずに，その後投与を継続しても症状悪化を認めず，むしろ消失ないしは軽快した。この成績は海外の報告[23]とも一致していた。さらに，50mg/日ないしは100mg/日で認められたこれらの副作用はその後，200～300mg/日まで増量しても発現件数が増加することはなかった。このことから，漸増法による投与法が適しているものと考える。臨床検査値では，GOT，GPTなどに変動があったが，臨床上特に問題となる異常変動は認められなかった。また，臨床第I相試験で認められた各血清鉄関連項目はその変動幅からみて特に低下傾向は認められず，高い安全性を有すると考える。

以上のことより，SME3110は従来の抗うつ薬に比べて遜色のない抗うつ効果を有し，高い安全性を有することから臨床的に有用性の高い抗うつ薬であると考える。

Ⅳ．まとめ

新タイプの抗うつ薬であるSME3110（fluvoxamine maleate）をうつ病およびうつ状態の患者74例に投与し，有効性および安全性について検討した。

1）最終全般改善度は，「著明改善」18例（25.4％），「中等度改善」21例（29.6％），「軽度改善」11例（15.5％）で，「中等度改善」以上の改善率は54.9％であった。

2）HAM-DおよびCPRGの症状別改善度から，「抑うつ気分」，「自殺」，「精神的不安」などの精神症状や「仕事と興味」などの意欲や気力向上にも優れた改善効果を示したばかりでなく，「入眠障害」「熟眠障害」などの睡眠障害や「食欲減退」「頭痛・頭重」などの身体症状にも高い改善率を認めた。

3）概括安全度は，「安全性に問題なし」45例（61.6％），「安全性にやや問題あり」23例(31.5％）で高い安全性を認めた。また，副作用は29例(39.7％）に認められ，主症状は悪心14件（23.7％）であったが，ほとんどの症例は軽度で，一過性であった。さらに口渇7件，便秘およびめまい・ふらつき・たちくらみは各4件と少なく，抗コリン作用は弱いことを認めた。

4）有用度は，「極めて有用」14例（19.2％），「有用」24例（32.9％），「やや有用」10例（13.7％）で，「有用」以上の有用率は52.1％であった。

5）50mg/日を初期量として，最高300mg/日まで投与されたが，50～200mg/日を1日2回，4週間で十分な抗うつ効果を認め，増量により副作用の発現件数が増加することはなかった。

以上より，SME3110は十分な抗うつ効果を有し，抗コリン性の副作用や循環器系への影響が少なく高い安全性を認めたことから，うつ病およびうつ状態の患者の治療にあたる医師にとって有用性の高い抗うつ薬であると考える。

文献

1）荒木冨士夫，香西　洋：Amoxapineの使用経験．九州神経精神医学，28：324-329，1982.
2）Benfield, P. and Ward, A.: Fluvoxamine. A review of its pharmacodynamic and pharmacokinetic properties, and therapeutic efficacy in depressive illness. Drugs, 32: 313-334, 1986.
3）Claassen, V., Davies, J. E., Hertting, G. et al: Fluvoxamine, a specific 5-hydrox-

ytryptamine uptake inhibitor. Br. J. Pharmacol., 60 : 505-516, 1977.

4) Claassen, V. : Review of the animal pharmacology and pharmacokinetics of fluvoxamine. Br. J. Clin. Pharmacol., 15 : 349S-355S , 1983.

5) Feighner, J. P., Boyer, W. F., Meredith, C. H. et al : A placebo-controlled inpatient comparison of fluvoxamine maleate and imipramine in major depression. Int. Clin. Psychopharmacol. 4 : 239-244, 1989.

6) Harris, B., Szulecka, T. K. and Anstee, J. A. : Fluvoxamine versus amitriptyline in depressed hospital out-patients : a multicentre double-blind comparative trial. Br. J. Clin. Res., 2 : 89-99, 1991.

7) 石郷岡純，若田部博文，島田栄子他：選択的セロトニン再取り込み阻害薬 SME3110（fluvoxamine maleate）の第 I 相試験．臨床評価，21：441-490，1993.

8) Itil, T. M., Shrivastava, R. K., Mukherjee, S. et al : A double-blind placebo-controlled study of fluvoxamine and imipramine in outpatients with primary depression. Br. J. Clin. Pharmacol., 15 : 433S-438S, 1983.

9) 上島国利，栗原雅直，高橋　良他：KB-831（塩酸トラゾドン）の抗うつ効果―多施設共同研究によるオープン試験―．薬理と治療，17（Suppl. 5）：219-231，1989.

10) 川音晴夫，渡辺俊彦，柴崎義明他：選択的 Serotonin 再取り込み阻害薬 Fluvoxamine maleate の一般薬理作用．応用薬理，49：355-368，1995.

11) 小林義康，池田明穂，伊藤公一，他：新四環系抗うつ剤 MOD-20（teciptiline maleate）のうつ病に対する臨床応用（open study）．臨床医薬，2：707-721，1986.

12) Krijzer, F., Snelder, M. and Bradford, D. : Comparison of the (pro) convulsive properties of fluvoxamine and clovoxamine with eight other antidepressants in an animal model. Neuropsychobiology, 12 : 249-254, 1984.

13) 工藤義雄，市丸精一，乾　正，他：抗うつ剤 Maprotiline（CIBA 34276-Ba）の使用経験．臨床精神医学，6：697-710，1977.

14) Kuhn, R. : The treatment of depressive states with G22355 (imipramine hydrochloride). Am. J. Psychiatry, 115 : 459-464, 1957.

15) Lapierre, Y. D., Browne, M., Horn, E. et al : Treatment of major affective disorder with fluvoxamine. J. Clin. Psychiatry., 48 : 65-68, 1987.

16) 村崎光邦，佐藤喜一郎，望月保則他：新抗うつ剤 Lopramine（DB-2182）の臨床使用経験．精神医学，16：77-79，1974.

17) 村崎光邦：第三世代の抗うつ薬への期待．老年精神医学雑誌，4：893-904，1993.

18) 村崎光邦：抗うつ薬開発の現状．精神神経薬理シンポジウム，20：25-49，1994.

19) 村崎光邦：SSRI とうつ病．神経精神薬理，17：239-255，1995.

20) 小野寺勇夫，伊藤公一，伊藤耕三，他：新しい抗うつ薬 GB94（Mianserin hydrochloride）の使用経験．臨床精神医学，6：1653-1662，1977.

21) Ottevanger, E. A. : Fluvoxamine activity profile with special emphasis on the effect on suicidal ideation. Eur. J. Clin. Res., 1 : 47-54, 1991.

22) Roos, J. C. : Cardiac effects of antidepressant drugs. A comparison of the tricyclic antidepressants and fluvoxamine. Br. J. Clin. Pharmacol., 15 : 439S-445S, 1983.

23) Wagner, W., Plekkenpol, B., Gray, T. E. et al : Safety database on fluvoxamine : Analysis and report. Pharmacopsychiatry, 26 (Suppl) : 10-16, 1993.

24) Wilson, W. H., Higano, H., Papadatos, Y. et al : A double-blind placebo-controlled study to compare the autonomic effects of fluvoxamine with those of amitriptyline and doxepin in healthy volunteers. Br. J. Clin. Pharmacol., 15 : 385S-392S, 1983.

25) Wong, D. T., Bymaster, F. P., Reid, L. R. et al : Fluoxetine and two other serotonin uptake inhibitors without affinity for neuronal receptors. Biochem. Pharmacol., 32 : 1287-1293, 1983.

26) Wouters, W. and Deiman, W. : Acute cardiac effects of fluvoxamine and other antidepressants in conscious rabbits. Arch. Int. Pharmacodyn. Ther., 263 : 197-207, 1983.

abstract

An early clinical phase II study of SME3110 (fluvoxamine maleate), a selective serotonin reuptake inhibitor, in the treatment of depression and depressive state

Mitsukuni Murasaki[1], Atsuyoshi Mori[2], Masahiro Asai[3], Kunitoshi Kamijima[4], Kazuo Hasegawa[5], Itaru Yamashita[6], Toshio Yamauchi[7], Michio Toru[8], Shunkichi Endo[9], Shiroe Miura[10], Tetsuya Hirose[11], Kenji Kitanishi[12], Tetsuhiko Kariya[13], Nariyoshi Yamaguchi[14], Soichiro Nomura[15]

SME3110 was given to 73 patients with depression or depressive state in order to investigate it's efficacy and safety. SME3110 was administrated in the doses ranging from an initial dose of 50 mg/day to a maximum dose of 300 mg/day for 6 weeks, following a fixed-flexible dosing design. As shown in changes of the scores on the Hamilton Depression Rating Scale and on the CPRG Rating Scale, SME3110 excellently improved psychiatric symptoms including "depressed mood," "suicide," and "psychic anxiety" and a suppressed volition or mood. Further, the drug had an effect on sleep disorder or physical symptoms such as "decreased appetite." The efficacy assessment revealed the improvement rate of 54.9 % (39 of 71 patients). In the safety assessment, SME3110 was demonstrated to be highly safe, with the rate of 61.6 % (45 of 73 patients) in patients with no safety problem. The most common adverse reaction was nausea. SME3110 produced a lower incidence of anticholinergic adverse reactions including dry mouth, constipation, and dizziness/vertigo. The usefulness assessment showed the usefulness rate of 52.1 % (38 of 73 patients). Thus, SME3110 is concluded to exert excellent antidepressive effect and to be highly safe, with a lower incidence of anticholinergic adverse reactions.

Jpn. J. Clin. Psychopharmacol., 1 : 185-198, 1998

1) *Department of Psychiatry, School of Medicine, Kitasato University. 1-15-1, Kitasato, Sagamihara, Kanagawa 228 Japan.* 2) *Department of Psychiatry, The Jikei University School of Medicine,* 3) *Department of Psychiatry, School of Medicine, Keio University,* 4) *Department of Psychiatry, Showa University School of Medicine,* 5) *Department of Moral Science, St. Marianna University School of Medicine,* 6) *Department of Psychiatry, Hokkaido University School of Medicine,* 7) *Department of Psychiatry, Saitama Medical School,* 8) *Department of Psychiatry, Tokyo Medical and Dental University School of Medicine,* 9) *Department of Psychiatry, Sendagi Hospital, Nippon Medical School,* 10) *Department of Neuropsychiatry, Tokyo Medical College,* 11) *Department of Psychiatry & Neurology, Teikyo University School of Medicine,* 12) *Department of Psychiatry, The Jikei University Daisan Hospital,* 13) *Department of Neuropsychiatry, Yamanashi Medical College,* 14) *Department of Psychiatry, School of Medicine, Kanazawa University,* 15) *Department of Psychiatry, Fujita Health University School of Medicine*

解説

臨床精神薬理　1：419-430, 1998

SNRI開発の現状

村崎光邦*

Key words： *SSRI, SNRI, TCA, mechanism, side-effect*

はじめに

Reserpineうつ病[11,24]がmonoamineの枯渇によるものであり，iproniazidの副作用としての多幸作用から抗うつ薬の第一号となったMAO阻害薬[18]がmonoamineの代謝を阻害すること[41]，抗精神病薬の開発のルートに乗ったimipramineに強力な抗うつ作用が発現されて後に長らく君臨することになった三環系抗うつ薬[19]の作用機序がserotonin（5-HT）やnorepinephrine（NE）の再取り込み阻害作用にあることが明らかにされて，うつ病のmonoamine仮説が必然的に誕生することとなった[3,35]。

今もって，新規抗うつ薬開発には5-HTやNEの活性を高める方向の作用を有する薬物がtargetとなっている。欧米では，5-HTの選択的再取り込み阻害薬selective serotonin reuptake inhibitor, SSRIの時代となり，次のSNRIも世に出て，いまだに三環系抗うつ薬が主流のわが国のうつ病治療が5年は遅れていると嘲笑われているのは周知である。ここでは，SNRIを簡単に紹介しておきたい。

Developmental situation of SNRIs in Japan.
*北里大学医学部精神科
〔〒228-0828 神奈川県相模原市麻溝台2-1-1〕
Mitsukuni Murasaki: Department of Psychiatry, Kitasato University School of Medicine. 2-1-1 Asamizodai, Sagamihara Kanagawa, 228-0828 Japan.

I．SSRIからSNRIへ

本来，三環系抗うつ薬の双璧としてわが国で今もって標準薬の位置を占めているimipramineとamitriptylineさらにはpanicや強迫性障害にも用いられるclomipramineは，三級アミンとしての未変化体は主に5-HTの再取り込み阻害作用が強く，主代謝物としての二級アミンであるdesmethyl体はNEの再取り込み作用が主となるとされる[38]。したがって，desipramine, nortriptyline，さらにはdesmethyl-clomipramineさえもNEの再取り込み作用が強く[12]，三級アミンの三環系抗うつ薬は長期服用するうちに，血中には二級アミン体も混在して，5-HTとNEの両方の取り込み阻害を呈することになる。

Desipramine，nortriptylineはNEの選択性の高い再取り込み阻害薬であり，第二世代の抗うつ薬としてのamoxapine, lofepramine, dosulepineがいずれもNEの再取り込み阻害作用が強く，いずれも優れた抗うつ薬として承認されており，しかも精神運動制止症状への効果に優れるとのコンセンサスがある。

こうした経緯の中で，まず欧米では5-HTの選択的再取り込み阻害薬としてのSSRIが開発され，いずれも従来の三環系抗うつ薬の泣き所である抗コリン作用や心毒性を持たないことから，たちまちのうちに抗うつ薬の主流となり，とくに米国ではうつ病治療のアルゴリズムの第一選択薬となり，気分高揚薬mood-elevatorとしても汎用されるに至っている。第1号となったfluoxetineの売り上げだけでも，わが国の中枢作用薬のすべての売り上げを凌ぐとさえいわれる。世はSSRI時代といわれ，わが国でも遅ればせながらfluvoxamine, sertraline, paroxetineの開発に入り，fluvoxamineはすでに申請中であり，sertralineは申請準備中であり，paroxetineは間もなく第III相試験が終了する段階へさしかかっている[27,28]。

しかし，すべての人の目がSSRIにのみ注がれていたわけではなく，NE系の活性を高める抗うつ薬の開発も脈々と続けられていたのである。

II. SNRIの概念の変遷

もともとうつ病のmonoamine仮説を提出したSchildkrautはNE系の機能低下を重要視しており[35]，抗うつ薬の慢性投与によって最も一貫してみられる所見として注目されたのはSulserによるβ-adrenaline受容体のdown-regulationであり[38]，抗うつ薬とNE系の関係は切っても切れないのである。そして，何よりもうつ病治療の第一選択薬の1つとして評価の高いamoxapineはNEの再取り込みの選択的阻害薬なのである[25,26]。

1994年オランダから導入されて治験に入ったOrg4428は選択的NE再取り込み阻害作用を有しており，前期第II相試験でも最終全般改善度で中等度改善以上が57.6%（66例中38例）と立派な成績を収め，後期第II相試験へと歩を進めたのであるが，そのさいこれをselective NE reuptake inhibitor, SNRIと呼んでいたのである。ところが，欧米での臨床試験でplaceboとの有意差が出せないとの結果から，本社サイドで開発の中止が決定され，わが国で順調に進んでいた試験もいきおい中止せざるを得なくて残念な思いをしたのであるが，それとともにSNRIという言葉も消滅してしまった感がある。

その後，わが国に5-HTとNEの両方の再取り込み阻害作用を有する抗うつ薬が導入され，まず最初のmilnacipranは治験が終了してすでに厚生省へ申請中となっている。そして，duloxetineが続き，前期第II相試験で優れた抗うつ作用を示し，imipramineを含めた後期第II相試験でもimipramineに優るとも劣らない改善度と抗コリン作用の弱さが評価されて，mianserinを対照とした第III相試験が計画されている。このduloxetineは米国のEli Lilly社で開発され，米国でも治験に入ったものの，placeboとの間に有意差を出せず，Lilly社自体は開発を中断してしまったため，わが国のみでの開発続行という特異な形となっている。ところで，duloxetineがわが国の臨床試験では優れた成績を示しながら，米国ではplaceboと有意差なしとなった事実から，日米の抗うつ薬の治験のあり方の相違がクローズアップされ，問題が治験のプロトコルにあるのか，あるいは対象となるうつ病患者のプロフィールの違いにあるのかが種々討論されているところである。duloxetineに続いたのがMKC 225で，NEよりも5-HTの再取り込み阻害作用が強いのであるが，前期第II相試験が進行中である。

最も新しく導入されたのがvenlafaxineで，米国ですでに承認されて着々と処方頻度を伸ばしており，このvenlafaxineこそがSNRIと呼ばれる基になったのである。すなわち，serotonin-norepinephrine reuptake inhibitorとしてのSNRIなのである。SSRIがselective serotonin reuptake inhibitorなのであるから，SNRIはselective norepinephrine reuptake inhibitorでなければならないのが，serotonin-norepinephrine reuptake inhibitorのSNRIとは興醒めもいいところであり，鼻白んだものであるが，欧米でこのSNRIがまかり通っている以上は，わが国でも心ならずもそうならざるを得ない現状にある。一部に，dual reuptake inhibitorの名称が用いられるが，SNRIが一人立ちしており，今後，SNRIといえば，serotonin norepirephrine reuptake inhibitorと考えていただきたい。

III. わが国におけるSNRIの開発状況（図1）

1. Milnacipran

フランスのPierre Fabre社で開発されたSNRIで，他の受容体に作用しないことから（表1）[1]，優れた抗うつ作用が期待されるとともに，

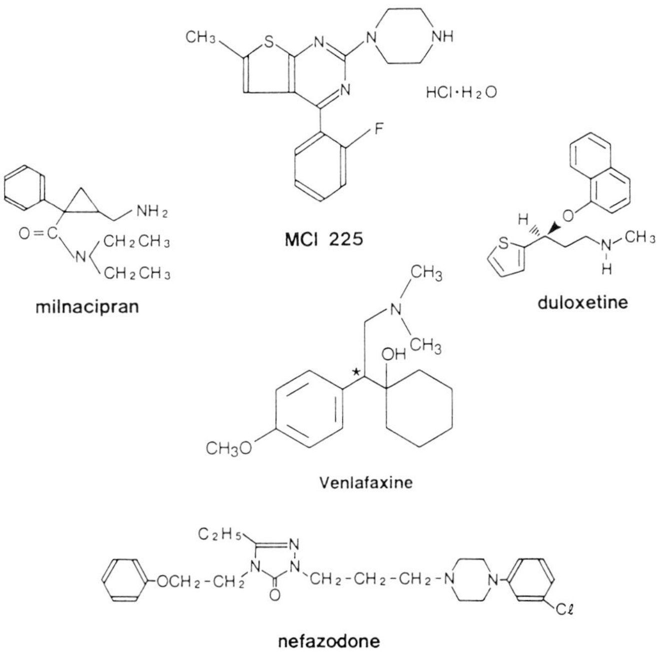

図1　5-HT および NE 再取り込み阻害薬の化学構造

抗コリン作用，心毒性，鎮静作用をきたさず，MAO 活性に影響しないとされる。そして，他の抗うつ薬と異なり，反復投与による β-adrenoceptor の down-regulation をきたさないこと[22]，代謝上，P450によらず，グルクロン酸抱合でほとんどが排出されることが特徴とされる[32]。海外で行われた milnacipran の placebo との比較試験では，50mg　bid/日と100mg　bid/日が placebo および25mg bid/日より有意な改善効果を示している。TCA との比較（表2）では，有意差はないものの，TCA のそれを下回っている。有害事象（表3）では抗コリン性副作用は明らかに少なく，安全性の高さが認められている。SSRI との比較（表4）[20]では，milnacipran は効果において有意に高い反応率を示しており，安全性は同等であり，重篤な副作用を認めていない。表5は TCA および SSRI との比較試験の meta-analysis の結果を示すもので，milnacipran は TCA との間に有意差を認めないものの数字で劣り，SSRI には有意に優れる成績となっている[23]。

ところで，わが国で実施された多くの臨床試験の中から mianserin を対照薬とした第III相試験の成績を紹介しよう[10]。milnacipran　25〜50mg bid/日と mianserin 10〜20mg bid/日との比較（表6）では，「中等度改善以上」が48％対39％と有意差はないものの milnacipran に高く，効果発現も mianserin と同じく早いことが認められている。副作用でも発現率は32.5％対43.2％で milnacipran では口渇，呕気，眠気が各々6.0％であったのに対して，mianserin では眠気23.2％と有意に高く，口渇12.6％，便秘8.4％，倦怠感7.4％となっている。なお，抗コリン性副作用のみを抜き出してみると，有意差はないが，milnacipran では mianserin の約1/2の発現率となっており（表7），抗コリン作用の弱さが目立っている。このように，milnacipran は mianserin と同等以上の優れた抗うつ効果を示し，安全性にも優れる結果となっている。

現在，第III相試験終了ののち，厚生省へ申請されており，近い承認を期待している。

2．Duloxetine

米国の Eli Lilly 社で合成された SNRI で，Eli Lilly 社は fluoxetine でなく，この duloxetine を

表1　**Milnacipran の 5-HT および NE の再取り込み阻害作用**
(Briley ら，1996[1])

	In vitro	Ex vivo	In vivo	
	IC_{50} (nmol/l)	ID_{50} (mg/kg ip)	Dose (mg/kg ip)	% Increase over baseline (AUC)
Serotonin	203	11	10	635
			40	2437
Noradrenaline	100	4.8	10	906
			40	3094

表2　**Milnacipran (50mg bid) と三環系抗うつ薬の 7 つの比較試験の meta-analysis** (Kasper ら，1996[16])

Treatment	HDRS				MÅDRS			CGI-3
	Baseline	△	Responders	Remissions	Baseline	△	Responders	
Milnacipran	25.9 n=380	−14.2	64%	39%	35.0 n=358	−19.5	63%	1.98* n=410
TCAs	25.9 n=398	−15.0	67%	42%	34.6 n=373	−20.9	68%	1.84 n=432

HDRS, Hamilton Depression Rating Scale：MÅDRS, Montgomery-Åsberg Depression Rating Scale：CGI-3, Clinical Global Impression Scale；△：基準値と最終値との総合得点の差，Responders：症状50%以上改善した症例の率，Remission：HDRS スコアが 7 以下になった症例の率，$^{*}p<0.05$対 TCA

表3　**Milnacipran (50mg bid), 三環系抗うつ薬および placebo の有害事象者（%）** (Kasper ら，1996[16])

Adverse event	Milnacipran therapy (n =1867)	TCA therapy (n =943)	Placebo therapy (n =395)
Nausea	209(11.2)	79(8.4)	43(10.9)
Headache	157(8.4)	91(9.7)	67(17.0)
Dry mouth	147(7.9)	351(37.3)	22(5.6)
Abdominal pain	122(6.5)	52(5.5)	20(5.1)
Insomnia	114(6.1)	85(6.9)	42(10.7)
Constipation	121(6.5)	140(14.9)	17(4.3)
Vertigo	93(5.0)	82(8.7)	7(1.8)
Increased sweating	81(4.3)	115(12.2)	5(1.3)
Anxiety	76(4.1)	37(3.8)	5(1.3)
Vomiting	73(3.9)	25(2.7)	14(3.6)
Agitation	61(3.3)	36(3.8)	12(3.0)
Hot flushss	56(3.0)	26(2.8)	0 (0)
Palpitations	51(2.7)	38(4.0)	7(1.8)
Tremor	47(2.5)	120(12.8)	6(1.5)
Fatigue	46(2.5)	84(8.9)	12(3.0)
Somnolence	43(2.3)	99(10.5)	15(3.8)
Dyspepsia	40(2.1)	22(2.3)	16(4.1)
Dysuria	39(2.1)	8(0.6)	1(0.3)
Nervousness	38(2.0)	26(2.8)	8(2.0)

表 4　Milnacipran (50mg bid/日) と SSRI (fluoxetine と fluvoxamine) の比較試験の meta-analysis (Lopez-Ibor ら, 1996[21])

	HDRS score				MÅDRS score		
	Baseline	△	Responders	Remission	Baseline	△	Responders
Milnacipran (50mg twice a day) (n = 150)	27.0	−15.1*	64%**	39%	33.5	−19.3**	67%**
SSRIs (n = 158)	26.5	−12.2	50%	28%	32.8	−14.8	51%

*$p<0.05$, **$p<0.01$ 対 SSRIs

表 5　Milnacipran (50mg bid/日) と三環系抗うつ薬および SSRI との比較試験の meta-analysis (Montgomery ら, 1996[23])

	Mean difference milnacipran−TCA	Mean difference milnacipran−SSRIs
Change in HDRS score at endpoint	−0.8	+2.9*
Change in MÅDRS score at endpoint	−1.4	+4.4**
Response rate (HDRS)	−3%	+14%**
Remission rate (HDRS)	−3%	+11%
Response rate (MÅDRS)	−5%	+16%**

HDRS, Hamilton Depression Rating Scale ; MÅDRS, Montgomery-Åsberg Depression Rating Scale ; Response rate : 症状スコアが50%以上改善した症例の率, Remission rate : HDRS のスコアが 7 以下となった症例の率.
*$p<0.05$, **$p<0.01$

表 6　Milnacipran と mianserin との二重盲検比較試験における最終全般改善度 (遠藤ら, 1995[10])

薬剤	症例数・累積改善率 (%)									改善率 (中等度改善以上の率) の差の90%信頼区間	参考[注)] Fisher の直接確率 (中等度改善以上)	Wilcoxon 検定
	著明改善	中等度改善	軽度改善	不変	やや悪化	悪化	重篤悪化	判定不能	合計			
MNP	19 (23)	21 (48)	14 (65)	18	5	1	0	5	83	−3.0%〜21.5%	P=0.276	+ p=0.093
MSR	12 (13)	25 (39)	18 (58)	23	6	5	0	6	95			

注) : Fisher の直接確率計算法において「判定不能」は「中等度改善以上」以外に含む。
+ : $p<0.1$

わが国に導入したのは強力な 5-HT と NE の再取り込み阻害作用に大きな期待をかけたものと考えられる。残念なことに, 米国で placebo との有意差を出せなかったことから, 日米とも Eli Lilly 社は治験から降りてしまっている。かりに, duloxetine が今後の治験で抗うつ薬として世に出ても, 欧米でのすさまじい fluoxetine の売り上げを越えることはありえないとの判断もあったと考えられる。

ところが, わが国での前期第II相試験では優れ

表7　Milnacipran (MNP) と mianserin (MSR) との比較試験における副作用
（遠藤ら，1995[10]，一部抜粋）

副作用症状	MNP 発現件数(%)	MNP 程度 軽度	MNP 程度 中等度	MNP 程度 高度	MSR 発現件数(%)	MSR 程度 軽度	MSR 程度 中等度	MSR 程度 高度	Wilcoxon 検定
口渇	5(6.0)	4	1	0	12(12.6)	6	6	0	p=0.132
便秘	2(2.4)	2	0	0	8(8.4)	2	6	0	p=0.081+
排尿困難	1(1.2)	1	0	0	0(0.0)	0	0	0	p=0.285
排尿障害	1(1.2)	0	0	1	0(0.0)	0	0	0	p=0.285
尿閉	0(0.0)	0	0	0	1(1.1)	1	0	0	p=0.361
眼調節障害	0(0.0)	0	0	0	1(1.1)	1	0	0	p=0.361
抗コリン性副作用発現例数（発現率%）	9/83 (10.8%)				19/95 (20.0%)				Fisher p=0.140

表8　LY248686 の monoamine 取り込み阻害作用と radioligand 結合の阻害作用
（Wong ら，1993[40]）一部省略

測定項目	Ki (nmol/L) LY248686
Synaptosomal uptake	
^{3}H-5-HT	4.6±1.1
^{3}H-NE	15.6±2.9
^{3}H-DA	369.2±38.1
^{3}H-Paroxetine binding	0.53±0.10
^{3}H-Tomoxetine binding	2.1±1.1
^{3}H-5-HT uptake in human platelets	0.20±0.04

た抗うつ作用と効果発現の速さが証明され，後期第II相試験でも imipramine に優るとも劣らない抗うつ作用と有意に少ない抗コリン性副作用が得られており[29]，現在，mianserin を対照薬とした第III相試験に入ろうとしている。本社サイドが開発から降りたために，貴重な非臨床試験の資料は公表されたものが少ないが，Wong ら[39]の報告では，SNRI としての特徴を示している（表8）。

一方，わが国で実施された試験で興味深いものが多いが，ここではその一部を紹介しよう。図2は duloxetine がラット脳内の 5-HT と NE の濃度に及ぼす影響を microdialysis 法で測定したもので[17]，5-HT と NE はともに著しく上昇するのに対して，amitriptyline と maprotiline では NE のみの上昇が認められている。また，ヒト血小板の 5-HT 再取り込み阻害作用も強力で[14,15]，強力でかつスペクトルの広い抗うつ作用が期待され，抗コリン作用の弱さと相俟って大きな期待がかけられている。本社が開発を断念した薬物の開発を実施される開発担当会社の苦労と見識に敬意を表したい。日米での duloxetine の治験成績の違いから，日米での抗うつ薬の臨床試験のあり方の違いがクローズアップされて種々論じられていることはすでに述べた通りである。

3．MKC-225

三菱化成㈱が開発している piperazinyl thienopyrimidine 骨格を有する SNRI で，強力な NE 再取り込み阻害作用とやや弱いながら 5-HT 再取り込み阻害作用を有している。図3にみるように，desipramine より弱いが imipramine および maprotiline と同程度の NE 再取り込み阻害作用を示し，imipramine や trazodone より弱いが，desipramine と同程度で maprotiline より強い 5-HT 再取り込み阻害作用を示している[8]。

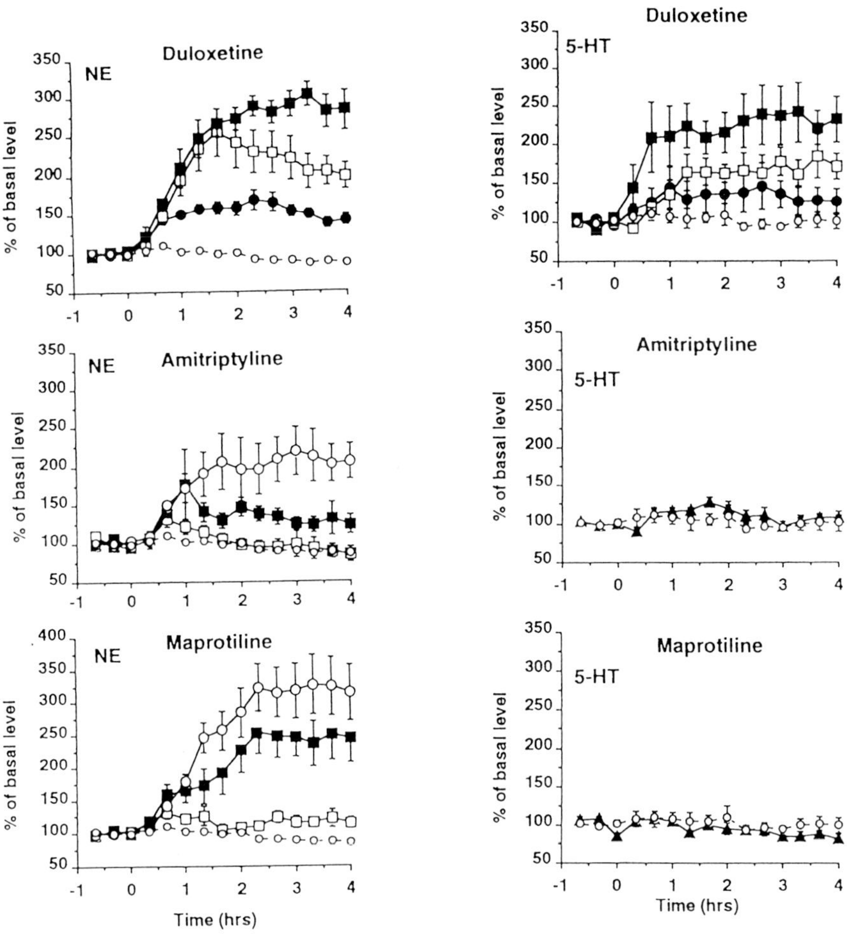

図2　ラット大脳皮質における細胞外 NE と 5-HT レベルに
及ぼす抗うつ薬の影響（Kihara と Ikeda，1995[17]より合成）

薬理学的には，強力な抗うつ作用のほかに 5-HT 受容体に親和性を示し，Vogel 型コンフリクト行動に拮抗作用を示して，臨床的に抗不安作用をも有することが予測されている。反復投与による β-adrenoceptor の down-regulation も認められており，mACh 受容体への親和性は弱く，抗コリン性副作用や心毒性は極めて弱いと考えられる。

現在，わが国では，前期第II相試験の成績から，将来有望と評価されて，後期第II相試験に入っている。SNRI というには 5-HT の取り込み阻害作用が弱いのであるが，国産初の SNRI としての期待を集めている。

4．Venlafaxine

米国 Wyeth 社によって開発された phenylethylamine 誘導体で，5-HT と NE のほかに，程度は弱いが dopamine の再取り込み阻害作用も有する（表9）。他の受容体への親和性はなく（表10），抗コリン作用，心毒性および鎮静作用はほとんどないとされる。Venlafaxine は半減期4時間で，肝で CYP2D6 によって主活性代謝物 O-demethylvenlafaxine（t ½＝10時間）へ代謝されるが，CYP2D6 の阻害作用は弱い[36]。

すでに欧米で実施された臨床試験のうち，TCA や SSRI などとの比較試験の成績をまとめたものによると（表10）[13]，効果では優れた抗うつ作用を示して他剤と同等以上であり，安全性では fluoxetine と同等で，抗コリン作用は imipramine,

表9　Venlafaxine とその代謝物の monoamine 再取り込み阻害作用
(Muth ら，1991[30])

	IC_{50} (μmol/L)		
	[^{3}H]serotonin	[^{3}H]noradrenaline	[^{3}H]dopamine
Desipramine	1.5	0.15	>20
Venlafaxine	0.21	0.64	2.8
(−) Enantiomer	0.19	0.76	
(+) Enantiomer	0.1	3.14	
O-Demethylvenlafaxine	0.18	1.16	13.4
N-Demethylvenlafaxine	1.6	4.7	21.1
N, O-Didemethylvenlafaxine	2.8	>10	>30

表10　Venlafaxine と主要抗うつ薬との比較試験の成績
(Holliday と Benfield，1995[13])

対照薬 報告者	用量（mg/日）	症例数	評価方法	結果	
				全般性効果	安全性
Clomipramine (C)					
Samuelian et al.	V 105 (mean) C 105 (mean)	102 (total)	HDRS, MÅDRS, CGI	V≥C	Anticholinergic : V<C Headache/nausea : V≥C
Fluoxetine (F)					
Clerc et al.	V 200 F 40	34 34	HDRS, MÅDRS, CGI	V≥F	Overall : ≡ F
Imipramine (I)					
Shrivastava et al.	V 75-225 (12 months) I 75-225 (12 months)	290 91	CGI-C, CGI-S HSCL-61, global patient rating	V≥I	Overall : V<I Anticholinergic : V<I
Schweizer et al.	V 75-225 I 75-225 Placebo	73 73 78	HDRS, MÅDRS, CGI-C, CGI-S, HSCL-61	V≥I>P	Overall : V≤I Anticholinergic : V≤I Headache/nausea : V≥I
Trazodone (T)					
Cunningham et al.	V 156-160 (mean) T 294-300 (mean) Placebo	225 (total)	HDRS, MÅDRS, CGI	V≥T>P	Overall : V≤T Anticholinergic : V ≡ T Nausea : V>T

CGI-C : Clinical Global Impression-Change scale, CGI-S : Clinical Global Impression-Severity Scale, HDRS : Hanilton Depression Rating scale, HSCL-61 : Hopkins Symptom checklist（61項目），MÅDRS : Montgomery-Åsberg Depression Rating Scale
>：有意差，≥：有意傾向，≡：同等

clomipramine より少なく，頭痛と嘔吐がやや多い結果となっている。placebo との比較でも悪心と多汗が最も多い程度である。効果発現は約2週間とされ，fluoxetine より早い効果改善が認められている（図4）[2]。

以上から，米国では SNRI として高い評価を受け，徐々に処方頻度を伸ばしており，わが国でも前期第II相試験の真最中である。

5．Nefazodone

Bristol-Myers　Squib 社によって開発された trazodone に続く plenylpiperazine 誘導体の化合

物で，中等度の 5-HT と NE の再取り込み阻害作用を有することがin vitroで認められており（表11），さらに強力な 5-HT_2受容体拮抗作用を有している[9]。ただし，いまだ in vivo での NE の再取り込み阻害作用についての十分な資料がなく，ここで説明している SNRI とはやや概念を異にし，従来の分類では SSRI+ 5-HT_2受容体拮抗薬とされている。

海外での臨床試験では，amitriptyline には劣るものの，imipramine や SSRI とは同等の抗うつ作用を示し，抗コリン作用を持たない安全性の高い抗うつ薬として，米国ではすでに承認されている[6]。5-HT_2受容体拮抗作用がうつ病治療の中でどう生かされるかが，今後の課題であるが，わが

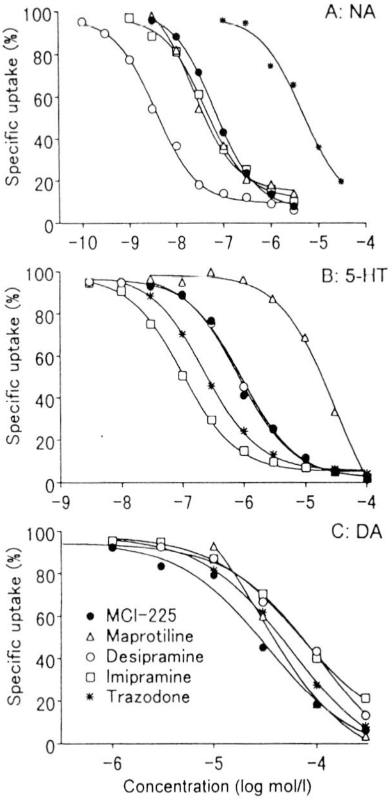

図 3　**MCI-225 の NA, 5-HT および DA の再取り込み阻害作用—他の抗うつ薬との作用比較**（Eguchi et al., 1997[8]）

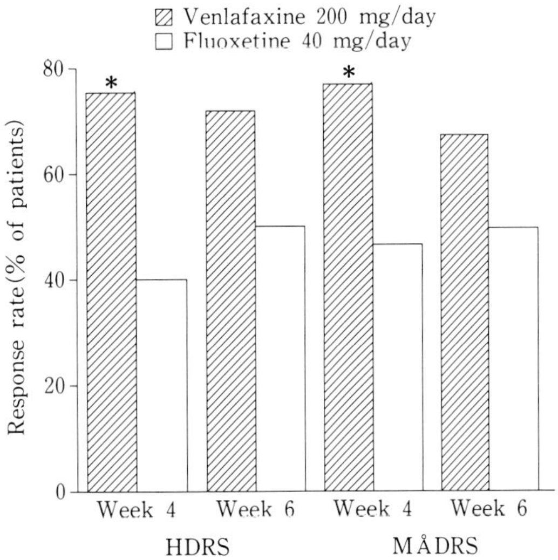

図 4　**Venlafaxineとfluoxetineの比較試験**
（Clercら，1994[2]）
50%以上評価尺度の得点が減少した反応症例数の比率　*$p<0.05$

表11　**Nefazodone とその代謝物ならびに trazodone, fuoxetine の受容体結合および再取り込み阻害作用（ラット，in vitro, IC_{50},nmol/L）**（Eison ら，1990[8]）

Drug	Serotonergic receptors			Adrenergic receptors			
	5-HT_{2A}	5-HT_{1A}	5-HT reuptake	NA reuptake	α_1	α_2	β
Nefazodone	32	1030	181	200	144	41700	>100000
Hydroxynefazodone	34	589	165	376	145	2490	>1000
mCPP	433	411	127	490	763	371	4890
Triazoledione[a]	211	636	>100000		>1000	>1000	>100000
Trazodone	11	288	115	>1000	23	1070	47100
Fluoxetine	6170	>1000	6	100	>100000	37800	Inactive

mCPP : metachlorophenylpiperazine

国では後期第II相試験を終了しており，第III相試験への進行が検討されている。

IV. SNRI は SSRI を凌ぐか

従来の三級アミン体の TCA のほとんどが活性代謝物ともども 5-HT と NE の両方の再取り込み阻害作用を有することから，いずれも優れた抗うつ作用を発揮しうること[7]や NE の再取り込み阻害作用の選択性の強い二級アミン体 TCA および amoxapine, lofepramine, dosulepine などの第二世代の TCA もそれぞれ優れた抗うつ作用を有していること，さらには第二世代とはいいながら，なお抗コリン作用や心毒性が泣き所となっていることは自明のこととなっている[42]。そして，5-HT 系と NE 系とが単独に独立して作用するのではなく，お互いに密接に連動して動いていることは誰もが知っている[37]。

うつ病治療上，5-HT 系の神経伝達の増大が必要とした場合，前頭葉皮質の細胞外 5-HT 濃度を上昇させるのに，fluoxetine 単独よりも desipramine を加えた方が効果的であるとの基礎的報告もあるように[34]，臨床的に SSRI よりも両方の再取り込み阻害作用を有する SNRI の方が有利ではないかとは誰しも考える。desipramine の付加が fluoxetine の効果発現を速め，有効性を高めるとの報告もあって[31]，すでに実際の臨床現場では 5-HT 再取り込みの選択性の高いものと NE のそれとを併用する方法は日常茶飯時に行われているのである。欧米で SSRI が汎用されているのは事実であるが，これも SSRI が TCA より効果が優れるのでなく，安全性の面で優れるためであることが段々と明らかにされてきている。とくに米国では SSRI は mood elevator, smart drug あるいはやせ薬としても多用されているとの風評さえある。入院患者を対象とした試験で，clomipramine が citalopram や paroxetine よりも有効であるとの Danish University Antidepressant Group の有名な報告にもあるように[4,5]，効果の点で SSRI は TCA を越えず(むしろ劣るとの報告も少なくない)，安全面で優れ，高齢者や身体疾患を有する患者に極めて使いやすいとの評価に帰結するようである。うつ病治療には長期に及ぶ維持療法を必要とすることが必然となっている今日，SSRI の使いやすさとしての優位性はさらに高まっているといえよう。急性期には TCA で，維持療法には SSRI で，との構図も出来上ってくる。

ならば，抗コリン作用や心毒性を持たない SNRI の方が SSRI より有利に作用するとの考え方が当然のことながら台頭してくる。興味深いのは，milnacipran が SSRI より有意に優れた効果を示しながら，TCA にはやっと引き分けているとの事実である。5-HT への作用薬よりも NE 系へのそれが効果発現が速いとされ，とくに amoxapine の速効性は卓越しているとの事実からみても[25,26]，SNRI は SSRI を効果と速効性で凌ぐのではないか，そして安全性では同等であるということになれば，答えはおのずから明らかである。

なお，amoxapine の抗うつ作用は NE の選択的再取り込み作用に加えて，強力な 5-HT_2受容体拮抗作用を有するために[33]，前頭葉の dopamine 活性を高めることによるとの考え方がある[19]。うつ病 dopamine 仮説と dopamine 作動薬の抗うつ作用[39]はまた別の一文が必要である。

おわりに

SNRI の用語解説のつもりで書き始めたのが SNRI への期待と相俟ってわが国で開発されている SNRI についての成績の一部を紹介したくなり，やや長くなってしまった。これも，SNRI という誤解を生みやすい用語の不合理さを指摘しておきたい反面，SSRI 万能の世の中にあって，SNRI の秘めている力を知ってもらいたくて長くなったものと反省している。いずれにしても，早く SSRI と SNRI を両手に持って，うつ病治療に立ち向かえる時の来ることを祈っている。

文　献

1) Briley, M., Prost, J. F., Moret, C. : Preclinical pharmacology of milnacipran. Int. Clin. Psychopharmacol., 11 (Suppl. 4) : 10-14, 1996.

2) Clerc, G. E., Ruimy, P., Verdeau-Pailles, J. : A double-blind comparison of venlafaxine and fluoxetine in patients hostitalized for major depression and melancholia. Int. Clin. Psychopharmacol., 9 : 139-143, 1994.
3) Coppen, A. J. : Serotonin in affective disorders. In : Factors in Depression. Kline, N. S. (ed.), pp. 34-35, Raven Press, New York, 1974.
4) Daninh University Antidepressant Group : Citalopram : clinical effect profile in comparison with clomipramine : a controlled multicenter study. Psychopharmacol., 90 : 131-138,1986.
5) Danish University Antidepressant Group : Paroxetine : a selective serotonin reuptake inhibitor showing better tolerance, but weaker antidepressant effect than clomipramine tolerance, but weaker antidepressant effect than clomipramine in a controlled multicenter study. J. Affect. Disord., 19 : 289-299, 1990.
6) Davis, R., Whittington, R., Bryson, H. M. : Nefazodone. A review of its pharmacology and clinical efficacy in the treatment of depression. Drugs, 53 : 608-636, 1997.
7) Delini-Stula, A. : Mode of action of antidepressant drugs-primary effects. In : The Origin of Depression : Current Concept and Approaches, Angst, J. (de), pp. 351-365, Springer-Verlag, Berlin, Heiderberg, 1983.
8) Eguchi, J., Inomata, Y., Yuasa, T. et al. : Pharmacological profile of the novel antidepressant 4-(2-fluorophenyl)-6-methyl-2-(1-piperazinyl) thieno [2, 3-d] pyrimidine monohydrate hydrochloride. Arzneim-Forsh/Drug Res., 47 : 1337-1347, 1997.
9) Eison, A. S., Eison, M. S., Torrente, J. R. : Nefazodone : preclinical pharmacology of a new antidepressant. Psychopharmacol. Bull., 26 : 311-315, 1990.
10) 遠藤俊吉，三浦貞則，村崎光邦ほか：うつ病・うつ状態に対する新しい抗うつ薬塩酸ミルナシプランの臨床評価―塩酸ミアンセリンと対照薬とした第III相臨床試験―. 臨床評価, 23：39-64, 1995.
11) Fries., E. D. : Mental depression in hypertensive patient treated for long periods with large doses of reserpine. N. Eng. J. Med., 251 : 1006-1008, 1954.
12) Gram, L. F. : Receptors, pharmacokinetics and clinical effects. In : Drugs and Psychiatry, Vol 1 Antidepressants, Burrows, G. D., Norman, T., Davis, B. (eds), pp. 81-96, Elsevier, Amsterdam, 1983.
13) Holliday, S. M., Benfield, P. : Venlafaxine. A review of its pharmacology and therapeutic potential in depression. Drugs, 49 : 280-294, 1995.
14) Ishigooka, J., Nagata, E., Takahashi, A. et al. : Simultaneous monitoring of inhibition of serotonin uptake by platelets and plasma drug concentrations following administration of duloxetine, a new antidepressant candidate, to healthy volunteers. Curr., Ther. Res. 58 : 679-692, 1997.
15) Kasahara, T., Ishigooka, J., Nagata. E. et al. : Long-lasting inhibition of 5-HT uptake of platelets in subjects treated by duloxetine, a potential antidepressant. Jpn. J. Psychopharmacol., 16 : 25-31, 1996.
16) Kasper, S., Pletan, Y., Selles, A. et al. : Comparative studies with milnacipran and tricyclic antidepressants in the treatment of patients with major depression : a summary of clinical trial results. Int. Clin. Psychopharmacol., 11 (Suppl. 4) : 35-39, 1996.
17) Kihara, T., Ikeda, M. : Effects of duloxetine. a ncw scrotonin and norepinephrine uptake inhibitor, an extracellular monoamine levels in rat frontal cortex. J. Pharmacol. Exp. Ther., 272 : 177-183, 1995.
18) Kline, N. S. : Clinical experience with iproniazid (Marsilid). J. Clin. Exp. Psychopath., 19 (Suppl. 1) : 72-78, 1958.
19) 小山司：抗うつ薬の作用機序― 5 -HT 受容体阻害作用の意義について―. レスリン錠発売 1 周年記念学術講演会記録集, 1993.
20) Kuhn, R. : The treatment of depression with G-22355 (imipramine hydrochloride). Am, J. Psychiatry, 115 : 450-464, 1957.
21) Lopez-Ibor, J., Guelfi, J. D., Pletan, Y. et al. : Milnacipran and selective serotonin reuptake inhibitors in major depression. Int. Clin. Psychopahrmacol., 11 (Suppl. 4) : 41-46, 1996.
22) 松原良次，松原繁廣，小山　司ほか：新抗うつ薬 milmacipran (TN-912) 慢性投与によるラット大脳皮質 β - adrenaline 性受容体：adenylate cyclase 系および $serotonin_2$ 受容体に対する影響．神経精神薬理，15：119-126，1993．
23) Montgomery, S. A., Prost, J. F., Selles, A. et al. : Efficacy and tolerability of milnacipran : an overview. Int. Clin. Psychopharmacol., 11 (Suppl. 4) : 47-51, 1996.
24) Muller, J. C., Pryor, W. W., Gibbons, J. E. et al. : Depression and anxiety occurring during Rauwolfia therapy. JAMA, 159 : 836-839, 1955.
25) 村崎光邦：うつ病治療の第一選択としてのamoxapine．Medicament News, 1368 : 18-19, 1992.
26) 村崎光邦：うつ病治療の第一選択としてのamoxapine(2)；症例報告から．Medicament News, 1398 : 20-21, 1993.
27) 村崎光邦：SSRIとうつ病．神経精神薬理，17：239-255，1995．
28) 村崎光邦：SSRIの臨床．脳と精神の医学，7：53-65，1996．
29) Murasaki, M. : LY248686 (duloxetine) Clinical Trial Group : Clinical optimum dose of LY248686 (duloxetine) for treatment of depression and depressive state—a double-blind inter-group comparison study using imipramine hydrochloride as a comparator product [abstract]. 36th ACNP Anual Meeting in Hawaii, 1997, pp. 264.
30) Muth, E. A., Moyer, J. A., Haskins, J. T. et al. : Biochemical, neurophysiological and behavioral effects of WY-45, 233 and other identified metabolites of the antidepressant venlafaxine. Drug, Dev. Res., 23 : 191-199, 1991.
31) Nelson, J. C., Mazure, C. M., Bowers, M. B. et al. : A preliminary open study of the combination of fluoxetine and desipramine for rapid treatment of major depression. Arch. Gen. Psychiatry, 48 : 303-307, 1991.
32) Puozzo, C., Leonard, B. E. : Pharmacokinetics of milnacipran in comparison with other antidepressants. Int. Clin. Psychopharmacol., 11 (Suppl. 4) : 15-27, 1996.
33) Rickelson, E., Ptenning, M. : Blockade by antidepressants and related compounds of biogenic amine uptake into rat brain synaptosomes : most antidepressants selectively block norepinephrine uptake. Eur. J. Pharmacol., 104 : 277-286, 1984.
34) Romero, L., Bel, N., Casanovas, J. M. et al. : Two actions are better than one : avoiding self-inhibition of serotonergic neurones enhances the effects of serotonin uptake inhibitors. Int, Clin. Psychopharmacol., 11 (Suppk, 4) : 1-8, 1996.
35) Schildkraut, J. J. : The catecholamine hypothesis of affective disorders ; a review of supporting evidence. Am. J. Psychiatry, 122 : 509-522, 1965.
36) Sellers, E. M., Ball, S. E., Cheung, S. W. et al. : Inhibition by venlafaxine (VF) and other 5HT uptake inhibitors of the polymorphic enzyme CYP2D6 [abstract]. 22nd ACNP Anual Meeting in Honolulu, 1993, pp. 163.
37) Sulser, F. : Serotonin-norepinephrine receptor interactions in the brain ; implications for the pharmacology and pathophysiology of affective disorders. J. Clin. Psychiatry, 48 : 12-18, 1987.
38) Sulser, F., Mishra, R. : The discovery of tricyclic anti-depressants and their mode of action. In : Discovery in Pharmacology, Vol. 1 : Psycho-and Neuro-pharmacology ed. by Parnham, M. J. and Bruinvels, J., pp. 233-247, Elsevier, Amsterdam, 1983.
39) Willner, Z. : Dopaminergic mechanism in depression and mania. In : Psychopharmacology, The Fourth Generation of Progress, Bloom F. F., Kupfeo., D. J. (esd) pp. 921-931, Raven Press, New York, 1995.
40) Wong, D. T., Bymaster, F. P., Mayle, D. A. et al. : LY248686, a new inhibitor of serotonin and norepinephrine uptake. Neuropsychopharmacol., 8 : 23-33,1993.
41) Zeller, E. A., Barsky, J., Fouts, J. R. et al. : Influence of isonicotinic acid hydrazide (INH) and 1-isonicotinyl-2-isopropyl hydrazide (HH) on bacterial and mammalian enzymes. Experientia, 8 : 349-350, 1952.
42) Zip, AP., Goodwin, F. K. : Novel antidepressants and the biogenic amine hypothesis of depression. Arch. Gen. Psychiatry, 36 : 1097-1107, 1979.

躁うつ病圏の薬物療法の実際

村崎　光邦*

抄録：わが国のうつ病治療は三環系，四環系および異環系抗うつ薬がいずれも第一選択薬となりうる。抗コリン性副作用や心毒性などの副作用を考慮しつつ十分な至適用量まであげて治療し，寛解になった時点で維持量まで漸減して少なくとも6～9カ月持続する。反復性うつ病では必要最少用量の維持服用が必要となる。躁病には早期から気分安定薬を中心に積極的に抗精神病薬を併用し，安定した時点で気分安定薬を基調とし，必要に応じて抗精神病薬あるいは抗うつ薬を併用して維持する。

精神科治療学　13(5)；557-565，1998

Key words: *mood-disorder, depression, mania, drug-treatment, algorithm*

はじめに

躁うつ病圏の近代的薬物療法は，まず1949年Cade, J.F.J.による躁病に対するlithiumの抗躁作用の報告が最初であったが[7]，lithium第二の生みの親ともいわれるSchou, M.の再発見を待たねばならなかった[36]。一方，うつ病の薬物療法は抗結核薬iproniazidの抗うつ作用の発見に続いた一連のMAO阻害薬の開始に始まる[19,22,27]。その直後の1957年世に出てたちまち全世界を席捲したimipramineとamitriptylineを双璧とする三環系抗うつ薬の時代が長く続いて今日に至っている。欧米ではすでにSSRIの時代へ移っており，わが国でもSSRIの開発は最終段階に入っている。

躁うつ病圏の病態は精神科領域の診療の大きい部分を占めると同時に，一般診療科やプライマリーケアへの受診が多いだけに診断を適確にし，正しい薬物療法を身につけることは，前線に立つ医師にとっては急務である[23]。ここでは，具体的な薬物の選択と使い方について筆者なりに述べておきたい。

Actual method of drug-treatment for mood-disorders.
*北里大学医学部精神科
〔〒228 神奈川県相模原市麻溝台2-1-1〕
Mitsukuni Murasaki, M.D.: Department of Psychiatry, Kitasato University School of Medicine. 2-1-1 Asamizodai, Sagamihara, Kanagawa, 228 Japan.

I．うつ病の薬物療法の原則

現在，わが国で用いうる全抗うつ薬の作用特徴を私なりにまとめると，表1のようになり，作用機序別に分類したのが表2である。MAO阻害薬や三環系抗うつ薬の作用機序，さらにはreserpineうつ病の発症機序が明らかにされて，うつ病のmonoamine仮説[8,35]は定着し，抗うつ薬の合理的選択は原因別に行うべきとの考え方がある。例えば，serotonin（5-HT）系の障害によるものは5-HTの再取り込み阻害作用の強いものが，norepinephrine（NE）系の障害によるものはNEの再取り込み阻害作用の強いものが，そして，5-HTとNEの両系が関与しているものには両方の再取り込み阻害作用の強いものがより優れて臨床効果を発揮するはずである。実際に，うつ病

表1　わが国で使用できる抗うつ薬とその特徴

系統		薬剤名 用法・用量(半減期，時間)	特徴
三環系	第一世代	imipramine 25～150mg まれに225mg まで増量 (18± 7)	最初の三環系抗うつ薬。意欲亢進作用にすぐれるが，抗コリン作用，心毒性があり，効果発現に10～14日が必要。夜尿症やパニック・ディスオーダーにも有効。
		amitriptyline 30～150mg まれに225mg まで増量 (21± 5)	imipramine とともに三環系抗うつ薬の双璧で，ともに抗うつ薬の標準薬，鎮静作用にすぐれ，気分の低下，不安，焦燥の目立つうつ病に有効。抗コリン作用は最も強く，副作用の頻度は高い。効果発現に10～14日が必要。夜尿症にも有効。
		desipramine 50～150mg まれに200mg まで増量 (22± 5)	imipramine の脱メチル誘導体。抗コリン作用は imipramine より弱い。
		trimipramine 30～150mg まれに225mg まで増量	imipramine のメチル化誘導体。鎮静・睡眠作用が強く，不眠・不安の強い症例に就寝前投与が有効。
		nortriptyline 35～150mg (31±13)	amitriptyline の脱メチル誘導体。意欲亢進にすぐれる。therapeutic window があるとされる。心・循環系への副作用が弱い。
		clomipramine 30～200mg まれに225mg まで増量 (約20) 1日1回1～3アンプル 希釈後点滴静注 (17.7±2.6)	すぐれた抗うつ作用があり，重症例には点滴静注が可能で，速効性を期待でき，患者に安心感を与える。強迫性障害やパニック・ディスオーダーに有効で，使用頻度は高い。夜尿症にも有効。
	第二世代	amoxapine 25～150mg まれに300mg まで増量 (8)	最もすぐれた抗うつ作用。速効性でうつ病治療の第1選択薬。抗コリン作用，心毒性とも弱いながらあり。まれに錐体外路症状(高齢者に高用量投与時)。
		lofepramine 30～150mg (0.5～4.3)	作用はマイルド。抗コリン作用は少なく使いやすい。
		dosulepin 30～150mg	作用はマイルド。抗コリン作用は少なく使いやすい。
四環系	第二世代	maprotiline 3～150mg (19～73)	抗コリン作用は少なく，使いやすいが，高用量でけいれん発作の報告あり。発疹の頻度もやや高い。血中半減期が長く，就寝前1回投与も可能。
四環系	第二世代	mianserin 30～60mg (0.5～4.3) (10mg 錠18.2±1.3 30mg 錠18.3±1.2)	抗コリン作用，心毒性がなく，使いやすい。血中半減期が長く，鎮静作用があるので就寝前1回投与がよいことがある。
		setiptiline 3～6 mg (α日　2.15 β日　23.97)	副作用が少なく，使いやすい。就寝前1回投与も可能。
その他		sulpiride 150～300mg 600mg まで増量可	少量で胃十二指腸潰瘍治療薬と抗うつ作用，中等量で賦活作用，高用量で抗精神病作用があり，中～高用量で錐体外路症状，乳汁分泌，月経不順をきたしうる。少量は消化器症状や心気的なうつ状態に有効である。
		trazodone 75～200mg 場合によっては300mg まで (5.9±1.9)	作用はマイルド。抗コリン作用や心毒性がなく，高齢者や身体疾患の患者に安心して使える。眠気が強いことがあり，就寝前投与がよい。初期に吐気あり。

monoamine 仮説が世に出た頃にはこうした治療的研究が活発であったが[1,2,5,40]，髄液や尿中の5-HT と NE およびそれぞれの代謝物を測定しながら治療することは現実的でなく，また，5-HT 系と NE 系は連動するものであり[37]，さらに神経伝達物質の first messenger 系のみでうつ病を説明することが不可能となり，second messenger 系以降の複雑な機構が台頭しては，こうした単純な図式で説明することが困難となってきている[4]。

後に述べるうつ病治療のアルゴリズムが作成されて，今後の展開が期待されるが，まずは，うつ病の薬物療法上，最大効果を得るための戦略を示しておこう(表3)。本来，基本的なうつ病の治療は図1にみるように，①寛解をめざす急性期（6～12週)，②再燃を防止する継続期(4～9カ月)，③再発を予防する維持期（1年以上）からなって

表 2　作用機序からみた抗うつ薬の分類

1．5-HT 再取り込み阻害薬	
選択的（SSRI）	優先的
trazodone	clomipramine
2．NE 再取り込み阻害薬	
選択的	優先的
amoxapine	desipramine
maprotiline	nortriptyline
dosulepin	lofepramine
3．5-HT および NE 再取り込み阻害薬	
imipramine	
amitriptyline	
trimipramine	
4．α_2-adrenoceptor 拮抗薬	
mianserin	
setiptiline	
5．MAO 阻害薬	
safrazine	
6．DA 遮断薬	
sulpiride	

表 3　症状学的視点からみた薬物選択（上島，1993[15]）

臨　床　像	適切な薬物のタイプ	抗うつ薬
I 群 抑うつ気分，悲哀感，絶望，落胆	気分を高揚させる抗うつ薬 ⇨	imipramine clomipramine amoxapine maprotiline
II 群 不安，焦燥，とりこし苦労，内的不穏	鎮静，不安軽減作用のある抗うつ薬 ⇨	amitriptyline trimipramine mianserin setiptiline trazodone
III 群 意欲の欠如，抑制，無感動	意欲高揚作用のある抗うつ薬 ⇨	nortriptyline amoxapine desipramine
IV 群 身体的訴えと自律神経系の障害が主で抑うつ症状は目立たない（仮面うつ病）	なるべく広い作用プロフィールを持つ抗うつ薬 ⇨	lofepramine mianserin setiptiline trazodone maprotiline

おり，初発例では少なくとも②維持期まで，再発・周期例では③維持期治療が必要となる[17]。至適用法・用量によって寛解に達しうる症例ではこの図

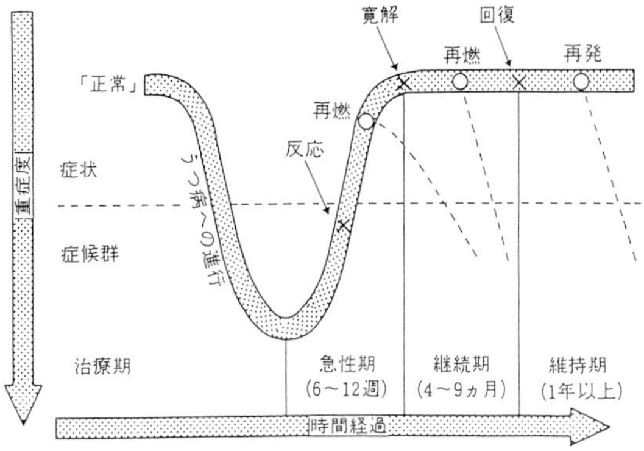

図 1　大うつ病の治療期（Kupfer, 1991[17]）

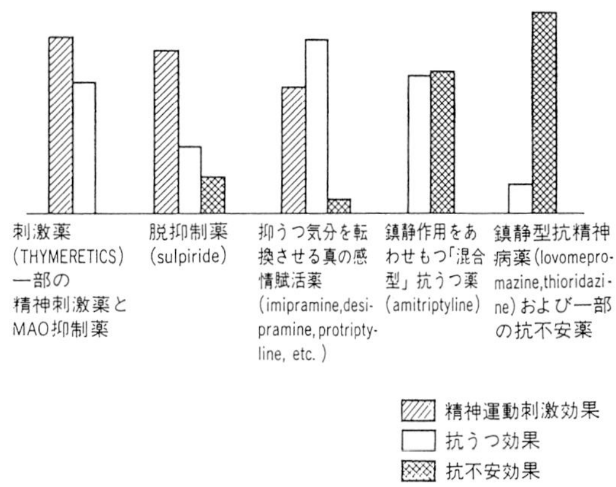

図 2　抗うつ薬の作用プロフィール（Ropert ら，1978[34]）

式で治療を進めることになるが，部分的にしか反応しない場合には，処方変更，他剤併用あるいは増補強法 augmentation などの工夫が必要で，いろいろの方策が行われることになる。

II. 病態別治療の実際

これには Kielholz の図式が昔からよく知られており，参考までに Ropert らによる修正図を提示するが(図 2)[34]，われわれにとっては金科玉条的教科書であった。現在では，臨床像別に表 3 のような抗うつ薬の選択が一般的であり，おおよそのコンセンサスが得られている。この表からもわが国で用いうる抗うつ薬はすべて第一選択薬になりうることが明らかであるが，具体的に私なりの

方法を述べる。

1. うつ病エピソード

ICD-10では身体症候群，DSM-IVではメランコリー型の特徴を伴うもので，従来診断ではうつ病の基本となる内因性うつ病の治療がまず基本となる。第一選択薬としてのamoxapine 10mg tid～25mg tidで開始するが速効性が期待できるだけに，「来週にはニコニコしながら来院できますよ」とつけ加えることを忘れない[20,21]。1～2週間で驚くほどよくなったと感謝される。より重症な，HAM-Dで25点を越える症例には25mg tidから始めて50mg tid，稀には75～100mg tidまで上昇することがあるが，多くは75～150mg/日の範囲内で症状改善をみる。寛解になったところで50～100mg/日で維持する。少なくとも6～9カ月続けたいが，初回うつ病では寛解になった時点で来院が中断されることは稀でなく，症状再燃して再来院されることも稀ではない。6～9カ月の間の状況から「今日で病院は卒業にしましょう。少しでも変ったことがあれば早目に来て下さい」と伝える。

不安・焦燥，とり越し苦労，内的不穏，不眠などの強いタイプにはclomipramine，amitriptyline，trazodoneなどの5-HT再取り込み阻害作用の強いものやmianserin，setiptiline，trimipramineなど鎮静作用の強いものを選ぶこともある。いずれも眠気をもたらす作用が強いので，朝1，昼1，夕2の割合で用いるとよい。とくに，trazodoneは50-50-100mgといった用い方が私の好みであり，trimipramineは就寝前に25～50mgを投与する。強い不安，不眠にはbenzodiazepine（BZ）系の抗不安薬と睡眠薬を初めから積極的に併用する。本来，BZ系薬物には本格的な抗うつ作用はなく，BZの臨床用量依存へ移行する可能性があると，BZ系薬物の併用には批判的意見もあることは承知である。これまでの経験では，cloxazolam，alprazolam，etizolamがよく，睡眠薬にはflunitrazepamを中心とする。

最近，$5\text{-}HT_{1A}$受容体作動薬のtandospirone[28,29]の併用を試みることも多い。Tandospironeはそれ自体に抗うつ作用があり，高齢者うつ症には単剤で用いることもある。

2. 反復性・遷延性・難治性・治療抵抗性うつ病

何回か反復するうちに抗うつ薬への反応が十分でなくなる経験は多い。HAM-Dは10点前後にまで低下した状態で，社会生活は可能となって復帰しているが，本人はうつうつとして楽しまない。不十分な薬物療法で遷延性うつ病となっている症例も少なくない。効果と副作用を勘案して，目いっぱい用量を上げても同様な状態が持続する症例も多い。

表4に上げた順序で工夫を凝らすが，状況因や性格因の関与が強いこともあり，入院した上での薬物療法に徹することが必要となる場合も多い。最近，注目されているものにdopamine（DA）作動薬の上乗せ療法がある。小山ら[16]は抗うつ薬が，特に$5\text{-}HT_2$受容体拮抗作用の強いものが前頭前野のDA濃度を増加させるが，この作用が強力な抗うつ作用と直結するとし，この延長線上で難治性うつ病にDA作動薬であるbromocriptineやpergolideが上乗せによって効果するとの臨床成績を報告している[6,13,14,18,38]。

もともと精神運動制止型のうつ病retarded depressionではDA系の活性が低下しているとのDA仮説が提出され[39,44]，DA再取り込み阻害薬のamineptineの有効性が報じられている[32]。

表4 最大効果を得るための戦略

1. 至適用法・用量
   低用量から漸増―至適用量8週
   ―必要最低用量で維持
2. 処方変更
   a 異なるchemical classへ
   三環系 ⇄ 四環系
   ⇅ 異環系 ⇅
   b 異なる作用機序のものへ
   5-HT系 ⇄ NE系
3. 併用療法
   a 異なるchemical classと
   b 異なる作用機序のものと
4. 増補強法
   a 気分安定薬
   b 抗不安薬
   c DA作動薬
   d 甲状腺製剤など

表5　うつ病 Dopamine 仮説

精神運動制止型うつ病 retarded depression		
1．髄液中の低 HVA		
2．臨床症状		
・運動制止	・緩慢	・食欲低下
・気力低下	・起立性低血圧	・眠気
・緘黙	・過眠	
・流涎増加	・Parinaud 症候群	
・性活動の低下	・無表情	
3．dopamine 活性増強作用薬の奏効		
D_1，D_2 agonist	bromocriptine	
	pergolide	
DA 再取り込み阻害薬	amineptine	
DA 自己受容体作動薬	roxindole	

十分な寛解が得られず，長びくうつ病にはこの制止型うつ病が多いだけに，今後の治療の展開に興味が持たれる（表5）。

なお，難治性うつ病とは，「少なくとも2種類の三環系あるいは四環系抗うつ薬による治療を十分な用量（少なくとも imipramine 150mg/日相当以上）で，十分な期間（1種類の抗うつ薬4週間以上）行ったにもかかわらず，うつ症状の十分な改善がみられないとき，難治性うつ病と診断する」との定義づけがあるが[12]，MAO 阻害薬やその他の増補強療法と加えて電撃療法を施行してもなお十分な反応がみられないものこそ，真の難治性うつ病といえよう。

3．精神病性うつ病[30]

気分に一致した精神病性の特徴を呈する症例では，amoxapine を300mg/日まで投与する。近年，amoxapine には NE 再取り込み阻害作用に加えて強力な5-HT_2受容体拮抗作用があることが明らかにされている[33]。米国では非定型抗精神病薬とされている loxapine の desmethyl 体で，抗 DA 作用はきわめて弱くなっているが，SDA 系の非定型抗精神病薬の1つに数えることもある。いずれにせよ，amoxapine は精神病性うつ病に対する絶対的第一選択薬である[3,4,9]。ただし，気分に一致しない精神病性の特徴を示す症例で，幻覚や妄想を抑えきれない場合には，benzamide 系抗精神病薬の nemonapride，iminodibenzyl 系の clocapramine, mosapramine あるいは butyrophenone 系抗精神病薬を併用する。SDA 系の risperidone の併用も合理的であると考える。

4．高齢者うつ病

今後，増加の一途をたどることが予測されている高齢者うつ病は心気性，昏迷および体重減少と性欲の低下，激越性と自殺念慮，睡眠障害に加えて，身体疾患や脳の器質障害を有して遷延化しやすく，難治性あるいは治療抵抗性となりやすい[26]。その上，認知機能の低下と仮性痴呆などが加わり，診断がおくれて治療が難行する。また薬物動態上および薬動力学的変化から，効果の出現よりも便秘，排尿障害あるいは心電図異常などの副作用が前面に出てしまい，元のうつ病より副作用の苦痛が強くなることが稀でない。そこで，まず抗コリン作用の弱い第二世代のものを第一選択薬とすべきで，例えば mianserin や setiptiline は1/3量を夕食後のみの投与から開始して3～4週かけて若年成人と同じレベルへ上げていくのが原則である。異環系の trazodone も半減期が短く，抗コリン作用がないことから高齢者うつ病に適している。

ここでも抗コリン作用と心毒性のない SSRI, SNRI，RIMA の承認を願うところであるが，5-HT_{1A}受容体作動薬の tandospirone を単独で使用しうる可能性があり，今後の発展性が期待される。

なお，更年期あるいは初老期うつ病の薬物療法の用法・用量上，若年成人のそれと変るところはないが，女性で更年期障害が重なり，治療が難行した場合に，ホルモン補充療法がよく奏効してうつ病も更年期障害も寛解することがあるとされる。原則として婦人科の専門医との連携が必要となるが，抗うつ薬との併用は欠かせない。ところで，男性の場合に男性ホルモンの上乗せが奏効するかどうかは今後の展開に待ちたい。

III. うつ病治療のアルゴリズム

近年，欧米では精神医学の領域でも薬物療法のアルゴリズムが具体化し，精神分裂病や双極性障害のガイドラインが紹介されている。

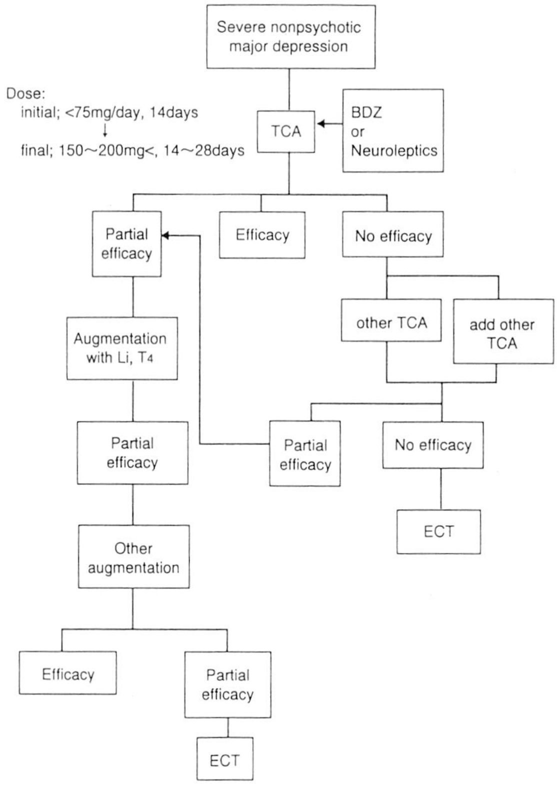

図3　日本版試案（樋口，1997）[11]

欧米ではすでにSSRIがうつ病治療の主役となり，とくに米国ではSSRIが第一選択薬となっており，ヨーロッパではSSRIと三環系抗うつ薬が相半ばしている。一方，わが国ではしきりに開発されているものの，SSRIが未承認であり，樋口らの試案にみるように（図3）[11]，三環系抗うつ薬が第一選択薬とならざるをえず，SSRIの使えない日本は5年は遅れているといわれて，口惜しい思いをしている所以である。SSRIは抗コリン性副作用を持たず，心毒性がなく，大量服用でも安全である点は高く評価するが，抗うつ効果そのものは三環系抗うつ薬より優れることはない[24,25]。いずれにせよ，抗コリン作用や心毒性のないSSRI，SNRIあるいはRIMAが一日も早く使える日が来ることを願わざるをえない。

アルゴリズムは精神科卒後教育の薬物療法の具体的方針を示し，また，プライマリーケアにおける治療の目拠になるとされるが，樋口の試案はわが国で行われているうつ病治療のあり方と一致したものといえよう。ただ，電撃療法が最終的な選択となっているが，効果と安全性面から症例によってはもっと早い段階で実施すべきものと考えている。

IV. 躁病の薬物療法

米国のエキスパート・コンセンサスガイドラインによると，急性期にはlithiumが第一選択薬で，特に初回から3回目のエピソードまでは確実に第一選択薬であり，第二選択薬としてcarbamazepineやvalproateが単独あるいはlithiumにかぶせて用いられる。これらが抑えきれない急性期の興奮に抗精神病薬やBZが付加的に用いられる（図4）[11]。本質的にわが国での躁病の治療と変らないが，異なる点の1つはvalproateが速効性の気分安定薬として承認されて多用される点である。われわれの病棟でも現在このvalproate療法が盛んで，かなり実効をあげている。他にもわが

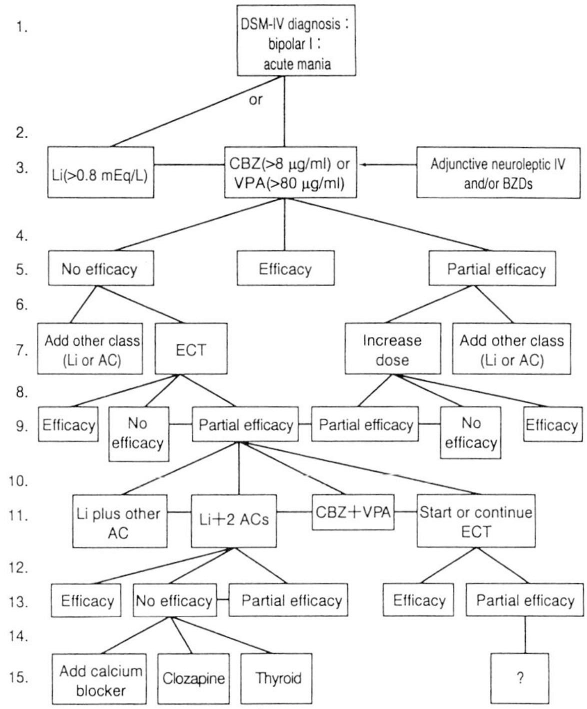

図4　急性躁病の治療アルゴリズム（樋口，1997[11)]）
（大野裕訳：エキスパート・コンセンスガイドライン。ライフ・サイエンス社，1997 参照）

国で新規抗てんかん薬として開発中のgabapentine が注目されている。わが国でも zonisamide の抗躁作用が試みられたことがあり，一部に効果が認められている。このように，多くの抗てんかん薬が気分安定作用を示すことから，その神経生化学的機序の解明が新しい学問領域を押し拡げる可能性があって楽しみである。米国のうつ病治療のアルゴリズムに出てこない電撃療法が躁病の治療には比較的早期に出て来るのも注目されよう。

Rapid cycler には lithium 単独で効果不十分であれば carbamazepine を，さらに不十分なら clonazepain を付加し，なお不十分であれば抗精神病薬をも併用するというのが教科書的であり，私もそれに倣っている[10,31,42,43)]。

なお，躁病の急性期に米国では未承認の sultopride が著効を奏することが稀でなく，わが国では lithium や cabamazepine の気分安定薬よりも先に抗精神病薬を使うことがありえて，実効をあげている。

急性期を脱した段階で，lithium なり carbamazepine を base に，躁状態時には少量の抗精神病薬を，うつ状態時には抗うつ薬を併用して，可能な限り躁の山を削り，うつの谷を埋める操作をすることになる。

お わ り に

躁うつ病圏の病態に対する薬物療法の実際を私なりに具体的方法を基に述べてきた。わが国ではうつ病治療には今なお三環系抗うつ薬を中心とする時代が続いており，SSRI や SNRI あるいは RIMA を使えないもどかしさを強く感じている。しかし，効果そのものは三環系抗うつ薬のそれを越えないのだとの自信をもって，手持ちの抗うつ薬でしっかり立ち向うべきである。一方，躁病に対しては，valproate が適応症として認められていないのみで，すべて有効に使いうる。早期の適確な診断と適切な治療を駆使して健闘されることを期待したい。

文　献

1) Aberg-Wirstedt, A. : A double-blind study of zimelidine, a serotonin uptake inhibitor, and desipramine, a noradrenaline uptake inhibitor in endogenous depression. 1. Clinical findings. Acta. Psychiatr. Scand., 66 ; 50-65, 1982.
2) Aberg-Wistedt, A., Ross, S.B., Jostell, K.G. et al. : A double-blind study of zimelidine, a serotonin uptake inhibitor, and desipramine, a noradrenaline upteke inhibitor, in endogenous depression. 2. Biochemical findings. Acta. Psychiatr. Scand., 66 ; 66-82, 1982.
3) Anton, Jr. R.F., Burch, Jr. E. A. : Amoxapine versus amitriptyline combined with perphenazine in the treatment of psychotic depression. Am. J. Psychiatry, 147 ; 1203-1208, 1990.
4) Anton, Jr. R.F., Sexauer, J. D. : Efficacy of amoxapine in psychotic depressoin. Am. J. Psychiatry, 140 ; 1344-1347, 1983.
5) Asberg, M., Thoren, P., Traskman, L. : "Serotonin depression"-a biochemical subgroup within the affective disorders? Science, 191 ; 478-480, 1976.
6) Bouckoms, A., Mangini, L. : Pergolide : An antidepressant adjuvant for mood disorders? Psychopharmacol. Bull., 29 ; 207-211, 1993.
7) Cade, J.F.J. : Lithium salts in treatment of psychotic excitement. Med. J. Aust., 2 ; 349-352, 1949.
8) Coppen, A. : The biochemistry of affective disorders. Br. J. Psychiatry, 113 ; 1237-1264, 1967.
9) Falk, W.E., Gelenberg, A.J., Wojcik, J.D. : Amoxapine for the treatment of psychiatrically depressed subjects : a pilot study. J. Nerv Ment. Dis., 173 ; 90-93, 1985.
10) Fawcett, J., Kravitz, H.M. : The long-term management of bipolar disorders with lithium, carbamazepine and antidepressants. J. Clin. Psychiatry, 46 ; 58-60, 1985.
11) 樋口輝彦 : 感情障害薬物療法のアルゴリズム. 精神神経薬理シンポジウム, 23 ; 47-60, 1997.
12) 井上猛, 泉剛, 本間祐士ほか : 抗うつ薬に治療抵抗性のうつ病の実態とその治療戦略—自験例における調査結果と治療抵抗性うつ病の段階的試案. 精神経誌, 98 ; 329-342, 1996.
13) Inoue, T., Tsuchiya, K., Miura, J. et al. : Bromocriptine treatment of tricyclic and heterocyclic antidepressant-resistant depression. Biol. Psychiatry, 40 ; 151-153, 1996.
14) 泉剛, 井上猛, 土屋潔ほか : ドパーミン受容体作動薬 pergolide が有効であった治療抵抗性うつ病の 1 例. 精神医学, 38 ; 868-870, 1996.
15) 上島国利 : 抗うつ薬の知識と使い方. ライフサイエンス社, 東京, 1993.
16) 小山司 : 抗うつ薬の作用機序 : 5-HT_2受容体阻害作用の意義について. レスリン錠発売 1 周年記念学術講演会記録集, 医科学出版社, 東京, pp7-24, 1993.
17) Kupfer, D.F. : Long-term treatment of depression. J. Clin. Psychiatry, 52(Suppl.) ; 28-34, 1991.
18) 三浦淳, 土屋潔, 井上猛ほか : 難治性うつ病に対するブロモクリプチンの治療効果.精神医学,38 ; 399-404, 1996.
19) 村崎光邦 : うつ病治療における MAO 阻害薬復活の可能性. 神経精神薬理, 11 ; 763-779, 1989.
20) 村崎光邦 : うつ病治療の第一選択としての amoxapine. Medicament News, 1368 ; 18-19, 1992.
21) 村崎光邦 : うつ病治療の第一選択としての amoxapine(2) ; 症例報告から. Medicament News, 1398 ; 20-21, 1993.
22) 村崎光邦 : MAO 阻害薬の復活. 脳と精神の医学, 4 ; 119-123, 1993.
23) 村崎光邦 監訳 : プライマリ・ケアにおけるうつ病の発見, 診断, 治療. Therp Res., 15 ; 763-782, 1994.
24) 村崎光邦 : SSRI とうつ病. 神経精神薬理, 17 ; 239-255, 1995.
25) 村上光邦 : SSRI の臨床. 脳と精神の医学, 7 ; 53-65, 1996.
26) 村崎光邦 : 老年期における気分障害. 老年精神医学誌, 8 ; 250-260, 1997.
27) 村崎光邦 : うつ病治療における MAO 阻害薬の役割. 神経精神薬理, 19 ; 685-700, 1997.
28) 村崎光邦 : セロトニン作動性抗不安薬の作用機序. 日病薬誌, 33 ; 299-306, 1997.
29) 村崎光邦 : Tandospirone の基礎と臨床. 臨床精神薬理, 1 ; 81-92, 1998.
30) Nelson, E.B., McElroy, S.L. : Psychotic depression. A guide to drug choice. CNS Drug, 8 ; 457-473, 1997.
31) Prien, R.F. : Long-term treatment of affective disorders. In : Psychopharmacology,

The Third Generation of Progress. Meltzer HY(ed.), Raven Press, New York, pp1051-1058, 1987.

32) Rampello, L., Nicoletti, G., Raffaelo, R.: Dopaminergic hypothesis for retarded depression: a symptom profile for prediciting therapeutical responses. Acta. Psychiatr. Scand., 84; 552-554, 1991.

33) Rickelson, E., Ptenning, M.: Blockade by antidepressants and related compounds of biogenic amine uptake into rat brain synaptosomes: most antidepressants selectively block norepinephrine uptake. Eur. J. Pharmacol., 104; 277-286, 1984.

34) Ropert, R., Caillard, F., Petitjean, F.: Neuroleptics-Part 2. Benzamides and related compounds. Joint Meeting of the American Psychiatric Association and the Societe Medico-Psychologique. Atlanta. May, 1978.

35) Schidkraut, J.J.: The catecholamine hypothesis of affective disorders; a review of supporting evidence. Am. J. Psychiatry, 122; 509-522, 1965.

36) Schou, M.: Lithium in psychiatric therapy and prophylaxis. J. Psychiat. Rev., 6; 67-95, 1968.

37) Sulser, F.: Serotonin-norepinephrine receptor interactions in the brain; implications for the pharmacology and pathophysiology of affective disorders. J. Clin. Psychiatry, 48; 12-18, 1987.

38) Theohar, C., Fisher-Cornelsen, K., Brosch, H. et al.: A comparative multicenter trial between bromocriptine and amitriptyline in the treatment of endogenous depression.Arzneim-Forschung, 32; 783-787, 1982.

39) van Praag, H.M., Korf, J.: Retarded depression and the dopamine metabolism. Psychopharmacologia, 19; 199-203, 1971.

40) van Praag, H.M., Korf, J., Dols, L.C.W. et al.: A pilot study of the predictive value of the probenecid test in application of 5-hydroxy tryptophan as antidepressant. Psychopharmacologia, 25; 24-25, 1972.

41) Wachtel, H.: The second-messenger dysbalance hypothesis of affective disorders. Pharmacopsychiatry, 23; 27-32, 1990.

42) 渡辺昌祐, 江原嵩：躁病の診断と治療. 新興医学出版, 東京, pp81-83, 1986.

43) 渡辺昌祐, 右川達雄, 江原嵩他(編)：リチウム療法の実際. 医歯薬出版, 東京, 1991.

44) Willner, P.: Dopaminergic mechanism in depression and mania. In: Psychopharmacolpgy, the Third Generation of Progress, Bloom, F.E., Kupfer, D.J.(eds.), Raven Press, New York, pp921-931, 1995.

総説

睡眠薬の薬物相互作用

村 崎 光 邦*

抄録：Benzodiazepine (BZ) 受容体作動薬は，いずれも肝でCYP450の代謝を受ける。したがってBZ系睡眠薬は，CYP450の分子種であるCYP1A2，CYP2C19，CYP3A4などに対する阻害，または誘導作用をもつ薬剤や食品との併用で代謝系が影響を受け，血中濃度，半減期などに影響が出る。

一方，高用量のBZ系睡眠薬とalcoholの併用時に健忘の出現が多く報告されるが，これはBZ受容体との関連で考えられている。BZ, alcoholはいずれもBZ受容体とsupercomplexを形成するGABA受容体・Cl^- channelのcoupling機能を増強する。このため併用により作用が増強されるだけでなく，alcoholのCl^- channelへの直接作用が起こる危険性が高くなる。ほかに，caffeineなどによるBZ受容体の競合阻害も指摘されている。

このような薬物動態学的，薬物力学的な視点は，酵素活性や受容体機能が変化している高齢者への薬剤選択でも生かされるべきものである。 **臨床精神薬理 1 : 1309-1327, 1998**

Key words : *hypnotics, drug interactions, P450, CYP3A4*

I．はじめに
――Soribudine事件にみる薬物相互作用――

薬物相互作用による事故としてよく知られているものに抗ウイルス薬のsoribudineとフルオウラシル系抗癌剤の5-FUの併用がある。Soribudine自体は5-FUには直接作用しないが，bromovinyl uracilというsoribudineの代謝物が5-FUの代謝酵素のひとつであるdihydroprimidine dehydrogenaseを阻害する（図1）。これは，代謝物が酵素を阻害する自殺基質といえる。このためsoribudineと5-FUの併用を続けると，soribudineの代謝物が増加して5-FUの血中濃度上昇が続き，骨髄抑制などの副作用が非常に強くなるのである[6]。

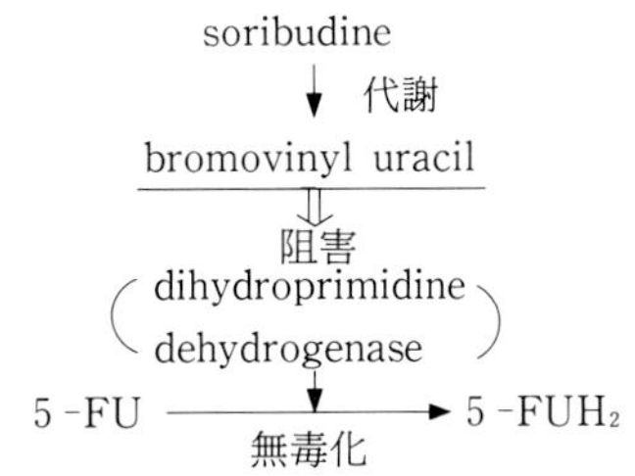

図1 Soribudineと5 FU-の相互作用

このようなことから，薬物相互作用が問題にされるようになってきた。今回は，睡眠薬の薬物相互作用について述べる[31]。

II．薬物相互作用の概念

薬物相互作用の概念は，薬物動態学的相互作用（pharmacokinetic interaction）と薬力学的相互作用（pharmacodynamic interaction）の二つに分けることができる（表1）。一般にいう薬物相互

The drug interactions of hypnotics.
*北里大学医学部精神科
〔〒228-8520 神奈川県相模原市麻溝台2-1-1〕
Mitsukuni Murasaki: Department of Psychiatry, Kitasato University School of Medicine. 2-1-1, Asamizodai, Sagamihara, Kanagawa, 228-8520 Japan.

作用というと pharmacokinetic interaction を意味することが多いが，pharmacokinetic と pharmacodynamic の訳語がそれぞれ動態学と薬力学となっていて，それが具体的なイメージとして理解しがたいという問題がある。

その概念をわかりやすく図示したのが図2である。薬剤服用後，吸収されて体内に分布し，肝で代謝され，腎で排泄されるという吸収，分布，代謝，排泄の段階と，それにより血中濃度が推移し，作用部位に到達して作用する段階が示されている。この吸収されてから作用するまでのプロセスが薬物動態学（pharmacokinetic）で，この段階での相互作用が薬物動態学的相互作用となる。また，作用部位でさまざまな薬理作用が発現し臨床効果を出すプロセスが薬力学（pharmacodynamic）で，このプロセスで相互作用を示すのが薬力学的相互作用といえる[16)]。

Ⅲ．Benzodiazepine 受容体作動薬の作用

今回話題にする benzodiazepine（BZ）受容体作動薬について，その作用機序を示す。BZ 受容体に agonist として作用するものは，brotizolam や etizolam あるいは zopiclone のようなものまで，一応全部含めて BZ 受容体作動薬に含める[28,29)]。

図3は Polc の図である[26,38)]。BZ 受容体は GABA 受容体・Cl^- channel とともに，GABA/BZ 受容体-Cl^- channel 複合体という supercomplex を形成している。BZ 受容体 agonist は，BZ 受容体に結合することによって，ひとつには GABA

表1　薬物相互作用のあり方

1	薬物動態学的相互作用 pharmacokinetic interaction
2	薬力学的相互作用 pharmacodynamic interaction

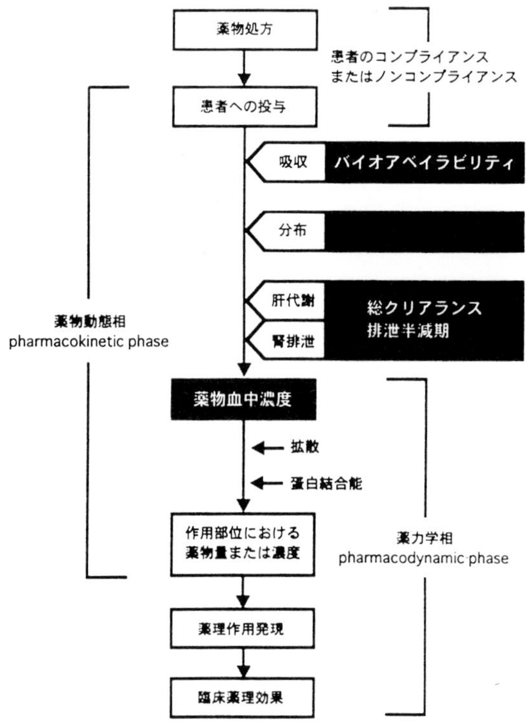

図2　薬物の臨床効果の発現に影響を及ぼす諸要因
（石崎，1998）

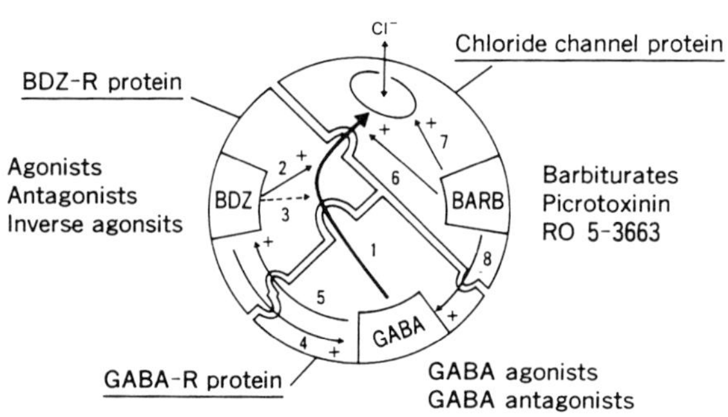

図3　**Benzodiazepine 受容体作動薬の作用機序**
GABA-BZ 受容体-Cl^-チャンネル複合体（Polc ら，1982）[38)]

受容体の親和性を増強し，さらにGABA受容体とCl⁻ channelのcoupling機能を強める。このように，BZはGABA系の働きを強める方向で作用することが，この模式図から理解される。

後述するbarbituratesは，低用量ではGABA受容体・Cl⁻ channelのcoupling機能にも作用するが，高用量になると直接Cl⁻ channelにも作用する[44,46,48]。

BZは，用量依存性にさまざまな臨床作用が出現する。Diazepamを例にとると，一番低用量では抗不安作用，抗けいれん作用が，やや用量が高くなると，筋弛緩作用，さらに用量がふえると，鎮静・催眠作用が，それ以上の高用量では，BZ健忘が出現する（図4）。このように用量依存性にさまざまな症状が出現するのがBZ系薬物の特徴である[32]。

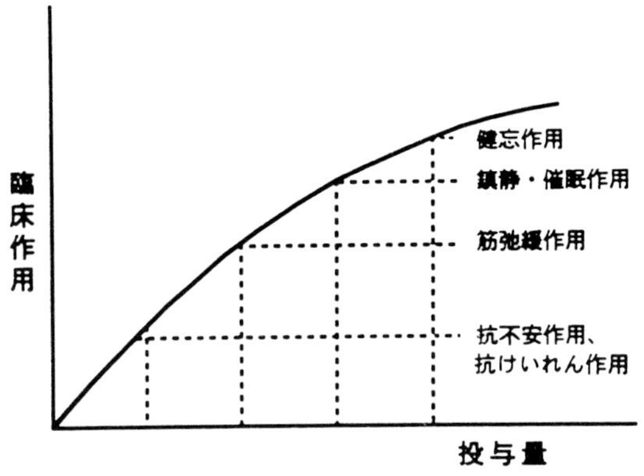

図4　Benzodiazepine系薬物の投与量と臨床作用の相関

臨床で使われるBZ系の睡眠薬は，鎮静・催眠作用が特にすぐれたものが製品化されているのだが，BZ系の薬物はすべて，用量を上げていくと鎮静・催眠作用が出現する。したがって，周知のように抗不安薬もすべて睡眠薬として使うこともできる。

Ⅳ．代謝過程

代謝過程でBZ系の薬を分類すると，ほとんどの薬剤がoxidation，すなわち酸化的生体内変換を受けて代謝されている（表2）[34]。その中でもdesmethyldiazepam群が最も有名で，ほかにdesalkylflurazepam群（flurazepam，fludiazepam，loflazepateなど），oxazolo-benzodiazepine群，triazolo-benzodiazepine群，imidazo-benzodiazepine群（midazolamなど），thienodiazepine群（clotiazepam，etizolam，brotizolamなど），それからcyclopyrrolone群がある。

これとは別に還元的生体内変換を受けているものとして，7位にnitro基を有する7-nitro ben-

表2　代謝過程によるBenzodiazepineの分類

1．酸化的生体内変換を受けるもの
- 1 desmethyldiazepam群（chlordiazepoxide, diazepam, medazapam, bromazepam, prazepam, clorazepate）
- 2 desalkylflurazepam群（flurazepam, fludiazepam, loflazepate, flutoprazepam）
- 3 oxazolo-benzodiazapine群（oxazolam, cloxazolam, mexazolam, flutazolam, haloxazolam）
- 4 triazolo-benzodiazepine群（estazolam, triazolam, alprazolam, rilmazafone）
- 5 imidazo-benzodiazepine　(midazolam)
- 6 thienodiazepine群（clotiazepam, etizolam, brotizolam）
- 7 cyclopyrrolone　(zopiclone)

2．還元的生体内変換を受けるもの
- 7-nitro benzodiazepine群（nitrazepam, nimetazepam, flunitrazepam, clonazepam）

3．直接グロクロン酸抱合を受けるもの
- 3-hydroxy benzodiazepine群（oxazepam, lorazepam, lormetazepam）

4．その他
- tofisopam

zodizepine 群がある。この群には nitrazepam, nimetazepam, flunitrazepam, clonazepam が含まれる。また，このような代謝を受けずに直接グルクロン酸抱合を受けるものに3-hydroxy benzodiazepine 群がある。

その他，tofisopam といった独特のものがあるが，主な代謝経路としては酸化，還元のいずれかである。これらのほとんどの薬剤は，肝の代謝系によって代謝されているので，肝の代謝酵素の影響を受けることになる。

図5は，その1例として desmethyldiazepam 群の代謝経路を示している。中心は diazepam である。Diazepam は，medazepam の代謝産物である。Diazepam の1位の methyl 基がとれて desmethyldiazepam になり，これが活性代謝物として臨床的に効果を発揮する。

代謝されて desmethyldiazepam になる薬は diazepam だけではなく，臨床上しばしば使われている clorazepate, oxazolam, prazepam, 間接的には chlordiazepoxide も desmethyldiazepam へと代謝されるので，これらを desmethyldiazepam 群とまとめる。

Desmethyldiazepam は，さらに3位に水酸基がついて oxazepam になり，それからグルクロン酸抱合を受ける。すなわち，3位に水酸基のついた oxazepam, lorazepam, lormetazepam などは

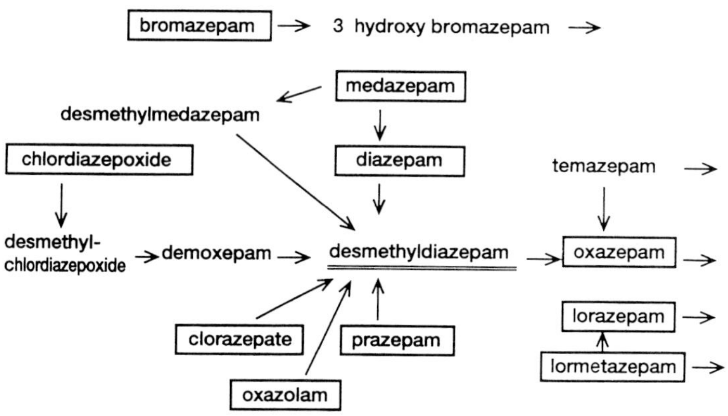

図5　Desmethyldiazepam 群の代謝経路

表3　Benzodiazepine receptor agonistic hypnotics

1 desalkyflurazepam	flurazepam	oxidaction
2 7-nitro BZ	nitrazepam	nitro-reduction
	nimetazepam	nitro-reduction
	flunitrazepam	nitro-reduction
3 3-hydroxy BZ	lormetazepam	glucuronic conjugation
4 oxazolo BZ	haloxazolam	oxidation
5 triazolo BZ	estazolam	oxidation (CYP3A4 ?)
	triazolam	oxidation (CYP3A4)
	rilmazafone	oxidation (CYP3A4)
6 midazolam BZ	midazolam	oxidation (CYP3A4)
7 triazolo-thienodiazepine	brotizolam	oxidation (CYP3A4)
	etizolam	oxidation (CYP3A4)
8 cyclopyrrolone	zopiclone	oxidation (CYP3A4)

すべてここに関係してくるので，BZ系の薬物は，結果的に全部この経路を通って代謝されていくということになる。枠（□）で囲まれたものはそれぞれ製品化されているものだが，極端にいえば，diazepam 1つあれば済むということになる。薬物動態，薬物の代謝過程が不明な時期に開発されたため，このように多数の薬剤が導入されたのである。

現在使われているBZ受容体作動薬としての睡眠薬の一覧を表3に示す。

① Desalkylflurazepam群ではflurazepamがある。長時間作用型で，代謝は酸化(oxidation)である。

② 7-Nitro benzodiazepine群ではnitrazepam, nimetazepam, flunitrazepamがある。これらは全部窒素還元を受ける。

③ 3-Hydroxy benzodiazepine群のlormetazepamは，グルクロン酸抱合を受けてワンステップ代謝で排泄される。

④ Oxazolo環のついたoxazolo benzodiazepine群にはhaloxazolamがある。これも長時間型でまずoxazolo環が開いたのちoxidationを受ける。

⑤ 有名なtriazolo benzodiazepine群。これには，estazolam, triazolam, rilmazafoneという3つのtriazolo系のBZが入る。これはすべてoxidationを受ける。

⑥ Imidazo-benzodiazepine群のmidazolamは商品名Dormicum®で，われわれが日常診療で処方することはないが，麻酔導入時の静脈注射や，最近では，精神科救急で精神運動興奮の強い人に同剤を注射して鎮静させるということがある。酸

表4　ヒト肝チトクローム（CYP）P450代謝酵素とその基質薬物および代謝阻害薬，誘導薬および加齢の影響

代謝酵素（CYP）サブファミリー	基質となる薬物名	CYP阻害薬	誘導薬	加齢の影響
CYP1A2	theophylline, phenacetin, imipramine, acetaminophen, caffeine, tacrine	キノロン系抗菌薬(enoxacin, ciprofloxacinなど), fluvoxamine	喫煙 omeprazole	低下
CYP2C9	phenytoin, S-warfarin	sulfaphenazole	phenobarbital	低下
CYP2C19	diazepam, imipramine, omeprazole, propranolol		phenobarbital, rifampicin	低下
CYP2D6	・循環系薬　alprenolol, pindolol, metoprolol, timolol, propranolol, ・向精神薬　amitriptyline, clomipramine, desipramine, imipramine,nortriptyline, lofepramine, haloperidol, perphenazine, thioridazine, levomepromazine, mianserin	quinidine, fluoxetine	rifampicin	低下しない
CYP2E1	alcohol, acetaminophen	disulfiram	alcohol	低下の可能性
CYP3A4	・向精神薬　alprazolam, triazolam, midazolam, brotizolam, diazepam, zopiclone, rilmazafone, zotepine, flurazepam ・その他　diltiazem, verapamil, nicardipine, nimodipine, terfenadine, quindine, cisapride	マクロライド系抗生剤，アゾール系抗真菌薬，cimetidine，グレープフルーツジュース，ritonavir，indinavir，diltiazem	rifampicin, carbamazepine, phenobarbital, phenytoin	低下

化による代謝を受ける。

⑦ Triazolo－thienodiazepine 群では brotizolam と etizolam がある。Thienodiazepine に triazolo 環がついたもので，これも同じように酸化を受ける。

⑧ Cyclopyrrolone 群は zopiclone がある。これも酸化を受ける。

われわれの手元にある BZ 系の睡眠薬は以上であるが，それぞれこのような代謝過程のもとに排出されているのである。

V．代謝酵素

各薬剤の代謝経路は酸化その他さまざまだが，これに関与する代謝酵素はヒト肝チトクローム P450で，これには多くの分子種(isozyme)があり，それぞれ基質となる薬物が異なる（表4）[11]。

たとえばCYP1A2の基質薬物は精神科領域で使われる imipramine のほか，theophylline, phenacetine, acetaminophen, caffeine, tacrine などで，いずれも CYP1A2で代謝される。

この表でみると，精神科領域でとくに関わってくる代謝酵素のひとつは CYP2C19といえるだろう。ここに diazepam が入っている。Diazepam そのものは睡眠薬というわけではないが，代謝物の中には temazepam という日本では承認されなかった睡眠薬があり，CYP2C19は有名である。これについては後述する。

CYP2D6の基質薬物にも精神科の薬がかなりある。Amitriptyline や clomipramine その他，抗うつ薬や，haloperidol その他の抗精神病薬が CYP2D6によって代謝されている。また，周知のように CYP2E1は alcohol との相互作用に関与するものとして後述する。

だが何よりも重要なのは，すべての薬の4分の3近くを代謝するといわれている CYP3A4だろう。精神科の薬だけでも alprazolam, triazolam, estazolam, midazolam, brotizolam, etizolam, diazepam, zopiclone, rilmazafone, zotepine, さらには flurazepam などがあり，先ほどの酸化を受ける BZ 系の睡眠薬のほとんどが CYP3A4によって代謝されている。

VI．代謝酵素と各薬剤の阻害，誘導の関係

CYP2C19上での代謝を示したのが図6である[19]。基質薬物は omeprazole と diazepam。ちなみに，diazepam は，CYP2C19だけでなく CYP3A4によっても代謝される。

CYP2C19上で diazepam は，methyl 基が1つとれた desmethyl 体になり oxazepam になる。一方，プロトンポンプ阻害薬の omeprazole は非常に広く使われている薬剤であるが，この omeprazole は CYP2C19の活性を阻害する。たとえば diazepam と omeprazole が同時に併用されると，omeprazole が CYP2C19の isozyme を使うために，diazepam は使えないという競合阻害(competitive inhibition) がおこる。そのため omepr-

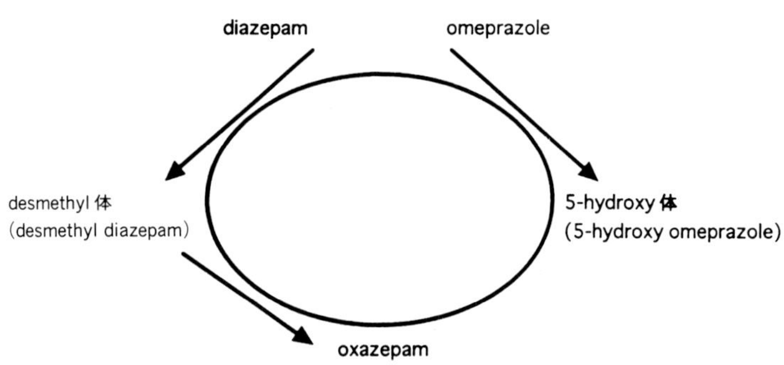

図6　CYP2C19 上での omeprazol と diazepam の薬物相互作用
（小坂ら，1998）[19]

azole と併用すると，diazepam は図のような代謝過程には進まず，diazepam そのものが血中へ出てくるという相互作用が起こるのである。

日本人には CYP2C19欠損者が約20%いることが知られている[14,35]。臨床上，diazepam を投与すると，2 mg 程度の投与量で非常に強い副作用が出ることがあるが，これは CYP2C19欠損者 poor metabolizer である可能性が大きい。これまでは diazepam は効果発現に非常に個人差がある薬だと考えられていたが，それが CYP2C19の欠損によるものであることがわかってきた。

欠損者でなくても，たまたま潰瘍の治療で omeprazole を服用しているときに diazepam を投与すると，diazepam の血中濃度が上がって代謝されていないということになる。おもしろいことに，CYP2C19 poor metabolizer では，両剤を投与しても相互作用がまったく出ない。CYP2C19を介した相互作用なので，両者間の薬物相互作用は出てこないのである。

一方，CYP3A4に関する阻害薬と誘導薬には，表5のようなものがある。

阻害薬でよく知られるものに，azole 系抗真菌薬がある[49]。この中で，itraconazole，ketoconazole は経口薬である。わが国では，triazolam との併用禁忌に itraconazole と fluconazole があげられている。

Erythromycin，clarithromycin，trolcandomycin といった macrolide 系抗生物質も CYP3A4阻害薬である[37,53]。

Diltiazem[50]，cimetidine[22,39]，ethynyl-estradiol などの経口避妊薬[45]も阻害作用をもつ。

また grapefruit juice も阻害作用が知られており[1,15,40]，実際に「grapefruit juice で薬を飲まないように」という注意がされている[40]。

それから，まだ日本では承認されていないが，治験が進んでいる nefazodone と一部の SSRI，これらが CYP3A4を阻害する方向に働く[8,12]。

最近，注目されたものに HIV protease 阻害薬としての indinavir，ritonavir が強い CYP3A4阻害作用を有するとして，triazolam との併用禁止となっている[13]。

したがって，前述の CYP3A4で代謝される BZ 系睡眠薬をこれらの薬剤と併用すると，それぞれ代謝系が阻害され，血中濃度の上昇，clearance の低下，half-life の有意の延長という影響が表れるのである。

一方，CYP3A4の誘導薬もいろいろある。これも重要なことで，阻害薬に関しては，精神科領域だけでいえば，抗うつ薬を除けばそれほど併用される機会はないが，誘導薬に関しては，carbamazepine, phenytoin, phenobarbital という抗てんかん薬は精神科領域では併用する可能性が高い。

この中で一番誘導作用が強いのは抗結核薬の rifampicin である[5,17,52]。また，phenobarbital など barbiturate 系の薬は酵素誘導で有名な薬であり，酵素をたくさん連れてきて代謝をどんどん進めるのである。

表5　CYP3A4 作用薬

CYP3A4 阻害薬	CYP3A4 誘導薬
azole 系抗真菌薬	carbamazepine
itraconazole	phenytoin
ketoconazole	phenobarbital
fluconazole	rifampicin
macrolide 系抗生剤	dexamethasone
erythromycin	
clarithromycin	
diltiazem hydrochloride	
cimetidine	
ethyngl-estradiol	
grapefruit juice	
nefazodone	
SSRI	
HIV protease 阻害薬	
indinavir	
ritonavir	

VII．代謝酵素の活性阻害と誘導の実例

P450の isozyme のうち CYP3A4を例にとって macrolide 系抗生物質による活性阻害を図7に示す[10]。アミノ酸部の3級アミン基のメチル代謝物が P450の2価のヘム鉄と共有結合することで，P450を不活性化している。

このため CYP3A4によって代謝される睡眠薬

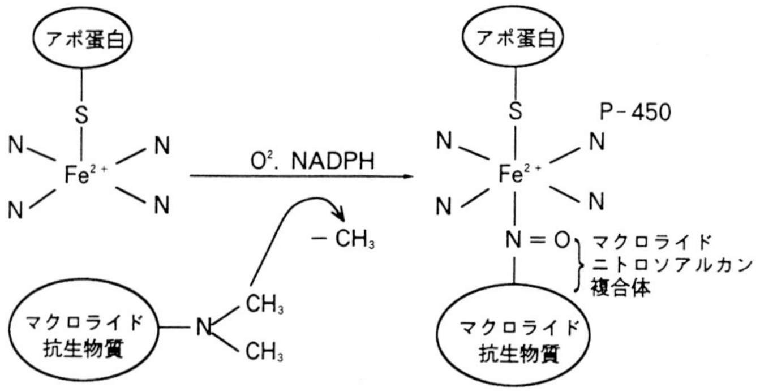

図7　マクロライド系抗生物質による P-450 薬物代謝酵素活性阻害の機序
(越前, 1994)[10]

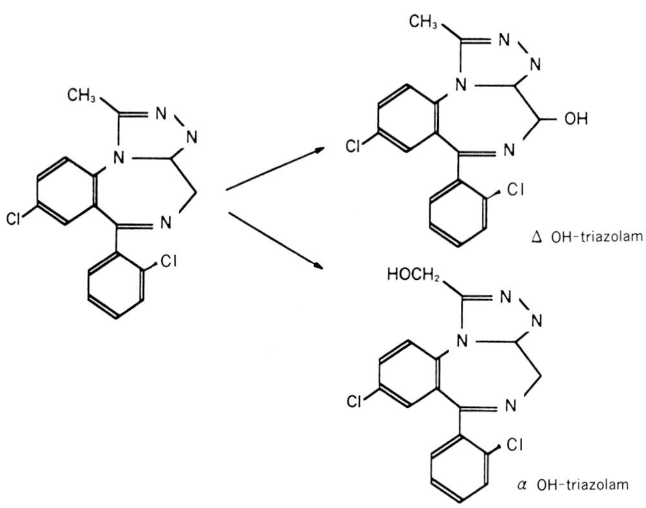

図8　Triazolam の代謝 (CYP3A4 が阻害)

は macrolide 系抗生物質の併用によってその代謝が阻害されるのである。

Triazolo-benzodiazepine 群の estazolam, rilmazafone, triazolam, alprazolam や, triazolo-thienodiazepine 群の brotizolam, etizolam, midazolam, cyclopyrrolone の zopiclone, さらには flurazepam などが, CYP3A4によって代謝されることがわかってきている (表6)。

たとえば1位と2位に triazolo 環を有する triazolo-benzodiazepine 群の代謝では, 3位に水酸基がつく形と, triazolo 環に水酸基がつく形の, 2つの代謝経路がある (図8)[9]。この2つの代謝経

表6　CYP3A4によって代謝される睡眠薬

1	triazolo-BZ
	estazolam
	rilmazafone
	triazolam
2	triazolo thienodiazepine
	brotizolam
	etizolam
3	midazolam
4	cyclopyrrolone
	zopiclone

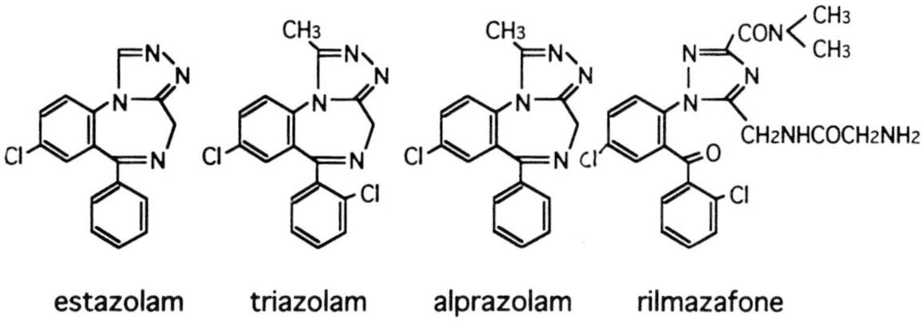

図9　Triazolo-benzodiazepines

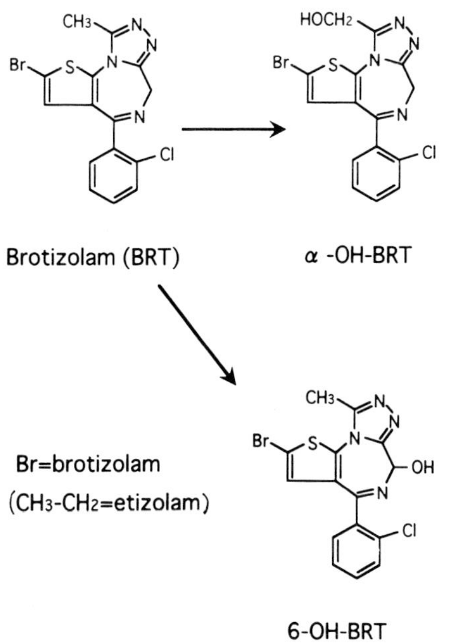

図10　Brotizolam の代謝経路 (Senda ら, 1997)[42]

路がCYP3A4によって阻害されるため，BZ にしても，triazolo 環をもつ thienodiazepine にしても，3位もしくは triazolo 環の中の水酸基が酸化された biotransformation として現れる。

Triazolo-benzodiazepine 群の estazolam，triazolam，alprazolam，rilmazafone の構造式は図9のようになる。Estazolam は非常にあっさりとした構造で，triazolam は，triazolo 環にメチル基が，7位に Cl がついている。Alprazolam はその Cl がない。Rilmazafone は，構造式では環が開いていて BZ ではないが，体内ですぐ環を閉じるため triazolo-benzodiazepine 群に含まれる。

図10は brotizolam と etizolam である。Thienodiazepine 群の場合は，triazolo-benzodiazepine 群にあったベンゼン環のかわりに thieno を有している。また，brotizolam と etizolam の違いは，ブロム基 (Br) がつくかエチル基 (CH_3-CH_2) がつくかの違いだけである。両剤とも代謝経路はまったく同じで，やはり3位に水酸基がつく形と，triazolo 環に水酸基がつく形の，2つの代謝経路がある。この代謝も CYP3A4による酸化的変換である[42]。

一方，azole 系抗真菌薬による薬物相互作用も重要な問題である。図11は Varhe ら[49]による azole 系抗真菌薬 (itraconazole，ketoconazole) の triazolam の血中濃度に及ぼす影響のデータである。Triazolam と placebo の併用では，通常の triazolam の血中濃度推移が見られるが，azole 系抗真菌薬と triazolam を併用した場合は，azole 系抗真菌薬による CYP3A4の阻害がおこり triazolam の血中濃度が著しく上昇することが非常にきれいな図で表されている。このように azole 系抗真菌薬を利用する場合には，CYP3A4によって代謝される睡眠薬の場合は，用量を減らさないと効果が強く出てしまうのである。

前述の macrolide 系抗生物質との併用に関しても，midazolam 単独投与時に比べて erythromycin と併用時には，図12のように血中濃度が上昇するので[36]，抗生物質と併用する場合は用量を調整しないと効果も強く，副作用も強く出るということになる。

Zopiclone にしても，図11，12に比べると障害の

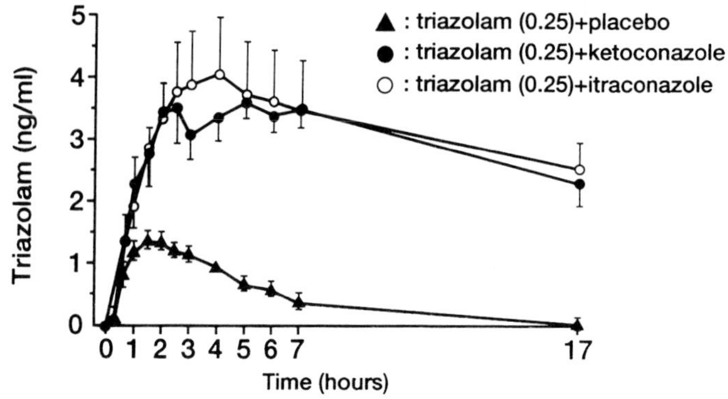

図11 **Azole 系抗真菌薬 (itraconazole, ketoconazole) の triazolam の血中濃度に及ぼす影響** (Varhe ら，1994)[49)]

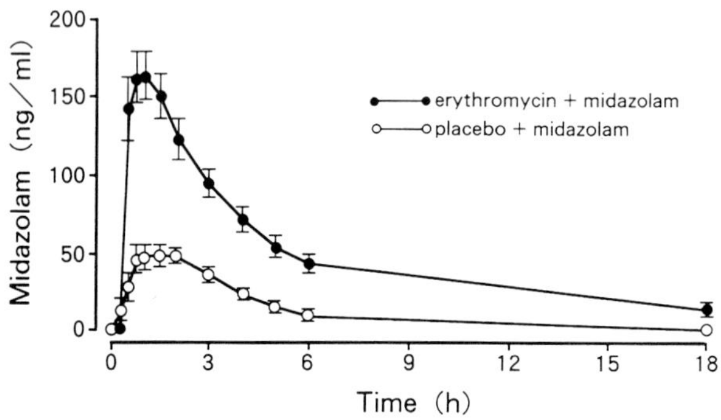

図12 **Erythromycin の midazolam の血中濃度に及ぼす影響**
(Olkkola ら，1993)[36)]

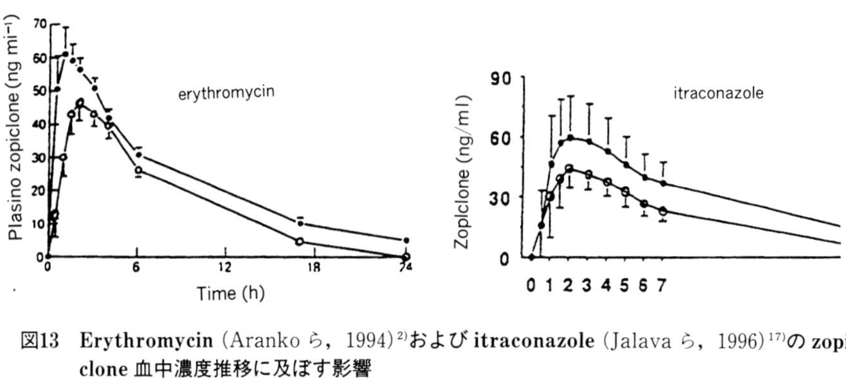

図13 **Erythromycin** (Aranko ら，1994)[2)]**および itraconazole** (Jalava ら，1996)[17)]**の zopiclone 血中濃度推移に及ぼす影響**

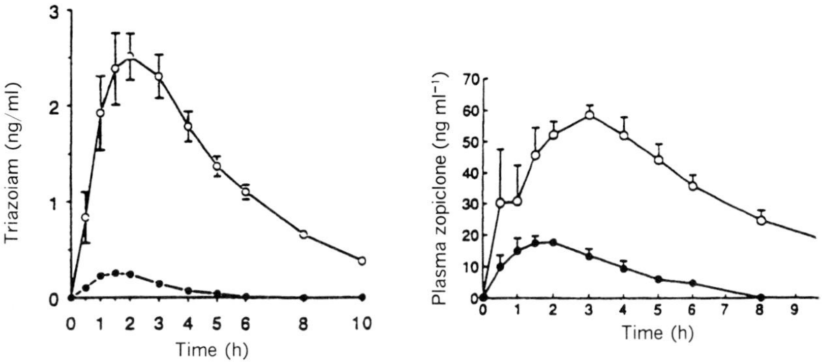

図14　Rifampicin の triazolam と zopiclone の血中濃度推移に及ぼす影響 (Villikka ら，1997)[51,52]

され方はやや少ないが，やはり CYP3A4の阻害薬である erythromycin や抗真菌薬の itraconazole との併用で血中濃度が上昇する (図13)[2,17]。

反対に，CYP3A4誘導薬である抗結核薬，rifampicin との併用では triazolam, zopiclone ともに血中濃度が単独投与時に比べて非常に低値を示している (図14)[51,52]。抗結核薬を服用している結核患者が，不眠で triazolam や zopiclone を服用したとしても，通常の用量では血中濃度は非常に低いままで催眠作用も出せないということになる。

CYP3A4誘導薬としては rifampicin が一番有名だが，carbamazepine，phenytoin，phenobarbital にも同様の作用があるので多剤との併用時はそれを念頭に置いて処方する必要があるだろう[3,20]。

表7　アルコールと Benzodiazepine の異同

	アルコール	BZ
抗不安作用	弱い	強い
催眠作用	弱い	強い
抗けいれん作用	弱い	強い
筋弛緩作用	強い	強い
酩酊作用	強い	弱い
健忘作用	有	有
耐性形成	有	無
依存形成	強い	弱い
不耐症	有	無
離脱症状	強い	弱い
相互作用	有，複雑	弱い
臓器障害	有	無
睡眠構造の歪み	強い	弱い
急性中毒死	有	無
入手	容易	処方箋が必要

Ⅷ. Alcohol との相互作用

次に alcohol と向精神薬の相互作用について述べる。「睡眠薬など飲まないで酒でも飲んで寝たほうがいい」といわれることが多い。確かに alcohol と BZ の作用を比較すると，非常によく似ている (表7)。

たとえば抗不安作用，催眠作用，抗けいれん作用，筋弛緩作用，酩酊作用，健忘作用などというものは，強弱はあってもほぼ同じである。Alcohol を飲めば不安は和らぎ，眠くなり，けいれんを抑える作用もあり，筋弛緩作用，酩酊作用もあり，翌日 alcohol 健忘できれいに忘れているというようなことが起こる。BZ も，多少強い弱いはあるが，そこまでは同じである。そのために「酒でも飲んで寝ろ」といわれるのだが，一方では alcohol は睡眠薬よりもはるかに恐ろしい副作用をもっているのである。

WHO では alcohol，barbiturate は依存性薬物の一群に分類されており，BZ もその中に含まれることになる。Alcohol, barbiturate と BZ の相互作用については表8のように分類される[30]。

Alcohol は低用量では GABA 受容体を介した GABA と Cl⁻ channel の coupling 機能に作用して，Cl⁻ channel の開口時間を延長させる。ところがこれが高用量になると，GABA と coupling した Cl⁻ channel に作用するのではなくて，直接 Cl⁻ channel に作用するようになる[47]。Barbiturate も同様であり，たとえば barbiturate を大量服用すると，直接 Cl⁻ channel に作用して命を失うこともある。

一方 BZ は，用量に関係なく GABA 系を介した Cl⁻ channel 開口頻度をふやす作用を示す。そのため，BZ は大量に服用しても，GABA がなければそれ以上作用しないので，ある程度用量を過ぎると飽和状態になり，それ以上は効かないのである。

このように alcohol と BZ との決定的な違いは，BZ は GABA を介した力しかないので，いくら大量に飲んでも命に別条はないが，alcohol, barbiturate は，高用量では直接 Cl⁻ channel に作用するため，呼吸中枢の麻痺による死亡事故が起こりうる点である。

Alcohol による急性飲酒時と酩酊時にはこのような作用機構が働いているわけで，そこに BZ を併用した場合，当然薬物動態学的相互作用（pharmacodynamic interaction）が起こることになる。

また，慢性飲酒者の場合，本来の代謝酵素である ADH（alcohol dehydrogenase）以外に MEOS（microsome ethanol oxidizing system）の主力代謝酵素である CYP2E1が誘導されるようになり，その結果，薬物の代謝亢進が起こる（図15）[23]。

慢性的な飲酒習慣を続けると，たとえ ADH 欠損者でもしだいに酒が強くなっていくというのは，CYP2E1が誘導されてくるためである。また，慢性飲酒者では鎮痛剤や麻酔薬が効かないことがあるのも，CYP2E1の増加により薬物の代謝促進が起こり，本来の薬の作用が消されてしまうということを意味している。

表8　Alcohol-barbiturate と benzodiazepine

1	薬力学的相互作用（急性飲酒時と酩酊時）
	a　低用量で GABA 受容体を介した Cl⁻チャンネル開口時間の延長
	b　高用量で直接 Cl⁻チャンネルへ作用
2	薬物動態学的相互作用（慢性飲酒者の非酩酊時） 酵素誘導（CYP2E1）と代謝促進 → BZ 血中濃度の低下

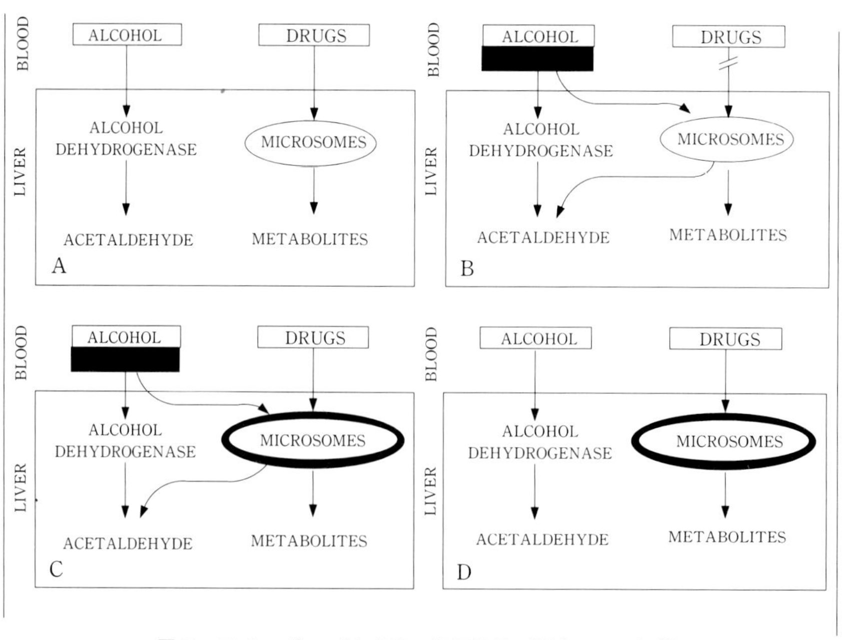

図15　肝での ethanol と薬物の相互作用（Lieber,1998）[23]

したがって，alcohol, barbiturate と BZ の関係は，pharmacodynamic な相互作用と pharmacokinetic な相互作用の問題の両方を抱えていることになる。これは一概にはいえないが，基本的には急性期には pharmacodynamics，慢性期には pharmacokinetics の相互作用が起こりやすいと考えることができるだろう。

Alcohol は BZ よりもはるかに安全だと考える人が多いが，alcohol の方が耐性もできやすく，上で述べたように危険性もある。したがって，睡眠薬として用いる場合には，alcohol よりも BZ の方がはるかに効果に優れる上に，安全性が高い。ただし，BZ でも alcohol と併用するとさまざまな相互作用が起こるので，注意が必要である。

Ⅸ．加齢による薬物動態，薬力学的変化

加齢によって P450の各 isozyme の活性がどのように影響を受けるかをみると，CYP1A1はあまり関係ないが，CYP1A2は活性が落ちる。CYP2A の群はあまり関係しない。精神科領域に関係のあるものとしては CYP2C19が落ちている。CYP2D6は低下しないが，CYP2E1は低下する可能性がある。また，一番問題になる CYP3A4も高齢者では低下している。すなわち，主要な isozyme は加齢によって機能が落ちてくると考えられるのである（表９）[18]。

表９　肝 Cytochrome P450（CYP）の加齢による影響

CYP	加齢の影響
1A1	知られていない
1A2	低下
2A	おそらく低下しない
2B	知られていない
2C9, 10	低下
2C18, 19	低下
2D6	低下しない
2E1	低下の可能性
3A3/4	低下
3A5	低下
3A7	不明

高齢者へ処方する場合の注意点を表10にまとめる。薬力学的（pharmacodynamic）な変化としては，受容体の感受性が高まってくることが考えられる。仮に同じ血中濃度である場合でも，高齢者ではその作用が強く出てくるということがあり，それは受容体レベルでの感受性が亢進しているためと考えられている。

薬物動態（pharmacokinetic）上の変化は，表10に示したような肝の isozyme 系の機能や身体機能の低下などにより，half-life の延長や，血中濃度の上昇，AUC（area under the drug concentration curve）の増大といった変化が起きる。

これらのことを考慮すると，高齢者に BZ 系薬剤を処方する場合は，超短時間型，短時間型といった作用時間の短い薬剤が加齢による影響を受けにくいと考えられる。また，3-hydroxy BZ 群は肝の代謝ではなくてワンステップ代謝でグルクロン酸抱合を受けるために使いやすいといえる。さまざまな薬物相互作用の研究でも，３位に水酸基のついた BZ 群はあまり影響を受けないことがわかっている。また，1/2用量ぐらいの少量から処方することも必要であろう。

表10　高齢者への使用上の注意

１．感受性の亢進（pharmacodynamic）
２．薬物動態上の変化（pharmacokinetic）
　1　半減期の延長
　2　血中濃度の上昇
　3　AUC の増大
　4　非結合型の増加
　5　薬物クリアランスの低下
短時間作用型／3-hydroxy BZ　｝が使い易い
1/2量から開始

Ⅹ．BZ 系薬物の問題点

BZ 系薬物の問題点を表11に示す。特に alcohol との相互作用など，薬物動態あるいは薬力学の視点から相互作用を考えて薬を処方する必要がある。

BZ 健忘の３つのパターンがしばしば指摘され

る（図16）[32]。BZ健忘は，すべてのBZ系薬物で，用量依存性に起こる。BZの高用量をalcoholと併用した場合に多くの報告がある[27,32]。

BZのうち，tofisopamに限っては，構造上はBZではあるが，BZ受容体にaffinityがないので，ここでいうBZの仲間には入らない。

XI. Caffeine，喫煙との相互作用

Caffeineは中枢神経系刺激作用があり，長く大量に飲んでいるとcaffeinismが起こることが指摘されている。朝起きてコーヒー1杯飲んで，勤

表11　Benzodiazepine系薬物の問題点

1．	精神運動機能への影響
2．	健忘（高用量，アルコール併用）
3．	反跳現象（反跳不安，反跳不眠）
4．	臨床用量依存と退薬症候
5．	早朝覚醒と日中不安
6．	筋弛緩作用—転倒と骨折
7．	呼吸抑制（高齢者，閉塞性肺疾患）
8．	鎮静・催眠作用
9．	アルコールとの相互作用
10．	催奇性

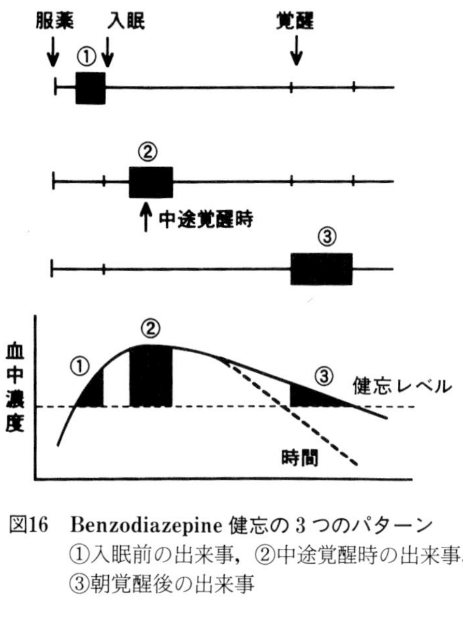

図16　Benzodiazepine健忘の3つのパターン
①入眠前の出来事，②中途覚醒時の出来事，③朝覚醒後の出来事

め先へ行って1杯飲んで，お昼までにさらに2～3杯飲むような人は相当caffeineを飲んでいると思われる。また，ドリンク剤にも通常50mgのcaffeineが含まれている。

中枢神経系刺激作用があるということは，中枢性norepinephrine刺激作用のほか，BZ inverse agonistの類似作用やBZ受容体の競合阻害といったBZとの相互作用も起こりうる（表12）[24,25]。

BZのinverse agonist類似作用としては，不安惹起やけいれん誘発という作用があり，抗不安薬を飲んでいる人がcaffeineを大量に飲むと，薬の作用を打ち消していることになる。BZのantagonistの場合は，BZ受容体への親和性が非常に強いために，結合しているBZを全部受容体から追い出して作用を消してしまうのだが，このinverse agonistの方は，逆の作用を出すことでBZの作用を相殺するのである。

また，BZ受容体での競合阻害薬でもBZの作用を打ち消していることになり，pharmacodynamicの意味での相互作用が起きているといえる。

このように，caffeineはBZとはおおよそ反対の作用をもっており，BZ系の睡眠薬を飲んで寝ようとしている人がcaffeineを飲んでは，なかなか効果が発揮できないのである。

喫煙による相互作用もある。ニコチンには酵素誘導作用はないが，たばこにはニコチン以外の3000種類ぐらいの成分が入っており[7]，このうち，芳香属の多環系のものが肝酵素系のCYP1A2を誘導し，いろいろな代謝を促進すると考えられている[4,41,43]。

喫煙者では，非喫煙者と同じ程度の効果を出すためには，BZをよけいに飲む必要があると指摘する論文も多くある[5,34]。したがって，睡眠薬を飲

表12　Caffeineの作用

1	中枢神経系刺激作用	caffeinism
2	中枢性norepinephrine刺激作用	
3	BZ inverse agonist類似作用	
	不安惹起	
	けいれん誘発	
4	BZ受容体への競合阻害？	

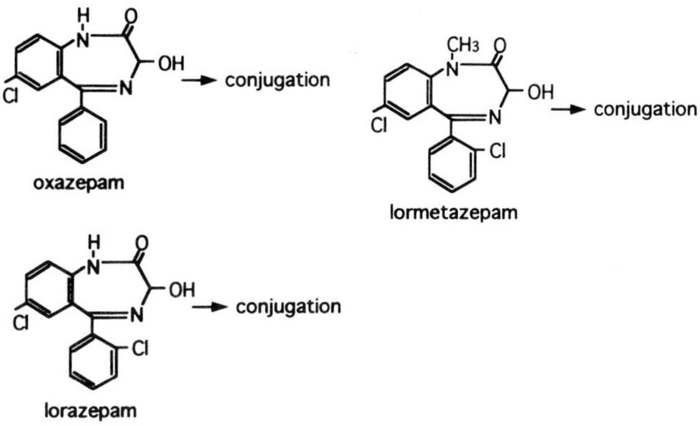

図17　3-hydroxy benzodiazepine 群

む人は就寝前は喫煙を控えた方がいいということになる。

XII. 相互作用を考慮した薬剤選択

このようなさまざまな薬物相互作用を考慮すると，ひとつには作用時間が短いものほど影響を受けにくい。しかし，それでも何らかの影響は受ける。最も影響を受けないのが3位に水酸基のついた3-hydroxy BZ 群の oxazepam，lorazepam，lormetazepam といえるだろう（図17）。Oxazepam と lorazepam の違いは，7位に Cl がついているかいないかだけである。Cl がつくと potency が非常に強くなるため，lorazepam で BZ 健忘に関する報告が多いのは，それだけ作用が強いためである。

この中でわれわれが睡眠薬として使いやすいのは lormetazepam で，肝障害，腎障害，あるいは高齢者といった薬物動態相互作用による影響が心配される場合に比較的使いやすい。

ちなみに，日本には導入されなかった temazepam という薬剤もこの系統の薬である。

現在開発中の BZ 系睡眠薬，quazepam は，2位に硫黄が入っているという独特の構造をもつ。同剤は未変化体が ω_1 受容体の選択的な作動薬であるが活性代謝物が desalkylflurazepam であり，CYP3A4によって代謝される。また，zolpidem や zaleplon などの非 BZ 構造の BZ の ω_1 受容体の agonist も現在開発中であり（図18）[33]，これらが臨床の場に導入されると，また新しい相互作用の問題が起こると思われる。

1. quazepam (NDA file)

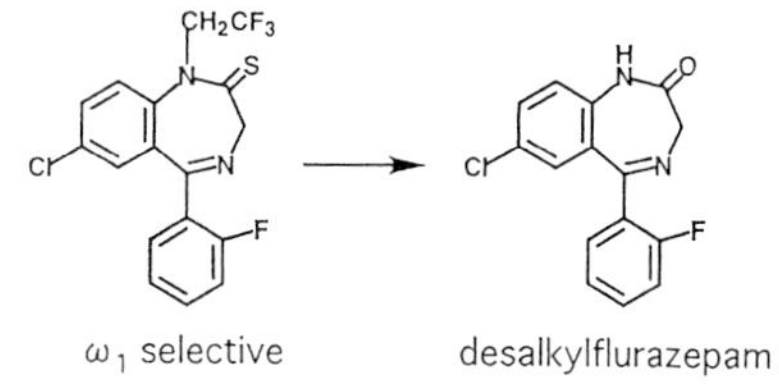

2. zolpidem (phase III)

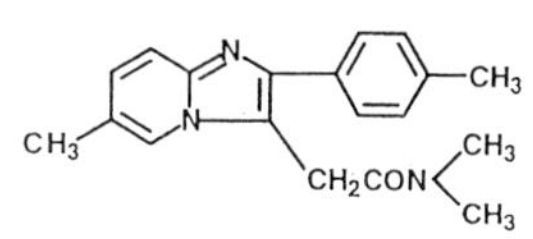

3. zaleplon (phase III)

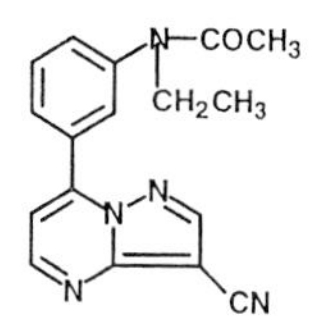

図18　開発中の新規睡眠薬

以上のことから「理想的睡眠薬」とは，記憶障害，呼吸抑制，alcohol や他薬剤との相互作用，耐性形成，身体依存，rebound，carryover effect の問題なく，half-life が適切という，現在使われている BZ 系薬剤の欠点を全部克服したような薬ということになる（図19）[21]。現実問題として，この

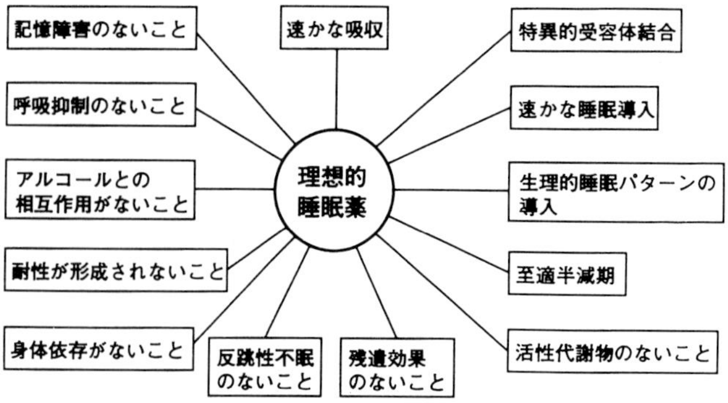

図19 理想的睡眠薬の薬理学的および治療上のプロフィール
(Langer ら, 1988)[21]

ような薬はありえないので，少なくともこれに近い薬剤選択を心がけたいものである。

本論文は第23回日本睡眠学会・ランチョンセミナー『睡眠薬の薬物相互作用』での講演記録に手を加えたものである。

文　献

1) Ameer, B., Weintraub, R. A.: Drug interactions with grapefruit juice. Clin. Pharmacokinet., 33: 103-121, 1997.
2) Aranko, K., Lunrila, H., Backman, J. T.: The effect of erythromycin on the pharmacokinetics and pharmacodynamics of zopiclone. Br. J. Clin. Pharmacol., 38: 363-367, 1994.
3) Backman, J. T., Olkkola, K. T., Ojala, M. et al.: Concentrations and effects of oral midazolam are greatly reduced in patients with carbamazepine or phenytoin. Epilepsia, 37: 253-257, 1996.
4) Backmann, K. A., Nunlee, M., Martin, M. et al.: The use of single sample clearance estimates to probe hepatic drug metabolism: handprinting the influence of cigarette smoking on human drug metabolism. Xenobiotica, 20: 537-547, 1990.
5) Boston Collaborative Drug Surveillance Program: Clinical depression of the central nervous system due to diazepam and chlordiazepoxide in relation to cigarette smoking and age. N. Engl. J. Med., 288: 277-280, 1973.
6) 千葉　寛：ソリブジンとフルオロウラシル系抗癌剤の薬物相互作用．薬物相互作用（石崎高志監修），22-25，第一製薬，東京，1998.
7) 千葉　寛：喫煙と薬物相互作用．薬物相互作用（石崎高志監修），42-45，第一製薬，東京，1998.
8) De Vane C. L.: Pharmacokinetics and drug metabolism of newer antidepressant agents. J. Clin. Psychiatry, 15: 12 (Suppl.): 38-45, 1994.
9) Eberts, F. R. Jr., Philopoulos, Y., Reineke, L. M. et al.: Triazolam disposition. Clin. Pharmacol. Ther., 29: 81-93, 1981.
10) 越前宏俊：マクロライド系抗生物質（エリスロマイシンなど）による代謝障害．治療，76：2239-2244，1994.
11) 越前宏俊：薬物代謝におけるチトクロームP450の役割．臨床精神薬理，1：685-691，1998.
12) Greene, D. S., Dockens, R. C., Salazar, D. E. et al.: Coadministration of nefazodone and benzodiazepines. 1. Pharmacokinetic assessment. Clin. Pharmacol. Ther., 55: 141, 1994.
13) Heylen, R., Miller, R.: Adverse effects and drug interactions of medications commonly used in the treatment of adult HIV positive patients: Part 2. Genitourin. Med., 73: 5-11, 1997.
14) Horai, Y., Nakano, M., Ishizaki, T. et al.: Metoprolol and mephenytoin oxidation polymorphisms in Far Eastern Oriental subjects. Japanese versus mainland Chinese. Clin. Pharmacol. Ther., 46: 198-207, 1989.
15) Hukkinen, S. K., Varhe, A., Olkkola, K. T. et al.: Plasma concentration of triazolam are increased by concomittant ingestion of grape-

fruit juice. Clin. Pharmacol. Ther., 58 : 127-131, 1995.
16) 石崎高志：薬物相互作用総論．薬物相互作用（石崎高志監修），2-11，第一製薬，東京，1998．
17) Jalava, K. M., Olkkola, K. T., Nouvenonen, P. J. : Effect of itraconazole on the pharmacokinetics and pharmacodynamics of zopiclone. Eur. J. Clin. Pharmacol., 51 : 331-334, 1996.
18) Kinirons, M. T., Crome, P. : Clinical pharmacokinetic considerations in the elderly. An update. Clin. Pharmacokinet., 33 : 302-312, 1997.
19) 小坂和宏，大西明弘：プロトンポンプ阻害薬オメプラゾールとジアゼパムの薬物相互作用．薬物相互作用（石崎高志監修），50-53，第一製薬，東京，1998．
20) Kuitunen, T., Mattila, M. J., Seppala, T. et al. : Actions of zopiclone and carbamazepine, alone and in combination of human skilled performance in laboratory and clinical tests. Br. J. Clin. Pharmacol., 30 : 453-461, 1990.
21) Langer, S. Z., Arbilla, S., Scatton, B. et al. : Receptors involved in the mechanism of action of zolpidem. In : Imidazopyridines in Sleep Disorders (ed. by Sauvant, S. P.), 55-70, Raven Press, New York, 1988.
22) Levine, M., Bellward G. D. : Effects of cimetidine on hepatic cytochrome P450 : Evidence for formation of a metabolic-intermediate complex. Drug Metab. Dispos., 40 : 63S-80S, 1995.
23) Lieber, C. S. : Biochemical and molecular basis of alcohol-induced injury to liver and other tissues. N. Engl. J. Med., 319 : 1639-1650, 1988.
24) Marangos, P. J., Martino, A. M., Paul, S. M. et al. : The benzodiazepines and inosine antagonize caffeine-induced seizures. Psychopharmacology, 72 : 269-273, 1981.
25) Marangos, P. J., Paul, S. M., Goodwin, F. K. et al. : Purinergic inhibition of diazepam binding to rat brain (in vivo). Life Sci., 24 : 851-858, 1979.
26) 村崎光邦：抗不安薬の作用機序をめぐって．神精会誌，38：3-16，1988．
27) 村崎光邦：短時間作用型睡眠薬の動向；Halcion story を通して．精神医学レビュー，4：80-92，1992．
28) 村崎光邦：不眠症の診断と治療．北里医学，24：1-14，1994．
29) 村崎光邦：睡眠薬の使い方．臨床精神医学，24：975-984，1995．
30) 村崎光邦：アルコールと向精神薬：特に benzodiazepine 系の薬物との相互作用について．精神医学レビュー，16：13-26，1995．
31) 村崎光邦：抗不安薬，睡眠薬の薬物間相互作用：特に benzodiazepine 系薬物を中心として．精神科治療学，10：743-756，1995．
32) 村崎光邦：抗不安薬，睡眠薬と記憶障害—benzodiazepine 健忘について—．Clin. Neurosci., 16 : 181-185, 1998.
33) 村崎光邦：新規睡眠薬の開発．神経精神薬理，18：123-133，1996．
34) 村崎光邦：薬物間相互作用．精神治療薬大系第4巻：抗不安薬，睡眠薬（三浦貞則監修），70-114，星和書店，東京，1997．
35) Nakamura, K., Goto, F., Ray, W. A. et al. : Interethnic differences in generic polymorphism of debrisoquine and mephenytoin hydroxylation between Japanese and Caucasian populations. Clin. Pharmacol. Ther., 38 : 402-408, 1985.
36) Olkkola, K. T., Aranko, K., Luuria, H. et al. : A potentially hazardous interaction between erythromycin and midazolam. Clin. Pharmacol. Ther., 53 : 298-305, 1993.
37) Phillip, J. P., Antal, E. I., Smith, R. B. : A pharmacokinetic drug interaction between erythromycin and triazolam. J. Clin. Psychopharmacol., 6 : 297-299, 1986.
38) Polc, P., Bonetti, E. P., Schaffner, R. et al. : A three-state model of the benzodiazepine receptor explains the interaction between the benzodiazepine antagonist RO 15-1788, benzodiazepine tranquilizers, β-carbolines and phenobarbitone. Naunyn Schmiedeberg's Arch. Pharmacol., 321 : 260-264, 1982.
39) Pourbaix, S., Desager, J. P., Hulhoven, R. et al. : Pharmacokinetic consequences of long term coadministration of cimetidine and triazolobenzodiazepines, alprazolam and triazolam in healthy subjects. Int. J. Clin. Pharmacol., 23 : 447-451, 1985.
40) 澤田尚之，内田享弘，松尾浩民他：阻害薬としてのグレープフルーツジュース．月刊薬事，38：579-592，1996．
41) Schein, J. R. : Cigarette smoking and clinically significant drug interactions. Ann. Phar-

macother., 29 : 1139-1147, 1995.
42) Senda, C., Kishimoto, W., Sakai, K. et al. : Identification of human cytochrome P450 isoforms involved in the metabolism of brotizolam. Xenobiotica, 27 : 913-922, 1997.
43) Sesardic, D., Boobis, A. R., Edwards, R. J. et al. : A form of cytochrome P450 in man, orthologous to form d in the rat, catalases the O-desmethylation of phenacetin and is inducible by cigarette smoking. Br. J. Clin. Pharmacol., 226 : 363-372, 1988.
44) Skolnick, P., Moncada, V., Barker, J. et al. : Phenobarbital has dual actions to increase brain benzodiazepine receptor affinity. Science, 211 : 1448-1450, 1981.
45) Stoehr, G. P., Kroboth, P. D., Juhl, R. P. et al. : Effect of oral contraceptives on triazolam, temazepam, alprazolam and lorazepam kinetics. Clin. Pharmacol. Ther., 36 : 683-890, 1984.
46) Study, R. E., Barker, J. L. : diazepam and (−)-phenobarbital : fluctuation analysis reveals different mechanisms for potentiation of γ-amino-butyric acid responses in cultured central neurons. Proc. Natl. Acad. Sci. USA, 78 : 7180-7184, 1981.
47) Suzdak, P. D., Schwartz, P. D., Skolnick, P. et al. : Ethanol stimulates gamma-aminobutyric acid receptor-mediated chloride transport in rat brain synaptosomes. Proc. Natl. Acad. Sci. USA, 83 : 4071-4086, 1986.
48) Twyman, W. E., Rogers, C. J., MacDonald, R. L. : Differential regulation of γ-aminobutyric acid receptor channels by diazepam and phenobarbital. Ann. Neurol., 25 : 213-220, 1989.
49) Varhe, A., Olkkola, K. T., Neuvonen, P. J. : Oral triazolam is potentially hazardous to patients receiving systemic antimycotics ketoconazole or itraconazole. Clin. Pharmacol. Ther., 56 : 601-607, 1994.
50) Varhe, A., Olkkola, K. T., Neuvonen, P. J. : Diltiazem enhances the effects of triazolam by inhibiting its metabolism. Clin. Pharmacol. Ther., 59 : 369-375, 1996.
51) Villikka, K., Kivisto, K. T., Backman, J. T. et al. : Triazolam is ineffective in patients taking rifampicin. Clin. Pharmacol. Ther., 61 : 8-14, 1997.
52) Villikka, K., Kivisto, K. T., Lamberg, T. S. et al. : Concentrations and effects of zopiclone are greatly reduced by rifampicin. Br. J. Clin. Pharmacol., 43 : 471-474, 1997.
53) Warot, D., Bergougnam, L., Lamiable, D. et al. : Troleandomycin triazolam interaction in healthy volunteers : Pharmacokinetic and psychometric evaluation. Eur. J. Clin. Pharmacol., 32 : 389-393, 1987.

abstract

The drug interactions of hypnotics

Mitsukuni Murasaki*

Benzodiazepine (BZ) receptor agonists are all metabolized by CYP450 in the liver. Therefore, BZ hypnotics influence the metabolic system when taken in combination with drugs or foods that have inhibitory action or inducing action against isozymes of CYP450 such as CYP1A2, CYP2C19, and CYP3A4. The serum concentration and half-life of BZ hypnotics are also affected.

There have been a number of reports describing the frequent occurrence of amnesia when the patient uses high doses of BZ hypnotics in combination with alcohol. This is considered in relation to BZ receptors. Both BZ and alcohol augment the coupling functions of GABA receptors and the Cl^- channel, forming a supercomplex with BZ receptors. Thus, the concurrent use of BZ hypnotics and alcohol not only enhances the effects of both, it increases the risk of alcohol directly affecting the Cl^- channel. In addition, there is also the possibility of competitive inhibition by caffeine and other common substances.

These pharmacodynamic and pharmacokinetic effects should be taken into consideration when choosing drugs for elderly patients with low enzyme activity and receptor hyperactivity.

Jpn. J. Clin. Psychopharmacol., 1 : 1309-1327, 1998

**Department of Psychiatry, Kitasato University School of Medicine. 2-1-1, Asamizodai, Sagamihara, Kanagawa, 228-8520 Japan.*

展望

SSRIへの期待

村崎光邦*

抄録：ついに待望のSSRIの第1号としてfluvoxamineが承認されてその臨床応用が現実のものとなった。SSRIの抗うつ作用は三環系，四環系の抗うつ薬の抗うつ作用より優れるとはいえないまでも，遜色のないことは事実である。まずは十分な有効性と，なによりも安全性の高さが特筆される。抗コリン性副作用や心毒性のために十分な使い方ができなかったうつ病患者にとって測り知れない利益をもたらすことが約束されている。これまでに治療を受けることをためらい，受診を躊躇していたうつ病，うつ状態の患者にとって安心して服薬できる抗うつ薬が出たということで受診症例の増加が期待されよう。そして，もう一つ，SSRIはセロトニンスペクトラム障害と呼ばれる強迫性障害や恐慌性障害あるいは社会恐怖や大食症にも効果を発揮しうるというスペクトラムの広さを誇る。Fluvoxamineもうつ病・うつ状態とともに強迫性障害の適応が認められている。今日これからの診療に期待がいっぱいという心境である。 **臨床精神薬理　2：691-710, 1999**

Key words： *SSRIs, side-effects, suicide, withdrawal symptoms, sexual dysfunction*

はじめに

うつ病のlife timeでの有病率は5％といわれていたのが，Lépineら[33]によるヨーロッパ6ヵ国での6ヵ月間有病率調査で治療を要するうつ病・うつ症状は17％と驚くべき数値に昇っている。早期発見・早期治療で100％寛解するとはいうものの，これらの人達が専門医を受診する割合は低く，正しく診断されることも少なく，多くが慢性に経過したり，反復することになる。それだけに，安心して服薬できる抗うつ薬が待望されるのであるが，これがSSRIということなのである。欧米ではSSRIがうつ病治療の主役となり，わが国のうつ病治療が5～10年遅れているといわれるのも，SSRIがないからである[45,46]。脳内薬品とかmiracle drugとマスメディアで報道されて，周りからの要望が大きくなっている。ようやく，その第1号としてfluvoxamineの製造販売が1999年4月に承認され，5月には薬価収載された。ここにSSRIへの期待をこめて，展望を述べておきたい。

I．SSRI開発の経緯

現在，わが国で用いられる抗うつ薬には三環系，四環系およびtrazodoneとsulpirideがある。われわれは十二分にその恩恵を受けており，早期から適切な治療が行われれば，100％治ると胸を張っていえるほどである。しかし，発症から受診までに時間がかかり，また，治療法に適切さを欠くこともありえて，効果発現に時間がかかり，主力となる三環系抗うつ薬に抗コリン性副作用と心毒性があり，コンプライアンスを低下させている。こうした問題を克服すべく，新しい抗うつ薬の開発が進められてきているが（表1）[44]，その最も大き

Expectations to SSRIs.
*北里大学医学部精神科
〔〒228-8520 神奈川県相模原市麻溝台2-1-1〕
Mitsukuni Murasaki: Department of Psychiatry, Kitasato University School of Medicine. 2-1-1, Asamizodai, Sagamihara, Kanagawa, 228-8520 Japan.

表1　作用機序からみた抗うつ薬の分類
—現在国内で開発中の抗うつ薬—

1．	選択的 NE 再取り込み阻害薬（SNRI）
	Org4428
2．	NE および5-HT 再取り込み阻害薬
	milnacipran
	duloxetine
	MC1225
	venlafaxine
3．	選択的5-HT 再取り込み阻害薬（SSRI）
	fluvoxamine
	paroxetine
	sertraline
4．	5-HT 再取り込み阻害薬＋5-HT_2受容体拮抗薬
	nefazodone
5．	MAO 阻害薬（MAO-A 阻害薬）
	moclobemide
6．	5-HT_{1A}受容体作動薬
	MKC225
	AP521
	flesinoxan

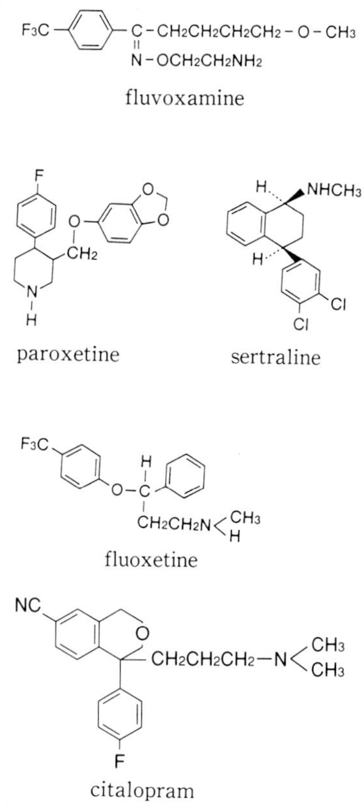

図1　SSRIの化学構造

い流れがSSRIなのである。

1980年 zimelidine が藤沢アストラ社によって導入され，治験が行われた。選択的セロトニン再取り込み阻害薬の先触れともいうべきもので，私も治験に参加して，優れた抗うつ作用を示し，抗コリン作用を持たない薬物としての期待がふくらんでいた[25]。ところが，イギリスからの報告で，Guillan-Barré 症候群を惹起するとの有害事象報告がなされ，厚生省への申請がとり下げられ，あえない夢となった。これは1つの大きな不幸であった。ただ，その後，zimelidine の活性代謝物 norzimelidine に noradrenaline（NA）の再取り込み阻害作用があることが判明して，真の SSRI でないこともわかった。

次に，1985年にサンスター社が paroxetine を導入してその第Ⅰ相試験が実施された[50]。ところが，当時は SSRI についての認識が十分でなく，その後の開発へ進まずに中断してしまった。そして，1983年スイスを初めヨーロッパの国々で抗うつ薬として用いられていた fluvoxamine がソルベイ明治社によって1989年に導入され，第Ⅰ相試験ののち1990年から治験がスタートしたのである[49]。当時，すでに SNRI として旭化成によって導入された milnacipran の治験が行われていた事実に注目しておきたい[48]。その後，ファイザー社によって sertraline が導入され，さらには，中断されていた paroxetine がスミスクライン・ビーチャム社によって治験が再開されていったのである。当時，米国を中心に驚異的な売り上げを伸ばしていた fluoxetine は非臨床試験の問題もあったが，わが国へは導入されず，イーライ・リリー社とシオノギは SNRI の duloxetine の共同開発に入った。イーライ・リリー社は米国での治験成績が芳しくなく，開発から手を引き，シオノギ単独でduloxetine の開発が進められて，現在第Ⅲ相試験に入っているのは周知である[48]。つい最近になって，イーライ・リリー社と中外製薬が共同で fluoxetine の導入を決定したとのニュースがある。また，ヨーロッパで古くから承認されていた citalopram が1998年8月米国でうつ病と強迫性障害を適応として承認されたこともあって，わが国への導入が検討されている。そうなれば，すべてのSSRIがわが国に顔をそろえることになろう（図1）。

SSRIという言葉がわが国でいつ頃から用いられ始めたのか正確に記憶していないが，1990年にfluvoxamineの治験が始まった当時の概要書にSSRIという言葉は使われていない。やはり，米国でfluoxetineが爆発的な伸びを示し，続いたsertraline, paroxetineも同様に著しい伸びを示した時点でSSRIという名称がわが国にも定着していったと考えられる。なお，「神経精神薬理」の1995年4月号に「SSRIの基礎と臨床」なる特集が組まれており，1992～1993年頃にはすでにSSRIという言葉は用いられていたと考えられる。

いずれにしても，わが国でSSRIを一躍有名にしたものはNHKの「脳内薬品」報道であり，その後も，「miracle drug, SSRI」などの放送もあって，1つの社会現象となったことは記憶に新しい。火をつけたのはfluoxetine (Prozac®) であることに異論はなかろう。

Ⅱ．欧米におけるSSRIの現状

欧米，とくに米国でのSSRIの普及ぶりはすさまじいものがあり，売上げ額を合計すると，抗うつ薬の90％を占めるといわれる。ヨーロッパや南米あるいはアジア諸国でも50％を占め，カナダはその中間をいくと聞かされている。実際の欧米での抗うつ薬の処方頻度を中心とする数値を詳しく調べてみると，表2のようになる。

米国では，1995年に47％と三環系抗うつ薬に肉迫し，1996年にはこれを凌駕し，1997年には51.8％と50％を越える伸びを示している。1998年度は51.4％とあるいは飽和状態に達しているのかもしれない。SSRI自体ではfluoxetineをトップにsertralineが肉迫し，paroxetineが続いて，SSRI御三家は他に大きく水をあけている。三環系抗うつ薬は徐々に減少しているものの，根強い人気を保持しているのに対して，注目すべきは，新しいタイプの抗うつ薬としてのnefazodoneやSNRI (venlafaxine) などが着実な伸びを示していることである（表3）。今後どう展開されていくか興味

表2　海外でのSSRIsのマーケットシェア
（主に処方の占める割合）

	1995	1996	1997	1998
アメリカ				
SSRIs	47.0	49.9	51.8	51.4
新しい抗うつ薬	4.1	5.4	6.4	8.2
三環系・その他	48.9	44.6	44.6	40.4
フランス				
SSRIs	31.5	36.5	41.0	43.2
新しい抗うつ薬	2.0	1.7	1.5	3.6
三環系・その他	66.5	61.8	57.5	53.2
イギリス				
SSRIs	28.9	33.9	36.0	39.7
新しい抗うつ薬	0.7	2.0	3.1	4.2
三環系・その他	70.4	64.1	58.9	56.1
スペイン				
SSRIs	57.4	61.6		68.0
新しい抗うつ薬	1.1	2.2		2.0
三環系・その他	41.5	36.2		30.0
ベルギー				
SSRIs	39.4	43.6	45.6	46.3
新しい抗うつ薬				3.5
三環系・その他	60.6	56.4	54.4	50.2
ドイツ				
SSRIs	2.4	2.8	4.4	5.4
新しい抗うつ薬	1.5	2.1	2.8	3.1
三環系・その他	96.1	95.2	92.8	91.5
イタリア				
SSRIs	28.7	30.9	34.0	36.3
新しい抗うつ薬	0.7	2.5	2.5	2.9
三環系・その他	70.6	66.6	63.5	60.9
オランダ				
SSRIs		49.3	54.1	54.8
新しい抗うつ薬		6.0	8.2	9.5
三環系・その他		44.7	37.7	35.7
オーストラリア				
SSRIs	23.7	32.2	40.7	45.1
新しい抗うつ薬	7.8	10.7	13.8	15.5
三環系・その他	68.5	57.1	45.6	39.4

表3　米国での抗うつ薬の総処方数と内訳

	1995	1996	1997	1998
総処方数（×10^3）	85,909	96,184	105,713	121,359
SSRIs	40.7%	49.9%	51.8%	51.4%
fluoxetine	21.2	20.8	20.7	19.7
sertraline	15.5	16.6	16.2	16.1
paroxetine	9.8	11.6	13.9	14.6
fluvoxamine	0.5	0.9	1.1	1.1
citalopram				12月 1.6
新規抗うつ薬	4.1%	5.4%	6.4%	8.2%
venlafaxine	3.0	3.3	3.3	3.9
nefazodone	1.1	2.1	2.6	3.0
mirtazapine				12月 1.5
三環系抗うつ薬・その他	48.9%	44.6%	44.6%	40.4%
trazodone	8.5	8.4	8.3	8.0
wellbutrin	2.3	2.6	3.9	6.7

表4　米国でのSSRI適応症承認取得時期

一般名（商品名）	販売会社名	適応症	承認取得時期（1980　1985　1990　1995　2000）
Fluoxetine (Prozac)	Eli Lilly	うつ	1988
		OCD	1994.2
		Bulimia	1994
Sertraline (Zoloft)	Pfizer	うつ	1992
		OCD	1996.1
		PD	1997.7
Paroxetine (Paxil, Seroxat)	Smith Kline Beecham	うつ	1993
		PD	1994.5
		OCD	1994.5
Fluvoxamine (Depromel, Lubox)	Solvay/P & U	OCD	1994.12
		うつ OCD	▲1983 スイス　▲1984 仏　▲1986 英国　▲1993カナダ・スイス
Citalopram (Celexa)	Forest	うつ	1998.7
		OCD	1998.7

深いものがある。

ヨーロッパの国々では，イギリス，フランス，ベルギーではSSRIが徐々に伸びてきているが，三環系抗うつ薬がなお過半数を占めている。スペイン，オランダではすでにSSRIが50%を越えて伸び続けており，いずれほとんどの国でSSRIが50%を越えるものと予測される。なお，ドイツではSSRIの伸びは極めて低く，なお三環系抗うつ薬が90%を越えているのはいかなる事情によるのか。また，オランダとオーストラリアでは新しいタイプの抗うつ薬の伸びが大きく，NaSSA としての mirtazapine の動向に注目が集まろう[37]。

なお，mirtazapine も近々わが国へ再導入される予定となっている。

参考までに米国での SSRI 適応症承認取得時期を一覧表にて示した（表 4）。

Ⅲ．SSRIの神経生化学的特徴

Serotonin（5-HT）は90％が消化管に，8～10％が血小板に，そして1～2％が中枢神経系に存在し，睡眠，体温調節，性行動，痛覚，神経内分泌，認知，記憶，生体リズムなどの生理機能に関連しているとされる。さらに，不安，強迫，パニック，気分障害，攻撃性，薬物依存，自閉，精神分裂病など多くの精神医学領域の病態と深い関連を有している[19,35,55]。こうした5-HT が関わる生理機能の障害や失調に，とくに5-HT 系機能低下によると想定される病態に5-HT 系の神経伝達を高める方向に作用する SSRI は十分な治療効果を発揮すると考えられ，したがって SSRI は幅広い臨床適応を示しうる。

5-HT 系の脳内投射は主に縫線核群に始まり，脳内に広く分布する受容体を介してさまざまな精神機能に関連している（図 2）。現在，5-HT 受容体は表 5 にみるように，7つのファミリー，14種類のサブタイプが知られている。そして，5-HT は5-HT 系神経終末から放出され，その一部は5-

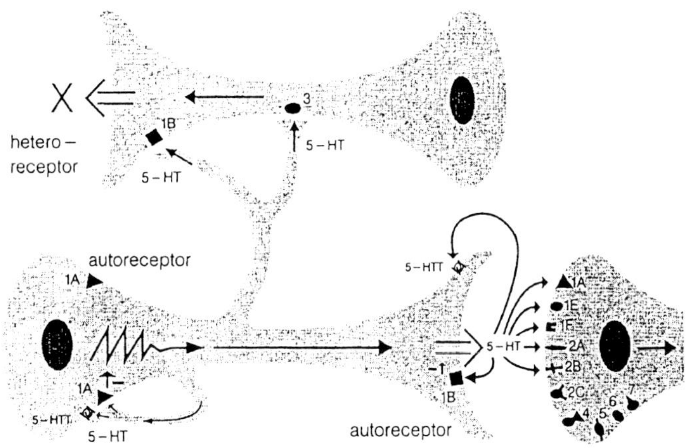

図 2　セロトニンニューロンおよび後シナプスニューロン上の各セロトニン受容体とトランスポーターの分布（Olivier ら，1998[53]）

表 5　セロトニン受容体subtypeの脳内分布（Olivier ら，1998[53]）

各 subtype	脳内分布
5-HT_{1A}	海馬，中隔野，新皮質，縫線核
5-$HT_{1B/1D}$	淡蒼球，黒質
5-HT_{2C}	視床下部，淡蒼球，黒質，choroid plexus
5-HT_{2A}	新皮質
5-HT_{3}	substantia gelatinosa
5-HT_{4}	線条体，嗅索，側坐核，淡蒼球，黒質
5-HT_{5}	大脳皮質，海馬，手綱核，嗅球，小脳
5-HT_{6}	嗅索，線条体，側坐核，海馬，嗅球，大脳皮質
5-HT_{7}	海馬，大脳皮質，視床下部，視床，扁桃核

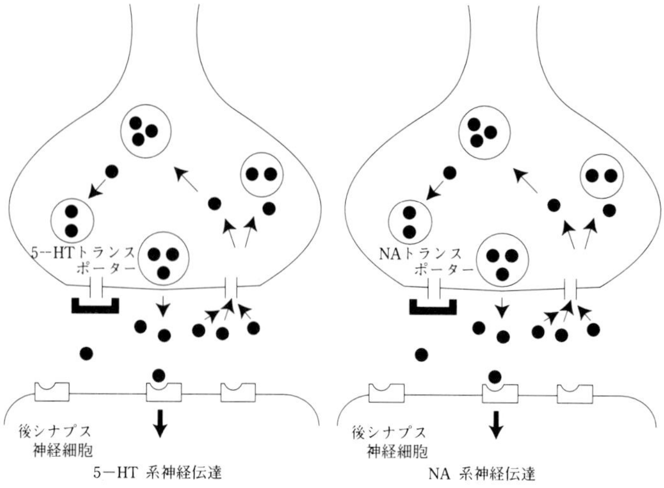

図3　抗うつ薬の作用機序の模式図
SSRIは5-HTトランスポーターに作用して，5-HTの再取り込みのみを阻害する。
Selective NRIはNAトランスポーターに作用してNAの再取り込みのみを阻害する。
SNRIは5-HT，NA両方のトランスポーターに作用して両方の再取り込みを阻害する。

表6　抗うつ薬の生体アミン取り込み阻害作用（in vitro：IC_{50}（nM））とセロトニン取り込み阻害の選択性順位（Hyttelら，1995[28)]）

薬物	monoamineの再取り込み阻害作用			5-HT選択性[a]
	5-HT	NA	DA	
Citalopram	1.8	6100	40000	3400
Sertraline	0.19	160	48	840
Paroxetine	0.29	81	5100	280
Fluvoxamine	3.8	620	42000	160
Fluoxetine	6.8	370	5000	54
Clomipramine	1.5	21	4300	14
Amitriptyline	39	24	5300	0.62
Imipramine	35	14	17000	0.40
Nortriptyline	570	3.4	3500	0.0060
Desipramine	200	0.83	9100	0.0042
Lofepramine	880	2.7	3300	0.0031
Maprotiline	5300	8.0	99000	0.0015

[a](IC_{50} NA)/(IC_{50} 5-HT)　　NA：noradrenaline，DA：dopamine

HT受容体に結合して5-HT系情報伝達に働いているが，大部分は神経終末部位に存在する5-HTトランスポーターの作用により再取り込みされて，小胞内へ保持される(図3)。模式図には便宜上，まったく同じことがnoradrenaline（NA）系にも生じているとの考えで並べて描かれている。

ところで，うつ病は何らかの機序のもとに5-HT系やNA系の神経伝達機構が低下した状態にあると想定されている（うつ病monoamine仮説）。

三環系抗うつ薬は5-HTやNAのそれぞれのトランスポーターに結合して，再取り込みを阻害することによって抗うつ作用を発揮すると考えられている。三級アミンの三環系抗うつ薬はかなりの5-HTの再取り込みを阻害し，その活性代謝物の二級アミンは主にNAの再取り込みを阻害する。たとえば，amitriptylineは5-HTとNAの両方の再取り込み阻害作用を有している一方，desmethyl体のnortriptylineはNAの再取り込み阻害作用が強いことから，amitriptylineの反復投与は未変化体，活性代謝物ともども5-HTのみならずNAの強力な再取り込み阻害作用を有することになる。Clomipramineそのものは比較的選択性の高い5-HT再取り込み阻害薬であるが，desmethyl体はやはりNA再取り込み阻害作用が強く，連用により両方の再取り込み阻害作用を示している。

それに対して，SSRIは5-HTのみの再取り込みを選択的に阻害するのが第一の特徴となる。表6にみるように，SSRIでは5-HT/NA選択比はcitalopramが最も高く，fluoxetineが最も低い[28]。三環系抗うつ薬ではclomipramineが最も高いが，二級アミンのnortriptyline以下は選択的NA再取り込み阻害薬Selective NRIといえる。

うつ病の治療も5-HTやNAの再取り込み阻害作用の面から考えた場合，SSRIとSelective NRIのように選択性が高いものが効果的なのか，あるいは三級アミンの三環系抗うつ薬やSNRIのように両方の取り込み阻害作用を持つのがより効果的なのか，種々議論のあるところである。5-HT性うつ病にはSSRIが，NA性うつ病にはSelective NRIがそれぞれ効果的で，5-HT系とNA系とが脳内に連動してうつ病を発症させていると考えればSNRIがより効果的となる。実際に，zimelidineが開発されていた頃には，髄液や尿中の5-HT，NAおよびそれぞれの代謝物を測定して，例えば5-HT性うつ病にzimelidineがよく奏効するといった研究が活発に行われていたが[1,5,67]，5-HT性うつ病，NA性うつ病といった分け方は臨床の現場にあっては実際的でない。5-HTやNAが脳内で単独で働くのではなく，当然のことながら他の神経伝達物質を含めて連動して働いているとの考えが支配的で，5-HT性うつ病にもSelective NRIが奏効し，逆にNA性うつ病にSSRIが奏効することもあろう。ただ，うつ病治療に限っていえば，選択性の高い必要性はなく，SNRIがより合理的であるとは誰もが考えること

表7　抗うつ薬の脳内受容体への親和性（in vitro IC_{50}）（Dechant と Clissold，1991[16]）

Receptor: [^{3}H]-Ligand:	α_1 Prazosin	α_2 Clonidine	β DHA	Dopamine D_2 Spiperone	5-HT_1 Serotonin	5-HT_2 Ketanserin	Histamine H_1 Mepyramine	Muscarinic QNB
Sertraline	+	−	−	−[a]	−[b]	−	−	−
Paroxetine	−	−		+	−			++
Citalopram	+	−		−	−			+
Fluvoxamine	−	−		−	−			−
Fluoxetine	−	−		−	−			+
Amitriptyline	++	++		+	+	+++	++	+++
Imipramine	++	+		+	+	++	++	++
Clomipramine	++	+		++	+	++	++	++
Desipramine	+	+	+	+	+	++	+++	++
Mianserin	++	++		+	+	+++		++

[a]：dopamine受容体のカテゴリーは特定されていない

[b]：5-HT_{1B}受容体

IC_{50}の範囲：$-=\geq 10^4$nmol/L，　$+=10^3-10^4$nmol/L，　$++$：$10-10^3$nml/L，　$+++=<10$nmol/L

DHA：dihydroalprenolol，QNB：Quinuclidinyl enzilate

である[48]。

そこでもう1つ，SSRIの特徴を述べなければならない。それは，従来の抗うつ薬とSSRIの脳内受容体への親和性の問題である。三環系抗うつ薬の泣き所はmuscarinic ACh受容体への親和性が強く，抗コリン性の副作用を有することであり，histamine H_1受容体やα_1，α_2の各受容体にも作用して，眠気や血圧低下をきたしやすいことである。SSRIは表7に示されるように，paroxetineのmuscarinic ACh受容体への弱い親和性を除いて，こうした問題がないのである[16]。あとで，うつ病治療での比較試験のmeta-analysisの項で出てくるように，SSRIは両方の再取り込み阻害作用を有するamitriptylineには分が悪いが，安全性で優るとの図式がここに表わされているのである。

Ⅳ．SSRIの薬物動態上の特徴

SSRIはうつ病を中心に強迫性障害やパニック障害など極めて広い臨床適応を誇っており，いずれも他の抗うつ薬を初め，抗精神病薬やbenzodiazepine系薬物などの中枢神経作用薬を併用する機会は多い。しかも，SSRIはその活性代謝物を含めて薬物相互作用を有することがよく知られている。

ここでは，SSRIとその代謝物を含めた薬物動態上の特徴を中心に略記しておく。

まず，SSRIの消失半減期は一番短いfluvoxamineで19～22時間と全体に長く，fluoxetineに至ってはその活性代謝物norfluoxetineを含めると，1～2週間に及び極めて長い（表8）[62]。したがって，fluvoxamineが1日2回投与で，あとは1日1回投与で済むという利点を有している。

SSRIの特徴の1つは活性代謝物もSSRIであるという点で，norfluoxetineも強いSSRIとしての活性を有し，かつCYP2D6の阻害作用も親化合物と同様に有している。Sertralineの代謝物には活性はないが，sertralineと同程度のCYP2D6の阻害作用を有し，しかもその半減期はさらに長くなる[68]。

Fluvoxamineとparoxetineはともに活性代謝物を有さないが，paroxetineのM2代謝物は強力なCYP2D6の阻害作用を有することが知られている[15]。Citalopramの代謝物にはdesmethylcitalopramとdidesmethylcitalopramがあるが，

表8　SSRIsの薬物動態及び相互作用上の特徴（Sprouleら，1997[62]）

	臨床用量（うつ病）	消失半減期	代謝経路	活性代謝物	CYP阻害作用を有する代謝物
citalopram	20-60mg/日	33時間	CYP2C19＞ CYP2D6		
fluoxetine	20-80mg/日	2-4日	CYP2D6	norfluoxetine 同じくCYP2D6で 代謝，半減期7-15日	norfluoxetine (CYP2D6)
fluvoxamine	100-300mg/日 （わが国では50-150mg/日）	19-22時間	CYP2D6＞ CYP1A2＞＞NAT		
paroxetine	20-50mg/日	24時間	CYP2D6＞ COMT		M2paroxetine (CYP2D6)
sertraline	50-200mg/日	26時間	CYP3A		desmethylsertraline (CYP2D6)

COMT：catechol O-methyltransferase，CYP：cytochrome P450，NAT：N-acetyltransferase

表 9　Cytochrome P-450 (CYP-450) isozymesを阻害する薬物

(Nemeroff ら，1996[52]，Glue と Benfield ら[23]，1996)

CYP-450　2D6	CYP-450　1A2	CYP-450　2C*	CYP-450　3A4
fluphenazine	fluvoxamine	fluvoxamine	fluvoxamine
quinidine	cimetidine	fluoxetine	nefazodone
haloperidol	fluoroquinolones	sertraline	fluoxetine
thioridazine		phenytoin	sertraline
amitriptyline		fluconazole	paroxetine⁺
desipramine		ketoconazole	cimetidine
clomipramine			erythromycin
全ての SSRIs			ketoconazole
とくに fluoxetine			fluconazole
sertraline			ethinylestradiol
paroxetine			progestins
除く fluvoxamine			
cimetidine			
chlorpromazine			
levomepromazine			

＊：2C9，2C10，2C19その他を含む，　＋：弱い阻害作用

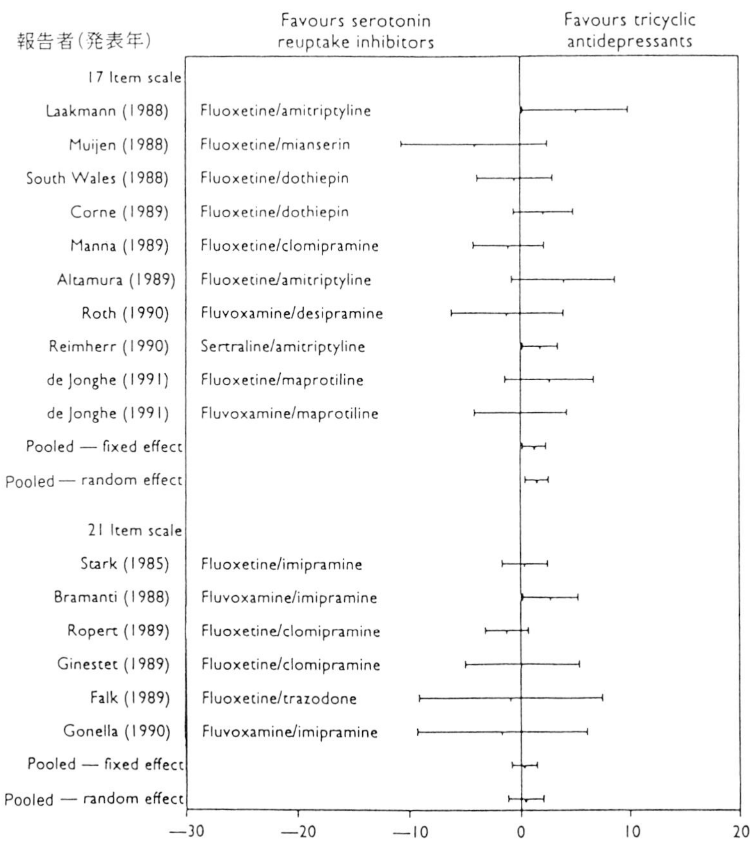

図 4　平均HAM-D得点の差 (Song ら，1993[61])

最終週におけるSSRI治療群とTCA治療群の平均HAM-D得点の差

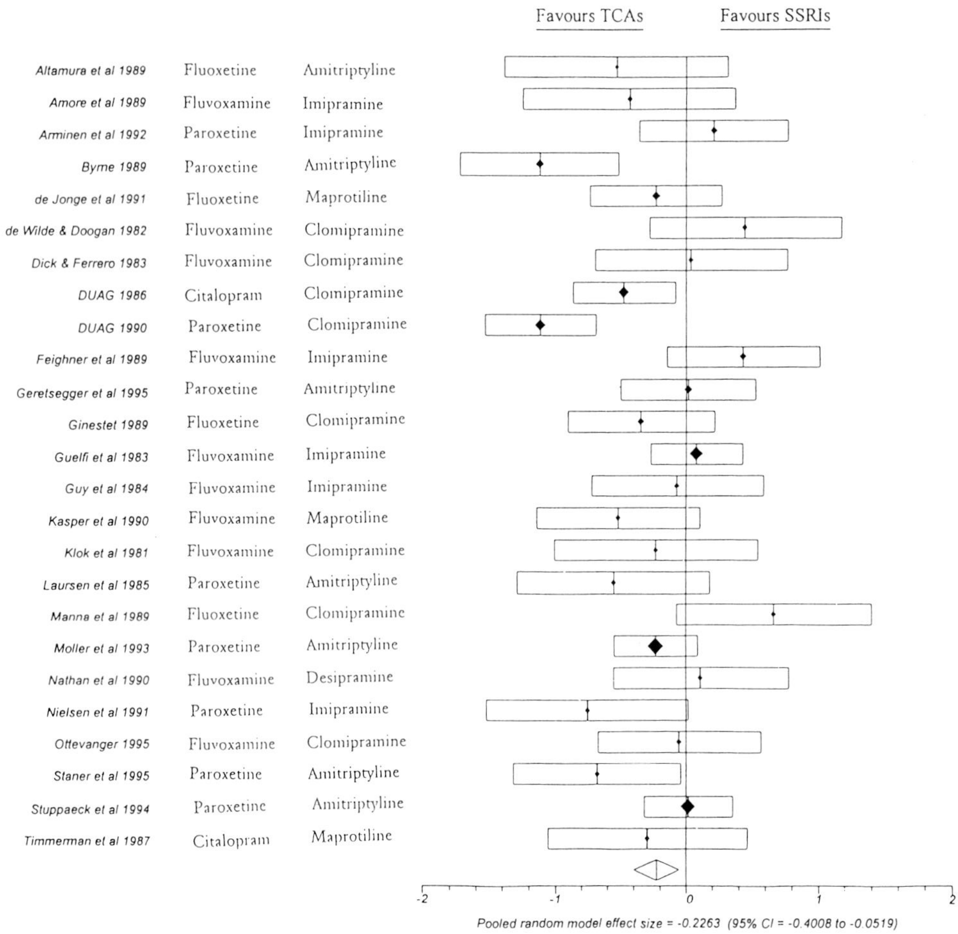

図5　SSRIsと三環系抗うつ薬の入院患者を対象とした比較試験の効果サイズプロット
(Anderson, 1998[3])

ともに血中濃度も低く，活性も弱く，治療効果や相互作用に影響しない。Citalopram はごく弱いCYP2D6の阻害作用を有してはいるが[29,58]，臨床上最も薬物相互作用のない SSRI として売り出し中である。

このように，SSRI は1日1回もしくは2回の投与で済むという利点を有する反面，citalopram を除いて何らかの CYP isozyme の阻害作用を有して薬物相互作用を示すことが知られている[13,64]。ここでは，SSRI を含む資料の中から CYP isozyme の阻害作用を有する薬物の一部を表9に示しておく[63]。なお，わが国での fluvoxamine の薬物相互作用については文献49を参照されたい。

V．SSRI は三環系抗うつ薬を凌ぐか

1．うつ病治療における比較試験の meta-analysis

SSRI の抗うつ効果と安全性については，すでに海外では枚挙にいとまがないほど言及されているが，ここで改めて，2つの meta-analysis の結果を紹介したい。

Song ら[61]は，63編の SSRI と三環系抗うつ薬，四環系抗うつ薬あるいは trazodone との二重盲検試験の meta-analysis を行っている。HAM-D の標準偏差まで明記されている20の報告では，効果はほぼ互角であり（図4），両群での脱落率に差がなく，副作用による脱落率で有意差はないものの三環系抗うつ薬にやや多く，無効による脱落に差を認めていない。なお，Odds 比をみると，0.95

(0.86〜1.07) で差がなかったとしている。Song ら自身は，総合的にみて，SSRI と三環系抗うつ薬との間に差がなく，うつ病治療薬として SSRI が TCA にとって代るほどの違いはなかったとしている。多少，副作用が少ないといってもわざわざ高価な新薬を使う必要はないというのが当時の結論であった。

一方，Anderson[3]は，総計1377名の入院患者を対象とした25編の SSRI と三環系抗うつ薬および maprotiline との比較試験の meta-analysis を行っている。図 5 に示したように，効果面では三環系抗うつ薬が SSRI より優れている(−0.23, 95%信頼区域，CI，−0.40〜−0.05，p=0.011)。これらの試験の中に名高い DUAG の 2 編も当然含まれている。個々に抗うつ薬をみると，amitriptylineが有意に優れるとの成績が多く，clomipramineは有意差はないが優れる成績であり，imipramineは差を認めていない。SSRI側では，paroxetineで三環系抗うつ薬が有意に優れ，fluvoxamineとfluoxetineでは有意差がなかった。Anderson はこの meta-analysis の結果をみて，対象患者が入院患者であり，HAM-D スコアの高い群に三環系抗うつ薬が有利であるとの考え方を示している。ただ，SSRI は重症うつ病にもよく奏効するとの治験も多く，これだけでは説明はつかないとしている。また，入院患者にはメランコリー型が多く，自殺の危険性が高いとの要因もあげているが，最も強調しているのは amitriptyline と clomipramine がよいのは，5-HT と NA の両方の再取り込み阻害作用を有するためであるという点である。現に，imipramine と Selective NRI は SSRI との間に有意差を認めていない。そして，将来，SNRI や noradrenaline specific serotonin antidepressant，NaSSA である mirtazapine が伸びてくる余地があると予見している。

なお，Anderson の meta-analysis で忍容性をみた解析では，22試験1484名を対象としており，中止例は SSRI の25.5%に対して三環系抗うつ薬は29%にのぼり，副作用によるものは14.2%対9.1%と有意差（P=0.003）がついている。無効によるものは10%対11.6%で SSRI にやや多いが，有意差は認めない。

以上のように，SSRI の抗うつ作用は三環系抗うつ薬を中心とする従来の抗うつ薬とほぼ同等であり，入院患者を対象とした場合には三環系抗うつ薬がやや優れる結果となっている。とくに，

表10　高齢者うつ病におけるSSRIと他の抗うつ薬の比較—効果と耐容性 (Menting ら，1996[36])

研究者 評価スケール	薬物 (症例数)	HAMD スコアの減少率 (スコア基準値-終点)	副作用を呈した 患者の%	副作用による 脱落率 (全脱落)
1 Schöne and Ludwig (1993) HAMD (17)	paroxetine (54) fluoxetine (52)	31% (29-22) 18% (28-23)	役立つ data なし 役立つ data なし	11% (?) 13% (?)
2 Cohn et al (1990) HAMD (17)	sertraline (161) amitriptyline (80)	56% (23.7-10.4)* 56% (25.2-11.0)*	91% 96%	28% (49%) 35% (51%)
3 Hutchinson et al (1991) HAMD (21)	paroxetine (58) amitriptyline (32)	67% (24-8)* 65% (23-8)*	34% 63%	14% (21%) 19% (34%)
4 Feighner and Cohn (1985) HAMD (−)	fluoxetine (78) doxepine (79)	35% (25.2-16.3) 36% (25.9-16.6)	役立つ data なし 役立つ data なし	32% (47%) 43% (61%)
5 Guillibert, et al. (1989) HAMD (21)	paroxetine (40) clomipramine (39)	70% (27.9-8.4) 70% (27.5-8.2)	役立つ data なし 役立つ data なし	8% (23%) 13% (39%)
6 Phanjoo et al (1991) MDARS	fluvoxamine (25) mianserin (25)	35% (37-24) 46% (37-20)	72% 56%	28% (36%) 16% (40%)

*：平均スコア—ITT 解析に基づいていない

表11 副作用プロフィール：5％以上の副作用の頻度を呈した患者の割合 (Menting, et al., 1996[36])

	Hutchinson, et al. (1991)*		Schöne and Ludwig (1993)**		Cohn, et al. (1990)**	
	paroxetine (n＝58)	amitriptyline (n＝32)	paroxetine (n＝54)	fluoxetine (n＝54)	sertraline (n＝161)	amitriptyline (n＝80)
激越	−	−	7.4	<	12.4	10.0
無力症／疲労感	−	−	<	7.7	21.7	22.5
便秘	−	−	5.6	<	11.2	27.5
食欲低下	−	−	5.6	5.8	9.3	<
下痢	−	−	<	11.5	28.0	<
めまい	5.2	12.5	7.4	<	30.4	37.5
口渇	5.2	18.8	−	−	25.5	71.3
頭痛	−	−	7.4	5.8	16.8	10.0
不眠	−	−	9.3	13.5	17.4	7.5
性機能障害・男性	−	−	−	−	8.6	<
傾眠	<	9.4	−	−	6.2	23.8
発汗	−	−	<	9.6	6.2	<
振戦	−	−	7.4	7.7	14.3	12.5
悪心	12.1	12.5	9.3	11.5	27.3	<
回転性めまい	−	−	7.4	7.7	−	−
嘔吐	5.2	<	14.8	7.7	−	−

−：情報なし，<：5％以下，＊：自己報告による測定，＊＊：特別の系統的質問表による測定

amitriptylineのように5-HTとNAの両方の再取り込み阻害作用を有するものはclomipramineを含めてSSRIに対して優れた抗うつ効果を発揮しうるとし，次の世代の新しいタイプの抗うつ薬としてSNRIやNaSSAが期待されている。欧米での抗うつ薬処方の現状をみても，新規抗うつ薬が頭角を現わし始めているのも，こうした背景の中でうなずけるものがある。

ちなみに，わが国へ導入されたSSRIのうちamitriptylineとの比較試験で同等性の検証されたのはfluvoxamineのみであり，sertreline，paroxetineとも苦戦を強いられたのもよく理解しうる。ここで紹介した2つのmeta-analysisの対象となった比較試験はあくまで4～6週間といった短い期間のものが中心である。SSRIはその安全性の高さから，日常の臨床での長期の使用の中にその利点が生かされてくると考えられる。

2．SSRIの高齢者うつ病での有用性

従来の抗うつ薬は高齢者のうつ病患者に十分な効果を発揮しうるものの，高齢者では身体症状を呈し，心気的になりやすいことから抗コリン性副作用，とくに便秘や排尿障害あるいは認知機能の障害などのために十分に使いきれない症例が少なくない。高齢による薬物動態の変化が副作用に対してより過敏となることも拍車をかける。こうした中で，効果のみでなく，安全性の高いSSRIの登場によって，これらの問題の多くが解決されてきている[4]。

Mentingら[36]は，少くとも55歳以上のうつ病患者を対象とするSSRIとplaceboあるいは既知の抗うつ薬との比較試験の中から，患者数，診断，脱落例，副作用の記載など，試験の精度の高さがある基準以上の16編を選び出し，さらに効果と忍容性が十分記載されている6編についてその成績の質的解析を行っている(表10)。この表から明らかなように，SSRIは高齢者うつ病に対し，効果の点で三環系抗うつ薬やmianserinと同等であり，副作用による脱落もPhanjooらのfluvoxamine対mianserinの比較試験を除いて少ないことが明らかである。また，副作用の頻度が明記されている3つの試験での副作用プロフィールをみても

(表11) SSRIに発現率が有意に低い。副作用の内訳では，悪心，食欲不振，下痢，不眠などの副作用に有意に多く，口渇，傾眠，便秘，混乱，失調症，痛みなどは三環系抗うつ薬に有意に多い。このように，抗コリン性副作用や眠気が有意に少なく，消化器症状が有意に多いというプロフィールは成人での試験と同様である。なお，自己報告によるHutchinson[27]の成績に比して，系統的質問表を用いてチェックを行った2つの試験の成績とでは，副作用の発現頻度に大きな差があることが明らかで，とくに，Cohnら[14]によるsertralineとamitriptylineとの比較試験に両薬剤による副作用プロフィールや出現頻度の違いがよく表わされている。なお，SchöneとLudwig[60]の報告では口渇は副作用として捉えておらず，質問表からはずされているので，その頻度は不明である。

いずれにしても，SSRIは高齢者のうつ病に十分な効果を示し，かつ副作用発現率も三環系抗うつ薬より低く，それによる脱落率も低いとの成績が示されており，SSRIの有用性が証明されている。ここでも，SSRIは高い安全性の利点を生かして，三環系抗うつ薬が使いきれない高齢者のうつ病に積極的に使用され，十分な効果を発揮しうることが明らかにされている。

なお，SSRIは心疾患を中心とする身体疾患を有するうつ病患者への有用性の高さも証明されており，うつ病自体での適応の幅は大きく拡げられている。

表12　海外におけるSSRIsの臨床応用
(BoyerとFeighner，1996[12])

1．うつ病
2．強迫性障害
3．摂食障害
　(1)神経性大食症
　(2)神経性無食欲症
4．パニック障害
5．肥満(糖尿病性肥満を含む)
6．アルコール中毒
7．薬物乱用
8．社会恐怖
9．心気症
10．人格障害
11．問題となる性的行動
　(性嗜好異常)
12．心的外傷後ストレス障害
13．月経前不快気分障害
14．早　漏
15．疼　痛
　(1)糖尿病性神経症
　(2)頭　　痛
　(3)fibromyalgia

3．反復性うつ病の予防効果

うつ病の単一エピソードは80％が反復するといわれ，うつ病相期がくり返されて社会生活がそのたびに分断される症例や，初めの1，2回はよく治療に反応していたものが，病相をくり返すうちに反応性がわるくなり，慢性の経過をたどる症例が少なくない。こうした症例には，長期に及ぶ維持療法を実施して再発や慢性化を防止する必要がある。Frankら[21]は，imipramineの長期維持療法が再発を防止できることを証明しており，それがモデルとなってすべてのSSRIで長期維持療法による再発防止効果が証明されている[18,38,39,43,66]。SSRIには不快な抗コリン性副作用がなく，心毒性がないうえに，鎮静作用がなく，長期服用による肥満の心配もないことから，三環系抗うつ薬に比して，コンプライアンスが高く，うつ病患者の再発を防止しながら，高いQOLを維持し，結果的には医療経済学的にもプラスに作用しうる。ここでもSSRIの有用性が大きいポイントを稼いでいる。

ここで問題となるのは，従来の長期維持療法に用いられる用量である。Frankら[22]はimipramine 200mgが低用量群よりよい結果を示したとし，SSRIでもfluoxetineで40mg，sertralineで100mg，paroxetineで30mgといった十分な治療効果をもたらす用量での試験が行われている。最良の再発予防効果を得るには十分な用量が必要とのコンセンサスがある。はたして，精神分裂病における少量維持療法の方式が反復性うつ病にも当てはまるかどうかの系統的研究は行われていない。TerraとMontgomery[66]の実施したfluvoxamineによる再発防止のためのplaceboとの比較試験では100mgが用いられて，その有効性が実証

表13 Fluvoxamine, fluoxetine, sertraline, paroxetineの有害事象プロフィール* (Devane, 1995[17])

	fluvoxamine			fluoxetine			sertraline			paroxetine		
	薬物	placebo	差	薬物	placebo	差	薬物	placebo	差	薬物	placebo	差
悪心	40.0	14.0	26.0	21.1	10.1	11.0	26.1	11.8	14.3	25.7	9.3	16.4
下痢	11.0	7.0	4.0	12.3	7.0	5.3	17.7	9.3	8.4	11.6	7.6	4.0
頭痛	22.0	20.0	2.0	20.3	15.5	4.8	20.3	19.0	1.3	17.6	17.3	0.3
射精異常	8.0	1.0	7.0	1.9	0	1.9	15.5	2.2	13.3	12.9	0	12.9
不眠	21.0	10.0	11.0	13.8	7.1	6.7	16.4	8.8	7.6	13.3	6.2	7.1
傾眠	22.0	8.0	14.0	13.5	7.6	5.9	13.4	5.9	7.5	23.3	9.0	14.3
不安	5.0	3.0	2.0	9.4	5.5	3.9	2.6	1.3	1.3	5.0	2.9	2.1
神経過敏	12.0	5.0	7.0	14.9	8.5	6.4	3.4	1.9	1.5	5.2	2.6	2.6
食欲不振	6.0	2.0	4.0	8.7	1.5	7.2	2.8	1.6	1.2	6.4	1.9	4.5
口渇	14.0	10.0	4.0	9.5	6.0	3.5	16.3	9.3	7.0	18.1	12.1	6.0

＊：有害事象を呈した患者の％

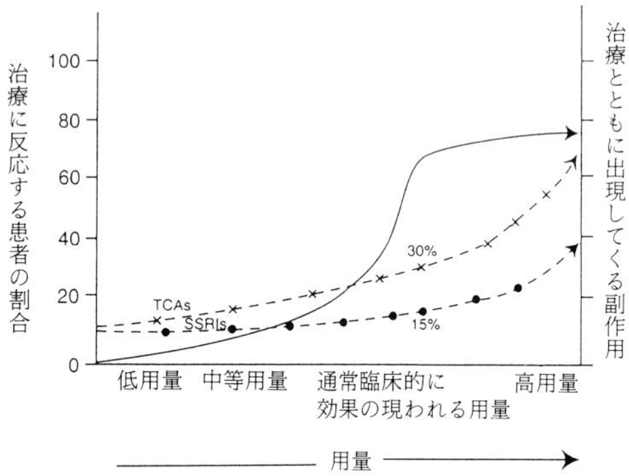

図6　三環系抗うつ薬（TCA）とSSRIの相対的効果指標
(Stokes とHolz, 1997[63])
—— 治療に反応する患者の割合
×------× TCAの用量とともに出現する副作用
●------● SSRIの用量とともに出現する副作用

されているが，彼らはこの成績からfluvoxamine 100mgはうつ病に有効な用量であるとみなしている。ただ，Montgomeryら[43]によるcitalopramでの試験で，同じ重症の入院患者での急性期治療ではplaceboとの間に有意差を出せなかった20mgが再発防止に有効であったとして，より低い用量での長期維持療法の可能性が示唆されるとしている。

4．SSRIの適応症の広さ

ここまでは，うつ病治療におけるSSRIの利点を述べてきたが，SSRIの大きな特徴の1つにその適応の広さがある。セロトニンスペクトラム障害serotonin-spectrum disorderとか強迫性スペクトラム障害[26]と呼ばれるものがすべて適応となりうる。とくに，強迫性障害とパニック障害への有効性がclomipramineと同等で，placeboに有意に優れるといった報告は膨大なものがある。詳細は大坪の総説[54]に譲り，ここでは海外におけるSSRIの臨床応用の一覧をかかげておくことにとどめたい（表12）[12]。

5．SSRIの安全性の高さ

SSRIが三環系抗うつ薬を凌駕しつつある最大の理由は，適応性の広さに加えて安全性の高さにある。多くの臨床試験で，SSRIが抗コリン作用と心毒性を持たないことから，三環系抗うつ薬とはプロフィールが異なり，消化器症状が早期に一過性に出現することが特徴といわれている（表13）[17]。また，大量服用での安全性も確認されている。SSRIと三環系抗うつ薬による治療に反応する患者の割合はほぼ同等としても，副作用の発現する割合はSSRIでは用量が増加しても副作用の発現率は低いが，三環系抗うつ薬では用量が上るにつれて急激に高くなる様子が図6によく表わされている[63]。

以上，SSRIは4～6週間の短期の比較試験では，抗うつ効果においてほぼ互角とはいいながら

表14　自殺行動の経歴のない初めて抗うつ薬を処方された患者での自殺の補正された相対的危険 (Jick ら，1995[30])

処方された抗うつ薬	症例数(%) (n=76)	対照コントロール数(%) (n=823)	補正した相対的危険 (95%信頼区域)*
Dothiepin[a]	37	308	1.0
Amitriptyline	15	233	0.5 (0.3 to 1.0)
Clomipramine	4	51	0.7 (0.2 to 2.0)
Imipramine	4	56	0.5 (0.2 to 1.5)
Flupenthixol	6	49	0.9 (0.4 to 2.4)
Lofepramine	1	36	0.2 (<0.1 to 1.7)
Mianserin	5	41	1.1 (0.4 to 3.2)
Fluoxetine	3	18	2.1 (0.6 to 7.9)
Doxepin	1	19	0.5 (0.1 to 3.7)
Trazodone	0	12	

a：対照薬，＊：年齢，性，暦年でコントロール

三環系抗うつ薬に及ばない点もあることは事実である。しかし，その安全性の高さからコンプライアンスを高め，長期使用の中で三環系抗うつ薬に優る効果を期待することができるし，三環系抗うつ薬での治療が困難である症例や高齢者うつ病あるいは身体疾患を有するうつ病に十分な効果と安全性が約束されている。そして，安心して治療を受けられるといった患者側のうつ病治療への積極的参加を促すことが予測される。SSRI の導入によってうつ病患者の受診率が高まることが約束されているのであり，この点こそが最大のポイントともいえよう。

Ⅵ．SSRIの問題点

SSRI の安全性の高さを強調してきたが，あくまで抗コリン作用や心毒性を持たない点を中心に述べたものであり，SSRI には SSRI の問題点がある。詳しい副作用については吉村の総説[72]を参照されたいが，ここでは主な問題を2，3とりあげておきたい。

1．SSRIと自殺

うつ病患者の20〜40%は自殺念慮を抱いており[51]，反復性うつ病の15%は自殺を企てるといわれる[24]。脳内の 5-HT 活動性の低下とうつ病患者の自殺行動との間に強い関連があるともいわれる[6]。したがって，SSRI は自殺念慮の改善にとくに優れた効果を発揮するとの報告は多い[40,42]。ところが，5-HT 系の神経伝達への fluoxetine の急性効果が自殺企図を惹起してしまうとの考え方のもとに，fluoxetine 服用中に強い自殺志向を呈した症例が Teicher[65]によって報告され，その後もいくつか同調する報告が続いて，大きな議論を巻き起こしたものである[57]。Lipinski ら[34]は fluoxetine で最初の akathisia を報告し，9.8〜25%に生じるとして，強い akathisia と自殺企図との関連も論及されたりしているが，その後の経験からこの akathisia の発生頻度はあまりにも高すぎるとの見方が常識的であり，また akathisia と自殺企図との関連も否定されている。

この fluoxetine と自殺企図との関連について1つの結論を出したのは Beasley ら[8]による meta-analysis の成績である。数千に及ぶ fluoxetine 服用者に自殺念慮の出現をみた頻度は1.2%であり，placebo 群での出現頻度2.6%の半分以下でこの値は有意差がついている($p=0.042$)。同様な比較を三環系抗うつ薬でみているが，fluoxetine 群の1.2%に対して三環系抗うつ薬は3.6%で有意に fluoxetine 群に低い ($p \leqq 0.001$)。なお，自殺念慮の改善度では fluoxetine も三環系抗うつ薬も placebo より有意によく，また自殺念慮の悪化あるいは自殺企図については fluoxetine 群，三環系抗うつ薬群，placebo 群の間に差を認め

ていない。

Fluoxetineの使用頻度は著しい増加を示して2500万人以上の患者が服用したことになり，他のSSRIも何百万人を越えて服用されているが，服用によって自殺念慮が出現して自殺企図に至るといった情報は得られていない。なお，Jickら[30]はイギリスで抗うつ薬で治療された172,598人という膨大な数にのぼるうつ病患者を対象として，143件の自殺を見い出し，自殺の相対的危険率を割り出している。最も普通に処方されるdothiepin服用者を1.0としたとき，三環系抗うつ薬では概ね0.7であったが，fluoxetine群では3.8と有意に高率であった。この調査では，fluoxetineが重症者に使用された可能性があるとして，初回の抗うつ薬服用でかつ自殺企図の経歴のない，自殺リスクの低い症例を対象として再解析したところ，その値は2.1となって三環系抗うつ薬との間に有意差がなくなったとしている(表14)。疫学的調査で有意差がないとしても，個々の症例で危険性がないと決めつけてはならないことを銘記すべきではある。

2．SSRIと性機能障害

うつ病自体に性欲の低下が高頻度にみられ，むしろ主症状の1つとされ，勃起や射精にも障害がみられることはよく知られており，また抗うつ薬が性機能障害を惹起することも知られている。日常の診療場面で，詳細な質問がされにくいこともあって，わが国ではうつ病患者にみる性機能障害の実態は案外よく判っていない。ところが，海外でSSRIの治験が進むにつれて，男性では射精遅延が，女性ではanorgasmがplacebo群より有意に多いことが判明してきた。その頻度も30～40%に及んでいる[7]。

5-HTは性機能に深い関連を有しており，とくに5-HT_{1A}受容体の賦活は射精を促す方向に作用し[2]，5-HT_{2C}受容体は遅らせる方向に作用するとの報告がある[9]。Montgomery[37]はNA系の賦活作用のみでなく，5-HT_{1A}受容体を賦活し，5-HT_2および5-HT_3受容体に拮抗するとされるmirtazapineとplaceboとの比較試験のさい，性機能障害はmirtazapine群5%，placebo群10%にみられた事実から，mirtazapineにはむしろ改善する作用があるのではないかと指摘している。また，性機能障害のためにSSRIを中止してしまった11名のうつ病患者にmirtazapineを投与したところ，1名も性的副作用を認めなかったとするKotouvidisら[31]の報告がある。そして，sertralineと5-HT_2受容体拮抗作用をも有するnefazodoneとの試験の中で，Feigerら[20]は男性ではsertraline群に67%の射精遅延例をみたのに対して，nefazodone群には19%しかおらず，基準値と変化していないとしている。また，女性ではanorgasmを訴える割合がsertralineでは基準値20%から最終時値46%と増加し，nefazodone群では33%から17%へと半数に減っているとしている。そして，fluoxetineによる治療中射精遅延を呈した39名でbupropionに置き換えたところ，84%は完全に改善し，10%は部分的に改善し，さらに性欲の改善をもみたとの報告がある[71]。

以上のように，SSRIには男性に射精遅延を女性にanorgasmを惹起するとの事実があるが，Waldingerら[69]はSSRIの射精遅延作用を早漏の治療に利用した試験を実施している。膣内挿入後20秒以内に射精する早漏患者60名を対象にfluoxetine (20mg/日)，sertraline (50mg/日)，paroxetine (20mg/日)，fluvoxamine (100mg/日) を6週間投与したところ，前3者は110秒へと有意に延長したのに対して，幸か不幸かfluvoxamineは40秒でplaceboとの間に有意差を認めていない。Fluvoxamineにこの作用が弱いのは5-HT_{1A}受容体への賦活作用があるためと考えており[53,70]，臨床的にもfluvoxamineには射精遅延の報告が少ない。

このように，fluvoxamineを除くSSRIは性機能障害を惹起しやすいが，この作用が早漏の治療薬になるという発想は転んでもただでは起きないしたたかさを感じるものである。

3．SSRIと離脱症状

抗うつ薬には離脱症状の現われることが知られており，SSRIでも多彩な精神身体症状が出現する[32]。Fluoxetine, sertraline, paroxetineによるうつ病治療の経過中，症状が安定した時点で5

～8日間突然中止するという多施設での大規模な無作為割付試験を実施したBlomgrenら[11]の報告によると，いらいら，気分の悪化，激越，神経過敏，疲労感，多夢，頭痛，情緒不安定，入眠困難，めまいなどの症状が認められている。インフルエンザ様の症状として鼻汁，筋肉痛や悪心・嘔吐，ときに精神運動興奮，入眠時幻覚，寒気を伴ったふるえ，運動障害，電気ショック様感覚などの報告もある[10)]。

SSRIの中では，fluoxetineは活性代謝物のnorfluoxetineともども半減期が長いことから,離脱症状は出にくいのに対して，paroxetineやsertralineには離脱症状がみられやすい。とくに，paroxetineには三環系抗うつ薬と同様に多いとされる[56,59)]。Paroxetineにはmuscarinic ACh受容体の拮抗作用を有していることとの関連性が指摘されている。

今日では，SSRIの臨床適応は極めて広く，その処方頻度は全世界レベルで増加しつつある。すでに三環系抗うつ薬にとって代わり，benzodiazepine（BZ）系薬物にもとって代わろうかとする勢いである。BZ系薬物もその優れた抗不安作用と催眠作用で抗不安薬，睡眠薬として最も処方頻度の高い薬物の1つとなっており，抗てんかん薬としての使用頻度も高い。BZ系薬物には耐性が形成されにくいものの，身体依存が形成されて，いわゆる臨床用量依存が生じることが知られている[47)]。米国でのSSRIの臨床適応の広さはBZ系薬物と同じ程度に及んでおり，安易なSSRIの処方は今度はSSRIの臨床用量依存の概念を生じる危険性があるのかもしれない。

おわりに

待望のSSRIがわが国でも1999年4月に承認された。SSRIへの期待のもとに多くの特集が組まれて，SSRIのすべてが明らかにされた感がある。しかし，そのほとんどの資料が海外での非臨床試験や臨床試験・臨床経験に基づくものであり，私自身も治験を通した使用経験しか持っていない。SSRIが日常の臨床の中でどのようにうつ病や強迫性障害の治療に威力を発揮し，治療のあり方をどう変えていくのか，この目で確かめたい気持でいっぱいである。

文　献

1) Aberg-Wistedt, A., Jostell, K. G., Ross, S. B. et al.: Effets of zimelidine and desipramine on serotonin and noradrenalin uptake mechanisms in relation to plasma concentrations and to therapeutic effets during treatment of depression. Psychopharmacology, 74: 297-305, 1981.
2) Ahlenius, S., Larsson, K., Svensson, L. et al.: Effects of a new type of 5-HT receptor agonist on male rat sexual behaviour. Pharmacol. Biochem. Behav., 15: 758-792, 1981.
3) Anderson, I. M.: SSRI versus tricyclic antidepressants in depressed inpatients: A meta-analysis of efficacy and tolerability. Depression ans Anxiety, 7 (Suppl. 1): 11-17, 1998.
4) Anstey, K., Broday, H.: Antidepressants at the elderly: double-blind trials. 1987-1992. Int. J. Geriat. Psychiatry, 10: 265-279, 1995.
5) Asberg, M., Thoren, P., Traskman-Benz, L.: Serotonin depression: a biochemical subgroup within the effective disorders? Science, 191: 478-480, 1976.
6) Asberg, M., Traskman, L., Thoren, P.: 5-HIAA in cerebro-spinal fruid—a biochemical suicide predictor? Arch. Gen. Psychiatry, 33: 1193-1197, 1976.
7) Balol, R., Yaragani, V. K., Pohl, R. et al.: Sexual dysfnuction during antidepressnt treatment. J. Clin. Psychiatry, 54: 209-212, 1993.
8) Beasley, C. M., Dorneseif, B. E., Bosomworth, J. C. et al.: Fluoxetine and suicide: A meta-analysis of controlled trials of treatment for depression. Int. Clin. Psychopharmacol., 6 (Suppl. 6): 35-57, 1992.
9) Berendsen, H. H. G., Brockkamp, C. L. E.: Drug-induced penile erections in rats: indications of serotonin 1B receptor madiation. Eur. J. Pharmacol., 338: 191-195, 1987.
10) Bhaumik, S. Collacott, R. A., Gandhi, D. et al.: A naturalistic study in the use of antidepressants in adults with learning disabilities and affective disorders. Hum. Psychopharmacol., 10: 283-288, 1995.
11) Blomgren, S. L., Fava, M., Ascroft, R. C. et

al.: Risk of adverse events and depressed symptom breakthrough following brief interruptive selective serotonin reuptake inhibitor therapy in a randomized clinical traial. cited from Stokes and Holtz[63)]
12) Boyer, W. F., Feighner, J. P.: Other uses of the serotonin selective reuptake inhibitors in psychiatry. In: Selective Serotonin Reuptake Inhibitors. 2nd Ed, Advances in Basic Research and Clinical Practice, ed. by J. P. Feighner and W. F. Boyer, pp. 267-289, Wiley, New York, 1996.
13) Brφsen, K.: Isozyme specific drug oxidation: genetic polymorphism and drug-drug interactions. Nord. J. Psychiatry, 47 (Suppl): 21-26, 1993.
14) Cohn, C. K., Shrivastava, R., Mendels, J. et al.: Double-blind, multicenter comparison of sertraline and amitriptyline in elderly depressed patients. J. Clin. Psychiatry, 51: 28-33, 1990.
15) Crewe, H. K., Lennard, M. S., Tucker, G. T. et al.: The effect of selective serotonin reuptake inhibitors on cytochrome P4502D6 (CYP2D6) activity in human liver microsomes. Br. J. Clin. Pharmacol., 34: 262-265, 1992.
16) Dechant, K. L., Clissold, S. P.: Paroxetine: a review of its pharmacodynamic, and pharmacokinetic properties, and therapeutic potential in depressive illness. Drugs, 41: 225-253, 1991.
17) Devane, C. L.: Comparative safety and tolerability of selective serotonin reuptake inhibitors. Hum. Psychopharmacol., 10: S185-S193, 1995.
18) Dogan, D. P., Caillard, V.: Sertraline in the prevention of depression. Br. J. Psychiatry, 160: 217-222, 1992.
19) Dubovsky, S. L., Thomas, M.: Serotonergic mechanisms and current and future psychiatric practice. J. Clin. Psychiatry, 56 (Suppl. 2): 38-48, 1995.
20) Feiger, A., Kiev, A., Shrivastava, R. K., et al.: Nefazodone versus sertraline in outpatients with major depression: Focus on efficacy, tolerability, and effects on sexual function and satisfaction. J. Clin. Psychiatry, 57: 53-62, 1996.
21) Frank, E., Kupfer, D. J., Perel, J. M. et al.: Three-year outcomes for maintenance therapies in recurrent depression. Arch. Gen. Psychiatry, 47: 1093-1099, 1990.
22) Frank, E., Kupfer, D. J., Perel, J. M. et al.: Comparison of full-dose versus half-dose pharmacotherapy in the maintenance treatment of recurrent depression. J. Affect. Disord., 27: 139-145, 1993.
23) Glue, P., Benfield, C.: Psychiatry, psychopharmacology and P-450s. Hum. Psychopharmacol., 11: 97-114, 1996.
24) Guze, S. B., Robins, E.: Suicide and primary affective disorders. Br. J. Psychiatry, 117: 437-438, 1970.
25) 平松謙一，高橋　良，森　温理他：多施設協同二重盲検法による zimelidine と imipramime のうつ病に対する臨床的有用性の比較．精神医学，25：1341-1350，1983．
26) Hollander, E., Wong, C. M.: Introduction: obsessive-compulsive spectrum disorders. J. Clin. Psychiatry, 56 (Suppl. 4): 3-6, 1995.
27) Hutchinson, D. R., Tong, S., Moon, C. A. L. et al.: A double blind study in general practice to compare the efficacy and tolerability of paroxetine and amitriptylile in depressed elderly patients. Br. J. Clin. Res., 2: 43-45, 1991.
28) Hyttel, J., Arnt, J., Sanchez, C.: The pharmacology of citalopram. Rev. Contemp. Pharmacother., 6: 271-281, 1995.
29) Jeppesen, U., Gram, L. F., Vistisen, K. et al.: Dose-dependent inhibition of CYPLA2, CYP2C19 and CYP2D6 by citalopram, fluoxetine, fluvoxamine and paroxetine. Eur. J. Clin. Pharmacol., 51: 73-78, 1996.
30) Jick, S. S., Dean, A. D., Jick, H.: Antidepressants and suicide. Br. J. Med., 310: 215-218, 1995.
31) Kotouvidis, N., Pratikakis, M., Fotiadou, A.: The use of mirtazapine in a group of 11 patients following poor compliance to SSRI treatment due to sexual dysfunction. Eur. Neuropsychopharmacol., 7 (Suppl. 2): S156, 1997.
32) Lejoyeux, M., Ades, J., Mourad, I. et al.: Antidepressants withdrawal syndrome. Recognition, prevention and management. Drug. Ther., 5: 278-292, 1996.
33) Lépine, J. P., Gastpar, M., Mendelwicz, J. et

al. : Depression in the community : the first pan-European study DEPRES (Depression Research in European Society). Int. Clin. Psychopharmacol., 12 : 19-29, 1997.
34) Lipinski, J. J., Mallyya, G., Zinmerman, P. et al. : Fluoxetine induced akathisia : Clinical and theoretical implications. J. Clin. Psychiatry, 50 : 339-342, 1989.
35) 松井宏晃，廣井明子，林奈穂他：わかりやすい神経伝達物質の知識―セロトニンを中心に―. SSRI 最前線№1，SSRI とは(村崎光邦編)，ライフ・サイエンス社，東京，1999（印刷中).
36) Menting, J. E. A., Honig, A., Verhey, F. R. J. et al. : Selective serotonin reuptake inhibitors (SSRIs) in the treatment of elderly depressed patients : a qualitative analysis of the literature on their efficacy and side-effects. Int. Clin. Psychopharmacol., 11 : 165-175, 1996.
37) Montgomery, S. A. : Safety of mirtazapine : A review. Int. Clin. Psychopharmacol., 10 (Suppl. 4) : 37-45, 1995.
38) Montgomery, S. A., Dufour, H., Brion, S. et al. : The prophylactic efficacy of fluoxetine in unipolar depression. Br. J. Psychiatry, 153 (Suppl. 3) : 69-76, 1988.
39) Montgomery, S. A., Dunbar, G. C. : Paroxetine is better than placebo in relapse prevention and the prophylaxis of recurrent depression. Int. Clin. Psychopharmacol., 8 : 189-195, 1993.
40) Mostgomery, S. A., Dunner, D. L., Dunbar, G. C. : Reduction of suicidal thoughts with paroxetine in comparison with reference antidepressants and placebo. Eur. Neuro-psychopharmacol., 5 : 5-13, 1995.
41) Montgomery, S. A., Johnson, F. N. : Citalopram in the treatment of depression. Rev. Contemp. Pharmacother., 6 : 247-306, 1995.
42) Montgomery, S. A., Montgomery, D. B., Green, M. et al. : Pharmacotherapy in the prevention of suicidal behavior. J. Clin. Psychopharmacol., 12 (suppl. 2) : 27s-31s, 1992.
43) Montgomery, S. A., Rasmussen, J. G. C., Tanghoj, P. : A 24 week study of 20mg citalopram, 40mg citalopram and placebo in the prevention of relapse of major depression. Int. Clin. Psychopharmacol., 8 : 181-188, 1993.
44) 村崎光邦：抗うつ薬開発の現状. 精神神経薬理シンポジウム，20：25-49，1994.
45) 村崎光邦：SSRI とうつ病. 神経精神薬理，17：239-255，1995.
46) 村崎光邦：SSRI の臨床. 脳と精神の医学，7：53-65，1996.
47) 村崎光邦：抗不安薬の臨床用量依存. 精神経誌，98：612-621，1996.
48) 村崎光邦：SNRI 開発の現状. 臨床精神薬理，1：419-430，1998.
49) 村崎光邦：Fluvoxamine の基礎と臨床. 臨床精神薬理，2：763-776，1999.
50) 村崎光邦，石郷岡純，高橋明比古他：セロトニン選択的再取り込み阻害薬 SI-211103の第 I 相試験. 薬理と治療，14：6225-6292，1996.
51) Murphy, B., Kelleher, M. J. : Does fluoxetine induce suicidal thoughts? Br. J. Psychol. Med., 11 : 99-100, 1994.
52) Nemeroff, C. B., De Vene, C. L., Pollock, B. G. : Newer antidepressants and the cytochrome P450 system. Am. J. Psychiatry, 153 : 311-320, 1996.
53) Olivier, B., van Oorschot, R., Waldinger, M. D. : Serotonin, serotonergic receptors, serotonim reuptake inhibitors and sexual behavior. Int. Clin. Psychopharmacol., 13 (Suppl. 6) : s9-s14, 1998.
54) 大坪天平，上島国利，鳥居成夫他：SSRI の臨床適用. 臨床精神薬理，2：747-754，1999.
55) Pandey, S. C.,Davis, J. M., Pandey, G. N. : Phophoinositide system - linked serotonin receptor subtypes and their pharmacological properties and clinical correlates. J. Psychiatry Neurosci., 20 : 215-225, 1995.
56) Phillips, S. D. : A possible paroxetine withdrawal syndromes. Am. J. Psychiatry, 152 : 645-646, 1995.
58) Preskorn, S. H. : Clinically relevant pharmacology of selective serotonin reuptake inhibitors. Clin. Pharmacokinet., 32 (Suppl. 1) : 1-21, 1997.
57) Power, A. C., Cowen., P. J. : Fluoxetine and suicidal and theoretical aspects of a controversy. Br. J. Psychiatry, 161 : 735-741, 1992.
59) Price, J. S., Waller, P. C., Wood, S. M. et al. : A comparison of the post-marketing sefety of four selective serotonin reuptake inhibitors including the investigation of symptoms ocurring on withrawal. Br. J. Clin. Pharmacol., 42 : 757-763, 1996.

60) Schöne, W., Ludwig, M.: A double-blind study of paroxetine compared with fluoxetine in geriatric patients with major depression. J. Clin. Psychopharmacol., 13 (suppl. 2): 34s-39s, 1993.

61) Song, F., Freemantle, N., Sheldon, T. A. et al.: Selective serotonin reuptake incibitors: meta-analysis of efficacy and acceptability. Br. Med. J., 306: 683-687, 1993.

62) Sproule, B. A., Naranjo, C. A., Bremner, K. E. et al.: Selective serotonin reuptake inhibitors CNS drug interactions. A clitical review of the evidence. Clin. Pharmacokinet., 33: 454-471, 1997.

63) Stokes, P. E., Holtz, A.: Fluoxetine tenth aniversary update: the progress continues. Clin. Ther., 19: 1-86, 1997.

64) 鈴木雄太郎, 川嶋義章, 染矢俊幸：SSRI の薬物動態と相互作用. 臨床精神薬理, 2：729-735, 1999.

65) Teicher, M. H., Gold, C., Cole, J. O.: Emergence of intense suicidal preocupation during fluoxetine treatment. Am. J. Psychiatry, 147: 207-210, 1990.

66) Terra, J. L., Montgomery, S. A.: Fluvoxamine prevents recurrence of depression: results of a long-term, double-blind, placebo-controlled study. Int. Clin. Psychopharmacol., 13: 55-62, 1998.

67) van Praag, H. M., Kahn, R., Asnis, G. M. et al.: Therapeutic indications for serotonin-potentiating compounds: a hypothesis. Biol. Psychiatry, 22: 205-212, 1987.

68) von Moltke, L. L., Greenblatt, D. J, Cotreau-Bibbo, M. M. et al.: Inhibition of desipramine hydroxylation in vitro by serotonin reuptake inhibitor antidepressants, and by quinidine and ketoconazole: a model system to predict drug interactions in vivo. J. Pharmacol. Exp. Ther., 268: 1278-1283, 1994.

69) Waldinger, M. D., Hengeveld, M. W., Zwinderman, A. H. et al.: The effect of SSRI antidepressants on ejaculation: a double-blind, randomised, placebo-controlled study with fluoxetine, fluvoxamine, paroxetine, and sertraline. J. Clin. Psychopharmacol., 18: 274-281, 1998.

70) Waldinger., M. D., Olivier, B.: Selective serotonin reuptake inhibitor-induced sexual dysfunction: clinical and research considerations. Int. Clin. Psychopharmacol., 13 (Suppl. 6): s27-s33, 1998.

71) Walker, P. W., Cole, J. O., Gardner, E. A. et al.: Improvement in fluoxetine associated sexual dysfunction in patients switched to bupropion. J. Clin. Psychiatry, 54: 459-465, 1993.

72) 吉村玲児, 中村純：SSRI の副作用. 臨床精神薬理, 2：755-761, 1999.

臨床精神薬理　2：763-776, 1999

New drug 新薬紹介

Fluvoxamineの基礎と臨床

村崎光邦*

Key words： *SSRI, fluvoxamine, depression, OCD, drug-interaction*

はじめに

Fluvoxamineは1971年オランダのPhillips Duphar社（現Solvay社）で合成された単環系構造を有する抗うつ薬である（図1）。シナプス前部において，セロトニンの再取り込みを選択的に阻害し，ノルアドレナリンやドパミンの再取り込みに作用しない，いわゆる選択的セロトニン再取り込み阻害薬selective serotonin-reuptake inhibitor, SSRIであり，その第一号としてヨーロッパ諸国では1983年より上市されている。ムスカリン受容体やα，βなどの各種受容体への親和性が弱く，心・血管系への作用が弱いなどの薬理学的特徴を有して，三環系抗うつ薬の有する諸々の副作用の軽減を計るべく登場してきた。

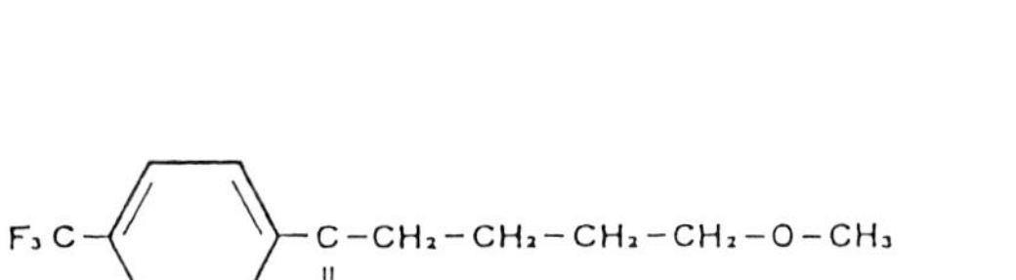

図1　Fluvoxamineの化学構造

わが国でも，1989年に非臨床試験が，そして1990年に第I相試験が実施されて，治験が開始され，1999年4月7日，うつ病・うつ状態および強迫性障害の適応のもとに製造承認を得るに至っている。海外ではすでに優れた総説が出版されているが[3,46]，ここにわが国での非臨床試験から臨床試験の成績を中心に紹介したい。

I．非臨床試験

1．神経生化学的作用機序

Fluvoxamineは，シナプス前部においてセロトニンの再取り込みを選択的かつ特異的に阻害することで，セロトニン系神経伝達を促進するとされる。ラット脳で，セロトニン代謝回転を有意に減少させ，縫線核と前頭葉でのセロトニンのニューロン外濃度を増加させ，縫線核でのニューロン内濃度を減少させる（図2）[2,19]。一方，ノルアドレナリン系とドパミン系には作用しない。ちなみに，セロトニンとノルアドレナリンの再取り込み阻害作用の選択性比を他のSSRIや抗うつ薬と比較したのが表1である[17]。

In vitroの結合試験で，fluvoxamineは他のSSRIと同様にα_1，α_2，β，ドパミンD_2，ヒスタミンH_1，5-HT_1，5 HT_2およびムスカリン受容体に親和性を示さず，またモノアミン酸化酵素を阻害しない（表2）[40]。これらの神経生化学的特性から，従来の三環系抗うつ薬の有する抗コリン性副作用を始めとする多くの欠点を克服するものとし

Preclinical and clinical features of fluvoxamine.

*北里大学医学部精神科
〔〒228-8520 神奈川県相模原市麻溝台2-1-1〕
Mitsukuni Murasaki：Department of Psychiatry, Kitasato University School of Medicine. 2-1-1, Asamizodai, Sagamihara, Kanagawa, 228-8520 Japan.

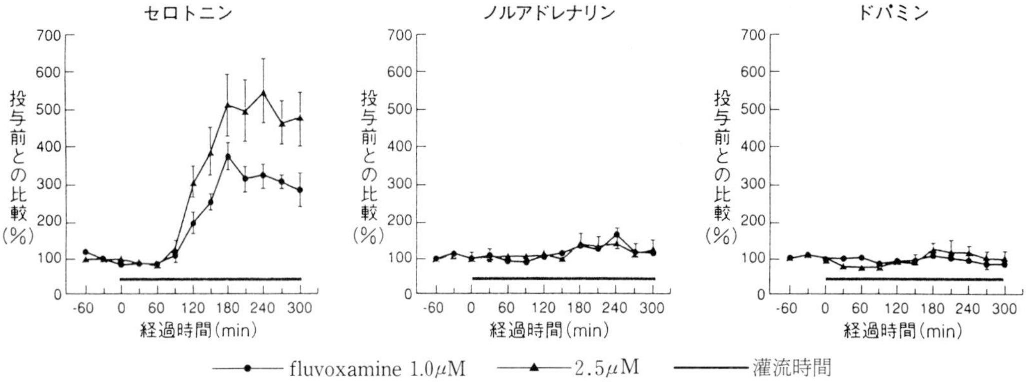

図2　Fluvoxamineの脳内直接投与による遊離モノアミン濃度の変化（ラット）（石金ら，1994[19]）一部改変

平均値±標準偏差（n＝4）

表1　SSRIのモノアミン取り込み阻害作用の力価（ラット）（Hyttel，1994[17]）

抗うつ薬	5-HT	NA	in vitro の力価（IC_{50}値；nM）NA/5-HT比	臨床用量幅（mg/日）
Citalopram	1.8	6100	3400	20-40
Clomipramine	1.5	21	14	75-200
Fluoxetine	6.9	370	54	20-40
Fluvoxamine	3.8	620	160	100-200
Paroxetine	0.29	81	280	20-40
Sertraline	0.19	160	840	50-200

NA：ノルアドレナリン

て期待される。

さらに，心循環系や呼吸器系への作用が弱いことも特筆され[23,47]，大量服用に対する安全性が想定される。また，けいれん誘発作用を持たないことも確かめられている[24]。

2．薬効薬理

Fluvoxamineの強制水泳法における無動時間に及ぼす影響について，60mg/kgへの単回投与または30および60mg/kgの14日間反復投与により，マウスの無動時間を有意に短縮し（図3），反復投与により fluvoxamine の作用が減弱しないことが明らかにされている[8]。

睡眠パターンへの影響については，図4にみるように，clomipramine と同様にラットの覚醒時間には影響を与えず，用量依存的にレム睡眠時間を有意に短縮させ，ノンレム睡眠を増加させる傾

表2　脳内各種受容体に対するfluvoxamineの結合プロフィール（Tulp ら，1988[40]一部省略）

受容体	ラット脳 Ki (nM)±SEM
α_1-adrenergic	4,100± 700
α_2-adrenergic	16,000± 800
$\beta_{1,2}$-adrenergic	6,900±2,000
dopamine-D_1	>10,000
dopamine-D_2	>10,000
5-HT_{1a}	>10,000
5-HT_{1b}	15,000±1,100
5-HT_{1c}	>10,000
5-HT_{1d}	6,900
5-HT_2	1,380± 350
5-HT_3	>10,000
tryptamine	>10,000
muscarinic	35,000±1,000
histamine-H_1	>10,000
μ-opiate	>10,000
κ-opiate	>10,000
δ-opiate	>10,000
benzodiazepine	>10,000
GABA	>10,000
glycine	>10,000
TRH	>10,000
CCK (CNS)	>10,000
CCK (periph)	>10,000
Substance P	>10,000

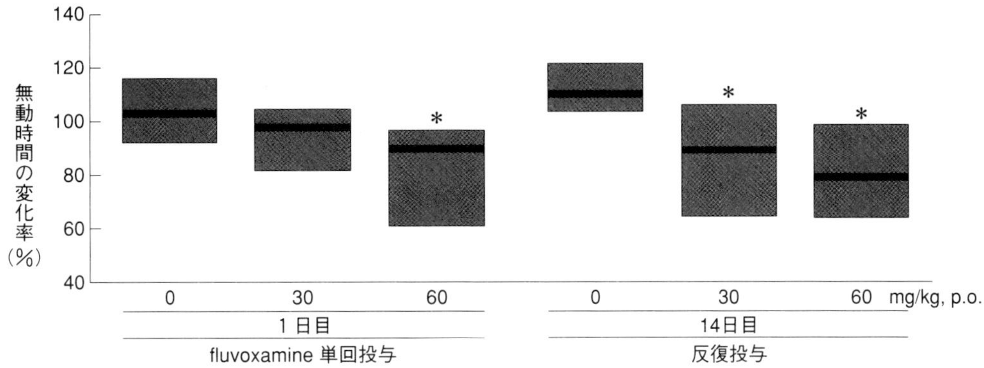

図3　Fluvoxamineの強制水泳法における無動時間に及ぼす影響（マウス）（Egawaら，1995[8]）
（n＝15～16　＊：p＜0.05（Steel多重比較）　カラムは中央値及び四分位範囲を示す。

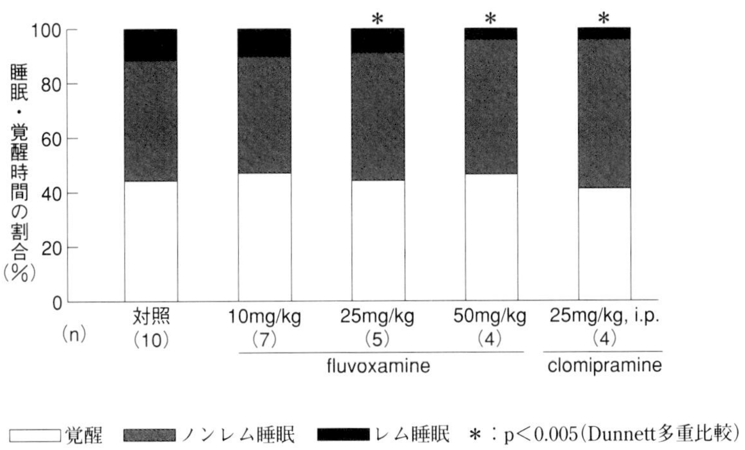

図4　Fluvoxamineの睡眠パターンに及ぼす影響（ラット）
（Classen, V.: Solvay Duphay社内資料，1981）

向を示し，また，レム潜時を有意に延長させている。

強迫性障害の動物モデルとして可能性が示唆されているガラス玉覆い隠し行動に対して，fluvoxamine は30および60mg/kg でマウスのこの行動を有意に抑制した。なお，clomipramine は60mg/kg で有意な抑制作用を示したのに対し，desipramine は抑制作用を示さなかった[18]。

Ⅱ．わが国における臨床試験

1．第Ⅰ相試験[20]

Fluvoxamine 25，50，100，200mg を健康成人男子に単回経口投与したときの血清濃度はいずれの場合も投与後，4～5時間で最高濃度に達した後，一相性に消失した（図5）。薬物動態学的パラメータは図中に示したように，半減期は9～14時間で，投与量の増加に伴い，やや延長する傾向を

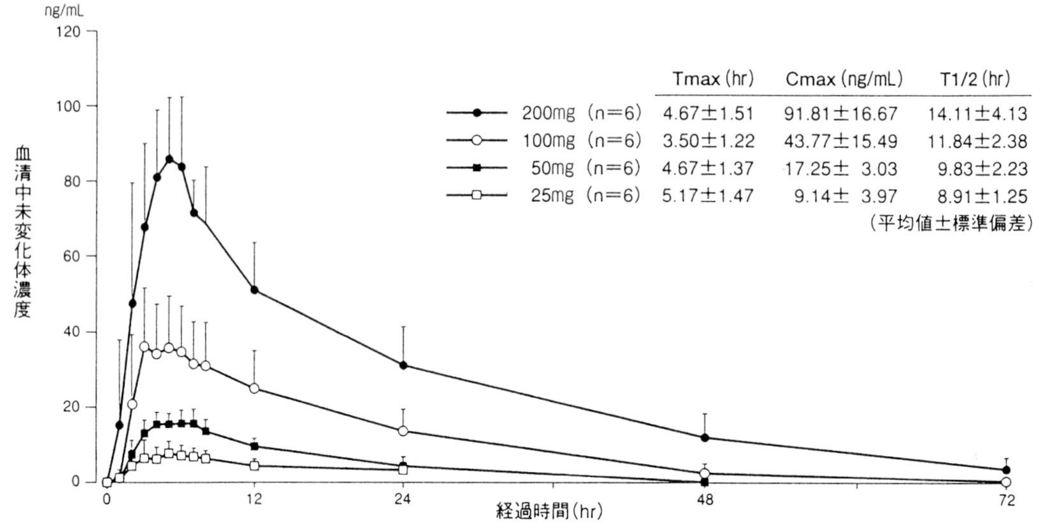

図5　Fluvoxamineの第Ⅰ相試験における薬物動態（石郷岡ら，1993[20]）

表3　SSRIの薬物動態学的パラメーター（Boyer と Feighner，1991[4]）

SSRI	T_{max}(時間)	蛋白結合(%)	半減期	活性代謝物の半減物	高齢者
fluoxetine	6-8	94	1-3日	norfluoxetine 7-15日	不変
fluvoxamine	2-8	77	15時間	—	不変
paroxetine	2-8	95	20時間	—	C_{max}の上昇
sertraline	6-8	99	25時間	desmethylsertraline 66時間	未変化体：不変 代謝物：半減期延長

表4　Fluvoxamineのうつ病・うつ状態に対する前期第Ⅱ相試験の最終全般改善度
（村崎ら，1998[27]）

著明改善	中等度改善	軽度改善	不変	やや悪化	悪化	重篤に悪化	合計	改善率（%）（中等度改善以上）
18 (25.4)	21 (29.6)	11 (15.5)	10 (14.1)	6 (8.5)	5 (7.0)	0	71	54.9
└─	(70.4)	─┘		└─	(15.5)	─┘		( )：%

認めている。75mgを1日1回16日間反復投与したときの血清中濃度は投与3日目でほぼ定常状態に達している。また，最終回投与3日で血清中濃度は消失した。

これらの成績は海外でのSSRIの薬物動態学的パラメーターとよく一致している（表3）[4]。

2．うつ病・うつ状態を対象とした試験

a．精神科領域

精神科領域に通院・入院中の18〜70歳のうつ病・うつ状態73例を対象とした前期第Ⅱ相試験では6週間投与で，50mg分2から開始して最高300

mg 分 2 までのプロトコルであった[27]。

表 4 のように最終全般改善度で「中等度改善以上」54.9%とまずまずの成績をあげ，副作用は発現率39.7%で，内訳は悪心14件，口渇 7 件，眠気 4 件，便秘 4 件と消化器症状が中心であった。三環系抗うつ薬とほぼ同等の効果を示し，抗コリン性の副作用が少なく，最も多い消化器症状も投与中に軽快・消失することが判明した。そして，投与量は50〜200mg の範囲内で十分であることが明らかにされた。

この成績に基づいて imipranine を対照とした用量範囲の検討を行った[29]。HAM-D の合計点(17項目)が16点未満と投与期間 1 週間未満の症例を用いた解析結果では，表 5 にみるように「中等度改善以上」では低用量群が61.1%と最もよい改善率を示し，実際に服薬した用量別にみると，fluvoxamine 群で50mg/日で33.3%，75〜100mg/日で56.5%，150mg/日で57.1%，200mg/日で31.3%であり，50〜150mg/日が適当な用量であることが明らかであった。安全性でも，fluvoxamine 群は imipramine 群に比して悪心・眠気が多く，口渇と排尿障害は少なかった。

そこで，最終的に amitriptyline を対照薬とする 6 週間の二重盲検比較試験に駒を進めたのであるが，両群とも50mg 分 2 から開始して150mg 分 2 を最高投与量とする fixed-flexible 法にて行った[28]。表 6 にみるように，最終全般改善度では「中等度改善以上」で，54.3%対52.2%と有意差はな

表 5　Fluvoxamineのうつ病・うつ状態に対する後期第Ⅱ相試験における最終全般改善度（追加解析分）
（村崎ら，1998）

薬剤	著明改善	中等度改善	軽度改善	不変	やや悪化	悪化	重篤に悪化	合計	Tukey 多重比較検定	改善度（%）（「中等度改善」以上）
L群	13	9	9	2	3	0	0	36	N.S.	61.1
H群	9	8	7	5	1	4	0	34	N.S.	50.0
I群	8	13	6	4	3	2	0	36	N.S.	58.3

注)：検定結果は上から順にL群 vs H群，L群 vs I群，H群 vs I群で表示　　N.S.：not significant
L群：低用量群：50mg/日から開始して75〜100mg/日まで増量可
H群：高用量群：100mg/日から開始して，150〜200mg/日まで増量可
I群：imipramine 群：75mg/日から開始して，100〜150mg/日増量可

表 6　Amitriptyline（A群）を対照薬とするfluvoxamine（F群）の二重盲検比較試験での最終全般改善度（村崎ら，1998[28]）

薬剤	著明改善	中等度改善	軽度改善	不変	やや悪化	悪化	重篤に悪化	判定不能	合計	改善率(%)（「中等度改善」以上） 判定不能例を除く	判定不能例を含む	同等性の検定
F群	29 (27.9)	28 (26.9)	19 (18.3)	13 (12.5)	8 (7.7)	7 (6.7)	0 (0)	1	105	54.8	54.3	判定不能例を除く p=0.0498 (90%信頼区間：−9.99〜12.33)
	(73.1)				(14.4)							
A群	34 (30.9)	25 (22.7)	21 (19.1)	21 (19.1)	7 (6.4)	2 (1.8)	0 (0)	3	113	53.6	52.2	判定不能例を含む p=0.0365 (90%信頼区間：−9.00〜13.15)
	(72.7)				(8.2)							

（ ）：%

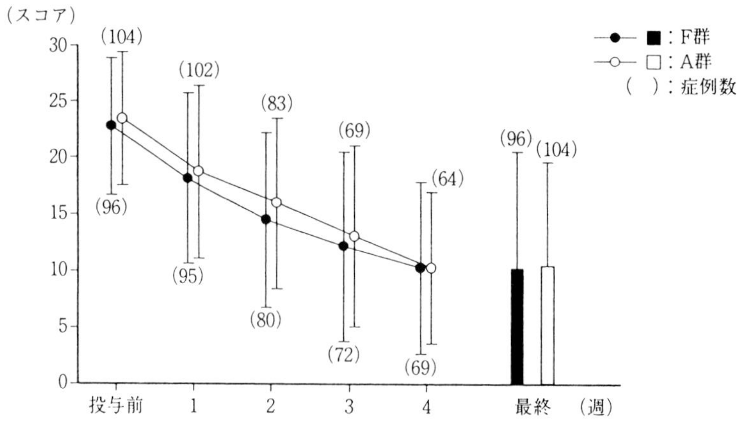

図6 Amitriptyline（A群）を対照薬とするfluvoxamine（F群）の二重盲検比較試験におけるHAM-D合計点の推移（17項目）（村崎ら，1998[28]）

表7 Fluvoxamineのうつ病・うつ状態に対する長期投与試験での週別全般改善度（岡ほか，1996[35]）

時期（週）	著明改善	中等度改善	軽度改善	不変	やや悪化	悪化	重篤に悪化	躁転	計	改善率（%）（「中等度改善」以上）
4	3	15	9	2	0	0	0	0	29	62.1
8	12	10	3	3	0	0	0	1	29	75.9
12	14	8	4	2	0	0	0	0	28	78.6
16	13	5	2	2	0	0	0	0	22	81.8
20	11	3	2	0	0	0	0	0	16	87.5
24	6	3	2	0	0	0	0	0	11	81.8

いものの，fluvoxamineのamitriptylineに対する同等性が検証されている。概括安全度と有用度では両群に差を認めていない。効果発現時期をHAM-D合計点の推移でみても，両群に差を認めていない（図6）。副作用では，fluvoxamine群117件，50.5%，amitriptyline群136件，57.5%に認められ，内訳では，抗コリン作用および抗α_1作用によると考えられる口渇およびめまい・ふらつき・たちくらみは少なかったが，嘔気・悪心が多いというこれまでの試験と同様なプロフィールを示した。以上の成績から，fluvoxamineはamitriptylineと同等の抗うつ効果を示し，安全性に優れていると結論される。

なお，29例を対照とした24週間の長期投与試験でも，「中等度改善以上」の改善率は週毎に上昇することが明らかにされ，安全性も高いことが実証されている（表7）[35]。長期に及ぶfluvoxamine投与による再発予防効果につながりうる成績であるといえる（図7）[38]。

以上，精神科領域のうつ病・うつ状態を対象とした臨床試験から，50〜150mg分2の用法・用量をimipramine，amitriptylineといった三環系抗うつ薬に優るとも劣らない改善効果を示し，口渇を中心とする抗コリン作用の少ない安全性の高い抗うつ薬があることが証明され，広く臨床に用いられる有益な薬剤であるとされよう。

b．内科領域

内科領域でのうつ病・うつ状態を対象とする4

週間の臨床試験が行われている[33]。

50mg分2と100mg分2のfixed-flexible法にて最高200mg/日とした前期第II相試験では，中等度改善以上69.8%と高い改善率を得ており，用量別では，50mg/日で75.0%，100mg/日で76.0%，150mg/日で57.1%，200mg/日で50.0%となっている。副作用は50mg/日開始群で18.2%，100mg/日開始群で46.7%と，100mg開始群に高く，内訳は悪心・嘔吐といった消化器症状と眠気が中心となっている。この結果，50mg/日から開始して症状の経過や副作用に留意しながら漸増し，150mg/日までで十分な治験効果が期待されるとしている。

そこでこの成績をふまえて，trazodoneを対照薬とした4週間の第III相比較試験が実施されている[34]。投与方法は，fluvoxamine 50〜100〜150mg/日に対してtrazodone 75〜150〜225mg/日の用量比でのdouble-dumee法にて比較している。

最終全般改善度では，「中等度改善以上」で63.0%対61.4%となり，同等性が検証され，概括安全度，有意度とも差は認めていない（表8）。HAM-D合計点の推移をみても，両群は極めてよく似た成績を示している。副作用の発現率は22.2%対27.8%と有意差はないが，fluvoxamine群に嘔気・悪心が比較的多く，trazodone群にめまい・ふらつき・立ちくらみおよび口渇が多かった。以上から，fluvoxamineはtrazodoneと同等もしくは同程度の有効性，安全性および有用性を有すると判断されている。

なお，65歳以上の高齢者うつ病・うつ状態を対象とした4週間の臨床試験でも[41]，50〜150mg/日の用量で77.6%と高い中等改善以上の成績を得ており，「安全性に問題なし」の症例も82%と，fluvoxamineの高齢者うつ病・うつ状態に対する効果と安全性が確認されている。

以上，内科領域でも優れた抗うつ作用と安全性が認められ，高齢者にも安心して使用しうる薬剤であることが証明されている。

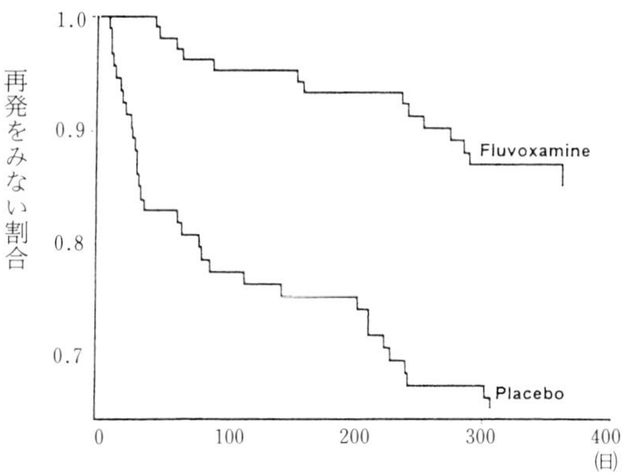

図7 Fluvoxamineとplaceboによる再発防止のKaplan-Meier生存曲線
(TerraとMontgomery, 1998[38])

3．強迫性障害を対象とした試験

Fluvoxamineは強迫性障害に有効であるとの海外の報告がある[13,14]。従来，強迫性障害の治療には5-HTの取り込み阻害に優先性を示すclomipramineが最も有効として古くから広く用いられており[10,39,48]，serotonin系と強迫性障害との関連性が注目されてきている[36]。当然，SSRIはその安全性もあって，強迫性障害への有用性が高いと考えられる。

わが国では，まず精神科領域を受診した強迫性

表8 Fluvoxamine（F群）の内科領域におけるうつ患者に対するtrazodone（T群）を対照薬とした二重盲検比較試験の最終全般改善度（並木ら，1996[34]）

薬剤	著明改善	中等度改善	軽度改善	不変	悪化	合計	改善率[1]（%）	同等性の検定	U検定
F群	32	26	13	15	6	92	63.0	p=0.047 （−9.80〜13.12）[2]	z=0.381 p=0.703
T群	30	32	19	13	7	101	61.4		

1)：「中等度改善」以上，2)：90%信頼区間

障害を対象とした前期第II相試験が実施されている[30]。DSM-III R で強迫性障害と診断され，Yale-Brown Obsessive Compulsive Scale 日本語版（JY-BOCS）により標的症状が明確で，中等症以上の18～70歳の患者で50例が対象となっている。50～300mg，投与期間8週間のオープン試験の成績は，解析対象例42例での最終全般改善度は「中等度改善以上」で45%と高い改善率を認め，Y-BOCS でも2週間から有意の改善がみられている（図8）。副作用は悪心・眠気・倦怠感が主なもので，抗コリン作用様の症状は三環系抗うつ薬に比べて明らかに少なかった。以上から，fluvoxamine は強迫性障害に良好な治療成績を示し，安全性および忍容性に特に問題なく，用量としては50～150mg/日が妥当とする成績が得られた。

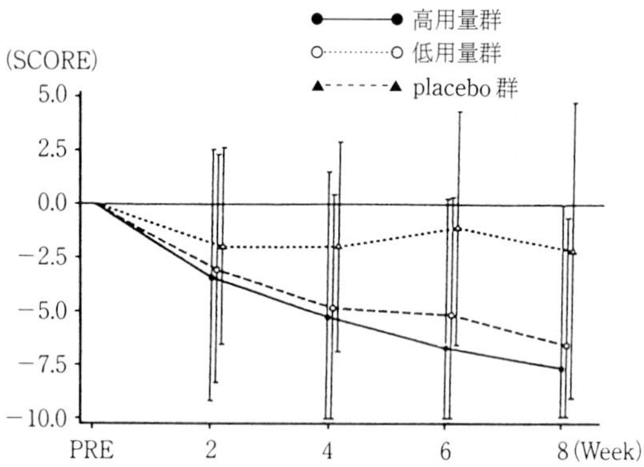

図8　強迫性障害に対するfluvoxamineの効果
— JY-BOCS合計点の推移（中嶋ら，1998[30]）

そこで，この成績を客観的に評価するために，placebo 対照とする用量ならびに有効性の検証のための後期第II相試験が実証された[39]。対象は前期第II相試験と同じ基準で選択された142例で，試験デザインは表9にみるような用量固定による漸増法である。最終全般改善度では，「中等度改善以上」で高用量群51.9%，低用量群51.5%，placebo 群18.2%となり，実薬2群間に差がなく，ともに placebo より有意に優れる結果を示した。安全性では，「安全性に問題なし」は placebo 群が74.5%で高用量群，低用量群のそれぞれ60.0%，57.1%より数値において優るが，有意差を認めず，副作用の全体発現率は，41.3%と高用量群で最も高く，低用量群39.5%に対して placebo 群25%とやは

表9　Fluvoxamineの強迫性障害に対する後期第II相試験最終全般改善度（全症例の解析）
— Placebo 対照二重盲検試験による用量ならびに有効性の検証—（中嶋ら，1998[32]）

投与群		著明改善	中等度改善	軽度改善	不変	やや悪化	悪化	重篤に悪化	合計	判定不能	検定結果 Tukey の多重比較検定 比較する2群	順序カテゴリーの多重比較検定
H	N	5	10	11	10	4	1	1	42	5	H-P	*
	(%)	(11.9)	(23.8)	(26.2)	(23.8)	(9.5)	(2.4)	(2.4)	(100)			
	〔累積%〕	〔11.9〕	〔35.7〕	〔61.9〕								
L	N	4	14	11	11	2	1	0	43	1	L-P	*
	(%)	(9.3)	(32.6)	(25.6)	(25.6)	(4.7)	(2.3)	(0.0)	(100)			
	〔累積%〕	〔9.3〕	〔41.9〕	〔67.4〕								
P	N	1	6	7	15	9	7	0	45	5	H-L	N.S.
	(%)	(2.2)	(13.3)	(15.6)	(33.3)	(20.0)	(15.6)	(0.0)	(100)			
	〔累積%〕	〔2.2〕	〔15.6〕	〔31.1〕								

N.S.：有意差なし（$p \geqq 0.05$），＊：$p < 0.05$
H：Fluvoxamine 100mg/日から開始して200～300mg まで
L：Fluvoxamine 50mg/日から開始して100～150mg まで
P：placebo 群

表10　Fluvoxamineの強迫性障害に対する長期投与試験
―最終全般改善度（中嶋ら，1996[31]）

試験の区別	著明改善	中等度改善	軽度改善	不変	やや悪化	悪化	重篤に悪化	計
一般臨床試験 (%)	1 (2.5)	7 (17.5)	19 (47.5)	11 (27.5)	0 (0.0)	2 (5.0)	0 (0.0)	40
長期投与試験 (%)	6 (18.8)	11 (34.4)	11 (34.4)	4 (12.5)	0 (0.0)	0 (0.0)	0 (0.0)	32

り実薬群に高いものの有意差はなく，内訳では嘔気を中心とする消化器症状が多かった。そして，高用量群に程度として重度のものが多く，用量との関係がうかがわれている。こうした結果から，fluvoxamineは50～150mg/日の用量で強迫性障害に有効かつ安全とする前期第II相試験の成績が検証されている。なお，副作用等を慎重に観察しながら１日300mgまで用いることも有益とされている。

なお，40例を対象とした48週にわたる長期投与試験でも，改善率の上昇と安全性の高さが明らかにされている（表10）[31]。

以上のfluvoxamineの強迫性障害に対する成績は，極めて優れたものであり，また長期にわたる有効性と安全性が確認されている。強迫性障害への有効性が客観的に示されたことは，わが国で初めてのことであり，特筆ものであるといえる。海外でも，強迫性障害の薬物療法のアルゴリズムではSSRIがclomipramineとともに第一線の治療薬となっている[21]。

III．海外でのfluvoxamineの臨床試験

うつ病・うつ状態および強迫性障害に対する臨床試験は膨大な数にのぼっており，早くからその有効性が確認されて臨床応用されている[25,26]。ここではそれ以外の恐慌性障害，神経性大食症ならびに社会恐怖についての治験を紹介しておきたい。

１．恐慌性障害

恐慌性障害が不安発作や不安神経症から独立して概念化されたのが新しく，clomipramineが有効とする最初の報告は1981年である[12]。その後の使用経験や治験の成績から，三環系抗うつ薬，MAO阻害薬，benzodiazepine系抗不安薬が有効とされてきているが，serotonin系の機能不全との関係が注目されて，SSRIの有効性の報告がにわかにふえている。

Fluvoxamineの恐慌性障害に対する効果についてはplaceboや三環系抗うつ薬を対照とした多くの比較試験が行われており，ほとんどの試験で66～90%が６～12週間の治療によく反応し，治験期間が長いほど反応性が上昇するとされる[1]。Hollandら[16]の長期投与試験でもこのことがよく表わされている。用量幅は150～250mgを中心とする100～300mgで，恐慌性障害の重症度の低いもの，人格障害のないものが良い反応性の指標となり，重症度の高いもの，精神科症患の既往のあるもの，罹病期間の長いものは悪い反応性の指標となっている。うつ病・うつ状態の併存は悪い指標ともされたが，関係ないとの報告の方が多い。

なお，fluvoxamineとclomipramineとの比較試験ではclomipramineの方が反応性が早いとの報告があり[7]，RIMAのbrofaromineとでは差がなく[43]，maprotilineとの比較ではfluvoxamineは有効でmaprotilineは無効としている[6]。すなわち，恐慌性障害とnoradrenaline系の関与はないとの結論となっている。ちなみに，アメリカでの恐慌性障害の治療アルゴリズムでは，SSRI，三環系抗うつ薬，高力価のbenzodiazepine系抗不安薬が第一線の治療薬となっている[22]。

表11　Fluvoxamineの副作用発現頻度

わが国での臨床試験時に認められた副作用症状別発現率（n＝712）		海外での 6 週間100mg の治療を受けた34587名に認められた有害事象率（Wagner ら，1993[44]）	
嘔気・悪心	11.8	悪心	15.7
眠気	9.7	傾眠	6.4
口渇	7.2	無力感	5.1
便秘	5.1	頭痛	4.8
倦怠感	3.2	口渇	4.8
めまい	2.9	不眠	4.0
振戦	2.2	めまい	3.7
腹痛	2.2	嘔吐	3.5
食欲不振	2.1	腹痛	3.5
頭痛	2.1	神経質	3.2
不眠	2.1	消化不良	3.2
嘔吐	1.5	便秘	3.2
焦燥感	1.1	振戦	2.8
下痢	1.0	下痢	2.4
不安	1.0	食欲不振	2.2
しびれ	1.0	回転性めまい	1.9
躁転	1.0	発汗	1.7
臨床検査値異常発現率		激越	1.5
GPT 上昇	4.4	不安	1.4
GOT 上昇	2.8	動悸	1.3
白血球分画異常	1.8	異常思考	1.2
γ-GTP 上昇	1.4	不快感	1.1
CPK 上昇	1.1	体重増加	1.0
ヘモグロビン減少	1.0		
AlP 上昇	1.0		

2．神経性大食症

三環系抗うつ薬が長期連用のうちに肥満をもたらすのに対して，SSRI は副作用として共通して消化器症状を呈し，スリムにするとの考えから，fluoxetine がやせ薬としても用いられているとの風評さえ流れた。現実に，SSRI は摂食性障害や薬物乱用の治療に用いられ，fluvoxamine は神経性大食症に有効で，とくに再発防止作用に優れるとの報告がある[11]。

3．社会恐怖

従来は，MAO 阻害薬が最も優れた効果を示し，ほかに benzodiazepine 系抗不安薬や親水性の β 遮断薬が用いられているが，SSRI も有効する報告が多く，fluvoxamine 150mgを12週間投与した van Vliet ら[42]の報告で placebo より有意に優れ，逃避行動には作用しないが，予期不安や社会不安などの全般性不安に有効で，長く連用しないと効果が出ないとされている。

Ⅳ．Fluvoxamineの安全性

わが国で実施された fluvoxamine の臨床試験のさいにみられた副作用症状のうち１％以上のものを多い順に並べて海外での報告と比較してみた（表11）[44]。

わが国での臨床試験の安全性評価対象例712例中，副作用症状は256例（36.0%）に522件認められ，主なものは嘔気・悪心11.8%，口渇7.2%，便秘5.1%等の消化器症状と眠気9.7%，倦怠感3.2%，めまい2.9%などであった。

臨床検査値異常変動には，grade 3 に該当する重篤なものは認められず，grade 2 の変動は，白血球減少 1 例(投与前5300→終了時2900/mm^3，終了後正常化)，GPT 上昇 1 例(投与前10→終了時184 U，終了後60と回復傾向)，BUN 上昇 1 例（投与前16.0→終了時26.0 mg/dl，終了後正常化）のみで，他はすべて grade 1 の軽微な変動であった。

以上のわが国での治験時に認められた副作用と海外での集計された報告をみても，消化器症状が中心であり，口渇，便秘などの抗コリン性副作用様の症状の発現率は三環系抗うつ薬のそれに比して明らかに少ない。とくに海外の報告で，抗コリン性副作用が心毒性，鎮静作用，体重増加などが有意に少ないうえに，心拍数，血圧，心電図所見での有害事象が有意に少ないとされている。

Henry[15]のまとめた fluvoxamine 9 g までの310例の大量服用について紹介すると，有害事象は軽微で，眠気か傾眠が最もよくみられる。15人に洞性徐脈，37人に頻脈，22人に心電図異常が認められたが，特別の処置を要するものはなかった。1.5 g 以上の fluvoxamine を服用した64例で昏睡となり，24～36時間で症状は消失している。13例が死亡しているが，全例が他剤併用であった。このように，fluvoxamine 単独の大量服用では問題となる所見は認められず，生命的安全性は高い。

V．薬物相互作用

Fluvoxamine の薬物相互作用には薬力学的相互作用と薬物動態学的相互作用がある。前者では相互に作用を増強しうる MAO 阻害薬と炭酸リ

表12　Fluvoxamineの薬効相互作用

1．薬力学的相互作用					
◎selegilyline					
lithium					
2．薬物動態学的相互作用	CYP1A2	CYP3A4	CYP2C9	CYP2C19	CYP2D6
fluvoxamine	+++	++		++	○，+
◎terfenadine		○			
◎astemizole		○			
◎cisapride		○			
phenytoin			○	○	
carbamazepine		○			
imipramine	○			○	○
amitriptyline		○	○		○
clomipramine	○	○		○	○
alprazolam		○			
bromazepam					
diazepam		○		○	
propranolol	○				○
theophyline	○				
cyclosporine		○			
warfarin	○	○	○		

◎ 併用禁忌　　○ 代謝を受ける

他は併用注意　　酵素阻害　+++ 強い，++ 中等度，+ 弱い

チウムがあり，セロトニン症候群の誘発の危険性のある塩酸 selegyrine は併用禁忌となっており，また強い副作用を惹起する危険性のある炭酸リチウム[9]は併用注意となっている。

一方，薬物動態学的に fluvoxamine は肝の代謝酵素 P450の分子種の CYP1A2を強く阻害し，CYP3A4と CYP2C19に中等度の，CYP2D6に弱い阻害作用を有することから(表12)，これらの分子種で代謝される薬物を併用したさい，その血中濃度の上昇，半減期の延長または AUC の増大をもたらしうる[37,45]。したがって，表12のように QT 延長，心室性不整脈を生じうる terfenadine, astemizole, cisapride は併用禁止となっており，いくつかの薬物が併用注意となっている。なお，fluvoxamine と alcohol との間には相互作用はないとする報告が多いがひとまず注意する必要があり，この表にはないが，valproic acid との併用で fluvoxamine の作用増強が知られている[5]。

ま と め

Fluvoxamine は1983年以降欧米で広く用いられている SSRI の第一号であり，1999年4月にわが国で製造承認を受けている。その特徴は，①わが国初の SSRI であり，②うつ病・うつ状態に伴う抑うつ気分，睡眠障害，意欲・気力の減退，不安，各種身体症状等に対して優れた効果を示す。③抗コリン作用，α 受容体遮断作用等がほとんど認められない，④日本で初めて強迫性障害に対する効能・効果を取得しており，強迫性障害に対して優れた効果を示す，などがあげられる。

以上のように，うつ病・うつ状態および強迫性障害への優れた作用を示すとともに従来の抗うつ薬に比して，抗コリン作用が弱いなどの特徴を有し，海外では恐慌性障害や神経性大食症，社会恐怖などへの作用も認められており，適応の幅の広い薬物として，臨床的に強力な治療上の武器となりうることが期待される。

文　献

1) Ballenger, J. C.: Treatment of panic disorder with serotonin reuptake inhibitors (SSRIs). In: SSRIs in Depression and Anxiety. Montgomery, S. A. and den Boer, J. A. (eds). pp. 115-134, John Wiley and Sons, Chester, 1998.
2) Bel, N., Artigas, F.: Fluvoxamine preferentially increases extracellular 5-hydroxytryptamine in the raphe nuclei: an in vivo microdialysis study. Eur. J. Pharmacology, 229: 101-103, 1992.
3) Benfield, P., Ward, A.: Fluvoxamine. A review of its pharmacodynamic and pharmacokinetic properties, and therapeutic efficacy in depressive illness. Drugs, 32: 313-334, 1986.
4) Boyer, W. F., Feighner, J. P.: Pharmacokinetics and drug interactions. In: Selective Serotonin Reuptake Inhibitors. Feighner, J. P. and Boyer, W. F. (eds), pp. 81-88, Wiley, New York, 1991.
5) Corrigan, F. M.: Sodium valproate augmentation of fluoxetine or fluvoxamine effects. Correspondence. Biol. Psychiatry, 31: 1178-1179, 1992.
6) den Boer, J. A., Westenberg, H. G.: Effect of a serotonin and noradrenaline uptake inhibitor in panic disorder: a double-blind comparative study with fluvoxamine and maprotiline. Int. Clin. Psychopharmacol., 3: 59-74, 1988.
7) den Boer, J. A., Westenberg, H. G. M., Kamerbeck, W. D. J. et al.: Effect of serotonin uptake inhibitors in anxiety disorders: a double-blind comparison of clomipramine and fluvoxamine. Int. Clin. Psychopharmacol., 2: 21-32, 1987.
8) Egawa, T., Ichimaru, Y., Imanishi, T. et al.: Neither the 5-HT_{1A}-nor the 5-HT_2-receptor subtype mediates the effect of fluvoxamine, a selective serotonin reuptake inhibitor, on forced-swimming-induced unmobility in mice. Jpn. J. Pharmacol., 68: 71-75, 1995.
9) Evans, M., Marwick, P.: Fluvoxamine and lithium: an unusual interaction. Correspondence. Br. J. Psychiatry, 156: 286, 1990.
10) Fernandez-Cordaba, E., Lopez-Ibor, E., Alino, J.: La monoclor-imipramine en enfermos psiquiatricos resistens a otros tratamientos. Acta Lusto-Esp Neurol. Psyquiatr. Ciene Afines., 26: 119-1967.
11) Fichter, M. M., Kruger, G., Rief, W. et al.: Fluvoxamine in prevention of relapse in

bulimia nervosa : Effects on eating-specific psychopathology. J. Clin. Psychopharmacol., 16 : 9-18, 1996.
12) Golger, S., Granhaus, L., Birmacher, B. et al. : Treatment of spontaneous panic attacks with clomipramine. Am. J. Psychiatry, 138 : 1215-1217, 1981.
13) Goodman, W. K., McDougle, C. J., Price, L. H. : Pharmacotherapy of obsessive-compulsive disorder. J. Clin. Psychiatry, 53 (4 Suppl.) : 29-37, 1992.
14) Goodman, W. K., Price, L. H., Rasmussen, S. A. et al. : Efficacy of fluvoxamine in obsessive-compulsive disorder. Double blind comparison with placebo. Arch. Gen. Psychiatry, 46 : 36-44, 1989.
15) Henry, J. A. : Overdose and safety with fluvoxamine. Int. Clin. Psychopharmacol., 6 (Suppl. 3) : 41-47, 1991.
16) Holland, R. I., Fawcett, J., Hoen-Saric, R. et al. : Long-term treatment of panic disorder with fluvoxamine in outpatients who had completed double-blind study. Neuropsychopharmacology, 10 (3S, part 2) : 102S, 1994.
17) Hyttel, J. : Pharmacological characterization of selective serotonin reuptake inhibitors (SSRIs). Int. Clin. Psychopharmacol., 9 (Suppl. 1) : 19-26, 1994.
18) Ichimaru, Y., Egawa, T., Sawa, A. : 5-HT_{1A}-receptor subtype mediates the effect of fluvoxamine, a selective serotonin reuptake inhibitor, on marble-burying behavior in mice. Jpn. J. Pharmacol., 68 : 65-70, 1995.
19) 石金朋人，小山司，松原繁広他：新規抗うつ薬 Fluvoxamine (SME3110) の薬理特性シナプス間隙モノアミン動態およびモノアミン受容体に対する影響．神経精神薬理，16：37-43，1994.
20) 石郷岡純，若田部博文，島田栄子他：選択的セロトニン再取り込み阻害薬 SME3110 (fluvoxamine maleate)の第 I 相試験．臨床評価，21：441-490，1993.
21) Jefferson, J. W. : Algorithm for the treatment of obsessive-compulsive disorder. Psychopharmacol. Bull., 31 : 487-490, 1995.
22) Jobson, K. O. : Algorithm for the treatment of panic disorder with agoraphobia. Psychopharmacol. Bull., 31 : 483-485, 1995.
23) 川音晴夫，渡辺俊彦，柴崎義明他：選択的Serotonin 再取り込み阻害薬 Fluvoxamine maleate の一般薬理作用．応用薬理，49：355-368，1995.
24) Krijzer, F., Snelder, M., Bradford, D. : Comparison of the proconvulsive properties of fluvoxamine and clovoxamine with eight other antidepressants in an animal model. Neuropsychobiology, 12 : 249-254, 1984.
25) 村崎光邦：SSRI とうつ病．神経精神薬理，17：239-255，1995.
26) 村崎光邦：SSRI の臨床．脳と精神の科学，7：53-65，1996.
27) 村崎光邦，森温理，浅井昌弘他：選択的セロトニン再取り込み阻害薬 SME3110 (fluvoxamine maleate)のうつ病，うつ状態に対する前期臨床第II相試験．臨床精神薬理，1：185-198，1998.
28) 村崎光邦，森温理，三浦貞則他：選択的セロトニン再取り込み阻害薬 SME3110 (fluvoxamine maleate)のうつ病，うつ状態に対する臨床評価―塩酸アミトリプチリンとの二重盲検比較試験―．臨床医薬，14：951-980，1998.
29) 村崎光邦，森温理，山下格他：選択的セロトニン再取り込み阻害薬 SME3110 (fluvoxamine maleate) のうつ病およびうつ状態に対する臨床後期第II相試験―塩酸イミプラミンを対照とした用量範囲の検討―．臨床医薬，14：919-949，1998.
30) 中嶋照夫，工藤義雄，斉藤正己他：選択的セロトニン再取り込み阻害薬 SME3110 (fluvoxamine maleate) の強迫性障害に対する前期臨床第II相試験．臨床医薬，14：567-588，1998.
31) 中嶋照夫，工藤義雄，山下格他：選択的セロトニン再取り込み阻害薬 SME3110 (fluvoxamine maleate) の強迫性障害に対する長期投与臨床試験．臨床医薬，12：679-700，1996.
32) 中嶋照夫，工藤義雄，山下格他：選択的セロトニン再取り込み阻害薬 SME3110 (fluvoxamine maleate) の強迫性障害に対する後期臨床第II相試験―プラセボ対照二重盲検試験による用量ならびに有効性の検証―．臨床医薬，14：589-616，1998.
33) 並木正義，武藤英二，峯本博正他：SME-3110 (fluvoxamine maleate) の内科領域におけるうつ患者に対する臨床第II相試験．臨床医薬，12：651-667，1996.
34) 並木正義，谷口由輝，奥瀬哲他：SME-3110 (fluvoxamine maleate) の内科領域におけるうつ患者に対する臨床第III相試験―塩酸トラゾドン対照薬とした二重盲検比較試験．臨床医薬，12：243-260，1996.
35) 岡五百理，伊藤公一，成田元他：選択的セロトニン再取り込み阻害薬 SME3110 (fluvoxamine maleate)のうつ病，うつ状態に対する臨床評価 —長期投与試験—．臨床医薬，12：471-487，1996．
36) Piccinelli, M., Pini, S., Bellantuono, C. et al.: Efficacy of drug treatment in obsessive-compulsive disorder. A meta-analytic review. Br. J. Psychiatry, 166: 424-443, 1995.
37) Sproule, B. A., Naranjo, C. A., Bremner, K. E. et al.: Selehtive serotonin reuptake inhibitors and CNS drug interactions. A critical review of the evidence. Clin. Pharmacokinet., 33: 454-471, 1997.
38) Terra, J. L., Montgomery, S. A.: Fluvoxamine prevents recurrence of depression: results of a long-term, double-blind placebo-controlled study. Int. Clin. Psychopharmacol., 13: 55-62, 1998.
39) The Clomipramine Collaborative Study Group: Clomipramine in the treatment of patients with obsessive-compulsive disorder. Arch. Gen. Psychiatry, 48: 730-738, 1991.
40) Tulp, M. T. M., Mol, Rademaker, B. et al.: In vitro pharmacology of fluvoxamine: inhibition of monoamine uptake, receptor binding profile and functional receptor antagonis. Comparison with tricyclic and mianserin. Depression, Anxiety and Aggression (Medicat): 9-19, 1988.
41) 筒井末春，坪井康次，奥瀬哲他：選択的セロトニン再取り込み阻害薬 SME3110 (fluvoxamine maleate)の高齢者うつ病，うつ状態に対する臨床試験．臨床医薬，12：261-275，1996．
42) van Vliet, I. M., den Boer, J. A., Westenberg, H. G. M.: Psycho-pharmacological treatment of social phobia: a double-blind placebo controlled study with fluvoxamine. Psychopharmacology, 115: 118-134, 1994.
43) van Vliet, I. M., den Boer, J. A., Westenberg, H. G. M. et al.: A double-blind comparative study of brofaromine and fluvoxamine in outpatients with panic disorder. J. Clin. Psychopharmacol., 16: 299-306, 1996.
44) Wagner, W., Zaborny, B. A., Gray, T. E.: Fluvoxamine. A review of its safety profile in worldwide studies. 1993 (46)より引用)．
45) Wagner, W., Vause, E. W.: Fluvoxamine: A review of global drug-drug interaction data. Clin. Pharmacokinet., 29 (Suppl. 1): 26-32, 1995.
46) Wilde, M. I., Plosker, G. I., Benfield, P.: Fluvoxamine. An updated review of its pharmacology and therapeutic use in depressive illness. Drugs, 46: 895-924, 1993.
47) Wouters, W., Deiman, W.: Acute cardiac effects of fluvoxamine and other antidepressants in conscious rabbits. Arch. Int. Pharmacodyn. Ther., 263: 197-207, 1983.
48) Wyndowe, J., Solyom, L., Ananth, J.: Anafranil in obsessive compulsive neurosis. Curr. Ther. Res., 18: 611-617, 1975.

強迫性障害と抗不安薬（Benzodiazepine と 5-HT_{1A} agonist）

石川 正博* 石郷岡 純* 村崎 光邦*

抄録：強迫性障害（obsessive-compulsive disorder，OCD）における抗不安薬の意義，位置付けなどに関して述べた。実際の臨床場面において，OCD を薬物療法のみで治療することは困難である。三環系抗うつ薬や選択的 5-HT 再取り込み阻害薬（selective serotonin re-uptake inhibitor, SSRI）の有効性が多数報告されているが，症例によっては抗精神病薬，気分安定薬等の多剤併用療法を余儀なくされることも多い。しかし根拠に乏しい過量な投薬はその副作用の出現，また服薬コンプライアンスの低下等を招きかねない。抗不安薬にいたっても，ただ漠然と投与するのではなく，きちんとした意味付けをもって使用することが肝要と思われる。

臨床精神薬理 2：1211-1216, 1999

Key words：*obsessive-compulsive disorder, benzodiazepine, 5-HT_{1A} agonist*

はじめに

我が国における強迫性障害（obsessive-compulsive disorder，OCD）の薬物療法を語る際，clomipramine の投与が多数の臨床評価試験によってその効果が確認されていることもあり，現在のところ第一選択薬とされている。海外においては，選択的 5-HT 再取り込み阻害薬（selective serotonin re-uptake inhibitor，SSRI）がそのシェアを保っており，Goodman ら[3]は OCD の生物学的治療アルゴリズムにおいて第一選択薬と推奨している。だが，実際にはこれらの薬物以外のものも多種多様に投与されており，特に抗不安薬の類はただ漠然と投与されていることも少なくない。今回，OCD の薬物療法における抗不安薬の意義，位置付け等に関して述べてみた。

Benzodiazepine and 5-HT_{1A} agonist in the treatment of obsessive-compulsive disorder.

*北里大学医学部精神科
〔〒228-8520 神奈川県相模原市麻溝台 2-1-1〕
Masahiro Ishikawa, Jun Ishigooka, Mitsukuni Murasaki：Department of Psychiatry, Kitasato University School of Medicine. 2-1-1, Asamizodai, Sagamihara, Kanagawa, 228-8520 Japan.

Ⅰ．Benzodiazepine（BZ）系薬物

1．歴史

現在抗不安作用を目的として最も広く利用されている BZ 系薬物は，その歴史を紐解くと 1960 年に合成され世に出た chlordiazepoxide に端を発する。商品名 Librium として市場に売り出されたこの薬物は，激越型うつ病やアルコール依存症のいらいら感にも奏効し，強迫神経症に有効な最初の薬として注目された[1]。1963 年には chlordiazepoxide の 3～10 倍の力価をもつ diazepam が商品名 Varium として市販され，以後現在のような多種にわたる BZ 系薬物が市場に出回るようになった。

2．BZ 系薬物単剤投与

OCD に対して BZ 系薬物を単剤投与し効果を示した，との報告は数多くはない。海外においては，alprazolam[21] と clonazepam[4] の単剤投与が奏効した，との症例報告がある。それらの報告

表1　二重盲検法による bromazepam (BZP)，diazepam (DZP)，perphenazine (PPZ)，trimipramine (TMP)，placebo (PL) のOCD に対する薬効の比較　―医師による最終全般改善度―（伊藤ら，1983[6]）

Drug	Final global improvement tating[1)]							DP[2)]	Total	Ratio(%)			W-test	McNemar
	卅	廾	＋	－	×	××	×××			≧(廾)	≧(＋)	≦(×)		
BZP	5例	12例	14例	26例	6例	2例	0例	2例	67例	25%	46%	12%	N. S.	BZP＞DZP† (卅～×：××，×××)
DZP	6	15	14	21	6	10	0	3	75	28	47	21		
PPZ	6	12	15	26	5	6	0	2	72	25	46	15		
TMP	5	14	12	26	5	6	0	1	69	28	45	16		
PL	2	9	18	28	7	4	1	3	72	15	40	17		

1)　卅：Marked improvement　　×：Slight aggravation　　2) DP：Drop out　　†：P＞0.1
廾：Moderate improvement　　××：Moderate aggravation
＋：Slight improvement　　×××：Marked aggravation
－：Unchanged

における特徴は，alprazolam は 1 日 12mg，clonazepam は 1 日 4 ～ 5 mg という比較的高用量にて効果を示していることである。効果発現期間は明言されていないが，1～2ヵ月は経過をみているようである。臨床研究においては，Lin ら[10]が，bromazepam のdouble-blind test を行っており，35 名の OCD 患者中，27 名(59.3％)に改善が認められたと報告している。

わが国においては bromazepam のOCD に対する検討が多い。1971 年，大熊ら[17]は 12 名の OCD 患者に bromazepam を投与したところ有効率（著効，有効以上）5／12（41.7％）であり，不安，緊張が前景に出ているものに効果が高かったとしている。この結果をさらに客観的に評価するために大熊ら[16]は diazepam を対照薬とした二重盲検試験を行っている。75 名の各種神経症中，OCD はbromazepam 群に 9 名，diazepam 群に 9 名含まれているが，結果，医師による全般改善度は bromazepam はdiazepam よりも第 4 週で有意に優れていたが，強迫思考にいたっては bromazepam 群で効果を認めたものの diazepam 群と有意差はなく，強迫行為においてはほとんど効果はなかった，と報告している。西園ら[15]は 21 例の強迫・恐怖神経症患者を含む 94 例の神経症患者を対象に bromazepam とdiazepam の交叉法による二重盲検試験を行っている。その結果，両剤の概括効果，重症度別効果等に統計的有意差はなく，標的症状効果を具体的にとらえても両剤は同じようなスペクトルをとっており，抗不安作用が最も著しく，次いで強迫症状，自律神経症状，抑うつ症状との順であった。なお，両剤の改善に有意差はなかった。伊藤ら[6]は 110 例の OCD 患者に diazepam，bromazepam，perphenazine，trimipramine，placebo の 5 種の薬物を交叉比較法にて投与し，その効果を比較検討している。結果は，医師による最終全般改善度は中等度改善以上はbromazepam 25％，diazepam 28％，trimipramine 28％，perphenazine 25％，placebo 15％であった（表1）。両抗不安薬の比較をみると，全般改善度の悪化率が bromazepam は 8％に対し，diazepam は 28％と高値であった。これらの結果をみてみると bromazepam がことさら強迫症状に対して劇的な効果を示す結果が出ているとは言い難いことがわかる。言い換えれば，diazepam も含めた BZ 系薬物単剤投与は，抗不安効果は期待できるが強迫症状に対しては過剰な期待を持たぬほうがよさそうである。

3．Clomipramine，SSRI との併用投与

Renynghe de Voxrie[19]が 1968 年に clomipramine をOCD 患者 15 例に投与し，10 例の強迫症状が改善された，との報告以来 clomipramine の有効性を唱える試験，症例報告も多く，実際に我が国においても広く利用されている。では，同薬物に BZ 系薬物を併用させることで強迫

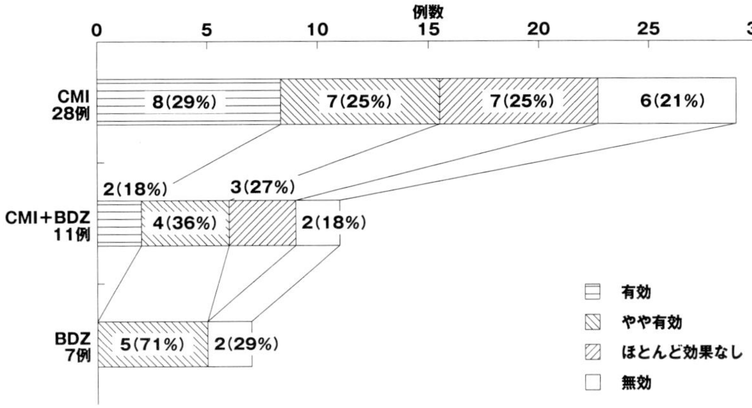

図1　Clomipramine（CMI）と benzodiazepine（BDZ）による改善率の比較
（多賀ら，1988[20]）
CMI 単独投与による群，CMI および BDZ 併用投与による群，BDZ 単独投与による群に分類し，例数および（　）内にその割合を示した。

症状の改善をより高める可能性はあるのであろうか。

Hewlett ら[5]は 28 例の OCD 患者に clomipramine，clonazepam，clonidine を 6 週間投与した二重盲検交叉試験を実施している。結果は clonidine 以外の薬物は効果が認められ，clomipramine が無効であった患者の 40 % が clonazepam で有意に改善し，その抗強迫効果は抗不安効果とは無関係であると述べている。

我が国においては，多賀ら[20]が 73 例の外来通院している OCD 患者の実態調査を報告している。このうちの薬物使用状況をみてみると，投薬されていた患者は 73 例中 52 例（全体の 71.2 %）でそのうち clomipramine は 39 例，抗不安薬のなかで BZ 系薬物の使用は bromazepam が最も多く 19 例，clomipramine と BZ 系薬物が併用されていたものは 11 例であった（図 1）。4 段階に評定した効果判定にて有効度を検討したところ，clomipramine 単独投与群は「やや有効」以上で 28 例中 15 例（54 %），clomipramine と BZ 系薬物併用にては 11 例中 6 例（55 %），BZ 系単独投与群では「有効」は全くみられなかった。この報告をみる限り，強迫症状の治療において BZ 系薬物を併用して治療効果が高まるとは言い難い。

SSRI との併用については，Jenike[7]は fluoxetine 治療に効果がみられなかった 7 例の OCD 患者に，clonazepam 1 〜 1.5mg/日を付加したところ 1 例が改善したと報告している。

4．OCD 治療における BZ 系薬物の位置付け

以上の結果を踏まえると，OCD の治療において BZ 系薬物は clomipramine のようなダイナミックな治療効果は期待できないことがわかる。しかし，OCD 患者の強迫思考，強迫行為に伴う不安，緊張症状に対して効果を示すことは先に触れた臨床試験結果においても明らかである。Zohar ら[22]は OCD に対し clomipramine と desipramine の二重盲検比較試験を行っているが，その中で NIMH Global Anxiety Rating スコアの推移は desipramine より clomipramine の方が少なく効果はあったのだが，改善率自体は 28 % と低い値であった，と報告している。BZ 系薬物は第一選択薬とは言い難いが，clomipramine を使用しても不安，緊張症状が改善されない時に使用することが望ましい。海外においては alprazolam や clonazepam の有効性が指摘されていることから，我が国においても今後，それらの有用性の検討，さらに SSRI との併用にていかなる臨床的評価が現れるか期待したい。

Ⅱ. Serotonin（5-HT_{1A}）agonist

1．強迫症状と 5-HT

5-HT は，以前より情動等に関連する神経伝達物質として注目されており，その受容体は現在 10 数種類のサブタイプが存在していることが知られている。その内，5-HT_{1A}，5-HT_2，5-HT_3受容体が精神機能との関連性が深いと考えられている。強迫症状と 5-HT との関連性は Golden ら[2]が提唱している。その内容としては，①相対的 5-HT 再取り込み阻害薬である clomipramine が強迫症状の治療に有効である②OCD の改善は，5-HT の主要代謝物である髄液中の 5-HIAA の減少と有意に相関している③脳内 5-HT 代謝回転の亢進を示唆する髄液 5-HIAA の基礎値が上昇している OCD が存在している等である。また，Zohar ら[22]によると選択的に 5-HT 系に影響を与える m-chlorophenylpiperazine（m-CPP）を OCD 患者に投与すると強迫症状の増悪を来たす，と報告している。これらの見解を踏まえ，5-HT に対しより選択的に働く薬物の使用が臨床効果を得るのではないかという認識が持たれ，BZ 系薬物以外の抗不安薬として現れたのが 5-HT_{1A}受容体 partial agonist である buspirone とtandospirone のazapirone 系薬物である。これらは，縫線核の 5-HT_{1A}自己受容体，海馬錐体細胞にあるシナプス後膜 5-HT_{1A}受容体に作動薬として働く。以下に，それぞれの薬物における強迫症状の効果を検討する。

2．Buspirone

1986 年に米国にて承認されたこの薬物は，海外における臨床試験のもとでは全般性不安障害において BZ と同等の臨床効果を来たし，BZ の欠点である精神運動機能系，認知機能の障害がなく，退薬症候も出さず，臨床用量依存を来たさない特徴をもつ。では，我が国における臨床試験の結果を見てみよう。

岡田ら[18]が行った 101 例の各種神経症を対象とした open trial では，最終全般改善度において中等度改善以上 45 %，軽度改善以上 65 %，悪化 10 %との結果が得られている。しかし，ハミルトン不安評価尺度，PNRS-D 尺度における各項目別改善率をみてみると，不安，緊張，抑うつ症状がそれぞれ 70 %を越える改善率を示しているのに対し，強迫症状，恐怖症状，離人症状においては 45 ～ 60 %と低い数値を示している。

工藤ら[8]による 117 例の各種神経症患者における第II相試験では，最終全般改善度をみると著明改善 12 %，中等度改善以上 40.2 %，軽度改善以上 65 %，悪化 12 %である。だが，やはり強迫症状においては PNRS-D にて 40.4 %と低い改善率であった。

第III相試験においては，栗原ら[9]が buspirone，diazepam，placebo の 3 群比較試験を行っている。これにいたっては，最終全般改善度では buspirone の中等度改善以上は placebo より低く，さらに副作用発現では buspirone とdiazepam との間に差がなく，placebo より発現率が高い結果が出た。buspirone とplacebo とを直接比較する二重盲検比較試験[11]でも，改善率は placebo と有意差がなく，安全性にいたっては placebo より劣るとの結果が生じ，ここに我が国における buspirone の開発は断念され現在に至っている。

3．Tandospirone

我が国で最初に承認された 5-HT_{1A}受容体 partial agonist である。以下に臨床試験の結果を検討してみる。

前期第II相試験で村崎ら[12]が 83 例の各種神経症を対象に行った病型別最終全般改善度をみてみると，不安神経症，心気症が中等度改善 60 %以上と高い改善率を示しているのに対し，抑うつ神経症，強迫神経症は 20 %台と低い数値を示した。

後期第II相試験[13]では，各種神経症を対象として tandospirone を 1 日当たり 7.5mg，15mg，30mg，60mg の 4 群での用量設定試験を行っている。PNRS-D の強迫症状に焦点を絞ると，7.5mg 群では 34 %，15mg 群では 37 %，30 mg 群では 39 %，60mg 群では 57 %の改善率を示した。なお，副作用発現率は U 検定で 60mg 群（20 %）が 7.5mg 群（6 %）より有意に高かった。

Diazepam を対照とした第III相試験（総数 189 例，tandospirone 群 93 例，diazepam 群 96 例）[14]において，PNRS-D の強迫症状では，改善率は tandospirone 群 42 %，diazepam 群 50 %と有意差がみられなかった。副作用発現率は両群に差はみられないが，眠気が 4 %対 16 %と diazepam 群に有意に多いのが目立った。

以上の結果を踏まえると，tandospirone は強迫症状のみに焦点を絞るとさほど劇的な効果を示すとは言い難いことがわかる。また，その効果発現のためには比較的高用量が必要となる。

4．5-HT_{1A} agonist の位置付け

5-HT_{1A} agonist のOCD へのアプローチは，BZ 系薬物と同様，不安に対する効果に有効性が見いだせると思われる。先に触れた tandospirone のいくつかの臨床試験においても，不安，緊張，抑うつ気分においては強迫症状よりも有効性が高かった数値が得られている。もし強迫症状改善に焦点を絞るならば，その適性投与量を高く設定することを覚悟しなければならないだろう。

5-HT_{1A} agonist の臨床的特徴は，BZ 系薬物のような依存性がみられないこと，筋弛緩作用，鎮静作用が弱いこと，中止時の離脱症状が起きにくいこと等が挙げられる。しかし，強迫症状改善のために高用量の 5-HT_{1A} agonist を投与した際は眠気，ふらつきに一応配慮したほうがよいであろう。また，効果発現が遅いことから大体 4 ～ 6 週間の投与が必要と思われる。

おわりに

OCD の薬物療法に対する抗不安薬の意義，位置付けについて触れてみた。BZ 系薬物にしても 5-HT_{1A} agonist にしても単独で強迫症状のみを改善させることは困難である。三環系抗うつ薬，SSRI 等とのより良い併用療法にて OCD の治療活路を見いだすことが今後の検討課題であろう。

文　献

1) English, D. C. : Librium, a new nonsedative neuroleptic drugs ; A clinical evaluation. Curr. Ther. Res., 2 : 88-91, 1960.
2) Golden, R. N., Morris, J. E. and Sack, D. A. : Combined lithium-tricyclic treatment of obsesssive-compulsive disorder. Biol. Psychiatry, 23 : 181, 1998.
3) Goodman, W. K., McDougle, C. J., Barr, L. C. et al. : Biological approaches to treatment - resistant obsessive-compulsive disorder. J. Clin. Psychiatry, 54 (suppl. 6) : 16-26, 1993.
4) Hewlett, W. A., Vinograv, S. and Agras, W. S. : Clonazepam treatment of obsessions and compulsions. J. Clin. Psychiatry, 51 : 158-161, 1990.
5) Hewlett, W. A., Vinogradov, S., Agras, W. T. : Clomipramine, clonazepam, and clonidine treatment of obsessive-compulsive disorder. J. Clin. Psychopharmacol., 12 : 420-430, 1992.
6) 伊藤斉，伊藤耕三，遠藤正臣他：二重盲検法による Bromazepam，Diazepam，Perphenazine，Trimipramine および Placebo の強迫神経症に対する薬効の比較．臨床評価，11：155，1983．
7) Jenike, M. A. : Management of patients with treatment - resistant obsessive - compulsive disorder. Obsessive-Compulsive Disorder. Pato, M. T. (ed). pp. 135-156, APA Press, Washington, D. C., 1991.
8) 工藤義雄，中島照夫，堺俊明他：新しい非ベンゾジアゼピン系抗不安薬ブスピロンの精神神経症に対する臨床評価．臨床精神医学，18：1460-1471，1989．
9) 栗原雅直，村崎光邦，遠藤俊吉他：各種神経症に対する抗不安薬 buspirone の臨床評価―diazepam および placebo を対象として，第III相試験―．臨床評価，18：433-454，1990．
10) Lin, H. N., Chen, C. C. : A double-blind test of the effect of bromazepam in obsessive-compulsive neurosis. Taiwan I Hsueh Hui Tsa Chih,78 : 267-275, 1979.
11) 三浦貞則，浅井昌弘，伊藤公一他：Buspirone の各種神経症に対する二重盲検比較試験―placebo との比較―．臨床評価，19：447-475，1992．
12) 村崎光邦，森　温理，長谷川和夫他：各種神経症に対する抗不安薬 SM-3997（tandospirone）の臨床評価―東京地区における前期第II相試験―．基礎と臨床，26：4203-4216，1992．
13) 村崎光邦，森　温理，遠藤俊吉他：各種神経症

に対する新規向精神薬SM-3997（Tandospirone）の後期第II相試験．臨床評価，20：259-293，1992．
14）村崎光邦，森　温理，遠藤俊吉他：各種神経症に対する新規向精神薬Tandospirone（SM-3997）の臨床評価―Diazepamを対照とした第III相試験―．臨床評価，20：295-329，1992．
15）西園昌久，村田豊久，牛島定信他：神経症に対するBromazepam（Ro5-3350）の臨床効果―二重盲検交叉法によるdiazepamとの比較―．臨床と研究，50：1741，1973．
16）大熊輝雄，小椋力，中尾武久他：二重盲検法による新緩和精神安定薬Bromazepam（Ro5-3350）の神経症に対する薬効検定．精神医学，15：753，1973．
17）大熊輝雄，中尾武久，小椋力他：新緩和精神安定薬Bromazepam（Ro5-3350）の使用経験―とくに強迫症状にたいする効果について―．精神医学，13：823，1971．
18）岡田文彦，浅野裕，伊藤公一他：神経症に対するbuspironeの臨床試験．臨床精神医学，17：1117-1131，1998．
19）Renynghe de Voxrie, G. V.: Anafranil (G34586) in obsessive neurosis. Acta Neurol. Belg., 68: 787-792, 1968.
20）多賀千明，宮岡等，永田利彦他：三大学病院外来における強迫性障害実態調査．精神医学，40：547-553，1998．
21）Teasar, G. E., Jenike, M. A.: Alprazolam as treatment for a case of obsessive-compulsive disorder. Am. J. Psychiatry, 141: 689-690, 1984.
22）Zohar, J. and Insel, T. R.: Obsessive-compulsive disorder: psychobiological approaches to diagnosis, treatment, and pathophysiology. Biol. Psychiatry, 22: 667, 1987.

臨床精神薬理　3：85-94, 2000

シリーズ／治療薬誕生秘話

Sulpiride

村崎光邦*

はじめに

Sulpirideがフランスの Delagrange SESIF 社で合成されたのは1967年のことで，フランスを中心とするヨーロッパでは抗潰瘍薬と向精神薬の両方で用いられていた。わが国へは1973年まず抗潰瘍薬として導入されて，1979年に効能が追加される形で，現在では胃・十二指腸潰瘍のみならず，精神分裂病，うつ病，うつ状態に広く用いられており，不安障害，その他に用いられる頻度も非常に高い特異な地位を占める薬物である。

米国では今も導入されていない sulpiride がどのような経緯でわが国で開発されたのか，また，広い適応症を有する作用機序について，得られた資料に基づいて紹介しておきたい。

I．Sulpiride 開発の経緯

Delagrange SESIF 社が開発した metoclopramide に次ぐ benzamide 系化合物で（図1），1967年 Jastin-Besançon ら[20]によって合成された。Metoclopramide が中枢神経系への作用が弱く，消化器機能異常への適応が主となったのに対して，sulpiride は抗アポモルヒネ作用が chlorpromazine の150倍強く，カタレプシー惹起作用，自発運動ならびに回転棒による強制運動への影響は極めて弱いという事実は当初から明らかにされていた。わが国への導入は，metoclopramide の延長線上の薬物として，まず，抗潰瘍薬としての開発から入った。

Sulpiride の消化器系に及ぼす作用は，わが国における非臨床試験で①胃・小腸の運動を亢進させる[18,32]，②胃静脈血流量を増加させる[31]，③胃酸の分秘を抑制し，唾液分秘をも抑制する[27]，④視床下部の電気刺激によってひき起こされる血圧上昇，瞳孔散大，流涎を遮断する[17]，とまとめられ，胃・十二指腸潰瘍の治癒機転に sulpiride が作用すると考えられている。フランスでは，sulpiride の向精神薬としての開発に加えて，neuroleptique としての作用を有しながら，催眠作用，自律神経系への作用がなく，カタトニーを生じない利点を生かし，胃・十二指腸潰瘍に対する神経精神因子の重大性を考慮して潰瘍治療薬として開発したとの経緯がある[8]。

以上のようにわが国では，まず，抗潰瘍薬としての詳細な非臨床試験とともに治験が開始され，膨大な数の小規模試験[11]と placebo を対照薬とする二重盲検比較試験が実施されて[21]，胃・十二指腸潰瘍への効果と安全性が認められ，1973年8月から販売開始となった。

II．フランスにおける向精神薬としての開発

フランスでは，Borenstein ら[5]は sulpiride の中枢神経系への作用に注目して，開発当初から用意周到な準備のもとに精神科領域における治験を開始している。Borenstein らが18ヵ月を要し，320例の各種症患を対象として実施した試験の要

Developmental history of sulpiride in Japan.

*北里大学医学部精神科
〔〒228-8520 神奈川県相模原市麻溝台2-1-1〕
Mitsukuni Murasaki：Department of Psychiatry, Kitasato University School of Medicine. 2-1-1, Asamizodai, Sagamihara, Kanagawa, 228-8520 Japan.

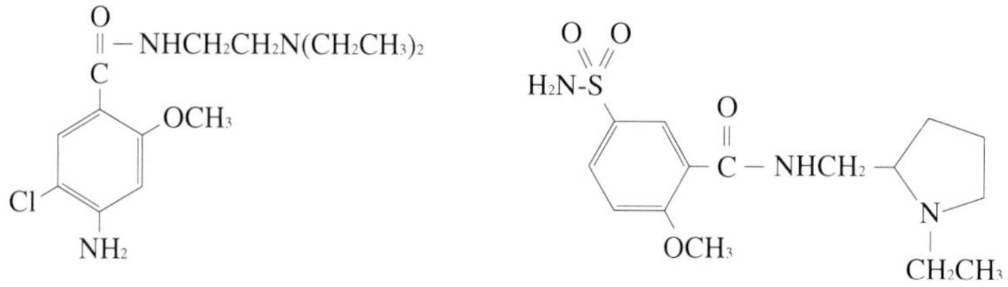

図1　Motoclopramide と sulpiride の化学構造式

表1　Borenstein らによる sulpiride の臨床試験の要約 (1968)[5] 一部改変

病　　型	+++	++	+	0	悪化	計
躁病型誇大性興奮状態	0	2	1	3	1	7
メランコリー症候群	12	7	9	9	2	39
メランコリー以外の抑うつ状態	15	38	8	3	4	68
急性あるいは周期性の妄想精神病	21	6	4	—	—	31
錯乱状態，および錯乱妄想状態	5	1	1			7
非分裂病性の慢性妄想性精神病	19	17	14	5	2	57
真性精神分裂病	0	18	16	14	15	63
パラノイア	—	8	3	6	—	17
性格異常および行動障害	みるべき効果なし					16
	81	102	63	46	28	320

+++：著明改善，++：改善，+：軽度改善，0：不変

約は表1にまとめてある。

投与方法は，最初は筋注で，次いで経口投与へ移行しているが，漸増法をとり，筋注では1年目は男性平均270mg（最高800mg），女性平均250mg（同600mg），2年目は男性370mg，女性335mgの用量となっている。経口投与では，男性570～680mg（最高1500mg），女性550～650mg（同1200mg）となっている。

各疾患への成績を個別にみると，メランコリー症候群で中等度改善以上が49%，メランコリー以外の抑うつ状態で78%となり，うつ病・うつ状態合わせて67%と良い改善率が得られている。急性あるいは周期性の妄想精神病には87%とよく反応し，非分裂病性の慢性妄想性精神病にも63%と高い改善率がみられたのに対して，真性精神分裂病では29%と低くなっている。当時のフランス式の疾病分類によるものであり，いわゆる精神分裂病への反応性が低いと特定する必要性はなく，Borenstein らによる治療成績は非常によい資料であるといえる。

Borenstein らも，①著しく強い抗幻覚作用，②感情調整作用と③覚度および行動刺激作用に優れ，④実際上，副作用がなく，目下のところ身体への禁忌もなく，⑤作用発現が非常に早い，とまとめており，鮮鋭な neuroleptique であり，速効性の抗うつ薬であると結んでいる。

Ⅲ. Collard らによる sulpiride の位置づけ

Borenstein らの報告にみるように，sulpiride は抗うつ作用と抗精神病作用を示すことが当初から明らかにされていたが，Collard らは neurolepto-thymoanaleptique と呼ぶに値する薬物であり，leptoanaleptique なる新語が必要であるとしている（図2）[6]。Collard ら[7]は従来の抗精神病薬が無効で，とくに自閉の目立つ30例について，今日でいう治療抵抗性分裂病に相当する症例に3年余に及ぶ治験を実施し，抗自閉性を示す5つの neuroleptiques（thioproperazine，fluphenazine，trifluperidol，pipamperone，oxypertine）との比較を行っている。それによると，30例中27例は陽性への効果も認め，7例は一過性であったが，20

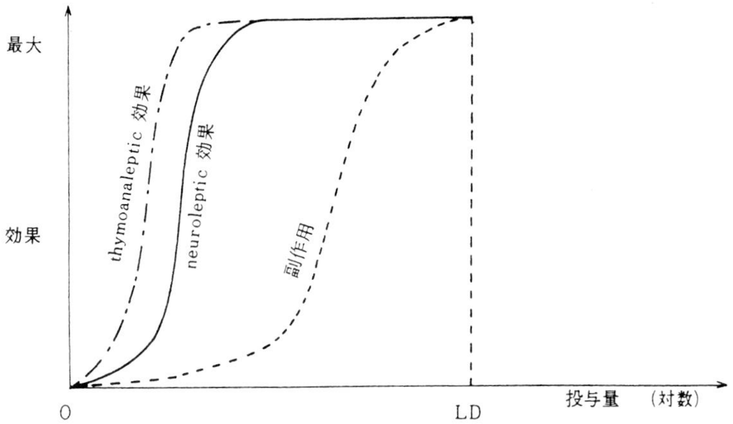

図2　**Sulpiride による neuroleptic 効果—thymoanaleptic 効果の模型図**
(Collard ら，1971)[6]

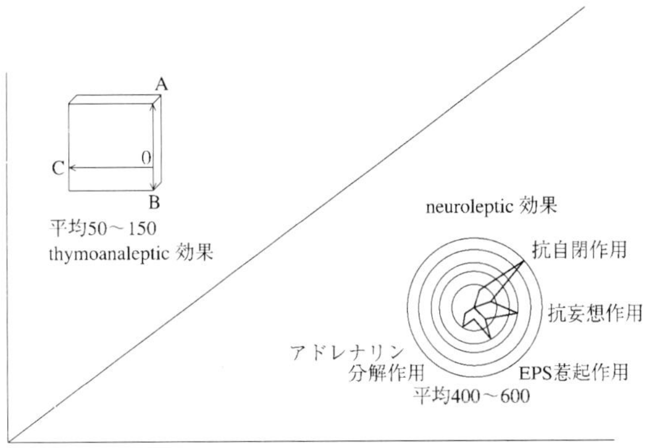

図3　**Sulpiride のneuroleptic 効果—thymoanaleptic 効果**
(Collard ら，1971)[7]
O→A：horme（無関心，未来の喪失，不治感，死への希求，自殺行為への移行）への効果
O→B：精神的判断力（無力症，無為，無動，抑制）への効果
O→C：気分（不安）に対する効果
O→D：二次的効果や副作用

例中の18例は「良好」あるいは「優秀」との最終結果を得ている。以上の抗自閉性の効果に優れるとの成績と，錐体外路症状（EPS）などの副作用がほとんどない事実，および従来の成績をまとめて1枚の図を合成している（図3）。なお Deniker と Ginestet[10]も neuroleptiques desinhibiteur として prochlorperazine と trifluoperazine との中間に位置づけている。

以上のように，フランスではスタート当初から，抗潰瘍薬としてのみならず，スペクトラムの広い向精神薬としての治験が行われて，わが国に導入される以前におおよその地位が確立されていたのである[14]。

Ⅳ．わが国における sulpiride 開発の経緯

すでに述べたように，わが国ではまず metoclopramide の延長線上の消化器系薬物としての

表2　抗精神病薬としての二重盲検比較試験

研究者	発表年と対象	sulpiride(用量)と改善率	対照薬(用量)と改善率	試験期間
石丸ら[19]	1971 破瓜型分裂病 82名	300〜1200mg 65.9%	perphenazine 12〜48mg 36.8%	10週
Toruら[36]	1972 慢性分裂病 76名	300〜1200mg 50.0%	chlorpromazine 150〜600mg 29.7%	8週
天草ら[3]	1973 精神分裂病 64名	400〜1000mg 13.8%	perphenazine 12〜30mg 29.6%	6週
谷向ら[33]	1973 精神分裂病 88名	300〜1200mg 29.5%	thioridazine 180〜720mg 36.3%	10週

開発から入っている。

Sulpirideの消化器系への薬理作用はフランスでのLavilleら[25,26]の報告にもまして，わが国で詳細に調べられ，膨大な臨床試験のもとに優れた抗潰瘍作用が認められて，1973年から発売されたことは周知であるが，ここでは，1979年8月に精神分裂病とうつ病・うつ状態への効能が追加された経緯について述べてみたい。

フランスでは，sulpirideの開発当初から計画的に向精神薬としての治験が実施されて，種々の精神科疾患，とくにうつ病や急性・周期性の妄想精神病や慢性妄想性精神病に高い改善率を示すことが明らかにされて，neurolepto-thymoanaleptiqueと呼ぶに値する薬として認められていたことはすでに説明した通りである[5,6]。

1．精神分裂病の臨床試験

わが国では1970年に入って精神分裂病を対象とする臨床試験が開始され，1971年から1973年にかけてその成績が報告されている[12]。うち21編の報告例をまとめると，①新鮮例，急性期，急性増悪期には優れた抗幻覚・妄想作用を発揮して，過鎮静を示さず速効性である，②昏迷状態にも筋注製剤がよく奏効し，phenothiazine系およびbutyrophenone系薬物よりも効果発現が速い，③抗自閉作用を有し，破瓜型分裂病に対しても自発性，社会性を高める効果を示し，疎通性を増善させる，④慢性期については，発動性の増進を示して賦活作用を示す。ときに，不穏，幻覚，妄想の再燃を呈することもある。⑤なお，維持量の長期投与による再発防止につながりうる，といった成績が得られて，⑥うつ状態，神経症様症状にも奏効し，とくに非定型精神病のうつ状態によい，とされている。副作用としては錐体外路症状，自律神経症状は頻度は低く，出現しても軽微なものが多いとされ，内分泌系副作用としての性機能障害（月経異常，乳汁分泌，性欲低下など）が注目されている。なお，用量幅は100〜1800mgに及んでいるが，300〜1200mgが中心となっている。

以上，わが国での精神分裂病を対象とした治験報告の中にも多くがそのスペクトラムの広さをもとにneurolepto-thymoanaleptiqueとしての性質を論じたものが多い。こうしたopen trialの成績に基づいて実施された二重盲検比較試験の結果は，表2に示したように，従来の抗精神病薬と同等以上の効果が得られ，open trialでの成績が客観的に評価されている。こうした事実に基づいて，1979年効能追加となったと考えられる。

2．うつ病・うつ状態の臨床試験

Borenstein ら[5]の pilot study で優れた抗うつ作用を有することは当初からよく知られており，わが国でも精神分裂病に対する治験に続いてうつ病・うつ状態を対象とする治験が行われている。それらをまとめると，高い抗うつ効果が得られており，①焦燥感，頭痛，意欲・気力の低下，抑うつ悲哀感，行動抑制に作用する，②軽症うつ病によく，器質性脳疾患，老年期のうつに使いやすい，③メランコリー型より非メランコリー型に効果が優れる，④従来の抗うつ薬に無効な症例に奏効しうる，⑤効果発現が早い，⑥ imipramine 10mg より強く，25mg より弱い，などとなり，用量幅は150～300mg のものが多い。副作用はこの用量では軽微であるが，アカシジア，無月経，乳汁分泌など高プロラクチン血症によると考えられる項目が散見されている[13]。なお，大沢らはうつ病に対する治療効果の中で，Abe ら[1]の sulpiride の治療的作用 spectrum の図を紹介している（図4）。

二重盲検法による比較試験を2編紹介しておきたい。由良ら[42]による imipramine との比較では，sulpiride 50mg 対 imipramine 10mg の用量比で最初の1週間は150mg 対 30mg とし，以後最高9カプセルまでの増量とする fixed-flexible 法で，sulpiride は150～450mg，imipramine 30～90mg の用量幅となっている。期間は3週間で，全般改善度は表3にみるように，両群に有意差はないが，改善率83.1%対74.2%（「かなり改善以上」で57.7%対56.1%）と imipramine に優るとも劣らぬ成績を示している。副作用では発現症例数は imipramine 群に多く，めまい，ふらつき，たちくらみが多かった。ただし，用量の点で，日常臨床の場での用量に比して imipramine が低すぎるきらいがある。

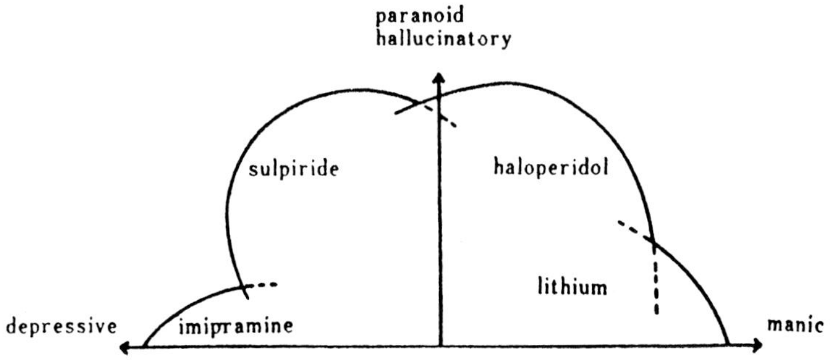

図4　Sulpiride の治療的作用スペクトラム
作用の強さは軸の交点よりの距離で示される（Abe ら，1976）[1]

表3　全般改善度（由良ら，1976）[37]

		非常に改善	かなり改善	やや改善	不変	やや悪化	かなり悪化	非常に悪化	計	改善率	U検定
1週	SP	2	10	27	29	3	0	0	71	54.9	N.S.
	IM	0	4	33	25	3	0	1	66	56.1	
2週	SP	9	21	23	15	2	1	0	71	74.6	N.S.
	IM	1	27	18	15	4	0	1	66	69.7	
3週	SP	16	25	18	10	1	1	0	71	83.1	N.S.
	IM	12	25	12	11	5	0	1	66	74.1	

SP : sulpiride, IM : imipramine

Amoxapineとの比較では[41]，sulpiride 50mg対 amoxapine 25mgの用量比で，第1週は150mg対75mgに固定し，以後最高12カプセルまでの増減とするfixed-flexible法で，sulpiride 150～600mg，amoxapine 75～300mgの用量幅となっている。最短3週，できるかぎり5週投与を目標としている。最終全般改善度は表4にみるように，両群間に有意差を認めないが，「中等度改善以上」で52.8%対71.4%と数値でamoxapineが優り，1週以内で効果を認めた症例は11例対19例とamoxapine群の方が早い傾向（P＝0.056）を認めている。副作用では大きな差はなく，流涎，乳汁分泌，運動失調がsulpiride群に各1例ずつ出現している。なお，この試験はamoxapineの治験のさいにsulpirideが対照薬に選ばれたものである。

以上の国内での open trial の膨大な資料[13]と由良ら[42]の二重盲検比較試験の成績に基づいて，うつ病，うつ状態への効能追加が認められたと考えられる。

3．神経症・心身症の臨床試験

各種神経症，心身症あるいは循環器系，消化器系，脳神経外科系，婦人科系，心療内科系を受診した不定愁訴を有する神経症・心身症レベルの病態に対する治験が多く実施されており，枚挙のいとまがない[15,16]。いずれも優れた抗不安作用を示して，純粋な不安障害に対するよりも，とくに消化器系疾患を有する症例で神経症的訴えを有する場合に好んで用いられていると考えられる。

ここでは，内科領域での神経症・心身症に対するdiazepamとの二重盲検比較試験の成績を紹介する[22]。最初の3週間はsulpiride 150mg/日，diazepam 6mg/日と固定し，その後2週間は倍量までの増量を認めた試験で，全般的評価は表5に示されている。いずれも有意差はないものの，2週間で有効以上がsulpiride 74.3%，diazepam 52.9%，3週目で70.0%対54.5%とsulpirideによる改善率が高くなっており，sulpirideの効果発現の漸進性が示唆されている。また，要

表4　最終全般改善度（山本ら，1981）[41]

薬剤	著明改善	中等度改善	軽度改善	不変	やや悪化	悪化	重篤に悪化	計	有意差検定
AX	10	15	3	3	0	4	0	35	Wilcoxon rank sum test, N. S.
	71.4%								
SL	12	7	7	6	1	3	0	36	
	52.8%								

（%：累積）　　AX : amoxapine, SL : sulpiride

表5　全般的評価（川野ら，1975）[22]　一部省略

医　師　評　価

	Sulpiride群						Diazepam群						有意差（U検定）
	著効	有効	やや有効	無効	増悪	計	著効	有効	やや有効	無効	増悪	計	
1週目	3	18	15	6	0	42	2	15	16	4	1	38	N. S.
	21 (42.9%)						17 (44.7%)						
2週目	3	23	7	2	0	35	3	15	12	4	0	34	N. S.
	26 (74.3%)						18 (52.9%)						
3週目	6	15	9	0	0	30	4	14	13	2	0	33	N. S.
	21 (70.0%)						18 (54.5%)						

因別医師評価では，有意差はないものの，神経症では，1週目を除き，sulpirideの有効率の方が高く，うつ状態では全期間ともsulpirideの方が高かった。心気症では1，2週で，神経症のうち不安神経症は3週目で，心気症では2週目でsulpirideの方が高くなっている。副作用の発現率に差はないが，sulpiride群に乳汁分泌4例，眠気3例，diazepam群に乳汁分泌1例，眠気3例，げっぷおよび口内炎各1例が認められている。

V．Sulpirideの作用機序をめぐって

Collard[6]やBorensteinら[5]によるsulpirideの開発当初から，多彩な臨床作用を有して消化器系から中枢神経系にかけて広い応用範囲を示してきている。ここでは，sulpirideの臨床応用が図5にみるように用量依存的であるとの事実をふまえて向神経薬としての作用機序をめぐるいくつかの問題を整理しよう。

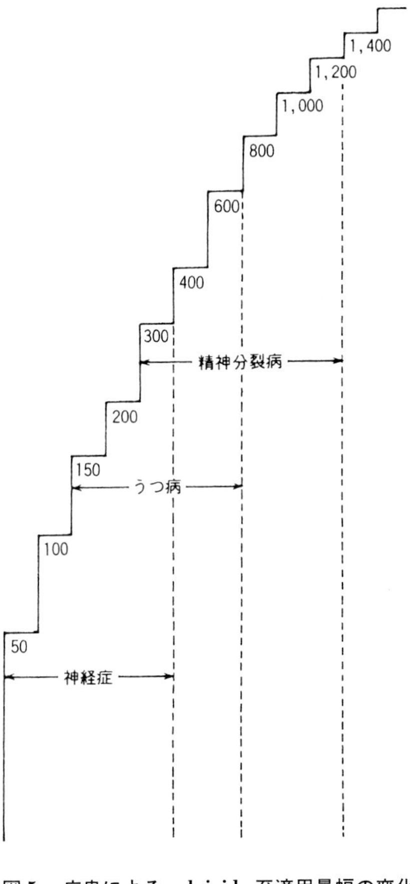

図5　疾患によるsulpiride至適用量幅の変化
（融，1994）[34]

1．抗精神病作用

a．陽性症状への効果

Sulpirideの本態は脳内dopamine系D_2受容体の選択的遮断作用にあることは明らかで[23]，強力な抗アポモルフィネ作用はこれによる。腹腔内の投与では，HVAやtyrosine水酸化酵素は上昇するが，haloperidolと違ってカタレプシーの出現はゆっくりで，脳室内への投与では明瞭なカタレプシーを惹起する。また，脳血液関門の外にあるプロラクチン上昇機構は十分に作動することから，脳内への移行度は低いと考えられる[35]。

Amphetamineなどの DA-agonistによる常同行動の抑制作用は弱く，過剰移動行動locomotor hyperactivityの抑制作用は強いとの事実から，側坐核中心のDA系への作用が中心で，黒質・線条体系への作用が弱く，カタレプシー惹起作用が弱いというのがsulpirideの特徴で，抗精神病作用はhaloperidolとは同等で錐体外路症状EPSが発現しにくいとの事実とともに，高プロラクチン血症を呈しやすいながらも非定抗精神病薬に分類されるのも，こうした非臨床試験や臨床試験の資料による[4,28]。

b．陰性症状への効果

Sulpirideの精神分裂病への適応は陰性症状への効果と賦活作用にあるといっても過言ではない。陰性症状が前頭葉機能のhypofrontalityにあるとすれば，前頭葉のDA，NE，glutamateの上昇作用をsulpirideが有しているとの非臨床試験の資料で説明することになる[38,9]。

低用量のsulpirideは前頭葉の自己受容体阻害作用を有しており，これがDAの遊離を上昇させる一方[29,41]，α_2自己受容体の阻害作用と連動して，NEの遊離をも促進させるとの考え方がある[30]。また，glutamate系の活性も高めるとの報告があり[2]，sulpirideの非定型精神病としての特徴はここにあるとも考えられよう。

2．抗うつ作用

Sulpirideの低用量が前頭葉のDA自己受容体の作用を阻害し，またα_2自己受容体阻害作用をも有して，前頭葉でのDAやNEの遊離を増大させるとの報告が，精神分裂病の陰性症状改善作用をもたらすと同時に，抗うつ作用への作用機序とも密接につながっている。

少なくとも，現段階では他に抗うつ作用を説明しうる資料がなく，上記の成績も，5-HTは変化しないが5-HIAAが減少するとか，行動薬理学的にmuricideを抑制するといったValzelliら[37]の報告はいずれも三環系抗うつ薬と共通している。5-HT_{2A}系への作用など，いまだ明らかにされていない脳内機構への関与が存在している可能性はあると考えたい。

3．抗不安作用

Sulpirideが低用量で抗不安作用を発揮することはdiazepamとの比較試験でも証明されており[22]，臨床の現場でも処方頻度は高い。Costallら[9]は，わが国での臨床治験の報告に基づいて，独自に開発した明暗二室活動モデルを用い，sulpirideがdiazepamやtriazolamと区別のつかない白色明室への探索行動を増加させるとして，sulpirideの抗不安作用を行動薬理学的に証明している。Costallらの抗不安モデルによる成績のみからbenzodiazepinesと同様な抗不安作用を有するとはいえないまでも，何らかの抗不安作用を有することは臨床的に認められている。それが神経生化学的にどのような機序によるのかは明らかではない。低用量の抗精神病薬が重症神経症に利用されてきた事実と考え合わせると，中脳辺縁系に対して選択的な抗DA作用を有するsulpirideが錐体外路症状を惹起しないことから，臨床応用が広がり，抗DA系の抗不安作用を発揮しているとも考えられよう。

おわりに

Sulpirideはmetoclopramideに次いで世に出たbenzamide系の薬物で，フランスでは中枢神経系への作用の極めて弱いmetoclopramideと異なり，当初から向精神薬としての開発が進められた。それに対して，わが国ではmetoclopramideの延長線上での開発が進められ，抗潰瘍薬としての承認を受けたのち，効能追加の形で精神分裂病とうつ病・うつ状態への適応を得ている。当時，向精神薬の薬価が低く，まず薬価の高い抗潰瘍薬としての開発から始めたとの批判もあるが，膨大な非臨床試験の資料にみるように，その批判は当らない。いずれにせよ，ここでみてきたようにsulpirideは適応の幅の広い優れた向精神薬であり，今後も精神科や心療内科の領域で広く用いられていくものと考えられる。

文　献

1) Abe, K., Peres de Franccisco, C.: A therapeutic spectrum of sulpiride, haloperidol and lithium: A graphic representation by clinical observation. Osaka City Med. J., 22: 53-56, 1976.
2) Alfredsson, G., Wiesel, F. A.: Relationship between clinical effects and monoamine metabolites and aminoacids in sulpiride-treated schizophrenic patients. Psychopharmacology, 101: 324-331, 1990.
3) 天草大陸，間島竹二郎：二重盲検法によるFK880（sulpiride）とperphenazineの精神分裂病に対する薬効比較．順天堂医学，19：239-249，1973．
4) Andrews, C. D., Woodraff, G. N.: Effect of the (+) and (−) enantiomers of sulpiride on ADTN-induced hyperactivity in the rat. Br. J. Pharmacol., 64: 434, 1978.
5) Borenstein, P., Cujo, Ph., Champion, C. et al.: Etude dún nouveau psychotrope: le Sulpiride (1403 RD). 1. Méthode et résultats cliniques. 2. Etude clinique et electroencephalographique. Ann. Méd. Psychol., 2: 90-107, 1968.
6) Collard, J., Dufrasne, M., Fraipont, J.: Le sulpiride (Dogmatyl): Un neuroleptique peutil étre thymoleptique. 5eme Congres Mondial de Psychiatrie, Mexico, 1971.
7) Collard, J., Dufrasne, M., Fraipont, J.: Le sulpiride (Dogmatyl) et sa place les chimiotherapies de l'autisme. Acta Psychiatr. Belg., 71: 42-55, 1971.
8) Cornet, A., Grivaux, M.: Recherches physiopathologiques sur le sulpiride en gastroentérologie. Bull. Soc. méd, Hôp. Paris, 119

: 753-760, 1968.
9) Costall, B., Hendrie, C. A., Kelly, M. E. et al.: Actions of sulpiride and tiapride in a simple model of anxiety in mice. Neuropharmacology, 26 : 195-200, 1987.
10) Deniker, P., Ginestet, D.: Le neuroleptiques, definition et classification dáprès Les effects cliniques. Prog. Méd., 100 : 391-398, 1972.
11) Dogmatology，藤沢薬品工業，1973.
12) Dogmatyl 文献集 1 —主として精神分裂病—フジサワ.
13) Dogmatyl 文献集 2 —うつ病・うつ状態—フジサワ.
14) Dogmatyl 文献集 3 —向精神薬領域—外国文献—フジサワ.
15) Dogmatyl 文献集 4，フジサワ.
16) Dogmatyl 文献集 5，フジサワ.
17) 福田尚久，高折修二：Sulpiride の中枢作用. 現代の臨床，3：473-480，1969.
18) 福原武，中山沃，弥屋俊昭：N＝(1-ethyl-2-pyrrolidinyl-methyl)-2-nethoxy-5-sulfamoyl benzamide (sulpiride) の胃小腸運動におよぼす影響. 日平滑筋誌，5：50-55，1969.
19) 石丸寅之助，久保摂二，石川博也ほか：二重盲検試験による向精神薬 sulpiride の精神分裂病に対する薬効検定. 広島大学医学雑誌，19：131-154，1971.
20) Justin-Besançon, L., Thominet, M., Laville, C. et al.: Chimie thérapeutique.—Constitution chimique et propriétés biologiques du sulpiride. CR Acad. Sc. Paris, 265 : 1253-1254, 1967.
21) 川井啓市，竹腰隆男，植松寿樹ほか：胃潰瘍に対する sulpiride の臨床治験—特に double blind trial による検討—. 診療，23：423-429，1970.
22) 川野通夫，野添新一，山中隆夫ほか：二重盲検法による sulpiride の神経症・心身症に対する効果の検討. 臨床と研究，52：636-648，1975.
23) Kebabian, J. W., Calne, D. B.: Multiple receptors for dopamine. Nature, 227 : 93-96, 1979.
24) Langer, S. Z.: Presynaptic regulation of release of catecholamines. Pharmacol. Rev., 32 : 337-362, 1980.
25) Laville, C.: Chimie et pharmacologie du sulpiride. Lille Méd. Actual., 17 (Suppl. 1) : 4-13, 1972.
26) Laville, C., Margarit, J.: Sur Les effets neurologiques centraux du sulpiride. Pathologie-Biologie, 17 :71-75, 1969.
27) 松尾裕，関敦子：Sulpiride の抗潰瘍作用. 第3報：視床下部刺激による胃粒膜血流変化に対する sulpiride の効果. 診療，24：958-959，1971.
28) Moore, S., Kenyon, P.: Atypical antipsychotics, clozapine and sulpiride do not antagonize amphetamine-induced stereotyped locomotion. Psychopharmacology, 114: 123-130, 1994.
29) Planteje, J. F., Dijcks, F. A., Verheijden, P. F. H. M. et al.: Stimulation of D_2 dopamine receptors in rat mesocortical areas inhibits the release of ^3H -dopamine. Eur. J. Pharmacol., 114 :401-402, 1985.
30) Rossetti, Z. L., Pani, L., Partos, C. et al.: Brain dialysis provides evidence for D_2 -dopamine receptors modulating noradrenaline release in the rat frontal cortex. Eur. J. Pharmacol., 163 : 393-395, 1989.
31) 銭場武彦，藤井一元，藤井由宇子ほか：Sulpiride の胃運動並びに胃血行におよぼす影響. 広島医学，24：48-56，1971.
32) 田中直樹，古賀毅継，松島孝雄ほか：Sulpiride の胃運動に及ぼす影響およびその抗潰瘍作用についての考察. 診療と新薬，7：753-759，1970.
33) 谷向弘，乾正，高橋尚武ほか：二重盲検法による sulpiride と imipramine のうつ病に対する薬効比較. 精神医学，15：197-207，1973.
34) 融道男：抗精神病薬の至適用量—スルピリドを例として—. Pharma Medica, 12 : 141-147, 1994.
35) 融道男，西川隆，俣賀宣子ほか：実験動物を用いた精神分裂病病態の研究. 精神医学，25：283-293，1983.
36) Toru, M., Shimazono, Y., Miyasaka, M. et al.: A double-blind comparison of sulpiride with chlorpromazine in chronic schizophrenia. J. Clin. Pharmacol., 12 : 221-229, 1972.
37) Valzelli, I., Bernasconi, S.: Effects of N-(ethyl-2 pyrrolidinyl-methyl)-2-methoxy-5-sulfamoil-benzamide (sulpiride) on the central nervous system in rats and mice. Psychopharmacology, 26 : 255-261, 1972.
38) 若松昇：ベンズアミド系薬物の作用機序と臨床. 精神科治療学，8：27-38，1993.
39) 若松昇：スルピリド（ドグマチール®）の精神

薬理—塩酸スルトプリド，ネモナプリドとの臨床的対比—. Pharma Medica, 13 : 149-155, 1995.
40) Wolf, M. E., Roth, R. H. : Dopamine neurons projecting to the medial prefrontal cortex possess release modulating autoreceptors. Neuropharmacology, 26 : 1053-1059, 1987.
41) 山本裕水，遠藤俊吉，原田一彦ほか：Amoxapine とsulpiride のうつ病およびうつ状態に対する二重盲検比較試験，臨床精神医学，10：373-384，1981.
42) 由良了三，加藤誉里子，柴原堯ほか：二重盲検法による sulpiride とimipramine とのうつ病に対する薬効比較．精神医学，18：89-102，1976.

臨床精神薬理　3：363-380, 2000

New drug 新薬紹介

Milnacipranの基礎と臨床

村崎光邦*

Key words : *SNRI, milnacipran, depression, rapid onset, side-effect*

はじめに

1957年にMAO阻害薬に続いてimipramineのうつ病治療への有効性が公表されて以来，多くの抗うつ薬が開発されて，うつ病をはじめとする精神医学的疾患の治療が格段と進展してきている。厳しい社会・経済的背景のもとにうつ病・うつ状態の患者が急増しているなかで，われわれ臨床の現場にいる者にとって大きな武器となっている。すでに，第三世代の抗うつ薬と呼ばれるSSRIも

表1　抗うつ薬開発の経緯

1957年	iproniazid MAO阻害薬	肝障害と高血圧クリーゼ
1957年	imipramine	第一世代
(1968年)	三環系抗うつ薬(TCA)	抗コリン作用と心毒性
(1980年)	新しいTCAと 四環系抗うつ薬	第二世代 amoxapine (1980) mianserin (1983)
(1991年)	trazodone SSRI＋抗5-HT_2作用	1971　イタリア 1982　アメリカ
(1999年)	fluvoxamine SSRI	第三世代 1983　イギリス
(1999年)	milnacipran SNRI	第四世代 1996　フランス

表2　Milnacipran開発の経緯

1 合成年（ピエールファーブルメディカメン社）
　1987年（薬理作用が確認された年）
　B. Bonnaud, et al. : J. Med. Chem., 30 : 318-325, 1987に発表

2 フランスでの承認・発売年
　承認年　1996年
　発売年　1997年

3 日本へ導入された年
　1987年（権利取得年）

4 第I相試験開始年
　1989年

5 第II相試験開始年
　1989年（前期試験）
　1990年（二重盲検，オープン）

6 日本での製造承認年月日
　1999年9月22日

7 日本での薬価収載年月日
　未収載

8 現在，承認・発売されている国
　承認国　ポルトガル，フィンランド，ルーマニア，イスラエル，アルゼンチン，ブラジル，コロンビア，アルジェリア，ブルガリア，チリ，コスタリカ，チェコ，日本，メキシコ，ニカラグア，ペルー
　発売国　フランス，オーストリア，ルクセンブルグ，レバノン（他の国は発売準備中）

Preclinical and clinical features of milnacipran.

*北里大学医学部精神科
〔〒228-8520 神奈川県相模原市麻溝台2-1-1〕
Mitsukuni Murasaki : Department of Psychiatry, Kitasato University School of Medicine. 2-1-1, Asamizodai, Sagamihara, Kanagawa, 228-8520 Japan.

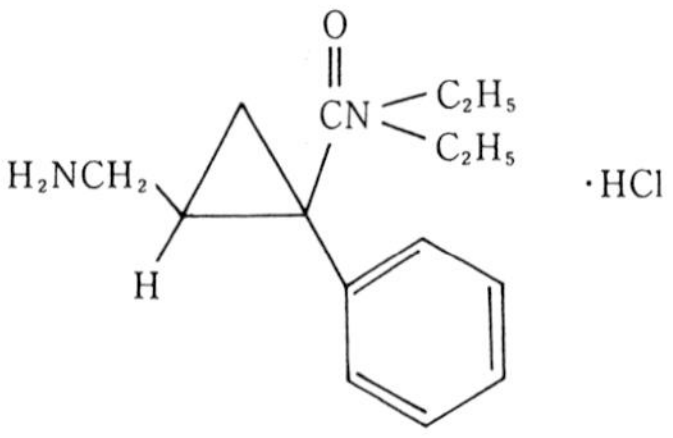

図 1　Milnacipran の化学構造

表 3　In vitro におけるモノアミン取り込み阻害実験（松原ら，1993[19]）

	IC_{50} (nM)		
	[^{3}H] NE	[^{3}H] 5-HT	[^{3}H] DA
milnacipran	11.4±2.0	43.9±7.5	＞10000
imipramine	27.7±4.0	15.2±1.5	＞10000

数値は平均±S. E. M
n＝4

表 4　脳内各種神経受容体に対する milnacipran，imipramine および mianserin の親和性（IC_{50} 値：nM）（望月ら，1995[21]）

リガンド	受容体	milnacipran	imipramine	mianserin
[^{3}H]8-OH-DPAT	5-HT_{1A}	＞10^4	＞10^4	620
[^{3}H]ケタンセリン	5-HT_2	＞10^4	280	6.1
[^{3}H]プラゾシン	α_1	＞10^4	200	200
[^{3}H]ラウオルシン	α_2	＞10^4	1600	70
[^{3}H]DHA	β	＞10^4	10000	3200
[^{3}H]SCH23390	D_1 - like	＞10^4	1400	190
[^{3}H]YM-09151-2	D_2 - like	＞10^4	2400	7300
[^{3}H]QNB	mACh	＞10^4	130	5700
[^{3}H]ピリラミン	H_1	＞10^4	12	7.7
[^{3}H]ヒスタミン	H_2，H_3	＞10^4	＞10^4	＞10^4
[^{3}H]ナロキソン	オピオイド	＞10^4	＞10^4	＞10^4
[^{3}H]MK-801	NMDA	＞10^4	＞10^4	＞10^4
[^{3}H]DTG	シグマ	＞10^4	310	3300
[^{3}H]GABA	$GABA_A$	＞10^4	＞10^4	＞10^4
[^{3}H]バクロフェン	$GABA_B$	＞10^4	＞10^4	＞10^4
[^{3}H]Ro15-4513	ベンゾジアゼピン	＞10^4	＞10^4	＞10^4
[^{3}H]BTCP	ドパミン再取り込み部位	＞10^4	10000	6200

値は，平均値（例数＝2）
IC_{50} 値は，50%阻害濃度を表す

上市され（表1），同じ1999年にSNRIと呼ばれるmilnacipranが製造承認を得るに至っている。表2には，milnacipranの開発の経緯を要約してあるが，ここでは国の内外におけるmilnacipranの基礎と臨床について紹介しておきたい。

I．非臨床試験にみるmilnacipranの特徴

1．神経生化学的作用

a．serotonin（5-HT）とnoradrenaline（NA）の再取り込み阻害作用

Milnacipranはフランスの Pierre Fabre 社で開発されたcyclopropane誘導体の抗うつ薬で，化学構造は図1にみる通り，（±）-cis-2-(aminomethyl)-N，N-diethyl-1-phenylcyclopropane carboxamide monohydrochlorideである。神経生化学的には，1985年に選択的にimipramineと同等の5-HTとNAの両方の再取り込み阻害作用を有することが報告されている[23]。

わが国で行われたそれぞれの取り込み阻害部位に対する結合親和性の検討では，表3のようにimipramineと同等の親和性を示し，milnacipranは5-HTおよびNAの再取り込み部位に直接結合してその作用を発揮することが示されて[19]，dual actionとしての2つの作用機序を併せ持つことになる。

5-HTとNAの選択的再取り込み阻害作用とは，ほかにdopamine再取り込み部位への親和性を示さず，MAO活性に作用せず，また，脳内各種受容体への親和性を持たないことを意味しており，とくに，α_1，H_1，muscarinic AChの各受容体に作用しない点で，従来の三環系，四環系の抗うつ薬にみる抗コリン性副作用や心・循環器系の副作用を中心とする諸々の副作用を示さないという臨床効果と副作用の両方の面からの利点が考えられる（表4）[21]。

b．脳内β受容体および$5\text{-}HT_2$受容体への作用

抗うつ薬の作用機序として，MAO阻害作用，5-HTやNAの再取り込み阻害作用，α_2受容体拮抗作用など，主として5-HTやNAの活性を高める方向への活性がとりあげられているが，抗うつ薬の反復投与下でβ受容体数や$5\text{-}HT_2$受容体数を減少させる事実が抗うつ効果発現と関係しているとのSulserら[36]の有名な報告がある。いわゆる，β down-regulationや$5\text{-}HT_2$ down-regulationで，とくにβ down-regulationとこれに共役するadenylate cyclase活性の低下が重要な働きをするというのである。しかし，その後の研究でzimelidineやmianserinにはβ down-regulationをもたらさないでNA感受性のadenylate cyclase活性を低下させることもMishraら[20]によって明らかにされている。現在では，maprotilineやSSRIの多くはβ受容体数を減少させないとされている[19]。

Milnacipranも当初からMoretら[23]によってβ down-regulationをもたらさないことが報告され[6,28]，わが国での研究でもこれが確認され，しかもNA感受性adenylate cyclase活性を低下させないことも明らかにされている（図2）[19]。こうしたことから，milnacipranは5-HTとNAの再取り込みをimipramineと同等に阻害しながら，β受容体，adanylate cyclase活性系，$5\text{-}HT_2$受容体数に影響を及ぼさない特異的な抗うつ薬であると考えられている。

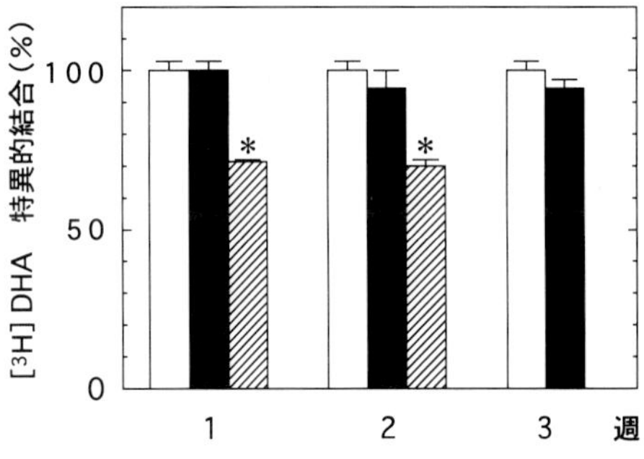

図2　Milnacipranおよびimipramineの慢性投与によるラット皮質膜での[^{3}H]DHA結合への影響
（松原ら，1993）[19]

■ milnacipran 10mg/kg 腹腔内投与（1日2回，1～3週）
▨ imipramine 10mg/kg 腹腔内投与（1日2回，1～2週）
□ control
数値は平均±S.E.M, *$p<0.001$，N＝6

2．行動薬理学的作用

a．抗うつ効果にかかわる作用

強制水泳試験では，imipramine，mianserinと同様に無動時間短縮作用が認められている[13,14]。

Conditioned fear stress 試験でも，mianserinと同じく freezing behaviour の抑制作用がみられている。

このほか，5-HTP誘発 head twitch behaviour 増強作用，ヨヒンビン毒性増強作用，レセルピン誘発低体温拮抗作用など，臨床的に抗うつ作用と関係している行動薬理学的作用が認められている[13]。

b．脳波および循環器系への作用

ラットでの脳波への影響，ラットおよびイヌの循環器への影響をみた試験で，milnacipranはimipramineおよびmaprotilineに比べて，脳波および循環器への影響が少ないとされている[12]。とくに，従来の抗うつ薬に比し，心毒性を持たないことで，大量服用に対する安全性が期待されている。

Ⅱ．薬物動態学的試験

海外での健常者を対象とした薬物動態学的試験では，表5のように用量依存的に C_{max}，AUCとも線形の推移を示し，$t_{1/2}$も6～8時間となっている[32,33]。

わが国での第Ⅰ相試験における単回投与時の薬物動態学的パラメーターは表6にみるように，C_{max}，AUCとも用量依存性を示し，$t_{1/2}$は約8時間である[37]。服薬48時間後までに80％が尿中に排出され，その60％は未変化体であった。血漿蛋白との結合率は30～40％であり，反復投与試験では，蓄積性はなく，5日目に定常状態に達している。以上の成績は，C_{max}，AUCが海外の成績より約20％日本人で高い値を示しているが，よく一致していると考えてよい。なお，milnacipranはP450（CYP）系によって代謝されず，直接グルクロン酸抱合を受けることから，他の薬物との相互作用に及ぼす影響は少ないとされている[33]。

わが国での第Ⅰ相試験での臨床薬理作用として，25mgまでは特記すべき症状は認めないが，50mgを越えると，頭痛感，嘔気，気分不快，眠気，熱感などの所見がみられており，臨床試験に入るさいには，25mgの1日2回投与から開始すべきものと考えられている[37]。

Ⅲ．海外での臨床成績

オープン試験で有効性が確認されたのち，二重盲検比較試験が行われている。

表5　12名の健常成人でのmilnacipran単回投与時の薬物動態学的パラメーター（Puozzoら，1985[32]）

投与量 (mg)	C_{max} (μg/L)	t_{max} (時間)	AUC (μg/L・時間)	$t_{1/2}$ (時間)
25	64.1	1.7	730	7.1
50	133.9	2.0	1833	8.1
100	269.0	2.1	2149	5.8
200	434.6	1.9	3895	6.3

表6　Milnacipranの第Ⅰ相試験（高橋ら，1995[37]）

単回投与時の血漿中未変化体の薬物動態パラメータ					
投与量	C_{max} (ng/ml)	T_{max} (hr)	$T_{1/2}\beta$ (hr)	Clt/F (l/hr)	$AUC_{0\sim24}$ (ng・hr/ml)
12.5mg	40.8±6.4	2.0±0.7	7.9±1.5	36.4±2.2	314.2±17.1
25mg	74.7±9.4	2.0±0.0	8.2±1.0	38.8±3.9	601.0±61.6
50mg	161.9±25.2	2.6±1.1	8.2±1.3	37.3±7.9	1253.4±227.1
100mg	326.9±64.0	2.6±0.9	7.9±1.3	38.3±5.2	2532.1±396.2

(Mean ±S. D., n= 5)

1．Placeboとの比較試験

海外では3試験が実施されており（表7）[15]，試験3はMacherら[17]によって full test が公表されている。

いずれの試験でも50mg 1日2回が効果に優れ，placeboとの間に有意差を認めている。効果発現は7日以内にみられ，14日後に有意差が出ている。試験1では，25mg 1日2回はplaceboとほぼ同じ成績を示しており，3つの試験からは50 mg 1日2回が必要であり，かつ最も高い改善を示すことが明らかにされている。また，placeboへの反応率の高さが目につく。

なお，8週以上投与された165名の資料によると，再発率をみた成績ではplaceboの18％に比べて，milnacipran 50mg 1日2回は6％と低値にとどまっている[15]。

また，メランコリータイプでは，milnacipran 50mg 1日2回は反応率73％，placebo 39％と有意差がみられている[15]。

Milnacipran 50mg 1日2回群とplacebo群とのmeta-analysisの一覧表でみるように（表8）[31]，HDRS（Hamilton Depression Rating Scale），MADRS（Montgomery-Åsberg Depression Rating Scale）の評価尺度にみる反応率はともにplaceboより有意に優れる成績となっているが，HDRS 8点以下の寛解率では有意差に至っていない。

以上の3試験の成績から milnacipran 50mg 1日2回が優れた抗うつ効果を発揮しうるとの結論が得られている。

2．三環系抗うつ薬との比較

最初の報告はAnsseauら[3]が入院患者45名を対象としたamitriptylineとの比較試験がよく知られている。Milnacipran 50mg群，100mg群，amitriptyline 150mg群の3群比較では，2週時点でHDRS, MADRS, CGI（Clinical Global Impression）ともamitriptyline群が有意に優れているが，4週時点ではmilnacipran 100mg群と同等となり，速効性でamitriptylineが優れている（図3）。Milnacipran 50mg群は他の2群より劣っている。副作用では，眠気，口渇，便秘，低血圧がamitriptyline群に多く，体重増加も認められ，milnacipranの安全性が確認されている。

入院患者のような重症型では milnacipran 200 mg/日が必要ではないか，との判断から，Ansseauらは再び内因性うつ病の入院患者を対象と

表7　Milnacipranとplaceboとの比較試験（Lecrubierら，1996[15]）

	用法・用量	期間（週）	症例数	CGI反応率	HDRS得点（基準値からの変化率）	MADRS得点（基準値からの変化率）
試験1（米国）						
外来患者	25mg 1日2回	8	106	49	41	39
	50mg 1日2回	8	95	68**	54*	56**
	100mg 1日2回	8	97	64	52	51**
	placebo	8	114	48	53	39
試験2（ヨーロッパ）						
入院患者	50mg 1日2回	6	60	67*	51	54
内因性	placebo	6	41	54	38	43
試験3（フランス）						
入院患者	50mg 1日2回	4	29		64***	67**
重症うつ病	placebo	4	29		25	26

* p ≦0.05, ** p ≦0.01, *** p＜0.001
HDRS : Hamilton Depression Rating Scale
MADRS : Montgomery-Åsberg Depression Rating Scale
CGI : Clinical Global Impression

表 8　**Milnacipran 50mg 1 日 2 回と placebo との二重盲検試験の meta-analysis**（Puech ら，1997[31]）

	症例数	平均値		全般治療効果	95%信頼域	P
		HDRS				
		基準値	エンドポイント			
placebo	211	25.7±0.2	16.1±0.6	2.35	+0.7；+3.98	0.01
milnacipran	227	26.2±0.03	13.7±0.6			
		反応者				
		人数	%			
placebo		85	40.3±0.4	14.4%	+5.2%；+23.6%	0.002
milnacipran		124	54.6±3.3			
		寛解者				
		人数	%			
placebo		43	20.4±2.8	6.4%	−1.5%；+14.3%	0.11
milnacipran		60	26.4±2.9			
		MADRS				
		基準値	エンドポイント			
placebo	211	31.4±0.4	20.0±0.9	3.65	+1.44；+5.86	<0.01
milnacipran	227	31.7±0.4	16.2±0.8			
		反応者				
		人数	%			
placebo		84	39.8±3.4	12.3%	+3.1%；+21.5%	0.009
milnacipran		119	52.4±3.3			

HDRS：Hamilton Depression Rating Scale，MADRS：Montgomery-Åsberg Depression Scale
反応者　HDRS スコアが50%以上低下した症例
寛解者　HDRS スコアが 8 点以下となった症例

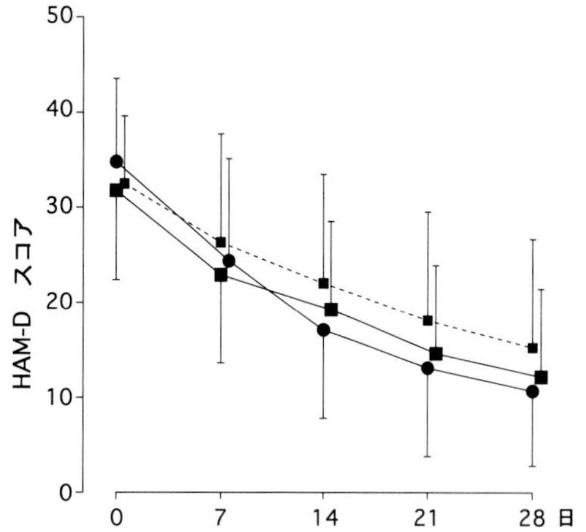

図 3　**Milnacipran 2 用量と amitriptyline との比較試験における HDRS スコアの推移**（Ansseau ら，1989[3]）
■—■　milnacipran 100mg/日
■----■　milnacipran 50mg/日
●—●　amitriptyline 150mg/日

して amitriptyline 150mg との比較を行い，今度は milnacipran 200mg 群が，1，4 週の時点で CGI が有意に優れるとの成績を出している[4]。この中で，睡眠障害には amitriptyline が，制止症状，意欲低下，集中困難には milnacipran がよいとされている。

その後，三環系抗うつ薬との比較試験が進み，Puech ら[31]は 6 つの imipramine との比較試験の meta-analysis の結果を表 9 のようにまとめ，Kasper ら[10]はさらに clomipramine との比較試験の結果を加えて，milnacipran 50mg 1 日 2 回群と三環系抗うつ薬75mg 1 日 2 回群の HDRS，MADRS および CGI にみる成績をまとめている（表10）。

これによると，milnacipran の効果は三環系抗うつ薬に比して，数値では劣るもののほぼ匹敵した成績を示している。問題は忍容性であるが，のちに述べるように，抗コリン作用や鎮静作用が

表9　Milnacipran 50mg 1日2回とimipramineとの二重盲検比較試験のmeta-analysis

(Puech ら，1997[31])

	症例数	平均値		全般治療効果	95%信頼域	P
		HDRS				
		基準値	エンドポイント			
imipramine	338	25.5±0.3	11.1±0.5	−0.54	−1.91；+0.84	0.44
milnacipran	324	25.9±0.3	12.0±0.5			
		反応者				
		人数	%			
imipramine		223	66.0±2.5	−1.0%	−8.1%；+6.0%	0.77
milnacipran		207	63.9±2.6			
		寛解者				
		人数	%			
imipramine		139	41.1±2.6	−3.0%	−10.2%；+4.3%	0.42
milnacipran		122	37.7±2.6			
		MADRS				
		基準値	エンドポイント			
imipramine	313	33.8±0.3	14.1±0.7	−1.27	−3.14；+0.61	0.19
milnacipran	300	34.5±0.3	15.8±0.7			
		反応者				
		人数	%			
imipramine		204	65.2±2.7	−1.4	−8.8%；+6.0%	0.71
milnacipran		188	62.7±2.7			

反応者　HDRS，MADRSのスコアが50%以上低下した症例
寛解者　HDRSスコアが8以下となった症例

表10　Milnacipran（50mg 1日2回）と三環系抗うつ薬の7つの比較試験のmeta-analysis

(Kasper ら，1996[10])

Treatment	HDRS				MADRS			CGI-3
	Baseline	△	Responders	Remissions	Baseline	△	Responders	
Milnacipran	25.9 n=380	−14.2	64%	39%	35.0 n=358	−19.5	63%	1.98* n=410
TCAs	25.9 n=398	−15.0	67%	42%	34.6 n=373	−20.9	68%	1.84 n=432

HDRS：Hamilton Depression Rating Scale, MADRS：Montgomery-Åsberg Depression Rating Scale, CGI-3：Clinical Global Impression Scale　；△：基準値と最終値との総合得点の差，Responders：症状50%以上改善した症例の率，Remission：HDRSスコアが7以下になった症例の率，*$p<0.05$対TCA

milnacipranに少なく，安全性の高さが証明されている。なお，嘔気・嘔吐や性機能障害は両群に差がない。

Tignolら[39]は，65〜90歳の高齢者247名を対象としてmilnacipran 50mg 1日2回とimipramine 50mg 1日2回の二重盲検比較試験を実施して，8週時点でまったく差のない有効性が得られたとしている。

なお，CGIでは4週時と6週時でmilnacipranが有意に優れていた。抗コリン作用がなく，認知機能を障害しない点を加味して，高齢者うつ病にはmilnacipranがより望ましいとしている。

表11 Milnacipran（50mg 1日2回）とSSRI（fluoxetineとfluvoxamine）の比較試験のmeta-analysis
（Lopez-Iborら，1996[16]）

	HDRS Score				MADRS Score		
	Baseline	△	Responders	Remission	Baseline	△	Responders
Milnacipran (50mg twice a day) (n=150)	27.0	−15.1*	64%**	39%	33.5	−19.3**	67%**
SSRIs (n=158)	26.5	−12.2	50%	28%	32.8	−14.8	51%

△：基準値とエンドポイントとの差
Responders：HDRSスコアとMADRSスコアが50%以上低下した症例の割合
Remission：HDRSスコアが7以下となった症例の割合
* p<0.05，**p<0.01対SSRIs

表12 Milnacipran 50mg 1日2回とSSRIsとの二重盲検比較試験のmeta-analysis
（Puechら，1997[31]）

	平均値		全般治療効果	95%信頼域	P
	MDRS				
	基準値	エンドポイント			
SSRI	26.5±0.4	14.3±0.8	+2.61	+0.49；+4.73	0.02
milnacipran	27.0±0.4	11.9±0.8			
	反応者				
	人数	%			
SSRI	78	50.0±4.0	+13.9%	+3.0%；+24.9%	0.01
milnacipran	96	64.0±3.9			
	寛解者				
	人数	%			
SSRI	43	27.6±3.5	+10.8%	+0.4%；+21.1%	0.04
milnacipran	58	38.7±3.9			
	HADRS				
	基準値	エンドポイント			
SSRI	32.8±0.5	17.9±1.1	+4.17	+1.45；+6.89	0.003
milnacipran	33.5±0.5	14.2±1.0			
	反応者				
	人数	%			
SSRI	80	51.3±4.0	+15.9%	+5.1%；+26.7%	0.004
milnacipran	101	67.3±3.8			

3．SSRIとの比較

MilnacipranとSSRIの比較試験が3つ実施されている。最初の報告はAnsseauら[2]によるもので，milnacipran 100mg 1日1回対fluoxetine 20mg 1日1回の比較であるが，6週時の成績でHDRS，MADRS，CGIいずれもfluoxetineが有意に優れる成績となっている。半減期の長いfluoxetineがさらに長い活性代謝物norfluoxetineを有するのに対して，7〜8時間の半減期で活性代謝物を持たないmilnacipranの1日1回投与では，十分にその効果を発揮できないことがはからずも確認されている。

その後，milnacipran 50mg 1日2回とfluoxe-

表13 Milnacipran（50mg 1日2回）と三環系抗うつ薬（TCA）およびSSRIとの比較試験のmeta-analysis（Montgomery ら，1996[22)]）

	Mean difference milnacipran − TCA	Mean difference milnacipran − SSRIs
Change in HDRS score at endpoint	−0.8	+2.9*
Change in MADRS score at endpoint	−1.4	+4.4**
Response rate（HDRS）	−3%	+14%**
Remission rate（HDRS）	−3%	+11%
Response rate（MADRS）	−5%	+16%**

HDRS : Hamilton Depression Rating Scale, MADRS : Montgomery-Åsberg Depression Rating Scale ; Response rate ：症状スコアが50%以上改善した症例の率，Remission rate : HDRS スコアが7以下となった症例の率。
* p<0.05, **p<0.01

表14 Milnacipran（50mg 1日2回），三環系抗うつ薬および placebo の有害事象者（%）
（Kasper ら，1996[10)]）

有害事象	Milnacipran therapy (n=1867)	TCA therapy (n=943)	Placebo therapy (n=395)
悪心	209 (11.2)	79 (8.4)	43 (10.9)
頭痛	157 (8.4)	91 (9.7)	67 (17.0)
口渇	147 (7.9)	351 (37.3)	22 (5.6)
腹痛	122 (6.5)	52 (5.5)	20 (5.1)
不眠	114 (6.1)	85 (6.9)	42 (10.7)
便秘	121 (6.5)	140 (14.9)	17 (4.3)
めまい	93 (5.0)	82 (8.7)	7 (1.8)
発汗	81 (4.3)	115 (12.2)	5 (1.3)
不安	76 (4.1)	37 (3.8)	5 (1.3)
嘔吐	73 (3.9)	25 (2.7)	14 (3.6)
激越	61 (3.3)	36 (3.8)	12 (3.0)
発疹	56 (3.0)	26 (2.8)	0 (0)
動悸	51 (2.7)	38 (4.0)	7 (1.8)
振戦	47 (2.5)	120 (12.8)	6 (1.5)
疲労感	46 (2.5)	84 (8.9)	12 (3.0)
眠気	43 (2.3)	99 (10.5)	15 (3.8)
食思不振	40 (2.1)	22 (2.3)	16 (4.1)
排尿障害	39 (2.1)	8 (0.6)	1 (0.3)
神経質	38 (2.0)	26 (2.8)	8 (2.0)

表15 有害事象発現率
（Milnacipran 50mg 1日2回と fluoxetine および fluvoxamine，Lopez-Ibor ら，1996[16)]）

有害事象	Milnacipran（n=1871）	SSRIs（n=344）
悪心	11.2	20.1
頭痛	8.4	4.1
口渇	7.9	3.8
腹痛	6.5	8.7
不眠	6.1	4.7
便秘	6.5	5.2
めまい	5.0*	3.5
発汗	4.3*	2.6*
不安	4.1*	5.8*
嘔吐	3.9	4.1
激越	3.3	2.9
発疹	3.0	1.7*
動悸	2.7	1.5
振戦	2.5	3.5
疲労感	2.5	2.9
眠気	2.3	2.9
食思不振	2.1	2.3
排尿障害	2.1*	0.3
神経質	2.0	0.9

* placebo 群より倍以上多いもの

tine および fluvoxamine との二重盲検比較試験が行われており，いずれも未発表であるが，Lopez-Ibor ら[16)]によってその成績が表11のようにまとめられている。いずれも milnacipran が高い反応率を示しており，meta-analysis の成績からも milnacipran がfluoxetine および fluvoxamine より有意に優れることが明らかにされている。

Puech ら[31)]による meta-analysis の結果をみても HDRS とMADRS によるスコアの変化率や

HDRSにみる寛解率では，いずれもmilnacipranがSSRIより有意に優れており（表12），Montgomeryら[22]による三環系抗うつ薬とSSRIとのmeta-analysisでも，この事実が明確に示されている（表13）。

4．海外の試験における忍容性について

海外で実施された臨床試験にみるmilnacipranの有害事象を三環系抗うつ薬およびSSRIのそれと比較したのが表14と表15である。

三環系抗うつ薬との比較では，口渇，便秘，発汗，振戦，疲労感などが明らかに低く，眠気も低い。排尿障害に関しては2.1％と高いものの頻度そのものは低い。Placeboと比べてもその安全性の高さが明白である。

SSRIとの比較では，悪心が11.2％対20.1％と明らかに低く，抗コリン性副作用では口渇がやや高いものの有意差はない。Placeboより2倍以上多いものが両群ともに数項目に認められるが，ここでもmilnacipranはSSRIとほぼ同等な安全性がみられ，しかも悪心が少ない利点が明らかにされている。

ちなみにこれらを図示したものが図4であり

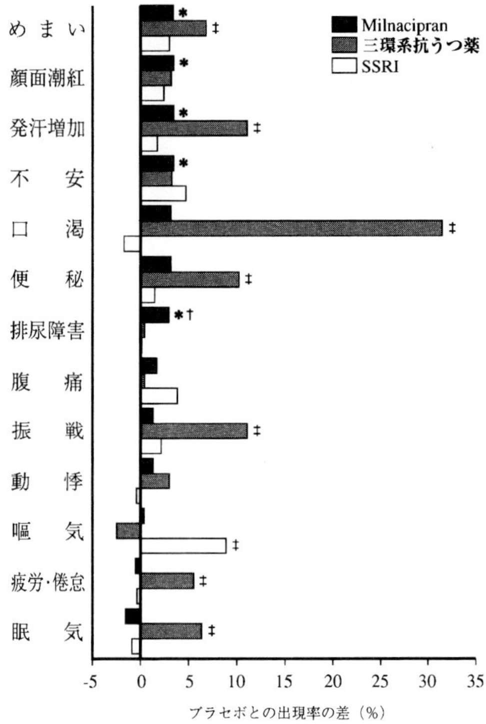

図4　**Milnacipranと三環系抗うつ薬（TCA），SSRIおよびplaceboとの相対的比較**（Puechら，1997[31]）
＊ $p \leq 0.05$ milnacipran対placebo
† $p \leq 0.05$ milnacipran対TCAかSSRI
‡ $p < 0.05$ TCAかSSRI対milnacipran

表16　Milnacipran 50mg 1日2回服用時の副作用―TCAおよびSSRIとの比較―（Montgomeryら，1996[22]）

TCAより2倍以上多い副作用	TCAが2倍以上多い副作用
排尿困難（2.1％対0.6％）	口渇（37.3％対7.9％）
	便秘（14.9％対6.5％）
	振戦（12.8％対2.5％）
	多汗（12.2％対4.3％）
	傾眠（10.5％対2.3％）
	疲労（8.9％対2.5％）
	めまい（8.5％対1.5％）
	視覚障害（5.9％対1.6％）
	味覚障害（4.7％対1.3％）
	不快感（4.1％対1.5％）
	下痢（3.4％対1.7％）
SSRIより2倍以上多い副作用	**SSRIが2倍以上多い副作用**
頭痛（8.4％対4.1％）	悪心（20.1％対11.2％）
口渇（7.9％対3.8％）	下痢（3.5％対1.6％）
排尿困難（2.1％対0.3％）	低血圧（2.3％対1.0％）

表17　Milnacipran，三環系抗うつ薬，SSRIsでの治療に反応しないことで生じた重篤な有害事象の発生率（Montgomery ら，1996[22]）

治療薬	患者数	暴露期間（患者-年）	自殺	自殺企図	100患者年での事象
milnacipran	4006	975.27	14	49	6.46
三環系抗うつ薬	940	177.68	3	13	8.99
SSRIs	344	47.90	1	10	22.90

[31]，milnacipran，三環系抗うつ薬，SSRIの3群間でお互いに2倍以上多い項目をまとめたのが表16である[22]。

なお，自殺および自殺企図の関連では，milnacipranは三環系抗うつ薬より低く，SSRI服用者での高さが目につく（表17）[22]。

Ⅳ．わが国での臨床試験の成績

1．総合評価と用法・用量について

日本人を対象とした第Ⅰ相試験による薬物動態学検討と安全性が確認されたのち，うつ病・うつ状態を対象とする一連の臨床試験が実施されている。8つの臨床試験の最終全般改善度のすべてを表18と表19にまとめた。

前期第Ⅱ相試験では，精神科領域[27]，内科・心療内科領域[40]とも小規模なパイロット試験であり，「中等度改善以上」の最終全般改善度はそれぞれ50.0％と45.5％と症例数が少ないこともあり，もの足りないが，抗コリン性副作用など少なく，安全性の高さが確認され，精神科領域では50～150mg/日（2回分服）が適当であるとされている。

後期第Ⅱ相試験として，2つの用量設定試験が行われており，村崎らの報告では[26]，50mg/日から開始した群が25mg/日から開始した群より高い改善度が得られたものの，有意差を認めなかったのに対して，小野寺らの報告では[29]，25mg/日開始群より50mg/日開始群が有意に高い改善率を得たのみならず，安全率が高く，効果発現が早い結果となっている。SSRIsの用量設定試験でも，用量の違いによる有意差が出せないのに対して，milnacipranで有意差を出し得た貴重な試験であるといえよう。

2つの既存の抗うつ薬を対照薬とした二重盲検試験では，imipramineとの比較では[18]，同等な最終全般改善度が得られるとともに，1週時点で改善度が有意に高く，効果発現の早さが示されている。また，mianserinとの比較では[9]，有意傾向をもって最終全般改善度，概括安全度，有用度ともmilnacipranが優れており，効果発現の早さも示されている。後にまとめたように，三環系抗うつ薬の持つ抗コリン性副作用が弱く，mianserinの示す鎮静作用がなく，臨床検査値異常を示すことも少なく，効果と安全性に優れることが確認されている。

なお，長期投与の有用性の検討でも[11]，効果の持続は高く，安全性も確認され，高齢者に対する有用性の検討でも[38]，30～60mg/日で十分な臨床効果が期待でき，もともと身体症状の多い高齢者で高い安全性が得られている。

以上のわが国での臨床試験の成績から，①三環系抗うつ薬，四環系抗うつ薬に優るとも劣らない抗うつ効果を有し，②効果発現は早く，③安全性も高い，との3点が確認され，そのうえ，④長期投与でも効果の持続が認められ，⑤高齢者にも安心して用いられること，を加えると，従来の抗うつ薬の有する欠点を克服しえた抗うつ薬であるとまとめられる。

用法・用量については，25mg 1日2回（50 mg/日）から開始して50mg 1日2回（100mg/日）までの範囲内で十分な効果が得られることが明らかにされており，高齢者では15mg 1日2回（30mg/日）から30mg 1日2回（60mg/日）の用法・用量で効果と安全性が確保されることが示されている。

表18　わが国における臨床試験のまとめ(1)

1　前期第II相試験（オープン）（村崎ら，1995[27]）
18～65歳，4週，25mg～75mg 1日2回あるいは25mg～50mg 1日3回

著明改善	中等度改善	軽度改善	不変	やや悪化	悪化	重篤に悪化	判定不能	計
10 (21.7)	13 (50.0)	7 (65.2)	9	4	1	0	2	46 (100)

2　内科・心療内科領域での臨床試験（筒井ら，1994[40]）
20～71歳，4週，15mg～45mg 1日2回

時期	著明改善	中等度改善	軽度改善	不変	やや悪化	悪化	重篤に悪化	計
投与4週時	6 (18.2)	8 (42.4)	10 (72.7)	5	2	2	0	33
投与最終時	8 (24.2)	7 (45.5)	9 (72.7)	5	2	2	0	33

3　後期第II相試験（用量設定試験・オープン）（村崎ら，1995[26]）
18～65歳，4週，①初期25mg群12.5mg～37.5mg 1日2回
②初期50mg群25mg～75mg 1日2回

<table>
<tr><th rowspan="2">初期投与量</th><th colspan="8">症例数・累積改善率・悪化率（%）</th><th rowspan="2">Wilcoxon検定</th></tr>
<tr><th>著明改善</th><th>中等度改善</th><th>軽度改善</th><th>不変</th><th>やや悪化</th><th>悪化</th><th>重篤に悪化</th><th>計</th></tr>
<tr><td rowspan="2">25mg投与群</td><td rowspan="2">7
(20.0)</td><td rowspan="2">6
(37.1)</td><td rowspan="2">7
(57.1)</td><td rowspan="2">12</td><td>1</td><td>2</td><td>0</td><td rowspan="2">35
(100)</td><td rowspan="4">p=0.727</td></tr>
<tr><td colspan="3">(8.6)</td></tr>
<tr><td rowspan="2">50mg投与群</td><td rowspan="2">8
(20.5)</td><td rowspan="2">10
(46.2)</td><td rowspan="2">7
(64.1)</td><td rowspan="2">8</td><td>3</td><td>3</td><td>0</td><td rowspan="2">39
(100)</td></tr>
<tr><td colspan="3">(15.4)</td></tr>
</table>

4　後期第II相試験（用量設定試験・オープン）（小野寺ら，1994[29]）
20～65歳，4週，①初期25mg群12.5mg～37.5mg 1日2回
②初期50mg群25mg～75mg 1日2回

<table>
<tr><th rowspan="3">初期投与量</th><th colspan="8">症例数・累積改善率・悪化率（%）</th><th colspan="5">検定</th></tr>
<tr><th rowspan="2">著明改善</th><th rowspan="2">中等度改善</th><th rowspan="2">軽度改善</th><th rowspan="2">不変</th><th rowspan="2">やや悪化</th><th rowspan="2">悪化</th><th rowspan="2">重篤に悪化</th><th rowspan="2">計</th><th rowspan="2">Wilcoxon検定</th><th colspan="4">Fisher検定（参考）</th></tr>
<tr><th>著明改善</th><th>中等度改善以上</th><th>軽度改善以上</th><th>やや悪化以下</th></tr>
<tr><td rowspan="2">25mg群</td><td rowspan="2">7
(14.0)</td><td rowspan="2">16
(46.0)</td><td rowspan="2">7
(60.0)</td><td rowspan="2">13</td><td>3</td><td>3</td><td>1</td><td rowspan="2">50
(100)</td><td rowspan="4">50>25*
p=0.018</td><td rowspan="4">50>25†
p=0.084</td><td rowspan="4">50>25†
p=0.066</td><td rowspan="4">50>25†
p=0.087</td><td rowspan="4">p=0.161</td></tr>
<tr><td colspan="3">(14.0)</td></tr>
<tr><td rowspan="2">50mg群</td><td rowspan="2">14
(29.8)</td><td rowspan="2">17
(66.0)</td><td rowspan="2">5
(76.6)</td><td rowspan="2">9</td><td>1</td><td>1</td><td>0</td><td rowspan="2">47
(100)</td></tr>
<tr><td colspan="3">(4.3)</td></tr>
</table>

*：$p<0.05$，†：$p<0.10$

表19　わが国における臨床試験のまとめ(2)

5　Mianserinを対照薬とした第III相試験（遠藤ら，1995[9]）
20〜65歳，4週，milnacipran（MNP）25mg〜50mg　1日2回
mianserin（MSR）10mg〜20mg　1日3回

薬剤	症例数・累積改善率（%）									改善率（中等度改善以上の率）の差の90%信頼区間	参考注）Fisherの直接確率（中等度改善以上）	Wilcoxon検定
	著明改善	中等度改善	軽度改善	不変	やや悪化	悪化	重篤に悪化	判定不能	合計			
MNP	19 (23)	21 (48)	14 (65)	18	5	1	0	5	83	−3.0%〜21.5%	p=0.276	+ p=0.093
MSR	12 (13)	25 (39)	18 (58)	23	6	5	0	6	95			

+：p<0.1　注）：Fisherの直接確率計算法において「判定不能」は「中等度改善以上」以外に含む。

6　Imipramineを対照薬とした第III相試験（松原ら，1995[18]）
20〜65歳，4週，milnacipran（M群）25mg〜75mg　1日2回
imipramine（I群）25mg〜75mg　1日2回

薬剤	症例数・累積改善率（%）								改善率（中等度改善以上の率）の差の90%信頼区間	Wilcoxon検定
	著明改善	中等度改善	軽度改善	不変	やや悪化	悪化	重篤に悪化	合計		
M群	22 (35.5)	14 (58.1)	12 (77.4)	13	1	0	0	62	−14.3%〜17.9%	p=0.789
I群	21 (32.8)	15 (56.3)	13 (76.6)	14	0	1	0	64		

7　長期投与による有用性の検討（オープン，川勝ら，1994[11]）
20〜65歳，4週〜12週〜24週，25mg〜100mg　1日2回

時期	著明改善	中等度改善	軽度改善	不変	やや悪化	悪化	重篤に悪化	計
投与4週時	6 (26.1)	8 (60.9)	9 (100)	0	0	0	0	23
投与12週時	8 (34.8)	7 (65.2)	8 (100)	0	0	0	0	23
投与最終時	8 (34.8)	7 (65.2)	8 (100)	0	0	0	0	23

8　高齢者を対象とした臨床的有用性の検討（オープン，高橋ら，1995[38]）
65歳以上，4週，15mg〜45mg　1日2回

著明改善	中等度改善	軽度改善	不　変	やや悪化	悪　化	重篤に悪化	計
4 (15.4)	7 (42.3)	5 (61.5)	6	3	1	0	26

表20　各試験別にみる milnacipran の副作用内訳

副作用 ＼ 各試験		前期II相（村崎ら[27]）	後期II相（村崎ら[26]）	後期II相（小野寺ら[29]）	第III期（遠藤[9]）	第III相（松原ら[18]）	内科領域[40]	長期投与[11]	高齢者（高橋ら[38]）	合計	mianserin（遠藤ら[9]）	imipramine（松原ら[18]）
抗コリン性	口渇	4	5	6	5	13			2	36	12	21
副作用	便秘	6	3	4	2	4		2	6	27	8	9
	排尿障害			1	2	2				5	1	2
	眼症状			3						3	1	
	その他			4						4		
	小計	10	8	18	9	19		2	8	75	22	32
	（発現率%）	(22)	(11)	(19)	(11)	(31)		(6)	(31)	(16)	(23)	(49)
嘔気・嘔吐		5	6	4	5	5	1	2		28	2	1
眠気		1	2	6	5	3	2			19	22	3
めまい		3		2	2	4		2		13		9
いらいら・焦燥・こわばりなど			2	4	2	1	3	3		15	4	4
頭痛		1	2	1	2		1	2	1	9	3	
起立性低血圧		1		5	1					7	1	4
不眠				2	1					3	1	1
倦怠感			1	1		1				3	7	1
その他		5	9	33	9	13	3	2	1	75	18	7
総発現件数		26	30	66	36	46	9	13	10	236	80	62
例数		17	18	40	27	26	7	8	7	150	41	33
総症例数		46	75	97	83	62	43	35	26	467	95	65
発現率（%）		37	24	41	33	42	16	23	27	32	43	51
臨床検査値異常（一部）												
GOT			1	3	1				2	7	3	2
GPT			1	6	2	1			1	11	8	3
γ-GTP		1	1	3	1			1		7	9	1
心電図				1					1	2		1

2．忍容性について

わが国で実施された全臨床試験での milnacipran 服用者および対照薬としての mianserin, imipramine 服用者にみられた副作用を一覧表にした（表20）。

問題となる抗コリン性副作用は，milnacipran 服用者では75件（16%）と低いのが目につく。SSRI に多いとされる嘔気・嘔吐についても28件（4%）とはるかに低い。なお，高齢者試験では26例中6例（23%）に便秘が，2例に口渇が認められており，高齢者では口渇，便秘が出現しやすいことがうかがわれている。

なお，第III相試験で対照薬として用いられた imipramine は抗コリン作用が49%と高い発現率を示しており[18]，mianserin は抗コリン性副作用こそ23%とかなり低いが，眠気が23%と鎮静作用が高いのが目につく[9]。

臨床検査値の異常変動については，いずれも特記すべき所見はなく，一部にみられる異常変動にも重篤なものはない。GOT，GPT，γ-GTP および心電図の4項目をとり出して，表に加えてあるが，mianserinではこれらの出現頻度が高いのが目につく。

いずれにしても，milnacipranは従来の三環系および四環系の抗うつ薬に比較して，抗コリン作用が弱く，鎮静作用がほとんどないことが示されて，選択的な5-HTとNAの再取り込み阻害作用の特徴がよく示されている。また，SSRIで問題とされる嘔気，嘔吐などの消化器症状も少なく，有効用量まで増量するさいに時間をかけなければならないSSRIより有利といえる。そして，臨床検査値や心電図への影響は少なく，安全性に優れて，高齢者うつ病の治療にも十分な力を発揮しうる抗うつ薬であるといえよう。

V．SNRIは三環系抗うつ薬，SSRIを凌ぐか

三環系抗うつ薬は抗うつ効果の点においてSSRIを凌ぐとの報告は数多く，2つの大規模なmeta-analysisでも三環系抗うつ薬の側へ寄っていることが明らかにされている[1,34]。とくに，入院患者のような重症例でこの傾向がより明らかである[7,8]。その理由に5-HTのみの再取り込み阻害作用よりもNAのそれを併せ持つからであるとの説明がされている（dual mechanism 有利説)。したがって，うつ病治療に限ると，三環系抗うつ薬をSSRIに変える必要性はなく，経済性の面からも三環系抗うつ薬を選ぶべきとの意見があり[34]，現にドイツでは今もって三環系抗うつ薬がうつ病治療の主流となっている。ところが，両者を安全性の面からみると，SSRIは抗コリン性副作用を呈さないとの利点は大きく，心毒性もないことから大量服用への安全性を加味すると，有用度からSSRIが大きく浮かびあがり，三環系抗うつ薬を凌ぐことも十分にありうる。とくに，高齢者や身体疾患を有するうつ病，あるいは抗コリン性副作用のために三環系抗うつ薬を十分に使いきれない症例ではがぜん，SSRIが有利となってくる。欧米ではドイツを除いてSSRIが軽症～中等症のうつ病治療の主役となっている事実から，たとえSSRIには嘔気・嘔吐あるいは性機能障害があるにしても，早期発見・早期治療の建前からはSSRIが第一選択薬となっているのである。

それでは，効果において優るという三環系抗うつ薬の泣き所である抗コリン作用や心毒性を持たない5-HTとNAの選択的な再取り込み阻害作用を有するSNRIは三環系抗うつ薬やSSRIよりもさらに優れることになるのか，が問題となる。海外の成績ですでにみてきたように，抗うつ効果の点においては三環系抗うつ薬，SNRI，SSRIの順なのである（表13)。SNRIがSSRIより優れるのは dual mechanism の考え方から当然といえば当然であるが，なぜ三環系抗うつ薬がSNRIより有意差はないとはいえ高い有効率を示

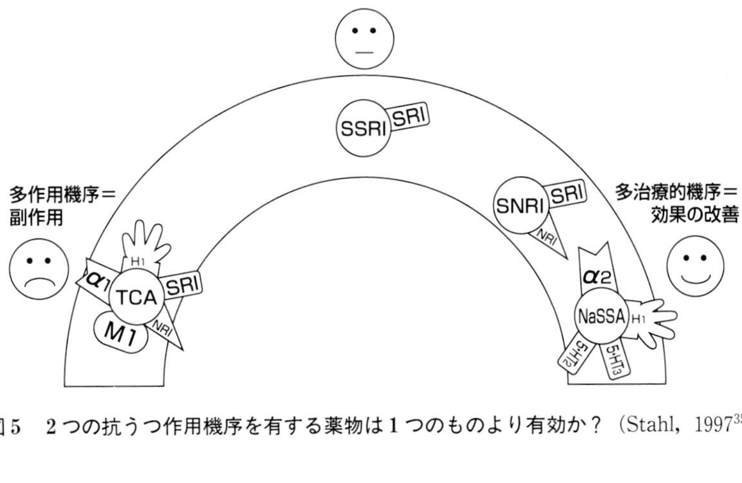

図5　2つの抗うつ作用機序を有する薬物は1つのものより有効か？（Stahl，1997[35]）

すのか，dual mechanism のみからでは説明がつかない。

Stahl[35]は図5のような模式図で，効果の点においては1つの作用機序を持つものより2つの作用機序を持つものが有利と考えている。Mirtazapine のように，さらに作用機序を加えたものがもっと効果を高める可能性も考えられる。経験を積んだ医師は効果不十分な場合に SSRI とdesipramine なり nortriptyline のような NA 再取り込み阻害薬を併用して治療の幅を拡げているのが実情である。ところで，三環系抗うつ薬はα_1，H_1，muscarinic ACh の各種受容体への親和性を有している。これらの親和性が単に副作用として現われてくるのではなく，何らかの臨床上の効果につながっているのかが問題なのである。三環系抗うつ薬の臨床効果が5-HT とNA の再取り込み阻害作用のみであれば，選択性の高い SNRI と効果面ではまったく同じはずなのである。副作用は別として，効果において dirty drug である clozapine が極めて優れた作用を示すのも，dirty ではなくて rich なのであるとの抗精神病薬の考え方が，三環系抗うつ薬のあの強さに生きているのかもしれない。

SNRI の歴史は古いはずであるが，5-HT スペクトル障害あるいは強迫性スペクトル障害に作用して臨床応用の広さを誇る SSRI に比べると，

表21　Milnacipran の位置づけ

1	SSRI に比べて 有効性では優るとも劣らない(抗うつ効果に優れる) 速効性である 安全性は同等で，消化器症状は少ない パニック障害，OCD，過食症などへの資料は不十分 (臨床応用の幅は狭い)
2	三環系抗うつ薬に比べて 有効性では同等である 速効性である 安全性に優れる（抗コリン作用は少ない）
3	抗うつ薬として dual action で幅広い抗うつ効果 安全性が高く，速効性である 高齢者，身体疾患を有する症例によい うつ病治療の第一選択薬となりうる

milnacipran にはパイロット的報告が一部にあるのみで[5,30]，うつ病治療において勝つことができても Evidence Based Medicine (EBM) の豊富さからみた全体的総合力においてまだまだ太刀打ちできないのが現状であろう。全世界的にみてその使われ方に差がありすぎるのである。

わが国では milnacipran に続いて，duloxetine やvenlafaxine の治験が進んでおり，いずれも優れた抗うつ効果が期待されている[24]。SNRI の第一号として milnacipran の責任は大きく，今後の臨床の現場にあって，どんどん資料を集積していくべきものと考える。国の内外のこれまでに得られた資料から，milnacipran の位置づけをまとめてみた（表21)。いずれにせよ SNRI はうつ病治療の現場で大きな武器となることは間違いないところである。

おわりに

SNRI の第一号として milnacipran がようやく承認された。筆者はうつ病治療の第一選択薬として amoxapine を用いている。頭打ち現象があるとも，抗ドパミン作用による錐体外路症状惹起作用があるとも批判されながら，これまでの臨床経験から強力な抗うつ効果と速効性から amoxapine が最も優れていると考えてのことである。Amoxapine はNA 再取り込み阻害作用が強く，5-HT_{2A} 受容体拮抗作用を有している。Amoxapine 単独で十分な効果が上がらない場合に，clomipramine やtrazodone を併用してきたが，今では fluvoxamine を併用する機会が多い。いわゆる人工的SNRI と考えてのことである。Milnacipran が単独で amoxapine や amoxapine + fluvoxamine に対抗しうるか否か，今後が楽しみなのである。

文　献

1) Anderson, I. M.: SSRI versus tricyclic antidepressants in depressed patients: A meta-analysis of efficacy and tolerability. Depression and Anxiety, 7 (suppl. 1): 11-17, 1998.
2) Ansseau, M., Papart, P., Troisfontaines, B. et al.: Controlled comparison of milnacipran

and fluoxetine in major depression. Psychopharmacology, 114 : 131-137, 1994.
3) Ansseau, M., von Frenckell, R., Mertens, C. et al. : Controlled comparison of two doses of milnacipran (F2207) and amitriptyline in major depressive inpatients. Psychopharmacology, 98 : 163-168, 1989.
4) Ansseau, M., von Frenckell, R., Papart, P. et al. : Controlled comparison of milnacipran (F2207) 200mg and amitriptyline in endogenous depressive impatients. Hum. Psychopharmacol., 4 : 221-227, 1989.
5) Ansseau, M., von Frenckell, R., Serre, C. : Pilot study of milnacipran in panic disorder. Eur. J. Psychiatry, 6 : 103-105, 1991.
6) Assie, M. B., Broadhurst, A., Brilay, M. : Is down-regulation of β-adrenoceptors necessary for antidepressant activity? In : New Concepts in Depression (ed. by Briley, M., Fillion, G.), pp. 161-166, MacMillan Press, London, 1988.
7) Danish University Antidepressant Group : Citalopram : clinical effect profile in comparison with clomipramine : a controlled multicenter study. Psychopharmacology, 90 : 131-138, 1986.
8) Danish University Antidepressant Group : Paroxetine : a selective serotonin reuptake in hibitor for showing better tolerancc but weaker antidepressant effect than clomipramine in a controlled multcenter study. J. Affect. Disord., 18 : 289-299, 1990.
9) 遠藤俊吉，三浦貞則，村崎光邦ほか：うつ病・うつ状態に対する新しい抗うつ薬塩酸ミルナシプランの臨床評価—塩酸ミアンセリンを対照薬とした第III相臨床試験．Clin. Eval., 23 : 39-64, 1995.
10) Kasper, S., Pletan, Y., Solles, A. et al. : Comparative studies with milnacipran and tricyclic antidepressants in the treatment of patients with major depression : a summary of clinical trial results. Int. Clin. Psychopharmacol., 11 (Suppl. 4) : 35-39, 1996.
11) 川勝忍，十束支朗，吉村悦郎ほか：塩酸ミルナシプランの長期投与による有用性の検討．臨床医薬，10：2715-2736，1994.
12) 川崎博己，山本隆一，占部正信ほか：新規抗うつ薬 milnacipran hydrochloride（TN-912）の脳波および循環器に対する作用．日薬理誌，98：345-355，1991.
13) 北村佳久，長谷忠，高尾勝幸ほか：新規抗うつ薬 milnacipranの薬理学作用の検討．神経精神薬理，17：25-34，1995.
14) Lacroix, P., Rocker, N., Gandon, J. M. et al. : Antidepressant effects of milnacipran in the learned helpless test in rats. Eur. Neuropsychopharmacol., 5 (Suppl. 3) : 2-8, 1995.
15) Lecrubier, Y., Pletan, Y., Solles, A. et al. : Clinical efficacy of milnacipran : placebo-controlled trials. Int. Clin. Psychopharmacol., 11 (Suppl. 4) : 29-33, 1996.
16) Lopez-Ibor, J., Guelf, J. D., Pletan, Y. et al. : Milnacipran and selective serotonin reuptake in hibitors in major depression Int. Clin. Psychopharmacol., 11 (Suppl. 4) : 41-46, 1996.
17) Macher, J. P., Sichel, J. P., Serre, C. et al. : Double-blind placebo controlled study of milnacipran in hospitalized patients with major depressive disorder. Neuropsychobiology, 22 : 77-82, 1989.
18) 松原良次，小野寺勇夫，伊藤公一ほか：塩酸ミルナシプラン（TN-912）のうつ病，うつ状態に対する薬効評価—塩酸イミプラミンを対照薬とした第III相臨床試験．臨床医薬，11：819-842，1995.
19) 松原良次，松原繁廣，小山司ほか：新規抗うつ薬 milnacipran（TN-912）慢性投与によるラット大脳皮質β adrenalin 性受容体- adenylate cyclase 系および serotonin$_2$ 受容体に対する影響．神経精神薬理，15：119-126，1993.
20) Mishra, R., Janowsky, A., Sulser, F. : Action of mianserin and zimelidine on the norepinephrine receptor coupled adenylate cyclase system in brain : subsensitivity without reduction in β-adrenergic receptor binding. Neuropharmacology, 19 : 983-987, 1980.
21) 望月大介，辻田隆一，山田慎二ほか：新規抗うつ薬ミルナシプランのモノアミンオキシダーゼ活性阻害作用および各種受容体に対する結合能（社内資料，1995）．
22) Montgomery, S. A., Prost, J. F., Solles, A. et al. : Efficacy and tolerability of milnacipran : an overview. Int. Clin. Psychopharmacol., 11 (Suppl. 4) : 47-51, 1996.
23) Moret, C., Charveron, M., Finberg, J. P. et al. : Biochemical profile of milnacipram (F2203), 1-phenyl-1-ethyl-aminocarbonyl - 2 - aminoethyl-cyclopropane (z) hydrochloride, a po-

tential fourth generation antidepressant drug. Neuropharmacology, 24 : 1211-1219, 1985.
24) 村崎光邦：SNRI開発の現状．臨床精神薬理，1：419-430，1998.
25) 村崎光邦：SSRIへの期待．臨床精神薬理，2：691-710，1999.
26) 村崎光邦，三浦貞則，上島国利ほか：新抗うつ薬塩酸ミルナシプラン（TN-912）のうつ病・うつ状態に対する臨床効果—用量設定試験（オープン試験）．臨床医薬，11 (Suppl. 3)：85-101，1995.
27) 村崎光邦，三浦貞則，山下格ほか：うつ病・うつ状態に対する新規抗うつ薬塩酸ミルナシプラン（TN-912）の臨床評価．臨床医薬，11 (Suppl. 3)：71-83，1995.
28) Naliat, G., Bodinier, M. C., Panconi, E. et al. : Lack of repeated administration of milnacipran, a double noradrenalin and serotonin reuptake inhibitor, on the β-adrenoceptor-linked adenylate cyclase system in the rat cerebral cortex. Neuropharmacology, 35 : 589-593, 1996.
29) 小野寺勇夫，伊藤公一，岡田文彦ほか：第四世代の抗うつ薬TN-912（塩酸ミルナシプラン）の後期第II相臨床試験（用量設定試験）について．臨床医薬，10：2445-2471，1994.
30) Papart, P., Ansseau, M. : Milnacipran et trouble obsessionnel-compulsif : étude d'un cas. Psychiatry Psychobiol., 5 : 325-327, 1990.
31) Puech, A., Montgomery, S. A., Prost, J. F. et al. : Milnacipran, a new serotonin and noradrenalin receptake inhibitor : an overview of its antidepressant activity and clinical tolerability. Int. Clin. Psychopharmacol., 12 : 99-108, 1997.
32) Puozzo, C., Filaquier, C., Briley, M. : Plasma level of F2207, midalcipran, a novel antidepressant, after single oral administration in volunteers. Br. J. Clin. Pharmacol., 20 : 291, 1985.
33) Puozzo, C., Leonard, B. E. : Pharmacokinetics of milnacipran in comparison with other antidepressants. Int. Clin. Psychopharmacol., 11 (Suppl. 4) : 15-27, 1996.
34) Song, F., Freemantle, N., Sheldon, T. A. et al. : Selective serotonin reuptake inhibitors : meta-analysis of efficacy and acceptability. Br. Med. J., 306 : 683-687, 1993.
35) Stahl, S. M. : Are two antidepressants mechanisms better than one ? J. Clin. Psychiatry, 58 : 339-340, 1997.
36) Sulser, F., Mishra, R. : The discovery of tricyclic antidepressants and their mode of action. In : Discovery in Pharmacology, vol. 1 : Psycho-and Neuro-Pharmacology (ed. by Parnham, M. J. and Bruinvels, J.), pp. 233-247, Elsevier, Amsterdam, 1983.
37) 高橋明比古，川口毅，笠原友幸ほか：塩酸ミルナシプラン15mg錠の健常人による吸収排泄試験—食事の及ぼす影響並びに反復投与による薬物動態の検討．臨床医薬，11 (suppl. 3)：119-132，1995.
38) 高橋明比古，村崎光邦，稲見允昭ほか：新規抗うつ薬塩酸ミルナシプランの高齢者に対する臨床的有用性の検討．臨床医薬，11（suppl. 3)：103-118，1995.
39) Tignol, J., Pujol-Domenech, J., Chartres, J. P. et al. : Double-blind study of the efficacy and safety of milnacipran (100 mg/day) and imipramine (100mg/day) in elderly patients with major depressive episode. Acta Psychiatr. Scand., 97 : 157-165, 1998.
40) 筒井末春，中野弘一，坪井康次ほか：新しい抗うつ薬塩酸ミルナシプラン(TN-912)の内科・心療内科領域における臨床試験．臨床医薬，10：2473-2488，1994.

臨床精神薬理　3：575-590, 2000

New drug 新薬紹介

Quazepamの基礎と臨床

村 崎 光 邦*

Key words : *hypnotic, benzodiazepine, omega 1 selectivity, quazepam, 2-oxoquazepam, desalkylflurazepam*

は じ め に

わが国でも不眠症の疫学的調査がすすみ，健康・体力づくり事業財団の調査では[10]，20歳以上の人で睡眠障害が「しばしばある」，または「常にある」と答えたものが，入眠障害で8.1%，中途覚醒では15%，早朝覚醒では7.9%に及んでおり，中途覚醒と早朝覚醒は高齢者に有意に多く，70歳以上では倍近くになる。アメリカでは人口の2.6%がbenzodiazepine（BZ）系睡眠薬を服用しているとされる[25]。浦田ら[37]の調査でも全診療科における外来患者の睡眠薬処方率は8%前後に及んでいる。1998年度の北里大学病院・北里大学東病院における全科での睡眠薬処方率は11%を越えている[21]。

超高齢社会の到来と厳しい社会・経済的背景のもとでのストレスをはじめとする不眠をもたらす状況は今後さらに強まり，不眠に悩み治療を求める人達の数はふえ続けることが予測される。今回，quazepamが1999年11月に発売されたのを機会に，その基礎と臨床上の特徴について述べておきたい。

Ⅰ．Quazepamの薬効薬理

Quazepamは米国のShering-Plough社で開発された7-chloro-5(-2-fluorophenyl)-1, 3-dihydro-1-(2, 2, 2-trifluoroethyl)-2H-1, 4-benzodia-

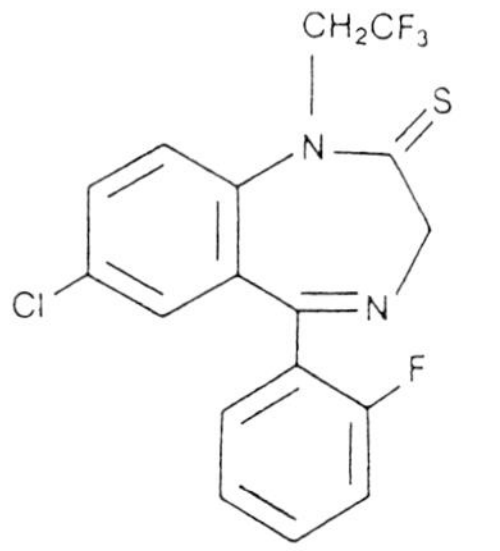

図1　Quazepamの化学構造

表1　BZ受容体サブタイプの主な分布
(WamsleyとHunt, 1991[38])

BZ_1受容体	BZ_2受容体
大脳皮質第4層	尾状核－被殻
帯状回皮質	嗅球
基底核	大脳皮質
淡蒼球	海馬
いくつかの視床核	歯状回
不確帯	
黒質－網様部	
小脳の分子層	
大脳導水管周囲灰白質	
扁桃核	
腹側外套部	
下丘	
三角帯核	

Preclinical and clinical features of quazepam.
*北里大学医学部精神科
〔〒228-8520 神奈川県相模原市麻溝台2-1-1〕
Mitsukuni Murasaki : Department of Psychiatry, Kitasato University School of Medicine. 2-1-1, Asamizodai, Sagamihara, Kanagawa, 228-8520 Japan.

zepine-2-thione で，図 1 に示す化学構造を有する BZ 系睡眠薬である。欧米では長時間作用型の BZ 系睡眠薬として開発されて，1985年にオランダで，1987年イタリアで，そして1990年米国で上市されている。わが国へも早くから導入されて，治験が実施されているが，1999年 6 月16日製造，販売の許可が下り，1999年11月24日より発売が開始されている。

1．BZ_1 受容体への親和性

脳内の BZ 受容体には，BZ_1，BZ_2，BZ_3 の 3 つの subtype があり，Langer らは ω_1，ω_2，ω_3 と命名している[16)]。BZ_3 受容体は末梢に存在し，脳内の非ニューロナル要素に存在するとされているが，この意義は不明である[38)]。BZ_1 と BZ_2 の受容体の脳内分布は表 1 に示される。BZ 受容体 subtype の発見はその薬理学的作用との関連で追究されたが，BZ_1 受容体の作動薬は脳内分布から判断して BZ 特有の副作用を示すことなく優れた催眠作用を有するとの考え方がある。すなわち，BZ_1 受容体は睡眠の脳機構にかかわる縫線核や傍大脳導水管系に多く分布している。また，大脳皮質の第 4 層は視床からの知覚線維が終末する部位で，ここを抑制して睡眠を増やすとされる。Quazepam は活性代謝物の 2-oxoquazepam（OQ）とともに，BZ_1 受容体への選択性が高いのが特徴で（図 2 ）[3)]，最終的な活性化謝物は flurazepam と同じく N-desalkyl-2-oxoquazepam（DOQ）＝desalkylflurazepam となり，これには BZ_1 受容体選択性が消失するとされる（表 2 ）[30)]。

ネコを用いた一連の実験で，flurazepam との比較で，quazepam は筋弛緩作用が弱く，失調を呈するには 7 倍以上の用量が必要であり，選択的入眠作用をもたらす（表 3 ）[3)]。Flurazepam の未変化体は作用時間が短く，作用の本態は作用時間の長い N-desalkylflurazepam であるのに対して，quazepam では未変化体と OQ がBZ_1 受容体選択性を示してともに中間作用型の半減期を有して，睡眠の維持に重要な働きを示すとされており，最終活性代謝物の DOQ，N-desalkylflurazepam は重要な薬理作用を有しているものの主役ではないと考えられている[2)]。ここに flurazepam とquazepam との差があると説明されている。後に述べる quazepam の単回および反復投

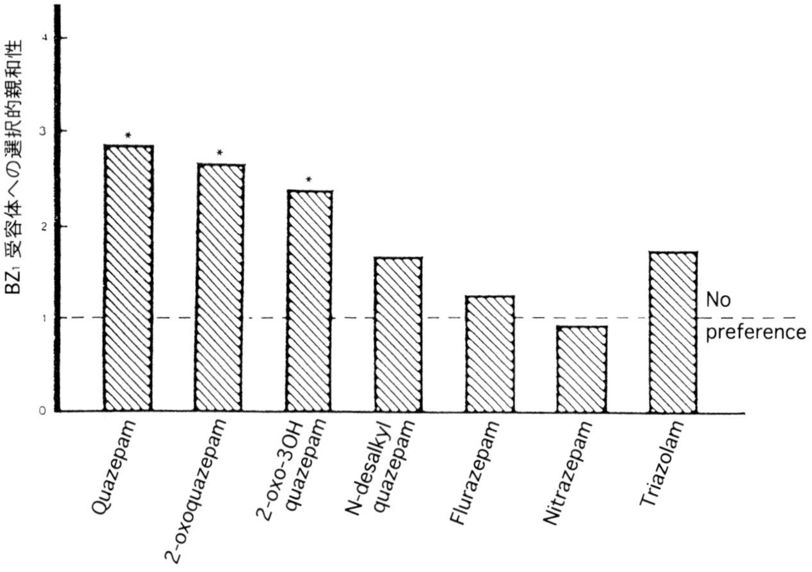

図 2　Quazepam とその代謝物および他の benzodiazepine 系睡眠薬の BZ_1 受容体への選択的親和性（Barnett et al, 1985 [3)]）
BZ_1 受容体の選択的親和性は大脳皮質への Ki 値と小脳への Ki 値の比。
* $p<0.05$

表2　Benzodiazepine 受容体に対する親和性（ラット）（Sieghart ら，1984[30]）
quazepam はbenzodiazepine 受容体のサブタイプ，BZ_1 受容体に選択的な親和性を示した。

薬　物	^{3}H-flunitrazepam 結合親和性		BZ_1 選択性（海馬/小脳）
	小脳（$BZ_1 > BZ_2$）IC_{50} (nM)	海馬（$BZ_1 = BZ_2$）IC_{50} (nM)	
quazepam	29.7	163.7	5.50
flurazepam	62.3	69.3	1.11
diazepam	12.8	13.6	1.06
nitrazepam	24.0	20.8	0.87
flunitrazepam	2.9	2.7	0.92
triazolam	0.4	0.5	1.24
estazolam	21.1	21.4	1.00

表3　無拘束ネコにおける quazepam とflurazepam の行動効果（Barnett et al. 1983[3]）

	中央効果用量（最少効果用量の範囲，mg/kg 経口，ネコ5匹）				
	行動効果[a]	筋弛緩作用[b]	失調症[c]	正向反射の消失	致死量
Quazepam	1.0(0.2-1.0)	3.9(2.1-15.6)	31.2(15.6-125.0)	>1,000	>1,000
Flurazepam	1.0(0.2-1.0)	2.0(1.3-3.9)	3.9(2.0-7.8)	250	250

[a] quazepam：この用量で5匹中4匹に眠気，1匹に不穏，1000mg/kg までで眠気の増強と鎮静のみ（死亡例なし）
flurazepam：この用量で5匹中3匹に眠気，2匹に不穏，高用量で刺激作用，250〜600mg/kg で全5匹死亡
[b] 主に後肢の跛行
[c] 著しいよろめきと立つこと不能，$p<0.05$ quazepam が優れる（Mann-Whitney U-test）

与時の薬物動態のあり方から，flurazepam との差が臨床的にも適用されるのかは日常臨床の経験に待つ必要があろう。

2．Quazepam の生理学的特徴

無拘束ラットやウサギを用いた実験で，質的に diazepam やflurazepam と類似した入眠作用をもたらすが，diazepam と異なり，筋弛緩作用などの行動変化を生じない用量で脳波上の傾眠パターンが得られる[15]。そして，入眠時間の短縮と入眠から深睡眠までの時間を短縮させることから，臨床的に寝つきの良さと，副作用の少ない優れた睡眠導入作用が期待される[15]。なお，Ongini ら[26,27]の実験で，リスザルの眼瞼下垂を指標として quazepam はflurazepam よりも睡眠導入時間の短縮が強いとされている。

また，音刺激による脳波覚醒反応の著明な抑制を示す一方，中脳網様体や視床下部後部の電気刺激による覚醒反応には抑制を生じないのが特徴で，この覚醒反応を強く抑制する diazepam とは明らかに異なっている[15]。Ongini ら[27]も quazepam の入眠作用は脳幹網様体賦活系の抑制によるものでなく，脳幹部の徐波発現機構の促進によると考えており，以上の実験結果を支持するものといえる。

Ⅱ．Quazepam の薬物動態上の特徴

ヒトでの quazepam の代謝経路は海外での成

績しかないが，図3にみるようにOQを経て，DOQ＝N-desalkylflurazepamへの経路と3-hydroxy-2-oxoquazepam（HOQ）への経路とがあり，それぞれグロクロン酸抱合される[45)]。

単回投与時の血中濃度推移は図4のように吸収は良好であり，主体は未変化体，OQおよびDOQである[6)]。それぞれの薬物動態学的パラメーターは表4にみる通りで，quazepam，OQ，DOQの総和はDOQの半減期の長さに引きずられて長時間作用型の特徴を示している。放射線活性を有する物質は5日間の経過で尿中へ21.3%，糞中へ22.7％排出されるが，尿中へはHOQ glucuronideが主代謝物である。

14日間にわたってquazepam 15mgを投与した際のDOQの血中濃度推移は図5にみるように75時間の$t_{1/2}\beta$を有するDOQの特徴を反映しており，13回目の投与で定常状態に到達する。この際のquazepam，OQ，DOQの動態上のパラメーターは表5のようになり，C_{max}はDOQが最も高い値で推移している。14回目の投与後のquazepamの$t_{1/2}\beta$はDOQの静脈内単回投与のそれと同じであり，DOQの定常状態レベルは単回投与時の5倍となる[6)]。

DOQはflurazepamの主活性代謝物であり，flurazepamとquazepamの反復投与時の薬力学的異同は臨床的にどのように反映されるのか興味が持たれる。

なお高齢者では，quazepamとOQの$t_{1/2}\beta$は

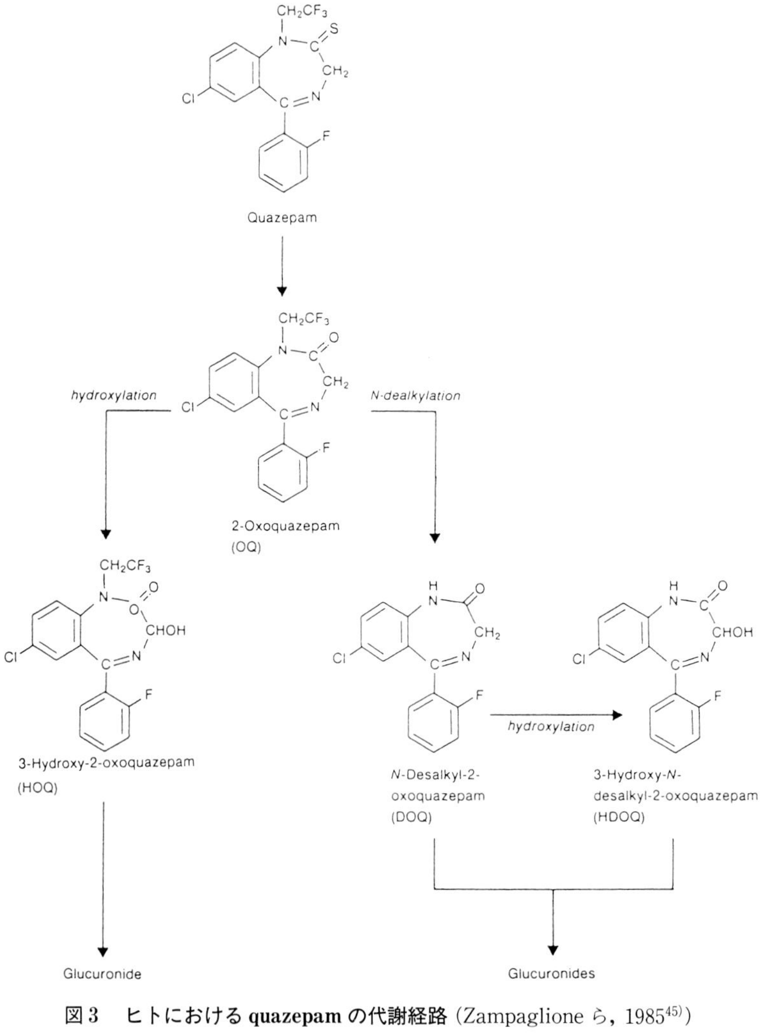

図3　ヒトにおけるquazepamの代謝経路（Zampaglioneら，1985[45)]）

表 4　ヒトに ^{14}C-quazepam 25mg 単回投与時の quazepam とその代謝物の薬物動態学的パラメーター（Zampaglione ら，1985[45]）

パラメーター	化合物		
	Quazepam	OQ	DOQ
$t_{1/2}k_a$ or $t_{1/2}k_m$ (hr)	0.4±0.3	0.5±0.3	0.9±0.3
$t_{1/2}\alpha$ (hr)	1.7±0.3	2.9±1.2	27.8±8.0
$t_{1/2}\beta$ (hr)	39.3±10.7	40.2±10.2	69.5±19.6
C_{max} (ng/ml)	148.0±64.9	45.6±15.6	40.9±13.7
T_{max} (hr)	1.5±0.4	1.6±0.5	14.0±7.9
AUC_{120hr} (hr ×ng/ml)	714.5±206.3	438.3±106.5	3323.4±1116.8
AUC_{∞} (hr ×ng/ml)	759.6±219.9	472.7±104.7	4908.0±1263.3

OQ ：2-oxoquazepam
DOQ ：N-desalkyl-2-oxoquazepam＝desalkylflurazepam

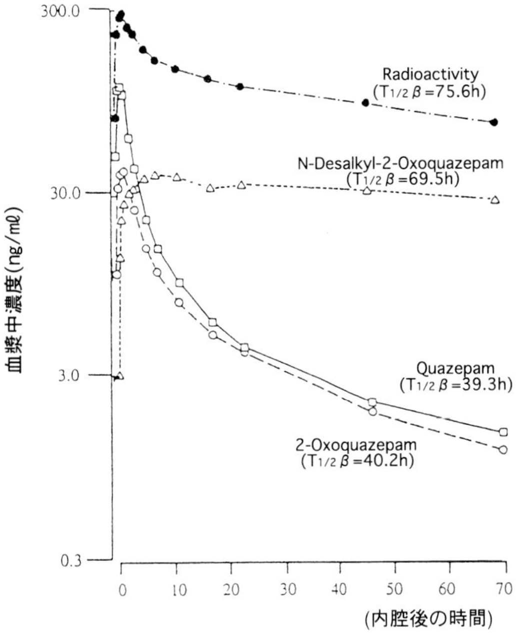

図 4　ヒトに ^{14}C-quazepam 25mg 単回投与時の平均血漿中濃度（Zampaglione ら，1985[45]）

若年者とほとんど変わらないが，DOQ の $t_{1/2}\beta$ は 2 倍以上延長することが知られている[12]。

Ⅲ．Quazepam の睡眠構築に及ぼす影響

海外で多くの睡眠検査室試験が実施されており，わが国でも 1 つの報告がある。ここでは代表的なものとして 3 つの data を紹介する。

1．Triazolam と比較した 25 夜睡眠検査室試験

Mamelak ら[19]は，12名の慢性不眠症者（32～56歳，男性 8 名，女性 4 名）を対象として，quazepam 30mg とtriazolam 0.5mg の睡眠検査室試験を図 6 にみるようなスケジュールのもとに実施している。その結果の一部を表 6 に示したが，①総睡眠時間では quazepam，triazolam とも延長させ，離脱夜ではともに反跳現象は生じていない，②入眠潜時では quazepam は有意に短縮し，離脱期に入ってもなお短縮し続ける傾向が強くなっているのに対して，triazolam では離脱期 3 日間が最も短縮する結果となり，反跳現象は認めていない，③夜間の覚醒時間はともに有意に減少し，離脱期にも効果は落ちながらも持続している，④睡眠段階 1 はともに減少させるが triazolam に有意であり，離脱期に元へもどる傾向は triazolam に強い，⑤睡眠段階 2 はともに有意に増化させるが，離脱期に triazolam は速かに元へもどり，quazepam は効果が持続する，⑥睡眠段階 3 ＋ 4 は両群とも服薬夜後半に有意な減少がみられ，程度は quazepam に強く，離脱期に triazolam は速かに元へもどるが，quazepam の減少作用は持続する，⑦ REM 睡眠はともに減少させ，triazolam に反跳性増加を認め，quazepam にその傾向はない，⑧ REM 睡眠潜時はともに延長させ，triazolam に有意である。また triazolam に反跳現象がみられ，quazepam は効果が持続する。

以上から，ともに BZ 系睡眠薬に共通してみられる睡眠段階 2 を増加させ，睡眠段階 3 ＋ 4 を減

少させ，REM 睡眠の抑制作用を示す。離脱期の所見に関しては，超短時間作用型と長時間作用型の特徴が示されており，triazolam の反跳現象は軽度で，いわゆる反跳性不眠は認められないのに対して，quazepam は離脱期にもなお効果が持続している。

Kales ら[13]は，12名の不眠症者（19〜65歳，平均41.0±4.7歳）を対象に Mamelak らとほとんど同じデザインのもとに triazolam 0.25mg と quazepam 15mg の比較を行っている。その結果を表 7 に合成して示したが，① quazepam が全体を通してより効果的であり，② triazolam では後半には耐性が生じて効果がなくなり，基準値へもどっており，③離脱期には triazolam に反跳性不眠が生じるのに対して，quazepam は効果が持続する，とのまとめである。ここで表 7 で明らかなように quazepam 群と triazolam 群では被験

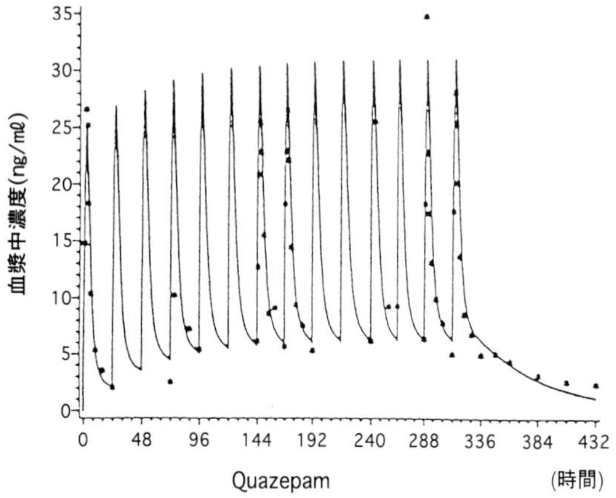

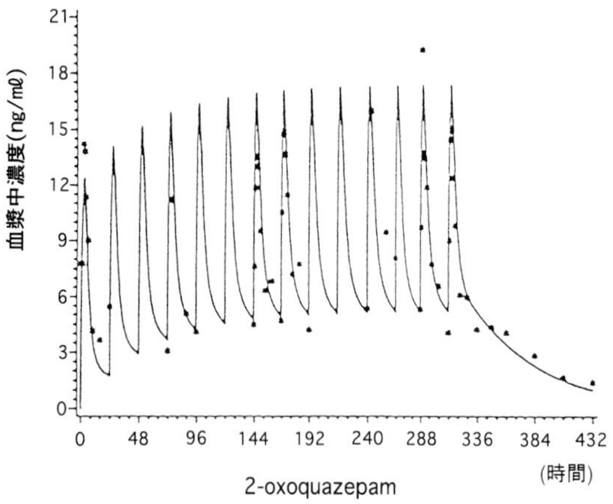

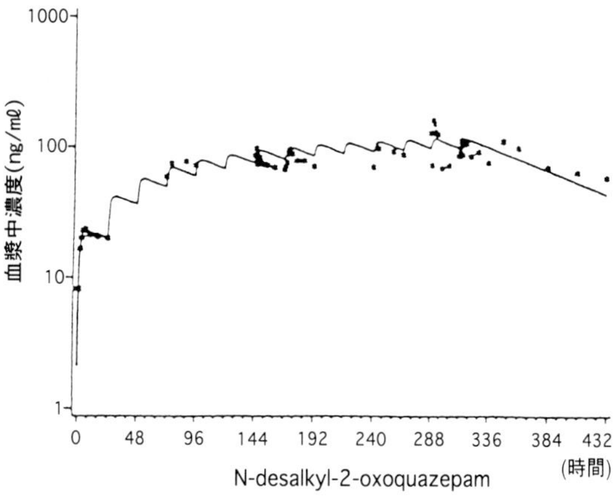

図5　Quazepam 15mg/日，14 日間反復投与時の未変化体，2-oxoquazepam，N-desalkyl-2-oxoquazepam の血中濃度推移（Chung ら，1984[6)]）

表 5　15mg/日，14日間服用時の Quazepam, 2-oxoquazepam と N-desalkyl-2-oxoquazepam の薬物動態（Chung ら，1984[6)]）

Parameter	Quazepam	2-Oxoquazepam	N-Desalkyl-2-oxoquazepam
$t_{1/2}$ ka (hr)	1.1±0.3	1.2±0.3	1.0±0.3
$t_{1/2}\alpha$ (hr)	1.9±0.5	2.0±0.4	57±19
$t_{1/2}\beta$ (hr)	41±6	43±7	75±2
C_{max} (ng/ml)	31±22	18±8	26±12
C_{maxss} (ng/ml)	30±12	17±6	157±53
AUC(τ) (hr・ng/ml)	185±77	148±62	480±202
AUC$(\tau)_{ss}$ (hr・ng/ml)	267±133	192±76	2216±735
C_{ss} (ng/ml)	11.1±5.5	8.0±3.2	92±31
RA	1.5±0.7	1.4±0.6	5.4±3.1

$\overline{X}$ ±SD.

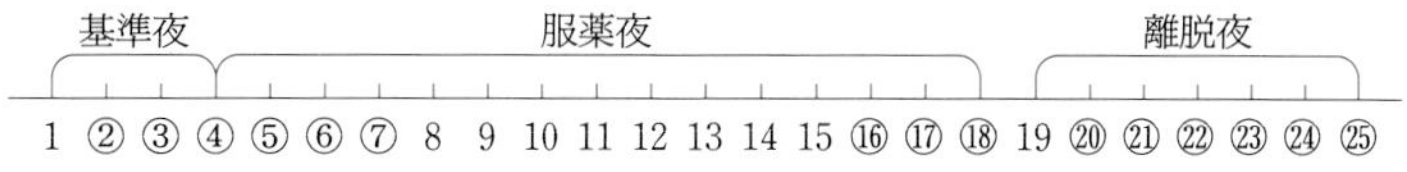

図 6 Quazepam とtriazolam の睡眠検査室試験(Mamelak ら, 1984[19])
○印：ポリソムノグラフ記録夜

表 6 Quazepam (Q) と triazolam (T) の夜間睡眠のパラメーター (Mamelak ら, 1984, 2 表より合成[19])

		基準夜 2, 3, 4	短期 5, 6, 7	中間期 16, 17, 18	離脱前期 20, 21, 22	離脱後期 23, 24, 25夜
総睡眠時間(分)	Q	347.6±32.4	383.1±69.9	392.5±43.3*	370.2±61.7	375.4±49.6△
	T	363.3±22.6	406.2±16.7*	399.4± 6.7*	393.5±26.1*	377.1±27.7†□
入眠潜時(分)	Q	42.4±19.6	28.7±18.7*	25.5±17.9	20.2±12.9*	18.5± 9.7*†
	T	33.0±38.4	24.4±15.1	27.2± 5.9	17.0± 8.5△	20.3±10.5
夜間総覚醒時間(分)	Q	95.4±37.2	62.3±70.1	52.7±42.4*	74.6±62.5*	70.5±48.9△
	T	80.9±21.0	36.6±14.9*	44.5± 8.4*	50.8±23.6*	67.6±25.9†□
睡眠段階 1 (分)	Q	44.0±30.5	23.4±10.5	27.6±12.8	32.4±20.5	33.8±23.8
	T	34.8± 6.9	24.4±10.9*	23.1± 6.9*	31.7±11.3△	30.7± 8.9†△
睡眠段階 1 (%)	Q	12.5± 8.2	6.0± 2.2	7.0± 2.9	8.4± 4.8	9.2± 6.2
	T	9.7± 2.3	6.1± 2.9*	5.8± 1.7*	8.3± 3.6†△	8.5± 3.0†△
睡眠段階 2 (分)	Q	200.1±54.0	251.3±71.2	286.4±61.5*†	249.0±75.3*△	246.1±78.4*△
	T	197.7±22.5	261.7±19.6*	266.7±24.6*	211.0±23.2†△	198.0±36.1†△
睡眠段階 2 (%)	Q	57.2±13.0	64.9±10.3*	72.6±10.4*†	66.7±13.5*	64.6±15.1*
	T	54.5± 6.1	64.5± 4.8*	66.8± 5.5*	53.5± 3.6† △	52.3± 6.5†△
睡眠段階 3 + 4 (分)	Q	34.4±37.2	33.4±32.1	20.1±22.6	20.5±29.3*†	24.2±33.8
	T	53.6±28.0	54.4±27.4	40.5±21.1*†	49.4±23.7	58.0±22.0△□
睡眠段階 3 + 4 (%)	Q	10.9±12.6	10.0±10.4	5.7± 6.8†	6.5± 9.3*	7.5±10.8*
	T	14.6± 7.9	13.3± 6.5	10.1± 5.3*†	12.4± 6.0	15.3± 5.6△□
REM 睡眠段階(分)	Q	69.1±22.6	74.4±32.7	57.4±32.1†	68.6±27.5	70.9±24.1
	T	77.4±18.3	64.0±20.7	69.0±21.3	101.4±20.5*† △	90.4±18.9†△□
REM 睡眠段階(%)	Q	19.6± 5.6	19.0±6.3	14.5± 7.1*†	18.3± 6.5	19.2± 6.4△□
	T	21.3± 5.0	15.8±5.3*	17.3± 5.5*	25.8± 5.7*†△	24.1± 5.7†△
REM 睡眠潜時(分)	Q	87.6±34.9	72.2±22.8	115.2±77.3	104.3±53.1	109.8±48.7
	T	86.0±29.2	128.4±53.7*	139.3±40.1*	72.8±26.3*†△	64.2±21.4*†△

*：基準夜との有意差あり ($p<0.05$), †：短期との有意差あり ($p<0.05$), △：中間期との有意差あり ($p<0.05$), □：離脱夜前期との有意差あり ($p<0.05$), アンダーラインは quazepam の値と有意に異なる triazolam の値：平均値± S.D.

者の背景に偏りがみられる点に注意すべきである。

これを模式的に示したものが図 7 であり, Kales らの主張する triazolam による反跳性不眠と早朝不眠 early morning insomnia のあり方を示している。こうした資料や後の健忘作用を含めた triazolam 問題から, Kales らは triazolam の市場からの撤退を主張していた。他の研究室の資料とくい違いをみせ, Kales らの主張に批判も多いのであるが, 米国では triazolam は極端に処方頻度が落ちたのに対して, わが国では高い評価のもとに第 1 位を保持しているのは興味深いことで

表7　睡眠導入と維持への 0.25mg triazolam と15mg quazepam の効果：短期および中期（被験者数各6名）（Kales ら，1986，2表より合成[13]）

		基準夜 2－4夜	薬物夜 5－7夜	薬物夜 6-18夜	離脱夜 19-21夜
入眠潜時（分）	Q	35.0	23.9	20.3*	16.4**
	T	86.5	64.5	79.0	88.7
入眠後の覚醒時間（分）	Q	79.5	27.9**	38.1**	56.6
	T	25.7	19.8	25.5	46.0*
総覚醒時間（分）	Q	114.5	51.8**	58.4**	73.0**
	T	111.3	84.3	104.5	134.7
%睡眠時間	Q	76.1	89.2**	87.8**	84.8**
	T	76.8	82.4	78.2	71.9
%覚醒時間・一夜を3分割					
前1/3	Q	17.8	4.3**	4.6**	3.9**
	T	5.3	4.8	6.7	6.1
中1/3	Q	10.9	5.2	6.3	10.8
	T	5.1	2.3	3.6	12.8
後1/3	Q	25.3	9.1*	13.9	22.0
	T	8.4	6.7	9.0	16.0

*p＜0.05, **p＜0.01

である。

なお，Kales らの行った47夜にわたる睡眠検査室試験で quazepam 15mg と flurazepam 30mg はともに長時間作用型の特徴を示してよく似た成績を示している[14]。

わが国での健常若年成人を対象とした田中らの短期睡眠検査室試験では，表8に示される通りであり，不眠症者を対象とした資料とは15mg 群で同じ方向への変動を示してほぼ一致した成績となっている[31]。

Ⅳ．海外の臨床試験成績

Quazepam の臨床試験は，手術前夜の不眠と不眠症者を対象としたものであり，後者ではいずれも週4夜以上，①入眠時間が45分以上，②2回以上の中途覚醒があり，再入眠が困難，③早朝覚醒であと再入眠できない，といった項目のうちの1つ以上を呈した不眠症者を対象として行われている[2]。

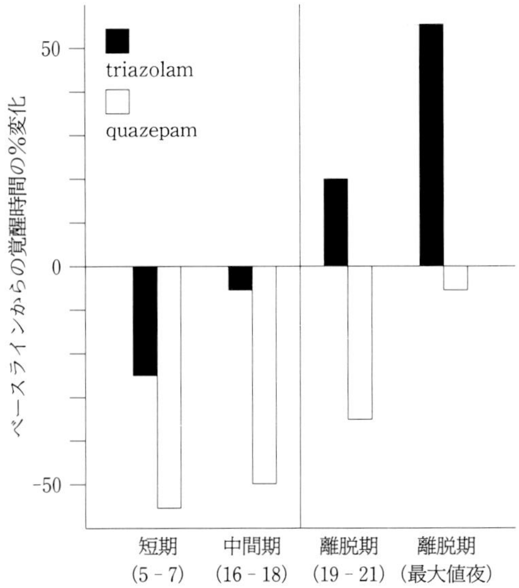

図7　Triazolam と quazepam の効果と離脱作用の比較（Kales ら，1986[13]）

1－4夜：ベースライン
5－18夜：triazolam 0.25mg
　　　　quazepam　15mg
19－21夜：離脱期
　　　　最大値夜　triazolam　19夜
　　　　　　　　　quazepam　21夜

表8　Sch 161 (quazepam) の総睡眠時間，各睡眠段階，総覚醒時間，体動の時間に及ぼす影響
単位はいずれも分で，各群6名の平均値±標準誤差で表示(田中ら，1990[31])

		基準夜	服薬夜		回復夜	
		第2夜と第3夜の平均	第4夜	第5夜	第6夜	第7夜
総睡眠時間	Sch 15mg	458.3±19.5	500.2±28.3	506.6±12.7[a]△	471.2±29.5	466.0±26.6[b]△
	Sch 30mg	502.1±20.7	556.8±39.1	552.3±31.7[a]△	525.8±32.3	496.2±21.9[b]△
段階1	Sch 15mg	48.1± 4.9	32.8± 7.2[a]△	34.6± 2.6[a]*	48.1± 6.7[b]*	48.0± 6.7[b]△
	Sch 30mg	54.9± 9.2	44.3±13.3	44.3±15.7	41.1± 6.5	48.4± 8.8
段階2	Sch 15mg	229.2±14.6	270.9±16.0[a]*	288.6±16.0[a]*	261.3±24.2	271.3±16.7
	Sch 30mg	259.0±15.8	326.3±30.1[a]*	342.0±15.1[a]**	342.9±16.9	316.1± 9.3
段階3＋4	Sch 15mg	85.2±13.3	87.8±10.6	79.9±11.0	61.8±12.5[b]*	53.1±11.9[b]**
	Sch 30mg	75.9±20.1	69.9±16.3	62.1±15.6[a]△	47.9±10.8[b]△	38.5± 9.8[b]*
段階REM	Sch 15mg	95.8± 8.9	108.7± 8.9	103.5±11.4	100.0± 7.3	93.1± 9.2
	Sch 30mg	112.4±11.9	116.3±15.3	104.0± 9.2	93.8±18.3	93.2± 5.9[b]△
総覚醒時間	Sch 15mg	3.5± 1.4	0.3± 0.2[a]*	1.1± 0.6[a]*	14.3±11.9	3.0± 1.2
	Sch 30mg	5.0± 1.0	0.7± 0.6[a]**	1.5± 1.0[a]*	4.0± 1.7[b]△	2.2± 0.7
体動	Sch 15mg	9.3± 2.1	9.7± 1.9	10.6± 1.8	10.1± 1.6	11.8± 1.1
	Sch 30mg	8.3± 0.8	9.3± 2.0	8.8± 1.4	7.7± 1.3	8.6± 1.6

[a] 基準夜に対する有意差，[b] 服薬夜（第4夜もしくは第5夜のいずれか）に対する有意差
△ $p<0.10$，　* $p<0.05$，　** $p<0.01$

1．**Placeboとの比較試験**

a）手術前夜の患者での単回投与試験

手術前夜の入院患者では，quazepam 30mgは催眠効果がplaceboに優れるが，15mgの効果は低くなり，60例を対象とした試験で15mgは夜間の覚醒の予防と患者の評価でのみ有意差が認められたにすぎなかった[23]。

一方，66例を対象とした試験では30mgは催眠効果，全睡眠時間，睡眠の質および患者の評価においてplaceboより優れていたとされる[7]。しかし，夜間の覚醒回数に差がなかった。

いずれにしても手術前夜での単回投与では30mgが必要となることが明らかにされている。

b）不眠症者への5日間の投与試験

3夜の基準夜ののち5日間placeboとの比較試験を実施した11の試験を要約したのが表9である[2]。UhthoffとAggerwal[36]の試験でのみquazepam 15mgとplaceboは同じ効果であると医師評価がなされているが，他はいずれも15mg，30mgともquazepamが有意に優れると評価されている。

また，睡眠検査室試験で，催眠効果の発現が遅いとの成績が一部に認められたが，臨床試験では，いずれも服薬初夜から効果がみられている。

持ち越し効果について，15mgではみられず，30mgでは2つの試験でのみ認められている[1,8]。

2．**BZ系睡眠薬との比較試験**

a）Flunitrazepamとの単回投与試験

手術前夜の入院患者100名を対象として，quazepam 15mg，30mgおよびflunitrazepam 1mg，2mgおよびplaceboとの効果比較が行われている[2]。Quazepam 30mgとflunitrazepam 1mg，2mgはplaceboより有意に優れているが（$p<0.01$），flunitrazepam 2mgは入眠潜時および睡眠の質でquazepam 15mgより優れていた。なお，持ち越し効果についてはどの実薬群もplaceboとの間に有意差を認めていない[39]。以上の成績から手術前夜の不眠に対してquazepam 30mgがflunitrazepam 1mgおよび2mgと同

等な効果を示すことが判明している[2)]。

b）Flurazepam との長期比較試験

36名の不眠症者を対象に quazepam 30mg (n＝247) か flurazepam 30mg (n＝120) を平均9.5週投与した試験で，両群で満足すべきと評価されている（quazepam 群70％，flurazepam 群75％)。また，医師の評価で「ほぼ完全」以上不眠の解決をみたのは，quazepam 71％，flurazepam 68％となっている[2)]。

c）Triazolam との比較試験

65 名を対象に quazepam 15mg，triazolam 0.5mg，placebo を 9 日間毎日服用し，あと 2 週

表 9 不眠症者を対象とした quazepam (Q) と placebo (P) の二重盲検比較試験の結果の要約（全例 3 夜の placebo による基準値を決定した後の 5 日間の比較（Ankier とGoa，1988[2)]）

	患者数とタイプ[a]（平均年齢あるいは幅）	用量 (mg)	結果				持ち越し効果の有無の指標[d]
			催眠効果指標[b]	睡眠の質の指標[c]	全般性評価		
					医師	患者	
Aden & Thatcher (1983)[1)]	50 outpatients (47y)	30	Q＞P [1.2]	Q＞P [1.2]	Q＞P	Q＞P	Q≤P
Caldwell (1982)[5)]	57 elderly outpatients (60-81y)	15	Q＞P [1.2]	Q＞P [1.2]	Q＞P	Q＞P	Q＝P
Gélinas et al. (1982)[8)]	47 outpatients (18-65y)	30	Q＞P [2]	Q＞P [1.2]	Q＞P	Q＞P	Q＜P [1.2]
Goethe & Kader (1982)[9)]	55 outpatients (19-60y)	15	Q＞P [2]	Q＞P [2]	Q＞P	Q＞P	Q＝P
Hernandez Lara et al. (1983)[11)]	36 outpatients (22-65y)	15		Q＞P [1.2]	Q＞P	Q＞P	Q＝P
Maiman (1981)[17)]	57 outpatients (53y)	15	Q＞P [1.2]	Q＞P [1.2]	Q＞P	Q＞P	Q＝P
Mendels & Stern (1983)[20)]	60 outpatients (20-60y)	15	Q＞P [1.2]	Q＞P [1.2]	Q＞P		Q＝P
O'Hair & Winsauer (1981)[24)]	56 outpatients (19-59y)	30	Q＞P [1.2]	Q＞P [1.2]	Q＞P	Q＞P	Q＝P
Tellez Martinez & Torres Serna (1982)[32)]	60 elderly patients (54-90y)	15	Q＞P [2]	Q＞P [2]	Q≥P	Q≥P	Q＝P
Uhthoff & Aggerwal (1981)[36)]	60 hospitalized patients (18-65y)	15	Q＞P [3]	Q≥P [3]	Q＝P		Q＝P
Winsauer et al. (1984)[41)]	60 elderly patients (60-80y)	15	Q＞P [1.2]	Q＞P [1.2]	Q＞P	Q＞P	Q＝P

[a] 効果を評価しうる患者数
[b] 入眠潜時，全睡眠時間，夜間および早朝の覚醒のスコアの合計
[c] 睡眠の質，悪夢および薬物の患者評価のスコアの合計
[d] 朝の覚醒時の気分と覚度のスコア
1＝初夜の治療効果の有意差，2＝全夜を通しての治療効果の有意差
3＝基準値夜と初治療夜および全治療夜との有意差（1，2，3とも $p<0.05$）

間は1日おきに服用する二重盲検比較試験が行われている。毎日の服用では quazepam とtriazolam は催眠効果指標と睡眠の質の指標が前者では基準夜の値（$p<0.05$）と，後者では placebo との比較（$p<0.05$）で有意に改善させている。1日おきの服用期で，服薬しない夜では quazepam 群に有意な効果の持続がみられたのに対して triazolam 群にはみられなかったとしている[28]。

3．高齢者不眠症での試験

高齢者を対象とした試験は表8にみるように3報あり[5,32,41]，いずれも quazepam 15mg が placebo より有意に優れる成績を示しており，また翌朝の持ち越し効果でも，自覚的ならびに神経学的検査による他覚的にも placebo と差がないことが示されている。いずれも quazepam 15mg は高齢者で効果的で安全であるとしているが，5日間という短期試験であり，慢性不眠症への長期投与にそのままこの成績が該当するかどうかは明らかではない。

4．副作用

Quazepam は長時間作用型の BZ 系睡眠薬であり，翌朝の持ち越し効果や日中の眠気，疲労感，倦怠感が生じうるが，少なくとも15mg では placebo との間に有意差がない。30mg では Aden と Thatcher[1] の報告で，また高齢者で Winsauer ら[41] の報告で15mg でこうした副作用の頻度が高くなっている。ほかに，temazepam 15mg より quazepam 15mg が持ち越し効果が強いとの報告，flurazepam 30mg より quazepam 30mg が眠気を中心とする副作用が強いとの報告などがあるが，差はないとする資料もある。なお，短期投与時の翌朝の眠気が12～14日の中間期投与で軽減するとの報告がある[18]。失調症は30mg で[1]，また高齢者での報告がある[41]。

Triazolo-BZ で話題になった記憶障害，意識混濁，過興奮性，精神病様症候群のような予期せぬ副作用[4] は極めて稀である。

作用時間の短い BZ 系睡眠薬にみられる反跳性不眠や早朝不眠は quazepam にはない。また，依存性ポテンシャルも強化効果の弱さから低いと考えられる[44]。

精神運動機能への影響については，quazepam 15mg はplacebo やnitrazepam 5 mg と同程度でほとんどなく，triazolam 0.25，0.5，1 mg[22]，nitrazepam 10mg，flunitrazepam 1 mg より弱いとされる[29]。しかし，30mg になると，nitrazepam 10mg，tirazolam 0.5mg と同程度の影響を及ぼすとされる[29]。

Wickstrϕm と Godtlibsen[40] は quazepam 15 mg ＋アルコールは placebo ＋アルコールとの間に差がなかったとして triazolam 0.25mg や flunitrazepam 1 mg に比して影響が少ないとしている（$p<0.05$）。

以上，quazepam 15mg は精神運動機能への影響はほとんどないが，quazepam 15mg が用量的に他の BZ 系睡眠薬と等価かどうかは特定されていない点に注意しておく必要がある。

V．わが国の臨床試験成績

わが国では，心療内科領域での不眠症を対象とした試験3編，手術前夜睡眠を対象とした試験2編の計5編の臨床試験が行われている。

1．心療内科領域での臨床試験

心療内科領域での不眠症患者32例を対象とした2週間にわたる試験[35]で，その最終全般改善度は表10にみるように全症例で「有効」以上が56.0%となり，10mg から20mg で高い成績が得られている。

副作用は軽度から中等度の眠気が6例(18.8%)にみられている。

次に，用量設定試験として10mg 群，20mg 群，placebo 群の3群による1週間の二重盲検比較試験が行われて表10にみる結果が得られている[33]。「有効」以上の有効率は，20mg 群が75.5%と最も高く，10mg 群（$p<0.05$），placebo 群（$p<0.01$）に有意差を示している。

副作用は，ふらつき，眠気，口渇，倦怠感など，いずれも BZ 系睡眠薬にみられるもので3群間に有意差なく，いずれも軽度なものであった。「覚醒時の気分」，「覚醒時の身体の状態」，「日中の眠

表10　心療内科領域における quazepam の臨床試験成績

1　用量設定試験のための予備試験(筒井ら，1992[35])

	著　効	有　効	やや有効	無　効	やや悪化	悪　化	極めて悪化	合計
全症例	4(12.5%)	14(56.3%)	7(78.1%)	6(96.9%)	1(100.0%)	0	0	32
A群(10→10)	1(14.3%)	5(85.7%)	0(85.7%)	1(100.0%)	0	0	0	7
B群(20→20)	2(20.0%)	4(60.0%)	2(80.0%)	2(100.0%)	0	0	0	10
C群(20→10)	0(0.0%)	0(0.0%)	1(100.0%)	0	0	0	0	1
D群(20→30)	0(0.0%)	4(50.0%)	3(87.5%)	0(87.5%)	1(100.0%)	0	0	8
E群(30→30)	0(0.0%)	1(50.0%)	0(50.0%)	1(100.0%)	0	0	0	2
F群(1W ：20)	1(25.0%)	0(25.0%)	1(50.0%)	2(100.0%)	0	0	0	4

2　用量設定試験（筒井ら，1992[33]）

	著　効	有　効	や　や 有　効	無　効	や　や 悪　化	悪　化	極めて 悪　化	計
10mg 群 累積%	7 (14.6)	16 (47.9)	11 (70.8)	13 (97.9)	1 (100.0)	0	0	48
20mg 群 累積%	15 (30.6)	22 (75.5)	7 (89.8)	4 (98.0)	1 (100.0)	0	0	49
プラセボ群 累積%	5 (10.4)	11 (33.3)	18 (70.8)	11 (93.8)	1 (95.8)	2 (100.0)	0	48

3　Nitrazepam との二重盲検比較試験(筒井ら，1992[34])

	著　効	有　効	や　や 有　効	無　効	や　や 悪　化	悪　化	極めて 悪　化	計	Wilcoxon の 順位和検定	χ^2検定 「有効」以上
quazepam 群 累積%	12 (25.0)	21 (68.8)	8 (85.4)	5 (95.8)	1 (97.9)	1 (100.0)	0	48	t(∞)＝ 2.419 p＝0.016	$\chi^2(1)=6.570$ p＝0.010
nitrazepam 群 累積%	5 (9.8)	17 (43.1)	19 (80.4)	9 (98.0)	0 (98.0)	1 (100.0)	0	51		

気」,「日中の身体の状態」の各項目とも20mg 群が10mg 群および placebo 群より優れており，懸念された翌日への持ち越し効果はみられず，とくに「日中の身体の状態」は20mg 群が10mg 群より有意に優れ，placebo 群に差のある傾向を認めている。これは被験者が単に不眠症を有するものではなく，神経症，うつ病，うつ状態あるいは心身症患者で不眠を訴えるものを対象としており，quazepam およびその活性代謝物が基礎疾患に治療的に作用した可能性が考えられる。

そこで，第III相試験として主に神経症性，うつ病あるいはうつ状態に伴う不眠症患者を対象に quazepam 20mg とnitrazepam 5 mg の 2 週間におよぶ二重盲検比較試験が実施されている[34]。その総合効果判定は表10に示したように,「有効」以上で両群間に有意差がみられ（$p<0.05$),「寝つき」,「睡眠状態」,「覚醒時の身体の状態」において（$p<0.01$）の有意差が,「覚醒時の気分」および「日中の身体の状態」において($p<0.05$)の有意差が認められた。

表11　手術前夜睡眠に対する quazepam の臨床試験成績

1　quazepam の用量設定試験—flurazepam との比較(山村ら，1993[42])

	著　効	有　効	や　や 有　効	無　効	や　や 悪　化	悪　化	極めて 悪　化	計
Q7.5mg 群	4 (11.8)	13 (50.0)	13 (88.2)	4 (100.0)	0	0	0	34
Q15mg 群	6 (17.6)	15 (61.8)	5 (76.5)	6 (94.1)	2 (100.0)	0	0	34
Q30mg 群	8 (26.7)	16 (80.0)	4 (93.3)	2 (100.0)	0	0	0	30
F15mg 群	5 (15.2)	17 (66.7)	8 (90.9)	2 (97.0)	1 (100.0)	0	0	33

Q：quazepam，F：flurazepam　　　　( )：累積%

2　flurazepam との二重盲検比較試験（山村ら，1991[43]）

	著　効	有　効	や　や 有　効	無　効	や　や 悪　化	悪　化	極めて 悪　化	計	Wilcoxon の 2 標本検定	χ^2検定 「有効」以上
quazepam 群	32 (35.2)	37 (75.8)	13 (90.1)	7 (97.8)	2 (100.0)	0	0	91	t(∞)＝1.776 p＝0.076△	$\chi_0^2(1)=4.464$ p＝0.035*
flurazepam 群	27 (28.1)	32 (61.5)	25 (87.5)	5 (92.7)	5 (97.9)	1 (99.0)	1 (100.0)	96		

△：有意傾向（p＜0.1），＊：有意差（p＜0.05）　　　　( )：累積%

副作用については，発現率18.5%対13.6%とわずかに quazepam 群が高いが有意差を認めていない。

以上，quazepam 20mg はnitrazepam 5 mg を有意に上回る効果を示し，安全性は同等である成績をあげ，有用性でも有意差を示している。ただし，日常の臨床では nitrazepam 10mg も汎用されており，用量的に quazepam 20mg とnitrazepam 5 mg がequivalent であると決めつけるのは早計であろう。

2．手術前夜睡眠に対する臨床試験

手術前夜の手術に対する不安・緊張感，疾病による痛みなどから生じる不眠に対して，まず flurazepam を対照薬とした用量設定試験が麻酔科領域で行われている[42]。手術前夜 9 時に 1 回投与する方式で quazepam 7.5mg，15mg，30mg の 3 用量と flurazepam 15mg の 4 群比較の試験で，総合効果判定は表11にみるとおりで，quazepam 30mg 群が最も優れた効果を示し，quazepam 7.5mg より優れる傾向を示している。副作用はほとんど認められず，安全性に問題はなかった。

そこで，第III相試験として quazepam とflurazepam の各30mg を手術前夜に 1 回投与する二重盲検比較試験を行った[43]。総合効果は「有効」以上で75.8%対61.5%と flurazepam 群が χ^2検定で有意差（p＜0.05）が，Wilcoxon の 2 標本検定で有意傾向（p＜0.1）が，それぞれ認められている（表11)。安全性においては両群で差がなく，ともに安全性は高いことから，quazepam は flurazepam と総合効果で同等以上，安全性では同等となり，有用性の高い薬剤であると考えられている。

以上，心療内科領域でみる不眠症に対して

表12　BZ受容体作動薬系睡眠薬の製造承認許可年

nitrazepam	中間作用型	1967
estazolam	中間作用型	1975
flurazepam	長時間作用型	1975
nimetazepam	中間作用型	1976
haloxazolam	長時間作用型	1980
triazolam	超短時間作用型	1982
flunitrazepam	中間作用型	1983
etizolam[1]	短時間作用型	1983
midazolam	超短時間作用型	1988
brotizolam[1]	短時間作用型	1988
rilmazafone	短時間作用型	1989
zopiclone[2]	超短時間作用型	1989
lormetazepam	短時間作用型	1990
quazepam	長時間作用型	1999

1：thienodiazepines
2：cyclopyrrolone

quazepamの効果は20mgが最も高い効果を示し，手術前夜の不眠には30mgが優れる成績となり，ともに安全性が高く，有用性の高い睡眠薬であると評価されている。

Ⅵ．Quazepamの位置づけ

不眠に悩む人達の治療の主体はBZ受容体作動薬としてのBZ系睡眠薬が中心となっている。現在，わが国には1967年に導入されたnitrazepamをはじめ，thienodiazepine誘導体，cyclopyrrolone誘導体および麻酔導入薬としてのmidazolamを含めるとquazepamが14番目となる（表12）。通常，BZ系睡眠薬は消失半減期の長さから4つに分類され（表12），quazepamは未変化体のみならず活性代謝物としてのOQ，DOQいずれも長時間作用型に位置づけられる。しかもDOQはflurazepam，fludiazepam，flutoprazepam，flutazolam，loflazepateの活性代謝物と同じdesalkylflurazepamである。こうした活性代謝物を有するquazepamの位置づけはどうなるのか考えてみたい。

QuazepamとOQはBZ_1受容体選択性が強いことから，BZとしての臨床作用は図8のようにイメージされる。長期投与に至れば，DOQが最も血中濃度が高くなるとはいえ，quazepamとOQの血中濃度もかなりの値が維持されることになる。反跳性不眠，早朝不眠をきたさず，日中の抗不安作用をも発揮しながら催眠作用をもたらすといったdesalkylflurazepamとの共通した特徴を示しながら，BZ_1受容体選択的薬物としての特徴も持ち続けると考えられる。したがって，催眠鎮静作用が中心となり，抗不安作用は十分に保ちながら，通常のdesalkylflurazepam群のBZ系薬物よりは筋弛緩作用が弱いことが期待される。臨床用量依存の傾向もより弱くなっていることも期待したい。

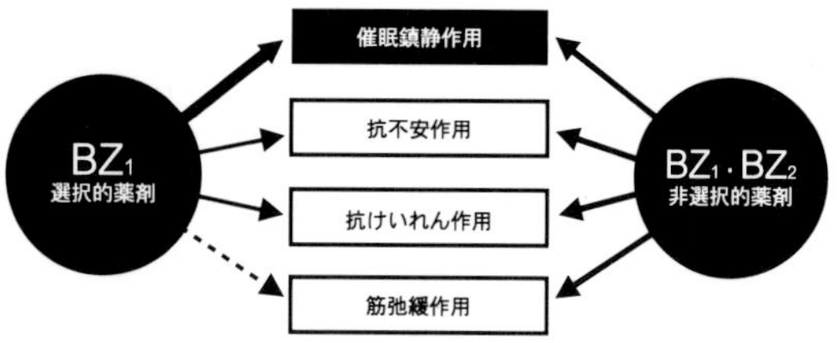

図8　Benzodiazepine受容体subtype, BZ_1, BZ_2受容体の薬理作用（イメージ図）

わが国で実施された短期間の臨床試験で，quazepamがflurazepamより有意に優れる成績を示しえたのも，quazepamの作用の本体はBZ_1受容体選択性を有するquazepamとOQとの作用によるものと考えれば，図8のイメージが生きてくる。長時間作用型のBZ系睡眠薬に属しながら，持ち越し効果が弱く，日中の抗不安作用を示し，筋弛緩作用も弱いことから，高齢者にも使いうるとの特徴をも加えてみたい。

おわりに

Quazepamの海外データは1980年代前半のものであり，わが国でのデータは1990年代初めといういずれも古い資料である。米国での開発から数えると20年に及ぶ古い睡眠薬ということになる。なぜ，このように古いBZ系睡眠薬が今になって承認されて出て来たかについては，別の機会に述べるとして，quazepamの資料を繙いてみると，BZ_1受容体選択性という特徴が出てきた。米国のベストセラー睡眠薬のzolpidemも，治験中のzaleplonもともにBZ_1受容体選択性が謳い文句である。いずれも超短時間作用型で，非選択性の活性代謝物は持っていないのではあるが，quazepam はBZ$_1$受容体選択性の元祖であり，長時間作用型である特徴ともども臨床の現場でどう生かすべきか考えながら使ってみたいものである。

文　献

1) Aden, G. C., Thatcher, C. : Quazepam in the short-term treatment of insomnia in out-patients. J. Clin. Psychiatry, 44 : 454-456, 1983.
2) Ankier, S. I., Goa, K. L. : Quazepam. A preliminary review of its pharmacodynamic and pharmacokinetic properties, and therapeutic efficacy in insomnia. Drugs, 35 : 42-62, 1988.
3) Barnett, A., Iorio, L. C., Billard, W. : Novel receptor specificity of selected benzodiazepines. Clin. Neuropharmacol. 8 (Suppl. 1) : s8-s16, 1985.
4) Browne, J. L., Hauge, K. J. : A review of alprazolam withdrawal. Drug Intel. Clin. Pharm., 20 : 837-841, 1986.
5) Caldwell, J. R. : Short-term quazepam treatment of insomnia in geriatric patients. Pharmatherapeutica, 3 : 278-282, 1982.
6) Chung, M., Hilbert, M., Gural, R. P. et al. : Multi-dose quazepam kinetics. Clin. Pharmacol. Ther., 35 : 520-524, 1984.
7) Forrest Powell, W. : The hypnotic activity of quazepam and placebo compared in presurgical patients. Curr. Ther. Res., 32 : 590-596, 1982.
8) Gélinas, B., Thorsteinson, L., Lapierre, Y. D. : A placebo-controlled assessment of quazepam as a hypnotic. Curr. Ther. Res., 31 : 992-998, 1982.
9) Goethe, J. W., Kader, G. : Short-term clinical study of quazepam 15mg in outpatient insomniacs. Curr. Ther. Res., 32 : 150-156, 1982.
10) 平成８年度健康づくりに関する意識調査—報告書—：財団法人健康・体力づくり事業財団.
11) Hernandez Lara, R., Leal Del Rosal, P., Ponce, J. C. : Short-term study of quazepam 15 milligrams in the treatment of insomnia. J. Int. Med. Res., 11 : 162-166, 1983.
12) Hilbert, J. M., Chung, M., Radwanski, E. et al. : Quazepam kinetics in the elderly. Clin. Pharmacol. Ther., 36 : 566-569, 1984d.
13) Kales, A., Bixler, E. O., Vela-Bueno, A. et al. : Comparison of short and long half-life benzodiazepine hypnotics : triazolam and quazepam. Clin. Pharmacol. Ther., 40 : 378-386, 1986b.
14) Kales, A., Bixler, E. O., Soldatos, C. R. et al. : Quazepam and flurazepam : long-term use and extended withdrawal. Clin. Pharmacol. Ther., 32 : 781-788, 1982.
15) 川崎博己，占部正信，貫周子ほか：新しいベンゾジアゼピン系催眠薬 Sch 161（Quazepam）の脳波学的研究．日薬理誌，90：221-238, 1987.
16) Langer, S. Z., Arbilla, S., Scatton, B. et al. : Receptors involved in the mechanism of action of zolpidem. In : Imidazopyridines in Sleep Disorders (ed. Sauvanet, S. P.), pp. 55-70, Raven Press, New York, 1988.
17) Maiman, D. J. : Effect of short-term quazepam treatment on outpatients with insomnia. Curr. Ther. Res., 30 : 1005-1013, 1981.
18) Mamelak, M., Csima, A., Price, V. : The effects of quazepam on the sleep of chronic insomniacs. Cur. Ther. Res., 29 : 135-147, 1981.
19) Mamelak, M., Csima, A., Price, V. : A comparative 25-night sleep laboratory study on the effects of quazepam and triazolam on chronic insomniacs. J. Clin. Pharmacol., 24 : 65-75, 1984.
20) Mendels, J., Stern, S. : Evaluation of the short-term treatment of insomnia in out-patients with 15 milligrams of quazepam. J. Int. Med. Res., 11 : 155-161, 1983.
21) 村崎光邦：睡眠薬，抗不安薬，睡眠薬（三浦貞則監修）．pp. 270-338，星和書店，東京，1997.
22) Nikaido, A. M., Ellinwood, Jr. E. H. : Comparison of the effects of quazepam and triazolam on cognitive-neuromotor performance. Psychopharmacology, 92 : 459-464, 1987.
23) Noveck, R. J., La Nasa, J. A. : A single dose, double-blind comparison of the hypnotic activity of quazepam with placebo in presurgical patients. Clin. Res., 30 : 819A, 1982.
24) O'Hair, D. E., Winsauer, H. J. : Evaluation of short-term treatment with 30mg of quazepam in insomniac outpatients. Clin. Ther., 4 : 291-301, 1981.

25) 大川匡子，内山真，亀井雄一ほか：睡眠障害の疫学と治療の意義．臨床精神薬理，1：907-911，1998．
26) Ongini, E., Mariotti, M., Mancia, M.: Effects of a new benzodiazepine hypnotic (quazepam - SCH 16134) on EEG synchronization and sleep-inducing mechanisms in cats. Neuropharmacology, 21: 405-412, 1982b.
27) Ongini, E., Parravicini, L., Bamonte, F. et al.: Pharmacological studies with quazepam, a new benzodiazepine hypnotic. Arzneim. Forsch., 32: 1456-1462, 1982c.
28) Scharf, M. B.: Feasibility of an every-other-night regimen in insomniac patients: subjective hypnotic effectiveness of quazepam, triazolam, and placebo. J. Clin. Psychiatry, 54: 33-38, 1993.
29) Seletu, B., Grünberger, J., Sieghart, W.: Nocturnal traffic noise, sleep, and quality of awakening: neurophysiologic, psychometric, and receptor activity changes after quazepam. Clin. Neuropharmacol., 8 (Suppl. 1): 574-590, 1985.
30) Sieghart, W., Schuster, A.: Affinity of various ligands for benzodiazepine receptors in rat cerebellum and hippocampus. Biochem. Pharmacol., 33: 4033-4038, 1984.
31) 田中正敏，桑原啓郎，磯崎宏ほか：Benzodiazepine 系睡眠薬と終夜睡眠パターン—新しいbenzodiazepine 系睡眠薬，quazepam (Sch 161) の健康人終夜脳波パターンに及ぼす影響—．臨床と研究，67：561-570，1990．
32) Tellez Martinez, H., Torres Serna, C.: Short-term treatment with quazepam of insomnia in geriatric patients. Clin. Ther., 5: 174-177, 1982.
33) 筒井末春，桂戴作，河野友信ほか：Sch 161の心療内科領域における用量設定試験—placebo との二重盲検比較試験—．臨床医薬，8：335-356，1992．
34) 筒井末春，桂戴作，河野友信ほか：Sch 161の睡眠障害に対する第III相比較試験—nitrazepam を対照薬とした二重盲検比較試験—．臨床医薬，8：357-374，1992．
35) 筒井末春，中野弘一，坪井康次ほか：Sch 161 の心療内科領域における第II相臨床治験—用量設定試験のための予備試験—．臨床医薬，8：31-53，1992．
36) Uhthoff, H. K., Aggerwal, A.: A clinical study of quazepam in hospitalized patients with insomnia. J. Int. Med. Res., 9: 288-291, 1981.
37) 浦田重治郎，亀井雄一，富山三雄ほか：総合病院外来における睡眠薬調査および睡眠障害について．「睡眠障害の診断・治療及び疫学に関する研究」厚生省精神・神経疾患研究委託費，平成7年度研究報告書，25-31，1996．
38) Wamsley, J. K., Hunt, M. A. E.: Relative affinity of quazepam for type-1 benzodiazepine receptors in brain. J. Clin. Psychiatry, 52: 9 (suppl.): 15-20, 1991.
39) Wickstrφm, E., Allgulander, C.: Comparison of quazepam, flunitrazepam and placebo as single-dose hypnotics before surgery. Eur. J. Clin. Pharmacol., 24: 67-69, 1983.
40) Wickstrφm, E., Godtlibsen, O. B.: The effects of quazepam, triazolam, fluntitrazepam and placebo, alone and in combination with ethanol, on day-time sleep, memory, mood and performance. Hum. Psychopharmacol., 3: 101-110, 1988.
41) Winsauer, H. J. O'Hair, D. E., Valero, R.: Quazepam: short-term treatment of insomnia in geriatric outpatients. Curr. Ther. Res., 35: 228-234, 1984.
42) 山村秀夫，芦沢直文，原　理他：手術前夜睡眠に対する Sch 161 (quazepam) の用量設定試験—塩酸フルラゼパムとの二重盲検比較試験—．薬理と臨床，3：1575-1590，1993．
43) 山村秀夫，芦沢直文，川島康男他：手術前夜睡眠に対する Sch 161 (quazepam) の第III相試験—塩酸フルラゼパムとの二重盲検比較試験—．薬理と治療，19：4957-4973，1991．
44) Yanagita, T.: Dependence potential of the benzodiazepines: use of animal models for assessment. Clin. Neuropharmacol., 8 (Suppl. 1): S118, 1985.
45) Zampaglione, N., Hilbert, J. M., Ning, J. et al.: Disposition and metabolic fate of ^{14}C-quazepam in man. Drug Metab. Dispos., 13: 25-29, 1985.

臨床精神薬理　3：949-974, 2000

New drug 新薬紹介

Paroxetineの基礎と臨床

村崎光邦*

Key words : *depression, OCD, SSRI, paroxetine, antidepressant*

はじめに

今日では，リストラの嵐が吹きすさび，厳しい社会・経済的背景の改善を見ないまま，うつと不安と不眠の時代はさらに加速されている。いきおい，精神科外来を受診されるうつ病・うつ状態の症例数はふえ続け，fluvoxamineの導入とともにうつ病治療への抵抗感が弱まり，未治療のまま我慢してきた人達も治療場面へ比較的容易に訪れる時代となりつつある。

海外でのうつ病・うつ状態の疫学的調査[50]でその罹病率の高さに驚かされてきたわれわれも，実際の日常の診療活動を通して，決してわが国も例外でないことが明らかにされつつある。

ここに，SSRIの第2号としてparoxetineの承認が近いことを知り，1つでも多くのうつ病治療薬の出現を望む立場にある者にとってうれしい話である。ここでは，paroxetineの基礎と臨床について各報告をまとめ，紹介したい。

Preclinical and clinical features of paroxetine.

*CNS薬理研究所
〔〒228-0803 神奈川県相模原市相模大野3-1-7 エピカ京屋ビル3F〕
Mitsukuni Murasaki : Institute of CNS Pharmacology. 3-1-7-3F, Sagamiohno, Sagamihara, Kanagawa, 228-0803 Japan.

Ⅰ．Paroxetine導入の経緯

Paroxetineは，1976年デンマークのFerrosan社で基礎試験が開始されたphenylpiperidine系化合物で，(−)-trans-4-(p-flurophenyl)-3-[(3, 4-methylene-dioxyphenoxy) methyl] piperidineとして図1のような化学構造を有している。

1978年 Buus Lassen[7]が最初の基礎データを公表しており，その後の臨床的開発の経緯は表1に示す通りである。わが国では，当時サンスター社が導入して第Ⅰ相試験が行われたが[62]，開発はそのまま中断されていた。その後，1989年fluoxetineがアメリカで発売されて爆発的な処方の伸びを示し，続いてsertraline，paroxetineともども著しい伸びを示すとともにSSRIなる用語も定着してきた。わが国でも，1989年fluvoxamineが導入されて開発が始まり[61]，sertealineの治験が始まるに及んで，SmithKline Beacham社も1992年自らが導入・開発することになり，1985年時の第Ⅰ相試験に追加して20mgの単回および1日1回10日間の反復投与試験が行われたのち[63,64]，第Ⅱ相試験以降の治験に入ったのである。なお，海外における適応疾患の承認状況は表2に示した。

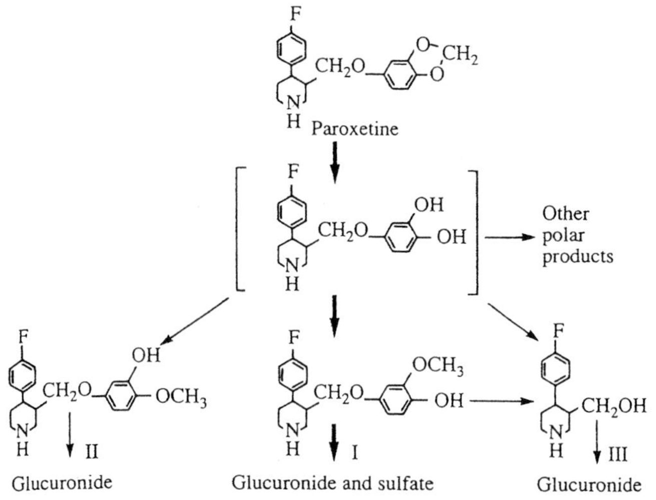

図1　**Paroxetine の代謝経路**（Tulloch ら）
Tulloch, I. F., Jonson, A. M. : J. Clin. Psychiatry, 53 [2, suppl] : 7-12, 1992.

表1　国の内外における paroxetine 開発の経緯

〈海外における経緯〉	
1976年	デンマークの Ferrosan 社で基礎試験が開始。
1978年	Buus Lassen が基礎データを公表。
1981年	イギリスの SmithKline-Beacham 社で第Ⅰ相試験が開始。
1990年	抗うつ薬としてイギリスで承認。
1992年	抗うつ薬としてアメリカで承認。
〈国内における経緯〉	
1985年	日本のサンスター社で第Ⅰ相試験。
1992年	SmithKline-Beacham 製薬㈱で第Ⅰ相試験以降の治験が引き継がれた。
1998年	申請（厚生省へ）
2000年	承認予定

Ⅱ．非臨床試験のデータ

1．神経伝達物質の再取り込み阻害作用

Paroxetine はセロトニン（5-HT）の前シナプスでの強力かつ選択的な再取り込み阻害作用を有して，後シナプス部での5-HT 活性を持続させ，5-HT 作動性神経伝達を増強する[36,84]。その作用を他の SSRI や三環系抗うつ薬（TCA）と比較した成績は表3に示されるように，再取り込み阻害作用の Ki 値は全薬剤中，sertraline に次いで強く，ノルアドレナリン（NA）との選択性も citalopram，sertraline に次いで強い。この強力かつ選択的な5-HT 再取り込み阻害作用が paroxetine のうつ病や5-HT 関連障害への臨床効果へ直結していると考えられる。

2．脳内各種受容体への親和性

SSRI の持つ選択性という意味は，選択的に5-HT の再取り込み阻害作用を有するということの他に，TCA と異なり，脳内の各種受容体への親和性を示さないことをも含めている。

表4に Hyttel[33] のデータのまとめを挙げたように，SSRI と TCA との差は歴然と示されている。これらはいずれも抗コリン性副作用，鎮静作用，起立性低血圧，頻脈，肥満など TCA の呈する副作用との関連で，SSRI の利点として大きくとりあげられている。ところで，paroxetine の呈するムスカリン受容体への親和性は他の SSRI より高いことが明らかにされているが，後述するように，臨床的には力価の点で5-HT の再取り込み阻害作用を示す用量より高いところでの親和性であり，臨床用量の範囲内では他の SSRI と同様に抗コリン作用を惹起しないとされている。

なお，paroxetine の長期投与で，① β 交感性神経受容体の down-regulation は生じないこと[65]，②神経細胞体樹状突起上および神経終末の

表 2　主要国における承認等の状況（平成10年 9 月現在）

国名	販売名	うつ病	パニック障害	強迫性障害	社会恐怖症
アメリカ	Paxil	1992.12.29	1996. 5. 7	1996. 5. 7	1999.
カナダ	Paxil	1993. 5. 4	1995.11. 9	1995.11. 9	1999.
イギリス	Seroxat	1990.12.11	1995.11. 7	1995. 8. 9	1998. 9.21
フランス	Deroxat	1992. 6.24	1996. 3.14	1996. 3.14	
ドイツ	Seroxat Tagonis	1992. 6.23	1996.11.19	1996.11.19	
イタリア	Seroxat	1992.12.31	1996. 4.23	1996. 4.23	
スペイン	Seroxat	1992. 7.31	1996. 2.16	1995.12. 5	

表 3　抗うつ薬の in vitro における生体アミン取り込みの効果（Hyttel, 1994）

Drug	5-HT uptake	NA uptake	DA uptake	5-HT selectivity $IC_{50}NA / IC_{50}5\text{-}HT$
Citalopram	1.8	6100	40000	3400
Sertraline	0.19	160	48	840
Paroxetine	0.29	81	5100	280
Fluvoxamine	3.8	620	42000	160
Fluoxetine	6.8	370	5000	54
Clomipramine	1.5	21	4300	14
				NA selectivity $IC_{50}5\text{-}HT / IC_{50}NA$
Amitriptyline	39	24	5300	1.6
Trimipramine	2100	1200	6600	1.8
Imipramine	35	14	17000	2.5
Mianserin	1100	22	39000	50
Nortriptyline	570	3.4	3500	170
Protriptyline	250	1.5	3300	170
Desipramine	200	0.83	9100	240
Lofepramine	880	2.7	3300	330
Maprotiline	5300	8.0	99000	660

IC_{50} values, nM.,　NA : noradrenaline,　DA : dopamine

表 4　In vitro における SSRIs の脳内受容体結合プロフィール（Hyttel, 1994）

	D_1	D_2	$5\text{-}HT_{1A}$	$5\text{-}HT_{2A}$	$5\text{-}HT_{2C}$	α_1	α_2	β	H_1	ACh
^3H-ligand	SCH23390	Spiperone	8-OH-DPAT	Ketanserin	Ly278584	Prazosin	Idazoxan	Dihydro-alprenolol	Mepyramine	QNB
Citalopram	22000	33000	15000	5600	630	1600	18000	>100000	350	5600
Sertraline	6300	24000	100000	8500		2800	1800	14000	10000	1100
Paroxetine	15000	52000	>100000	18000	20000	19000	8900	35000	19000	210
Fluvoxamine	>100000	66000	>100000	12000	6700	4800	1900	89000	11000	34000
Fluoxetine	10000	32000	79000	710	1600	14000	2800	18000	3200	3100
Clomipramine	190	430	28000	54		60	1800	22000	54	67

IC_{50} values, nM.

5-HT 自己受容体（5-HT_{1A}，5-$HT_{1B/1D}$）の反応性が低下することの2点が確認されている。この自己受容体の反応性低下は活動電位が発生する度に放出される5-HT の量の増加と関連することから，paroxetine の臨床上の治療効果にもつながると考えられている[8)]。

Ⅲ．睡眠および精神運動機能，心・血管系への影響

1．睡眠パターンへの作用

抗うつ薬はレム睡眠潜時を延長させることと，レム睡眠そのものを減少させる作用を有して，この作用が抗うつ効果と直結するとの考え方が古くからある[72,90)]。内因性うつ病の睡眠障害の本態が一夜の睡眠リズムの前倒しと早朝覚醒にあるとされることと関連している。とくに，レム睡眠への影響が抗うつ作用と直結するとされ，単回投与で paroxetine がレム睡眠を抑制することが知られている[74)]。

入院中のうつ病患者40名を対象とした，paroxetine 30mg/日と amitriptyline 150mg/日との4週間の比較試験で，paroxetine は，①早期からレム睡眠を著明に抑制し，②投与期間中この作用は持続し，③投与中止後すぐに消失し，一部反跳現象も認めたとされている。Amitriptyline にも同様な効果が認められたが，その効果は小さかったという。なお，amitriptyline は入眠潜時を短縮させ，総睡眠時間を増大させたのに対して，paroxetine は入眠潜時を延長させる。この比較試験で，amitriptyline に明らかに鎮静作用が強いが，抗うつ作用は同等であり，抗うつ作用と鎮静作用とは関連がないとしている[80)]。

健常者を対象とした試験では，覚醒回数が増加し，全睡眠時間が短縮するとされているように，SSRI そのものは睡眠を悪化させる作用を有して，有害事象として不眠を呈することはよく知られている。ただし，うつ病患者では抗うつ作用による症状改善とともに自覚的な睡眠障害が改善してくると考えられている[42)]。

2．精神運動機能への影響

Paroxetine 30mg/日は精神運動機能に影響しないとのデータが多く，抗 H_1 受容体作用や抗コリン作用を有する TCA に比して有利である。とくに，高齢者うつ病や脳の器質的障害を有する症例には使い易いことになる。むしろ，critical flicker fusion test で機能を若干亢進させるとの報告がある[43)]。Citalopram がわが国で脳代謝賦活薬としての治験に入って失敗はしているが，SSRI には脳代謝賦活作用があるといえよう。

なお，alcohol の中枢神経抑制作用を増強しないとの報告がある[12)]。

3．心・血管系への作用

TCA の心・血管系への作用が自殺企図での大量服用で死に至らしめる最大の欠点の1つとなっているのに対して，SSRI ではその安全性がうたわれている。Paroxetine でも，大量服用20例のうち，死亡例や昏睡例はなかったとして安全性が確認されている[6,34)]。

臨床用量での心電図や心拍数への影響をみた試験で，TCA よりはるかに弱いことが示唆されているが，例えば TCA の中で最も心・血管系への作用が弱いとされている nortriptyline との比較試験でも，nortriptyline 群にみられた心拍数の増加，PR 間隔，QT_c 間隔の延長が paroxetine 群にはみられていない[38)]。この作用の弱さは5-HT 神経系への選択性の高さからくるものであり，高齢者への投与での安全性が証明されている。

Ⅳ．薬物動態学的所見

1989年 Kaye ら[41)]による健常者を対象とした試験では，表5にみるように個体間変動が大きい。30日間反復投与時の成績では，t_{max} を除いてすべてのパラメーターが増大しており，非線形の体内動態を示している。

血漿中濃度は7～14日後に定常状態に到達することから，血漿中濃度と臨床効果や忍容性との間に相関性が認められていない。

わが国で実施された第Ⅰ相試験では，20mg10日間の投与試験で，単回投与時と反復投与時を比

較すると，最終投与時の C_{max} および $AUC_{0\text{-}24}$ は単回投与後の C_{max} および $AUC_{0\text{-}24}$ に比べてそれぞれ5倍および4倍の高値を示し，薬物動態上の非線形性がここでも示されている。10mg, 20mg, 40mg の単回投与時の薬物動態でも非線形性が認められている（表6）[64]。

表5　健常人15例における paroxetine 30mg 単回経口投与後および30日間反復経口投与後の体内動態パラメーター（Kaye ら，1989）

薬　物	平均値（レンジ）	
	単回投与	30日間反復投与
C_{max} （μg/L）	14(1-39)	62(9-105)
C_{min} （μg/L）	3(0-8)	36(9-70)
t_{max} （h）	5(2-6)	5(5-6)
$t_{1/2}$ （h）	10(3-14)^{a}	21(9-30)
AUC_{∞} （μg/L・h）	191(8-526)	1974(100-4095)
AUC_{24h} （μg/L・h）	145(7-415)	1020(87-1911)

^{a}健常人29例において20または30mg 単回投与後の paroxetine の平均 $t_{1/2}$ は，約21時間であった。
略語：AUC_{∞}＝無限大時間まで外挿した血漿中濃度-時間曲線下面積；AUC_{24h}＝投与時間後までの血漿中濃度-時間曲線下面積；C_{max}＝最高血漿中濃度；C_{min}＝最低血漿中濃度（投与24時間後に測定）；t_{max}＝C_{max} 到達時間；$t_{1/2}$＝消失半減期。

このように，paroxetine は反復投与時あるいは増量時に非線形性の体内動態を示し，血漿中濃度および最終消失半減期が用量に比例しない上昇・延長を示すことがある。これは paroxetine の代謝酵素である CYP2D6 が飽和するためと考えられている[69,77]。ただし，20〜50mg/日投与時では paroxetine の体内動態はわずかな非線形性を示すにすぎないともいわれる[41]。なお，参考までに，SSRI の薬物動態学的パラメーターの比較をあげておく（表7）[16]。

Paroxetine はCYP2D6 で代謝されるとともに，CYP2D6 の阻害作用を有する。中間代謝物の M_2 はこれ自体には活性はないものの，CYP2D6 の阻害作用を有するとされている（表8）。

海外での高齢者，肝・腎障害を有する症例では $t_{1/2}$，C_{max}，AUC などの上昇がみられることから，用量調節上の注意が必要で，10mg から開始して 40mg までとするのがよいとされている[4,20,23,46]。

表6　健常成人に paroxetine 20mg を単回および10日間反復経口投与した時の paroxetine の血漿中薬物動態学的パラメーター（村崎ら，2000）

被験者番号	単回投与					反復投与				
	C_{max} (ng/mL)	T_{max} (hr)	$AUC_{0\text{-}inf}$ (ng・hr/mL)	$T_{1/2}$ (hr)	CL/F (L/min)	C_{max} (ng/mL)	T_{max} (hr)	$AUC_{0\text{-}24}$ (ng-hr/mL)	$T_{1/2}$ (hr)	CL/F (L/min)
A	6.7	6	110	7.7	3.04	40.2	6	690	10.3	0.483
B	8.5	5	203	15.3	1.65	78.2	4	1234	22.4	0.270
C	27.7	6	528	10.2	0.63	60.5	5	868	11.1	0.384
D	10.7	3	162	10.7	2.06	67.8	5	1110	15.5	0.300
E	27.5	5	777	17.3	0.43	100.7	3	1806	22.7	0.185
F	10.4	6	188	10.3	1.77	63.1	6	1085	16.4	0.307
G	5.2	5	51	5.1	6.52	29.1	4	400	10.4	0.822
H	3.5	1	21	2.2	16.25	36.5	5	526	11.9	0.634
平均値	12.5	4.6	255	9.9	4.04	59.5**	4.8	965**	15.1**	0.425
（反復/単回）	—		—		—	(4.8)		(3.8)		(0.1)
標準偏差	9.6	1.8	262	5.0	5.29	23.8	1.0	449	5.1	0.216
変動係数	0.77	0.39	1.03	0.51	1.31	0.40	0.21	0.47	0.34	0.51

** $p<0.01$（対応のある t 検定，vs 単回投与）

表7　健常人におけるSSRIの薬物動態学的パラメーター（De Vane，1992）

パラメーター	FLX	FLV	PAR	SERT
T_{max}（時間）	4-8	2-8	3-8	6-10
消失半減期（時間）	84[a]	15	21	26
	(26-220)	(13-19)	(4-65)	(NA)
蛋白結合（%）	95	77	95	≧97
定常状態に達する時間（日）	14-28	10	4-14	NA
分布容積（L/kg）	25	＞5	13	25[b]
	(12-42)	(NA)	(3-28)	(NA)
血漿クリアランス (L/hr/kg)	0.29	NA	0.76	NA
	(0.09-0.53)		(0.21-1.31)	
活性代謝物	NORFLX	None	None	DMSERT

略語：DMSERT＝desmethylsertraline，FLV＝fluvoxamine，FLX＝fluoxetine，NA＝not available，NORFLX＝norfluoxetine，PAR＝paroxetine，SERT＝sertraline.

a. norfluoxetine の消失半減期は146時間（77-235時間）

b. 動物試験での値

表8　ヒト肝ミクロソームにおける2-hydrosparteineの代謝抑制の抑制係数（Ki）（Crewe ら，1992）

Compound	Ki（μm）
Paroxetine	0.15
M-Ⅰ glucuronide *	＞200
M-Ⅰ sulphate *	120
M-Ⅰ	16
M-Ⅱ	0.5
M-Ⅲ	＞20
Fluoxetine	0.60
Norfluoxetine *	0.43
Sertraline	0.70
Citalopram	5.1
Fluvoxamine	8.2
Clomipramine	2.2
Desipramine	2.3
Amitriptyline	4.0
Quinidine	0.03
Thioridazine	0.52
Metoprolol	37
Lignocaine	200
Antipyrine	＞3000

*主な代謝物

表9　Paroxetineのplaceboとの比較試験における被験者の反応率（Claghorn ら，1992）

評価	週 1	2	3	4	6
HDRS スコア＜10					
paroxetine（n＝163）	3	7	23	33*	38*
placebo（n＝162）	2	3	15	20	24
CGI 重症度1か2					
paroxetine（n＝163）	3	4	12	30*	42*
placebo（n＝162）	1	3	12	18	27

* paroxetine 対placebo ≦0.05（Fisher's extract test）

Ⅴ．海外における臨床成績

1．うつ病に対する海外のデータから

欧米での臨床試験は，ほとんどが外来通院中あるいは入院中のDSM-ⅢRの大うつ病患者を対象としている。Hamiltonうつ病評価尺度HDRSの得点が50%以上低下した症例を有効例として判定しており，他にMontgomery-Asbergうつ病評価尺度MADRSやBeck-Rafaelsonメランコリー尺度を用いたものがある。

投与期間は6週間のものが多く，用量設定試験で1日1回20mgが至適用量とされ，必要に応じて10mgずつ漸増するとされている。比較試験で

表10　Placebo 群より有意に多く生じた paroxetine 群での有害事象（Claghorn ら，1992）

出現症状	paroxetine N＝168，％	placebo N＝169，％	placebo との差 ％
悪心	25	8	17
傾眠	20	8	12
発汗	13	2	11
不眠	15	5	10
無力感	11	2	9
便秘	14	5	9
口渇	17	8	9
下痢	16	8	8
射精異常	7	0	7
神経質	8	2	6
振戦	6	0	6
あくび	5	0	5
発疹	3	0	3
リビドー減退	3	0	3

paroxetine-placebo 間　$p \leq 0.05$，Fisher's extract test

は初期用量20mg/日が多く，一部に10～50mg/日の範囲での調節が行われている[31]。

(1)　Placebo との比較試験

Open trial の初期成績で20～50mg/日の用量で placebo より優れた抑うつ症状改善作用が認められているが，Claghorn ら[11]の大規模試験で，HDRS スコアの低下率で47.8％対32.6％と paroxetine が有意に優れていることが明らかにされている（表 9）。なお，この試験で HDRS スコアが，10未満へ低下した症例数と CGI（Clinical Grobal Impression）の重症度が 1 か 2 になった症例数は表 9 にみるように paroxetine 群が有意に多いものの，この有意差はともに第 4 週になって初めて認められている。有害事象で有意に多いものを表10に示したが，悪心が最も多く，傾眠と不眠が多いのもうなずけるが，便秘，口渇の多いのが目につき，5-HT 系への作用のみでは説明しえず，また，射精障害も明らかに多い。

その後の小規模試験で，paroxetine が優れる傾向は示したものの，有意差の認められなかったものが 2 つ報告されている[24,78]。

(2)　三・四環系抗うつ薬との比較試験

これまでに多くの比較試験が行われており，それらを網羅したのが表11である。Paroxetine の用量は20～40mg/日が最も多く，10～50mg/日，20～30mg/日，30mg/日などが散見される。全試験とも全般的有効性では同等となっているが，こまかくみると，HDRS スコアが50％以上低下した症例数（％）は paroxetine が imipramine，clomipramine，lofepramine に数値上は優っているのに対して amitriptyline との 4 つの比較試験では，いずれも対照薬群に高い数値が得られている。いかに amitriptyline がSSRI に対して強敵であるかがうかがわれる。とくに，入院患者を対象とした 2 つの試験で明らかで，Stuppaeck ら[82]の試験では 4 週時点で有意差がみられ，6 週時点で有意差がなくなっている。

(3)　他の SSRI との比較試験

抗うつ作用を他の SSRI と比較した試験は少なく，fluoxetine との 3 編，fluvoxamine との 2 編，sertraline との 1 編がまとめられている（表12）。

いずれも全般的有効性に差を認めていないが，De Wilde ら[17]の試験では paroxetine が fluoxetine より効果発現が早く（3 週目で HDRS スコア低下率30％対16％，$p<0.05$），不安症状についても 3 週時点で有意差（3.4対2.1，$p=0.01$）が認められている。しかし，入院患者を対象とした Tignol ら[85]の試験では効果発現，不安症状へ

表11　うつ病患者を対象とした paroxetine（PAR）と三・四環系抗うつ薬の比較臨床試験のまとめ
特に注記のない限り，いずれの試験も外来患者を対象に 6 週間の投与を行うプロスペクティブな無作為二重盲検試験である。(Gunasekara ら，1998)

出典	薬剤および用量(mg/日)	評価可能例数	評価尺度	HDRS スコア			全般的有効性[b]
				投与前値	投与前値から50%以上の低下を示した症例(%)	投与前値からの平均低下率(%)	
imipramine (IMI)							
Arminen ら[2)]	PAR 20-40	21	HDRS, MADRS, GA, BDI	24.0[d]	67[d]		PAR ≡IMI
	IMI 100-200	29		24.2[d]	65[d]		
Feighner ら[26)]	PAR 10-50	240	HDRS, MADRS, CGI,	26.4		37.9★	PAR ≡IMI
	IMI 65-275	237	CAS, PGE	26.2		35.1★	
	PLA	240		26.6		21.8	
Ohrberg ら[67)]	PAR 10-50	65	HDRS, BRMS	22.9	70.8		PAR ≡IMI
	IMI 50-250	65		22.2	60.0		
amitriptyline (AMI)							
Bignamini	PAR 20-30	125	HDRS, CGI	30[d]	60.0		PAR ≡AMI
& Raspisarda[5)]	AMI 75-150	133		30[d]	65.4		
Christiansen ら[9)]	PAR 20-40	67	HDRS, CGI, VAS, FAE	23.8		66.0	PAR ≡AMI
	AMI 50-150	67		24.2		71.5	
Möller ら[56)g]	PAR 30	84	HDRS, CGI	30.2	74.0		PAR ≡AMI
	AMI 150	76		29.7	87.0		
Stuppaeck ら[82)g]	PAR 20-50	68	HDRS, MADRS, CGI	28.6	63		PAR ≡AMI
	AMI 50-200	66		28.9	70		
clomipramine (CLO)							
Ravindran ら[71)]	PAR 20-40	479	MADRS, CS, CGI	29.7[i]	68.5[i]	58.2[i]	PAR ≡CLO
	CLO 75-150	474		29.1[i]	66.9[i]	56.7[i]	
Lofepramine (LOF)							
Moon & Vince[60)]	PAR 20-30	60	MADRS, CGI	25[di]	63[i]		PAR ≡LOF
	LOF 140-210	62		27[di]	54[i]		
maprotiline (MAP)							
Schnyder & Koller-Leiser[75)]	PAR 20-40	37	HDRS, MADRS, CGI, HSCL	25.6	60		PAR ≡MAP
	MAP 50-150	34		25.6	62		
Szegedi ら[83)]	PAR 20-40	254	HDRS, MADRS, HARS,	18.8	72		PAR ≡MAP
	MAP 100-150	258	CGI, RDS, BRMS, CAS	19.1	70		
Kasas ら[39)k]	PAR 20-40	65	HDRS, MADRS, CGI				PAR ≡MAP
	MAP 50-150	66					

[a] 一般に，試験対象はDSM-IIIR の大うつ病の基準を満たす患者であったが，Szegedi らの試験[83)]では RDC の大うつ病または小うつ病の基準を満たす患者を対象とした。Ravindran らの試験は，うつ病に不安を伴う（CS11以上）ことも選択基準とした。
[b] 全般的有効性は全ての評価尺度に基づく。
[c] 投与期間は12週間で，入院患者を対象とした。
[d] グラフからの推定値。
[e] 6 週間投与試験を完了後に 1 年間の継続投与期を設けた。
[f] 投与期間は 8 週間。
[g] 入院患者を対象とした。
[h] 投与期間は12週間であるが，8 週投与後の評価を有効性のデータとして示す。
[i] MADRS スコアのデータ
[j] 入院患者と外来患者を対象とした。
[k] この試験の報告は抄録のみ。著者は HDRS，MADRS および CGI スコアに基づき 2 薬剤の抗うつ効果は同等であると結論しているが，有効性のデータは報告されていない。

略語・記号：BDI＝Beck Depression Inventory ；BRMS＝Beck-Rafaelson Melancholia Scale ；CAS＝Covi Anxiety Scale ；CGI＝Clinical Global Impression ；CS＝Clinical Anxiety Scale ；FAE＝Final Assessment of Efficacy ；GA＝全般評価；HARS＝Hamilton Anxiety Rating Scale ；HDRS＝Hamilton Depression Rating Scale ；HSCL＝Hopkins Symptom Checklist ；MADRS＝Montgomery Asberg Depression Rating Scale ；PGE＝Patient Global Evaluation ；PLA＝プラセボ；RDC＝Research Diagnostic Criteria ；RDS＝Raskin Depression Scale ；VAS＝Visual Analogue Scale ；★プラセボとの比較で $p<0.05$；≡は有効性が同等であることを示す。

表12 大うつ病患者を対象とした paroxetine（PAR）と他の選択的セロトニン再取り込み阻害薬の比較試験のまとめ

特に注記のない限り，いずれの試験も 6 週間の投与を行うプロスペクティブな無作為化二重盲検試験である[a]。

出 典	薬剤および用量(mg/日)	評価可能例数	評価尺度	HDRS スコア：投与前値	HDRS スコア：投与前値から50%以上の低下を示した症例(%)	HDRS スコア：投与前値からの平均低下率(%)	MADRS スコア：投与前から50%以上の低下を示した症例(%)	全般的有効性[b]
fluoxetine（FLX）								
De Wilde ら[17)]	PAR 20-40	37	HDRS, MADRS,	27.0	68	64	65	PAR ≡FLX
	FLX 20-60	41	HSCL, CGI	28.2	63	53	61	
Ontiveros & Garcia-Barriga[68)]	PAR 20	60	HDRS, CGI	26.2	71	63		PAR ≡FLX
	FLX 20	61		26.4	67	59		
Tignol[85)]	PAR 20	89	MADRS, HARS,				75[f]	PAR ≡FLX
	FLX 20	87	HADS, CGI, VAS				78[f]	
fluvoxamine（FLV）								
Ansseau ら[1)]	PAR 20-30	56	HDRS, HARS, CGI	26.0	53	49		PAR ≡FLV
	FLV 50-200	64		26.5	50	46		
Kiev & Feiger[44)]	PAR 20-50	29	HDRS, CGI, HARS,	24.9[d]		12.9[e]		PAR ≡FLV
	FLV 50-150	29	HSCL	26.0[d]		13.5[e]		
sertraline（SER）								
Zanardi ら[94)]	PAR 20-50	13	HDRS, DDE					PAR ≡SER
	SER 50-150	24						

[a] 一般に，試験対象は入院患者のみであったが，Kiev & Feiger の試験では外来患者だけを対象とし，Ansseau らの試験では入院患者も外来患者も対象とした。De Wilde らの試験は，対象患者の入院・外来の別について特に記載がなかった。一般に，試験対象はDSM-IIIR の大うつ病の基準を満たす患者であったが，Zanardi らの試験ではDSM-IIIR の精神病的特徴を伴う大うつ病の基準に合致する患者を対象とした。

[b] 全般的有効性は全ての評価尺度に基づく。

[c] 投与期間は 7 週間。

[d] HDRS スコアの投与前値は，2 施設試験における施設 1 の症例のデータである。施設 2 の症例のうち，PAR 投与例および FLV 投与例における HDRS スコアの投与前値はそれぞれ，23.7および22.6であった。

[e] パーセント値は算出していない。提示した値は，投与前値から絶対低下である。

[f] この試験における PAR 投与例および FLX 投与例における MADRS スコアの投与前値は，それぞれ30.7および31.6であった。

略記：DDE＝Dimensions of Delusional Exporience ；HADS ：Hospital Anxiety and Depression Scale

の作用を含めていずれの項目にも有意差を認めていない。

Fluvoxamine とも同等の有効性を示している[1,44)]。入院中の妄想性うつ病を対象とした sertraline との比較試験では[94)]，症例数が46例と少ないものの，Dimensions of Delusional Experience（DDE）のスコアを 0 とした有効率は paroxetine 27％（6/22例），sertraline 75％（18/29例）と有意差（p＝0.003）が認められている。これは，paroxetine 群に副作用による中止が多かったのに対して（9/22例），sertraline 群には 0 であったことも影響しており，試験終了例での有効率は paroxetine 46％，sertraline 75％と有意差はない。Paroxetine 群に脱落が多かったのは，50mg/日への急速増量法によるとされるが，副作用による中止例が多く，有効率も数値的に低

表13　高齢の大うつ病患者における paroxetine（PAR）の比較試験のまとめ
特に注記のない限り，いずれの試験も外来患者を対象に 6 週間の投与を行うプロスペクティブな無作為化二重盲検試験である。

出　典	薬剤および用量（mg/日）	評価可能例数	年齢（歳）	評価尺度	HDRS スコア 投与前値	HDRS スコア 投与前値から50%以上の低下を示した症例（%）	HDRS スコア 投与前値からの平均低下率（%）	全般的有効性[a]
fluoxetine								
Schöne & Ludwig [76)]	PAR 20-40	54	65-85	HDRS, MADRS,	29[b]	38[b]★		PAR＞FLX[c]
	FLX 20-60	52		CGI, SCAG, MMSE	28[b]	17[b]		
amitriptyline（AMI）								
Hutchinson ら[32)]	PAR 20-30	58	≧65	HDRS, CGI, LSEQ	24.5[b]	76		PAR≡AMI
	AMI 50-100	32			23.0[b]	86		
Geretsegger ら[29)]	PAR 20-30	28	≧65	HDRS, MADRS, CGI	25.5[b]	64		PAR≡AMI
	AMI 50-150	31			27.5[b]	58		
doxepine（DOX）								
Dunner ら[22)]	PAR 10-40	92	≧60	HDRS, MADRS,	25[b]		53.6	PAR≡DOX[e]
	DOX ≦200[f]	96		HSCL, CGI	25[b]		47.6	
mianserin（MIA）								
Dorman [19)]	PAR 50-150	29	≧65	HDRS, CGI, LSEQ	23.0[b]	48★		PAR＞MIA
	MIA 30-60	28			22.4[b]	18		

[a] 特に注記のない限り，全ての評価尺度に基づき有効性の総合評価を行った。
[b] グラフからの推定値。
[c] HDRS または MADRS スコアが投与前値に比べて50%以上低下した症例の割合を反映した結論である。HDRS 総スコアや CGI 疾患重症度スコアの変化を比較した場合，投与期間に有意差はなかった。
[d] 入院患者を対象とした。
[e] Paroxetine は，CGI 疾患重症度スケールでは doxepine よりも有意に優れていた。
[f] 最低用量は記載なし。
略語・記号：LSEQ＝Leeds Sleep Evaluation Questionnaire；
MMSE＝Mini-Mental State Examination；SCAG＝Sandoz Clinical Assessment Geriatric Scale
★ 対照薬との比較で p＝0.03；≡は有効性が同等であることを示す；＞は効果が有意に大きいことを示す。

いことから，この試験に限れば，妄想性うつ病に paroxetine の評価が低いことはいなめない。Amoxapine や TCA と抗精神病薬との併用より優れるとは思えないが，状況によっては SSRI が妄想性うつ病に有効な薬物として利用しうることは確かである。

5-HT 再取り込みの選択性が高く，5-HT_{2A} 受容体拮抗作用を有する nefazodone との比較[15)]では，効果，不安症状軽減作用，安全性とも同等であった。わが国での nefazodone の試験で十分な抗うつ効果が得られていながら，その特徴が十分に把握されないうちに中断されてしまったことは残念なことである。

(5)　高齢者うつ病への効果

SSRI は抗コリン作用や抗 α_1作用，抗 H_1 作用を持たないことから，高齢者うつ病での安全性が大きなメリットとして強調される。

Paroxetine についても高齢者を対象とした二重盲検比較試験が行われて，全般的有効性で fluxetine，mianserin には有意に優れ，amitriptyline，doxepine とは同等となっている（表13）。とくに，fluoxetine との比較では，両剤とも認知機

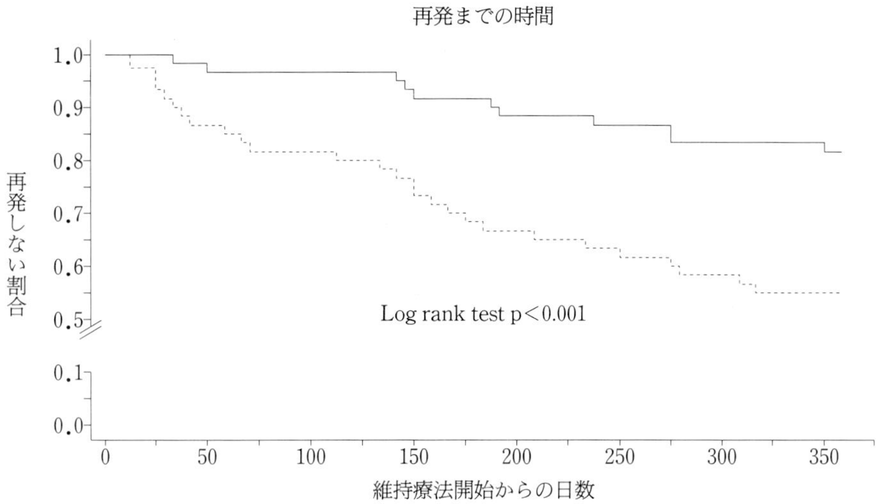

図2　1年間の経過観察における paroxetine と placebo の再発率への影響
(Montgomery とDunbar, 1993)
——: paroxetine (n=68)
------: placebo (n=67)

能の改善が認められており，paroxetine の方に効果発現の早さが目立っている[76]。

注目すべきは，mianserin との比較で全般的有効性に優れるのみならず，睡気への効果で優れている点である。SSRI は眠気とともに不眠をもたらすことが稀でなく，Boyer[6]のまとめでもそれぞれ17%，13%となっているが，鎮静作用の強い mianserin より睡眠への効果が優れていたのは，本来の抗うつ作用によるものと考えられよう[19]。

(6)　長期維持療法での再発予防効果

Frank[28]による imipramine の予防効果に関する研究で，TCA の効果に著しいものがあり，抗コリン作用のない SSRI ではコンプライアンスの点が，さらに有利であるとの考え方から，全5つの SSRI で維持療法による再発予防効果の報告がなされている。

Paroxetine でも placebo より優れる成績が得られて，Montgomery と Dunbar[57]の有名な図2が知られている。注目すべきは imipramine との比較試験を行った，Claghorn と Feighner[10]の成績である。Paroxetine，imipramine および placebo によって短期投与（6週間）が有効であった219例に対して，paroxetine(10〜50mg/日)，imipramine（65〜275mg/日）と placebo を引き続いて1年間投与した試験で，それぞれ94例中60例（63.8%），79例中53例（67%），46例中32例（69.6%）がいずれも HDRS スコアが8以下を維持していた。Placebo の有効率の高さに驚かされるが，有効例での試験終了後の再発率は25%で，paroxetine 群の15%，imipramine 群の4%に比して有意に高かったことと，効果不十分により早期に脱落した症例の割合が placebo 群で21%と paroxetine 12%，imipramine 4%に比べると高かった。ここでも paroxetine の長期投与の有効性が証明されているが，imipramine の成績の高さは特筆もので，Frank の初期の成績を十二分に証明したものといえる。

(7)　自殺への作用

抗うつ薬と placebo との比較試験のさい，倫理的な面で常に問題になるのが自殺念慮への作用および実際の自殺企図の発生率である。

Paroxetine のうつ病に対する治験データのメタアナリシスの一連の解析が Montgomery ら[58]によって行われている。まず，自殺念慮に対しては2423例での MADRS の評価項目で，paroxetine 群では投与前1.8から−1.3であり，他の TCA を中心とする実薬対照群の−1.1に対して有意差（p<0.01）を示している。

表14　強迫性障害に対する paroxetine と clomipramine の比較試験の成績（Zohar ら，1996）

12週時点での反応	治療群		
	Paroxetine (n=198)	Clomipramine (n=94)	Placebo (n=99)
・Y-BOCS 反応率：総スコア25%以上の低下 反応者数（%）	109　(55.1%)	52　(55.3%)	35　(35.4%)
・Y-BOCS 総スコア：基準値からの変化 平均（S. D.）	−8.0 (8.0)	−8.0 (8.2)	−5.0 (7.9)
・NIMHOCS 総スコア：基準値からの変化 平均（S. D.）	−2.5 (2.9)	−2.5 (2.6)	−1.4 (2.9)

12週時点での統計学的比較	比較	
	Paroxetine-placebo *P* (95% Cl)	Clomipramine-placebo *P* (95% Cl)
・Y-BOCS 反応率：総スコア25%以上の低下 0.964 (−13.3, 12.7)	0.001* (7.2, 32.1)	0.005* (5.2, 34.8)
・Y-BOCS 総スコア：基準値からの変化 0.988 (−1.9, 1.9)	0.002* (−4.8, −1.1)	0.008* (−5.2, −0.8)
・NIMHOCS 総スコア：基準値からの変化 0.926 (−0.7, 0.6)	0.001* (−1.8, −0.4)	0.007* (−1.9, −0.3)

* 5％水準での統計学的有意差
Y-BOCS：Yale-Brown Obsessive-Compulsive Scale,
NIMHOCS：National Institute of Mental Health Obsessive-Compulsive Scale

投与中の自殺念慮の発生については，paroxetine 群では 6 週目の MADRS による自殺念慮発生の症例は14%であったのに対して，placebo 群で31%，実薬対照群で22%と有意に低かった（p＜0.01：paroxetine 対実薬対照)。また，自殺発生数を比較すると，paroxetine 群（人-年あたり0.005）は実薬対照群（人-年あたり0.014）や placebo 群（人-年あたり0.028）よりも少ないことが確認されて貴重なデータとなっている。

2．うつ病以外の試験成績

(1)　強迫性障害 OCD

Clomipramine やbenzodiazepine 系抗不安薬が OCD に有用とされて古くから汎用されているが，SSRI がclomipramine と同等またはそれ以上であると評価されて，多くの SSRI がOCD の適応症を得ている。わが国でも fluvoxamine が OCD 適応症薬の第一号となっている。

Paroxetine については，OCD の持続期間が 6 ヵ月以上の348例を対象とした placebo との比較試験で，12週時点における Y-BOCS（Yale-Brown Obsessive-Compulsive Scale）での低下率が paroxetine 40mg/日，60mg/日の群が placebo より有意に優れ，60mg/日群は20mg/日群より有意に優れる結果となっている[79]。

Zohar ら[95]の399例を対象とした大規模な多施共同試験では，paroxetine（10～60mg/日)，clomipramine（25～250mg/日)，placebo 群の 3 群比較で NIMHOCS（National Institute of Mental Health Obsessive-Compulsive Scale）のスコアが 7 以上で Y-BOCS のスコアが16以上の OCD 患者が対象となっている。12週時点で Y-BOCS の低下率が paroxetine，clomipramine とも55.1%，55.3%であったのに対して placebo では35.4%と低く，両薬とも 6 週時点で placebo より有意に優れ，これが12週時点まで持続している（表14)。なお，両実薬群の間に有意差はなく，NIMHOCS スコアでも同様な結果が得られている。ちなみに，CGI では，6 週時と 8 週時で paroxetine 群が clomipramine 群より有意に優れていた。

OCD への長期投与試験における予防効果をみ

表15　短期投与無作為化二重盲検試験における placebo（PLA）および clomipramine（CLO）と比較した paroxetine（PAR）のパニック障害に対する有効性[a]（Gunasekara ら，1998）

出　典	薬剤および用量(mg/日)	評価可能例数	評価尺度	投与前におけるパニック発作数	結果			全般的有効性[b]
					パニック発作消失症例(%)	パニック発作数が50%以上減少した症例(%)	パニック発作数の平均減少	
Ballenger ら[3)c]	PAR 10	67	CGI-S, CGI-I,	10.2	67		5.9	PAR 40＞PLA
	PAR 20	70	HARS, MSPS,	9.5	65		5.7	
	PAR 40	72	MADRS	9.6	86★		8.6★	
	PLA	69		11.6	50		4.9	
Lecrubier ら[48)d]	PAR 10-60	123	HARS, CGI-S,	18.6[e]	51★†	76★	11	PAR≡CLO＞PLA
	CLO 10-150	121	MSPS, PGE,	14.6[e]	37	65	8	
	PLA	123	SDS	19.8[e]	32	60	8	
Oehrberg ら[66)f]	PAR 10－60＋CT	60	HARS, CGI,	21.2	36★[g]	82★	16	PAR＞PLA
	PLA＋CT	60	ZSSA	26.4	16[g]	50	9.8	

[a] 投与期間は，Ballenger らの試験で10週間であったのを除き，一般に12週間であった。有効性のデータは完全なパニック発作に基づくものであるが，ただし Oehrberg らの試験ではあらゆるパニック発作の総数を評価した。
[b] 全般的有効性は全ての評価尺度に基づく。
[c] この試験では，投与9および10週目に発作の頻度を評価し，投与開始前2週間における値と比較した。
[d] この試験では，投与7～9週間に発作の頻度を評価し，3週間のプラセボ投与観察期間における値と比較した。
[e] 広場恐怖のある症例における投与開始前のパニック発作数を示した。広場恐怖のない症例のうち PAR 投与例，CLO 投与例，および PLA 投与例における投与前値はそれぞれ，14.9，11.1および18.0であった。
[f] この試験では，投与10～12週目にパニック発作の頻度を評価し，3週間の placebo 投与観察期間における値と比較した。
[g] 発作回数が0または1の症例の割合を示した。
略語・記号：CGI＝Clinical Global Impression ；CGI-I＝Clinical Global Impression（改善度）；CGI-S＝Clinical Global Impression（疾患重症度）；CT＝認知療法；HARS＝Hamilton Anxiety Rating Scale ；MADRS＝Montgomery Asberg Depression Scale ；MSPS＝Marks-Sheehan Phobia Scale ；PGE＝Patient Global Evaluation ；SDS＝Sheehan Disability Scale ；ZSSA＝Zung Self-Rating Scale for Anxiety ；★ placebo との比較で $p<0.05$；† clomipramine との比較で $p=0.04$；＞は効果が有意に大きいことを示す；≡は効果が同等であることを示す。

た成績がある[21)]。オープン法で paroxetine（20～60mg/日）により6ヵ月時の Y-BOCS スコアが25%以上低下した104例を対象に paroxetine（53例）と placebo（51例）に割付け，さらに6ヵ月間経過をみている。この期間中の再燃率は paroxetine 群38%，placebo 群59%と有意差を認め（$p<0.05$），再燃までの期間は平均で paroxetine 群63日に対して，placebo 群では29日と有意に短いことが判明している（$p=0.01$）。

(2)　パニック障害

パニック障害に対する12週までの短期試験は表15に要約されており，paroxetine は10～60mg/日の用量で clomipramine と同等で，placebo に優れる結果が示されている。また，paroxetine の効果発現は clomipramine より早いとされている。

長期投与時の有効性について，12週間投与試験ののち176例を対象としてさらに36週間投与を行った試験と，10週間投与試験で効果の認められた138例にさらに6ヵ月投与を行った試験が行われている。

前者では[49)]，paroxetine，clomipramine とも短期試験時の成績が持続するのをみている（表16）。一方，後者では[37)]，前半3ヵ月は維持療法期間とし，後半3ヵ月時に paroxetine 群と placebo 群へ無作為に割り付け，経過をみており，

表16 Paroxetine, clomipramine, placeboの3群比較長期投与試験におけるパニック発作の回数の平均減少数（Lacrubierら, 1997）

	paroxetine		clomipramine		placebo	
	症例数	平均（SD）	症例数	平均（SD）	症例数	平均（SD）
12週トライアルのエンドポイント	66	−15.3（15.3）	63	−12.1（13.9）	43	−10.2（11.5）
8回目の3週間期	65	−16.1（15.6）*	58	−14.3（15.1）	42	−10.2（11.3）
12回目の3週間期	65	−16.3（15.5）*	58	−13.4（11.9）	43	−10.3（10.2）

* p ≦0.049 対 placebo

placebo群で30％（11/37例）の再発をみたのに対して，paroxetine群では再燃率5％（2/43例）と明らかな有意差が認められている(p=0.002)。

⑶ 社会不安障害

近年，社会不安障害へのSSRIの有効性が注目されて，paroxetineでも多くの報告があるが，ここでは二重盲検比較試験による2つの試験を紹介しておきたい。1つは[30]，12週間のparoxetine（20～50mg/日，94例）とplacebo（93例）の比較試験で，Liebowitz Social Anxiety Scale（LSAS）の減少度が30.5対14.5とparoxetine群が有意に優れ（p=0.001），CGI 2以下となった割合も55％対24％とparoxetine群が有意に優れていた（p=0.001）。

他の1つは[81]，オープン試験で36例を11週間の経過をみて，23/30例（77％）で効果が認められており，うち16例をさらに8例ずつparoxetineとplaceboに割り付け，12週間での再燃率をみている。Paroxetine群は1例，placebo群は5例の再燃をみており，症例数が少なく有意差は認められていないが，paroxetineが社会不安障害に有効であるといえよう。

⑷ 月経前不快気分障害 PMDD

重症のPMDDを対象としたparoxetine（10～30mg/日，22例）maprotiline（25～50mg/日，21例），placebo（22例）の3群比較で，月経3周期間にわたり連日投与している[25]。全ての評価項目でparoxetineはplaceboより優れた改善効果を示し，さらに，神経過敏，腹部膨満感，食欲亢進，乳房緊満感に関してparoxetineの症例改善効果はplaceboより有意に優れていた。

なお，14例を対象としたオープン試験では[93]，placeboを月経1周期間投与したのち，paroxetineを3周期間投与したところ，黄体期のHDRSのスコアはplacebo投与中の14.9からparoxetine投与3周期目には7.8へと低下しており，怒りや神経過敏を表す日常症状スコアも有意に低下している。

⑸ 慢性頭痛

慢性頭痛や片頭痛の発症機序として，5-HT作動性ニューロンの異常とする見解があり，とくに片頭痛で5-$HT_{1B/1D}$作動薬が効果に優れることが明らかにされて，SSRIの慢性頭痛への効果についての検討が行われている。

Paroxetineでは，慢性頭痛患者48例を対象に10～50mg/日を3～9ヵ月間投与し，投与開始前1ヵ月間の頭痛の発生回数と最初の1ヵ月間のそれを比較している[27]。Paroxetine投与例の92％で発作回数の50％以上に減少を認めている。

慢性緊張性頭痛でうつ病を伴っていない50例に対してparoxetine（20～30mg/日）またはsulpiride（200～400mg/日）を8週間クロスオーバー法で比較したところ，ともに頭痛スコアの改善と鎮痛剤の服用量が減少している[47]。ただし，患者自身の主観的評価ではparoxetineよりsulpirideの方が優れていた。

うつを伴ったり，頑固な片頭痛を呈する症例に5-$HT_{1B/1D}$作動薬とSSRIの併用が行われることがあり，5-HT症候群への危険性を危惧する意見と，問題ないとする意見がある[51]。

3．有害事象

Paroxetine投与中に最もよくみられる有害事象と発現率について，ここではBoyer[6]のまとめたものと（表17），1997年のSmith Kline Beacham社のデータ（図3）を示しておく[79]。

表17　paroxetine の臨床試験における有害事象（10%以上）（Boyer et al. 1992）

有害事象	Paroxetine (N＝4126)		Placebo (N＝625)		他の実薬 (N＝1954)	
	N	%	N	%	N	%
悪心	947	23	68	11	237	12
頭痛	762	18	104	17	264	14
傾眠	715	17	49	8	385	20
口渇	711	17	62	10	858	44
不眠	534	13	46	7	173	9
無力症	532	13	35	6	230	12
多汗	515	12	16	3	273	14
便秘	476	12	44	7	361	18
めまい	410	10	34	5	244	12
振戦	401	10	10	2	243	12

Boyer, W. F., Blumhardt, C. L.: The safety profile of paroxetine. J. Clin. Psychiatry, 53 2 [Suppl] 61-66, 1992.

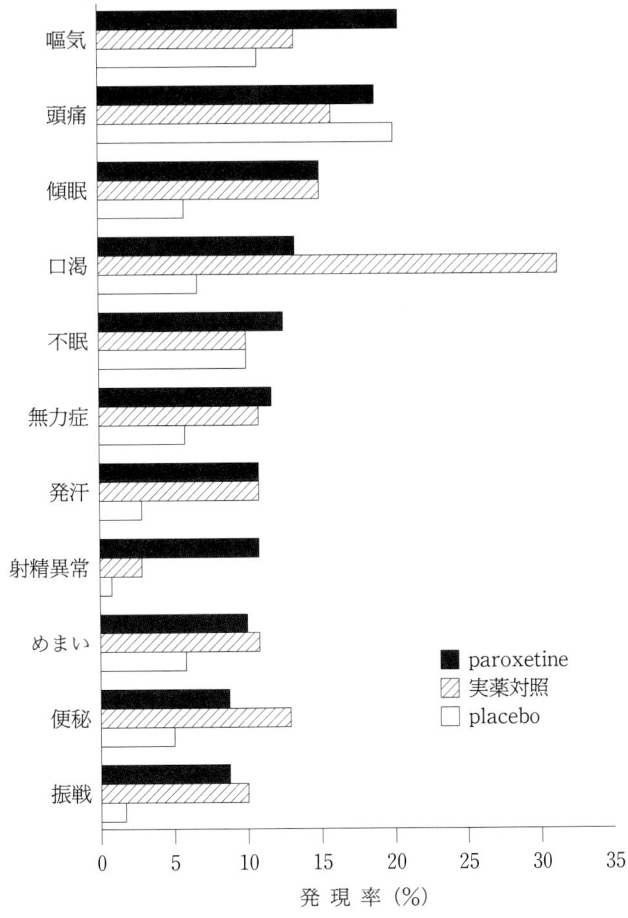

図 3　Paroxetine（6,145例），実薬対象（amitriptyline, clomipramine, doxepine, dothiepine, imipramine, fluoxetine, maprotiline, または mianserin；3,273例）または placebo（1,226例）を投与したうつ病患者において10%以上発生した有害事象の発現率。世界的規模の臨床試験データベースから引き出したデータ。

表18 Paroxetineの添付文書にみる性機能不全（海外）

1 うつ病患者	
男性射精障害（主に射精遅延）	13%
その他の生殖器障害	10%
（主に無オルガスム症，勃起困難，射精遅延，インポテンツ）	
女性生殖器障害（主に無オルガスム症，オルガスム到達障害）	2%
2 OCD	
男性の射精異常	22%
インポテンツ	8%
女性生殖器障害	3%
3 パニック障害	
男性の射精異常	21%
インポテンツ	5%
女性生殖器障害	9%

短期投与では，従来の実薬対照に比して口渇および便秘の抗コリン性有害事象は明らかに少なく，一方，paroxetineで最も発現頻度の高かったのは嘔気であったが，全体には軽度で，数週間投与すると発現率が低下してくる傾向がみられている。投与開始直後の3週間には症例の14%が嘔気を訴えたが，3～6週目には3%まで低下したとのデータがある[52]。

比較試験の中での有害事象による中止率はparoxetine投与例（2,963例）で13%，他の抗うつ薬例（主にTCA，1,151例）で19%，placebo投与例（554例）で5%との報告がある[35]。なお，市販後調査では，paroxetineの投与例で有害事象のために中止したのは7%とされる[52]。

SSRIにみられる臨床上重要な有害事象に性機能不全がある。とくに，男性にみられる射精遅延の報告例が多く，Waldingerらの4つのSSRIとplaceboとの比較試験では[91]，fluvoxamineを除いてfluoxetine，paroxetine，sertralineで有意に射精遅延を認め，早漏に対するparoxetineとplaceboの比較試験も行われている[92]。

なお，paroxetineの添付文書にみる性機能不全についての各発現率は表18の通りで，全体に高いとの印象を受ける。

他のSSRIとの比較試験にみる有害事象のあり方について，資料が少ないが，有意差を示す特異的なものはなく，ほぼ共通した所見が認められている。

躁転については，その可能性はあるが，TCAほど深刻ではないとされ，双極性障害134例での躁転例3例（2.2%）と少ないのに対して，比較対照の抗うつ薬では86例中10例（11.6%）と有意差が報告されている（$p<0.05$）[59]。

抗うつ薬には身体依存や精神依存は形成されないとされているが，中止時の退薬症候の存在が知られている。SSRIでも，中止後1～10日以内に，めまい，発汗，インフルエンザ様症状，嘔気，下痢，不眠，振戦，疲労，頭痛，焦燥，視覚異常，錯乱などが発現することがあるとされ，通常は軽度ないし中等度で2週以内に自然消退する[18]。4種類のSSRIの市販後安全性データを比較すると，fluoxetineに最も少なく（処方1000件あたり0.002），sertralineとfluvoxamine（処方1000件あたりそれぞれ0.03）よりもparoxetine（処方1000件あたり0.3）に多くなっている[70]。一方，Couplandら[13]による外来患者171例についてのretrospectiveな調査では，fluoxetine 0，sertraline 2.2%に対してparoxetine 20%，fluvoxamine 14%となり，clomipramineでは30.8%といずれも有意に高くなっている。いずれにしても，paroxetineの投与を中止するさいには，数週間かけて漸減する必要があろう。

Ⅵ. わが国における臨床成績

1. 精神科領域におけるうつ病・うつ状態への効果

わが国最初の試験は72例を対象とするパイロット試験として精神科領域で行われている[55]。HDRSスコアは，投与前の20.9±5.4（No. 1～17）から6週時には8.9±5.9まで低下し，6週間の平均投与量は26.4±66mg/日となっている。20～30mg/日が高い改善率を示し，最終全般改善度は42.9%，副作用も特記すべき重篤なものはなく，有用率は37.5%であった。

この結果に基づいて，imipramineを対照とした用量設定試験として，paroxetine低用量群（10～20mg/日），適用量群（20～40mg/日）およ

表19　Imipramineを対照とするparoxetineの用量設定試験における最終全般改善度（三浦ら，2000）

投与群	例数	症例数 著明改善	中等度改善	軽度改善	不変	やや悪化	悪化	重篤に悪化	Kruskal-Wallis検定p値	Tukey法多重比較p値	改善率[1] 例数[95%信頼区間]	χ^2検定p値
L群	36	3 (8.3)	16 (44.4)	4 (11.1)	7 (19.4)	6 (16.7)	0	0	0.644	[2]0.809 [3]0.619 [4]0.951	19/36 (52.8) [35.5〜69.6]	0.093
H群	40	10 (25.0)	9 (22.5)	7 (17.5)	10 (25.0)	2 (5.0)	2 (5.0)	0			19/40 (47.5) [31.5〜63.9]	
I群	46	11 (23.9)	12 (26.1)	8 (17.4)	13 (28.3)	1 (2.2)	1 (2.2)	0			23/46 (50.0) [34.9〜65.1]	

(　)：%　1)：「中等度改善」以上　2)：L群 vs I群　4)：H群 vs I群
L群：paroxetine 10〜20mg/日，H群：paroxetine 20〜40mg/日，I群：imipramine 50〜150mg/日

表20　Paroxetine(PA)とamitriptyline(AM)の二重盲検比較試験における最終全般改善度《解析対象Ⅰ》（三浦ら，2000）

投与群	例数	症例数 著明改善	中等度改善	軽度改善	不変	やや悪化	悪化	重篤に悪化	判定不能	Wilcoxon 2標本検定[1]	改善率[2] 例数[95%信頼区間]	参考 Fisher検定	同等性検証 %差（試験薬-対照薬）[90%信頼区間]	検定[3]
PA群	107	22 (20.6)	20 (18.7)	19 (17.8)	21 (19.6)	6 (5.6)	6 (5.6)	0	13 (12.1)	z=−0.590 p=0.555	42/107 (39.3) [30.0〜48.5]	p=0.395	−6.5 [−17.3〜4.3]	p=0.297
AM群	118	28 (23.7)	26 (22.0)	21 (17.8)	16 (13.6)	6 (5.1)	8 (6.8)	2 (1.7)	11 (9.3)		54/118 (45.8) [36.8〜54.8]			

(　)：%
1)：「判定不能」を除く　2)：「中等度改善」以上（「判定不能」を含む）　3)：差の信頼区間方式

び，imipramine群（50〜150mg/日）の3群による138例を対象とした二重盲検比較試験が行われている[54]。最終全般改善度では，paroxetineの低用量群，高用量，imipramine群でそれぞれ52.8，47.5，50.0%と有意差はなかったが，著明改善度で低用量群に8.3%と他の2群より低値を示した（表19）。安全度でも3群間に有意差は認められなかったが，抗コリン性副作用で高用量群はimipramine群より有意に少なかった（$p<0.05$）。有用度では，41.7，43.9，45.7%となって有意差を認めず，paroxetineは1日1回20〜40mg投与によりimipramine 1日2〜3回50〜150mg投与と同等度の抗うつ効果を示し，抗コリン作用の発現が軽減された有用性の高い抗うつ薬であると考えられた。

以上の前・後期の第II相試験に基づいて，2つの第III相試験が行われた[53]。まず，精神科領域ではamitriptylineを対照として比較試験を実施した。Paroxetine群は20mg，30mg，40mgの夕食後1回投与，amitiptyline群は25mg，50mg，75mgの朝・夕2回投与のfixed-flexible法にて投与された。主要解析対象（ITT解析：inter to treat 解析）の最終全般改善度は表20にみる通りで，分布および改善率（paroxetine群39.3%，amitriptyline群45.8%）は両群間に有意差はみられず，同等性は検証されなかったが，試験完了例の改善率は67.9%対66.7%とほぼ同率の成績を示している。HDRSスコア（No.1〜17）の推移は図4のように両群とも1週時より有意に減少し，6週時まで週を追うごとに低下し，両群間に有意差を認めなかった。副作用発現率には有意差は認めていないが，paroxetine群で消化器系の嘔気や頭痛，傾眠，amitriptyline群で抗コリン性の口渇，便秘および傾眠が多く出現した。副作

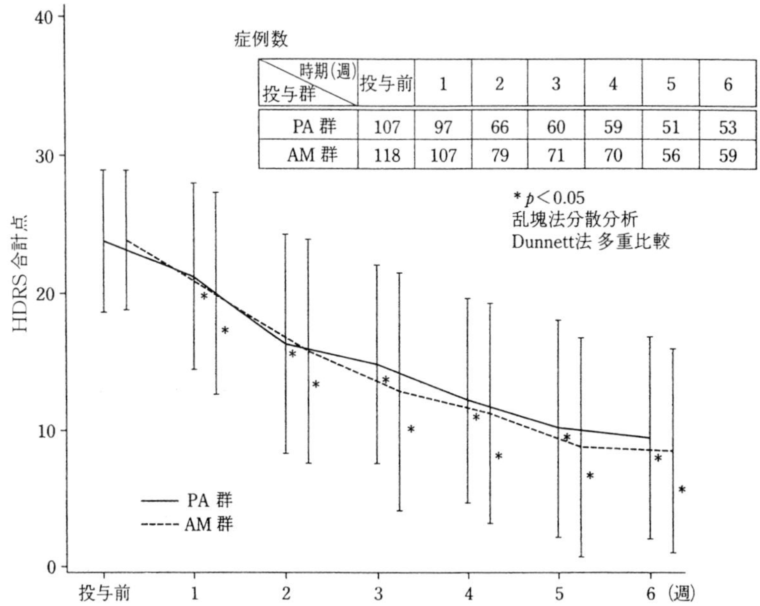

図4　Paroxetine(PA)とamitriptyline(AM)の二重盲検比較試験におけるHDRS合計点(No. 1〜17)の推移《解析対象 I，平均値±標準偏差》
(SBSにて解析)(三浦ら，2000)

用の程度は全体にparoxetine群に軽度で，嘔気，頭痛は持続期間は短く，心電図異常，頻脈は少なく，GOT,GPTの異常変動は有意に少なかった。こうしたことから有用率の差において両群間に有意差は認めなかったが，副次的解析対象（PP解析対象： per protocol 解析）では同等性検証が認められている。Amitriptylineとの比較試験で，改善率こそ同等性は検証されなかったが，ほぼ同等の効果を示し，安全性を考慮した有用率では，PP解析対象で同等性が検証されている。この事実はSSRIの特徴を物語っているといえよう。

精神科領域で実施した長期投与試験では[73]，最終投与時の改善率は56.8%，28週間の投与を完了した症例の改善率は78.9%と高く，安全性も良好であった。4週時以降の平均投与量は24.7〜27.3 mg/日となり，維持用量は20mg/日以上と考えられている。

65歳以上の高齢者49例を対象とした試験[40]の最終全般改善度は「著明改善」32.7%，「中等度改善以上」で55.1%と高く，安全性も高く，副作用発現率は26.5%で，眠気，ふらつき，動悸が主なもので，抗コリン性副作用は口渇，便秘，排尿障害が各1件認められたにすぎなかった。

以上の試験に加えて，入院中の肝・腎機能の低下したうつ病患者18例での効果と安全性および薬物動態試験が行われている[45]。実際には，肝機能低下患者2例，腎機能低下患者1例で，18例中12例が65歳以上の高齢者となっているが，軽度な肝・腎機能障害例では薬物動態学的パラメーターに差は認めなかった。高齢者と非高齢者との比較では，高齢者に C_{max}，$AUC_{0-\tau}$ などで増加傾向が見られたものの明らかな差はなく，paroxetineの薬物動態学的パラメーターは加齢による影響を受けにくいと考えられた。特筆すべきは，入院中のいわゆる治療抵抗性の高齢者うつ病12例中の8例（66.7%）に中等度以上の改善率が得られたことで，副作用は不眠の1例と軽度のGOT, GPTの上昇5例のみであり，その有用性の高いことであった。

以上の精神科領域でのうつ病を対象とした試験では，paroxetineの改善率の高さと安全性が証明されており，長期投与試験や高齢者での試験を

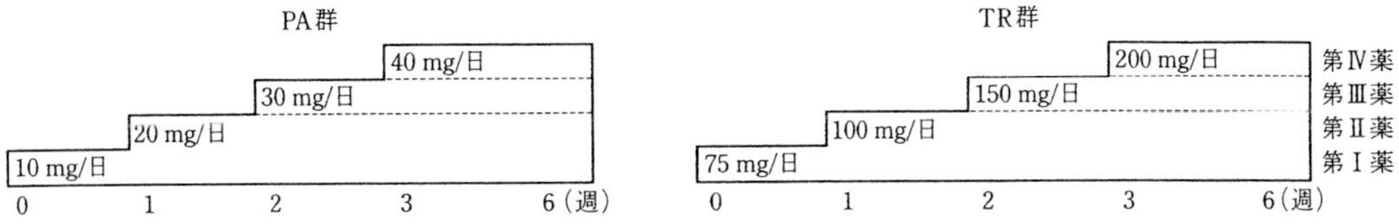

図5　Paroxetine（PA）と trazodone（TR）の二重盲検比較試験における投与スケジュール（筒井ら，2000）

表21　Paroxetine（PA）と trazodone（TR）の二重盲検比較試験における最終全般改善度（筒井ら，2000）

投与群	例数	症例数							Wilcoxon 2標本検定[1)]	改善率[2)]	参考 Fisher 検定
		著明改善	中等度改善	軽度改善	不変	やや悪化	悪化	判定不能		例数［95%信頼区間］	
PA群	111	31 (29.8)	34 (32.7)	17 (16.3)	19 (18.3)	2 (1.9)	1 (1.0)	7	Z=2.284 p=0.022	65/104 (62.5) ［52.5～71.8］	p=0.012
TR群	108	20 (19.6)	25 (24.5)	31 (30.4)	18 (17.6)	7 (6.9)	1 (1.0)	6		45/102 (44.1) ［34.3～54.3］	

（　）：%
1)：「判定不能」を除く　2)：「中等度改善」以上（「判定不能」を除く）

含めて有用性の高い抗うつ薬であることが明らかにされたと考える。

2．心療内科領域におけるうつ病・うつ状態への効果

心療内科領域での trazodone との比較試験を紹介しておきたい[86)]。両群の投与スケジュールは図5にみるように，第II薬までを強制増量とし，あとは効果と安全性から漸増する6週間の比較試験である。最終全般改善度は表21のように「中等改善以上」で paroxetine 群62.5%，trazodone 群44.1%と有意差が認められている。HDRS の減少率でも，50.9%と39.5%と paroxetine 群に有意に高い低下率がみられた。副作用発現率に有意差を認めなかったが，高度と判定された副作用は trazodone の方に2倍多く，とくに口渇および傾眠にこの傾向がみられている。有用度の分布ではやはり paroxetine 群に有意に優れていたが，有用率は52.4%対40.2%に有意差は認めていない。

以上の結果から，paroxetine はtrazodone より有意に優れるうつ病・うつ状態の改善効果を示し，安全性の高さもあって，心療内科領域でのうつ病・うつ状態に対する paroxetine の有用性が確認されている。

3．心療内科領域におけるパニック障害への効果

パニック障害への SSRI の有効性は多くの試験で証明されているが，わが国でも心療内科を中心に3つの試験が実施されている。

44例を対象とした前期第II相試験では[89)]，10～40mg/日の範囲内で行われ，解析対象例34例での「中等度改善以上」が73.5%と高い改善率が得られ，とくに最終投与量20，30，40mg/日の症例の改善率は100%であった。副作用も嘔気，不眠および眠気が主なもので48.8%にみられ，ほとんどが投与初期にみられ，投与中止した8例中7例が1週以内で1例が9日後の中止であった。

後期第II相試験では[87)]，placebo 群，低用量群（10→20mg/日），高用量群（10→20→30mg/日）の3群比較で実施されており，投与期間7日以内の症例を除いた88例での最終全般改善度では，改善率 placebo 群57.1%，低用量群66.7%，高用量群63.9%で3群間に有意差を認めなかったが，規定どおり30mg/日まで増量され投与期間28日以上の症例を対象とした探索的解析では，表22にみるように placebo 群と高用量群との間に有意差が認められている。安全率も3群間に有意差がな

表22　パニック障害に対する paroxetine の用量設定試験における最終全般改善度
《解析対象II： n=61》（筒井ら，2000）

投与群	例数	症例数						max-t 検定	改善率[1]	max-t 検定	Fisher 検定
		著明改善	中等度改善	軽度改善	不変	やや悪化	悪化		例数 [95%信頼区間]		
P群	22	8 (36.4)	5 (22.7)	5 (22.7)	2 (9.1)	2 (9.1)	0	最大段差 P-L，H $p=0.126$	13/22 (59.1) [36.4～79.3]	最大段差 P-L，H $p=0.044$	P-L $p=0.490$ P-H $p=0.047$
L群	16	8 (50.0)	4 (25.0)	3 (18.8)	1 (6.3)	0	0		2/16 (75.0) [47.6～92.7]		
H群	23	10 (43.5)	10 (43.5)	2 (8.7)	1 (4.3)	0	0		20/23 (87.0) [66.4～97.2]		

（　）：%　1)：「中等度改善」以上　P：placebo，L：paroxetine 低用量群，H：paroxetine 高用量群

表23　パニック障害に対する paroxetine (PA) の placebo (P) との比較試験における最終全般改善度《PC 解析》（筒井ら，2000）

投与群	例数	症例数								改善率[1]			参考 (Wilcoxon)	
		著明改善	中等度改善	軽度改善	不変	やや悪化	悪化	著明悪化	判定不能	例数	% [95%信頼区間]	Fisher p 値	Z	p 値
PA群	50	25 (50.0)	16 (32.0)	7 (14.0)	2 (4.0)	0	0	0	0	41/50	82.0 [68.6～91.4]	<0.001[2]	−4.539	<0.001[3]
P群	62	12 (19.4)	15 (24.2)	15 (24.2)	13 (21.0)	2 (3.2)	5 (8.1)	0	0	27/62	43.5 [31.0～56.7]			

（　）：%
1)：「中等度改善」以上　2)：$p=0.000038$　3)：$p=0.000006$

く，パニック障害に対して paroxetine は1日1回10mg から開始して30mg/日まで漸増し，かつ28日間以上投与することによって placebo に比して高い有効性を示すことが示唆されている。

そこで，改めて placebo とparoxetine 1週目10mg/日，2週目20mg/日，3週目から30mg/日の6週間投与の比較試験を行った[88]。最終全般改善度は表23にみるとおりで，82.0%対43.5%と paroxetine 群は placebo 群より有意に優れる改善率を示している。なお，ITT 解析でも改善率51.8%対32.5%となって有意差（p=0.015）を認めている。安全率では49.4%対30.1%と placebo 群が有意に低い副作用発現率を示したが，有用率では74.0%対43.5%と paroxetine 群が有意に優れていた。

以上の試験から，paroxetine 30mg/日への増量法は28日間以上の投与で極めて優れた効果を発揮することが証明されている。

4．わが国におけるうつ病・うつ状態の臨床試験にみる副作用

前期第II試験から2つの第III相試験までの主な副作用を一覧表にしたのが表24である。消化器症状が多いことと，抗コリン性副作用が少ないのは海外の報告と一致しており，消化器症状は早期に出現することも一致している。

SSRI は眠気が比較的少なく，不眠をきたしやすいといわれるが，わが国での成績では眠気が多く，不眠が少ないのが目につく。治験のプロトコルで，不眠症状には最初から作用時間の短い benzodiazepine 系睡眠薬が併用可となっていることと関連している可能性がある。

いずれにしても，三・四環系副作用と明らかに異なる副作用プロフィールを有しており，抗コリ

ン作用が弱いことと心毒性を持たない利点がparoxetineでも強調されて，うつ病治療の大きな武器の１つになることは確実である。

Ⅶ．Paroxetineの位置づけ

SSRIの１つとして他のSSRIと共通したプロフィールを有するが，paroxetineにはSSRIの中で特徴的項目があるのかどうか，今はまだ明らかにされていない。SSRIの臨床効果は最も5-HT選択性の高いcitalopramから最も低いfluoxetineの間に明確な差がない以上は，5-HT/NE ratio とは直接の関連は見出せない。

消失半減期の長さから，１日の投与回数や退薬時の退薬症候の出現速度と強さが関連してきて，長いfluoxetineに比して $t_{1/2}$ 21時間のparoxetineは15時間のfluvoxamineともども退薬症候がわずかに出やすいとはいえる。脳内各種受容体への親和性で，抗コリン作用が出やすい数値ではあるが，臨床報告では意味のある差は認めていない。

SSRIの中の有力なメンバーであり，うつ病のみならず，パニック障害やOCD関連障害あるいは5-HT関連障害に優れた作用を示すことは欧米での処方頻度の高さから十分にその力をうかがい知ることができよう。

ちなみに，わが国へ導入されたSSRIの第１号のfluvoxamineとparoxetineの二重盲検比較試験の１つを紹介しておこう[44]。DSM-IIIRによる外来でのうつ病患者60名を対象に７週間の試験で，30名にfluvoxamine 50～150mg/日，30名にparoxetine 20～50mg/日の投与を行っている。HDRSの平均総得点はfluvoxamine群10.9±7.3（p＜0.00），paroxetine群11.5±7.4（p＜0.00）となり，同等の改善を示している。全評価は表25にみる通りで，２群間に全く差がなく，有害事象はほとんど同じプロフィールを示したが，有意差の認められた項目は多汗のみであった。以上からも，fluvoxamineとparoxetineは改善率，有害事象が差がなく，臨床的にどちらを先に選択するとしても，効果不十分なさいには問題なく，両者間の切り換えが可能であると結論されている。

表24　わが国におけるうつ病・うつ状態の臨床試験（一部）にみる副作用件数（率）

	paroxetine n＝354（%）	TCA n＝165（%）
消化器症状		
悪心	48（14）	13（8）
嘔吐	18（5）	5（3）
食欲低下	17（5）	5（3）
腹痛	12（3）	6（4）
下痢	4（1）	2（1）
小計	99（28）	31（19）
抗コリン性症状		
口渇	41（12）	60（36）
便秘	25（7）	23（14）
排尿障害	3（1）	9（5）
小計	69（19）	92（56）
中枢神経系症状		
眠気	61（17）	24（15）
不眠	7（2）	2（1）
不安・焦燥	2（1）	4（2）
振戦	10（3）	8（5）
頭痛・頭痛	21（6）	7（4）
小計	101（29）	45（27）
合計	265件（76）	168件（102）

TCA＝imipramine，amitriptyline

このように，わが国に導入される最初の２つのSSRIであるfluvoxamineもparoxetineも臨床的立場からは同じプロフィールを有する抗うつ薬であり，どのような使い分けがなされるのかは，欧米のデータのみでは区分できず，今後のわが国における臨床経験を積み上げていくことが必要となろう。

いずれにしても，強力なSSRIの１つとしてうつ病治療の選択の幅がさらに大きくなり，うつ病以外の疾患へのアプローチがより容易となるものと考えている。

おわりに

待望のSSRIの第２号としてparoxetineがようやくわが国へ導入されることになった。これまでみてきたように，優れた臨床効果と安全性を有しているが，第１号としてのfluvoxamineとの

表25 Fluvoxamine と paroxetine の外来うつ病患者を対象とした7週間の比較試験の成績（Kiev とFeiger，1997）

測定	Fluvoxamine N=29		Paroxetine N=29		両薬間の差 P値
	Mean	SD	Mean	SD	
HDRS 合計スコア	−13.45	6.75	−12.86	6.85	.763
HDRS 抑うつ気分項目	−1.76	0.95	−1.41	1.21	.252
CGI 重症度	−1.93	1.22	−1.52	1.18	.196
HDRS 抑制項目	−1.10	0.71	−0.94	0.72	.397
HDRS 認知障害項目	−0.52	0.40	−0.56	0.42	.649
HARS 合計スコア	−8.69	5.75	−8.72	7.45	.999
SCL-56 うつ病	−8.79	7.15	−6.00	7.11	.149

HARS=Hamilton Rating Scale for Anxiety
SCL-56 depression=56-item Hopkins Symptom checklist

違い，あるいは住み分けについては海外のデータからは明らかにされておらず，今後のわが国の臨床経験の中でデータを集積して検討していくべきものと考える。

文　献

1) Ansseau, M., Gabriës, A., Loyens, J. et al.: Controlled comparison of paroxetine and fluvoxamine in major depression. Hum. Psychopharmacol., 9 : 329-336, 1994.
2) Arminen, S-L., Ikonen, U., Pulkkinen, P. et al.: A 12-week double-blind multi-centre study of paroxetine and imipramine in hospitalized depressed patients. Acta Psychiatr. Scand., 89 : 382-389, 1994.
3) Ballenger, J. C., Wheadon, D. E., Steiner, M. et al.: Double-blind, fixed-dose, placebo-controlled study of paroxetine in the treatment of panic disorder. Am. J. Psychiatry, 155 : 36-42, 1998.
4) Bayer, A., Roberts, N. A., Allen, E. A. et al.: The pharmacokinitics of paroxetine in the elderly. Acta Psychiatr. Scand., 80 (Suppl. 350) : 85-86, 1989.
5) Bignamini, A., Rapisarda, V.: A double-blind multicentre study of paroxetine and amitriptyline in depressed outpatients. Int. Clin. Psychopharmacol., Suppl. 4 : 37-41, 1992.
6) Boyer, W. F., Blumhardt, C. L.: The safety profile of paroxetine. J. Clin. Psychiatry, 53 (Suppl.) : 61-66, 1992.
7) Buus Lassen, J.: Potent and long-lasting potentiation of two 5-hydroxytryptophan-induced effects in mice by three selective 5-HT uptake inhibitors. Eur. J. Pharmacol., 47 : 351-358, 1978.
8) Chaput, Y., de Montigny, C., Blier, P.: Presynaptic and postsynaptic modifications of the serotonin system by long-term administration of antidepressant treatments. An in vivo electrophysiologic study in the rat. Neuropsychopharmacol., 5 : 219-229, 1991.
9) Christiansen, P. E., Behnke, K., Black, C. H. et al.: Paroxetine and amitriptyline in the treatment of depression in general practice. Acta Psychiatr. Scand., 93 : 158-163, 1996.
10) Claghorn, J. L., Feighner, J. P.: A double-blind comparison of paroxetine with imipramine in the long-term treatment of depression. J. Clin. Psychopharmacol., 13 (Suppl. 2) : 23-27, 1993.
11) Claghorn, J. L., Kiev, A., Rickels, K.: Paroxetine versus placebo : a double-blind comparison in depressed patients. J. Clin. Psychiatry, 53 : 434-438, 1992.
12) Cooper, S. M., Jackson, D., Loudon, J. M. et al.: The psychomotor effects of paroxetine alone and in combination with haloperidol, amylobarbitone, oxazepam or alcohol. Acta Psychiatr. Scand., 80 (Suppl. 350) : 53-55, 1989.
13) Coupland, N. J., Bell, C. J., Potokar, J. P.:

Serotonin reuptake inhibitor withdrawal. J. Clin. Psychopharmacol., 16 : 356-362, 1996.
14) Crewe, H. K., Lennard, M. S., Tucker, G. T. et al. : The effect of selective serotonin reuptake inhibitors on cytochrome P4502D6 (CYP2D6) activity in human liver microsomes. Br. J. Clin. Pharmacol., 34 : 262-265, 1992.
15) Davis, R., Whittington, R., Bryson, H. M. : Nefazodone : a review of its pharmacology and clinical efficacy in the management of major depression. Drugs, 53 : 608-636, 1997.
16) De Vane, C. L. : Pharmacokinetics of the selective serotonin reuptake inhibitors. J. Clin. Psychiatry, 53 (Suppl.) : 13-20, 1992.
17) De Wilde, J., Spiers, R., Mertens, C. et al. : A double-blind, comparative, multicentre study comparing paroxetine with fluoxetine in depressed patients. Hosp. Formul., 28 : 36-40, 1993.
18) Dominguez, R. A., Goodnick, P. J. : Adverse events after the abrupt discontinuation of paroxetine. Pharmacotherapy, 15 : 778-780, 1995.
19) Dorman, T. : Sleep and paroxetine : a comparsion with mianserin in elderly depressed patients. Int. Clin. Psychopharmacol., Suppl. 4 : 53-58, 1992.
20) Doyle, G. D., Laher, M., Kelly, J. G. et al. : The pharmacokinetics of paroxetine in renal impairment. Acta Psychiatr. Scand., 80 (Suppl. 350) : 89-90, 1989.
21) Dunbar, G., Steiner, M., Bushnell, W. D. : Long-term treatment and prevention of relapse of obsessive compulsive disorder with paroxetine [abstract]. Eur. Neuropsychopharmacol., 5 Spec. issue : 372, 1995.
22) Dunner, D. L., Cohn, J. B., Walshe, T. et al. : Two combined, multicenter double-blind studies of paroxetine and doxepin in geriatric patients with major depression. J. Clin. Psychiatry, 53 (2 Suppl.) : 57-60, 1992.
23) Dunner, D. L., Dunbar, G. C. : Optimal dose regimen for paroxetine. J. Clin. Psychiatry, 53 (Suppl.) : 21-26, 1992.
24) Edwards, J. G., Goidie, A. : Placebo-controlled trial of paroxetine in depressive illness. Hum. Psychopharmacol., 8 : 203-209, 1993.
25) Eriksson, E., Hedberg, M. A., Andersch, B. : The serotonin reuptake inhibitor paroxetine is superior to the noradrenaline reuptake inhibitor maprotiline in the treatment of premensrual syndrome. Neuropsychopharmacol., 12 : 167-176, 1995.
26) Feighner, J. P., Cohn, J. B., Fabre, Jr. L. F. et al. : A study comparing paroxetine placebo and imipramine in depressed patients. J. Affect. Disord., 28 : 71-79, 1993.
27) Foster, C. A., Bafaloukos, J. : Paroxetine in the treatment of chronic daily headache. Headache, 34 : 587-589, 1994.
28) Frank, E., Kupfer, D. J., Perel, J. M. et al. : Three-year outcomes for maintenance therapies in recurrent depression. Arch. Gen. Psychiatry, 47 : 1093-1099, 1990.
29) Geretsegger, C., Stuppeck, C. H., Mair, M. et al. : Multicenter double blind study of paroxetine and amitriptyline in elderly depressed inpatients. Psychopharmacology, 119 : 277-281, 1995.
30) Gergel, I., Pitts, C., Oakes, R. et al. : Significant improvement in symptoms of social phobia after paroxetine treatment [abstract]. Biol. Psychiatry, 42 (Suppl. 1) : 26, 1997.
31) Gunasekara, N. S., Noble, S., Benfield, P. : Paroxetine. An update of its pharmacology and therapeutic use in depression and a review of its use in other disorders. Drugs, 55 : 85-120, 1998.
32) Hutchinson, D. R., Tong, S., Moon, C. A. L. et al. : A double blind study in general practice of compare the efficacy and tolerability of paroxetine and amitriptyline in depressed elderly patients. Br. J. Clin. Res., 2 : 43-57, 1991.
33) Hyttel, J. : Pharmacological characterization of selective serotonin reuptake inhibitors (SSRIs). Int. Clin. Psychopharmacol., 9 (Suppl. 1) : 19-26, 1994.
34) Inman, W., Kubota, K., Pearce, G. et al. : PEM Report Number 6. Paroxetine. Pharmacoepidemiol. Drug Saf., 2 : 393-422, 1993.
35) Jenner, P. N. : Paroxetine : an overview of dosage, tolerability, and safety. Int. Clin. Psychopharmacol., 6 (Suppl. 4) : 69-80, 1992.
36) Johnson, A. M. : Paroxetine : a pharmacological review. Int. Clin. Psychopharmacol.,

Suppl. 4 : 15-24, 1992.
37) Judge, R., Burnham, D., Steiner, M. et al. : Paroxetine long-term safety and efficacy in panic disorder and prevention of relapse : a double blind study [abstract]. Eur. Neuropsychopharmacol., Suppl. 1 : 26, 1996.
38) Judge, R., Laghrissi-Thode, F., Kennedy, J. et al. : Nortriptyline vs paroxetine in depressed ischaemic heart patients : a multicenter randomized double-blind clinical trial. Presented at the International Academy for Biomedical and Drug Research Workshop on Mental Disorders in the Elderly : New Therapeutic Approaches, April, 4-6 : Rome, SmithKline Beecham (Data on file), 1997.
39) Kasas, A., Reynaert, C., Leruelle, M. et al. : A double-blind study of paroxetine and maprotiline in major depression [abstract]. Neuropsychopharmacology, 11 : 274, 1994.
40) 片岡憲章，小野寺勇夫，成田元 他：選択的セロトニン再取り込み阻害薬塩酸パロキセチンの高齢者のうつ病およびうつ状態に対する試験．薬理と治療，28：S225-S236，2000.
41) Kaye, C. M., Haddock, R. E., Langley, P. F. et al. : A review of the metabolism and pharmacokinetics of paroxetine in man. Acta Psychiatr. Scand., 80 (Suppl. 350) : 60-75, 1989.
42) Kerr, J. S., Fairweather, D. B., Hindmarch, L. : The effect of paroxetine and dothiepin on subjective sleep in depressed patients. Hum. Psychopharmacol., 12 : 71-73, 1997.
43) Kerr, J. S., Fairweather, D. B., Mahendran, R. : The effects of paroxetine, alone and in combination with alcohol on psychomotor performance and cognitive function in the elderly. Int. Clin. Psychopharmacol., 7 : 101-108, 1992.
44) Kiev, A., Feiger, A. : A double-blind comparison of fluvoxamine and paroxetine in the treatment of depressed outpatients. J. Clin. Psychiatry, 58 : 146-152, 1997.
45) 小林一広，村崎光邦，稲見允昭 他：選択的セロトニン再取り込み阻害薬塩酸パロキセチンの肝機能・腎機能低下のうつ病患者における薬物動態試験．薬理と治療，28：S237-S252, 2000.
46) Krastey, Z., Terziivanov, D., Vlahov, V. et al. : The pharmacokinetics of paroxetine in patients with liver cirrhosis. Acta Psychiatr. Scand., 80 (Suppl. 350) : 91-92, 1989.
47) Langemark, M., Olesen, J. : Sulpiride and paroxetine in the treatment of chronic tension-type headache. An explanatory double-blind trial. Headache, 34 : 20-22, 1994.
48) Lecrubier, Y., Bakker, A., Dunbar, G. et al. : A comparison of paroxetine, clomipramine and placebo in the treatment of panic disorder. Acta Psychiatr. Scand., 95 : 145-152, 1997.
49) Lecrubier, Y., Judge, R., Collaborative Paroxetine Panic Study Investigators : Long-term evaluation of paroxetine, clomipramine and placebo in panic disorder. Acta Psychiatr. Scand., 95 : 153-160, 1997.
50) Lépine, J. P., Gastpar, M., Mendelwicz, J. et al. : Depression in the Community : the first pan-European study DEPRES (Depression Research in European Society). Int. Clin. Psychopharmacol., 12 : 19-29, 1997.
51) Leung, M., Ong, M. : Lack of an interaction between sumatriptan and selective serotonin reuptake inhibitors. Headache, 35 : 488-489, 1995.
52) Leyman, S., Mattelaer, P. M., Van Steenberge, I. : Paroxetine : postmarketing experience on 4024 depressed patients in Belgium. Eur. J. Clin. Res., 7 : 287-296, 1995.
53) 三浦貞則，小山司，浅井昌弘 他：選択的セロトニン再取り込み阻害薬塩酸パロキセチンのうつ病およびうつ状態に対する臨床評価—塩酸アミトリプチリンを対照とした二重盲検群間比較試験．薬理と治療，28：S187-S210，2000.
54) 三浦貞則，山下格，浅井昌弘 他：選択的セロトニン再取り込み阻害薬塩酸パロキセチンのうつ病およびうつ状態に対する臨床評価—塩酸イミプラミンを対照とした用量設定試験．薬理と治療，28：S137-S160，2000.
55) 三浦貞則，山下格，小林亮三 他：選択的セロトニン再取り込み阻害薬塩酸パロキセチンのうつ病およびうつ状態に対する前期第II相試験．薬理と治療，28：S119-S135，2000.
56) Möller, H-J., Berzewski, H., Eckmann, F. et al. : Double-blind multicenter study of paroxetine and amitriptyline in depressed inpatients. Pharmacopsychiatry, 26 : 75-78, 1993.
57) Montgomery, S. A., Dunbar, G. : Paroxetine is better than placebo in relapse prevention

and the prophylaxis of recurrent depression. Int. Clin. Psychopharmacol., 8 : 189-195, 1993.
58) Montgomery, S. A., Dunner, D. L., Dunbar, G. C. : Reduction of suicidal thoughts with paroxetine in comparison with reference antidepressants and placebo. Eur. Neuropsychopharmacol., 5 : 5-13, 1995.
59) Montgomery, S. A., Roberts, A. : SSRIs : well tolerated treatment for depression. Hum. Psychopharmacol., 9 (Suppl. 1) : 7-10, 1994.
60) Moon, C., Vince, M. : Treatment of major depression in general practice : a double-blind comparison of paroxetine and lofepramine. Br. J. Clin. Pract., 50 : 240-244, 1996.
61) 村崎光邦：Fluvoxamineの基礎と臨床．臨床精神薬理，2：763-776，1999．
62) 村崎光邦，石御岡純，高橋明比古 他：セロトニン選択的再取り込み阻害薬 SI211103の第Ｉ相試験．薬理と治療，14：185-251，1986．
63) 村崎光邦，高橋明比古，井之川芳之 他：塩酸パロキセチンの第Ｉ相臨床試験（第２報）—健常成人男子に塩酸パロキセチン20mgを単回および１日１回10日間反復経口投与した時の薬物動態に関する検討．薬理と治療，28：S37-S46，2000．
64) 村崎光邦，高橋明比古，角田貞治 他：塩酸パロキセチンの第Ｉ相臨床試験（第Ｉ報）—健常成人男子に塩酸パロキセチン20mgを単回および１日１回10日間反復経口投与した時の安全性および臨床薬理学的検討．薬理と治療，28：S7-S36，2000．
65) Nelson, D. R., Pratt, G. D., Palmer, K. J. et al. : Effect of paroxetine, a selective 5-hydroxytryptamine uptake inhibitor, on beta-adrenoceptors in rat brain—autoradiographic and functional studies. Neuropharmacology, 30 : 607-616, 1991.
66) Oehrberg, S., Chisitiansen, P. E., Behnke, K. et al. : Paroxetine in the treatment of panic disorder a randomized, double blind, placebo controlled study. Br. J. Psychiatry, 167 : 374-379, 1995.
67) Ohrberg, S., Christiansen, P. E., Severin, B. et al. : Paroxetine and imipramine in the treatment of depressive patients in psychiatric practice. Acta Psychiatr. Scand., 86 : 437-444, 1992.
68) Ontiveros, A., Garcia-Barriga, C. : A double-blind, comparative study of paroxetine and fluoxetine in out-patients with depression. Br. J. Clin. Res., 8 : 23-32, 1997.
69) Preskorn, S. : Targeted pharmacotherapy in depression management : comparative pharmacokinetics of fluoxetine, paroxetine and sertraline. Int. Clin. Psychopharmacol., 9 (Suppl. 3) : 13-19, 1994.
70) Price, J. S., Waller, P. C., Wood, S. M. et al. : A comparison of the postmarketing safety of four selective serotonin re-uptake inhibitors including the investigation of symptoms occurring on withdrawal. Br. J. Clin. Pharmacol., 42 : 757-763, 1996.
71) Ravindran, A. V., Judge, R., Hunter, B. N. et al. : A double-blind, multicenter study in primary care comparing paroxetine and clomipramine in patients with depression and associated anxiety. J. Clin. Psychiatry, 58 : 112-118, 1997.
72) Reynolds, C. F. III., Kupfer, D. J. : Sleep research in affective illness : state of the Art Circa 1987. Sleep, 10 : 199-215, 1987.
73) 斉藤正己，木下利彦：選択的セロトニン再取り込み阻害薬塩酸パロキセチンのうつ病およびうつ状態に対する長期投与試験．薬理と治療，28：S211-S223，2000．
74) Saletu, B., Frey, R., Krupka, M. et al. : Sleep laboratory studies on the single-dose effects of serotonin reuptake inhibitors paroxetine and fluoxetine on human sleep and awakening qualities. Sleep, 14 : 439-447, 1991.
75) Schnyder, U., Koller-Leiser, A. : A double-blind, multicentre study of paroxetine and maprotiline in major depression. Can. J. Psychiatry, 41 : 239-244, 1996.
76) Schöne, W., Ludwig, M. : A double-blind study of paroxetine compared with fluoxetine in geriatric patients with major depression. J. Clin. Psychopharmacol., 13 (Suppl. 2) : 34-39, 1993.
77) Sindrup, S. H., Brøsen, K., Gram, L. F. : Pharmacokinetics of the selective serotonin reuptake inhibitor paroxetine : nonlinearity and relation on the sparteine oxidation polymorphism. Clin. Pharmacol. Ther., 51 : 288-295, 1992.
78) Smith, W. T., Glaudin, V. : A placebo-controlled trial of paroxetine in the treatment of major depression. J. Clin. Psychiatry, 53

(Suppl.) : 36-39, 1992.
79) SmithKline Beecham Pharmaceuticals : Paroxetine Product Monograph. SmithKline Beecham, 1997. : (Data on file)
80) Staner, L., Kerkhofs, M., Detroux, D. et al. : Acute, subchronic and withdrawal sleep EEG changes during treatment with paroxetine and amitriptyline : a double-blind randomized trial in major depression. Sleep, 18 : 470-477, 1995.
81) Stein, M. B., Chartier, M. J., Hazen, A. L. et al. : Paroxetine in the treatment of generalized social phobia : open-label treatment and double-blind placebo-controlled discontinuation. J. Clin. Psychopharmacol., 16 : 218-222, 1996.
82) Stuppaeck, C. H., Geretsegger, C., Whitworth, A. B. et al. : A multicenter double-blind trial of paroxetine versus amitriptyline in depressed inpatients. J. Clin. Psychopharmacol., 14 : 241-246, 1994.
83) Szegedi, A., Wetzel, H., Angersbach, D. et al. : A double-blind study comparing paroxetine and maprotiline in depressed outpatients. Pharmacopsychiatry, 30 : 97-105, 1997.
84) Thomas, D. R., Nelson, D. R., Johnson, A. M. : Biochemical effects of the antidepressant paroxetine, a specific 5-hydroxy-tryptamine uptake inhibitor. Psychopharmacology, 93 : 193-200, 1987.
85) Tignol, J. : A double-blind, randomized, fluoxetine-controlled, multicenter study of paroxetine in the treatment of depression. J. Clin. Psychopharmacol., 13 (Suppl. 2) : 18-22, 1993.
86) 筒井末春，奥瀬哲，佐々木大輔 他：選択的セロトニン再取り込み阻害薬塩酸パロキセチンのうつ病およびうつ状態に対する臨床評価．塩酸トラゾドンを対照とした二重盲検群間比較試験．薬理と治療，28：S161-S185，2000.
87) 筒井末春，小山司，奥瀬哲 他：選択的セロトニン再取り込み阻害薬塩酸パロキセチンのパニック障害に対する評価―後期第II相重盲検比較試験．薬理と治療，28：S271-S294，2000.
88) 筒井末春，小山司，奥瀬哲 他：選択的セロトニン再取り込み阻害薬塩酸パロキセチンのパニック障害に対する臨床評価―第III相二重盲検群間比較試験．薬理と治療，28：S295- S314，2000.
89) 筒井末春，小山司，村中一文 他：選択的セロトニン再取り込み阻害薬塩酸パロキセチンのパニック障害に対する前期第II相試験．薬理と治療，28：S253-S269，2000.
90) Vogel, G. W., Buffenstein, A., Minter, K. et al. : Drug effects on REM sleep and endogenous depression. Neurosci. Biobehav. Rev., 14 : 49-63, 1990.
91) Waldinger, M. D., Hengeveld, N. W., Zwinderman, A. H. et al. : The effect of SSRI antidepressants on ejaculation : a double-blind, randomized, placebo-controlled study with fluoxetine, fluvoxamine, paroxetine and sertraline. J. Clin. Psychopharmacol., 18 : 274-281, 1998.
92) Waldinger, M. D., Hengeveld, M. W., Zwingerman, A. H. : Ejaculation-retarding properties of paroxetine in patients with primary premature ejaculation : a double-blind, randomized, dose-response study. Br. J. Urology, 79 : 592-595, 1997.
93) Yonkers, K. A., Gullion, C., Williams, A. : Paroxetine as a treatment for premenstual dysphoric disorder. J. Clin. Psychopharmacol., 16 : 3-8, 1996.
94) Zanardi, R., Franchini, L., Gasperini, M. : Double-blind controlled trial of sertraline versus paroxetine in the treatment of delusional depression. Am. J. Psychiatry, 153 : 1631-1633, 1996.
95) Zohar, J., Judge, R., OCD Paroxetine Study Investigators : Paroxetine verus clomipramine in the treatment of obsessive-compulsive disorder Br. J. Psychiatry, 169 : 468-474, 1996.

展望

わが国における向精神薬の現状と展望

——21世紀を目指して——

村崎光邦*

抄録：20世紀も終ろうとしてようやく向精神薬の領域に新しい展開が見え始めている。5～10年海外からとり残され，遅れていた現状が21世紀早々に打開されようとしている。抗精神病薬ではquetiapine，olanzapineといった世界戦略的な非定型抗精神病薬が，またわが国独自のSDAとしてのperospironeが出てくる。同じくわが国独自のblenanserinも続いているし，さらにdopamine受容体のpartial agonistのaripiprazoleに世界の注意が集まっている。抗うつ薬でもSNRIのmilnacipranが上市され，SSRIのparoxetineが承認を受けたし，SNRIのduloxetineとvenlafaxineも続いている。抗不安薬は今は世界的に休止期にあるが，次の飛躍を目指して力を貯えている。睡眠薬ではBZ-ω_1受容体の選択的作動薬であるzolpidemが承認され，zaleplonも続いている。暗かった20世紀末も21世紀を目前にして明るさが見えつつある。今後も力の続く限り，新しい向精神薬を導入して，少しでも臨床の場に生かせるよう邁進したいものである。

臨床精神薬理　4：3-27, 2001

Key words : *atypical neuroleptics, dopamine partial agonist, SSRI, SNRI, BZ-ω_1 receptor agonist*

はじめに

1950年前後に近代的な臨床精神薬理学の幕が切って落とされ，新しい向精神薬が次々に登場して，あらゆる領域の精神医学的疾患の薬物療法は著しい進歩を示した。向精神薬の開発がその作用機序解明のための神経生化学的あるいは神経生理学的研究の発展を促し，これらの領域の学問を進展させた。その中から疾病の発症仮説が生まれ，さらにそこから新しい向精神薬が誕生するといった好ましい循環のもとに次々と新規向精神薬が作り出され，「従来型」と「新規のもの」といった2分法さえ生まれたのである。

ところが約3年前に本誌「臨床精神薬理」が創刊されたさいに，「新しい精神科薬物治療の展開—新規向精神薬の開発を通して—」と題する展望を書いたが[29]，この間開発は遅々として進まず，途中で断念されたものも多く，現時点ではSSRI（selective serotonin reuptake inhibitor）の第1号としてfluvoxamineが承認されたのみで[34]状況はほとんど変っていないのである。アジア諸国を含めて海外はほとんど次の世代の向精神薬へ移っており，わが国の精神科薬物療法は5～10年遅れているといわれながらなお低迷しているのである。

ここへ来てようやく1999年にquazepam[36]，2000年にclobazam，milnacipran[35]，paroxetine[37]が承認され，さらに2001年早々にquetiapine，perospirone，olanzapineが承認されることが見込まれ，少しは遅れをとりもどせると愁眉を開い

Present situation and new prospect of psychotropic drugs in Japan—Toward the 21th century—.
*CNS 薬理研究所
〔〒228-0803 相模原市相模大野3-1-7 エピカ京屋ビル3F〕
Mitsukuni Murasaki : Institute of CNS Pharmacology. 3-1-7 Sagamiono, Sagamihara, Kanagawa, 228-0803 Japan.

表1　わが国における抗精神病薬処方シェア（%）

	Dec-97	Mar-98	Jun-98	Sep-98	Dec-98	Mar-99	Jun-99	Sep-99	Dec-99	Mar-00	Jun-00
	100.0	100.0	100.0	100.0	100.0	100.0	100.0	100.0	100.0	100.0	100.0
1 SERENACE (Haloperidol)	13.4	13.8	13.7	13.6	13.6	13.6	13.6	13.3	13.7	13.0	13.5
2 LEVOTOMIN (Levomepromazine)	8.4	8.6	8.3	8.6	8.5	8.7	8.4	8.7	8.5	9.6	8.2
3 VEGETAMIN (Vegetamin)	8.3	9.2	8.5	8.9	8.6	9.1	8.9	8.7	8.8	9.3	9.2
4 CONTOMIN (Chlorpromazine)	6.8	6.9	6.6	6.9	6.8	7.1	6.9	7.0	7.1	8.0	6.8
5 HIRNAMIN (Levomepromazine)	8.2	8.4	8.2	8.0	8.1	8.1	8.3	7.9	8.0	7.9	8.4
6 RISPERDAL (Risperidone)	3.1	3.5	3.7	3.9	4.1	4.3	4.6	4.8	5.0	5.9	6.6
7 LINTON (Haloperidol)	3.4	3.7	3.6	3.9	3.9	4.2	4.1	4.2	4.1	5.2	4.1
8 GRAMALIL (Tiapride)	5.7	5.1	5.5	5.3	5.5	5.3	5.3	5.2	5.5	5.0	5.5
9 IMPROMEN (Bromperidol)	5.3	5.0	5.2	5.4	5.3	5.2	5.2	5.8	5.1	4.7	4.8
10 MELLERIL (Thioridazine)	4.3	4.2	4.2	4.3	4.4	4.3	4.3	4.2	4.3	4.0	4.3

薬品名の重複は販売会社が異なるため。

ているところである。未来に明るさを感じつつ21世紀の向精神薬を目指して展望してみたい。

I．抗精神病薬

1．今日までの経緯

1952年 Delay と Deniker による chlorpromazine の導入に始まり，1958年 Paul Janssen による haloperidol の合成を通して精神分裂病治療が大きく前進した。社会の受けた恩恵の大きさは測り知れない。1972年ヨーロッパで承認された clozapine が従来の抗精神病薬とは異なるとして非定型抗精神病薬としての地位を獲得しつつあったが，無顆粒球症のために一時頓挫した。こうした中で，Paul Janssen が1984年 risperidone を合成した。Pipamperone の臨床効果に注目した Janssen はそこから 5-HT_2 受容体の重要性を知り，ritanserin，setoperone を経て risperidone へたどりついたとされる。この risperidoneに発する serotonin-dopamine antagonist，SDA 系抗精神病薬が新しい非定型抗精神病薬の一時代の幕を切って落とし，D_2 受容体遮断作用よりも強力な 5-HT_{2A} 受容体拮抗作用を持った SDA が続々と開発されて，今日に至っている[24,32,38]。

一方で，1988年 Kane ら[12]の clozapine の再発見と呼ばれる治療抵抗性分裂病を対象とした chlorpromazine との比較試験の結果に基づいて，1990年 clozapine が FDA（米国食品医薬品局）によって承認され，多くの国々でも承認された。Chlorpromazine や haloperidol の作用機序解明の研究が神経生化学の発展を促し，clozapine のプロフィールが明らかにされるにつれて非定型たる所以が 5-HT_2 受容体にあるという事実が Janssen による risperidone の合成と同じ点に帰結した。Janssen の炯眼恐るべしである。Clozapine に似たプロフィールを示して登場した olanzapine は clozapine の dirty drug と呼ばれるイメージを rich と呼び換え，MARTA（multi-acting receptor targeted agents）という概念を作った[4]。

こうして，今や，精神分裂病治療薬は新しい非定型抗精神病薬としてのSDAやMARTAの時代に入り，治療アルゴリズムのfirst-line drugとなっている。わが国では，1996年にrisperidoneが承認されたものの，その臨床的有用性への認識が不十分で，浸透率も低いまま数年を経過したが，20世紀最後の年になってようやくことの重大性に気付き始めている。2001年にはquetiapine，perospirone，olanzapineが相次いで発売されることが明らかとなり，ようやく世界の国々と肩を並べられる線にこぎつけたといえよう。

2．内外での動向

アジアの国々を含めた海外ではとっくに新しい非定型抗精神病薬の時代に入っていながら，わが国では治験が遅れたことも大きく影響して，表1，図1にみるような状況にある。海外での状況との違いは図2からも極めて明白である。なぜこのように違ってきたのかは治験を担当してきたわれわれの責任でもある。治験の遅れ以外に，対象となった精神分裂病者のstageの違いが取り上げられる。欧米での治験がほとんど急性期，急性増悪期

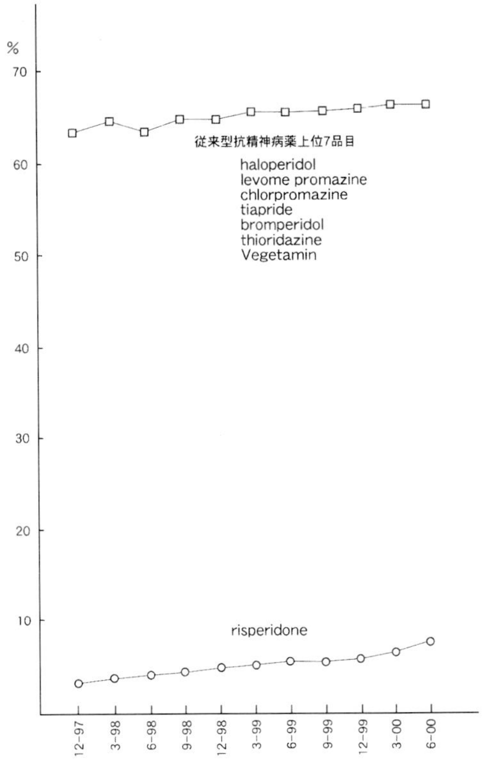

図1　わが国における抗精神病薬処方シェア(%)

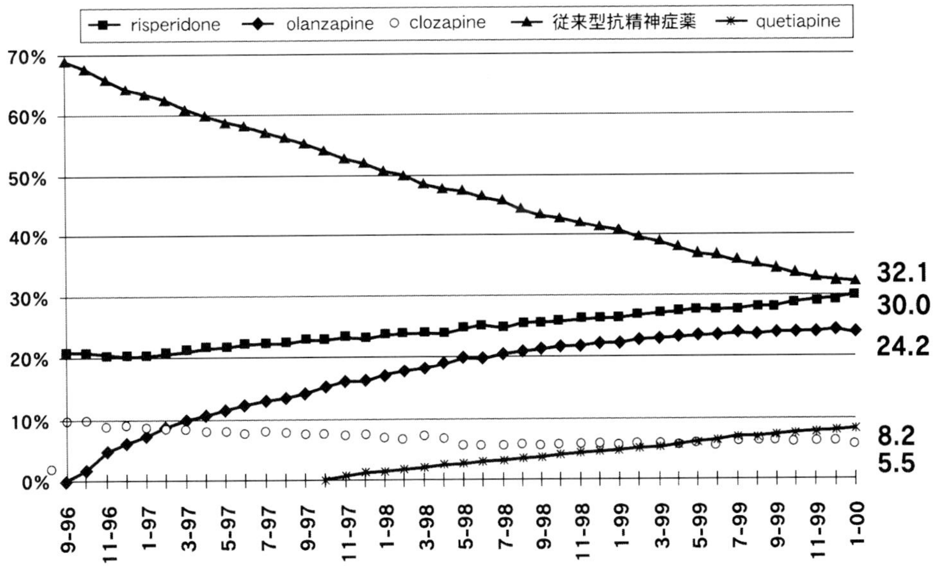

図2　米国における抗精神病薬処方シェア(%)

表2　米国の分裂病治療専門家による標準的治療ガイドライン（Frances ら, 1999）

Guideline 1	急性エピソードに対する初期治療

（太い斜体文字＝最善の治療）

陽性症状の優勢な初発エピソード患者に対して	***新しい非定型抗精神病薬***
陽性症状も陰性症状も顕著な初発エピソード患者に対して	***新しい非定型抗精神病薬***
従来型抗精神病薬へのコンプライアンスが良好であるのに，ブレイクスルーエピソードが発現した患者に対して	***新しい非定型抗精神病薬へ変更する***
経口薬物療法へのコンプライアンス不良の患者，または疾患を否定し続けている患者に対して	***長期作用性のデポ型の抗精神病薬へ変更する（例　haloperidol decanoate）***

表3　米国の分裂病治療専門家による標準的治療ガイドライン（Frances ら, 1999）

1996版では，一次選択治療薬として高力価の従来型抗精神病薬と risperidone を推奨していたが，1999版では
- 新しい非定型抗精神病薬がまず選択され，risperidone では，平均 4 mg（初発）～ 6 mg（再発）
- 従来型の抗精神病薬が第一選択となるのは，次の三者
  ①副作用の発現がなく薬物反応性が良かった再燃患者
  ②筋肉注射を要す患者（非定型薬には注射剤はない）
  ③早急の鎮静を，持効剤も含めて必要な患者
  haloperidol で，平均 5 ～10mg（初発），8 ～12mg（再発）
- 6 ～ 7 週間の投与観察期間が望ましい

の stage の症例であるのに対して，わが国の治験の対象の大半が 5 年，10年，20年を経た慢性期の症例で，いわゆる「自発性欠如，感情鈍麻が前景 II（慢性経過，症状固定）」の状態像を呈する症例であったことにある。同じ診断基準，同じ評価尺度を用いながら，対象患者がまったく異なっていたのである。欧米での精神分裂病治療アルゴリズムに新しい非定型抗精神病薬が first-line drug に選ばれるといっても，わが国ではこれらの薬物は陰性症状によく奏効して錐外外路症状の惹起作用の弱い薬物であるとの理解がやっとで，急性期や急性増悪期の第一選択薬であるとはとうてい考えられなかったのである[8]。現在，わが国で唯一の SDA である risperidone の用量についても問題があり，治療の段階での至適用量が高すぎたことが国の内外での経験を通して判明してきた。2 ～ 4 mg/日が至適用量で，せいぜい 6 mg/日までであり，それを越えると非定型としての意味を失うという意見が主流となりつつある。

米国のエキスパート・コンセンサス・ガイドラインでは，1996年版には first-line drug として新しい非定型抗精神病薬と高力価の従来型の定型抗精神病薬が並列にあったが，1999年版には新しい非定型抗精神病薬のみとなり（表 2），定型抗精神病薬は 3 つの条件下でのみ第一選択薬となると規定されている（表 3）[5,42]。世界の動きは速いのであり，まだまだわが国は大きくたち遅れている。青葉[1]や藤井ら[7]の努力を含めて徐々にわが国でも新しい抗精神病薬の理解が深まりつつある。Risperidone に加えて quetiapine，perospirone，olanzapine の承認が近いことも踏まえて，さらにこの理解が深く，かつ広くなることを期待している。

3．抗精神病薬の開発状況

わが国ではすでに述べた通り，非定型抗精神病薬の quetiapine，perospirone，olanzapine の承認は間近く，risperidone のみで対応してきた新しい非定型抗精神病薬が一挙に 4 剤となり，治療の幅が広がり，アジア諸国を含めた欧米なみになるのは何としても喜ばしい（表 4）。わが国独自の perospirone が世に出るというのもうれしい限りである。さらに，わが国独自の blenanserin の開発も続いており，ziprasidone も第III相試験を準備中であり，近々実施に踏みきると予想している。Clozapine も最終的治験に入る予定となっている。新しい非定型抗精神病薬に十分な反応の得

表 4　わが国における抗精神病薬の開発状況

作用機序	一般名	起源	日本	
			開発段階	開発会社
SDA	perospirone (SM9018)	住友	申請中	住友
Clozapine analog	quetiapine	ICI	申請中	Zeneca
MARTA	olanzapine	Lilly	申請中	Lilly
SDA	blenanserin (AD5423)	大日本	P3	大日本
D2 ago./anta.	aripiprazole (OPC-14597)	大塚	P3	大塚
SDA	ziprasidone	Pfizer	P3 準備中	Pfizer
MARTA	clozapine	Wander	P2a 終了	Novartis
D4 anta.	U-101387G (Sonepiprazole)	Upjohn	P1	Pharmacia

D : dopamine,　ago. : agonist,　anta : antagonist

表 5　米国の分裂病治療専門家による標準的治療ガイドライン（Frances ら, 1999）

Guideline 2	初期治療への反応が不十分な患者

一つの薬剤を投与してみる期間は，ほとんど，または全く反応のない患者では 3 ～ 8 週間，部分的反応を示した患者では 5 ～12週間とするのが望ましい。

（太い斜体文字＝最善の治療）

反応が不十分であった薬物療法	残存する陽性症状に対して	残存する陰性症状に対して
従来型抗精神病薬	***新しい非定型抗精神病薬へ変更する***	***新しい非定型抗精神病薬へ変更する***
新しい非定型抗精神病薬	他の新しい非定型抗精神病薬へ変更 または 非定型抗精神病薬を増量する	他の新しい非定型抗精神病薬へ変更する
従来型抗精神病薬および新しい非定型抗精神病薬の順次的な投与	***Clozapine へ変更****** または 他の新しい非定型抗精神病薬へ変更 または 新しい非定型抗精神病薬を増量する	Clozapine へ変更* または 他の新しい非定型抗精神病薬へ変更する
Clozapine を含む複数の抗精神病薬の投与（難治性の状態が持続している）	明確なエキスパートコンセンサスなし（薬物療法に関する調査の問11および問12に，さまざまな治療法の評価が示してあるので，参照されたい）	

*エキスパートは，抗精神病薬 2 剤（少なくとも非定型抗精神病薬 1 剤を含む）の投与が無効の場合には clozapine を考慮することを勧めており，3 剤（または，それ以上）の投与が無効の場合には clozapine を最善の治療と評価している。

表6　欧米における抗精神病薬の開発状況

作用機序	一般名	起源	米国		欧州	
			開発段階	開発会社	開発段階	開発会社
D2/D4/S2anta.	SM-13496	住友	P2 準備	住友	P1	住友
SDA (D2/5-HT2A)	iloperidone	Titan	P2a	Pharmacia	P2a	Pharmacia
D2 anta./S1A ago.	MED-128130	E Merck	P2	E Merck	P2？	E Merck
D1 anta.	NNC-22-0010	Novo Nordisk	P2	Novo Nordisk	P2	Novo Nordisk
D2 ant/S1A ago	DU-127090	Solvay	P2a	Solvay	P2a	Solvay
S2 anta.	eplivanserin	Sanofi-Synthelabo	P1	Sanofi-Synthelabo	P2（仏）	Sanofi-Synthelabo

S : serotonin (5-HT)

表7　米国における抗精神病薬の開発状況

作用機序	一般名	起源	開発段階	開発会社
Benzamide	S-amisulpride	Synthelabo	P3	Sanofi-Synthelabo
D2 ago/anta	aripiprazole (OPC-14597)	大塚	P3	大塚/B. M. S.
Glutamate Receptor ago.	LY 354740	Lilly	P2	Lilly
AMPA agonist	CX591	Cortex	P2	Cortex Organon
D2 partial ago.	DAB-452	A. H. P	P2a	Wyeth
D3 anta.	Abaperidone	Ferrer	P1 予定	Ferre
AMPA agonist	Ampalex（CX516）	Cortex	P1	Organon
D2/D3 auto. ago.	Cl-1007	Warner-L.	P1	W. L
D2 ago.	PD-143188	Warner-L.	P1	W. L

られない症例では比較的早期から clozapine に切り換えるというのが米国の1999年度版のエキスパート・コンセンサス・ガイドラインにあるように(表5)[5]，まだまだ clozapine の存在意義は大きいのである。

なお，海外と同時開発に入って注目されている aripiprazole は間もなくすべての治験を終了する予定で，その作用機序も dopamine D_2 受容体の partial agonist であることが明らかにされて，大いに注目されている[3]。当初は DA 自己受容体の agonist 作用と D_2 受容体拮抗作用を併せ持ち，前者が陰性症状に，後者が陽性症状に作用するとの作業仮説から始まり，これまでの治験の成績から，SDA とは異なる作用機序を有する新しいタイプの非定型抗精神病薬として期待されていた[15]。Dopamine 受容体の partial agonist であるとすれば，DA の過剰活動部位には antagonist として作用し，活性低下部位には agonist として作用することから，いわゆる dopamine normalizer として中脳辺縁系への選択的作用によって陽性症状を，前頭葉野への作用によって陰性症状を改善させ，しかも黒質線条体や視床下部

表 8　ヨーロッパにおける抗精神病薬の開発状況

作用機序	一般名	起源	開発段階	開発会社
D2/D1/S2 anta.	Org-5222 (舌下錠)	Akzo Nobel	P2b	Akzo Nobel
S3 anta.	alosetron	Glaxo W.	P2	Glaxo W.
D1 anta.	CEE 03310	Novo Nordisk /CeNeS	P2	Novo Nordisk
D1 anta.	odapipam	Novo Nordisk	P2	Novo Nordisk
Phospholipase inhibitor	SC-111	Scotia	P2	Scotia
D2ago./D1anta.	SDZ-MAR-327	Sandoz	P2	Novartis
Sigma anta.	NE100	大正	P2a	大正
Cannabinoid1 anta.	SR-141716A	Sanofi	P2a	Sanofi-Synthelabo
NK3 anta.	SR-142801	Sanofi-Synthelabo	P2a	Sanofi-Synthelabo
Sigma anta.	SR-31742	Sanofi	P2a	Sanofi-Synthelabo
Neurotensin anta.	SR-48692	Sanofi	P2a	Sanofi-Synthelabo
S1A antagonist	Du-125530	Solvay	P2a (Netherland ; 98)	Solvay
S2D4 α1, 2 anta.	S-18327	Servier	P1a	Servier
D2/3anta./S1Aago.	BTS-190555	Knoll	P1	Knoll
D1 anta.	BTS-73-947	Knoll	P1 (Germany)	Knoll
D4 anta.	NGD-94-4	Neurogen	P1	Schering P
D2 anta./SSRI	SLV310	Solvay	P1	Solvay
D2 anta./5HT1A ago	SLV313	Solvay	P1	Solvay

NK3 anta : Neurokinin 3 receptor antagonist

-下垂体の dopamine 系には作用しないといった理想的な抗精神病薬としての特徴を示す可能性がある。今後の動向に期待と興味を抱かせる薬物であるといえよう。

海外に目を転じると（表 6，表 7，表 8），iloperidone が治験に成功したとの報道がされ，aripiprazole への期待が高く，住友製薬(株)からの SM-13496 の開発もこれから始まるなど，目が離せない。まだまだ，dopamine 系のとくに D_2 受容体に関わる薬物が主流となっている。D_1 受容体や D_4 受容体のみに作用する薬物は苦戦を強いられそうであり，むしろ D_3 受容体拮抗薬に期待をつなぐべきとの意見もある[46]。D_3 受容体はヒトの辺縁系に比較的豊富で，抗精神病薬の target になりうるとの見方による。

さて，21世紀への抗精神病薬として当面は SDA 系抗精神病薬が主流となり，dopamine partial agonist へも期待がかかるが，dopamineを乗り越えた抗精神病薬が誕生するかといった期待もある。Amphetamine modelから生まれた分裂病仮説とその治療薬はひとまず究極にさしかかっているのに対して，phencyclidine modelから生まれた分裂病仮説とその治療薬は大いに立ち遅れているのである[11]。前頭前野のglutamate系の機能低下と精神分裂病の認知機能障害あるいは陰性症状との関連に注目して，σ受容体拮抗薬[6,20,41]や5-HT_{2A}受容体拮抗薬が挑戦したが，単独では十分な効果が得られず，沈黙しかけている。MS-377など有望な化合物も多いことから，あきらめずに頑張って欲しいところである[13,55]。代って，glutamate受容体作動薬，AMPA（alpha-amino-3-hydroxy-5-methyl-4-isoxazolepropionic acid）受容体作動薬，glycine作動薬などが挑戦を続けており，今後さらにこの方向から新しい化合物も出て来るものと思われる。

別の視点からcannabinoid 1受容体拮抗薬やsubstance PやNeurokininの受容体のNK3拮抗薬あるいはneurotensin拮抗薬なども出て来て，neuroleptideの受容体拮抗薬が出てきそうな勢いである。こうしたdopamineを乗り越えた新しい抗精神病薬の候補が21世紀に華を咲かせて，そこからまた新しい精神分裂病仮説が生まれ，またそれに基づいた創薬が行われるといった前向きの循環が起きることによって精神分裂病の治療がさらに前進することに期待していたい。

Ⅱ．抗うつ薬

1．今日までの経緯

抗結核薬としてのiproniazidに始まるMAO（monoamine oxidase）阻害薬と，抗精神病薬の開発から転向してきたimipramineがともに1957年に抗うつ薬として世に出て以来，長期間にわたってMAO阻害薬と三環抗うつ薬の時代が続いた。わが国では，MAO阻害薬は肝障害と高血圧クリーゼのためにすべてが姿を消したが，serotonin（5-HT）やnoradrenaline（NA）の再取り込み阻害作用を作用機序とする三環系抗うつ薬はその後も全盛期を誇り続けてきた。抗コリン作用を中心とする有害事象の軽減をはかるべく，第二世代の三環系および四環系抗うつ薬，さらには主に5-HTの再取り込み阻害作用と5-HT_2受容体拮抗作用を併せ持つtrazodoneが導入されて，うつ病治療に当ってきた。わが国ではbenzamide系のsulpirideの150～300mg/日が抗うつ効果を発揮するとして根強い人気を保っているのも特徴の1つといえようか。

抗うつ薬の作用機序解明の中から生まれたうつ病monoamine仮説に基づいて新しい抗うつ薬の開発が展開されていった中で，欧米でまず第一に注目されたのはSSRIであった。その第一号はfluvoxamineで，5-HTのみの再取り込み阻害作用とともに従来の三・四環系抗うつ薬と異なり，脳内の各種受容体に親和性を持たず，したがって従来抗うつ薬の泣き所である抗コリン作用を持たないというのが触れこみであった[34]。わが国へのSSRI導入の経緯は別の解説に詳しいが[33]，欧米でSSRI全盛時代が到来して臨床適応の幅を拡げ，そこからserotonin spectrum disorderといった疾患概念を造りあげながら販路の拡大と著しい売上げを伸展させたことは驚異であった。それでもなお，わが国ではSSRIの開発が遅れ，massmediaに「脳内薬品」などの名称のもとに誇大に報道されて，医師による個人輸入が盛んとなったことも記憶に新しい。インターネットを始めとする情報手段の進展のもとに，医師より患者側に多くの情報が入り，SSRIを求めて受診する患者が多く，精神科医をとまどわせるといった異常事態さえ体験させられた。日本は欧米に比して，うつ病治療において5年から10年遅れていると批判されて口惜しい思いをしたこともあった。

こうした中で，わが国での懸命の開発が続けられて1999年ようやくfluvoxamineが承認を受けるに至って1つ肩の荷を下ろしたのである。その後，2000年にはparoxetineの承認が約束されて，ひとまずSSRIのない国という汚名は返上されることになった。

一方，SSRIは5-HT再取り込み阻害作用のみという作用機序から強迫性障害やパニック障害などserotonin spectrum disorderへの臨床適応を拡大させ，米国では年商6000億円といわれる目を

表9　わが国における抗うつ薬売上げ額の動向（単位10万円）

	1995	1996	1997	1998	1999	98対99比(%)	1999度(%)
fluvoxamine					63238	100	30
maprotiline	35090	34328	33458	30695	29819	97	14.2
trazodone	21043	22292	23371	24288	24222	100	11.5
mianserin	16617	16677	16727	16077	16242	101	7.7
clomipramine	14245	15358	16915	17796	18323	103	8.7
amoxapine	11291	11670	12319	12557	13252	106	6.3
setiptiline	10770	10391	9898	9134	8552	94	4.1
amitriptyline	10564	11293	11654	11561	11752	102	5.6
imipramine	10000	10409	10765	10763	10920	101	5.2
dosulepin	5308	5020	4662	4208	4097	97	1.9
lofepramine	2014	1996	1971	1907	1836	96	0.9
その他	8504	8642	8475	8224	8198	100	3.9
合計	145446	148076	150215	147210	210452		
前年度比(%)	104	102	101	98	143		

見張る伸展をみせながら，抗うつ効果そのものは三環系抗うつ薬より弱いとの評価が定着している[54]。そこで，脳内の各種受容体に親和性を持たず，したがって抗コリン作用などの有害事象を持たないで5-HTとNAの両方の再取り込み阻害作用を有する薬物の方が少なくとも抗うつ効果には優れるとの発想のもとにSNRI（serotonin-noradrenaline reuptake inhibitor）の開発も始まっていた[31]。5-HT系は気分と不安などmoodの方に，NA系は気力，意欲といって，driveの方に関わりが強いと仮定すれば，理論上はSNRIが有利となる。1つの作用機序より2つの作用機序というわけである[50]。こうしてわが国でのSNRI開発の第1号となったmilnacipranも2000年に承認されてそれによるうつ病治療が始まっている[35]。SSRIを第三世代とすれば，SNRIは第四世代ということになる。SNRIは海外でもいまだ歴史が浅く，膨大なdataを有するSSRIに比して，まだまだこれからの抗うつ薬といえよう。

2．内外での動向

もともとわが国における抗うつ薬の市場性は他の向精神薬と比べても例外的に低いとされてきた。うつ病の生涯罹病率は20%を越える，越えないといった議論がなされる中で[18]，わが国ではうつ病に悩みながらも医療機関を受診しない，あるいは多くのうつ病患者が精神科以外の診療科を受診して適切な抗うつ薬の投与が行われない，などとされてきた。米国との抗うつ薬の市場性の差が大きすぎることからもこの点は精神科医にとっても大きな問題とされていた。SSRIが導入されて1年4ヵ月あまりであるが，表9にみるように，1999年度のレベルですでにfluvoxamineが総売り上げの30%と第1位に躍り出ており抗うつ薬全体でも43%の伸びを示している。SSRIの導入によって未受診者の掘りおこしが現実のものとなっているのである。さらにSNRIが続いてこれがどう伸びるか，臨床家の一人としても大きな興味となっている。Fluvoxamineにparoxetineを加えたSSRIやSNRIへの期待の大きな部分が安心して医療機関を受診し，正しい治療を受けられるようになることにあるからである。

海外での動向はすでに述べたが[33]，ここでは別の資料を用いて見てみよう（表10，表11，表12）。SSRIは伸展を続けながら，新しいタイプの抗うつ薬（nefazodone，vanlafaxine，mirtazapine）が徐々に伸びて来ている点に注目したい。SSRIの抗うつ効果が従来の三環系抗うつ薬の効果を越えるものでなく，抗コリン作用を持たない，心・循環器への影響が少なく，大量服用に対しても安

表10　世界8ヵ国における抗うつ薬処方箋・枚数の推移（R ×1000）

	MAT/3/1996	MAT/3/1997	MAT/3/1998	MAT/3/1999	MAT/3/2000
米国	46758	48607	48564	50178	48491
英国	17451	19801	22210	24214	25937
フランス	14945	15727	16631	16714	16804
ドイツ	13874	15018	15079	16182	16505
スペイン	10526	11033	11762	12709	14575
カナダ	9558	10119	10420	11345	13199
イタリー	9555	9389	9302	9813	11043
日本	7936	7003	7748	8164	9873

MAT/3/1999は1998年4月から1999年3月までの数を示す。

表11　米国におけるSSRI別処方箋枚数の推移（R ×1000）

	MAT/3/1996	MAT/3/1997	MAT/3/1998	MAT/3/1999	MAT/3/2000
fluoxetine	9503	9257	9886	9289	8101
sertraline	8082	8430	7973	7982	6882
paroxetine	5270	6780	6875	6969	6821
citalopram	0	0	0	1276	3530
fluvoxamine	734	807	879	951	827

MAT/3/1999は1998年4月1999年3月までの数を示す。

表12　米国における抗うつ薬処方箋枚数の推移（R ×1000）

	MAT/3/1996	MAT/3/1997	MAT/3/1998	MAT/3/1999	MAT/3/2000
SSRIs	23614	25324	25729	26559	26229
三環系抗うつ薬	14403	13783	11781	10764	9109
新しいタイプの抗うつ薬	3471	4494	4837	6000	6875
その他の抗うつ薬	5416	5133	6279	6868	6339
MAOIs	350	273	230	233	158

MAT/3/1999は1998年4月から1999年3月までの数を示す。
新しいタイプの抗うつ薬は nefazodone，venlafaxine，mirtazapine の合計を示す。

全性が高いといった効果よりも有害事象面での利点と，何といってもその適応幅の広さで伸びてきたのであるが，ことうつ病そのものの治療に限れば，SSRI と同等の安全性をもって 5-HT の再取り込み阻害作用のみならず，$5\text{-}HT_{2A}$ 受容体拮抗作用や NA の再取り込み阻害作用をも併せ持つ薬物がより有効性が高まるのは当然であるとの考え方がある[35,50]。そうした one mechanism の薬物より multiple mechanism への薬物への期待が新しいタイプの抗うつ薬の伸びを示しているものと考えられる。

表13　わが国における抗うつ薬の開発状況

作用機序	一般名	起源	開発段階	開発会社
SNRI	duloxetine	Lilly	P3	塩野義
SNRI	venlafaxine	A. H. P.	P2b (SR 錠)	Wyeth
SSRI	sertraline	Pfizer	申請中	Pfizer
SSRI	paroxetine	Ferrosan	承認	SKB
SSRI	fluoxetine	Lilly	Pre-Bridging	Lilly-中外
SSRI	citalopram	Kefalas	Pre-Bridging	三井 (シェーリング)
NaSSA	mirtazapine	Akzo Nobel	Bridging	Organon
MAOI	moclobemide	Roche	P2b (オーロリックス)	大日本
selective NRI	reboxetine	Upjohn	P1準備中	Pharmacia
S2 anta.	SR-46349i	Sanofi	P1	Sanofi- Synthelabo
SubstanceP anta	L-759274	メルク	P1	萬有

NRI : norepinephrine reuptake inhibitor

3．抗うつ薬の開発状況

わが国における抗うつ薬の開発状況は，表13に示したが，まずSNRIのduloxetineとvenlafaxineに期待がかかっている。2000年にようやくSNRIの第1号としてmilnacipranが承認された今日，残るはこの2品目である。次に，世界中を席捲しているSSRIもfluvoxamineとparoxetineが承認されたあとは，sertraline，fluoxetine，citalopramということになるが，sertralineはすでに終了して数年を経ているが，当時の治験成績では承認の条件を満たしておらず，その取扱いに苦慮している。Fluoxetineとcitalopramはこれから海外での豊富なデータを頼りにbridging studyを実施する方向で動き出している。

NaSSA[49]（noradrenergic and specific serotonergic antidepressants）と呼ばれるmirtazapineもmultriple mechanismの有利性を生かすべくbridging studyに突入している。

RIMA（reversible inhibitors of monoamine oxidase type-A）としてのMAO-A阻害薬のmoclobemideの治験も終盤へさしかかっている。非定型なうつ病や治療性抵抗性うつ病へのaugmentation therapyに威力を発揮する独特の抗うつ薬であり，存在意義は高い[22,23]。

なお，5-HT$_{2A}$受容体拮抗作用と5-HT再取り込み阻害作用を有し，NEの再取り込み阻害作用も期待されるnefazodoneが優れた臨床効果を有しながら，用量設定面での条件が折り合わず，治験が断念されたことは，欧米で徐々にその評価が高まっているだけに残念である。

いずれにしても，わが国での抗うつ薬の治験は世界のレベルに追いつくための治験であり，遅れをとりもどそうとするものにすぎないのが残念である。世界をリードするような治験を体験したいと思うのは私一人ではあるまい。

海外では，SSRI，SNRI，NaSSAに続く次の世代の抗うつ薬として数多くの治験が行われている（表14，表15，表16）。この中から何が飛び出してくるのか注目されるが，これまでの神経伝達物質の取り込み阻害薬やその拮抗薬とは異なる流れとしてneuropeptideの拮抗薬に興味が持たれている。うつ病と視床下部-下垂体-副腎皮質 hy-

表14　欧米における抗うつ薬の開発状況

作用機序	一般名	起源	米国		欧州	
			開発段階	開発会社	開発段階	開発会社
SRI+S2 anta.	YM-992 (YM-35992)	山之内	P2a	山之内	P2a (EU ; 97-)	山之内
SSRI+S1A ago.	EMD-68843	E Merck	P2	E Merck	P2/3	E Merck
GABA receptor/ Na channnel modulator	topiramate	McNeil	P2	Janssen	P2	Janssen
S1A, 2C ago.	Org-13011	Akzo Nobel	P2	Organon	P2	Organon
σ ago.	igmesine CI-1019	Jouveinal	P2	W. L.	P3	Jouveinal
S1A ago.	adatanserin	A. H. P.	P2(94)	Wyeth	P2 (EU ; 94)	Wyeth
S1A ago. /S2 anta.	flibanserin	B. I	P2a	B. I	P2a (Italy)	B. I
S1A, 2C ago.	Org-12962	Akzo Nobel	P2a	Organon	P2a (Netherlands)	Organon
S1A ago.	MKC-242	三菱化学	P2b	三菱化学	P2b (France)	三菱化学
S1A agonist	gepirone	Mead Johnson /B. M. S.	申請	Organon	P3	Oraganon
NRI	milnacipran	Pierre Fabre	P3	Sanofi-Synthelabo	lxel (97 仏)	Pierre Fabre /Synthelabo

S1A, 2C ago. : 5-$HT_{1A,2C}$ agonist

表15　米国における抗うつ薬の開発状況

作用機序	一般名	起源	開発段階	開発会社
σ S1A ago./SRI	OPC-14523	大塚	P2a	大塚
α2 adrenergic anta.	MK 912	Merck & Co	P1	Merck & Co
α2 anta./NRI	A 75200	Abbott	P2	Abbott
α2 anta.	R 107474	Janssen	P2	Janssen
α1 adrenergic anta.	SDZ NVI 085	Novartis	P2	Novartis
Unknown	YKP 10A	SK Corporation	P2	S. K. B.
SubstanceP anta.	TAK-637	Takeda	P2	TAP
MSH anta.	INN-835	INNapharma	P2 終了	Innapharma
SubstanceP anta.	MK-869 series	Merck Co	P2 ?	Merck Co
EAA anta.	lamotrigine	Wellcome	P3	Glaxo W
GABA ago.	Gabapentin	WL	P3	W. L.

MSH anta. : melanocyte stimulating hormone antagonist,　EAA anta. : excitatory amino acid antagonist

表16　ヨーロッパにおける抗うつ薬の開発状況

作用機序	一般名	起源	開発段階	開発会社
S2C anta.	SB-243213	S. K. B.	P1	S. K. B
S1b anta.	AR-A000002 (A2)	A. Z	P1	A. Z
Agomelatine	S-22513	Servier	P1	Servier
S1A/D2 anta.	SLV-308	Solvay	P1	Solvay
SubstanceP anta	NKP608	Novartis	P2	Novarits
CA-TI, NRI	dexnafenodone (LU-43706)	Knoll AG	P1	Knoll
5-HT1A ago.	F11440 maleate	Pierre Fabre	P1	Pierre Fabre
SRI+S1A, DA ago.	roxindole	E Merck	P2	E Merck
Melatonin agonist	S-20098	Servier	P1	Servier
SSRI	cericlamine	Jouveinal	P3	Jouveinal, UCB, Merckle
S1A anta.	sunepitron	Pfizer	P3	Pfizer
NRI	milnacipran SR	Pierre Fabre	lxel SR2/3	Pierre Fabre /Synthelabo
S3 anta.	SR-57227	Sanofi	P2 (France)	Sanofi-Synthelabo
S1A anta.	robalzotan (NAD299)	A. Z	P2	A. Z
S1A anta.	Du-125530	Solvay	P2a (Netherland ; 98)	Solvay
DNSRI	NS-2389	Neuro Search	P2a	Glaxo W (NeuroSearch)
S anta.	Du-123015	Solvay	P2a (Belgium ; 96)	Solvay
DNSRI	Org-32782	Organon	P2a	Organon
NK3 anta.	SR-142801	Sanofi-Synthelabo	P2a	Sanofi-Synthelabo
NK2 anta.	SR-48968	Sanofi-Synthelabo	P2a	Sanofi-Synthelabo
beta-3 ago.	SR-58611	Sanofi-Synthelabo	P2a	Sanofi-Synthelabo
S1A ago.	eptapirone (F-11440)	Pierre Fabre	P1	Pierre Fabre

CA-TI : calcium transport inhibitor,　DNSRI : DA･NA･5-HT reuptake inhibitor,　NK : Neurokinin

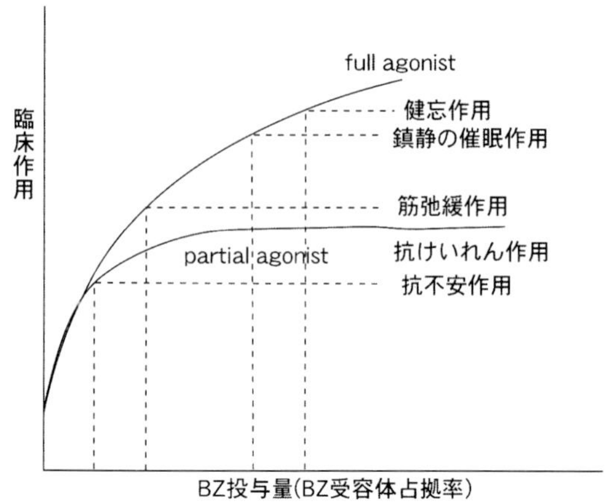

図3 Benzodiazepine 系薬物の投与量と臨床作用の関連

pothalam-pituitary adrenocortical (HPA) system との関連は古くから知られており，こうした系の機能に関わる substance P, vasopressin, CRH (corticotropin releasing hormone) などの過剰活動がうつ病の発症に深く結びついているとの考え方から，こうした neuropeptide の拮抗薬が抗うつ薬の候補として浮上している[14,39]。Substance P の NK-1 受容体拮抗薬 MK869[48] や CRH 受容体1拮抗薬の治験成績[58]が発表されたりして多くの化合物が開発の方向に向っており，今後の抗うつ薬開発の1つの大きな流れとなる可能性があり注目しておきたい[16,44,45]。

Ⅲ．抗不安薬 anxiolytics

1．今日までの経緯

Mephenesin を経て1951年 Ludwig によって合成され，Berger によって導入された meprobamate は魔法の薬としてもてはやされ，一世を風靡したが[2]，耐性の形成と激しい退薬症候の出現にゆれる中で，コツコツと開発を開始したのが Sternbach[53] の作った，chlordiazepoxide であった。Randall による基礎的研究から臨床への有用性が十分に予測されて世に出たのが1961年のことで，またたく間に diazapam, oxazepam などが続き，まさに世は benzodiazepine (BZ) の時代となった。わが国にも猛烈な勢いでほとんどすべての BZ 系薬物が導入され，抗不安薬としては1988年の loflazepate，睡眠薬としては1999年の quazepam，抗てんかん薬としては2000年の clobazam がそれぞれ BZ 系薬物の最後の製剤となっている。

この間に BZ 受容体が発見されて作用機序が明らかにされ，BZ 受容体作動薬として thienodiazepine 系薬物が，さらに cyclopyrrolone 系薬物が加わり，一大勢力となり，いずれも優れた効果と安全性とから高い有用性を発揮し，今日では全ての診療科にまたがり広く用いられている。とくに，精神科領域では BZ なくしては診療が成り立たない状況となっている。

ところが，一方ではこの安全性の高い BZ にもいくつかの泣き所があり，alcohol や barbiturate に比してその potency は弱いものの依存形成があり[57]，退薬時の反跳現象や退薬症候の存在が知られ，BZ の臨床用量依存[27]が close-up され，とくに依存性薬物の対策に手を焼いている米国では BZ の安易な使用への警鐘とこれに代る抗不安薬の開発の動きが始まった。

まず，抗精神病薬として開発されていた buspirone の少量投与で抗不安作用のあることが発見されて，異色の抗不安薬として1984年当時の西独で，1986年には米国で承認されたのである。わが国にも導入されて開発が始まったが，当時は抗 dopamine 系抗不安薬との触れこみであったが，のちに 5-HT_{1A} 受容体の部分作動薬であることが発見されて，にわかに 5-HT_{1A}受容体系の抗不安薬の開発が盛んとなった。わが国にも buspirone に続いて ipsapirone が導入され，住友製薬(株)が合成した tandospirone を加えた3つの azapirone 系薬物の治験が進められていった。極めて残念なことに buspirone は第Ⅲ相の placebo 対照試験で有意差を示せず[19]，また，ipsapirone も用量設定試験まで進んだが，開発断念に至った。ひとり，tandospirone がわが国での治験に成功し，1996年承認を受けて BZ 系抗不安薬全盛時代の中にあって善戦している[30,40]。

その後，5-HT_{1A} 受容体系抗不安薬も non-azapirone 系薬物の開発へと流れが変わり，わが

表17　日米欧における抗不安薬の処方件数および売上げ

処方件数（千件）	1998年	1999年
日本	125,760	130,510
米国	21,051	18,753
欧州（下記５ヵ国）	72,922	
英国	6,363	
フランス	21,680	
ドイツ	14,623	
イタリア	13,264	
スペイン	17,062	
売上（千US$）	1998年	1999年
日本（１＄＝105円で換算）	443,357	458,024
米国	1,226,420	1,377,991
欧州（下記５ヵ国）	597,788	589,702
イタリア	250,691	255,227
フランス	184,498	171,313
スペイン	74,038	76,029
ドイツ	72,936	68,435
英国	15,625	18,698

国での創薬による AP521(旭化成), MKC242(三菱東京）に加えて Solvay の flesinoxan の３つが治験に入ったが[25, 26]，flesinoxan は効果と安全性に問題があるとして開発が断念されている。

抗不安薬開発のもう１つの流れは BZ 受容体部分作動薬にある。図３にみるように従来の BZ 系薬物は full agonist として作用し，用量依存的に臨床作用も多彩となっていくが，部分作動薬では用量増加によって BZ 受容体を100％占拠しても，抗不安作用と抗痙攣作用しか出現せず，したがって筋弛緩作用，鎮静・催眠作用，健忘作用をもたらさず，依存形成もさらに弱くなるとの基礎データのもとに開発が始まった。BZ 系薬物の有害事象の問題が克服され，依存性も弱く，臨床的にはより使い易いものとの期待のもとに，わが国でも DN-2327，abecarnil，Y-23684 の３剤が開発に入った。しかし，臨床の場では基礎的データと異なり，十分な効果を期待する用量では部分作動薬としての特徴が消えてしまうことがあり，DN-2327 と abecarnil はともに用量設定試験の段階で開発が断念されてしまった。残る Y-23684 は用量設定試験の段階で placebo に有意に優れる改善率を得て，最終的な第III相試験の計画が練られていたが，ここまでに長い年月を経ており，これから新 GCP の基準を満たしながら治験を継続するにはさらに長い年月と経費が必要との判断のもとに開発が断念された。こうして，わが国では BZ の部分作動薬開発の流れは，未練を残しながらすべて止まってしまったといえる。部分作動薬の存在意義は大きいだけにいつの日にか復活されんことを祈っている。

なお，1996年承認の fluvoxamine には強迫性障害の，2000年承認の paroxetine にはパニック障害の適応がとれており[56]，いわゆる神経症性障害への SSRI の浸透力はかなり強いものがある。海外での SSRI の普及ぶりの中にこうした神経症

表18　わが国における抗不安薬処方件数（×1000）

一般名	1995	1996	1997	1998	1999
	120,170	122,337	124,932	125,760	130,510
etizolam	23,689	26,513	26,700	29,201	32,539
diazepam	12,245	11,829	12,042	11,665	11,430
clotiazepam	9,975	10,784	9,704	10,426	11,175
alprazolam	6,595	6,412	7,095	7,141	7,836
ethyl loflazepate	5,817	7,095	6,289	7,959	6,789
tofisopam	6,384	6,364	6,107	5,773	4,933
alprazolam	3,842	4,253	5,216	4,742	4,795
hydroxyzine	4,028	4,449	4,249	4,883	4,727
bromazepam	3,927	4,115	4,946	4,115	4,629
tandospirone	—	—	2,242	2,985	3,721
lorazepam	3,396	3,146	3,671	3,532	3,103
cloxazolam	—	2,493	3,024	3,151	2,990

上位12位まで

表19　わが国における抗不安薬売上げ（×10万円）

一般名	1995	1996	1997	1998	1999
	473,681	476,049	490,363	465,525	480,925
etizolam	104,107	109,920	113,132	110,235	117,465
tandospirone		3,290	32,378	40,764	47,491
ethyl loflazepate	51,602	53,012	51,019	44,175	45,432
clotiazepam	45,527	45,046	42,720	38,410	37,867
alprazolam	33,976	34,409	33,807	33,443	35,806
tofisopam	49,751	46,409	41,153	34,820	33,476
diazepam	27,077	27,552	27,144	25,641	25,804
bromazepam	19,033	19,903	20,676	20,436	21,687
alprazolam	20,633	21,295	21,396	20,578	21,364
lorazepam	11,819	11,865	11,819	11,161	11,459
hydroxyzine	11,399	11,322	11,002	10,601	10,753
diazepam	10,251	10,229	9,818	9,194	9,180

上位12位まで

性障害への適応が果たしている役割は大きく，抗不安薬としてのカテゴリーではないSSRIの存在が抗不安薬の開発に大きな影を投げかけている。

２．内外での動向

まず，日欧米の抗不安薬の処方件数と売上げを示したのが表17である。わが国での抗不安薬の処方頻度の高さが目につくが，安価なものか，処方件数1/7以下の米国に売上げでは1/3以下となっており，欧州５ヵ国よりも低くなってしまっている。あまりの落差に茫然となるが，わが国での処方件数の高さが，いかに臨床の場で抗不安薬が安い費用でよく働いているかを示している。

ちなみに，わが国での処方件数の上位12位までの品目を一覧表にしたものをみると(表18，表19)，わが国ではetizolamが圧倒的に多く，古いdia-

表20　米国における抗不安薬の使われ方

1　処方件数（×1000）

一般名	1998年	1999年
	21,051	18,753
alprazolam	5,470	4,954
lorazepam	3,158	2,968
diazepam	2,939	2,300
buspirone	2,491	2,082
hydroxyzine	1,846	1,699
lorazepam	845	1,043

上位6位まで

2　売上げ（100万USドル）

一般名	1998年	1999年
	1,226	1,378
buspirone	489	563
lorazepam（Ativan®）	206	256
alprazolam	133	128
lorazepam（Lorazepam®）	114	102
clorazepate	65	84
diazepam	60	59

上位6位まで

表21　わが国における抗不安薬の開発状況

作用機序	一般名	起源	開発段階	開発会社
S1A ago.	AP-521	旭化成	P2a（97-）	旭化成
S1A ago.	MKC 242	三菱東京	P2a	三菱東京

zepamも標準薬として頑張っている。10位のtandospironeも徐々に伸びつつあり，薬価の関係で売上げは第2位へ上っている。

米国ではalprazolamが群を抜き，lorazepamが次いでいる。4位のbuspironeは売上げでは第1位へのし上っている（表20）。なお，英国ではdiazepam，フランスではbromazepam，ドイツではoxazepam，イタリアではlorazepam，スペインではalprazolamがそれぞれ処方件数が1位となっており，ヨーロッパでのbuspironeの処方件数はどの国でも低く，英国での7位が最高である。

以上のように，抗不安薬の使われ方をみると，わが国では使用頻度が特に高く，etizolamとclotiazepamのthienodiazepine系薬物が上位を占めて，今なおBZ受容体作動薬が主流となっている。5-HT_{1A}受容体作動薬は売上げこそ2位と躍進しているが，処方件数は10位と，BZ系薬物優位の時代が続いている。それに対して米国では，抗不安薬の使用頻度はわが国の1/7以下と低く，依存性薬物への警鐘のもとbuspironeを含めてさらに低下してきている。米国では年商6000億円といわれるSSRIが，強迫性障害，パニック障害，社会不安障害[51,52]，外傷後ストレス障害などはもとより，全般性不安障害など神経症性障害の多くを適応症として，SSRIが抗不安薬に置き換りつ

表22　欧米における抗不安薬の開発状況

作用機序	一般名	起源	米国		欧州	
			開発段階	開発会社	開発段階	開発会社
GABA modulator	pagoclone (RP 62955)	R. P. R.	P2/3	WL (Interneuron)	P3	Aventis
S1A ago.	adatanserin	A. H. P.	P2	Wyeth	P2	Wyeth
S1A ago.	lesopitron	Esteve	P2	Boots	P2 (Eur.)	Esteve
Siguma2 anta.	Lu28-179 (Siramesine)	Lundbeck	P	Forest	P2	Lundbeck

表23　米国における抗不安薬の開発状況

作用機序	一般名	起源	開発段階	開発会社
S1A anta.	sunepitron (CP-93393)	Pfizer	P3	Pfizer
CCK B anta.	GV-150013	Glaxo W	P2	Glaxo W
CCK B anta.	L-365260	Merck	P2	Merck
glutamate rerease inhibitor	LY 354740	Lilly	P2	Lilly
GABA ago.	NGD-91-2	Neurogen	P1b 終了 (98/10)	Pfizer
CCK B anta.	CCK B antagonist	Lilly	P1	Lilly
S1A ago.	U-9385	Upjohn	P1	Pharmacia

CCK B anta. : cholecystokinin B antagonist

つある現状がここでも読みとれよう。

3．抗不安薬の開発状況

わが国での抗不安薬の開発状況は表21のように，わずかに 5-HT_{1A} 受容体作動薬の AP-521 と MKC242 の 2 品目しかなく，これも細々ととといったもので，積極的に展開しているとは思えない。

欧米で同時進行しているもの（表22），米国とヨーロッパでそれぞれ開発されているもの(表23, 表24）をみてみると，5-HT_{1A} 受容体作動薬が最も多い。それに次いで CCK B 拮抗薬が欧米ともに多い。いずれも開発の初期の段階にあり，わが国への導入の動きもなく，この中から21世紀を背負って立つものが誕生する可能性は低い。

いずれにしても，抗不安薬はわが国では今後とも BZ が圧倒的に強く，5-HT_{1A} 受容体作動薬も徐々に伸びていくと考えられるが，海外では抗不安薬は SSRI を始めとする抗うつ薬にとって代られつつあるというのが現状で，今後は先細りといった印象を受ける。とくに，SSRI が社会不安障害に有効とする報告が多く出され，神経症性障害が SSRI や SNRI のターゲットとなりつつある。問題はわが国でも 5 つの SSRI が出揃い，SNRI も神経症性障害に用いられるようになった暁には海外，とくに米国にみられている現象が起きる可

表24　ヨーロッパにおける抗不安薬の開発状況

作用機序	一般名	起源	開発段階	開発会社
S1A ago.	alnespirone	Servier	P2 (Eur)	Servier
S1A anta.	NAD 299	A. Z	P2	A. Z
CCK B anta.	PD 135158	W. L	P2	W. L
CCK B anta.	PD-134308	W. L	P2	W. L
S1A anta.	S-15535	Servier	P2 (仏)	Servier
S2C/2A anta.	deramciclane (EGIS-3886)	EGIS	P2a (Finland)	EGIS
S1A anta.	Du-125530	Solvay	P2a (Netherland ; 98)	Solvay
NK3 anta.	SR-142801	Sanofi-Synthelabo	P2a	Sanofi-Synthelabo
S2 anta.	SR-46349	Sanofi	P2a (France)	Sanofi-Synthelabo
NK anta.	CGP-49823	Ciba-Geigy	P1	Novartis
CCK B anta.	CR-2945	Rotta	P1	Rotta
S1A full ago.	FJ1440	Pierre Fabre	P1	Pierre Fabre
BZP ω ago.	SL-651498	Sanofi-Synthelabo	P1	Sanofi-Synthelabo

能性はどうかという点にある。米国ほどでないにしても，BZ 系抗不安薬の使用頻度が減り，SSRI が伸びる可能性は十分にみえている。

BZ と同等以上の抗不安作用と速効性を有し，筋弛緩作用や鎮静・催眠作用がなく，反跳現象や依存性を示さない抗不安薬の誕生を望みたい。

現実には，substance P の 3 つの受容体 NK-1，NK-2，NK-3 の拮抗薬をはじめとする抗不安作用を有する薬物の候補は極めて多いのであるが，現在の治験事情からよほど優れた抗不安作用を持たないと，placebo との間に有意差が出せないし，抗不安薬と名乗りを上げても，臨床の場で SSRI に対抗できない。めげずに頑張って，画期的な抗不安薬の開発を望みたい。20世紀の代表が BZ とすれば，21世紀に代表選手が出現しうるのか。座して待っていたくはないのである。

なお，抗うつ薬として開発が進められている substance P の拮抗薬が社会不安障害を対象として治験が始まっているとのニュースもあり，これも 1 つの方向を示すものとして期待したい。

Ⅳ．睡　眠　薬

1．今日までの経緯

Chloralhydrate や bromide の prebarbiturates の時代から本格的な睡眠薬として barbiturates の時代へ入ったのは1905年 barbital の合成に始まる。1912年 phenobarbital が合成されて，2500種以上の barbiturates が合成され，50品目以上が市場へ導入された時期があるといわれる。その後，barbiturates は常用量の10倍で昏睡に，さらに大量服用によって脳幹の生命維持機構が麻痺して死に至るといった安全域の狭さが問題となり，耐性形成と退薬症候など克服すべき問題も多

表25　わが国への benzodiazepine 系睡眠薬の導入年

1967年	nitrazepam
1975年	estazolam
1975年	flurazepam
1976年	nimetazepam
1980年	haloxazolam
1982年	triazolam
1983年	flunitrazepam
1983年	etizolam *
1988年	brotizolam *
1989年	rilmazafone
1989年	zopiclone **
1990年	lormetazepam
1999年	quazepam
2000年	zolpidem ***

*　thienodiazepine
**　cyclopyrrolone
***　imidazopyridine

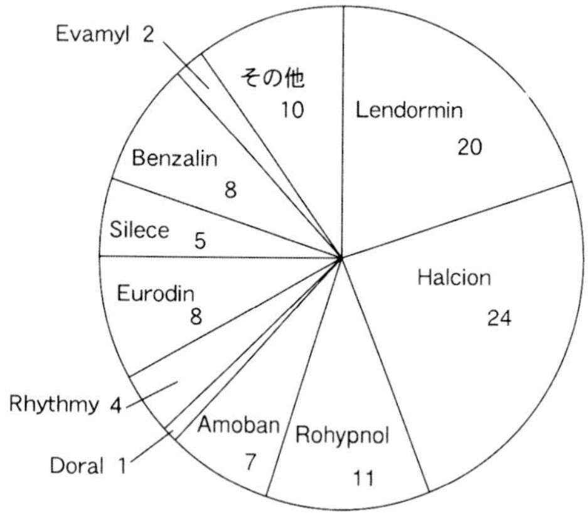

図4　Benzodiazepine 系睡眠薬の使用状況
面積　売上げ
数値　処方の割合(%)

かった。

そこで，post-barbiturates として数多くのいわゆる non-barbiturate 系睡眠薬が開発されていったのである。しかし，多くが barbiturate の欠点を克服することが出来ず，glutethimide, methaqualone, ethchlorvynol などすべて姿を消してしまい，1973年の perlapine もついに製造中止となり，bromvarelylurea と butoctamide が残るのみとなっている。いずれも，次に登場した

表26　Benzodiazepine の作用における $GABA_A$ 受容体サブタイプの役割（Rudolph ら, 1999）

	α_1	$\alpha_{2,3,5}$
鎮静	＋	−
健忘	＋	−
抗けいれん	＋	＋
抗不安	−	＋
筋弛緩	−	＋
運動障害	−	＋
エタノール増強	−	＋

BZ 系睡眠薬にとって代わられたのであるが，ちなみに barbiturates としては barbital, phenobarbital, amobarbital, pentobarbital, secobarbital の5品目が残っているが，いずれも処方頻度は極めて低く，外来での処方は例外的とさえなっている。

こうした状勢の中へ電撃的に突入し，たちまち睡眠薬として君臨することになったのは BZ 系睡眠薬で，1961年 chlordiazepoxide の導入ののち，BZ 系薬物の催眠作用を利用したいわゆる睡眠導入剤の天下となったのである。その第一号が nitrazepam で，表25にみるようにほとんどすべての BZ 系睡眠薬はわが国に導入されている。BZ ω_1受容体選択性の imidazopyridine 系の zolpidem [10] も2000年に承認されて間もなく発売開始となる予定となっている。なお，この zolpidem も BZ 受容体作動薬として，BZ 系睡眠薬の中に一括してある。

2．内外の動向

わが国では，今や睡眠薬といえば BZ 系睡眠薬を意味し，最も広く用いられている（図4）。従来の BZ 系睡眠薬は BZ 受容体の full agonist であり，BZ ω_1, ω_2受容体に作用することから，抗不安作用も強く，睡眠導入剤としては優れている反面，筋弛緩作用による転倒・骨折，運動機能の障害，アルコールとの相互作用などの問題点を抱えている。退薬によって反跳性不眠や退薬症候の出現から臨床用量依存へのプロセスも重大である。こうした BZ 系睡眠薬の問題を少なくする方法として，BZ ω_1受容体のみに作用する薬物の開

表27　米国における睡眠薬の売上からみた占有率

（数値×100万米ドル）

一般名	1994	占有率	1995	1996	1997	1998	Q3/99	占有率
	1994		1995	1996	1997	1998	Q3/99	
	281.2		355.4	431.5	483.9	562.0	629.4	
対前年度比			126%	121%	112%	116%	112%	
zolpidem	106.2	38%	195.0	284.5	349.2	437.0	506.3	80.4%
doxylamine	22.9	8%	20.4	23.8	24.1	18.7	15.2	2.4%
temazepam	22.4	8%	19.5	16.2	14.8	15.8	12.9	2.1%
triazolam	24.4	9%	16.0	10.9	10.5	8.9	7.7	1.2%
midazolam						1.5	7.2	1.1%
estazolam	16.6	6%	14.2	12.4	10.7	7.2	5.7	0.9%
triazolam	3.2	1%	4.5	6.7	7.1	7.1	5.4	0.9%
temazepam	2.6	1%	2.5	2.2	2.4	3.6	5.4	0.9%
lorazepam	1.1	0%	1.5	1.0	0.9	4.0	5.0	0.8%
flurazepam	7.8	3%	6.2	4.8	3.8	3.4	4.2	0.7%
zaleplon							4.2	0.7%
quazepam	6.3	2%	6.3	6.0	5.3	4.5	4.0	0.6%

薬品名の重複は販売会社が異なるため。上位12位まで。

発が進められ，世に出てきたのが選択的 BZ ω_1受容体作動薬である。

BZ 系薬物は $GABA_A$ 受容体を介した作用を通してさまざまな臨床効果をもたらすが，現在では BZ ω_1受容体は $GABA_A$ の α_1 subunit に，BZ ω_2受容体は $\alpha_{2\cdot3\cdot5}$ subunit に関連しているといわれ，$GABA_A$ の α_1 subunit と $\alpha_{2\cdot3\cdot5}$ subunit の臨床効果の関連は表26のように考えられている[47]。したがって，理論的には BZ ω_1受容体作動薬は催眠作用と抗けいれん作用と健忘作用をのみ有して，$GABA_A$ $\alpha_{2\cdot3\cdot5}$ subunit と関連した臨床効果を持たないことになる。すなわち，抗不安作用を持たない睡眠薬として，従来の BZ 系睡眠薬とは一線を画することになる。この考えはあくまで動物実験の資料に基づくものであるが，ω_1選択性の zolpidem と非選択性の triazolam との二重盲検比較試験で，全体として zolpidem は triazolam に劣り，とくに心身症や神経症に伴う不眠において負けているのはこの間の事情を一部物語っている可能性がある。

なお，ω_1選択性の quazepam は活性代謝物の 2-oxo-quazepam とともに ω_1選択性を維持しており，次の 2-oxo-quazepam の desalkyl 体は flurazepam の活性代謝物 desalkylflurazepam となって ω_1選択性を失うといった独特の長時間作用型睡眠薬である[36]。

海外での睡眠薬の動向をみると，米国では zolpidem の時代となっており（表27），世界的にもそれに引きずられて zolpidem が高いシェアを示している。米国のこの zolpidem 一辺倒を除けば，zopiclone，brotizolam，triazolam，zolpidem がほぼ横一線に並んでいることが表27と表28から読みとれよう。

3．開発中の睡眠薬と21世紀への期待

わが国ではすでに zolpidem が承認されて発売を待つばかりとなっており，現在は同じ超短時間作用型で ω_1選択性の pxrazolopyrimidine 系の zaleplon のみが治験中である[28]。そして，melatonin analogue としての TAK375 が第 I 相試験の段階にある（表29）。

海外でも zaleplon が上市されて後の開発については品目数は少ないが，表30にみるように melatonin agonist とBZ 受容体 agonist および

表28　世界49ヵ国における睡眠薬の売上げからみた占有率（数値×100万米ドル）

	1994	1995	1996	1997	1998	Q3/99	
	1243.4	1496.0	1604.8	1598.8	1694.7	1800.8	
対前年度比		120%	107%	100%	106%	106%	
一般名	1994	1995	1996	1997	1998	Q3/99	占有率
zolpidem	106.9	196.6	287.2	353.1	442.2	512.5	28.5%
zopiclone	69.2	90.6	110.9	106.9	109.5	107.9	6.0%
brotizolam	72.4	92.2	91.3	89.4	90.6	101.2	5.6%
triazolam	102.4	102.0	94.2	88.6	85.0	91.1	5.1%
zolpidem	37.4	55.9	68.0	71.1	82.7	89.7	5.0%
flunitrazepam	88.6	95.7	89.0	74.5	70.2	67.8	3.8%
lormetazepam	36.6	42.2	42.8	39.8	40.6	41.5	2.3%
midazolam	22.0	24.6	26.5	27.8	29.4	32.0	1.8%
zopiclone	22.9	27.9	26.1	24.8	23.1	26.7	1.5%
zolpidem	9.4	14.0	17.0	17.8	20.7	22.4	1.2%
estazolam	21.7	24.2	21.8	20.1	19.3	21.6	1.2%
valeriana off	13.3	16.3	18.5	17.5	19.0	19.5	1.1%
	17.8	20.9	18.7	17.1	16.1	18.5	1.0%
	23.4	20.9	24.6	25.9	20.4	17.2	1.0%

薬品名の重複は販売会社が異なるため。　　上位12位まで

表29　わが国における睡眠薬の開発状況

作用機序	一般名	起源	開発段階	開発会社
BZ ω_1 ago	zolpidem	Synthelabo	承認	藤沢
BZ ω_1 ago	zaleplon	Lederly	P3	Wyeth-Lederly

表30　海外における睡眠薬開発の現状

作用機序	一般名	開発段階	開発会社
D_1 ago	CEE-03 310	P2	Novo Nordisk
不明	EN-02	P2	Essantial Nutrition
membrane integrity ant	etomidate	P2	Anesta
mel ago	IPA	P2	Polifarma
mel ago	BMS-214728	P1	BMS
BZ ago（$GABA_A$ ago）	NBI-34060	P1	Neurocrine Biosciences
$GABA_A$ ago	CCD-3693	P1	Co Consys

$GABA_A$ agonist が中心となっている。Melatonin analogue は安全性が高く，BZ系睡眠薬が持つ多くの問題点を持たないと同時に，生物時計に作用して睡眠・覚醒リズムの障害に有効と考えられ，2つの点から21世紀に向けて大いに期待したい。また，$GABA_A$ agonist も作用機序は $GABA_A$-BZ受容体に関わる睡眠薬で，BZ系睡眠薬との関連性があるものの，効果は確実で有害事象の少ない可能性に期待がかかっている。

なお，治験のレベルから遠いが，睡眠と prostagrandine D_2 の関係が早くから早石ら[9,21]によって注目されてきている。PGD_2 そのものは睡眠薬になりえないとしても，その agonist なり analogue で効果に優れ，安全性が確認されれば，将来性の高い睡眠薬として名乗りを上げることが出来よう。この方面の研究の進歩もまた，21世紀へ向けて楽しみの1つといえよう。

おわりに

遅れに遅れてきた向精神薬の開発もここにきて動き始めている。海外なみのレベルの近くに追いつくのも間もなくで，21世紀に入って直後には抗精神病薬，抗うつ薬，睡眠薬の領域でほぼ出そろうことが明らかとなった。さて，勝負はこれからである。新しく承認される向精神薬をどれだけ使いこなせるかといった課題が待っているのである。

まだまだわが国の新薬開発環境は不十分で，わが国が率先して開発の先頭に立つということは期待できそうにない。今後，世界がどの方向へ進展しようとしているのかを見きわめて，遅れのないよう努力したい。それと同時にわが国の新薬開発型製薬企業の奮起をも望みたい。

文献

1) 青葉安里：様々な症例における薬物選択―Votingによる検討．臨床精神薬理，3：183-196，2000．
2) Berger, F. M.: Anxiety and the Discovery of the Tranquilizers. In: Discoveries and Biological Psychiatry (ed. by Ayd, F. J., Blackwell, B.), pp. 115-129, Lippincott, Philadelphia, 1970.
3) Burris, K. D., Molski, T. F., Ryan, E. et al.: Aripiprazole is a high affinity partial agonist at human D_2 dopamine receptors. Int. J. Neuropsychopharmacol., 3 (Suppl. 1): 129 S, 2000.
4) Bymaster, F. P., Moore, N. A., 中澤隆弘：MARTA系抗精神病薬 olanzapine の薬理学的基礎．臨床精神薬理，2：885-911，1999．
5) Frances, A., Docherty, J. P., Kahn, D. A. et al.: The expert consensus guideline series: Treatment of Schizophrenia. J. Clin. Psychiatry, 60 (suppl. 1): 4-80, 1999.
6) Frieboes, R. M., Murck, H., Wiedemann, K. et al.: Open clinical trial on the sigma ligand paramnesia in patients with schizophrenia. Psychopharmacology, 132: 82-88, 1997.
7) 藤井康男：分裂病薬物治療の新時代．ライフ・サイエンス社，東京，2000．
8) 橋本喜次郎，内村英幸：分裂病圏「急性期」の薬物療法―実証的方法と経験的智恵―．臨床精神薬理，3：723-733，2000．
9) 早石修：眠りの謎．ビタミン，72：659-667，1998．
10) Holm, K. J., Goa, K. L.: Zolpidem. An update of pharmacology, therapeutic efficacy and tolerability in the treatment of insomnia. Drugs, 59: 865-889, 2000.
11) Javitt, D. C., Zukin, S. R.: Recent advances in the phencyclidine model of schizophrenia. Am. J. Psychiatry, 148: 1301-1308, 1991.
12) Kane, J., Honigfeld, G., Singer, J. et al.: Clozapine for the treatment-resistant schizophrenic: a double-blind comparison versus chlorpromazine/benztropine. Arch. Gen. Psychiatry, 45: 789-796, 1988.
13) Karasawa, J., Takahashi, S., Horikomi, K.: Binding properties of $[^3H]$ MS-377, a novel σ receptor ligand, to rat brain membranes. Eur. J. Pharmacol., 400: 51-57, 2000.
14) Keller, P. A., Elfick, L., Garner, J. et al.: Corticotropin releasing hormone: Therapeutic implications and medicinal chemistry developments. Bioorg. Med. Chem., 8: 1213-1223, 2000.
15) 菊地哲朗，間宮教之：ドパミン自己受容体作動薬の開発―新規抗精神病薬 aripiprazole（OPC-14597）．臨床精神薬理，2：379-385，1999．
16) Kramer, M., Cutler, N., Feighner, J. et al.: Distinct mechanism for antidepressant acti-

vity by blockade of central substance P receptors. Science, 281 : 1640-1645, 1998.
17) Lawler, C. P., Prioleau, C., Lewis, M. M. et al. : Interactions of the novel antipsychotic aripiprazole (OPC-14597) with dopamine and serotonin receptor subtypes. Neuropsychopharmacology, 20 : 612-627, 1999.
18) Lépine, J. P., Gastpar, M., Mendelwicz, J. et al. : Depression in the Community : the first pan-European study DEPRES (Depression Research in European Society). Int. Clin. Psychopharmacol., 12 : 19-29, 1997.
19) 三浦貞則，浅井昌弘，伊藤公一他：Buspirone の各種神経症に対する二重盲検比較試験―placebo との比較―．臨床評価，19：447-475, 1992.
20) Modell, S., Naber, D., Holzbach, R. : Efficacy and safety of an opiate sigma-receptor antagonist (L 820715) in schizophrenic patients with negative symptoms : an open dose-range study. Pharmacopsychiatry, 29 : 63-66, 1996.
21) 村松人志：プロスタグランディンと睡眠．神経進歩，39：69-80，1995.
22) 村崎光邦：うつ病における MAO 阻害薬復活の可能性．神経精神薬理，11：763-779, 1989.
23) 村崎光邦：MAO 阻害薬．精神医学，36：23-26，1994.
24) 村崎光邦：向精神薬開発の最近の動向(2)-抗精神病薬．日本神経精神薬理学雑誌，15：191-210，1995.
25) 村崎光邦：わが国におけるセロトニン系抗不安薬 5-HT_{1A} 受容体作動薬の開発の現状．精神神経薬理シンポジウム，21：29-46，1995.
26) Murasaki, M. : Overview of serotonin 1A receptor selective agents in anxiety disorders—the developmental situation in Japan. Int. Rev. Psychiatry, 7 : 105-113, 1995.
27) 村崎光邦：抗不安薬の臨床用量依存．精神経誌，98：612-621，1996.
28) 村崎光邦：新規睡眠薬の開発．神経精神薬理，18：123-133，1996.
29) 村崎光邦：新しい精神科薬物治療の展開―新規向精神薬の開発を通して―．臨床精神薬理，1：5-22，1998.
30) 村崎光邦：Tandospirone の基礎と臨床．臨症精神薬理，1：81-92，1998.
31) 村崎光邦：SNRI 開発の現状．臨床精神薬理，1：419-430，1998.
32) 村崎光邦：SDA 系抗精神病薬への期待．精神経誌，101：169-177，1999.
33) 村崎光邦：SSRI への期待．臨床精神薬理，2：691-710，1999.
34) 村崎光邦：Fluvoxamine の基礎と臨床．臨床精神薬理，2：763-776，1999.
35) 村崎光邦：Milnacipran の基礎と臨床．臨床精神薬理，3：363-380，2000.
36) 村崎光邦：Quazepam の基礎と臨床．臨床精神薬理，3：575-590，2000.
37) 村崎光邦：Paroxetine の基礎と臨床．臨床精神薬理，3：949-974，2000.
38) 村崎光邦：新規抗精神病薬．Key Word 精神 第 2 版（樋口輝彦他編），pp. 64-65，先端医学社，東京，2000.
39) Müller, M. B., Landgraf, R., Keck, M. E. : Vasopressin, major depression, and hypothalamic-pituitary-adrenocortical desensitization. Biol. Psychiatry, 48 : 330-333, 2000.
40) 中村三孝，広瀬彰，清水宏志：Tandospirane の開発の経緯―特に基礎研究面から―．臨床精神薬理，1：81-92，1998.
41) Okuyama, S., Chaki, S., Yae, T. et al. : Autoradigraphic characterization of binding site for [^{3}H] NE-100 in gunea pig brain. Life Sci., 57 : 333-337, 1995.
42) 大野裕訳：エキスパート・コンセンサスガイドラインシリーズ．精神分裂病の治療1999．ライフ・サイエンス，東京，2000.
43) Ozdemir, V. : Aripiprazole. Otsuka Pharmaceutical Co. Ltd. Curr. Opin. CPNS Invest. Drugs, 2 : 105-111, 2000.
44) Papp, M., Vassout, A., Gentsch, C. : The NK1-receptor antagonist NKP 608 has an antidepressant-like effect in the chronic mild stress model of depression in rats. Behav. Brain Res., 115 : 19-23, 2000.
45) Pinder, R. M. : Designing a new generation of antidepressant drugs. Acta Psychiatr. Scand., 391 : 7-13, 1997.
46) Reavill, C., Taylor, S. G., Wood, M. D. et al. : Pharmacological actions of a novel, high affinity, and selective human D_3 receptor antagonist, SB-277011-A. J. Pharmacol. Exp. Ther., 29 : 1154-1165, 2000.
47) Rudolph, U., Crestani, F., Benke, D. et al. : Benzodiazepine actions mediated by specific γ-aminobutyric acid A receptor subtypes. Nature, 401 : 796-800, 1999.

48) Rupniak, N. M. J., Kramer, M. S. : Discovery of the anti-depressant and anti-emetic efficacy of substance P receptor (NK1) antagonists. Trends Pharmacol. Sci., 20 : 485-490, 1999.
49) Sitsen, J. M. A., Zivkov, M. : Mirtazapine : Clinical profile. CNS Drugs, 4 (suppl. 1) : 39-48, 1995.
50) Stahl, S. M. : Are two antidepressant mechamisms better than one ? J. Clin. Psychiatry, 58 : 339-400, 1997.
51) Stein, M. B., Fyer, A. J., Davidson, J. R. T. et al. : Fluvoxamine treatment of social phobia (social anxiety disorder) : a double-blind, placebo-controlled study. Am. J. Psychiatry, 156 : 756-760, 1999.
52) Stein, M. B., Liebowitz, M. R., Lydiard, R. B. et al. : Paroxetine treatment of generalized social phobia (social anxiety disorder) : a randomized controlled trial. JAMA, 280 : 708-713, 1998.
53) Sternbach, L. H. : Benzodiazepine story. J. Med. Chem., 22 : 1-7, 1979.
54) 田島治：海外における抗うつ薬の現状—SSRI，SNRI から NaSSA まで—．臨床精神薬理，3：901-909，2000．
55) Takahashi, S., Sonehara, K., Takagi, K. et al. : Pharmacological profile of MS-377, a novel antipsychotic agent with selective affinity for σ receptors. Psychopharmacology, 145 : 295-302, 1999.
56) 筒井末春，奥瀬哲，佐々木大輔他：選択的セロトニン再取り込み阻害薬塩酸パロキセチンのパニック障害に対する評価—後期第II相二重盲検比較試験．薬理と治療，28：S271-S294，2000．
57) 柳田知司：ベンゾジアゼピン系薬剤の薬物依存性．神経精神薬理，2：65-73，1980．
58) Zobel, A. W., Nickel, T., Künzel, H. E. et al. : Effects of the high-affinity corticotropin-releasing hormone receptor 1 antagonist R121919 in major depression : the first 20 patients treated. J. Psychiatr. Res. 34 : 171-181, 2000.

原著論文

精神分裂病に対するフマル酸クエチアピンの臨床評価

——Haloperidol を対照薬とした二重盲検比較試験——

村崎光邦[1)]* 小山 司[2)] 福島 裕[3)] 町山幸輝[4)] 山内俊雄[5)]
融 道男[6)] 八木剛平[7)] 牛島定信[8)] 上島国利[9)]

抄録：フマル酸クエチアピン（quetiapine fumarate，QTP）の精神分裂病に対する有効性および安全性を検討することを目的として haloperidol（HPD）を対照薬とした多施設二重盲検比較試験を実施した。解析対象例数（安全性評価例）は197例であり，その内訳は QTP 群100例，HPD 群97例であった。最終全般改善度を指標とした改善率は QTP 群38%，HPD 群26%であり，同等性（非劣性）が検証された。副作用発現率は QTP 群67%，HPD 群82%，錐体外路症状発現率は QTP 群29%，HPD 群64%であり，いずれも QTP 群が有意に低率であった。また，プロラクチン値を両群とも投与前値に比し有意に低下させたが，その減少は QTP 群で大きかった。

以上の結果から，QTP は精神分裂病に対して HPD とほぼ同等の有効性を示し，安全性については，錐体外路症状の発現が少ないなどの特徴を有することが確認され，精神分裂病治療に有用であると考えられた。 臨床精神薬理 4：127-155, 2001

Key words : *quetiapine fumarate, haloperidol, schizophrenia, double-blind*

はじめに

フマル酸クエチアピン（quetiapine fumarate，以下 QTP と略）は，米国 ZENECA 社で合成された dibenzothiazepine 誘導体の新規化合物であり（Fig. 1），ドパミン D_1 および D_2，セロトニン 5-HT_2 および 5-HT_{1A}，アドレナリン α_1 および α_2 などの幅広い受容体に遮断作用を有する。非臨床における薬理試験では，apomorphine や amphetamine で誘発される行動を抑制すること，運動関連のＡ９ドパミン細胞でなく辺縁系関連のA10ドパミン細胞に脱分極性非活性化を起こし，

2000年10月31日受理
Clinical evaluation of quetiapine fumarate on schizophrenia——Comparative double-blind study with haloperidol.
1) 北里大学医学部精神神経科学〔〒228-8555 神奈川県相模原市麻溝台2-1-1〕
(CNS 薬理研究所) Mitsukuni Murasaki : Department of Psychiatry, Kitasato University School of Medicine. 2-1-1, Asamizodai, Sagamihara, Kanagawa, 228-8555 Japan. (Institute of CNS Pharmacology)
2) 北海道大学医学部精神科・神経科 Tsukasa Koyama : Department of Psychiatry, Hokkaido University School of Medicine.
3) 青森県立中央病院 Yutaka Fukushima : Aomori Prefectural Central Hospital.
4) 群馬大学医学部精神科神経科（厩橋病院）Yukiteru Machiyama : Department of Neuropsychiatry, Gunma University School of Medicine. (Umayabashi Hospital)
5) 埼玉医科大学精神科 Toshio Yamauchi : Department of Psychiatry, Saitama Medical School.
6) 東京医科歯科大学医学部精神科神経科 Michio Toru : Department of Neuropsychiatry, Tokyo Medical and Dental University, School of Medicine.
7) 慶應義塾大学医学部精神神経科 Gohei Yagi : Department of Neuropsychiatry, Keio University, School of Medicine.
8) 東京慈恵会医科大学神経精神科 Sadanobu Ushijima : Department of Psychiatry, The Jikei University, School of Medicine.
9) 昭和大学医学部精神科 Kunitoshi Kamijima : Department of Psychiatry, Showa University, School of Medicine.
*：治験総括医師，論文執筆者 Chief Investigator, Author

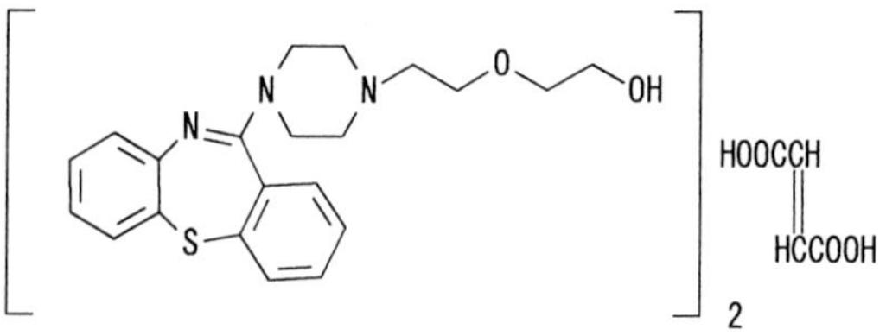

Fig. 1 Quetiapine fumarate の構造式

辺縁系に選択的に作用すること，haloperidol 感作サルや非感作サルにジストニアをほとんど引き起こさないこと，プロラクチンレベルを上昇させるが一過性であることなどの特徴を有することが報告されている[9,20,29]。

海外における QTP の臨床試験は英国を始めとするヨーロッパ諸国や米国で1989年から開始された。その結果，プラセボを対照薬とした二重盲検比較試験の成績[3,8,10]においては，精神分裂病の陽性症状と陰性症状に対する効果はプラセボより優れていることが示された。主な有害事象としては，傾眠，頭痛，激越，不眠などが報告されているが，忍容性の高いことが示唆されている。また，錐体外路症状の発現頻度は低く，Simpson スケールを指標とすると，錐体外路症状の発現にはプラセボと差はみられていない。

本邦において実施された第Ⅰ相試験では，健常成人男子を対象として，単回投与で最高20mg，反復投与で10mg 1日1回4日間投与された[27]。その結果，眠気，ぼんやり感，だるさ，脱力感，ふらつき，集中力低下，口渇など，抗精神病薬を健常人に投与した際に通常認められる所見および血圧の低下傾向などの循環器系に若干の影響がみられた以外に，特に問題となる所見は認められなかった。

第Ⅱ相試験では，精神分裂病患者に，QTP 1日60～750mg が8週間投与され，QTP の有効性と安全性が検討された[25,26]。その結果，Brief Psychiatric Rating Scale (BPRS) や Positive and Negative Syndrome Scale (PANSS) による精神症状の評価から，妄想や幻覚といった陽性症状および情動的引きこもりや情動の平板化といった陰性症状のいずれにも有効であることが示唆された。安全性に関しては，抗パーキンソン薬の併用なしでも，アカシジア，筋強剛，振戦といった錐体外路症状の発現は少なく，また，血漿中プロラクチン濃度の上昇を来さないことなどの特徴を有するなど，非臨床試験成績を裏付ける結果が得られている。

今回，代表的な抗精神病薬であり，最も広く用いられている haloperidol（以下 HPD と略）を対照薬とした二重盲検比較試験を実施し，QTP の臨床的有効性および安全性について検討した。

なお，本試験は厚生省薬務局長通知（平成元年10月2日薬発第874号）「医薬品の臨床試験の実施に関する基準」を遵守して実施された。

Ⅰ．試験方法

1．試験期間および試験施設

本試験は平成8年5月から平成10年2月にかけて47施設（Table 1）において実施された。

2．対象

精神分裂病患者（入院患者が望ましいが外来も可とした）を対象とし，診断分類は ICD-10 を用い，参考として DSM Ⅳも付記した。また，年齢は18歳以上65歳未満とした。除外基準は HPD の「使用上の注意」も参考とし，以下の患者は試験に組み入れないこととした。

(1) 高度な昏迷状態のもの
(2) 人格荒廃の著しいもの
(3) 前治療薬において大量の抗精神病薬を使用しているもの
(4) 血圧の著しく低いもの，過去に抗精神病薬で起立性低血圧を生じた既往のあるもの
(5) 重度な血液，肝臓，腎臓，消化器及び心血管系疾患のあるもの
(6) 重度な内分泌疾患（特に甲状腺機能障害）のあるもの
(7) てんかん患者もしくは痙攣性疾患のあるもの
(8) パーキンソン病の患者
(9) 脳器質性疾患のあるもの
(10) 白内障のあるもの

Table 1　治験実施施設

施設名	治験担当医師
啓生会病院	岡五百理、後藤田敏彦、和田千里
国立 十勝療養所	松原繁廣、岩崎俊司
札幌グリーン病院	橋本博介、伊原敬吾
市立 小樽第二病院	池田輝明、村木彰、千秋勉
市立 稚内病院	松原良次
友愛会 恵愛病院	遠藤秀雄、宮野悟
北海道大学医学部附属病院	小山司、大森哲郎、嶋中昭二
市立 札幌病院附属静療院	設楽雅代、安田素次、森田伸行
安積保養園	佐久間啓、新国茂
岩手医科大学附属病院	三田俊夫、及川暁
慧眞会 協和病院	穂積慧
弘前大学医学部附属病院	兼子直、篠崎直子
篠田好生会 千歳篠田病院	吉田邦夫、吉村悦郎
秋田大学医学部附属病院	菱川泰夫、菅原純哉
水沢市国民健康保険 総合水沢病院	向瀬義宅、阿部佐倉
青森県立中央病院	福島裕、平野香
太田綜合病院附属 太田西ノ内病院	渡辺実
福島県立医科大学附属病院	丹羽真一、岡野高明
斗南会 秋野病院	木下修身、渡部京太
芙蓉会 三楽病院	村上惇、田中治
井之頭病院	木下文彦
岩尾会 東京青梅病院	権守仁寿、田渕肇、古賀良彦
欣助会 吉祥寺病院	原藤卓郎、岡部ゆり子
恵友会三恵病院	長谷川洋一、椎名健一、太田有光
慶應義塾大学病院	八木剛平、佐藤耕一、渡邊衡一郎
慈雲堂内科病院	木原潮、加藤文丈
翠会 成増厚生病院	新貝憲利、高田治、市川一郎
東京慈恵会医科大学附属病院	牛島定信、宮田久嗣、小曽根基裕
東京都職員共済組合 清瀬病院	岩間久行、竹林宏
日本医科大学附属千葉北総病院	山田正枝、竹澤健司、黒澤尚
日本医科大学附属第一病院	藤波茂忠、斎藤隆亮、吉川栄省
日本医科大学附属病院	遠藤俊吉、木村真人、坂本博子
神奈川リハビリテーション病院	岩淵潔
秦和会 秦野病院	高橋明比古、上村隆
聖マリアンナ医科大学病院	青葉安里、諸川由実代、渡部廣行
全和会 秩父中央病院	五十嵐良雄、竹田吉宏、飯塚弘一
帝京大学医学部附属病院	広瀬徹也、内海健、福田倫明
福島会 上武病院	中島顕
防衛医科大学校病院	一ノ渡尚道、佐野信也
山角会 山角病院	山角駿、開地智子
自治医科大学附属病院	石黒健夫、岡島美朗、恩田浩一
清風会 豊和麗病院	田中康雄、池上恭司、垣渕洋一
生々堂厚生会 森病院	森克己、森常俊、松下智彦
大和会 西毛病院	高木博敬、中西純一
島田市立 島田市民病院	田口博之、熊谷浩司
浜松医科大学医学部附属病院	伊豫雅臣、河合正好、安藤勝
つくしが丘病院	菅原光弥

(11) アルコール乱用または薬物乱用歴のあるもの

(12) 薬物過敏症の既往歴または重度のアレルギーのあるもの

(13) 妊婦，授乳婦及び妊娠している可能性のあるもの

(14) 直前の治療で，18mg/日を超えるHPDを使用しているもの

(15) HPDの禁忌または慎重投与にあたるもの

(16) その他，治験担当医師が不適切と判断したもの

3．被験者の同意

試験の開始に先立ち，治験担当医師は被験者に対して，下記の事項を十分説明し本試験への参加について，自由意思による同意を文書にて得た。同意の取得にあたっては同意を得るまでに十分な時間を被験者に与えた。被験者が未成年の場合には法定代理人（被験者の最善の利益を図りうる親権者，後見人）ら被験者に代わって同意をなし得るものの同意を取得し，本人からも可能な限り同意を取得した。また，試験遂行に必要な安定した同意能力を欠くと治験担当医師が判断した場合に

も，法定代理人等から同意を取得し，可能な限り本人からも同意を取得した。なお，診療記録と症例記録用紙に，同意取得年月日，本人・代理人の別（代理人の場合は被験者本人との関係または続柄）を記載した。

(1) 試験の目的および方法
(2) 予想される効果および危険性
(3) 当該疾患に対する他の治療方法の有無およびその内容
(4) 被験者が試験への参加に同意しない場合であっても不利益は受けないこと
(5) 被験者が試験への参加に同意した場合であっても随時これを撤回できること
(6) その他，被験者の人権保護に関し必要な事項
(7) 健康被害補償について

4．使用薬剤

試験薬剤としては QTP 25mg 錠および100mg 錠（英国ゼネカ社製造），HPD 0.75mg 錠および 3 mg 錠（大日本製薬株式会社製造）と，それぞれの錠剤と外観が識別不可能なプラセボ錠を用いた。対照薬として HPD を選択したのは，代表的な抗精神病薬であり，臨床の場で広く用いられており，今日では抗精神病薬の標準薬と考えられていることによる。また，両薬剤の用量比は，QTP の後期第II相試験[25]の成績および非臨床試験[9,20,29]を参考として，同等の効果を発揮する用量は QTP ：HPD＝36：1 と考えられた。したがって，QTP 25mg 錠に対して HPD 0.75mg 錠，QTP 100mg 錠に対して HPD 3 mg 錠を対応させることとした。

5．試験薬剤の割付け

試験薬剤は，ダブルコントローラー（大蔵省診療所・栗原雅直および北里大学医療衛生部・三浦貞則）によって，4 症例分（QTP 2 例，HPD 2 例）を 1 組として無作為に割付けられた。1 症例分には，低用量シート140シートと高用量シート70シートが準備された。低用量薬剤シート（QTP 25mg 錠と HPD 0.75mg プラセボ錠または QTP 25mg 錠プラセボ錠と HPD 0.75mg 錠）では，1 シート中に各 5 錠が PTP 包装され，高用量薬剤シート（QTP 100mg 錠と HPD 3 mg プラセボ錠または QTP 100mg プラセボ錠と HPD 3 mg 錠）では，1 シート中に各 5 錠が PTP 包装された。また，各製剤の剤型および包装形態の識別不能性はコントローラーによって割付時までに確認された。さらに，各製剤の規格の適合性は，コントローラーによって無作為に抜き取られた製剤について，QTP はコントローラーから委託された第三者機関，HPD は大日本製薬株式会社により割付後および治験終了後に確認された。

6．投与方法

1）用法・用量

初回投与量は，低用量薬剤を 1 回各 1 錠（合計 2 錠：QTP として25mg，HPD として0.75mg）1 日 2 回食後投与とし，投与開始 1 週間以内に 1 日用量として低用量薬剤各 6 錠（合計12錠：QTP として150mg，HPD として4.5mg）以上に増量することとした。その後は症状に応じて適宜増減することとしたが，最高用量は 1 日用量として高用量薬剤各 6 錠（計12錠：QTP として600 mg，HPD として18mg）までとし，投与回数は 1 日 2 回，投与期間は 8 週間とした。

2）前治療薬のない場合

抗精神病薬による前治療がない場合は，試験開始前の検査・観察が終了次第ただちに試験薬単独投与で試験を開始した。

3）前治療薬のある場合

試験開始前に抗精神病薬による治療がある場合には，使用していた全ての抗精神病薬の投与を中止し，ただちに試験薬投与を開始した。ただし，試験開始前に大量または多種類の抗精神病薬（HPD 換算25mg/日以上 Table 2）が投与されていた場合には原則として試験に組み込まないこととした。ただし，試験薬投与前に，前治療薬を必要最小限の用量，種類（目安として HPD 換算15 mg/日以下）に調整することが可能な場合には，調整後，試験薬に切り替えることは可とした。

4）前治療薬として持続型抗精神病薬が使用されていた場合

Table 2　Haloperidol との等価換算量

一般名（商品名）	概算等価用量（mg）
ブチロフェノン系及び類似化合物	
Haloperidol（セレネース、リントン、ハロステン など）	1.0
Spiperone（スピロピタン）	0.3
Pipamperone（プロピタン）	66.7
Timiperone（トロペロン）#	1.3
Bromperidol（インプロメン）#	2.0
Moperone（ルバトレン）	6.7
Pimozide（オーラップ）	1.3
フェノチアジン系	
Chlorpromazine（コントミン、ウィンタミン）	33.3
Triflupromazine（ベスプリン）	33.3
Levomepromazine（ヒルナミン、レボトミン、ソフミン）	33.3
Thioridazine（メレリル）	33.3
Propericyazine（ニューレプチル、アパミン）	6.7
Perazine（プシトミン）	33.3
Prochlorperazine（ノバミン、パソトミン）	6.7
Trifluoperazine（トリフロペラジン）	6.7
Thioproperazine（セファルミン）	6.7
Perphenaxine（PZC、トリオミン、トリラホン）	2.7
Fluphenazine（フルメジン、アナテンゾール など）	0.7
チオキサンチン系	
Chlorprothixene（トラキラン、クロチキセン）	20.0
Thiothixene（ナーベン）	6.7
その他	
Clotiapine（デリトン、サイコゾン）	26.7
Zotepine（ロドピン）	33.3
Carpipramine（デフェクトン）	33.3
Clocapramine（クロフェクトン）	33.3
Mosapramine（クレミン）#	16.7
Oxypertine（ホーリット）	26.7
Sulpiride（ドグマチール、アビリット、ミラドール）	133.3
Sultopride（バルネチール）#	66.7
Nemonapride（エミレース）#	4.0
Tiapride（グラマリール）#	16.7

「伊藤斉: 精神医学, 27: 521-530, 1985.」を参考とした。また、伊藤の報告にない薬剤は「#」で表示した。
Vegetamin A、B 錠は配合剤であるため、その概算等価量は未記載。

前治療薬として，2週間持効型抗精神病薬（fluphenazine enanthate）が使用されていた場合には最終投与日から少なくとも2週間以上経過後に，4週間持効型抗精神病薬（haloperidol decanoate, fluphenazine decanoate）が使用されていた場合には最終投与日から少なくとも4週間以上経過後に，試験薬に切り替えた。

7．併用薬

試験開始前より使用していた全ての抗精神病薬の投与を中止し，他の向精神薬も原則として併用を行なわないこととした。また，抗パーキンソン薬は試験薬投与開始時に中止することとしたが，錐体外路症状が出現した場合の使用は可とした。試験開始前に使用されていた睡眠薬は，可能であれば治験薬投与開始時に投与を打ち切ることとし，不眠発現の際のベンゾジアゼピン系睡眠薬の使用は可とした。なお，その他の合併症など治療薬の併用は認めたが，試験期間中は薬剤の種類，用法・用量は変更せず継続投与することとした。

8．評価方法

1）週別評価

① 精神症状評価：Brief Psychiatric Rating Scale（BPRS）を使用し，投与開始前，1，2，4，6，8週後（または中止時）に各症状ごとに1（なし）～7（最重度）の7段階で評価した。また，Positive and Negative Syndrome Scale（PANSS）を使用し，各症状を投与開始前および8週後（または中止時）に各症状ごとの1（な

Table 3　全般改善度および最終全般改善度判定基準（前治療薬のある場合）

<table>
<tr><td>試験薬の評価
前治療薬の評価</td><td colspan="3">試験薬投与後の症状</td></tr>
<tr><td></td><td>試験薬 ＞ 前治療薬</td><td>試験薬 ＝ 前治療薬</td><td>試験薬 ＜ 前治療薬</td></tr>
<tr><td>著明改善</td><td colspan="2">著明改善</td><td rowspan="2">前治療薬の改善度より
1段階以上さげる</td></tr>
<tr><td>中等度改善
軽度改善
不変
軽度悪化
中等度悪化</td><td rowspan="2">前治療薬の改善度より
1段階以上あげる</td><td rowspan="2">前治療薬の改善度を
試験薬の改善度とする</td></tr>
<tr><td>著明悪化</td><td>著明悪化</td></tr>
<tr><td>判定不能</td><td colspan="3">前治療薬がないものとして判定する</td></tr>
</table>

し）～7（最重度）の7段階で評価した。

② 全般改善度（Global Improvement Rating ：GIR）：精神症状の推移を試験開始前と比較して，1，2，4，6および8週後（または中止時）に，「著明改善」,「中等度改善」,「軽度改善」,「不変」,「軽度悪化」,「中等度悪化」,「著明悪化」または「判定不能」の8段階で判定した。なお，前治療薬がある場合には Table 3 に記載したように，前治療薬での改善度も判定し，試験薬の改善度が前治療薬と変わらなかった場合は「不変」と判定せず，前治療薬の判定結果をそのまま試験薬の改善度とした。したがって，前治療薬より改善した場合は1段階以上改善度を上げ，悪化した場合は1段階以上下げることとした。

③ 随伴症状および副作用：試験期間中に出現した症状は，試験開始前，1，2，3，4，5，6，7および8週後（または中止時）にその程度を，「なし」,「軽度」,「中等度」,「高度」の4段階で判定した。また，試験薬との因果関係を,「関連なし」,「関連ないらしい」,「関連あるらしい」,「関連あり」,「判定不能」の5段階で判定した。なお，試験薬との因果関係が否定できない事象（「関連あり」,「関連あるらしい」,「判定不能」）については副作用として取り扱った。

④ バイタルサイン，体重，心電図および臨床検査：以下の検査を実施した。また，各検査項目で異常変動が認められた場合には，追跡調査を実施し，試験薬との因果関係を，「関連なし」,「関連ないらしい」,「関連あるらしい」,「関連あり」,「判定不能」の5段階で判定した。

〈ｉ．バイタルサインおよび体重〉

試験開始前，1，2，3，4，6および8週後（または中止時）に，血圧（臥位および立位），脈拍数（臥位および立位），体温および体重を測定した。

〈ii．心電図〉

試験開始前および8週後（または中止時）に12誘導心電図検査を実施した。

〈iii．臨床検査〉

次の項目につき，試験開始前，1，4および8週後（または中止時）に実施した。なお，内分泌検査結果については，盲検性保持のため開鍵時までコントローラーが保管した。

血液学的検査：赤血球数，白血球数，白血球分画（好中球，好酸球，好塩基球,リンパ球，単球），ヘモグロビン，ヘマトクリット，血小板数

血液生化学的検査：総蛋白，総ビリルビン，総コレステロール，GOT，GPT，Al-p，γ-GTP，LDH，CPK，BUN，クレアチニン，尿酸，Na，K，Cl

内分泌学的検査：プロラクチン，TSH，T_3，遊離型 T_4

尿検査：蛋白，糖，ウロビリノゲン

⑤ 錐体外路症状の評価：薬原性錐体外路症状評価尺度（DIEPSS）を使用し，投与開始前，1，2，3，4，6，8週後（または中止時）に各症状ごとに0（なし，正常）～4（重度）の5段階で評価した。

2）最終評価

治験担当医師は，試験終了時（8週または中止時）に以下の判定を行なった。

① 最終全般改善度（Final Global Improvement Rating ：FGIR）：試験開始前の状態と試

験薬投与後の全般改善度の推移から,「著明改善」,「中等度改善」,「軽度改善」,「不変」,「軽度悪化」,「中等度悪化」,「著明悪化」または「判定不能」の8段階で判定した。なお,前治療薬のある場合は前述のGIRの基準に準じて評価した。

② 概括安全度(Overall Safety Rating:OSR):試験薬投与後,新たに出現または増悪した副作用,臨床検査異常から,「安全性に問題なし(副作用は認めず,安全といえる)」,「安全性にやや問題あり(副作用は認めたが,処置なく継続投与できた)」,「安全性に問題あり(副作用が認められ,試験薬の減量もしくは処置が必要であった)」,「安全性にかなり問題あり(副作用のため,試験の中止もしくは中止すべきであった)」または「判定不能」の5段階で評価した。

③ 有用度(Global Utility Rating:GUR):最終全般改善度と概括安全度から,「極めて有用」,「有用」,「やや有用」,「有用とはいえない」,「やや好ましくない」,「好ましくない」,「極めて好ましくない」または「判定不能」の8段階で評価した。

④ 前治療薬との有用度比較:前治療薬のある場合には,前治療薬との有用度比較を,「前治療薬より有用(試験薬>>前治療薬)」,「前治療薬よりやや有用(試験薬>前治療薬)」,「前治療薬とほぼ同等(試験薬=前治療薬)」,「前治療薬がやや有用(試験薬<前治療薬)」,「前治療薬が有用(試験薬<<前治療薬)」または「判定不能」の6段階で評価した。

9. 中止基準

試験期間中に下記のような事態が発生した場合には,試験を中止し,その時点で適切な処置を行なうとともに,最終評価を判定し,中止・脱落時期,理由,処置および経過,担当医師コメントを症例記録用紙に記載した。

(1) 症状が急激に増悪し,緊急的処置が必要で続行不能と担当医師が判断した場合
(2) 副作用が発現し,続行不能と担当医師が判断した場合
(3) 他の疾患を偶発し,続行不能と担当医師が判断した場合
(4) 被験者もしくは代理人が中止を申し出た場合
(5) その他,担当医師が中止を必要と判断した場合

10. 症例の取り扱い

中止・脱落例を含めた規約逸脱例に関してはコントローラーを含めた世話人会にて協議し,開鍵前に取り扱いを決定した。なお,主な協議事項は次のとおりである。

1)同意取得方法

未成年者で被験者本人の文書同意のみで試験が開始された症例は,安全性のみ採用した。

2)試験薬が投与されなかった症例

試験組み入れに関する同意は取得されたもの,試験薬投与開始前に脱落した症例は,完全除外例とした。

3)前治療で大量の抗精神病薬が使用されていた症例

前治療でHPD換算25mg/日を超える抗精神病薬が使用され,減量なしで試験薬に切り替えられた症例は安全性のみ採用した。

4)抗精神病薬併用症例

抗精神病薬を試験開始時から併用している症例は安全性のみ採用した。また,途中併用例については全例採用とし,層別集計を行なうこととした。

5)ベンゾジアゼピン系以外の睡眠薬併用症例

Vegetaminおよびバルビツール系睡眠薬が併用された症例については,全例採用とした。

6)試験薬の投与量違反症例

最高用量である高用量6単位を超えて投与された症例が1例あったが,採用とした。

7)投与期間が8週間以上の症例

原則として8週時点での評価を採用した。ただし,評価日のずれで8週の評価のない症例については,8週以降の最も近い判定を採用した。

8)服薬不規則症例

週別の服薬状況が50%に満たない場合には,該当週の有効性評価項目は集計から除外することとした。

9)内分泌検査の結果が判明した症例

試験開始後の内分泌検査結果が開鍵前に入手さ

Table 4　プロトコール規約違反例

プロトコール規約違反内容	該当症例数	採否 FGIR	OSR	GUR
試験薬投与開始前に脱落	3例（QTP群1例、HPD群2例）	×	×	×
未成年者の被験者の同意のみで試験開始	1例（QTP群0例、HPD群1例）	×	○	×
大量の前治療薬から直接試験薬に切り替え	2例（QTP群1例、HPD群1例）	×	○	×
試験開始時から抗精神病薬を併用	1例（QTP群1例、HPD群0例）	×	○	×
全期間で服薬状況が不良	1例（QTP群1例、HPD群0例）	×	○	×
内分泌結果を開鍵前に入手	2例（QTP群0例、HPD群2例）	×	○	×

FGIR：最終全般改善度、OSR：概括安全度、GUR：有用度、○：採用、×：不採用

Table 5　中止・脱落例数

		QTP群 例数（%）	HPD群 例数（%）	合計	検定結果	検定手法
解析対象例数		100	97	197	―	―
	完了例	66　(66)	54　(56)	120	χ^2_0=1.794	χ_2検定
	中止例	34　(34)	43　(44)	77	p=0.180	
中止理由[注]	精神症状の悪化	21　(62)	6　(14)	27	χ^2_0=22.860	χ_2検定
	副作用の出現	11　(32)	26　(60)	37	p < 0.001	
	他の疾患の偶発	0　(0)	1　(2)	1		
	同意の撤回	0　(0)	5　(12)	5		
	その他	2　(6)	5　(12)	7		
中止時期[注]	1週（7日以内）	12　(35)	13　(30)	25	z_0=0.795	U検定
	2週（8～14日）	10　(29)	9　(21)	19	p=0.426	
	3週（15～21日）	4　(12)	6　(14)	10		
	4週（22～28日）	0　(0)	4　(9)	4		
	5週（29～35日）	2　(6)	4　(9)	6		
	6週（36～42日）	2　(6)	2　(5)	4		
	7週（43～49日）	3　(9)	3　(7)	6		
	8週（50～56日）	1　(3)	2　(5)	3		

注）：中止例を分母として%を算出

れた症例は，安全性のみ採用した。

10）評価時期のずれの取り扱い

試験薬投与時の検査は，計画された測定時期より±6日以上ずれのある項目は時期別集計からは除外した。また，試験開始前および試験終了時の検査は計画された測定時期より±30日以上ずれのある項目は集計からは除外した。

11）中止・脱落例

中止・脱落例については，中止・脱落時点の評価を全例採用することとした。

11. データ解析

解析対象例ならびに解析方法の確定後，コントローラーにより開鍵が行なわれた。データの集計および解析はコントローラー委員会の解析プログラム[7]に従って行なわれた。下記の項目について薬剤間の比較を実施した。

1）背景因子，2）最終全般改善度，3）概括安全度，4）有用度，5）前治療薬との有用度比較，6）精神症状評価（BPRSおよびPANSS），7）副作用，8）臨床検査値，9）錐体外路症状評価（DIEPSS），10）抗パーキンソン薬の併用率および併用量，11）背景因子によるサブグループ解析。

2群間の検定にはMann-WhitneyのU検定，χ^2検定またはFisherの直接確率法を用いた。有意水準は両側5％とした（背景因子のみ両側15％）。また，有効性の主要評価項目である最終全般改善度については，中等度改善以上の改善率について改善率の差の90％の信頼区間を用いて同等性検証を行なった。

なお，背景因子によるサブグループ間での交互作用の検定にはBreslow-Day検定を用い，背景因子の群間における偏りを調整する場合，交互作

Table 6　患者背景因子（安全性採用例）

項目		QTP 群 例数（%）	HPD 群 例数（%）	検定 結果	検定 手法
性別	男	68 (68)	61 (63)	χ^2_0=0.366	χ^2 検定
	女	32 (32)	36 (37)	p =0.545	
年齢	35 歳未満	17 (17)	24 (25)	Z_0=-1.171	U 検定
	35 歳以上 50 歳未満	37 (37)	34 (35)	p =0.241	
	50 歳以上 65 歳未満	46 (46)	39 (40)		
	65 歳以上	0 (0)	0 (0)		
	Mean ± SD	45.8 ± 12.4	44.1 ± 12.8	---	---
入院・外来	入院	86 (86)	85 (88)	χ^2_0=0.142	χ^2 検定
	外来	12 (12)	10 (10)	p =0.931	
	入院⇔外来	2 (2)	2 (2)		
合併症	なし	62 (62)	64 (66)	χ^2_0=0.188	χ^2 検定
	あり	38 (38)	33 (34)	p =0.665	
ICD-10 分類	妄想型	25 (25)	27 (28)	χ^2_0=4.506	χ^2 検定
	破瓜型	44 (44)	42 (43)	p =0.609	
	緊張型	6 (6)	3 (3)		
	鑑別不能型	4 (4)	6 (6)		
	残遺型	18 (18)	19 (20)		
	単純型	2 (2)	0 (0)		
	特定不能のもの	1 (1)	0 (0)		
試験開始前の主要状態像	興奮状態	0 (0)	1 (1)	χ^2_0=5.825	χ^2 検定
	幻覚・妄想が前景	13 (13)	18 (19)	p =0.560	
	妄想が前景	9 (9)	8 (8)		
	自発性欠如、感情鈍麻が前景（新鮮例）	9 (9)	6 (6)		
	自発性欠如、感情鈍麻が前景（慢性・固定状態）	65 (65)	62 (64)		
	神経症様状態が前景	1 (1)	2 (2)		
	うつ状態が前景	2 (2)	0 (0)		
	その他	1 (1)	0 (0)		
経過類型	慢性荒廃型	1 (1)	6 (6)	χ^2_0=8.787	χ^2 検定
	急性欠陥型	9 (9)	7 (7)	p =0.268	
	慢性欠陥型	55 (55)	42 (43)		
	周期性荒廃移行型	3 (3)	7 (7)		
	周期性欠陥移行型	21 (21)	21 (22)		
	周期性完全寛解型	2 (2)	4 (4)		
	初発	9 (9)	9 (9)		
	不明	0 (0)	1 (1)		
罹病期間	1 年未満	15 (15)	12 (12)	χ^2_0=1.652	χ^2 検定
	1 年以上　5 年未満	12 (12)	10 (10)	p =0.799	
	5 年以上　10 年未満	9 (9)	8 (8)		
	10 年以上	63 (63)	67 (69)		
	不明	1 (1)	0 (0)		
	Mean ± SD	17.5 ± 13.6	16.9 ± 12.4	---	---

用の点検を行なった後，Mantel-Haenszel 検定を用いて統計的調整を行なうことが開鍵前の世話人会にて取り決められた。

Ⅱ．試 験 成 績

1．症例の採否

本試験に組み入れられた症例は，QTP 群101例，HPD 群99例の計200例であった。これらのうち，プロトコール規約違反例については，開鍵前に開催された症例検討会において各症例について解析対象とするか否かが討議された。その結果，試験参加の同意は取得されたが試験薬投与開始前に脱落した 3 症例（QTP 群 1 例，HPD 群 2 例）は，全ての集計・解析から除外された。また，未成年で被験者のみの文書同意で試験が開始された 1 例（HPD 群 1 例），大量の前治療薬から直接試験薬に切り替えられた 2 例（QTP 群 1 例，HPD 群 1 例），試験開始時から抗精神病薬が併用された 1 例（QTP 群 1 例），全期間にわたり服薬状況が不良であった 1 例（QTP 群 1 例），内分泌検査の結果を開鍵前に入手した 2 例（HPD 群 2 例）は安全性のみ採用した（Table 4）。したがって，安全性の評価対象は197例（QTP 群100例，HPD 群97例），有効性および有用性の評価対象は190例（QTP 群97例，HPD 群93例）となった。

Table 6　Cont.

項目		QTP 群 例数（%）	HPD 群 例数（%）	検定 結果	検定 手法
発症回数	初回	38（38）	34（35）	χ^2_0=6.034	χ^2 検定
	2 回	13（13）	8（8）	p =0.303	
	3 回	10（10）	19（20）		
	4 回	12（12）	10（10）		
	5 回以上	14（14）	18（19）		
	不明	13（13）	8（8）		
前治療薬の改善度	著明改善	0（0）	1（1）	χ^2_0=7.197	χ^2 検定
	中等度改善	24（24）	15（15）	p =0.303	
	軽度改善	29（29）	32（33）		
	不変	41（41）	36（37）		
	軽度悪化	1（1）	3（3）		
	判定不能	0（0）	2（2）		
	前治療薬なし	5（5）	8（8）		
PANSS 構成尺度	陽性症状優位	4（4）	16（16）	Z_0=1.424	U 検定
	優位性なし	28（28）	21（22）	p =0.154	
	陰性症状優位	68（68）	60（62）		
前治療薬の HPD 換算量	≦15mg/日	82（82）	79（81）	χ^2_0=3.611	χ^2 検定
	15mg/日＜≦25mg/日	7（7）	3（3）	p =0.306	
	25mg/日＜	1（1）	0（0）		
	直前治療なし	10（10）	15（15）		
	Mean ± SD	9.15 ± 4.72	8.42 ± 4.24	---	---
前治療薬（HPD）使用の有無	なし	61（61）	66（68）	χ^2_0=0.780	χ^2 検定
	あり	39（39）	31（32）	p =0.377	
試験開始時の BPRS 総スコアー	45 未満	58（58）	58（60）	Z_0=-0.291	U 検定
	45 以上 55 未満	23（23）	22（23）	p =0.771	
	55 以上 65 未満	12（12）	11（11）		
	65 以上	7（7）	6（6）		
	Mean ± SD	43.2 ± 12.7	43.4 ± 14.2	---	---

2．未完了例

治験期間が 8 週間に満たない未完了例を Table 5 に示した。未完了例は QTP 群 34 例，HPD 群43例で両群間に有意差は認められなかった。また，中止時期では両群間に有意な差は認められなかったが，中止理由においては両群間に有意差が認められた。QTP 群では症状悪化による中止例が，HPD 群では副作用中止例の多い傾向が窺われた。なお，平均投与期間は QTP 群42.5±20.8日，HPD 群39.5±21.4日であり，両群間に有意差はみられなかった。

3．患者背景

両群の患者背景（安全性評価例）を Table 6 に示した。安全性評価の対象となった被験者の性別，年齢，入院・外来，合併症の有無，ICD-10 分類，試験開始前の主要状態像，経過類型，罹病期間，発症回数，前治療薬の改善度，PANSS 構成尺度，前治療薬の HPD 換算量，前治療薬としての HPD 使用の有無，試験開始時の BPRS 総スコアーについて検討したが両群間の患者背景に偏りがみられた項目はなかった。

また，有効性評価の対象となった被験者についても同様に両群間の患者背景を比較したところ，PANSS 構成尺度で QTP 群と HPD 群の間に偏り（p＜0.15）が認められた。PANSS 構成尺度では陽性症状優位 QTP 群 3 %，HPD 群16%，優位性なし QTP 群28%，HPD 群23%，陰性症状優位 QTP 群69%，HPD 群61%であった（U 検定，p＝0.101）。なお，PANSS 構成尺度は，陽性・陰性症状評価尺度（PANSS）マニュアル[17]を参考として，「構成尺度得点 3 以上」を陽性症状優位，「構成尺度得点－ 7 未満」を陰性症状優位，「構成尺度得点－ 7 以上 3 未満」を優位性なしと定義したものである。

本試験に組み入れられた被験者の特徴は，性別では男性が 2 倍程度多く（QTP 群68%，HPD 群63%），年齢は50歳以上の高齢者層が最も多く（QTP 群46%，HPD 群40%），入院・外来別では入院患者が80%以上を占めていた（QTP 群86%，HPD 群88%）。ICD-10 分類では破瓜型が最も多く（QTP 群44%，HPD 群43%），次いで妄

Table 7　治療因子（安全性採用例）

項目		QTP群 例数（%）	HPD群 例数（%）	検定結果	検定手法
抗精神病薬の併用有無	なし	92 (92)	92 (95)	χ^2_0=0.268	χ^2検定
	あり	8 (8)	5 (5)	p =0.605	
睡眠薬の併用有無	なし	32 (32)	25 (26)	χ^2_0=0.928	χ^2検定
	あり	68 (68)	72 (74)	p =0.335	
抗パーキンソン薬の併用有無	なし	70 (70)	42 (43)	χ^2_0=13.243	χ^2検定
	あり	30 (30)	55 (57)	p < 0.001	
その他の向精神薬の併用有無	なし	89 (89)	85 (88)	χ^2_0=0.006	χ^2検定
	あり	11 (11)	12 (12)	p =0.938	
治験薬の最高投与量（錠：低用量換算）	6錠未満	7 (7)	8 (8)	Z_0=0.576	U検定
	6錠以上12錠未満	36 (36)	31 (32)	p =0.564	
	12錠以上18錠未満	37 (37)	34 (35)		
	18錠以上24錠未満	8 (8)	8 (8)		
	24錠以上	12 (12)	16 (16)		
	Mean ± SD	12.6 ± 7.3	12.9 ± 6.8	---	---
治験薬の平均投与量（錠：低用量換算）	低用量6錠未満	34 (34)	33 (34)	Z_0=-0.138	U検定
	6錠以上12錠未満	40 (40)	41 (42)	p =0.890	
	12錠以上18錠未満	20 (20)	16 (16)		
	18錠以上24錠未満	6 (6)	7 (7)		
	24錠以上	0 (0)	0 (0)		
	Mean ± SD	9.0 ± 4.9	8.9+ ± 4.8	---	---

想型（QTP群25％，HPD群28％），残遺型（QTP群18%，HPD群20%）が多く，これら3型で80%以上を占めていた。試験開始前の主要状態像では自発性欠如・感情鈍麻が前景II（慢性・固定例）が約60％を占め（QTP群65%，HPD群64％），次いで，幻覚・妄想が前景の症例（QTP群13%，HPD群19%）が多く，経過類型は慢性欠陥型が約半数を占め（QTP群55%，HPD群43％），次いで，周期性欠陥移行型（QTP群21%，HPD群22%）が多かった。罹病期間は，年齢の分布からも示唆されるように比較的高齢の被験者が組み入れられたため，10年以上の長い罹病期間の被験者が両群とも半数を超えていた（QTP群63%，HPD群69%）。前治療薬のHPD換算量では両群とも15mg/日以下が大多数を占め（QTP群82%，HPD群81%），前治療薬としてHPDが使用されていた被験者は約1/3であった（QTP群39%，HPD群32%）。

4．投薬状況

両群の治療因子をTable 7に示した。治験薬の投与錠数（低用量換算）に関しては，1日最高投与量，1日平均投与量ともに，両群間で有意差は認められなかった。1日最高投与量はQTP群12.6±7.3錠/日，HPD群12.9±6.8錠/日，1日平均投与量はQTP群9.0±4.9錠/日，HPD群8.9±4.8錠/日であった。併用薬剤については，抗精神病薬，睡眠薬，その他の向精神薬の併用率については両群間に差はみられなかったが，抗パーキンソン薬の併用率はQTP群30%，HPD群57％であり，QTP群で有意に低かった（p＜0.001）。また，各投与時期ごとの抗パーキンソン薬の併用率ならびに併用量（biperiden換算量）の推移をFig. 2に示した。併用率では投与2週以降，併用量では6週以降で両群間に有意な差が認められ，投与8週後における抗パーキンソン薬の併用率はQTP群25%，HPD群60%，併用量（biperiden換算量）はQTP群0.9±1.8mg/日，HPD群2.8±3.4mg/日であり，併用率，併用量ともQTP群で有意に低かった（p＜0.001，p=0.013）。

5．最終評価

1）最終全般改善度（FGIR）

最終全般改善度の成績をTable 8に示した。「著明改善」はQTP群7例（7％），HPD群7例（8％），「中等度改善」以上はQTP群37例（38%），HPD群24例（26%），「軽度改善」以上はQTP群55例（57%），HPD群45例（48%）であった。また，「軽度悪化」以下はQTP群26例

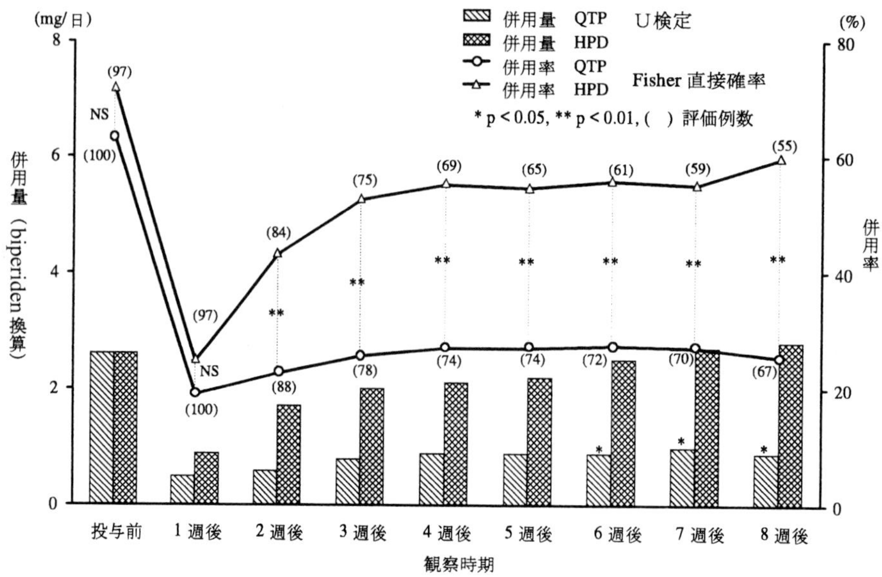

Fig. 2 抗パーキンソン剤の併用率と併用量（biperiden 換算）の推移

Table 8 最終全般改善度（FGIR）

薬剤		著明改善	中等度改善	軽度改善	不変	軽度悪化	中等度悪化	著明悪化	判定不能	合計	U検定	中等度改善以上 例数	中等度改善以上 同等性検証 90%信頼区間	軽度改善以上	軽度悪化以下
QTP 群	n	7	30	18	14	6	6	14	2	97	Z_0=0.882 p=0.378	37	△=12.3% (1.3～23.4%)	55	26
	%	7	31	19	14	6	6	14	2	100		38		57	27
HPD 群	n	7	17	21	18	8	10	8	4	93		24		45	26
	%	8	18	23	19	9	11	9	4	100		26		48	28

Table 9 概括安全度（OSR）

薬剤		安全性に問題なし	安全性にやや問題あり	安全性に問題あり	安全性にかなり問題あり	判定不能	合計	U検定	安全性のやや問題あり以上	安全性の問題あり以下
QTP 群	n	30	25	29	16	0	100	Z_0=3.636 $p < 0.001$	55	45
	%	30	25	29	16	0	100		55	45
HPD 群	n	14	13	41	28	1	97		27	69
	%	14	13	42	29	1	100		28	71

(27%)，HPD 群26例（28%）であった。両薬剤の「中等度改善」以上の改善率の差（QTP 群－HPD 群）の90%信頼区間は＋1.3～＋23.4%であり，下限が－10%を超えていることから両薬剤の同等性が検証された。なお，両群間には，Mann-Whitney のU検定において有意差は認められなかった（p=0.378）。

2）概括安全度（OSR）

概括安全度の成績を Table 9 に示した。「安全性に問題なし」は QTP 群30例（30%），HPD 群14例（14%），「安全性に問題なし」または「安全性にやや問題あり」と評価された症例は QTP 群55例（55%），HPD 群27例（28%），「安全性に問題あり」または「安全性にかなり問題あり」と評価された症例は QTP 群45例（45%），HPD 群69例（71%）であった。なお，両群間には，Mann-Whitney のU検定において有意な差が認められ（p<0.001），概括安全度を指標とすると，

Table 10　有用度（GUR）

薬剤		極めて有用	有用	やや有用	有用とはいえない	やや好ましくない	好ましくない	極めて好ましくない	判定不能	合計	U 検定	有用以上	やや有用以上	やや好ましくない以下
QTP 群	n	4	19	18	19	9	13	13	2	97	Z_0=2.162 p=0.031	23	41	35
	%	4	20	19	20	9	13	13	2	100		24	42	36
HPD 群	n	2	5	25	11	9	22	15	4	93		7	32	46
	%	2	5	27	12	10	24	16	4	100		8	34	49

Table 11　前治療薬との有用度比較

薬剤		前治療薬より有用	前治療薬よりやや有用	前治療薬とほぼ同等	前治療薬がやや有用	前治療薬が有用	判定不能	合計	U 検定	前治療薬よりやや有用以上	前治療薬がやや有用以下
QTP 群	n	14	22	20	13	22	2	93	Z_0=2.117 p=0.034	36	35
	%	15	24	22	14	24	2	100		39	38
HPD 群	n	7	10	24	14	26	5	86		17	40
	%	8	12	28	16	30	6	100		20	47

安全性は QTP 群が有意に優っていた。

3）有用度（GUR）

有用度の成績を Table 10 に示した。「極めて有用」は QTP 群 4 例（4％），HPD 群 2 例（2％），「有用」以上は QTP 群23例（24％），HPD 群 7 例（8％），「やや有用」以上では QTP 群41例（42％），HPD 群32例（34％）であった。また，「やや好ましくない」以下では QTP 群35例（36％），HPD 群46例（49％）であった。なお，両群間には，Mann-Whitney のU 検定において有意な差が認められ（p＝0.031），有用度を指標とすると，有用性は QTP 群が有意に優っていた。

4）前治療薬との有用度比較

前治療薬との有用度比較の成績を Table 11 に示した。「前治療薬より有用」は QTP 群14例（15％），HPD 群 7 例（8％），「前治療薬よりやや有用」以上は QTP 群36例（39％），HPD 群17例（20％），また，「前治療薬が有用」または「前治療薬がやや有用」と判定された症例は QTP 群35例（38％），HPD 群40例（47％）であった。なお，両群間には，Mann-Whitney のU 検定においては有意な差が認められ（p＝0.034），前治療薬との有用度比較は QTP 群が有意に優っていた。

6．精神症状に対する効果

1）BPRS

BPRS 総スコアーの経時的推移を Fig. 3 に示した。BPRS 総スコアーはいずれの時点においても両群間で有意な差は認められなかった。なお，BPRS 総スコアーは，投与前 QTP 群43.1±12.6ポイント，HPD 群43.4±14.4ポイントから，投与 8 週後（または中止時）QTP 群41.9±15.9ポイント，HPD 群42.2±15.7ポイントと推移した。

2）PANSS

PANSS 総スコアーおよび各尺度別合計スコアーの推移を Table 12 に示した。投与 8 週後または中止時において，PANSS 総スコアー，陽性尺度合計スコアー，陰性尺度合計スコアーおよび総合精神病理評価尺度合計スコアーのいずれにおいても両群間に有意な差は認められなかった。

PANSS 各項目の投与前と投与 8 週後または中止時を比較した際の改善率，悪化率を Table 13 に示した。改善率が30％以上であった項目は，QTP 群では陰性尺度の「情動の平板化」47.3％，「情動的引きこもり」40.0％，「受動性/意欲低下による社会的引きこもり」37.0％，「会話の自発性と流暢さの欠如」31.1％，総合精神病理評価尺度の「心気症」43.1％，「不安」33.8％,「罪責感」41.2％，「緊張」35.8％，「抑うつ」41.7％，「運動減退」52.9％，HPD 群では陽性尺度の「誇大性」33.3％，「敵意」31.4％，陰性尺度の「情動

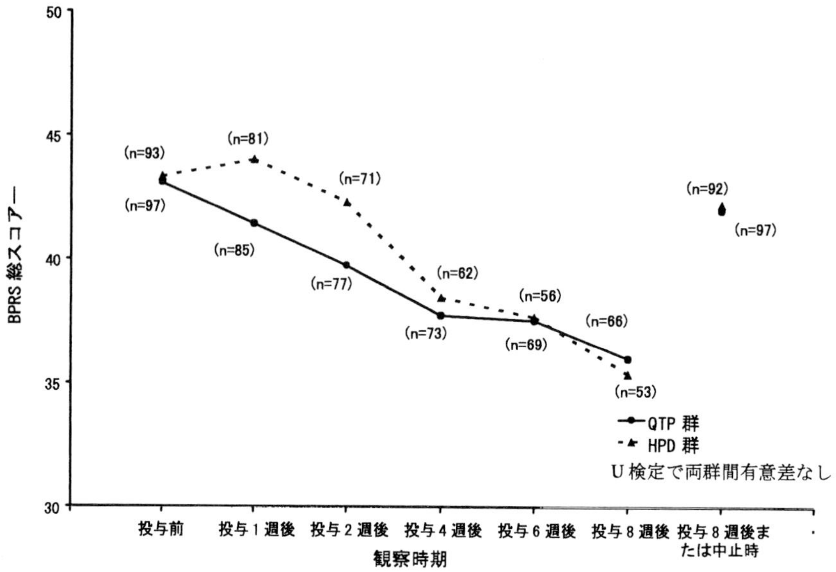

Fig. 3　BPRS 総スコアの推移

Table 12　PANSS 総スコアおよび尺度別合計スコア

項　目	薬剤	例数	投与前 Mean ± SD	8 週または 中止時 Mean ± SD	群内比較 Signed Rank Test	群間比較 U 検定
総スコアー	QTP	97	80.5 ± 22.2	78.5 ± 26.5	p = 0.232	Z_0 = 0.362
	HPD	90	80.8 ± 24.4	78.3 ± 25.7	p = 0.383	p = 0.717
陽性尺度合計	QTP	97	14.9 ± 6.1	15.9 ± 8.2	p = 0.142	Z_0 = -0.250
	HPD	90	15.6 ± 7.0	15.5 ± 7.2	p = 0.763	p = 0.802
陰性尺度合計	QTP	97	25.3 ± 7.6	23.0 ± 8.2	p < 0.001	Z_0 = 0.996
	HPD	90	24.2 ± 8.2	22.6 ± 7.8	p < 0.001	p = 0.319
精神病理評価尺度合計	QTP	97	40.4 ± 11.9	39.6 ± 14.2	p = 0.285	Z_0 = 0.692
	HPD	90	41.0 ± 13.3	40.3 ± 14.7	p = 0.747	p = 0.488

的引きこもり」31.0%，総合精神病理評価尺度の「不安」33.8%，「罪責感」38.5%，「抑うつ」34.7%，「運動減退」35.8%であった。一方，悪化率が30%以上であった項目は，QTP 群では陽性尺度の「幻覚による行動」31.0%，「興奮」58.8%，「誇大性」30.4%，「敵意」37.1%，総合精神病理評価尺度の「緊張」35.8%，「非協調性」33.3%，「衝動性の調節障害」36.7%，HPD 群では陽性尺度の「興奮」48.8%，総合精神病理評価尺度の「不安」30.9%，「抑うつ」36.7%であった。また，QTP 群が HPD 群に比べ10%以上高い改善率を示した項目は「情動の平板化」，「受動性/意欲低下による社会的引きこもり」，「心気症」，「運動減退」，「意志の障害」であり，「情動の平板化」(改善率の差の95%信頼区間：8.2%～35.7%)，「心気症」(改善率の差の95%信頼区間：4.9%～39.8%)，「運動減退」(改善率の差の95%信頼区間：2.3%～32.0%) では，改善率の差の95%信頼区間の下限が0%を超えていた。HPD 群が10%以上高い改善率を示した項目は，「誇大性」，「敵意」，「衝動性の調節障害」であったが，改善率の差の95%信頼区間の上限が0%を下回るものはなかった。一方，QTP 群が HPD 群に比べて10%以上高い悪化率を示した項目は，「興奮」，「誇大性」，「敵意」，「緊張」，「非協調性」，「衝動性の調節障害」，「没入性」であり，「衝動性

Table 13　PANSS 症状別改善例数および悪化例数

	項目	薬剤	スコアーの差（各評価時期－投与前） ←改善　悪化→ -6	-5	-4	-3	-2	-1	0	+1	+2	+3	+4	+5	+6	症状あり例数	改善率 2段階以上改善	改善率 1段階以上改善	悪化率 2段階以上悪化	悪化率 1段階以上悪化	群内比較 Signed Rank Test Rank	p値	差の95%信頼区間 Δ（QTP－HPD） 1段階以上改善	1段階以上悪化
陽性尺度	妄想	QTP		1		4	2	10	38	10	3	3	1			72	9.7	23.6	9.7	23.6	-3.5	0.952	Δ=1.7%	Δ=8.0%
		HPD			3	2	1	8	40	9		1				64	9.4	21.9	1.6	15.6	-49.0	0.147	(-12.4～15.8%)	(-5.3～21.2%)
	概念の統合障害	QTP			1	1	8	11	47	5	4	5	3			85	11.8	24.7	14.1	20.0	29.0	0.675	Δ=7.0%	Δ=6.1%
		HPD				3	4	7	54	8	2	1				79	8.9	17.7	3.8	13.9	-38.0	0.302	(-5.5～19.4%)	(-5.4～17.5%)
	幻覚による行動	QTP			1	2	4	10	23	5	3	7	3			58	12.1	29.3	22.4	31.0	71.5	0.241	Δ=3.4%	Δ=7.0%
		HPD		2	1	2	3	6	27	4	4	3	2			54	14.8	25.9	16.7	24.1	-3.0	0.943	(-13.2～19.9%)	(-9.5～23.4%)
	興奮	QTP						5	9	6	3	6	2	2	1	34	0.0	14.7	41.2	58.8	132.5	0.000	Δ=-7.2%	Δ=10.0%
		HPD		1	2		2	4	12	5	7	5	1	1	1	41	12.2	22.0	36.6	48.8	92.0	0.042	(-24.6～10.1%)	(-12.5～32.6%)
	誇大性	QTP				1	1	2	12	2	2	1	2			23	8.7	17.4	21.7	30.4	13.5	0.270	Δ=-15.9%	Δ=11.4%
		HPD			1	1		5	10	2		1	1			21	9.5	33.3	9.5	19.0	-6.0	0.660	(-41.4～9.5%)	(-13.8～36.6%)
	猜疑心	QTP				1	5	7	25	7	5		2			52	11.5	25.0	13.5	26.9	14.0	0.737	Δ=-4.5%	Δ=4.2%
		HPD			3	1	4	5	21	6	2	2				44	18.2	29.5	9.1	22.7	-35.0	0.289	(-22.4～13.4%)	(-13.1～21.5%)
	敵意	QTP			1		2	3	16	4	3	4	1		1	35	8.6	17.1	25.7	37.1	45.5	0.062	Δ=-14.3%	Δ=11.4%
		HPD				2	4	5	15	3	3	2	1			35	17.1	31.4	17.1	25.7	-0.5	0.997	(-34.1～5.5%)	(-10.2～33.0%)
陰性尺度	情動の平板化	QTP		1	1	3	11	27	44	3	1					91	17.6	47.3	1.1	4.4	-481.0	0.000	Δ=22.0%	Δ=-1.4%
		HPD				1	7	14	60	4		1				87	9.2	25.3	1.1	5.7	-124.5	0.000	(8.2～35.7%)	(-7.8～5.1%)
	情動的引きこもり	QTP		1	1	3	12	19	48	3	2	1				90	18.9	40.0	3.3	6.7	-319.5	0.000	Δ=9.0%	Δ=-0.5%
		HPD			1	2	7	16	52	3	3					84	11.9	31.0	3.6	7.1	-160.5	0.001	(-5.1～23.2%)	(-8.0～7.1%)
	疎通性の障害	QTP			1	1	6	15	49	7	5		1	1		86	9.3	26.7	8.1	16.3	-58.5	0.370	Δ=5.4%	Δ=6.9%
		HPD			1	2	3	10	52	5			2			75	8.0	21.3	2.7	9.3	-54.0	0.089	(-7.8～18.6%)	(-3.3～17.2%)
	受動性/意欲低下による社会的引きこもり	QTP			2	2	7	23	54	2	1	1				92	12.0	37.0	2.2	4.3	-280.0	0.000	Δ=10.2%	Δ=-3.8%
		HPD	1		1	3	3	15	56	4	2	1				86	9.3	26.7	3.5	8.1	-122.0	0.007	(-3.4～23.8%)	(-10.9～3.3%)
	抽象的思考の困難	QTP			1	1	2	7	66	3	4	2	1			87	4.6	12.6	8.0	11.5	11.5	0.694	Δ=-2.0%	Δ=1.7%
		HPD	1		1	1	2	7	62	4	4					82	6.1	14.6	4.9	9.8	-23.0	0.391	(-12.3～8.4%)	(-7.5～11.0%)
	会話の自発性と流暢さの欠如	QTP			3	1	10	14	55	5	1		1			90	15.6	31.1	2.2	7.8	-206.5	0.000	Δ=7.0%	Δ=0.5%
		HPD				1	5	14	57	3	3					83	7.2	24.1	3.6	7.2	-84.0	0.023	(-6.3～20.3%)	(-7.3～8.4%)
	常同的思考	QTP	1		1	3	6	10	48	8	1		1	1		80	13.8	26.3	3.8	13.8	-105.5	0.041	Δ=5.7%	Δ=6.9%
		HPD			1	1	2	11	53	4	1					73	5.5	20.5	1.4	6.8	-56.0	0.032	(-7.7～19.1%)	(-2.6～16.4%)

Table 13　Cont.

	項目	薬剤	スコアーの差（各評価時期－投与前） ←改善　悪化→ -6	-5	-4	-3	-2	-1	0	+1	+2	+3	+4	+5	+6	症状あり例数	改善率 2段階以上改善	改善率 1段階以上改善	悪化率 2段階以上悪化	悪化率 1段階以上悪化	群内比較 Signed Rank Test Rank	p値	差の95%信頼区間 Δ（QTP－HPD） 1段階以上改善	1段階以上悪化
総合精神病理評価尺度	心気症	QTP		1		2	8	11	21	8						51	21.6	43.1	0.0	15.7	-152.5	0.000	Δ=22.4%	Δ=-8.8%
		HPD		1		1	2	7	29	6	2	3	1	1		53	7.5	20.8	13.2	24.5	27.0	0.442	(4.9～39.8%)	(-24.1～6.4%)
	不安	QTP		1	1	2	6	13	25	8	8	3			1	68	14.7	33.8	17.6	29.4	0.0	1.000	Δ=0.0%	Δ=-1.5%
		HPD		1	2		7	13	24	7	5	4	4	1		68	14.7	33.8	20.6	30.9	50.5	0.555	(-15.9～15.9%)	(-16.9～14.0%)
	罪責感	QTP				2	4	8	13	2	3		2			34	17.6	41.2	14.7	20.6	-21.5	0.460	Δ=2.7%	Δ=5.2%
		HPD			1	4	1	4	12	2			1	1		26	23.1	38.5	7.7	15.4	-19.0	0.248	(-22.3～27.7%)	(-14.2～24.6%)
	緊張	QTP				4	6	14	19	8	7	7	2			67	14.9	35.8	23.9	35.8	89.0	0.359	Δ=6.8%	Δ=10.0%
		HPD		1		4	4	9	28	5	5	5		1		62	14.5	29.0	17.7	25.8	8.5	0.885	(-9.3～22.9%)	(-5.8～25.8%)
	衒奇症と不自然な姿勢	QTP			1	1	5	13	33	8	7	4	2	1		75	9.3	26.7	18.7	29.3	95.0	0.230	Δ=9.5%	Δ=4.3%
		HPD				2	3	6	37	6	4	5	1			64	7.8	17.2	15.6	25.0	56.0	0.176	(-4.1～23.1%)	(-10.5～19.1%)
	抑うつ	QTP			1	1	9	9	19	3	3	1	1	1		48	22.9	41.7	12.5	18.8	-60.5	0.188	Δ=7.0%	Δ=-18.0%
		HPD		1		3	6	7	14	10	4	3		1		49	20.4	34.7	16.3	36.7	-9.0	0.883	(-12.3～26.3%)	(-35.4～-0.5%)
	運動減退	QTP		2	2	5	12	24	32	6	2					85	24.7	52.9	2.4	9.4	-547.5	0.000	Δ=17.1%	Δ=-4.2%
		HPD			1	3	10	15	41	4	4	2		1		81	17.3	35.8	8.6	13.6	-152.0	0.035	(2.3～32.0%)	(-13.9～5.5%)
	非協調性	QTP		1		1	6	7	25	11	4	1	2		2	60	13.3	25.0	15.0	33.3	45.0	0.460	Δ=-1.3%	Δ=14.0%
		HPD		1			7	7	31	8	3					57	14.0	26.3	5.3	19.3	-50.0	0.196	(-17.2～14.5%)	(-1.7～29.8%)
	不自然な思考内容	QTP		1		1	6	7	44	10	2	2	2			75	10.7	20.0	8.0	21.3	-2.0	0.968	Δ=5.1%	Δ=1.9%
		HPD		1	1	1	1	6	44	8	5					67	6.0	14.9	7.5	19.4	9.5	0.773	(-7.4～17.5%)	(-11.3～15.2%)
	失見当識	QTP				1	1	6	22	3	2	1		1		37	5.4	21.6	10.8	18.9	5.5	0.779	Δ=6.2%	Δ=7.4%
		HPD				1		3	19	2	1					26	3.8	15.4	3.8	11.5	-2.0	0.828	(-13.0～25.4%)	(-10.2～25.0%)
	注意力の障害	QTP				1	5	12	39	7	9	1	2			76	7.9	23.7	15.8	25.0	64.5	0.325	Δ=1.9%	Δ=7.6%
		HPD			1		3	11	42	7	2	1	2			69	5.8	21.7	7.2	17.4	-4.5	0.913	(-11.7～15.6%)	(-5.6～20.8%)
	判断力と病識の欠如	QTP			2	3	7	10	64	4	3	2	1			96	12.5	22.9	6.3	10.4	-90.5	0.086	Δ=9.3%	Δ=4.7%
		HPD			1	2	3	6	71	5						88	6.8	13.6	0.0	5.7	-46.5	0.021	(-1.8～20.3%)	(-3.1～12.5%)
	意志の障害	QTP			2	1	4	15	55	4	4	1	1			87	8.0	25.3	6.9	11.5	-70.5	0.179	Δ=10.5%	Δ=1.6%
		HPD			1	1	1	9	61	4	2	1	1			81	3.7	14.8	4.9	9.9	-10.0	0.718	(-1.5～22.4%)	(-7.7～11.0%)
	衝動性の調節障害	QTP					4	3	24	10	3	2	1	1	1	49	8.2	14.3	16.3	36.7	73.5	0.041	Δ=-11.2%	Δ=23.0%
		HPD		1				12	31	4	1	2				51	2.0	25.5	5.9	13.7	-17.0	0.559	(-26.7～4.3%)	(6.5～39.5%)
	没入性	QTP		1	1		2	4	45	6	3	1	1			64	6.3	12.5	7.8	17.2	10.5	0.689	Δ=-5.2%	Δ=10.7%
		HPD		1			2	8	47	2		2				62	4.8	17.7	3.2	6.5	-22.0	0.198	(-17.7～7.3%)	(-0.3～21.8%)
	自主的な社会回避	QTP				3	2	15	41	5	2		1		1	70	7.1	28.6	5.7	12.9	-63.0	0.159	Δ=3.9%	Δ=3.3%
		HPD			2	1	2	13	48	4	1		2			73	6.8	24.7	4.1	9.6	-60.5	0.090	(-10.6～18.4%)	(-7.1～13.6%)

Table 14　副作用総発現例数および錐体外路症状総発現件数

		評価例数	例数	%	Fisher 直接確率	総発現件数
副作用発現例	QTP 群	100	67	67.0	p = 0.014	248
	HPD 群	97	80	82.5		412
錐体外路症状発現例	QTP 群	100	29	29.0	p < 0.001	63
	HPD 群	97	62	63.9		188

Table 15　症状別副作用発現例数

副作用名		QTP 群(100 例) 例数 (%)	HPD 群(97 例) 例数 (%)
精神神経系	傾眠	19 (19.0)	11 (11.3)
	けいれん	2 (2.0)	2 (2.1)
	幻覚	4 (4.0)	1 (1.0)
	昏迷	2 (2.0)	1 (1.0)
	錯乱	0 (0.0)	1 (1.0)
	自殺企図	1 (1.0)	0 (0.0)
	失神	1 (1.0)	0 (0.0)
	神経過敏症	14 (14.0)	14 (14.4)
	頭痛	7 (7.0)	12 (12.4)
	精神病	0 (0.0)	1 (1.0)
	多幸症	0 (0.0)	1 (1.0)
	不安	10 (10.0)	10 (10.3)
	不眠症	21 (21.0)	26 (26.8)
	めまい	9 (9.0)	16 (16.5)
	妄想	0 (0.0)	1 (1.0)
	自動症	0 (0.0)	1 (1.0)
錐体外路症状	アカシジア	8 (8.0)	23 (23.7)
	ジスキネジア	1 (1.0)	9 (9.3)
	嚥下障害	3 (3.0)	13 (13.4)
	注視発症	1 (1.0)	1 (1.0)
	ジストニア（筋緊張異常）	2 (2.0)	8 (8.2)
	筋強剛	7 (7.0)	22 (22.7)
	構音障害	8 (8.0)	12 (12.4)
	振戦 注)	12 (12.0)	37 (38.1)
	錐体外路障害	5 (5.0)	23 (23.7)
	流涎	9 (9.0)	20 (20.6)
	歩行異常	7 (7.0)	18 (18.6)
	眼瞼痙攣	0 (0.0)	1 (1.0)
悪性症候群	悪性症候群	1 (1.0)	3 (3.1)
肝臓	LDH 上昇	1 (1.0)	0 (0.0)
呼吸器系	去痰困難	1 (1.0)	0 (0.0)

副作用名		QTP 群(100 例) 例数 (%)	HPD 群(100 例) 例数 (%)
循環器系	起立性低血圧	2 (2.0)	3 (3.1)
	高血圧	1 (1.0)	2 (2.1)
	徐脈	0 (0.0)	2 (2.1)
	心悸亢進	5 (5.0)	2 (2.1)
	低血圧	1 (1.0)	1 (1.0)
	頻脈	9 (9.0)	6 (6.2)
消化器系	嘔気	3 (3.0)	10 (10.3)
	嘔吐	1 (1.0)	5 (5.2)
	下痢	0 (0.0)	2 (2.1)
	出血性胃潰瘍	0 (0.0)	1 (1.0)
	食欲亢進	2 (2.0)	1 (1.0)
	食欲不振	6 (6.0)	14 (14.4)
	腹痛	2 (2.0)	9 (9.3)
	便秘	9 (9.0)	6 (6.2)
内分泌系	月経異常	0 (0.0)	2 (2.1)
泌尿器系	排尿困難	0 (0.0)	1 (1.0)
	排尿障害	4 (4.0)	4 (4.1)
皮膚	発疹	1 (1.0)	1 (1.0)
その他	筋肉痛	1 (1.0)	0 (0.0)
	CPK 上昇	2 (2.0)	0 (0.0)
	高カリウム血症	1 (1.0)	0 (0.0)
	口内乾燥	4 (4.0)	12 (12.4)
	体重減少	0 (0.0)	1 (1.0)
	知覚減退	1 (1.0)	0 (0.0)
	背部痛	1 (1.0)	0 (0.0)
	多汗	6 (6.0)	7 (7.2)
	発熱	5 (5.0)	5 (5.2)
	鼻炎	0 (0.0)	1 (1.0)
	倦怠感	15 (15.0)	13 (13.4)
	ほてり	0 (0.0)	1 (1.0)
	無力症	10 (10.0)	12 (12.4)

注)：同一症例で発現した口唇の振戦と手指振戦は1件として集計した

の調節障害」（悪化率の差の95％信頼区間：6.5％〜39.5％）では悪化率の差の95％信頼区間の下限が０％を超えていた。HPD 群が10％以上高い悪化率を示した項目は「抑うつ」（悪化率の差の95％信頼区間：−35.4％〜−0.5％）であり，悪化率の差の95％信頼区間の上限が0％を下回っていた。

7．副作用

副作用および錐体外路症状の総発現例数/件数を Table 14 に，また，各症状別の発現例数を Table 15 に示した。副作用は QTP 群 67 例（67.0％）248件，HPD 群80例（82.5％）412件に発現し，発現率は QTP 群で有意に低かった（p＝0.014）。また，錐体外路症状の発現は QTP 群29例（29.0％）63件，HPD 群62例（63.9％）188件であり，錐体外路症状の発現も QTP 群で有意に低かった（p＜0.001）。

症状別にその発現を比較すると，発現率が10％以上であった副作用は，QTP 群では不眠症21.0％，傾眠19.0％，倦怠感15.0％，神経過敏症14.0％，振戦12.0％，不安10.0％，無力症10.0％，HPD 群では振戦38.1％，不眠症26.8％，アカシジア23.7％，錐体外路障害23.7％，筋強剛22.7％，流涎20.6％，歩行異常18.6％，めまい16.5％，神経過敏症14.4％，食欲不振14.4％，嚥下障害13.4

Table 16　因果関係の否定できないバイタルサイン，体重および心電図所見異常変動

項目	QTP 群		HPD 群	
	検査例数	異常変動例数（%）	検査例数	異常変動例数（%）
血圧（臥位）	95	6（6.3%）	89	7（7.9%）
血圧（立位）	87	6（6.9%）	89	10（11.2%）
脈拍数（臥位）	95	7（7.4%）	89	8（9.0%）
脈拍数（立位）	85	4（4.7%）	87	8（9.2%）
体温	100	5（5.0%）	92	6（6.5%）
体重	99	11（11.1%）	92	10（10.9%）
心電図所見	96	3（3.1%）	81	4（4.9%）

%，倦怠感13.4%，構音障害12.4%，頭痛12.4%，口内乾燥12.4%，無力症12.4%，傾眠11.3%，不安10.3%，嘔気10.3%であった。

治験中の死亡例は2例であり，緊急 Key open の結果，投与薬剤はいずれも HPD 群であったことが判明した。これらのうちの1例は，試験薬投与開始46日目の朝にトイレで倒れているところを発見された。被験者は既に死亡しており，硬膜下血腫を認めた。担当医師は，水中毒によるけいれん発作を起こし，転倒し，硬膜下血腫により死亡に至ったと考えられるとコメントしており，試験薬と水中毒及び硬膜下血腫との因果関係はないものの，けいれん発作誘発との因果関係は否定できないと判定している。他の1例は，試験薬低用量1錠服薬後の夜に突然死した。被験者は夜中に心停止のところを発見され，当直医により蘇生施行されるも，その後，死亡が確認された。本症例は「原因不明の突然死」であり，試験薬は朝1回の服薬のみであることから，治験薬との因果関係は「関連ないらしい」と判定している。

死亡例以外の重篤な有害事象の発現は9例（QTP 群5例，HPD 群4例）であった。QTP 群にみられた重篤な有害事象は，悪性症候群不全型，過量投与による悪心/嘔吐/胃部不快感，てんかん発作，自傷行為，けいれん/意識消失（発作）/血圧低下/頻脈各1例，HPD 群にみられた重篤な有害事象は，悪性症候群2例，多飲/アカシジア，出血性胃潰瘍（A1 Stage）各1例であった。

8．バイタルサイン，体重，心電図検査

バイタルサイン，体重および心電図検査の因果関係の否定できない異常変動発現頻度を Table 16 に示した。両群間で異常変動発現頻度が大きく異なることはなかった。なお，心電図検査における異常変動発現例数は，QTP 群3例，HPD 群4例であり，その異常所見は，QTP 群では洞性頻脈，陰性 T 波，非特異的 T 波異常，HPD 群では洞性頻脈，頻脈，洞性頻脈/PR 短縮/非特異的 T 波異常/QTc 短縮，QT 延長/ST 上昇/早期再分極/異常 T 波であった。

9．臨床検査値

臨床検査値異常変動例で因果関係の否定できないものを Table 17 に示した。開鍵後まで結果がふせられていた内分泌学的検査に関しては投与前後の推移を Table 18 に示した。異常発現頻度が5%以上であった検査項目は，QTP 群で CPK 12.2%，LDH 12.0%，GPT 10.0%，GOT 8.0%，白血球数5.1%，HPD 群で CPK 18.5%，GPT 11.6%，GOT 8.4%，LDH 8.4%，白血球数7.4%であった。プロラクチンは QTP 群で投与前22.3±22.3ng/mL から投与8週後（または中止時）8.1±8.5ng/mL，HPD 群で投与前22.1±23.8ng/mL から投与8週後（または中止時）17.8±18.8ng/mL と推移し，両群ともに有意な低下が認められたが，その変化量は QTP 群で有意に大きかった（$p<0.001$）。甲状腺ホルモンに関しては TSH，T_3 および遊離型 T_4 のいずれのホルモンもその変動に両群間で有意差が認められ，TSH では HPD 群で低下傾向，T_3 では QTP 群で低下傾向，遊離型 T_4 では QTP 群で低下傾向，HPD 群で上昇傾向が認められた。なお，両群ともに臨床検査値異常の発現のために，治験が中止された症例はなかった。

Table 17　因果関係の否定できない臨床検査値の異常変動

項目	QTP 群		HPD 群	
	検査例数	異常変動例数（%）	検査例数	異常変動例数（%）
赤血球数	98	1（1.0 %）	95	1（1.1%）
白血球数	98	5（5.1%）	95	7（7.4%）
好中球	94	1（1.1%）	94	2（2.1%）
好酸球	94	0（0.0%）	93	2（2.2%）
好塩基球	94	0（0.0%）	93	2（2.2%）
リンパ球	94	1（1.1%）	94	1（1.1%）
単球	94	3（3.2%）	94	1（1.1%）
ヘモグロビン	98	1（1.0%）	95	2（2.1%）
ヘマトクリット	98	2（2.0%）	95	2（2.1%）
血小板数	97	3（3.1%）	95	1（1.1%）
総蛋白	100	3（3.0%）	95	3（3.2%）
総ビリルビン	100	1（1.0%）	95	3（3.2%）
総コレステロール	99	1（1.0%）	94	4（4.3%）
GOT	100	8（8.0%）	95	8（8.4%）
GPT	100	10（10.0%）	95	11（11.6%）
Al-p	99	0（0.0%）	94	1（1.1%）
γ-GTP	100	3（3.0%）	95	2（2.1%）
LDH	100	12（12.0%）	95	8（8.4%）
CPK	98	12（12.2%）	92	17（18.5%）
BUN	100	4（4.0%）	94	1（1.1%）
クレアチニン	100	2（2.0%）	95	0（0.0%）
尿酸	99	1（1.0%）	94	2（2.1%）
Na	100	0（0.0%）	95	1（1.1%）
K	100	2（2.0%）	95	2（2.1%）
Cl	100	1（1.0%）	95	1（1.1%）
尿蛋白	98	2（2.0%）	95	2（2.1%）
尿糖	98	0（0.0%）	95	0（0.0%）
尿ウロビリノーゲン	98	0（0.0%）	95	1（1.1%）

Table 18　内分泌学的検査値の推移

項　目	薬剤	例数	投与前	8 週または中止時	群内比較 Signed Rank Test		群間比較 U 検定
			Mean ± SD	Mean ± SD	Rank	p 値	
プロラクチン (ng/mL)	QTP	85	22.3 ± 22.3	8.1 ± 8.5	-1495.5	0.000	Z_0 =3.603
	HPD	82	22.1 ± 23.8	17.8 ± 18.8	-576.5	0.005	p < 0.001
TSH (μU/mL)	QTP	85	1.72 ± 0.93	1.84 ± 1.16	150.5	0.489	Z_0 =2.075
	HPD	82	1.97 ± 1.65	1.66 ± 1.08	-514.5	0.012	p =0.038
T_3 (ng/mL)	QTP	85	1.03 ± 0.16	0.98 ± 0.18	-394.0	0.004	Z_0 =2.763
	HPD	81	1.02 ± 0.18	1.03 ± 0.17	89.0	0.493	p =0.005
遊離型 T_4 (μg/dL)	QTP	85	1.28 ± 0.22	1.14 ± 0.26	-995.5	0.000	Z_0 =5.239
	HPD	82	1.25 ± 0.23	1.33 ± 0.30	570.5	0.006	p < 0.001

10. DIEPSS

DIEPSS を指標とした DIEPSS 総スコアーの平均値の推移を Fig. 4 に示した。DIEPSS 総スコアーは投与前 QTP 群2.5±3.4ポイント，HPD 群2.0±2.9ポイントから投与 8 週後または中止時 QTP 群2.3±3.6ポイント，HPD 群4.3±6.3ポイントと推移し，投与 8 週後または中止時においては QTP 群でスコアーが有意に低かった（p<0.001）。また，最悪時のスコアーの集計では QTP 群3.2±4.3ポイント，HPD 群6.1±6.6ポイントであり，最悪時のスコアーにおいても QTP 群が有意に低かった（p<0.001）。

DIEPSS 各症状別の平均値の推移を Table 19 に示した。投与 8 週後または中止時においては「歩

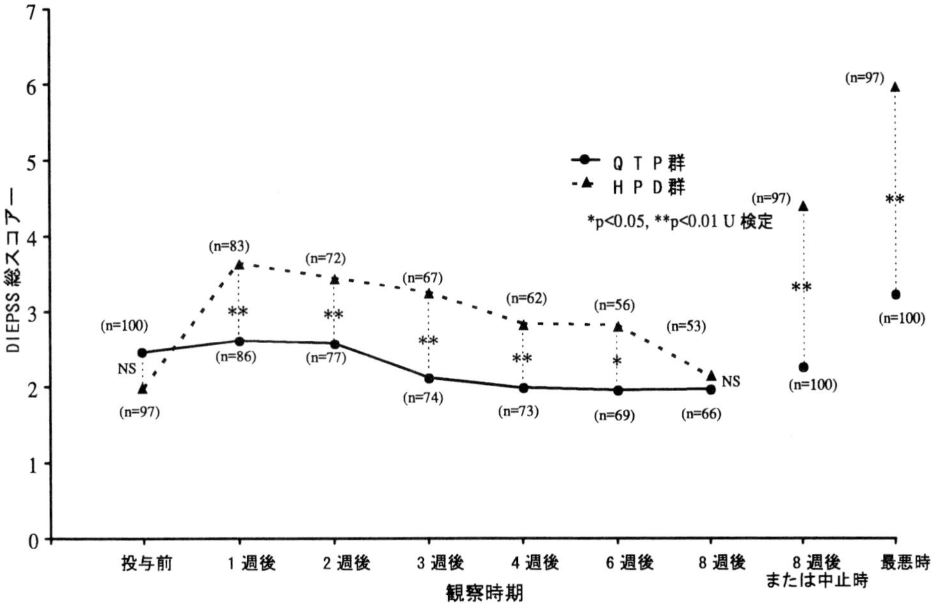

Fig. 4　DIEPSS 総スコアの推移

Table 19　DIEPSS による錐体外路症状の変化

項目	薬剤	例数	投与前 Mean ± SD	8週後または中止時 Mean ± SD	最悪時 Mean ± SD	群間比較（U 検定） 8週後または中止時	最悪時
歩行	QTP	100	0.5±0.9	0.4±0.8	0.6±0.9	z_0 =3.125	z_0=3.338
	HPD	96	0.3±0.7	0.7±1.2	0.9±1.3	p =0.001	p < 0.001
動作緩慢	QTP	100	0.9±1.2	0.7±1.0	0.9±1.1	z_0=2.785	z_0 =2.725
	HPD	96	0.6±1.0	0.9±1.2	1.1±1.3	p =0.005	p =0.006
流涎	QTP	100	0.2±0.6	0.2±0.6	0.3±0.8	z_0=2.440	z_0 =2.510
	HPD	96	0.2±0.6	0.4±0.9	0.7±1.2	p =0.014	p =0.012
筋強剛	QTP	100	0.2±0.5	0.2±0.6	0.3±0.7	z_0 =2.908	z_0 =3.105
	HPD	96	0.2±0.5	0.5±1.0	0.7±1.2	p =0.003	p =0.001
振戦	QTP	100	0.4±0.7	0.4±0.8	0.6±0.9	z_0=3.178	z_0=4.247
	HPD	97	0.4±0.8	0.8±1.3	1.2±1.3	p =0.001	p < 0.001
アカシジア	QTP	100	0.2±0.7	0.3±0.7	0.4±0.9	z_0 =1.912	z_0 =2.525
	HPD	96	0.1±0.4	0.5±1.1	0.8±1.4	p =0.055	p =0.011
ジストニア	QTP	100	0.0±0.2	0.1±0.3	0.1±0.5	z_0 =1.758	z_0=2.505
	HPD	96	0.0±0.1	0.2±0.8	0.4±0.9	p =0.078	p =0.012
ジスキネジア	QTP	100	0.0±0.3	0.1±0.3	0.1±0.4	z_0 =1.454	z_0=2.115
	HPD	96	0.1±0.6	0.3±0.9	0.4±1.0	p =0.145	p =0.034

行」,「動作緩慢」,「流涎」,「筋強剛」,「振戦」でQTP群のスコアーが有意に低く（それぞれp=0.001, p= 0.005, p= 0.014, p= 0.003, p=0.001), 最悪時のスコアーの集計においては「歩行」,「動作緩慢」,「流涎」,「筋強剛」,「振戦」,「アカシジア」,「ジストニア」,「ジスキネジア」でQTP群のスコアーが有意に低かった（それぞれp< 0.001, p= 0.006, p= 0.012, p= 0.001, p<0.001, p=0.011, p=0.012, p=0.034)。

11. 層別解析

患者背景因子および治療因子で層別した

Table 20　最終全般改善度の患者背景因子による層別解析（有効性採用例）

因子		薬剤	著明改善	中等度改善	軽度改善	不変	軽度悪化	中等度悪化	著明悪化	判定不能	合計	中等度改善以上 例数	中等度改善以上 %	中等度改善以上 95%信頼区間	軽度改善以上 例数	軽度改善以上 %	軽度悪化以下 例数	軽度悪化以下 %	Breslow-Day検定
性別	男	QTP	5	19	12	8	4	5	11	1	65	24	37	Δ=9.3%	36	55	20	31	
		HPD	3	13	14	6	7	7	6	2	58	16	28	(-7.1～25.8%)	30	52	20	34	χ^2_0=0.37 p=0.541
	女	QTP	2	11	6	6	2	1	3	1	32	13	41	Δ=17.8%	19	59	6	19	
		HPD	4	4	7	12	1	3	2	2	35	8	23	(-4.2～39.7%)	15	43	6	17	
年齢	35歳未満	QTP	1	5	3	1	2	1	3	1	17	6	35	Δ=4.9%	9	53	6	35	
		HPD	3	4	5	3	0	4	3	1	23	7	30	(-24.6～34.3%)	12	52	7	30	χ^2_0=0.45 p=0.797
	35歳以上50歳未満	QTP	4	10	7	1	1	1	9	1	34	14	41	Δ=13.1%	21	62	11	32	
		HPD	3	6	8	8	2	1	3	1	32	9	28	(-9.7～35.8%)	17	53	6	19	
	50歳以上65歳未満	QTP	2	15	8	12	3	4	2	0	46	17	37	Δ=15.9%	25	54	9	20	
		HPD	1	7	8	7	6	5	2	2	38	8	21	(-3.1～34.9%)	16	42	13	34	
入院外来	入院	QTP	6	25	14	14	5	6	14	1	85	31	36	Δ=11.2%	45	53	25	29	
		HPD	5	16	17	15	8	10	8	4	83	21	25	(-2.7～25.0%)	38	46	26	31	χ^2_0=0.51 p=0.776
	外来	QTP	0	5	3	0	1	0	0	1	10	5	50	Δ=16.7%	8	80	1	10	
		HPD	2	1	3	3	0	0	0	0	9	3	33	(-27.0～60.4%)	6	67	0	0	
	入院⇔外来	QTP	1	0	1	0	0	0	0	0	2	1	50	Δ=50.0%	2	100	0	0	
		HPD	0	0	1	0	0	0	0	0	1	0	0	(-19.3～100.0%)	1	100	0	0	
ICD-10分類	妄想型	QTP	4	7	3	3	1	2	2	1	23	11	48	Δ=14.5%	14	61	5	22	
		HPD	3	5	6	3	2	3	2	0	24	8	33	(-13.3～42.3%)	14	58	7	29	χ^2_0=0.43 p=0.980
	破瓜型	QTP	1	12	8	8	2	4	7	1	43	13	30	Δ=11.2%	21	49	13	30	
		HPD	1	7	9	8	3	5	6	3	42	8	19	(-7.0～29.3%)	17	40	14	33	
	緊張型	QTP	2	2	0	1	1	0	0	0	6	4	67	Δ=33.3%	4	67	1	17	
		HPD	0	1	0	1	0	1	0	0	3	1	33	(-32.0～98.7%)	1	33	1	33	
	鑑別不能型	QTP	0	2	0	1	0	0	1	0	4	2	50	Δ=10.0%	2	50	1	25	
		HPD	1	1	1	2	0	0	0	0	5	2	40	(-55.2～75.2%)	3	60	0	0	
	残遺型	QTP	0	6	7	1	1	0	3	0	18	6	33	Δ=7.0%	13	72	4	22	
		HPD	2	3	5	4	3	1	0	1	19	5	26	(-22.4～36.5%)	10	53	4	21	
	単純型	QTP	0	1	0	0	0	0	1	0	2	1	50	Δ=0.0%	1	50	1	50	
		HPD	0	0	0	0	0	0	0	0	0	0	0	(0.0～0.0%)	0	0	0	0	
	特定不能のもの	QTP	0	0	0	0	1	0	0	0	1	0	0	Δ=0.0%	0	0	1	100	
		HPD	0	0	0	0	0	0	0	0	0	0	0	(0.0～0.0%)	0	0	0	0	

Table 20　Cont.

因子		薬剤	著明改善	中等度改善	軽度改善	不変	軽度悪化	中等度悪化	著明悪化	判定不能	合計	中等度改善以上 例数	中等度改善以上 %	中等度改善以上 95%信頼区間	軽度改善以上 例数	軽度改善以上 %	軽度悪化以下 例数	軽度悪化以下 %	Breslow-Day検定
試験開始時の主要状態像	興奮状態	QTP	0	0	0	0	0	0	0	0	0	0	0	Δ=0.0%	0	0	0	0	
		HPD	0	0	0	0	0	1	0	0	1	0	0	(0.0～0.0%)	0	0	1	100	χ^2_0=4.97 p=0.291
	幻覚・妄想が前景	QTP	1	6	1	2	0	0	2	0	12	7	58	Δ=30.6%	8	67	2	17	
		HPD	2	3	3	6	0	2	2	0	18	5	28	(-4.2～65.3%)	8	44	4	22	
	妄想が前景	QTP	0	1	3	1	1	0	1	1	8	1	13	Δ=-30.4%	4	50	2	25	
		HPD	2	1	3	0	1	0	0	0	7	3	43	(-73.6～12.9%)	6	86	1	14	
	自発性欠如・感情鈍麻が前景Ⅰ	QTP	1	5	1	0	0	0	2	0	9	6	67	Δ=26.7%	7	78	2	22	
		HPD	0	2	2	0	0	1	0	0	5	2	40	(-26.2～79.5%)	4	80	1	20	
	自発性欠如・感情鈍麻が前景Ⅱ	QTP	3	18	12	11	4	6	9	1	64	21	33	Δ=11.1%	33	52	19	30	
		HPD	3	10	12	12	7	6	6	4	60	13	22	(-4.4～26.7%)	25	42	19	32	
	神経症様症状が前景	QTP	1	0	0	0	0	0	0	0	1	1	100	Δ=50.0%	1	100	0	0	
		HPD	0	1	1	0	0	0	0	0	2	1	50	(-19.3～100.0%)	2	100	0	0	
	うつ状態が前景	QTP	1	0	0	0	1	0	0	0	2	1	50	Δ=0.0%	1	50	1	50	
		HPD	0	0	0	0	0	0	0	0	0	0	0	(0.0～0.0%)	0	0	0	0	
	その他	QTP	0	0	1	0	0	0	0	0	1	0	0	Δ=0.0%	1	100	0	0	
		HPD	0	0	0	0	0	0	0	0	0	0	0	(0.0～0.0%)	0	0	0	0	
経過類型	慢性荒廃型	QTP	0	0	0	1	0	0	0	0	1	0	0	Δ=-16.7%	0	0	0	0	
		HPD	0	1	1	3	1	0	0	0	6	1	17	(-46.5～13.2%)	2	33	1	17	χ^2_0=3.06 p=0.801
	急性欠陥型	QTP	1	1	1	3	1	0	1	1	9	2	22	Δ=7.9%	3	33	2	22	
		HPD	0	1	3	1	1	0	1	0	7	1	14	(-29.6～45.5%)	4	57	2	29	
	慢性欠陥型	QTP	1	19	11	7	3	5	6	1	53	20	38	Δ=15.8%	31	58	14	26	
		HPD	0	9	10	5	5	6	4	2	41	9	22	(-2.4～34.0%)	19	46	15	37	
	周期性荒廃移行型	QTP	0	1	0	0	0	1	1	0	3	1	33	Δ=-9.5%	1	33	2	67	
		HPD	1	2	1	1	0	0	1	1	7	3	43	(-74.3～55.2%)	4	57	1	14	
	周期性欠陥移行型	QTP	2	5	6	3	2	0	3	0	21	7	33	Δ=3.3%	13	62	5	24	
		HPD	3	3	4	5	0	2	2	1	20	6	30	(-25.1～31.8%)	10	50	4	20	
	周期性完全寛解型	QTP	1	0	0	0	0	0	1	0	2	1	50	Δ=0.0%	1	50	1	50	
		HPD	2	0	1	0	1	0	0	0	4	2	50	(-84.9～84.9%)	3	75	1	25	
	初発	QTP	2	4	0	0	0	0	2	0	8	6	75	Δ=46.4%	6	75	2	25	
		HPD	1	1	1	2	0	2	0	0	7	2	29	(1.5～91.4%)	3	43	2	29	
	不明	QTP	0	0	0	0	0	0	0	0	0	0	0	Δ=0.0%	0	0	0	0	
		HPD	0	0	0	1	0	0	0	0	1	0	0	(0.0～0.0%)	0	0	0	0	

Table 20　Cont.

因子		薬剤	著明改善	中等度改善	軽度改善	不変	軽度悪化	中等度悪化	著明悪化	判定不能	合計	中等度改善以上			軽度改善以上		軽度悪化以下		Breslow-Day検定
												例数	%	95%信頼区間	例数	%	例数	%	
罹病期間	1年未満	QTP	2	7	2	1	1	1	0	0	14	9	64	Δ=24.3%	11	79	2	14	
		HPD	2	2	2	1	0	3	0	0	10	4	40	(-15.1～63.7%)	6	60	3	30	χ^2_0=8.02
	1年以上5年未満	QTP	0	3	2	1	0	0	4	1	11	3	27	Δ=-12.7%	5	45	4	36	p=0.046
		HPD	2	2	3	2	1	0	0	0	10	4	40	(-52.9～27.5%)	7	70	1	10	
	5年以上10年未満	QTP	1	5	1	0	1	0	1	0	9	6	67	Δ=66.7%	7	78	2	22	
		HPD	0	0	3	1	0	1	2	1	8	0	0	(35.9～97.5%)	3	38	3	38	
	10年以上	QTP	4	14	13	12	4	5	9	1	62	18	29	Δ=4.4%	31	50	18	29	
		HPD	3	13	13	14	7	6	6	3	65	16	25	(-11.0～19.8%)	29	45	19	29	
	不明	QTP	0	1	0	0	0	0	0	0	1	1	100	Δ=0.0%	1	100	0	0	
		HPD	0	0	0	0	0	0	0	0	0	0	0	(0.0～0.0%)	0	0	0	0	
発症回数	初回	QTP	3	12	5	7	3	0	5	1	36	15	42	Δ=22.9%	20	56	8	22	
		HPD	1	5	7	6	3	6	3	1	32	6	19	(1.9～43.9%)	13	41	12	38	χ^2_0=6.98
	2回	QTP	1	4	3	2	0	1	2	0	13	5	38	Δ=26.0%	8	62	3	23	p=0.222
		HPD	0	1	4	0	1	1	0	1	8	1	13	(-9.0～61.0%)	5	63	2	25	
	3回	QTP	0	3	3	0	0	1	2	0	9	3	33	Δ=-13.7%	6	67	3	33	
		HPD	4	4	1	4	0	1	3	0	17	8	47	(-52.6～25.2%)	9	53	4	24	
	4回	QTP	3	2	3	1	0	0	3	0	12	5	42	Δ=-18.3%	8	67	3	25	
		HPD	2	4	0	1	1	1	0	1	10	6	60	(-59.6～22.9%)	6	60	2	20	
	5回以上	QTP	0	5	0	2	2	3	2	0	14	5	36	Δ=24.6%	5	36	7	50	
		HPD	0	2	6	3	3	1	2	1	18	2	11	(-4.4～53.6%)	8	44	6	33	
	不明	QTP	0	4	4	2	1	1	0	1	13	4	31	Δ=18.3%	8	62	2	15	
		HPD	0	1	3	4	0	0	0	0	8	1	13	(-15.7～52.3%)	4	50	0	0	

Table 20　Cont.

因子		薬剤	著明改善	中等度改善	軽度改善	不変	軽度悪化	中等度悪化	著明悪化	判定不能	合計	中等度改善以上			軽度改善以上		軽度悪化以下		Breslow-Day検定
												例数	%	95%信頼区間	例数	%	例数	%	
前治療薬の改善度	著明改善	QTP	0	0	0	0	0	0	0	0	0	0	0	Δ=0.0%	0	0	0	0	
		HPD	1	0	0	0	0	0	0	0	1	1	100	(0.0～0.0%)	1	100	0	0	χ^2_0=3.67
	中等度改善	QTP	3	8	1	2	3	2	5	0	24	11	46	Δ=-0.8%	12	50	10	42	p=0.453
		HPD	0	7	0	1	1	3	3	0	15	7	47	(-33.0～31.3%)	7	47	7	47	
	軽度改善	QTP	2	12	8	0	1	0	4	1	28	14	50	Δ=30.6%	22	79	5	18	
		HPD	1	5	12	2	3	3	3	2	31	6	19	(7.5～53.8%)	18	58	9	29	
	不変	QTP	2	7	9	11	2	4	4	1	40	9	23	Δ=7.8%	18	45	10	25	
		HPD	3	2	6	15	3	2	2	1	34	5	15	(-9.8～25.4%)	11	32	7	21	
	軽度悪化	QTP	0	0	0	0	0	0	1	0	1	0	0	Δ=--33.3%	0	0	1	100	
		HPD	0	1	1	0	1	0	0	0	3	1	33	(-86.7～20.0%)	2	67	1	33	
	判定不能	QTP	0	0	0	0	0	0	0	0	0	0	0	Δ=0.0%	0	0	0	0	
		HPD	0	0	0	0	0	1	0	1	2	0	0	(0.0～0.0%)	0	0	1	50	
	前治療薬なし	QTP	0	3	0	1	0	0	0	0	4	3	75	Δ=17.9%	3	75	0	0	
		HPD	2	2	2	0	0	1	0	0	7	4	57	(-38.2～73.9%)	6	86	1	14	
PANSS構成尺度	陽性症状優位	QTP	0	0	1	0	0	1	1	0	3	0	0	Δ=-33.3	1	33	2	67	
		HPD	2	3	5	2	0	2	1	0	15	5	33	(-57.2～-9.5%)	10	67	3	20	χ^2_0=5.59
	優位性なし	QTP	3	6	4	5	0	3	4	2	27	9	33	Δ=-4.8%	13	48	7	26	p=0.061
		HPD	2	6	3	4	1	2	2	1	21	8	38	(-32.1～22.6%)	11	52	5	24	
	陰性症状優位	QTP	4	24	13	9	6	2	9	0	67	28	42	Δ=22.5%	41	61	17	25	
		HPD	3	8	13	12	7	6	5	3	57	11	19	(6.9～38.1%)	24	42	18	32	
前治療薬のHPD換算量	≦15mg/日	QTP	6	24	16	10	6	6	12	1	81	30	37	Δ=12.7%	46	57	24	30	
		HPD	5	14	18	15	7	8	8	3	78	19	24	(-1.5～26.9%)	37	47	23	29	χ^2_0=0.61
	15mg/日＜≦25mg/日	QTP	1	1	1	2	0	0	2	0	7	2	29	Δ=28.6%	3	43	2	29	p=0.433
		HPD	0	0	0	1	1	1	0	0	3	0	0	(-4.9～62.0%)	0	0	2	67	
BPRS総ｽｺｱｰ	45未満	QTP	3	20	8	8	5	5	8	0	57	23	40	Δ=14.0%	31	54	18	32	
		HPD	4	11	14	11	5	6	3	3	57	15	26	(-3.1～31.1%)	29	51	14	25	χ^2_0=0.50
	45以上55未満	QTP	3	6	6	3	0	0	4	0	22	9	41	Δ=15.9%	15	68	4	18	p=0.920
		HPD	1	4	3	1	3	2	5	1	20	5	25	(-12.1～43.9%)	8	40	10	50	
	55以上65未満	QTP	0	2	3	2	1	1	1	1	11	2	18	Δ=-1.8%	5	45	3	27	
		HPD	1	1	3	4	0	1	0	0	10	2	20	(-35.5～31.9%)	5	50	1	10	
	65以上	QTP	1	2	1	1	0	0	1	1	7	3	43	Δ=9.5%	4	57	1	14	
		HPD	1	1	1	2	0	1	0	0	6	2	33	(-43.1～62.1%)	3	50	1	17	

FGIRの解析結果をTable 20およびTable 21に示した。多重性を考慮せず探索的に両群間の各背景因子における治療効果を検討すると。中等度改善以上の改善率の差（QTP群－HPD群）の95%信頼区間からは，経過類型の「初発」(95%信頼区間：1.5～91.4%，以下同様)，罹病期間の「5年以上10年未満」(35.9～97.5%)，発症回数の「初回」(1.9～43.9%)，前治療薬の改善度の「軽度改善」(7.5～53.8%）およびPANSS構成尺度の「陰性症状優位」(6.9～38.1%）ではQTP群が優れる傾向がみられ，PANSS構成尺度の「陽性症状優位」(－57.2～－9.5%）ではHPD群が優れる傾向がみられた。また，治療因子では睡眠薬の併用の有無の「あり」(1.4～32.9%）およびその他の向精神薬の併用の有無の「なし」(0.7～28.9%）でQTP群が優れる傾向がみ

Table 21　最終全般改善度の治療因子による層別解析（有効性採用例）

因子		薬剤	著明改善	中等度改善	軽度改善	不変	軽度悪化	中等度悪化	著明悪化	判定不能	合計	中等度改善以上 例数	中等度改善以上 %	中等度改善以上 95%信頼区間	軽度改善以上 例数	軽度改善以上 %	軽度悪化以下 例数	軽度悪化以下 %	Breslow-Day検定
抗精神病薬併用の有無	なし	QTP	6	29	18	14	5	5	11	2	90	35	39	Δ=12.8%	53	59	21	23	
		HPD	6	17	20	17	8	9	7	4	88	23	26	(-0.9～26.4%)	43	49	24	27	χ^2_0=0.01
	あり	QTP	1	1	0	0	1	1	3	0	7	2	29	Δ=8.6%	2	29	5	71	p=0.935
		HPD	1	0	1	1	0	1	1	0	5	1	20	(-39.9～57.0%)	2	40	2	40	
睡眠薬併用の有無	なし	QTP	0	8	7	5	2	1	6	1	30	8	27	Δ=1.7%	15	50	9	30	
		HPD	1	5	4	5	5	2	0	2	24	6	25	(-21.8～25.1%)	10	42	7	29	χ^2_0=0.89
	あり	QTP	7	22	11	9	4	5	8	1	67	29	43	Δ=17.2%	40	60	17	25	p=0.344
		HPD	6	12	17	13	3	8	8	2	69	18	26	(1.4～32.9%)	35	51	19	28	
抗パ剤併用の有無	なし	QTP	5	19	13	10	5	5	8	2	67	24	36	Δ=6.6%	37	55	18	27	
		HPD	3	9	6	5	6	2	6	4	41	12	29	(-11.5～24.6%)	18	44	14	34	χ^2_0=0.95
	あり	QTP	2	11	5	4	1	1	6	0	30	13	43	Δ=20.3%	18	60	8	27	p=0.329
		HPD	4	8	15	13	2	8	2	0	52	12	23	(-0.9～41.4%)	27	52	12	23	
その他の向精神薬併用の有無	なし	QTP	6	29	16	13	5	5	10	2	86	35	41	Δ=14.8%	51	59	20	23	
		HPD	5	16	18	14	8	10	6	4	81	21	26	(0.7～28.9%)	39	48	24	30	χ^2_0=1.03
	あり	QTP	1	1	2	1	1	1	4	0	11	2	18	Δ=-6.8%	4	36	6	55	p=0.310
		HPD	2	1	3	4	0	0	2	0	12	3	25	(-40.3～26.6%)	6	50	2	17	
治験薬の最高投与量	<150mg/日	QTP	0	1	1	0	1	1	1	2	7	1	14	Δ=14.3%	2	29	3	43	
	<4.5mg/日	HPD	0	0	1	0	1	1	1	4	8	0	0	(-11.6～40.2%)	1	13	3	38	χ^2_0=1.78
	150mg/日≦<300mg/日	QTP	2	16	5	1	1	2	7	0	34	18	53	Δ=4.8%	23	68	10	29	p=0.775
	4.5mg/日≦ <9.0mg/日	HPD	4	9	4	6	2	2	0	0	27	13	48	(-20.4～30.0%)	17	63	4	15	
	300mg/日≦<450mg/日	QTP	2	10	8	7	3	2	4	0	36	12	33	Δ=9.8%	20	56	9	25	
	9.5mg/日≦<13.5mg/日	HPD	1	7	10	5	4	4	3	0	34	8	24	(-11.2～30.8%)	18	53	11	32	
	450mg/日≦<600mg/日	QTP	2	1	3	0	0	0	2	0	8	3	38	Δ=25.0%	6	75	2	25	
	13.5mg/日≦<18mg/日	HPD	1	0	2	3	1	0	1	0	8	1	13	(-15.6～65.6%)	3	38	2	25	
	≦600mg/日	QTP	1	2	1	6	1	1	0	0	12	3	25	Δ=12.5%	4	33	2	17	
	≦18mg/日	HPD	1	1	4	4	0	3	3	0	16	2	13	(-16.9～41.9%)	6	38	6	38	

られた。

なお，有効性評価対象例で被験者背景に偏りの認められた「PANSS 構成尺度」についてはFGIR が中等度改善以上の割合をみると，「陽性症状優位」では QTP 群0%，HDP 群33%，「優位性なし」では QTP 群33%，HDP 群38%「陰性症状優位」では QTP 群42%，HDP 群19%であったが薬剤―因子間の交互作用は認められなかった。層別による信頼区間の調整解析を実施したところ，両薬剤間の改善度の差の90%信頼区間は＋0.7%～＋23.8%であり，上記と同様に同等性の検証に対して影響はなかった。

以上のように，調整解析においても，90%信頼区間の下限は－10%を含まないという結果が得られ，被験者の背景に偏りのある因子を調整しても QTP の HPD に対する同等性検証の結果は影響を受けなかった。

Ⅲ. 考　　察

Chlorpromazine や HPD をはじめとする薬物が精神分裂病の治療に果たしてきた功績は極めて大きいことは周知の事実である。これらの抗精神病薬は抗幻覚・妄想作用や精神運動性の興奮を静める作用が中心であり，感情の平板化，社会的引きこもり，自発性の低下などの症状への効果に，いま一つ不十分なところがあり，自発性の促進や残遺症状の改善を合わせ持つ薬剤の開発が主流となってきている。また，一方では，副作用の軽減も治療薬開発の大きな目的とされ，特に，錐体外路症状の軽減は最も重要な課題である。Clozapine（以下 CLZ と略）は，既存の抗精神病薬に反応性が不良である症例に対して効果を示し，また，錐体外路症状の発現頻度の低い唯一の薬剤[16]であるが，海外では重篤な顆粒球減少症の発現頻度が高いため[11]，その使用が制限されており，本邦においては，原因不明の発熱の発現率が高かったため，開発が断念された経緯がある[28]。現在，これらの問題点の解消を主な目的として，ドパミン受容体のサブタイプ，セロトニン受容体，GABA 受容体，興奮性アミノ酸受容体等の神経伝達物質受容体に作用する化合物の中から新しい抗精神病薬の開発が試みられている[33]。

今回われわれが検討を行なった QTP は，CLZ と類似の構造を有し，また，各種受容体間の親和性の比率も類似している[29]。QTP の国内における第II相試験までの成績[25,26]および国外における臨床試験成績[3,8,10]からは，臨床使用においても，

CLZと類似の特性を有していることが示唆されているが，CLZで問題となった，重篤な顆粒球減少症や原因不明の発熱に対する懸念は特に指摘されていない。QTPは現在の抗精神病薬の問題点を解決する可能性を有する薬剤であると考えられる。

今回実施したQTPの有効性および安全性を標準的な抗精神病薬であるHPDと比較検討した臨床試験成績について，以下に考察を行なった。

1．対照薬および等力価

対照薬としてHPDを選択したが，その選択理由は，HPDが臨床の場で最も汎用されている抗精神病薬の1つであり，標準的な薬剤と考えられたためである。また，治験薬の薬効評価の対照薬としてHPDが使用された報告も極めて多い[19,22,23,24]。

QTPとHPDの力価比は，非臨床試験を参考とし，後期第II相試験の結果に基づいてQTP：HPD＝36：1に設定されたものである。Table 7に示した如く，両群の最高投与量（錠数）および平均投与量（錠数）がほぼ等しかったことは，両薬剤間の力価比が妥当であったことを裏付ける結果であると考えられる。

2．未完了例

8週間の試験期間を完了することなく，途中中止・脱落した症例はQTP群100例中34例(34%)，HPD群97例中43例（44%）と同効他剤の過去の二重盲検比較試験に比べ約2倍となっている[19,22,23]。現在の治験においては被験者に十分な説明を行い，当然，その説明事項中には，試験への参加に同意した場合であっても随時これを撤回出来ることも含まれている。このような状況下では，症状悪化や副作用に起因する被験者側からの早期の同意撤回が多くなることが考えられる。近年公表された塩酸Perospironeの第III相試験[24]においても同様の傾向が窺われる。今後の治験においては被験者側からの試験早期の同意の撤回はますます増加して行くことが予測され，本治験において未完了例が多かった理由はこのような治験状況に起因した結果と考えられる。

また，未完了例数には両群間で有意差は認められなかったものの，未完了例中の中止理由の内訳は，QTP群では症状悪化によるものが62%，HPD群では副作用出現によるものが60%と最も多く，中止理由で両群間に有意差が認められた。この中止理由の違いは両薬剤の有効性と安全性の特徴が反映された結果であると考えられる。

3．有効性

最終全般改善度における「中等度改善」以上の改善率はQTP群38%，HPD群26%であり，統計学的には両群間で有意差は認められなかったものの，同等性（非劣性）は検証された。なお，参考のため，有効性評価から除外された症例を含めた集計も実施したが，同様の結果であった。本試験におけるQTPの改善率は，われわれが実施した前期第II相試験の結果[26]（中等度改善以上：49.1%）や後期第II相試験の結果[25]（中等度改善以上：52.2%）よりやや低い値であった。これは，後期第II相試験までと比較し，未完了例がやや多かった結果による可能性が考えられる。また，HPDの改善率は，過去10年間に公表されたHPDを対照薬として実施された抗精神病薬の二重盲検比較試験4報[19,22,23,24]において報告された21%～45%の範囲内であったが，やはりやや低い値であり，QTPと同様の理由によるものと推測される。

BPRSとPANSSの成績からは，BPRS総スコアー，PANSS総スコアーおよびPANSS各尺度合計スコアーには両群間で有意差は認められなかったものの，PANSSの各項目に注目するとQTPとHPDの効果の特徴が窺われる。抗精神病薬に要求される治療効果は，①鎮静効果，②抗幻覚・妄想効果，③抗自閉効果の3点であると考えられる。精神分裂病の主症状である「幻覚による行動」および「妄想」の1段階以上の改善率は，それぞれ，QTP群29.3%および23.6%，HPD群25.9%および21.9%であり，ほぼ同様の改善率を示した。また，QTP群がHPD群に比べ10%以上高い改善率を示した項目は「情動の平板化」，「受動性/意欲低下による社会的引きこもり」，「心気症」，「運動減退」，「意志の障害」であり，逆の

HPD群が10%以上高い改善率を示した項目は，「誇大性」，「敵意」，「衝動性の調節障害」であった。これらの結果からはQTP群では抗自閉効果が高く，HPD群では鎮静効果の高いことが示唆される。ただし，一般に抗精神病薬は用量の範囲がかなり広く，HPDは少量で賦活作用，中等量で抗幻覚・妄想作用，比較的大量で鎮静作用を特徴とする薬剤であるとの報告[13,15,30]もあり，また，実際に国内外において少量で自閉症に有効であったとの報告も多い[1,5,12]。一方，QTP群がHPD群に比べ10%以上高い悪化率を示した項目は，「興奮」，「誇大性」，「敵意」，「緊張」，「非協調性」，「衝動性の調節障害」，「没入性」，HPD群が10%以上高い悪化率を示した項目は「抑うつ」のみであったことからは，QTP群はHPD群に比べ鎮静効果は弱いことが示唆される。

今回の試験成績から推察されるQTPの特徴は，鎮静効果は若干弱いものの，精神分裂病の主要症状である幻覚・妄想に対する効果は既存の抗精神病薬とほぼ程度であり，抗自閉効果に優れた効果を有していると考えられる。

4．安全性

概括安全度では，「安全性に問題なし」と判定された症例はQTP群30%，HPD群14%であり，Mann-WhitneyのU検定では両群間に有意差が認められた。副作用の症状別の発現率をみると概括安全度に有意差がみられたことは錐体外路症状の発現率の差によるものと考えられる。すなわち，錐体外路症状の発現率はQTP群29%，HPD群64%であり，HPD群に比べ，QTP群ではその発現は有意に低く（$p<0.001$），発現した錐体外路症状を症状別に比較しても，アカシジアQTP群8%，HPD群24%，振戦QTP群8%，HPD群31%，筋強剛QTP群7%，HPD群23%，構音障害QTP群8%，HPD群12%，流涎QTP群9%，HPD群21%などであり，各症状別に比較してもQTPにおいては，その発現率は低いと考えられる。さらに，抗パーキンソン薬の併用率はQTP群30%，HPD群57%であり，QTP群で有意に低く（$p<0.001$），この点は臨床使用する際の大きな利点となると考えられる。

錐体外路症状は患者に対して不快感を与えるばかりでなく，錐体外路症状が服薬コンプライアンスを低下させるとの報告[32]や，抑うつのリスクを高め[18]，その結果，精神症状の悪化とあいまって自殺の頻度を増す可能性が示唆されている[4,21]。また，抗精神病薬の副作用対策として抗パーキンソン薬は欠かせない薬剤であるが，抗パーキンソン薬はその抗コリン作用に由来するさまざまな副作用を生じるため，その使用については注意を払う必要がある。本邦においては抗パーキンソン薬は抗精神病薬の治療開始時から併用され，長期維持療法時でも併用されている割合は高く，80〜90%の患者に併用されているとの報告もある[2]。抗パーキンソン薬の副作用あるいは長期投与に伴う弊害として，遅発性ジスキネジア，排尿障害および麻痺性イレウスなどの自律神経系の障害，記憶機能への影響，悪性症候群の発生，過剰投与による急性中毒，多幸感を得るための乱用，抗精神病薬の薬効減少などが報告されている[31]。QTPは，錐体外路症状の発現率が低く，さらに，抗パーキンソン薬併用の必要性も低いことから，この点で，臨床上の有用性は従来の抗精神病薬より高いと考えられる。

既存の抗精神病薬では，血中プロラクチン濃度の上昇を来すため，月経不順や乳汁分泌等の副作用が発現することが報告されている[14]。その作用機序としては，抗精神病薬が隆起-漏斗系のドパミン受容体を遮断することによってプロラクチンの上昇をもたらすと考えられている[6]。QTPの第II相試験までの成績からは，プロラクチン上昇作用が極めて弱いことが示唆されていた[25,26]。本治験の結果では，プロラクチン濃度の平均値は投与前に，QTP群，HPD群とも異常高値を示しており，投与8週後または中止時においては両群とも正常方向に有意な変動を示したが，その変化量には両群間には有意差が認められた。治験開始前のプロラクチン異常高値は前治療薬として使用されていた抗精神病薬による影響と考えられ，治験薬投与後の変動は，QTPのプロラクチン上昇作用が極めて弱いため，正常方向に変動した結果と推測される。本治験の結果からは，QTPはプロラクチン上昇作用が極めて弱く，それに起因する副作用の発現の少ないことが期待できると考えられる。

QTPと構造が類似するCLZでは重篤な顆粒球減少症の発現や原因不明の発熱の出現頻度の高いことが指摘されている[11,28]。本治験で発現した因果関係の否定できない白血球数の異常変動発現例はQTP群5例，HPD群7例であり，これらのうち白血球数減少による異常変動例はQTP群2例，HPD群4例であった。QTP群において認められた白血球数減少例2例の検査値の推移は，投与前4,000/mm³から1週後4,000/mm³，4週後4,000/mm³，8週後2,800/mm³，追跡検査で3,800/mm³（正常値：3,500〜9,700/mm³），他の1例では，投与前5,300/mm³，1週後5,400/mm³，4週後4,800/mm³，8週後3,700/mm³，追跡検査4,600/mm³（正常値：3,900〜9,800/mm³）であり，いずれも特に重篤なものではなかった。また，因果関係の否定できない発熱の発現はQTP群5例，HPD群5例であり，発熱の発現頻度はHPD群と同程度で，特に高いものではなかった。本治験の結果からは，QTPで重篤な顆粒球減少症の発現や高頻度で原因不明の発熱が出現する可能性は低いものと考えられた。

後期第II相試験においては重篤なGPT異常が1症例報告されているため[25]，肝酵素に対する影響に関しては注目される点であった。本治験における因果関係の否定できないGOT異常変動例はQTP群8例，HPD群8例，GPT異常変動例はQTP群10例，HPD群11例であり，発現頻度は両群間でほぼ同様であった。また，これらのうち中等度な異常値（正常値上限の2.5倍以上12倍未満または100IU/L以上500IU/L未満）がみられた症例は，GOTではQTP群0例，HPD群2例，GPTではQTP群1例，HPD群1例であった。なお，両群とも高度な異常（正常値上限の12倍以上または500IU/L以上）が認められた症例はなかった。QTPの肝酵素上昇に対する影響は，その発現頻度，程度ともHPDと同程度であり，臨床上重大な問題ではないと考えられる。

甲状腺ホルモン（TSH，T_3，遊離型T_4）はラットにおける反復投与毒性試験において，甲状腺濾胞上皮の色素沈着および甲状腺濾胞細胞の肥大が認められ，また，先行した国内臨床試験においても甲状腺ホルモンの変動がみられていることから[25,26]，本治験においても測定することとした。QTP群では，治験薬投与後にT_3，遊離型T_4の有意な低下を示したが，TSHには有意な変動は認められなかった。甲状腺ホルモン代謝は，視床下部-下垂体-甲状腺系によって調整されている。すなわち，T_3およびT_4が過剰となった場合，視床下部と下垂体に負のフィードバック機構が働き，TRHおよびTSHの分泌を抑制し，逆に不足となった場合には両者の分泌を亢進させると考えられる。本試験の結果からは，T_3および遊離型T_4の低下を示したものの，TSHに有意な変動を示さなかったことから，原発性甲状腺機能低下の危惧は否定されるが，下垂体性または視床下部性甲状腺機能低下を来した可能性もあると考えられる。しかし，本治験でみられた甲状腺ホルモンの変動は有意ではあるものの軽微な変動であり，臨床的には意義は少ないと考えられる。

以上の安全性の成績から，QTPは，錐体外路症状の発現が少なく，抗パーキンソン薬併用の必要性も低いなどの特性を有し，また，血漿プロラクチン濃度の上昇作用が極めて弱いことも示された。その他の検査結果からも特に問題となる所見もみられないことから，安全性の高い薬剤であると考えられる。

Ⅳ. ま と め

QTPの精神分裂病に対する有効性および安全性を客観的に検討することを目的としてHPDを対照薬とした多施設二重盲検比較試験を実施した。なお，解析対象例数（安全性採用例）は197例であり，その内訳はQTP群100例，HPD群97例であった。

1）最終全般改善度における「中等度改善」以上の改善率は，QTP群38%，HPD群26%であり，両群間にMann-WhitneyのU検定において統計学的有意差は認められなかった。しかし，両薬剤の改善率の差（QTP−HPD）の90%信頼区間は+1.3〜+23.4%であり，下限が−10%を超えたことから，HPDとの同等性（非劣性）は検証された。

2）BPRS 総スコアーは，QTP 群で投与前43.1±12.6ポイントから投与8週後（または中止時）41.9±15.9ポイント，HPD 群で43.4±14.4ポイントから投与8週後（または中止時）42.2±15.7ポイントと推移したが，両群間には有意差は認められなかった。

3）PANSS 総スコアーは，QTP 群で投与前80.5±22.2ポイントから投与8週後（または中止時）78.5±26.5ポイント，HPD 群で80.8±24.4ポイントから投与8週後（または中止時）78.3±25.7ポイントと推移したが，両群間には有意差は認められなかった。また，陽性尺度合計スコアー，陰性尺度合計スコアーおよび総合精神病理評価尺度合計スコアーの推移も両群間で有意な差は認められなかった。

4）両群間の1段階以上の改善率及び悪化率の差の信頼区間から判断すると，PANSS の各項目で，QTP 群が HPD 群に比べ高い改善率を示した項目は「情動の平板化」,「心気症」,「運動減退」であり，HPD 群が高い改善率を示した項目はなかった。一方，QTP 群が HPD 群に比べて高い悪化率を示した項目は「衝動性の調節障害」，HPD 群が高い悪化率を示した項目は「抑うつ」であった。

5）概括安全度において「安全性に問題なし」と判定された症例は，QTP 群30%，HPD 群14%であった。また，Mann-Whitney のU 検定では両群間に統計学的有意差が認められ，概括安全度を指標とすると，安全性は QTP 群が優っていた（$p<0.001$）。

6）副作用発現率は，QTP 群67%，HPD 群82%であり，QTP が有意に低率であった（$p=0.014$）。

7）錐体外路症状の発現率は，QTP 群29%，HPD 群64%であり，QTP 群が HPD 群に比べて有意に低率であった（$p<0.001$）。発現頻度が10%を超えた錐体外路症状は QTP 群では振戦，HPD 群ではアカシジア，嚥下障害，筋強剛，構音障害，振戦，錐体外路障害，流涎，歩行異常で10%を超える発現が認められた。

8）抗精神病薬，睡眠薬，その他の向精神薬の併用率は両群間で有意差は認められなかったが，抗パーキンソン薬の併用率は QTP 群30%，HPD 群57%であり，QTP 群が有意に低率であった（$p<0.001$）。

9）プロラクチン濃度は治験薬投与後に両群とも有意な低下を示したが，その低下は QTP 群で有意に大きかった。これは，QTP のプロラクチン上昇作用が極めて弱いため，前治療薬として使用されていた抗精神病薬の影響により高値を呈していたものが，QTP の投与により正常方向へ変動した結果と推測される。

10）有用度における「有用」以上の有用率は，QTP 群24%，HPD 群8%であった。また，Mann-Whitney のU 検定においては両群間に統計学的有意差が認められ（$p=0.031$），有用性では QTP 群が優っていた。

11）前治療薬との有用度比較おける「前治療薬より有用」と判定された症例は，QTP 群15%，HPD 群8%であった。また，Mann-Whitney のU 検定では両群間に統計学的有意差が認められ，前治療薬との有用度比較は QTP 群が優っていた（$p=0.034$）。

以上の結果から，QTP は精神分裂病に対して HPD とほぼ同等の臨床的有効性を示した。さらに，安全性については，錐体外路症状の発現が少なく，抗パーキンソン薬併用の必要性が低く，また，血漿プロラクチン濃度の上昇作用が極めて弱いことも確認された。したがって，有効性と安全性を総合的に判断すると，QTP は臨床的に極めて有用性の高い薬剤であり，1日も早い臨床の場への供与が望まれる。

文　献

1）安藤春彦：自閉症児の自傷・他傷に対するハロペリドール・アモバルビタール療法．薬理と治療，12：4839-4846，1984.

2）浅井昌弘，八木剛平監修：精神分裂病治療のストラテジー―薬物療法と精神療法の接点を求めて―．国際医書出版，東京，1991.

3）Borison, R. L., Arvanitis, L. A., Miller, B. G. et al.: ICI204, 636, an atypical antipsychotic: Efficacy and safety in a multicenter, placebo-controlled trial in patients with schizophrenia. J. Clin. Psychopharmacol., 16 : 158-169, 1996.

4) Caldwell, C. B. and Gottesman, I. I. : Schizophrenics kill themselves too : a review of risk factors for suicide. Schizophr. Bull., 16 : 551-561, 1990.

5) Campbell, C., Anderson, L. T. and Meier, M. : A comparison of haloperidol, behavior therapy, and their interaction in autistic children. Psychopharmacol. Bull., 15 : 84-86, 1979.

6) Clemens, J. A., Smalstig, E. B. and Sawyer, B. D. : Antipsychotic drugs stimulate prolactin release. Psychopharmacologia, 40 : 123-127, 1974.

7) コントローラー委員会：薬効評価システム解説書．臨床評価，3：99-15，1975.

8) Fabre, L. F., Arvanitis, L. A., Pultz, J. et al. : ICI204, 636, a novel atypical antipsychotic : Early indication of safety and efficacy in patients with chronic and subchronic schizophrenia. Clin. Ther., 17 : 366-378, 1995.

9) Goldstein, J. M., Litwin, L. C., Sutton, E. B. and Malick, J. B. : Seroquel : electrophysiological profile of a potential atypical antipsychotic. Psychopharmacology, 112 : 293-298, 1993.

10) Goldstein, J. M. and Arvanitis, L. A. : ICI204, 636 (SEROQUEL™) : A dibenzothiazepine atypical antipsychotic. Review of preclinical pharmacology and highlights of phase II clinical trials. CNS Srug Rev., 1 : 50-73, 1995.

11) Griffuth, R. W. and Saameli, K. : Clozapine and agranulocytosis. Lancet, 2 : 657, 1975.

12) 星野仁彦，八島祐子： Haloperidol の少量療法が著効を示した自閉性障害児の 3 例．臨床精神医学，6：1533-1539，1997.

13) 稲垣和豊編：向精神薬．医歯薬出版，東京，1988.

14) 井上寛，挾間秀文，小椋力他：抗精神病薬投与による性腺機能低下症に関する内分泌学的検討．精神薬療法基金研究年報，11：146-152，1979.

15) 板倉三郎，丸子一夫，高谷雄三他： Serenace の使用経験—主として慢性精神分裂病を中心とした Serenace の向精神作用について—．新薬と臨床，17：803-815，1968.

16) Kane, J., Honigfeld, G., Singer, J. and Melter, H. : Clozapine treatment-resistant schizophreic. Arch. Gen. Psychiatry, 45 : 789-796, 1988.

17) Kay, S. R., Opler, L. A. and Fiszbein, A. : Positive and Negative Syndrome Scale. Multi-Health Systems Inc. Toronto, Canada, 1991.（山田寛，増井寛治，菊本弘次訳：陽性・陰性症状評価尺度（PANSS）マニュアル．星和書店，東京，1991.）

18) Kramer, M. S., Vogel, W. H., Dijohnson, C. et al. : Antidepressants in "depressed" schizophrenic inpatients. Arch. Gen. Psychiatry, 46 : 922-928, 1989.

19) 工藤義雄，西村健，斎藤正己他：精神分裂病に対する Y-516 と haloperidol の二重盲検法による薬効比較．医学のあゆみ，152：529-543，1990.

20) Migler, B. M., Warawa, E. J. and Malick, J. B. : Seroquel : behavioral effects in conventional and novel tests for atypical antipsychotic drug. Psychopharmacology, 112 : 299-307, 1993.

21) Miles, C. : Conditions predisposing to suicide : a review. J. Nerv. Ment. Dis., 164 : 231-246, 1977.

22) 森温理，風祭元，金野滋他：精神分裂病に対する新しい benzamide 系抗精神病薬 YM-09151 とハロペリドールの二重盲検群間比較試験評価．臨床評価，17：349-377，1989.

23) 村崎光邦，山下格，町山幸輝他：精神分裂病に対する新規抗精神病薬 Risperidne の臨床評価—Haloperidol を対照薬とした第III相試験—．臨床評価，21：221-205，1997.

24) 村崎光邦，小山司，町山幸輝他：新規抗精神病薬 塩酸 perospirone の精神分裂病に対する臨床評価—haloperidol を対照薬とした第III相試験—．臨床評価，24：159-259，1997.

25) 村崎光邦，工藤義雄，小山司他：精神分裂病に対するフマル酸クエチアピンの後期第II相試験．臨床精神薬理，2：613-631，1999.

26) 村崎光邦，山内俊雄，八木剛平他：精神分裂病に対するフマル酸クエチアピンの前期第II相試験．日本神経精神薬理学雑誌，19：53-66，1999.

27) 村崎光邦，島田英子，吉本渉他：フマル酸クエチアピン（ICI 204,636）の健常成人男子を対象とした第 I 相試験．臨床評価，27：101-144，1999.

28) Nanko, S. and Takei, N. : Why is clozapine not available in Japan. Lancet, 341 : 490, 1993.

29) Sallar, C. F. and Salama, A. I.: Seroquel: biochemical profile of a potential atypical antipsychotic. Psychopharmacology, 112: 285-292, 1993.
30) Serenace (Haloperidol) の使用経験―主として陳旧性分裂病に対する賦活作用とその維持量について―. 診療, 18：1118-1124, 1965.
31) 田所千代子, 上島国利：向精神薬の副作用のトピックス. 臨床精神医学, 22：1149-1156, 1993.
32) Van Putten, T.: Why do schizophrenic patients refuse to take their drugs. Arch. Gen. Psychiatry, 31: 67-72, 1974.
33) 八木剛平, 神庭重信, 稲田俊也：定型及び非定型抗精神病, 分裂病治療薬の新しい動向. 精神医学, 35：690-701, 1993.

abstract

Clinical evaluation of quetiapine fumarate on schizophrenia
――Comparative double-blind study with haloperidol――

Mitsukuni Murasaki[1)] *, Tsukasa Koyama[2)], Yutaka Fukushima[3)], Yukiteru Machiyama[4)], Toshio Yamauchi[5)], Michio Toru[6)], Gohei Yagi[7)], Sadanobu Ushijima[8)] and Kunitoshi Kamijima[9)]

The multi-centre, double blind, comparative study with haloperidol (HPD) was conducted in order to objectively investigate the efficacy and safety of quetiapine fumarate (QTP) for schizophrenia. A total of 197 patients, comprising 100 of the QTP group and 97 of the HPD group, were eligible for analysis.

1) The improvement rates of "moderate improvement" or better in the final global improvement rating were 38% for the QTP group and 26% for the HPD group. No statistically significant difference was observed between the two groups by Mann-Whitney U test. The 90% confidence interval (CI) for the difference of improvement rates between the two groups (QTP−HPD) was +1.3 to +23.4%. The lower limit of the CI exceeded −10%, which validates the equivalence between QTP and HPD.

2) BPRS total score changed from 43.1 ±12.6 at baseline to 41.9 ±15.9 at 8 weeks after (or at the time of withdrawal) in the QTP group, and 43.4 ±14.4 at baseline to 42.2 ±15.7 at 8 weeks after (or at the time of withdrawal) in the HPD group. No significant difference was observed in the two groups.

3) PANSS total score changed from 80.5 ±22.2 at baseline to 78.5 ±26.5 at 8 weeks after (or at the time of withdrawal) in the QTP group, and 80.8 ±24.4 at baseline to 78.3 ±25.7 at 8 weeks after (or at the time of withdrawal) in the HPD group. No significant difference was seen between the two groups. No significant difference was observed between the two groups in positive rating scale total score, negative rating scale total score, and general psychopathology scale total score.

4) Judged from the confidence interval for the difference of the improvement rate and the aggravation rate of at least 1 rank up or down, the PANSS items where the QTP group showed a higher improvement rate than the HPD group were "blunted affect", "somatic concern", and "motor retardation". The HPD group showed a higher rate in no items. The item where the QTP group showed a higher aggravation rate than

the HPD group was "poor impulse control". The item where the HPD group showed a higher rate was "depression".

5) In the overall safety rating, 30% of the QTP group and 14% of the HPD group were judged "no safety problem". A statistically significant difference was seen between the two groups by Mann-Whitney U test. The QTP group was superior in the safety by judging from the overall safety rating ($p<0.001$).

6) The incidences of adverse drug reactions were 67% for the QTP group and 82% for the HPD group, showing a low rate in the QTP group ($p=0.014$).

7) EPS occurred at 29% for the QTP group and 64% for the HPD group, showing a significantly lower rate in the QTP group ($p<0.001$). No EPS with greater than 10% incidence was observed in the QTP group while in the HPD group akathisia, dysphagia, muscle rigidity, dyslalia, tremor, bradykinesia, sialorrhea, and gait abnormal had greater than 10% incidence.

8) No significant difference between the two groups was seen in the concomitant use rates of antipsychotics, hypnotics, and other psychotropic agents. The concomitant use rates of antiparkinson agents were 30% for the QTP group and 57% for the HPD group, showing a significantly lower rate in the QTP group ($p<0.001$).

9) Plasma prolactin concentration significantly decreased from baseline in both groups. The decrease was significantly large in the QTP group.

10) The usefulness rate of "useful" or more in the global usefulness rating was 24% for the QTP group and 8% for the HPD group. A statistically significant difference was observed between the two groups using Mann-Whitney U test. The QTP group was superior in the usefulness ($p=0.031$).

11) Patients judged "more useful than premedication" in the comparison of GUR with premedication accounted for 15% of the QTP group and 8% of the HPD group. A statistically significant difference was observed between the two groups using Mann-Whitney U test. The QTP group was superior in comparison of GUR with premedication ($p=0.034$).

The results above showed that QTP has clinical efficacy for schizophrenia comparable with HPD. It was also shown that QTP produces rare EPS with less concomitant use of antiparkinson agents and an extremely slight increase in plasma prolactin concentration. Considering the efficacy and safety comprehensively, QTP is a markedly clinical useful agent and is highly expected to supply for clinical use earlier.

Jpn. J. Clin. Psychopharmacol., 4 : 127-155, 2001

1) Department of Psychiatry, Kitasato University School of Medicine. 2-1-1, Asamizodai, Sagamihara, Kanagawa, 228-8555 Japan. (Institute of CNS Pharmacology)

2) Department of Psychiatry, Hokkaido University, School of Medicine.

3) Aomori Prefectural Central Hospital.

4) Department of Neuropsychiatry, Gunma University School of Medicine (Umayabashi Hospital).

5) Department of Psychiatry, Saitama Medical School.

6) Department of Neuropsychiatry, Tokyo Medical and Dental University, School of Medicine.

7) Department of Neuropsychiatry, Keio University, School of Medicine.

8) Department of Psychiatry, The Jikei University, School of Medicine.

9) Department of Psychiatry, Showa University, School of Medicine.

* *Chief Investigator, Author*

臨床精神薬理　4：657-680, 2001

New drug 新薬紹介

Quetiapineの基礎と臨床

村崎光邦*

key words：*atypical antipsychotic, quetiapine, long term study, treatment resistant, tolerability*

はじめに

1952年のDelayとDenikerによるchlorpromazine（CPZ）の臨床への導入は近代的な精神分裂病治療の薬物療法の幕明けとなり，多くのphenothiazine誘導体の抗精神病薬を生み出し，1958年Paul Janssenによるhaloperidol（HPD）の開発はそれを飛躍的に発展させた。これまた多くのbutyrophenone誘導体を輩出した。1963年CarlssonとLindqvist[7]によるこれら抗精神病薬の作用機序解明のもとに，phenothiazineやbutyrophenoneにとらわれない多くのdopamine（DA）遮断薬が開発されて世に出た。これらの抗精神病薬は作用に優れながら，陰性症状の改善が不十分であり，認知機能を増悪させ，脳内の他のDA経路をも遮断することから錐体外路症状（EPS）や高プロラクチン血症を避けられず，いわゆる定型抗精神病薬の限界にぶつかっていた。

この定型抗精神病薬の限界を破るべく1972年clozapineが登場した。本剤は陽性・陰性両症状に奏効し，DA系の副作用がほとんどないとして非定型抗精神病薬の名が与えられたが，脳内各種受容体への親和性が強く，さまざまな自律神経系の副作用とともに致命的になりかねない無顆粒球症が1～2％生じうるとされて[28]，わが国では開発が中止された。神経生化学の進展とともにclozapineの作用プロフィールが明らかにされ，セロトニン$5\text{-}HT_{2A}$受容体の拮抗作用がクローズアップされ，clozapineの臨床的有用性を持ちながら無顆粒球症などの危険な有害作用を示さない新規の非定型抗精神病薬を，との悲願の中から第二世代の抗精神病薬が開発されたのである。その1つがここで紹介するquetiapineである。Quetiapineは1980年代初めに米国Zeneca社で発見されたdibenzothiazepine系化合物で，米国では1986年より，わが国では1992年より開発が開始され，2000年12月に厚生省から承認を受けた。2000年10月現在世界66ヵ国で承認されている。

Ⅰ．非臨床試験にみるquetiapineの特徴

1．神経生化学的作用

Quetiapineはclozapine-likeの非定型抗精神病薬をめざして開発されたが，その脳内受容体への親和性は表1にみるように[43]，α_1受容体への親和性が最も強く，ほぼ同力価の抗H_1受容体作用がこれに続くが，抗精神病作用の本態であるD_2受容体への2.2倍の強い$5\text{-}HT_{2A}$受容体拮抗作用を有している。Clozapineと類似したプロフィールを有するが，muscarinic ACh受容体に作用しない点で異なり，臨床的には抗コリン作用をまぬがれている。このプロフィールをHPDや他の第二世代抗

Preclinical and clinical features of quetiapine.
* CNS薬理研究所
〔〒228-0803　神奈川県相模原市相模大野3-1-7エピカ京屋ビル3F〕
Mitsukuni Murasaki：Institute of CNS Pharmacology. 3-1-7, Sagamiohno, Sagamihara, Kanagawa, 228-0803 Japan.

表1　脳内各種受容体への quetiapine の *in vitro* 親和性
(Saller と Salama[43]，1993)

受容体	放射性リガンド	受容体親和性 IC_{50} (nmol/L)
Dopamine D_1	[^{3}H]SCH 23390	1243
Dopamine D_2	[^{3}H]spiperone	329
Serotonin 5-HT_{1A}	[^{3}H]8-OH-DPAT	720
Serotonin 5-HT_2	[^{3}H]ketanserin	148
α_1-Adrenergic	[^{3}H]prazosin	90
α_2-Adrenergic	[^{3}H]rauwolscine	270
Muscarinic	[^{3}H]QNB	> 10,000
Benzodiazepine	[^{3}H]flunitrazepam	> 10,000

QNB=quinuclidinylbenzilate
8-OH-DPAT=8-hydroxy-2-(dipropylamino) tetraline

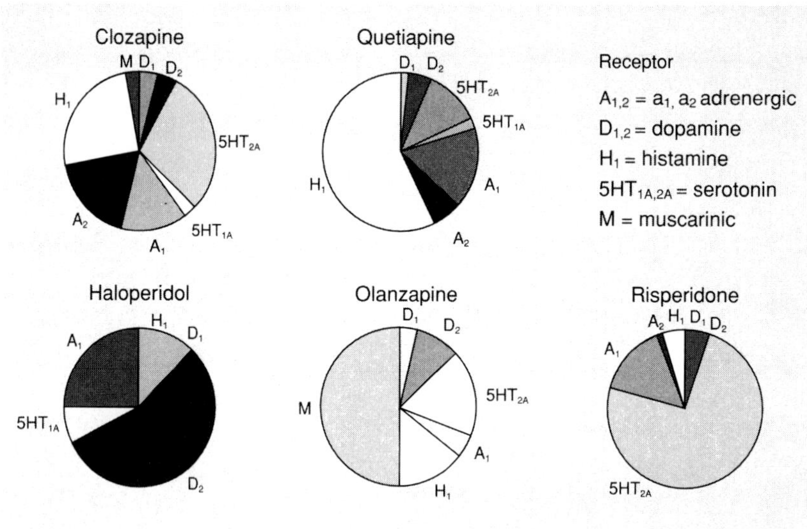

図1　Quetiapineおよび他の抗精神病薬の相対的脳内受容体への親和性
(Goldstein[14]，1999)

精神病薬に比べて模式的に示したのが図1であり[14,15]，α_1 や H_1 受容体への親和性の高さが目につく。

Küfferle[24] によると，quetiapine の SPECT による *in vivo* 受容体占拠率を患者でみた場合に，線条体 D_2 受容体占拠率は quetiapine 300～700mg/日の最終投与12時間後で0～28%，clozapine 300～600mg/日のそれで10～49%となっており，HPD10～20mg/日の77～94%に比べるとはるかに低い。Quetiapine の EPS 惹起作用の弱さを示すデータであるが，PET で D_2 受容体占拠率をみた成績では[12]，quetiapine 150mg tid の4週間投与の最終投与後の2，8，12，26時間値では，44，30，27，0%となっている。それに対応した5-HT_{2A} 受容体占拠率は92，65，58，50%となっており，quetiapine の D_2 および5-HT_2 の受容体占拠率の低下速度は血漿中からの消失率より遅いことが明らかにされており（図2），半減期は6～8時間と短いながら，1日2回投与でよい根拠となっている。

2．神経生理学的作用

初期の神経生理学的研究で，quetiapine は中脳

表2　抗精神病作用に関連した行動薬理試験
（Miglerら[29]，1993一部追加）

1	抗精神病作用（抗DA作用）
	apomorphine climbing test（よじ登り運動試験）
	apomorphine swimming normalization test（遊泳正常化試験）
	apomorphine swimming normalization test
	antagonism of amphitamine-induced hyperactivity
	apomorphine-induced gaze-shifting（視線移動）
	apomorphine-induced blinking（瞬目）
	conditioned avoidance
	prepulse inhibition test[46]
2	錐体外路症状
	catalepsy
	dyskinetic reactiones in sensitized cebus monkeys
3	セロトニン受容体拮抗作用
	quipazine-induced head twitch movement

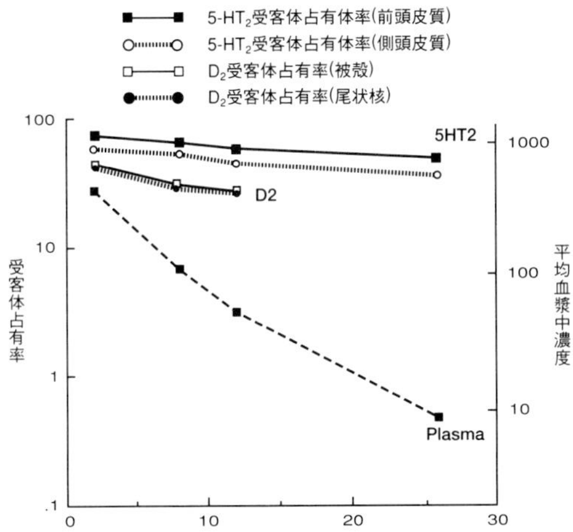

図2　PET試験による受容体親和性
（Gefvertら[12]，1998）

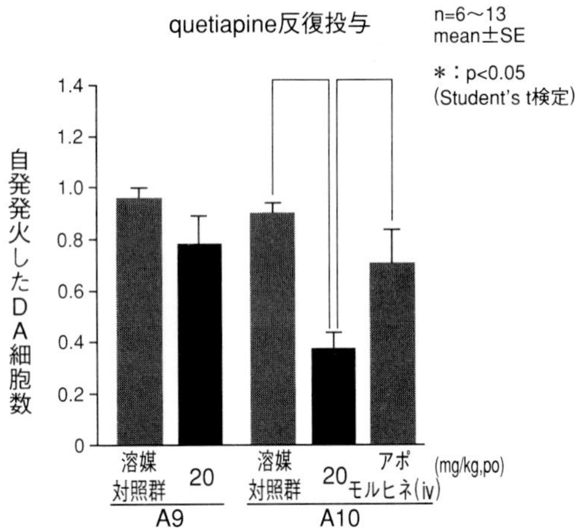

図3　Quetiapine反復投与によるA10への選択性
（Goldstein[13]，1996一部省略）

辺縁系DA経路（A10）に選択的に作用するとの成績が得られている（図3）。d-amphetamineによる黒質線条体DAニューロン（A9）への作用よりも中脳辺縁系DAニューロン（A10）への作用をより強く抑制するとするもので，とくに反復投与では，A10において自発発火しているDA神経細胞数が有意に減少し，作用量のapomorphine投与により有意に回復したが，A9では有意な変化を認めないとしている[16]。なお，一部にquetiapineのA10選択性を否定するデータも発表されている[44]。

一方，ΔFosB様の免疫反応性が中脳辺縁系と前頭前野に選択的に出現して，線条体の背外側部には増大しないとの成績[51]や，c-fos geneが側坐核に選択的に増大して線条体背外側部に出ない，など遺伝子表出研究でquetiapineのA10選択性を証明するデータが発表されて[41] quetiapineの部位選択性に援軍を送っている。

3．行動薬理学的作用

非定型抗精神病薬の条件を満たすべく，抗精神病作用，陰性症状への作用，EPS・prolactinへの

表3　Squirrel monkeyでの条件回避行動に及ぼす抗精神病薬の効果（Miglerら[29]，1993）

薬　剤	用量（mg/kg，経口）	平均反応数			
		回避反応（±SEM）	P値	逃避反応	逃避失敗
Vehicle		118.9(0.5)		1.2	0
Quetiapine	5	114.5(1.9)	ns	4.8	0.7
	10	67.5(6.1)	<0.01	32.1	20.5
	20	59.8(4.7)	<0.01	33.1	27.1
Clozapine	10	106.2(6.7)	ns	13.9	0
	20	91.9(7.4)	<0.01	25.5	2.6
	40	48.5(7.4)	<0.01	38.4	33.1
Chlorpromazine	1.25	107.8(7.7)	ns	11.8	0.4
	2.5	78.3(8.2)	<0.01	30.7	11
	5	50.7(5.9)	<0.01	35.1	34.2
Haloperidol	0.13	112.1(0.5)	ns	1.6	0.4
	0.25	88.2(7.9)	<0.01	22.3	9.6
	0.5	56.8(7.6)	<0.01	41.2	24.4

作用など動物レベルでの系統的研究が実施されている[29]。

(1)　抗精神病作用（DA受容体拮抗作用）

表2にみるような項目での試験が実施されて，溶媒対照群に対しては有意な作用を，HPDや他の非定型抗精神病薬を対照とした試験ではそれぞれの臨床力価に比例した作用を示し，quetiapineは十分な抗精神病作用を有することが実証されている（表3，図4，5）[13,46]。

(2)　Quipazine誘発首振り運動（5-HT_2受容体拮抗作用）

5-HT_2受容体に作用してD_2受容体拮抗作用より強力な拮抗作用が図6のように示されており，表1にみる5-HT_{2A}受容体拮抗作用の強さからSDA（serotonin-dopamine antagonist）としての要件が示されている。

(3)　カタレプシー，ジスキネジア反応への作用

カタレプシー惹起作用はHPDより有意に弱いこと（表4），およびHPD感作cebus monkeyを用いたジスキネジア反応もquetiapineはclozapineと同等に極めて弱いことが示されている（表5）[29]。

(4)　Prolactin濃度への影響（ラット）

Quetiapine群では，投与15～20分後に血漿prolactin濃度のピークがみられ，投与120分後までに溶媒対照群に比して高く推移したが，HPD群にみられた持続的上昇は示していない（図7）[13]。

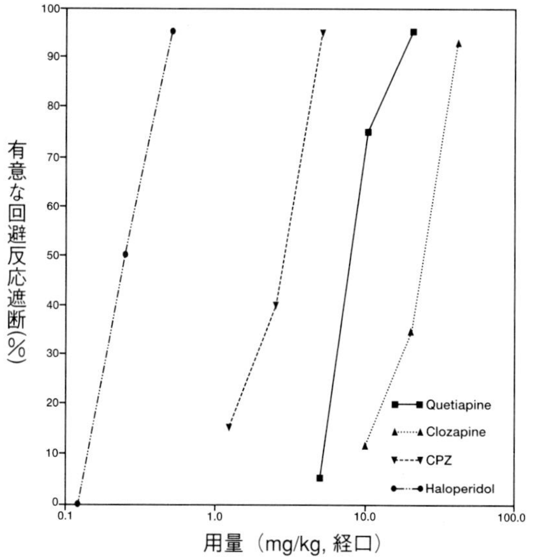

図4　Quetiapine,clozapine,chlorpromazine(CPZ),haloperidolの条件回避反応への効果（Goldstein[13]，1996）

以上の行動薬理学的試験から，quetiapineは

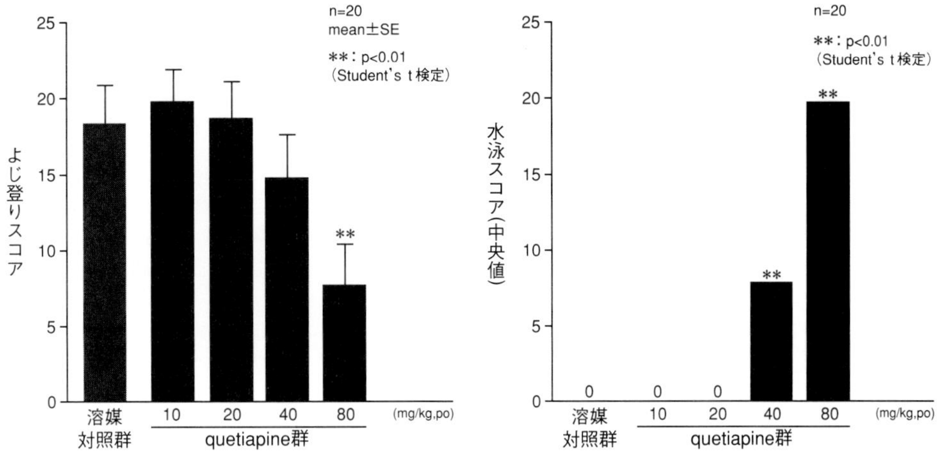

図5　Apomorphine請発よじ登りおよび遊泳障害に対する作用（ユウス）
（Goldstein[13]，1996より作図）

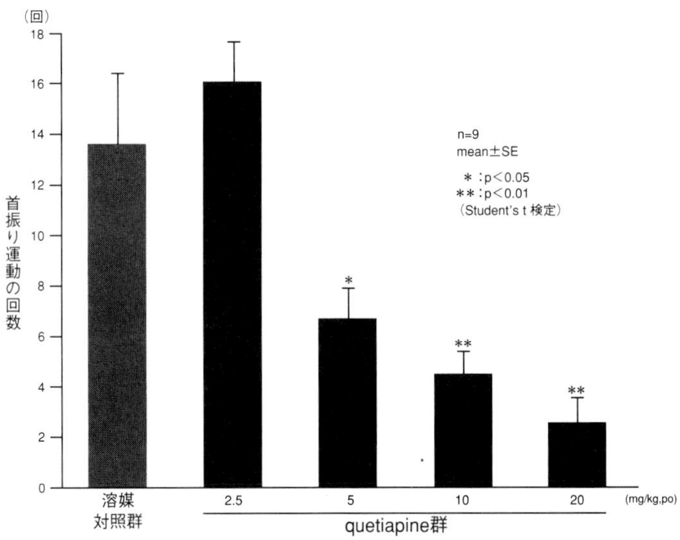

図6　5-HT受容体拮抗作用
Quipazine誘発首振り運動への作用（ラット）
（Astra Zeneca 社内資料　DIR 000047）

HPDやCPZの定型抗精神病薬と異なり，clozapineと同様の陽性・陰性両症状に作用し，EPSや高prolactin血症をきたしにくい非定型抗精神病薬のプロフィールを示すことが明らかにされている。

Ⅱ．薬物動態学

1．薬物動態学的パラメータ

海外でのデータにみる薬物動態学的パラメータは表6にみる通りで，半減期は250mg服用者のそれで男性5.8時間，女性6.6時間となっている。このデータは精神分裂病患者を対象として試験によるもので[47]，15.5日かけて8時間毎に25～250mgまで段階的に増量したさいのquetiapineの定常状態の薬物動態学的特性を示したものである。

一方，わが国での男子健常被験者を対象とした第Ⅰ相試験における薬物動態学的パラメータは表7にみる通りで[34]，空腹時，食後の20mg経口投

表4　カタレプレー検査（4つのコルク栓上に静止する時間）における3薬剤の作用（Miglerら[29]，1993）

薬　剤	用量（mg/kg，腹腔内）	カタレプシースコア：コルク栓上に静止している平均時間（秒）（±SEM）	P値	コルク栓上に静止した最大時間の割合（最大＝60秒）
Vehicle		0.42(0.2)		0.7
Quetiapine	20	3.6(0.9)	＜0.01	6.0
	40	8.4(2.2)	＜0.01	14.0
	80	37.9(4.0)	＜0.01	63.1
Clozapine	10	2.9(1.9)	ns	4.8
	20	2.6(0.8)	＜0.05	4.3
	40	8.8(3.8)	＜0.05	14.6
	80	9.5(2.5)	＜0.01	15.8
Haloperidol	0.25	2.2(0.8)	＜0.05	3.6
	0.5	11.5(2.3)	＜0.01	19.1
	1	20.6(4.4)	＜0.01	34.3
	2	22.2(4.0)	＜0.01	37.0
	4	36.5(4.0)	＜0.01	60.8

N＝20ラット，検査1時間前に投薬。Student t-test

与で，t_{max}はそれぞれ1.3±0.6時間，1.2±0.4時間，半減期はそれぞれ3.3±0.4時間，3.4±0.6時間と群間に差を認めていない。C_{max}は空腹時投与群は65.3±35.7ng/ml，食後投与群96.1±32.2ng/ml，$AUC_{0\text{-}\infty}$はそれぞれ234±53 ng･hr/ml，348±122ng･hr/mlと食後投与群は空腹時投与群に比較してC_{max} 47%，$AUC_{0-\infty}$ 49%と上昇しているが，統計学的に有意差は認めていない。

いずれにしても，半減期は短いのであるが，脳内でのD_2受容体，5-HT_{2A}受容体への結合のあり方から，1日2回投与で十分に臨床的効果を発揮しうるデータのあることはすでに述べた通りである。

2．Quetiapineの血漿prolactin値に及ぼす影響

わが国での第Ⅰ相試験で20mg，4日間の反復投与で血中prolactin値に影響を及ぼさないことは図8にみる通りであり[34]，後の国内外での臨床試験でこの事実は確認されている。

3．高齢者における薬物動態学

高齢者を対象とした薬物動態試験によると，63～85歳の精神分裂病，分裂感情障害，双極性障害の患者に100～250mg tidでは血中濃度は線型を示し，平均C^{ss}_{max}は1,080ng/l，$AUC^{ss}_{0\text{-}8h}$は4,940ng/l.hとなり，21～40歳の非高齢者例より20～30%高くなるとされる。さらにoral clearance値は非高齢者より50%以下になることが明らかにされている[48]。また，非高齢者12例（20～39歳，平均31歳）と高齢者11例（65～74歳，平均69歳）にquetiapine 1回25～100mgの範囲で漸増して1日2回反復投与した試験で，1回100mgを7回反復投与後の血漿中濃度を比較したところ，図9のような結果となっている。半減期はそれぞれ3.5時間と3.6時間で同じであるが，高齢者で投与後2時間以降の血漿中濃度は非高齢者群より高く推移し，$AUC_{0\text{-}12h}$は非高齢者群の1.5倍であった。

4．肝・腎の障害者における薬物動態

重篤な肝や腎の機能障害を有する症例での薬物動態学的検討が行われており，oral clearanceが25%低下することが知られている[53),54]。

表5　Haloperidol感作サル（cebus monkey）への各種抗精神病薬の作用
（Miglerら[29]，1993一部省略）

薬　剤	用量（mg/kg，経口）	ジスキネジア反応	
		反応サル／匹数	ジスキネジア反応を示したサルの割合
Quetiapine	2.5	0/13	0
	5	1/13	7.6
	10	1/13	7.6
	20	2/13	15
	40	0/4	0
Clozapine	10	0/13	0
	20	0/13	0
	40	0/11	0
	60	0/5	0
Chlorpromazine	10	2/2	100
Flupentixol	1	3/3	100
Haloperidol	0.12	3/12	25
	0.25	6/6	100
	0.5	13/13	100
Perphenazine	1	4/4	100
Pimozide	2.5	3/3	100
Risperidone	0.5	4/4	100
Spiperone	0.1	3/3	100
Sulpiride	40	2/2	100
Thiothixene	10	2/2	100
Thioridazine	2/5	4/13	31
	5	13/21	62
	10	8/10	80
Trifluoperazine	2.5	4/4	100

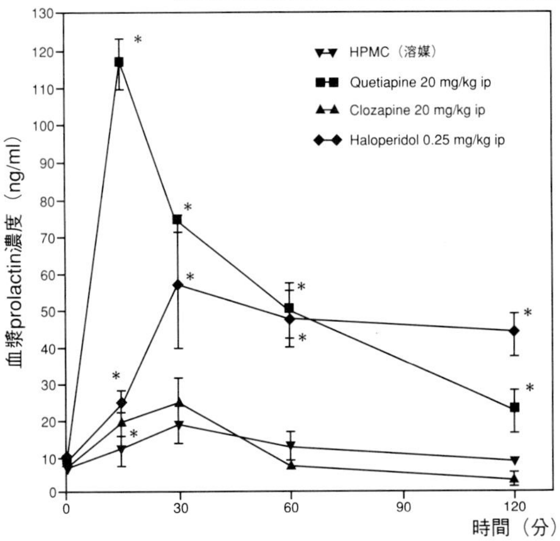

図7　Quetiapine，clozapine，haloperidolの血漿prolactin濃度に及ぼす影響　*p＜0.05
（SallerとSalama[43]，1993）

5．ヒトにおける推定代謝経路

Quetiapineの主要代謝経路は図10にみるようにS-オキシド化と酸化によると推定されている。この経路におけるP450の主要アイソザイムはCYP3A4であり，一部にCYP2D6が関与するとされている[17]。

Ⅳ．臨床試験成績

1．海外の成績

(1)　急性期分裂病に対するplaceboとの比較試験

Quetiapineの急性期分裂病に対するplaceboとの比較試験はすでに3つ実施されている（表8）[18]。急性期とは，慢性期あるいは亜慢性期の分裂病患

表6　Quetiapineの定常状態時の薬物動態学的特性（Thyrumら[47]，1996）
8時間毎の経口投与で15.5日間かけて25mgから250mgまで段階的に増量。
23名の精神分裂病患者を対象とした。

パラメータ	75 mg q8h		150 mg q8h		250 mg q8h	
	males	females	males	females	males	females
C^{SS}_{max}[μg/L]	277	295	625	572	778	879
$AUC^{SS}_{0\text{-}8h}$[μg/L・h]	1070	1200	2300	2410	3380	4080
t_{max}（h）	1.0	1.0	1.0	1.5	1.5	1.5
V_Z/f（L）	NC	NC	NC	NC	710	672
CL/f（L/h）	89	89	78	73	87	72
$t_{1/2}$（h）	NC	NC	NC	NC	5.8	6.6

$AUC^{SS}_{0\text{-}8h}$：定常状態時の0-8時間のAUC，C^{SS}_{max}：1用量間隔における最大定常状態時血漿中濃度，CL/f：apparent oral clearance，NC：計算していない，q8h：8時間毎に投与，V_Z/f：endpointでの分布容量

表7　男子健常被験者での薬物動態学的パラメータ（村崎ら[34]，1999）

	被験者数	t_{max}(hr)	C_{max}(ng/mL)	$AUC_{0\text{-}\infty}$(ng･hr/mL)	$t_{1/2}$(hr)
StepⅣ（20mg空腹時投与）	5	1.3±0.6	65.3±35.7	234± 53	3.3±0.4
StepⅥ（20mg食後投与）	5	1.2±0.4	96.1±32.2	348±122	3.4±0.6
検定結果*		p=0.827	p=0.190	p=0.061	p=0.574

＊：対応のあるt検定，Mean±S.D.

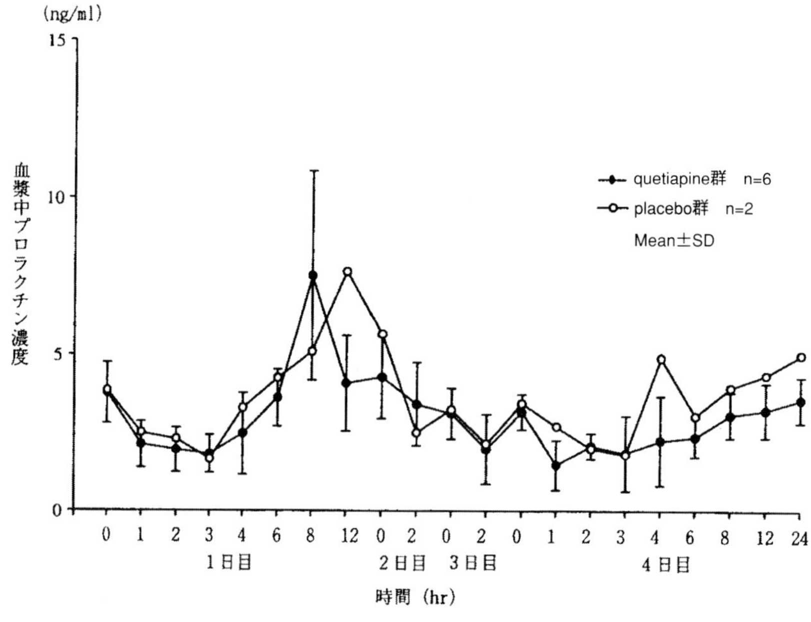

図8　Quetiapineの反復投与における血漿中prolactin値に及ぼす影響
（村崎ら[34]，1999）

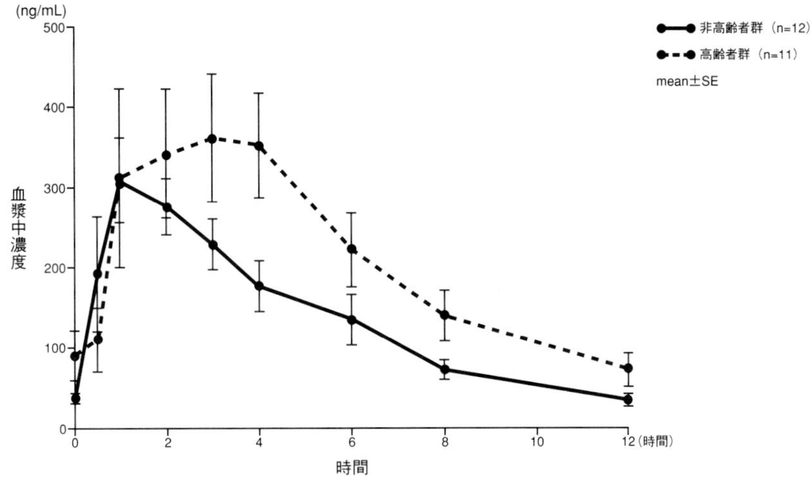

	n	C_{max} (ng/mL)	T_{max} (時間)	$AUC_{0\text{-}12h}$ (ug・時間/mL)	$t_{1/2}$ (時間)	CL/f (L/時間)
非高齢者群	12	397±57	2.6±0.7	1.69±0.19	3.5±0.2	67.1±7.1
高齢者群	11	483±96	2.9±0.3	2.59±0.54	3.6±0.3	50.9±6.7

mean±SE

CL/f: 経口投与時の血漿中濃度推移に基づく、みかけの全身クリアランス。

図9　精神分裂病患者における血漿中濃度（AstraZeneca 社内資料　DIR　000065）
非高齢者12例（20～39歳，平均31歳）及び高齢者11列（65～74歳，平均69歳）に，quetiapine1回25～100gの範囲で漸増して1日2回反復経口投与した。
1回100mgの用量において7回反復投与後の血漿中濃度を比較検討した。
(AstraZeneca 社内資料　DIR 000065)

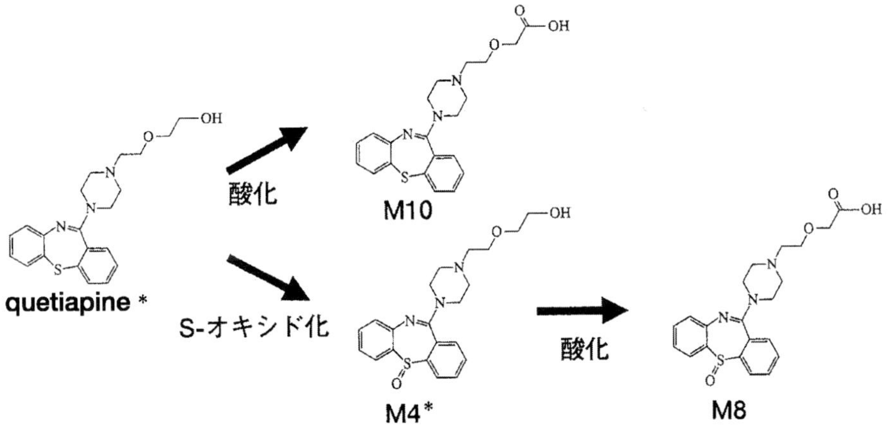

図10　Quetiapineの推定代謝経路（ヒト）（AstraZeneca 社内資料　DIR 000054）
*:グルクロン酸抱合化を受けると推定される代謝物

者の呈する急性増悪期のことで，海外での臨床試験はほとんどがこの時期の患者が対象とされている。

Borrison ら[6] は75～750mg/ 日の flexibe な用量で placebo と比較しており（平均 307mg/ 日），quetiapine が試験期間を通して，２，４，５週時点

図8　Quetiapineの6週間二重盲検比較試験の要約（GunasekraとSpencer[18]，1998）

報告者	治療薬と用量(mg/日)［平均］	評価対象症例数	BPRS score 基準値	BPRS score 変化	CGI-S score 基準値	CGI-S score 変化	SANS score 基準値	SANS score 変化	全般性有効度
第Ⅱ相試験									
Borisonら[6] 1996	QUE 75-750 ［307］	53	55.8	−8.1	5.0	−0.2	14.1	−1.0	QUE＞PLA[a]
	PLA	53	54.1	−2.1	4.6	0.2	14.0	0.6	
Peuskens &Link[37] 1997	QUE 75-750 ［407］	101[b]	46	−18.4	5.1	−1.23	28[d]	↓[d]	QUE≡CPZ
	CPZ 75-750 ［384］	100[b]	44	−18	5.1	−1.09	27[d]	↓[d]	
Smallら[45] 1997	QUE≦750 ［360］	94	41.0	−8.7***†	5.1	−0.6**	15.8[e]	−1.7*†	QUE maximum dose 750＞PLA
	QUE≦250 ［209］	92	38.9	−4.2	5.1	−0.3	15.8[e]	0.3	QUE maximum dose 250≡PLA
	PLA	94	38.4	−1.0	4.9	−0.1	14.5[e]	−0.1	
第Ⅲ相試験									
Arvanitisら[2] 1997	QUE 75	52	45.7	−2.24	4.9	−0.15	14.6	−0.62	QUE 150-750≡HAL＞PLA
	QUE 150	48	47.2	−8.67**	5.0	−0.49**	14.7	−0.78	
	QUE 300	51	45.3	−8.59**	5.1	−0.69**	14.2	−1.56**	
	QUE 600	51	43.5	−7.68**	4.9	−0.46**	14.3	−0.98	
	QUE 750	53	45.7	−6.33*	5.0	−0.46**	15.5	−0.50	
	HAL 12	50	44.0	−7.58**	5.0	−0.69**	14.7	−1.83**	
	PLA	51	45.3	1.71	4.9	0.25	13.9	0.76	
Kingら[22] 1998	QUE 225bid[b]	200[b]	42	−10†			NR	−1.68†	QUE 225≡QUE 150tid ＞QUE 25 bid
	QUE 150bid[b]	209[b]	43	−8.6†			NR	−1.37	
	QUE 25bid[b]	209[b]	42	−5.4			NR	−0.85	

a　quetiapineが試験期間を通して統計学的有意（p≦0.05）。ただし，endpointでは有意傾向（p≦0.07）
b　無作為割付患者数
c　治療反応者（responder）はBPRS総スコア50%以上低下を示した者で，quetiapine群で65%，chlorpromazine群52%とquetiapire群に有意に多い（p=0.04）
d　陰性症状はPANSS（N）でも評価したが，両群間に有意差を認めなかった。
e　ヨーロッパセンターの症例はPANSS（N）で評価し，総得点では両群間に差はなかった。SANSは米国で使用。
CPZ＝chlorpromazine，HPD＝haloperidol，NR＝報告なし，↓＝基準値からの低下
＊p≦0.05，＊＊p≦0.01＊＊＊p≦0.001対placebo，†p≦0.05対低用量，＞有意な効果，≡有意差なし

でBPRSの有意の減少，3，4，5週時点でCGI重症度の有意の改善を認めている（p≦0.05）。ただし，6週時点では有意傾向にとどまっている（p=0.07）。Flexibleな用量，用量制限のあり方，患者の申し出による中止など方法論上問題があったためとの考察がなされている。

Smallら[45]は，最大750mg/日（平均360mg/日）の高用量群が6週時に有意にBPRS，CGI重症度を改善させ，SANSスコアでも陽性症状，陰性症状ともplaceboに優れていること，最大250mg/日（平均209mg/日）の低用量群ではplaceboとの間に有意差を認めないとの用量反応性を明示している（図11）。興味あることに，薬物に対する反応者（BPRS総得点が30%以上の低下）に限ってみると，高用量者群53%，低用量者群52%でともにplacebo群37%に有意な改善を示している（p=0.05）。すなわち，quetiapineに対する反応者は低用量でも十分に出てくることが意味されてい

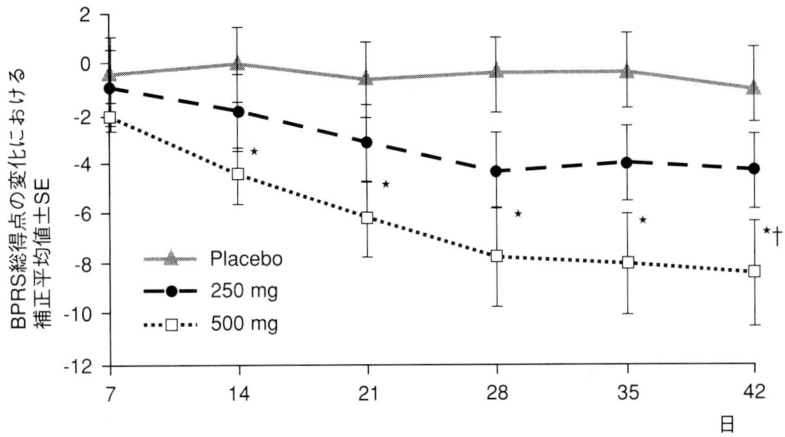

図11　精神分裂病患者に対するquetiapine高用量，低用量とplaceboとの比較試験
(Smallら[45]，1997)
†　p≦0.05　高用量対placebo
†　p≦0.05　高用量対低用量

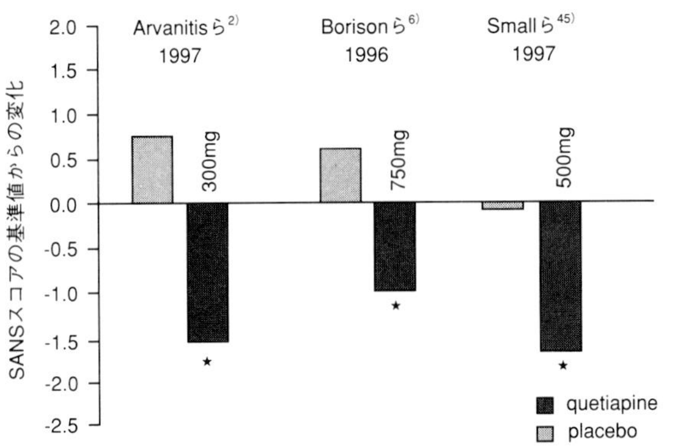

図12　Quetiapineの3つの試験におけるSANSスコアの変化
*p≦0.05 vs placebo

る。

Arvanitisら[2]は，quetiapine 75 mg/日から750 mg/日までの5用量とhaloperidol 12mg/日，placeboの7群での比較試験を実施しており，BPRSスコアとCGI重症度では，quetiapine 150～750mg/日の4群がHPDと同等な成績を示して，いずれもplaceboより有意となっている。なお，陰性症状を評価するSANSスコアの変化では，quetiapine 300mg/日とHPD群でのみplaceboと有意差を示している。ちなみに，この試験での反応者（BPRSスコア30%以上低下）の割合はquetiapine 300mg/日で51%，HPD50%であり，一方placeboでは35%，quetiapine 75mg/日で33%，15mg/日で46%，600mg/日で46%，750mg/日で49%となっている。以上，3つの試験におけるSANSスコアの変化をまとめたのが図12である。

(2)　定型抗精神病薬との比較試験

Arvanitisらの報告の一部でHPD12mg/日がquetiapine 300mg/日と同等の優れた効果を発揮するデータを示したが，Meatsら[27]のPANSSを用いたHPDとの比較試験でも，PANSSスコアの低下という点では，quetiapine（平均450mg/日）で18.7点，HPD（8 mg/日）で22.1点とともに有意な改善を示しており，両群間に有意差を認めていない。また，quetiapine群の44%，HPD群の47%がPANSS総スコア30%以上の低下をもたらしている。この2つの比較試験から，安全性を除けば，HPDの10mg前後がいかに効果において優れているかの証明ともなっている。

Chlorpromazineとの比較試験[37]では，75～750 mg/日の等価でのもので急性増悪期への患者201名を対象として6週間試験が実施されている。BPRSの総スコア，CGI重症度，CGI全般改善度では両群間に有意差はないが，とくにBPRSの低下は18.4対18.0と差を認めないが，BPRS総スコアが50%以上減少した対象者の割合は65%対52

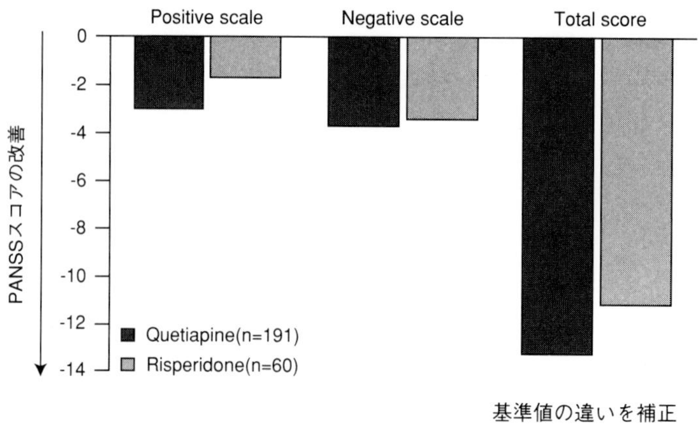

図13　精神分裂病を対象とした quetiapine および risperidoneの試験期間中のPANSS総得点の基準値からの変化（Mullenら[30]，1999）（AstraZeneca 社内資料）

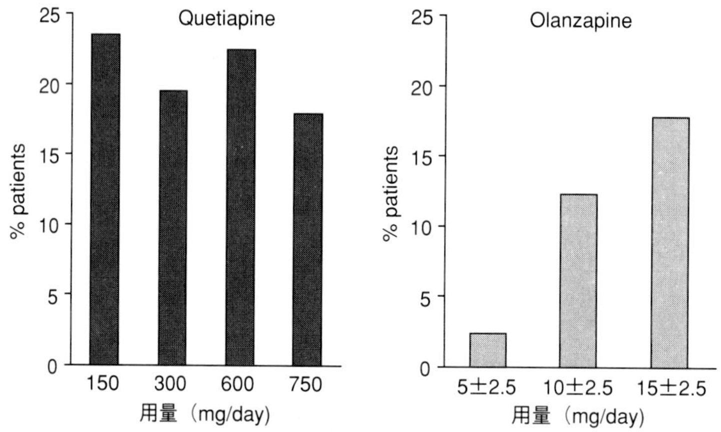

図14　Quetiapineとolanzapineの各臨床試験（placebo比較）におけるBPRS総得点の反応率

反応率：BPRS40%以上の改善

quetiapine=Arvanitisら[2]，1997

olanzapine=Beasleyら[4]，1996

%と quetiapine が有意に優れていた。なお，陰性症状に対して PANSS の陰性症状評価尺度で quetiapine の方が数値的には優れているが，統計学的有意差は認められていない。

(3)　非定型抗精神病薬との比較

Mullen ら[30] は 751 名の精神障害者を対象にオープン試験で risperidone との比較を行っている。このうち約 1/3 が精神分裂病者であり，その亜群での成績を解析したところ，quetiapine 群（平均 288. 1mg/日）と risperidone 群（平均 5.1mg/日）は PANSS の総得点，陰性症状スコア，陽性症状スコアで同等の効果をもたらしている（図 13）。なお，HAM-D で測定したうつ症状の改善は quetiapine 群が有意に優れる結果となっている。

Quetiapine と olanzapine を直接比較した試験は行われていないが，placebo 対照の比較試験の Beasley ら[4] の試験と Arvanitis ら[2] のそれをBPRS 総スコアでの 40%以上改善率でみてみると，図 14 のようになり，quetiapineは少なくとも olanzapine と同等な効果を示すといえる。

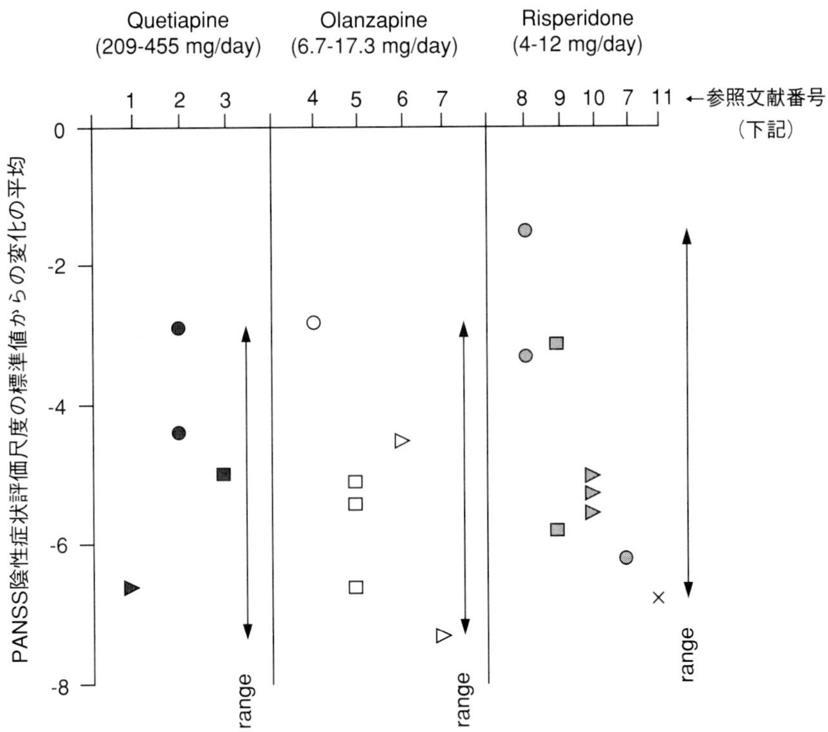

図15　3つの非定型抗精神病薬のPASS陰性症状評価尺度の標準値からの変化を模式的に示したもの
1=Arvanitis[1], 1996；2=Smallら[45], 1997；3=AstraZeneca 社内資料
4=Beasleyら[4], 1996；5=Beasleyら[3], 1997；6=Tollefsonら[49], 1997
7=Tranら[50], 1997；8=MardenとMeibach[26], 1994,
9=Chouinardら[8], 1993；10=Peuskens[36], 1995；11=Blinら[5], 1996

(4)　投与回数での比較試験

Kingら[22]は，618名の急性増悪期の患者を対象に，150mg tid群，225mg bid群，25mg bid群の3群比較試験を6週間で実施している。BPRSの低下スコアをみると，225mg bid群10.0点，150mg tid群8.6点に対して25mg bid群5.4点と有意に劣る成績となっている（$p \leq 0.05$）。SANSのスコアでみると，225mg bid群が最大で25mg bid群との間に有意差を認めている。

なお，BPRS総スコア30%以上低下の反応者でみると，225mg bid群，150mg tid群の55%に対して25mg bid群は53%となっており，前2群との間に差を認めていない。いずれにしても，PET試験で示されているように，1日2回投与と3回投与の間に成績の上で差がないことが本試験で実証されている。

(5)　長期投与試験

短期試験からの移行者を含めて1,000名を越える対象者でのオープン試験が実施されている。最初の反応者で長期投与試験に移行した265名のうち，88名（33%）が12ヵ月の時点でなお服用を続けており，これはolanzapineの35%，sertindolの34%などの同様な試験にみる成績とほぼ同等といえよう。12ヵ月間の平均BPRSスコアは12～18の間に分布して，開始当時の40からの改善されたよい成績が維持されている。すなわち，quetiapineでは長期投与によって成績が持続的に維持されることを示している[1]。

(6)　症候別成績の要約

これまでに実施・報告されたquetiapineの臨床試験の成績を症候別にまとめておこう。

まず，陽性症状に対しては，placeboとの比較

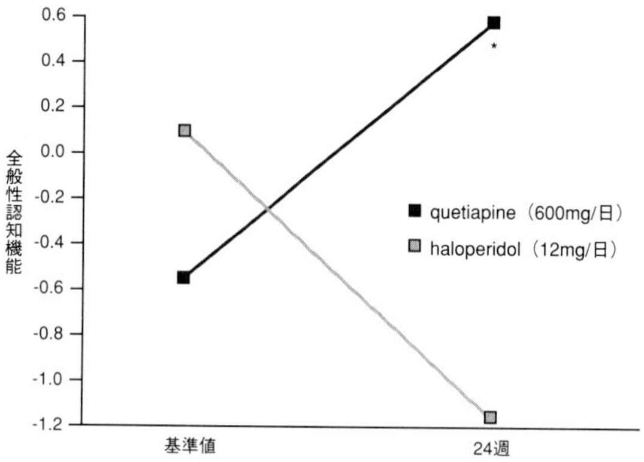

図16　認知機能に及ぼす影響　―quetiapineとhaloperidolの比較―（Vellinganら[52]，1999より作図）

＊p<0.04 vs haloperidol

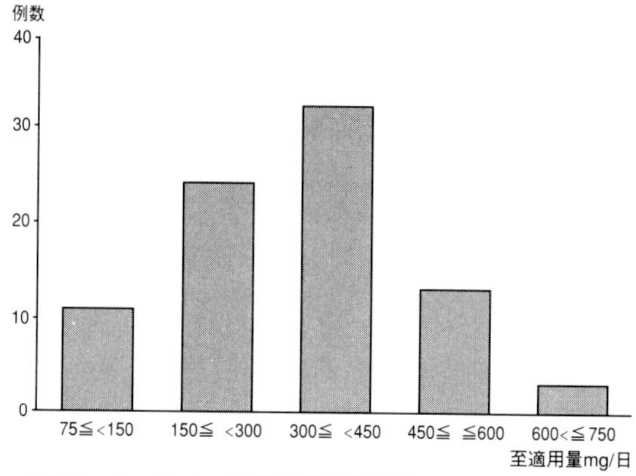

図17　Quetiapineの後期第Ⅱ相試験における至適用量の分布（中等度改善以上の症例）（村崎ら[32]，1999）

試験でみたようにquetiapineは有意にこれを改善させる。

陰性症状については，3つの試験の結果を図12に示してあるが，ここではrisperidoneとolanzapineのそれぞれの別々に行われた試験成績との比較を1枚の図で示した（図15）[18]。QuetiapineはPANSSの陰性症状尺度での改善度で比較する限りでは，risperidoneやolanzapineと同様な効果を示すことが明らかに読みとれる。

認知機能については，従来の抗精神病薬はこれを改善しないか，むしろ増悪させるといわれる。前頭前野のDA活性を抑えて陰性症状や認知機能を障害する可能性を考えておかねばならない。Purdonら[38, 39]は，HPDとの二重盲検比較試験の中で，17の標準的認知機能検査のバッテリーを組んで25名の精神分裂病患者を対象に調査している。それによると，quetiapineは言語流暢性，verbal reasoning & fluency，習熟動作executive skills，視覚追跡運動visuomotor tracking，直後記憶再生immediate recallなどの検査でとくに認知機能の有意の改善を認めている。一方，HPDはいずれの検査でも有意な改善を認めていない。

Velliganら[52]は，58名の外来通院中の安定した分裂病患者を対象にHPDとの二重盲検比較試験を行っている。Quetiapine 600mg/日とHPD12mg/日を24週間服用し，その前後で6つの標準的認知機能検査のバッテリーを用いて調査したもので，quetiapineが有意に全般的認知機能（図16），言語流暢性および分節記憶でHPDに優れる結果となっている。

その他，感情障害，攻撃性，敵意[19]に対するBPRSのそれぞれのクラスターでの改善率をみると，quetiapineはplaceboより有意に優れる成績を示している。一方，HPDではこれらの項目でplaceboとの間に有意差を示していない。

2．わが国での成績

(1)　前期第Ⅱ相試験

わが国では抗精神病薬の対象となる精神分裂病患者はほとんどが罹病期間5～10年あるいはそれ以上の慢性例であり，欧米での対象者の急性増悪期とは明らかに異なる点に注意しておきたい。本前期第Ⅱ相試験も例外でなく，53例の解析対象者のうち27例（50.9%）が入院中の慢性欠陥型となっている[35]。60mg/日から開始して750mg/日までのflexibleな用量で投与し，8週間経過をみた。最終全般改善度では，「著明改善」11.3%，「中等度改善」以上49.1%とこの対象例に対してかなり高い改善率を示している。PANSSの陽性・陰性の両症状評価尺度および総合精神病理評価尺度のいずれにおいても有意の改善を認めた。安全性は高く，傾眠18.9%，不眠17.0%，神経過敏症13.2%，めまい13.2%，倦怠感13.2%，起立性低血圧11.3%などが主な副作用で，錐体外路症状（EPS）の発現は6例（11.3%）と低いのが目立った。PRL値は投与後有意に低下し，前治療薬による上昇を

表9　Quetiapine（QTP）のhaloperidol（HPD）を対照とする二重盲検比較試験・総合評価（村崎ら[31]，2001）

最終全般改善度（FGIR）

薬剤		著明改善	中等度改善	軽度改善	不変	軽度悪化	中等度悪化	著明悪化	判定不能	合計	U検定	中等度改善以上		軽度改善以上	軽度悪化以下
												例数	同等性検証 90%信頼区間		
QTP群	n	7	30	18	14	6	6	14	2	97	Z_0=0.882 p=0.378	37	△＝12.3% (1.3～23.4%)	55	26
	%	7	31	19	14	6	6	14	2	100		38		57	27
HPD群	n	7	17	21	18	8	10	8	4	93		24		45	26
	%	8	18	23	19	9	11	9	4	100		26		48	28

概括安全度（OSR）

薬剤		安全性に問題なし	安全性にやや問題あり	安全性に問題あり	安全性にかなり問題あり	判定不能	合計	U検定	安全性のやや問題あり以上	安全性の問題あり以下
QTP群	n	30	25	29	16	0	100	Z_0=3.636 p=0.001	55	45
	%	30	25	29	16	0	100		55	45
HPD群	n	14	13	41	28	1	97		27	69
	%	14	13	42	29	1	100		28	71

有用度（GUR）

薬剤		極めて有用	有用	やや有用	有用とはいえない	やや好ましくない	好ましくない	極めて好ましくない	判定不能	合計	U検定	有用以上	やや有用以上	やや好ましくない以下
QTP群	n	4	19	18	19	9	13	13	2	97	Z_0=2.162 p=0.031	23	41	35
	%	4	20	19	20	9	13	13	2	100		24	42	36
HPD群	n	2	5	25	11	9	22	15	4	93		7	32	46
	%	2	5	27	12	10	24	16	4	100		8	34	49

正常化させるパターンを示した。至適用量は75～750mg/日と広く分布し，平均至適用量は375±193mg/日であった。

以上のように小規模ながら前期第Ⅱ相試験で効果と安全性の面でquetiapineは非定型抗精神病薬の特徴を示しており，とくにEPSの頻度の低さとPRL値の正常化が特筆される。

(2)　後期第Ⅱ相試験

引き続いて解析対象例を163例とした後期第Ⅱ相試験では[32]，75mg/日から開始して750mg/日を最高投与量とする8週間試験であるが，総合評価で，「著明改善」13.0%，「中等度改善」以上52.2%と前期第Ⅱ相試験とほぼ同等の成績を示している。精神症状別では，幻覚・妄想などの陽性症状のみならず，情動の平板化，情動的引きこもり，受動性/意欲低下による社会的引きこもりなどの陰性症状にも有意な改善を認めた。

安全性は高く，とくにEPS発現は16.6%と低頻度で，投与2週間以降の抗パーキンソン薬の併用率は17.2%にとどまっている。

HPDからの切り換え症例を中心に検討した臨床力価は1：36.2であった。本試験にみる至適用量は図17のように分布しており，平均値は294.0±164.0mg/日であった。投与回数別にみると，1日2回投与29例，1日3回投与132例となり，両群の間に有意差はみていない。

以上の後期第Ⅱ相試験は前期第Ⅱ相試験と同様な結果を示しており，新規の非定型抗精神病薬として従来型の抗精神病薬との二重盲検比較試験へ進むことの妥当性が示された。

(3)　HPDおよびmosapramineとの二重盲検比較試験

まず，HPDとの比較試験では[31]，非臨床試験のデータおよび後期第Ⅱ相試験の成績に基づき，同

表10　Quetiapine（QTP）のmosapramine（MPM）を対照とする二重盲検比較試験・総合評価（工藤ら[23]，2000）

最終全般改善度（FGIR）

薬剤		著明改善	中等度改善	軽度改善	不変	軽度悪化	中等度悪化	著明悪化	判定不能	合計	U検定	「中等度改善」以上 例数	「中等度改善」以上 χ^2検定	「中等度改善」以上 同等性検証 90%信頼区間	「軽度改善」以上	「軽度悪化」以下
QTP	n	9	23	21	9	7	7	10	0	86	N.S. Z_0=0.309 p=0.757	32	N.S. χ^2_0=1.339 p=0.247	△=8.5% （−3.5～20.4%）	53	24
	%	10.5	26.7	24.4	10.5	8.1	8.1	11.6	0.0	100.0		37.2			61.6	27.9
MPM	n	4	19	25	14	9	7	2	0	80		23			48	18
	%	5.0	23.8	31.3	17.5	11.3	8.8	2.5	0.0	100.0		28.8			60.0	22.5

概括安全度（OSR）

薬剤		安全性に問題なし	安全性にやや問題あり	安全性に問題あり	安全性にかなり問題あり	判定不能	合計	U検定	「中等度改善」以上 例数	「中等度改善」以上 χ^2検定	「安全性のやや問題あり」以上	「安全性の問題あり」以下
QTP	n	22	26	27	15	0	86	＊＊ Z_0=−2.866 p=0.004	22	＊ χ^2_0=4.490 P=0.034	48	42
	%	24.5	28.9	30.0	16.7	0.0	100.0		24.4		53.3	46.7
MPM	n	11	17	39	23	0	90		11		28	62
	%	12.2	18.9	43.3	25.6	0.0	100.0		12.2		31.1	68.9

有用度（GUR）

薬剤		極めて有用	有用	やや有用	有用とはいえない	やや好ましくない	好ましくない	極めて好ましくない	判定不能	合計	U検定	「中等度改善」以上 例数	「中等度改善」以上 χ^2検定	「やや有用」以上	「やや好ましくない」以下
QTP	n	3	23	17	13	8	10	12	0	86	N.S. Z_0=1.344 p=0.178	26	＊＊ χ^2_0=8.976 p=0.002	43	30
	%	3.5	26.7	19.8	15.1	9.3	11.6	14.0	0.0	100.0		30.2		50.0	34.9
MPM	n	2	7	24	18	7	14	8	0	80		9		33	29
	%	2.5	8.8	30.0	22.5	8.8	17.5	10.0	0.0	100.0		11.3		41.3	36.3

N.S.：有意差なし，＊＊：$p<0.01$，＊：$p<0.05$

等の効果を発揮する用量はquetiapine：HPD=36：1とし，quetiapine 25mg錠に対してHPD 0.75mg錠，quetiapine 100mg錠に対してHPD 3 mg錠とした。用量はquetiapine25mg bid対HPD 0.75mg bidで開始して最高300mg bid対9 mg bidとして試験期間は8週間とした。

最終全般改善度は表9にみるように，「中等度改善」以上が38%対26%と数値上ではquetiapine群が優れており，両薬剤群間に有意差はないものの同等性が検証されている。概括安全度では，「安全性にやや問題がある」以上で有意にquetiapineが優れ，したがって有用度でも有意差が認められている。

なお，BPRS総得点およびPANSSの3症状評価尺度の合計得点の維持は両薬剤群で有意差を認めていないが，PANSSでquetiapineがHPDより高い改善率を示したのは，「情動の平板化」，「心気症」，「運動減退」であり，HPDが高い改善率を示した項目はなかった。すなわち，quetiapineは陽性症状に対してはHPDと同等の効果を，陰性症状にはHPDより優れる効果をもたらしたことになる。安全性についても，副作用発現例数およびEPSの総発現件数ともquetiapineで有意に低く，したがって抗パーキンソン薬の併用率も30%対57%とquetiapineに有意に低かった。また，PRL値上昇作用は極めて弱いなど安全性でもquetiapineが優れていた。

本試験での平均投与量はquetiapine 25mg錠で9.0±4.9錠/日（225mg±122.5mg/日），HPD 0.75mg錠で8.9±4.8錠/日（6.68±3.6mg/日）と全体に低い用量であった。

一方，mosapramine （MPM）との比較試験で

表11　Quetiapineの長期投与試験における最終全般改善度（村崎ら[33]，1999）

	著明改善	中等度改善	軽度改善	不変	軽度悪化	中等度悪化	著明悪化	判定不能	計	中等度改善以上	軽度改善以上	軽度悪化以下
長期投与移行時	19 (24.7)	44 (57.1)	12 (15.6)	2 (2.6)	0 (0.0)	0 (0.0)	0 (0.0)	0 (0.0)	77	63 (81.8)	75 (97.4)	0 (0.0)
長期投与終了時	16 (20.8)	36 (46.8)	15 (19.5)	2 (2.6)	3 (3.9)	2 (2.6)	2 (2.6)	1 (1.3)	77	52 (67.5)	67 (87.0)	7 (9.1)

（　）：%

表12　治療抵抗性分裂病に対するquetiapineの臨床効果（前田ら[25]，1999）

1）最終全般改善度

	著明改善	中等度改善	軽度改善	不変	軽度悪化	中等度悪化	著明悪化	判定不能	計	中等度改善以上	軽度改善以上	軽度悪化以下
例数	3	6	7	3	1	0	2	0	22	9	16	3
%	13.6	27.3	31.8	13.6	4.5	0.0	9.1	0.0	100.0	40.9	72.7	13.6

2）PANSS尺度別合計スコアの推移

項目	例数	投与前	8週後又は中止時[a)]
陽性尺度合計スコア	22	23.8± 6.5	20.1±4.6**
陰性尺度合計スコア	22	30.4± 4.8	25.9±4.1**
総合精神病理評価尺度合計スコア	22	55.6±10.0	49.2±7.2**

a）：Signed rank test, Mean±SD，**：p<0.01

は[23]，quetiapine 25mg tid，MPM 15mg tidから開始して最高がそれぞれ200mg tid，100mg tidとする8週間の試験であった。最終全般改善度では（表10），「中等度改善」以上で37.2%対28.8%とquetiapineに高く，両群に有意差はないが，同等性は検証されている。概括安全度では，「安全性に問題なし」以上で有意にquetiapineが優れ，有用度でも「有用」以上で30.2%対11.2%と有意差が認められている。

PANSSの3症状評価尺度の総得点の維持は両薬剤群に有意差は認めないが，quetiapine群で「受動性／意欲低下による社会的引きこもり」，「運動減退」，「抑うつ」，「情動的引きこもり」で改善率が高かった。副作用発現率は61.1%対81.1%とquetiapine群に有意に低く，EPS発現率も30.0%対61.1%とquetiapine群に有意に低く，抗パーキンソン薬の併用率も30%対57%と有意に低かった。PRL値はquetiapine群で有意の低下を示して正常化をみせるのに対して，MPM群では有意な上昇を認めた。

平均投与量はquetiapine 214.6±120.0mg/日，MPM 103.3±49.3mg/日と全体に低かった。

以上の成績から，quetiapineは精神分裂病に対してHPDおよびMPMとほぼ同等の臨床的有効性を示し，陽性症状のみならず，陰性症状の改善に優れる臨床効果に示し，安全性ではEPSの発現が少なく，抗パーキンソン薬の併用の必要性は低く，PRL値を正常化させることなどから，総合的に新規の非定型抗精神病薬としての条件を満たし，極めて有用性の高い薬剤であることが客観的に証明されている。

(4)　長期投与試験

主として入院中の精神分裂病患者77名を対象とする6～12ヵ月の長期投与試験が行われている[33]。対象は後期第Ⅱ相試験で8週間投与を終了した症例のうち，十分な効果が認められ，安全性に特に問題ないと判断された症例で，罹病期間は5～10年が20.8%，10年以上が53.2%という慢性期の症例が多い。75mgから開始して最高750mg/日とし，2～3回に分服した。BPRSとPANSSを用いた評価に基づいた最終全般改善度は表11のように，長期投与移行時81.8%の「中等度改善」以

表13　Quetiapineの臨床試験に発現した5％以上の有害事象とEPSの頻度

有害事象	患者数（%） オープン試験からの移行試験[a] (n=855)	 短期のplacebo比較試験[b] (n=510)
頭痛	112（13.1）	99（19.4）
不眠	109（12.7）	48（ 9.4）
激越	90（10.5）	100（19.6）
眠気	77（ 9.0）	89（17.5）
めまい	59（ 6.9）	49（ 9.6）
起立性低血圧	51（ 6.0）	36（ 7.1）
不安	49（ 5.7）	16（ 3.1）
痛み	47（ 5.5）	27（ 5.3）
便秘	45（ 5.3）	44（ 8.6）
消化不良	42（ 4.9）	32（ 6.3）
悪心	40（ 4.7）	21（ 4.1）
頻脈	40（ 4.7）	36（ 7.1）
嘔吐	39（ 4.6）	21（ 4.1）
EPS	80（ 9.4）	37（ 7.3）
アカシジア	20（ 2.3）	11（ 2.2）
ジスキネジア	3（ 0.4）	2（ 0.4）
パーキンソニズム	16（ 3.7）	26（ 5.1）

a：Keckら[21)]
b：Arvanitisら[2)]，1997；Borisonら[6)]，1996；Smallら[45)]，1997；Fabreら[11)]，1995.

上であったものが，長期投与終了時には67.5%となお高率に効果が維持されている。安全性でも「やや問題あり」以上が93.5%と高く，全期間を通じて副作用発現率は58.4%であったが，長期投与移行後は31.7%と低くなっている。EPSも全期間で20.8%であったが，長期移行後の新たな出現は5.2%と低率であった。なお，「中等度改善」以上の症例の至適用量は336.5±183.8mg/日で，600mg/日以下が92.0%，150〜600mg/日が80%を占めている。

以上，本試験で長期にわたる効果の持続と安全性が証明されている。

(5)　治療抵抗性精神分裂病に対する臨床効果

「治療抵抗性」の基準は，少なくとも過去5年間に寛解を示さず精神症状が持続している患者で，過去5年間にHPD換算21mg/日以上（CPZ換算700mg/日以上）で8週間以上の薬物療法を3回以上（使用された薬剤の種類は3種類以上で，かつ少なくとも2剤は異なるchemical classに属する）行っても反応を示さなかったものとしている[25)]。

Quetiapineの用量は75mg/日から開始して1日2〜3回分割投与とし，750mg/日を越えないこととした。8週終了時あるいは中止時の平均投与量は384.8±172.1mg/日で，組み入れられた32例中，22例が上記診断基準に適合し，その成績を解析した。その最終全般改善度では，「中等度改善」以上が40.9%と高い反応性を示し（表12），PANSS尺度別合計スコアの推移をみても，すべてが有意の改善を認めている。

EPSの発現率は18.8%と低く，とくにakathisiaは6.3%という低率である。以上の成績はこれまでの欧米でのclozapineによる治療抵抗性分裂病を対象とした成績に遜色のないものといえることから，quetiapineへの期待は大きい。

3．安全性

Quetiapineは新規の非定型抗精神病薬の中でもとくに安全性が高く，オープン試験やplaceboとの比較試験における有害事象をまとめたのが表13

表14　提唱されているquetiapineの有害作用の薬理学的機序（DevとRaniwalla[10]，2000）

神経伝達物質	受容体／薬理学的作用	臨床上の有害作用	発現および属性[a]
ドパミン	D_2拮抗作用	パーキンソニズム	−
		ジストニア	−
		アカシジア	−
		遅発性ジスキネジア	−
		プロラクチン濃度の上昇	−
セロトニン	5-HT拮抗作用	体重増加	＋
アセチルコリン	ムスカリン拮抗作用	便　秘	＋
		口　渇	＋
ノルエピネフリン	α_1, α_2, β拮抗作用	鎮　静	＋
（ノルアドレナリン）		低血圧	＋
ヒスタミン	H_1拮抗作用	鎮　静	＋

a：臨床上の有害作用を引き起こすと考えられるquetiapineの薬理学的性質
＋＝発現した作用；－＝Quetiapine特有の薬理作用により有害作用発現の可能性はあるが（有意な程度には）発現がみられない

である。placeboより有意に多かったのは眠気（17.5%），めまい（9.6%），口渇（6.5%），腹痛（3.1%），体重増加（2.0%）で，とくにEPSの低さが特筆される[11, 21]。Arvanitis らの HPD との比較試験で，最高用量でさえEPSの出現頻度はplacebo群より低く，同じ世代の risperidone や olanzapine のように用量とともに増加することがなく(図18)[2]，clozapine と同様な成績といえる。

抗精神病薬の有害事象の薬理的機序は表14にあるように，脳内の神経伝達物質への作用のあり方で説明される[10]。ここでは，quetiapine の神経生化学的特徴を浮き彫りにしながら述べておきたい。

(1)　中枢神経系

Quetiapine の中脳辺縁系への選択性が EPS の出現を少なくし，遅発性ジスキネジア発現のリスクをも低くしている。EPSの出現しやすい症例や高齢者での有用性が期待される。

鎮静作用は抗 H_1受容体が強いことから，CPZ と同等とされるが[13]，多くは投与2週までの一過性で，耐性形成とともに消失していくことから，減量は必要としない。

非用量依存性に誘発される悪性症候群は抗精神病薬が0.5%とされるが，quetiapine では0.09%との報告がある。

(2)　心血管系

α_1 adrenergic receptor への作用は起立性低血圧をきたし，さらに転倒・骨折を惹起しうる。Quetiapine では1999年12月31日現在，109,000～164,000患者・年の曝露で14例の起立性低血圧と，起立性低血圧を含む36例の低血圧の報告があるにすぎない[10]。

臨床試験における QTc 測定では，平均値のわずかな低下がみられているが，少数例ではQTc延長も報告され，いずれも臨床的に問題ないとされている[10]。

突然死については，抗精神病薬服用者の1.5～2%との報告があるが[20]，原因は明らかでなく，心室性不整脈の結果であろうと推定されている。Quetiapineの臨床試験の対象2,953例中12例（0.4%）の死亡が報告されているが，その中に突然死はなかった。1999年12月31日現在の109,000～164,000患者・年の曝露において（300～400mg/日の維持量を基準に），100例の死亡があり，王立精神科医協会[42]および米国精神科医協会の定義による原因不明の突然死は1例であり，quetiapine の使用と突然死との因果関係は認められていない。

(3)　体重増加

定型・非定型とも抗精神病薬は体重増加を伴うが，H_1受容体拮抗作用や5-HT_2受容体拮抗作用との関連が想定されている。非定型抗精神病薬では，clozapine と olanzapine は中等度～重度の体

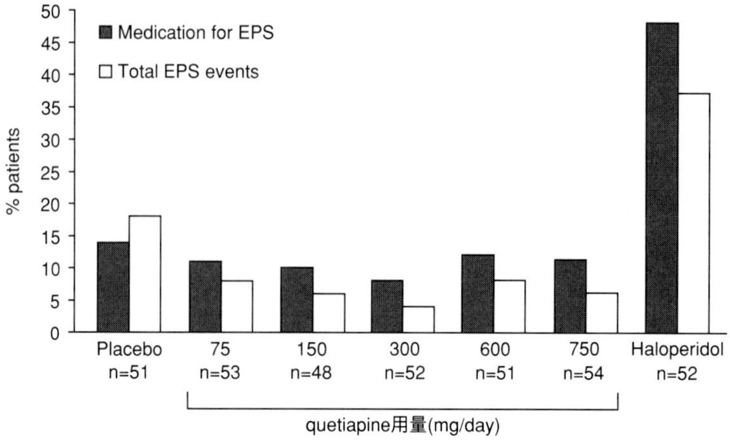

図18　急性期精神分裂病に対するquetiapineのplacebo対照試験におけるEPSと抗パーキンソン薬使用率（Arvanitisら[2]，1997より作図）
p=NS (Seroquel vs placebo)

表15　わが国での2つの比較試験における副作用発現率

1）Haloperidolとの比較試験（村崎ら[31]，2001）

		評価例数	例数	%	Fisher直接確率	総発現件数
副作用発現例	QTP群	100	67	67.0	p=0.014	248
	HPD群	97	80	82.5		412
錐体外路症状発現例	QTP群	100	29	29.0	p=0.001	63
	HPD群	97	62	63.9		188

QTP：quetiapine，HPD：haloperidol

2）Mosapramineとの比較試験（工藤ら[23]，2000）

	薬剤	評価例数	例数	%	Fisher 直接確率法	総発現件数
副作用発現例	QPT	90	55	61.1	＊＊	239
	MPM	90	73	81.1	p=0.004	351
錐体外路症状発現例	QPT	90	27	30.0	＊＊＊	51
	MPM	90	55	61.1	p=0.000	168

QTP：quetiapine，MPM：mosapramine，＊＊：p<0.01，＊＊＊：p=0.001

重増加を伴い，risperidoneとquetiapineは中等度の体重増加を伴うとされている[9]。これまでの報告をまとめると，placeboに比べて，olanzapine 29%対3%，risperidone 18%対9%，quetiapine 23%対6%とそれぞれ有意な体重増加（投与前体重の7%以上）がみられている[10]。Rakら[40]の解析では，臨床試験および期間延長データ（2,216例）で，5～6週間で平均2.08kg（n=778），9～10週間で2.16kg（n=171），6～9ヵ月で1.89kg（n=556），9～12ヵ月で2.77kg（n=360）となっており，この時のquetiapine平均用量は428mg/日であった。なお，2,216例の集団で体重増加のために中止したのは1例にすぎなかった。

(4)　内分泌系― prolactin値

Quetiapineは隆起下垂体漏斗DA系への作用は極めて弱いことから，Arvanitisらの試験にみるように，prolactin値に影響しない（図19）。

(5)　大量服用

これまでに5例の報告があり，最高20gに至っているが，いずれも回復している[10]。

表16　2つの二重盲検比較試験における錐体外路系副作用の発現例数（%）（村崎ら[31]，2001；工藤ら[23]，2000）

	quetiapine n=190	haloperidol n=97	mosapramine n=90
アカシジア	17 (8.9)	23 (23.7)	19 (21.1)
ジスキネジア	8 (4.2)	9 (9.3)	5 (5.6)
筋強剛	10 (5.3)	22 (22.7)	19 (21.1)
振戦	22 (11.6)	37 (38.1)	26 (28.9)
ジストニア	6 (3.2)	8 (8.2)	6 (6.7)
嚥下障害	5 (2.6)	13 (13.4)	9 (10.0)
流涎	10 (5.3)	20 (20.6)	23 (25.6)
歩行異常	9 (4.7)	18 (18.6)	5 (5.6)
構音障害	11 (5.8)	12 (12.0)	16 (17.8)
錐体外路障害	5 (2.6)	23 (23.7)	—
ブラジキネジア	6 (3.2)	—	21 (23.3)
その他	5 (2.6)	2 (2.0)	19 (21.1)

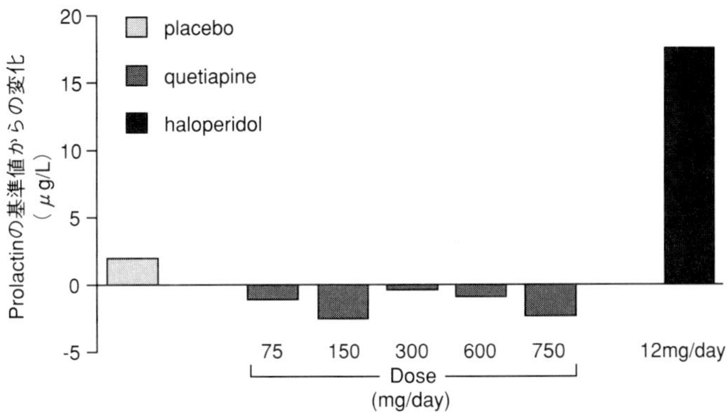

図19　Quetiapineの血漿prolactin濃度に及ぼす影響
（Arvanitisら[2]，1997より作図）　　*p<0.0075 vs placebo

(6)　わが国での臨床試験からみた安全性

a．全般的副作用：わが国で実施されたHPDおよびMPMを対照薬とする2つの二重盲検比較試験における副作用発現率をまとめたのが表15である。両薬剤に比して，quetiapineはEPS発現率も含めて有意に低いことが示されている。発現率10%以上のEPSを除いた副作用をpick－upすると，HPDとの比較（括弧内）では，不眠症21%（26.8），傾眠19.0%（11.3），倦怠感15.0%（13.4），神経過敏14.0%（14.0），不安10.0%（10.3），無力症10.0%（12.4）であり，傾眠がやや多い以外はほぼ同率を呈している。MPMとの比較では，神経過敏24.4%（24.4），不安18.9%（12.2），めまい12.2%（6.7），倦怠感11.1%（17.8），無力症11.1%（13.3），吐気5.6%（12.2），食欲不振8.9%（18.9），腹痛4.4（11.1%）とほぼ同等ながら，MPMに消化器症状の多いのが目立っている。

b．EPSとprolactin値：EPSのみを別項にまとめたのが表16であり，quetiapineにおけるEPS発現率の低さが際立っている。

一方，prolactin値はquetiapineとHPDとの試験ではともに有意の低下を示しているが，その変化量はquetiapineに有意に大きい（p<0.001）。MPMとでは，MPMでは上昇したのに対して，quetiapineでは有意に低下して正常化したと考えられ，両群間でも有意差がみられている（p<

0.001)。なお，両試験で，quetiapine 群に月経異常，乳汁分泌，射精障害などの症状は発現していない。

改めて，quetiapine は安全性面での非定型抗精神病薬の要件を満たしていることが確認されている。

4．Quetiapine の位置づけ

非定型抗精神病薬としての立場はすでに海外で明らかにされており，米国でのExperts Consensus Guideline にも，あるいは WPA の second generation antipsychotics にも明示されている。

今回，わが国における臨床試験の成績からも，非定型抗精神病薬の要件をすべて満たすことが実証されている。われわれの治験における臨床経験から quetiapine の位置づけを決定することは不可能に近いが，①投与初期に鎮静作用が発現する，②十分な陽性・陰性症状への効果が期待される，③ EPS の発現率が極めて低い，④ prolactin 値の影響が少ない，などの成績から，精神運動興奮や激越を呈する初発エピソードから積極的に使用できると考えられる。また，他の定型・非定型抗精神病薬でEPSが目立つ，あるいは遅発性ジスキネジアを呈する症例にも quetiapine への積極的な switching が勧められる。

海外では，承認が遅かったこともあって，risperidone や olanzapine の後塵を拝して 3 番手の評価となっているが，低用量（75mg/日）から高い用量（600mg/日）までの至適用量の幅の広さを生かして，適応症例に対する処方の極意を会得すれば，他の非定型抗精神病薬に優るとも劣らない有用性を発揮するものと大いに期待している。

おわりに

海外では 3 番目の新規の非定型抗精神病薬とされる quetiapine がようやくわが国での承認を受けた。国の内外の膨大な資料を整理するほどに，quetiapine の優れた抗精神病作用が浮き彫りにされ，安全性の高さが際立つことが明らかにされてきている。精神分裂病薬物療法の場で，大いなる威力を発揮しうるものと確信している。

文献

1) Arvanitis, L. A.：Clinical profile of Seroquel™ (quetiapine)：an overview of recent clinical studies. In：Holliday, S. G., Ancill, R. J., Mac Ewan, G. W., eds. Schizophrenia：Breaking Down the Barriers. pp. 209-236, John Wiley and Sons Ltd, Chichester, 1996.
2) Arvanitis, L. A, Miller, B. G. and the Seroquel Trial 13 Study Group：Multiple fixed doses of "Seroquel" (quetiapine) in patients with acute exacerbation of schizophrenia：a comparison with haloperidol and placebo. Biol. Psychiatry, 42：233-246, 1997.
3) Beasley, C. M., Hamilton, S. H., Crawford, A. M. et al.：Olanzapine versus haloperidol：acute phase results of the international double blind olanzapine trial. Eur. Neuropsychopharmacol., 7：125-137, 1997.
4) Beasley, C. M., Sanger, T., Satterlee, W. et al.：Olanzapine versus placebo：results of a double-blind, fixed dose olanzapine trial. Psychopharmacology, 124：159-167 (a) 1996.
5) Blin, O., Azorin, J. M., Bouhours, P.：Antipsychotic and anxiolytic properties of risperidone, haloperidol and methotrimeprazine in schizophrenic patients. J. Clin. Psychopharmacol., 16：38-44, 1996.
6) Borison, R. L., Arvantis, L. A., Miller, B. G.：ICI 204, 636, an atypical antipsychotic：efficacy and safety in a multicenter, placebo-controlled trial in patients with schizophrenia. U. S. SEROQUEL Study Group. J. Clin. Psychopharmacol., 16：158-169, 1996.
7) Carlsson, A., Lindqvist, M.：Effect of chlorpromazine or haloperidol on formation of 3-methoxytyramine and normethanephrine in mouse brain. Acta Pharmacol., 20：140-144, 1963.
8) Chouinard, G., Jones, B., Remington, G. et al.：A Canadian multicenter placebo-controlled study of fixed doses of risperidone and haloperidol in the treatment of chronic schizophrenic patients. J. Clin. Psychopharmacol., 13：25-404, 1993.
9) Collaborative Working Group on Clinical Trial Evaluations：Adverse effects of the atypical antipsychotics. J. Clin. Psychiatry, 59 Suppl. 12：S17-S22, 1998.

10) Dev, V., Raniwalla, J. : Quetiapine. A review of its safety in the management of schizophrenia. Drug Safety, 23 : 295-307, 2000.
11) Fabre, L., F., Arvanitis, L., Pultz, J. et al. : ICI 204, 636, a novel, atypical antipsychotic : early indication of safety and efficacy in patients with chronic and subchronic schizophrenia. Clin. Ther., 17 : 366-378, 1995.
12) Gefvert, O., Bergström, M., Långström, B. et al. : Time course of central nervous dopamine-D_2 and 5-HT_2 receptor blockade and plasma drug concentrations after discontinuation of quetiapine (Seroquel) in patients with schizophrenia. Psychopharmacology, 135 : 119-126, 1998.
13) Goldstein, J. M. : Preclinical profile of Seroquel (quetiapine) : an atypical antipsychotic with clozapine-like pharmacology. In : Holliday, S. G., Ancill, R. J., MacEwan, G. W. eds. Schizophrenia. Breaking Down the Barriers. pp. 177-236, John Wiley & Sons Ltd, Chichester, 1996.
14) Goldstein, J. M. : Atypical antipsychotic drugs : beyond acute psychosis, new directions. Emerging Drugs, 4 : 127-151, 1999.
15) Goldstein, J. M. : The new generation of antipsychotic drugs : how atypical are they? Int. J. Neuropsychopharmacol., 3 : 339-349, 2000.
16) Goldstein, J. M., Litwin, L. C., Sutton, E. B. et al. : Seroquel : electrophysiological profile of a potential atypical antipsychotic. Psychopharmacology (Berl), 112 : 293-298, 1993.
17) Grimm, S. W., Stams, K. R., Bui, K. : *In vitro* prediction of potential metabolic drug interactions for Seroquel 〔abstract〕. Schizophr. Res., 24 (1/2) : 198, 1997.
18) Gunasekara, N. S., Spencer, C. M. : Quetiapine. A review of its use in schizophrenia. CNS Drugs, 9 : 325-340, 1998.
19) Hellewell, J., Mckellar, M., Raniwalla, J. : 'Seroquel' : efficacy in aggression, hostility and low mood of schizophrenia 〔abstract〕. Presented at the CINP Congress 1998, Glasgow, UK.
20) Jablensky, A. : Schizophrenia : the epidemiological horizon. In : Weinberger, D. R., Hirsch, S. R., eds. Schizophrenia. pp. 206-252, Blackwell Science, 1995.
21) Keck, P., Arvanitis, L. A., Kowalcyk, B. : Long-term treatment with 'Seroquel' (quetiapine) : tolerability and efficacy in patients with schizophrenia. In preparation.
22) King, D. J., Link, C. G. G., Kowalck, B. : A comparison of bd and td dose regimens of quetiapine (Seroquel) in the treatment of schizophrenia. Psychopharmacology, 137 : 139-146, 1998.
23) 工藤義雄，野村純一，井川玄朗他：フマル酸クエチアピンの精神分裂病に対する臨床評価－塩酸モサプラミンを対照薬とした二重盲検比較試験－．臨床医薬，16：1807-1842，2000.
24) Küfferle, B., Tauscher, J., Asenbaum, S. et al. : IBZM SPECT imaging of striatal dopamine-2 receptors in psychotic patients treated with the novel antipsychotic substance quetiapine in comparison to clozapine and haloperidol. Psychopharmacology, 133 : 323-328, 1997.
25) 前田久雄，中村純，辻丸秀策他：フマル酸クエチアピンの治療抵抗性精神分裂病に対する臨床効果．臨床精神薬理，２：653-668，1999.
26) Marder, S. R., Meibach, R. C. : Risperidone in the treatment of schizophrenia. Am. J. Psychiatry, 151 : 825-835, 1994.
27) Meats, P. : Quetiapine ('Seroquel') : an effective and well-tolerated atypical antipsychotic. Int. J. Psychiat. Clin. Pract., 1 : 231-239, 1997.
28) Meltzer, H. Y. : The mechanism of action of clozapine in relation to its clinical advantages. In : Meltzer, H. Y. (ed.), Novel Antipsychotic Drugs, pp. 1-13, Raven Press, New York, 1992.
29) Migler, B. M. , Warawa, E. J., Malick, J. B. : Seroquel : behavioral effects in conventional and novel tests for atypical antipsychotic drug. Psychopharmacology, 112, sep : 299-307, 1993.
30) Mullen, J., Reinstein, M., Bari, M. et al. : Quetiapine and risperidone in outpatients with psychotic disorders : results of the QUEST trial. Presented at the ECNP 1999, London, UK.
31) 村崎光邦，小山司，福島裕也：精神分裂病に対するフマル酸クエチアピンの臨床評価― haloperidol を対照薬とした二重盲検比較試験―．臨床精神薬理，４：127-155, 2001.
32) 村崎光邦，工藤義雄，小山司他：精神分裂病に対するフマル酸クエチアピンの後期第Ⅱ相試験．臨床精神薬理，２：613-631, 1999.
33) 村崎光邦，工藤義雄，小山司他：長期投与におけるフマル酸クエチアピンの精神分裂病に対する有効性および安全性の検討．臨床精神薬理，２：633-652, 1999,
34) 村崎光邦，島田英子，吉本渉他：フマル酸クエチアピン(ICI204, 636)の健常成人男子を対象とした第Ⅰ相試験．臨床評価，27：101-144, 1999.
35) 村崎光邦，山内俊雄，八木剛平他：精神分裂病に対するフマル酸クエチアピンの前期第Ⅱ相試験．日本神経精神薬理学雑誌，19：53-66, 1999.
36) Peuskens, J.：Risperidone in the treatment of patients with chronic schizophrenia：a multinational, multi-centre, double-blind, parallel-group study versus haloperidol. Risperidone Study Group. Br. J. Psychiatry, 166：712-726, 1995.
37) Peuskens, J., Link, C. G. G.：A comparison of quetiapine and chlorpromazine in the treatment of schizophrenia. Acta Psychiatr. Scand., 96：265-273, 1997.
38) Purdon, S., Malla, A., Labelle, A. et al.：Improvement of cognitive function in schizophrenia after long-term treatment with quetiapine：a double blind study. In preparation.
39) Purdon, S., Malla, A., Labelle, A. et al.：Long-term treatment with quetiapine improves cognitive function in schizophrenia：a double blind study. Presented at the American College of Neuropsychopharmacology Annual Meeting 1999, Acapulco, Mexico.
40) Rak., I., Jones, A. M., Raniwalla, J. et al.：Weight changes in patients treated with Seroquel(quetiapine)〔abstract〕. Schizophr. Res., 41：206, 2000.
41) Robertson, G. S., Matsumura, H., Fibiger, H. C.：Induction patterns of Fos-like immunoreactivity in the forebrain as predictors of atypical antipsychotic activity. J. Pharmcol. Exp. Ther., 271：1058-1066, 1994.
42) Royal College of Psychiatrists：The association between antipsychotic drugs and sudden death. Council Report CR57. Jan. 1997.
43) Saller, C. F., Salama, A. I.：Seroquel：biochemical profile of a potential atypical antipsychotic. Psychopharmacology, 112：285-292, 1993.
44) Skarsfeldt, T.：Differential effects of repeated administration of novel antipsychotic drugs on the activity of midbrain dopamine neurons in the rat. Eur. J. Pharmacol., 15；281：289-294, 1995.
45) Small, J. G., Hirsch, S. R., Arvanitis, L. A. et al.：Quetiapine in patients with schizophrenia. A high-and low-dose double-blind comparison with placebo. Seroquel Study Group. Arch. Gen. Psychiatry, 54：549-557, 1997.
46) Swerdlow, N. R., Zisook, D., Taaid, N.：Seroquel (ICI 204,636) restores prepulse inhibition of acoustic startle in apomorphine treated rats：similarities to clozapine. Psychopharmacology, 114：675-678, 1994.
47) Thyrum, P. T., Fabre, L. F., Wong, Y. W. J.：Multiple-dose pharmacokinetics of ICI 204, 636 in schizophrenic men and womer〔abstract〕. Psychopharmacol. Bull., 32(3)：525, 1996.
48) Thyrum, P. T., Jaskiw, G., Fuller, M. et al.：Multiple-dose pharmacokinetics of ICI 204, 636 in elderly patients with selected psychotic disorders〔abstract〕. Psychopharmacol. Bull., 32(3)：524, 1996.
49) Tollefson, G. D., Beasley, C. M. Jr., Tamura, R. N. et al.：Blind, controlled, long-term study of the comparative incidence of treatment-emergent tardive dyskinesia with olanzapine or haloperidol. Am. J. Psychiatry, 154：1248-1254, 1997
50) Tran, P. V., Hamilton, S. H., Kuntz, A. J. et al.：Double-blind comparison of olanzapine versus risperidone in the treatment of schizophrenia and other psychotic disorders. J. Clin. Psychopharmacol., 17：407-418, 1997.
51) Vahid-Ansari, F., Nakabeppu, Y., Robertson, G. S.：Contrasting effects of chronic clozapine, Seroquel™ (ICI204, 636) and haloperidol administration of deltaFosB-like immunoreactivity in the rodent forebrain. Eur. J. Neurosci., 8：927-936, 1996.
52) Velligan, D. I., Newcomer, J., Pultz, J. et al.：Changes in cognitive functioning with quetiapine fumarate versus haloperidol. Poster presented at the American College of Neuropsychopharmacology Annual Meeting 1999, Acapulco, Mexico.
53) Wong, J. Y. W., Ewing, B. J., Thyrum, P. T. et al.：Multiple-dose pharmacokinetics of 'Seroquel' (quetiapine) in elderly psychotic patients (abstract). Schizophr. Res., 24：199(b)1997.
54) Wong, J. Y. W., Ewing, B. J., Thyrum, P. T. et al.：Pharmacokinetics of 'Seroquel' (quetiapine) in hepatic and renal insufficiency (abstract). Schizophr. Res., 24：200(c), 1997.

第1部 展　望

睡眠薬開発の歴史と展望

村崎光邦*

抄録：不眠の歴史とともに歩んできた睡眠薬の歴史をたどると，有史以前のalcohol，opium，cannabisを含めた木根草皮に始まるが，睡眠薬と銘うったものはchloral hydrateであった。その後，1903年のbarbitalの合成以来，barbituratesの時代となり，麻酔薬や抗てんかん薬とともに睡眠薬として半世紀にわたって君臨してきた。耐性や依存の形成あるいは安全域の狭さを克服すべく，non-barbituratesが次々と世に出て，一時は広く利用され，一部は現在に残っているが，1961年に登場したbenzodiazepine（BZ）系睡眠薬にほぼ完全にとって代わられた。優れた抗不安作用と催眠作用，さらには安全性の高さから全世界を席巻し，今もってBZの時代が続いている。それでもなお，反跳性不眠や身体依存の形成と臨床用量依存の問題を抱えており，これらを避けるべくBZ受容体subtypeのうち，ω_1受容体作動薬の開発が進んで，quazepamやzolpidemが登場し，zaleplonが開発中である。将来展望として，BZ受容体とは直接関係のない睡眠薬の開発も検討されており，その中からmelatonin受容体作動薬，prostagrandin D_2 analogue，orexin受容体拮抗薬など新規睡眠薬の開発も間近い状況にあり，今後の動向に期待し，注目していきたい。

臨床精神薬理　4（増刊）：9-23, 2001

Key words: *development of hypnotics, benzodiazepines, non-benzodiazepines, ω_1 receptor agonist, melatonin, prostagrandin D_2, orexin*

はじめに

太古の人々は太陽の登るとともに起きて活動し，沈むとともに寝ぐらにもどって眠るといったごく自然の営みの中で睡眠・覚醒のリズムが維持されていたと思われる。牧歌的な平和な生活の中では，夜眠れないで苦しむことはなかったのかもしれない。有史以前の個人から集団へ，部族から国家への進展，あるいは狩猟，漁業から遊牧，農耕への進展とともに社会生活も単純なものから複雑なものへと発展し，そこに恐怖，懸念，緊張，不安，悩みなどの精神活動も生まれて，文明の発達に付随して次第に不眠の現象も生じていったと思われる。

眠りをよくし，不眠を癒す方法が必要となり，それに応じた対策が講じられて，木根草皮の時代から睡眠薬と呼ばれる薬物にたどりつくまでに数千年を要したと思われるが，19世紀の中頃に最初の睡眠薬としてchloral hydrateが作られてから，あとの発展は社会の要請もあって急速なものがある。ここでは，睡眠薬の誕生からその開発の歴史と展望について述べてみたい。

I．木根草皮の時代

人類が利用した最も古い眠るための物質はケシに含まれている阿片（opium）であったとされている。古代スメリア人が紀元前4000年の時代に使っていたとのことで，ギリシャ時代の眠りの神

History and prospect of development of hypnotics in Japan.
* CNS薬理研究所
〔〒228-0803 神奈川県相模原市相模大野3-1-7 エピカ京屋ビル3F〕
Mitsukuni Murasaki：Institute of CNS Pharmacology. 3-1-7, Sagamiohno, Sagamihara, Kanagawa, 228-0803 Japan.

表1　有史以前の催眠作用物質

1	alcohol（古代エジプトのブドウ酒，Paracelsusが命名） 紀元前　アレクサンドリアでethanolの蒸留 13世紀後半　医薬としての使用 1873年　わが国で焼酎の蒸留
2	opium（紀元前4000年の古代スメリア人） 1803年　Sorturnar　alkaloidの単離 眠りの神Hypnosの子，夢の神Morpheusよりmorphineと命名

表2　Prebarbituratesの時代

1832年	Liebig	chloral hydrate
1857年	Behrend	bromide
1828年	Wiedenbush	paraldehyde
	1882年　Cervello	
1888年	RaumannとKast	sulfonal
1907年	Soam	bromvalerylurea

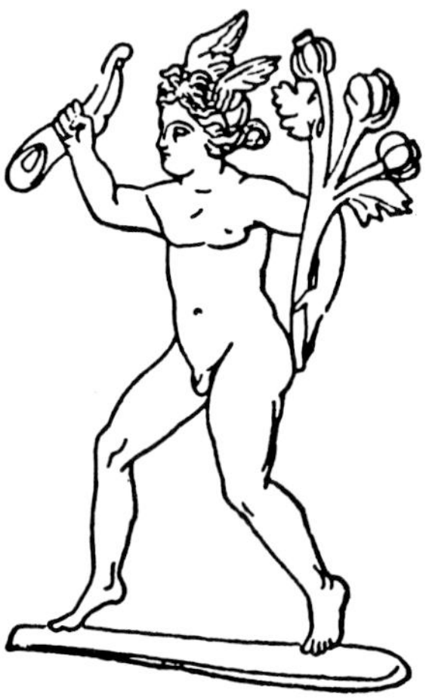

図1　ケシの茎を左手に，その汁液を滴下・注入するための角を右手にもつギリシア時代の眠りの神“Hypnos”の像（Hartmann[16], 1978）

Hypnosがケシの草を手にした像が残されていることからも眠りのための阿片の意味がわかる（図1）[16]。1803年にalkaloidが単離されて，opiumの化学構造が明らかにされている。なお，morphineという名称は，Hypnosの子である夢の神Morpheusに由来するといわれる。また，いつの時代にalcoholが作られたのか定かではないが，古代エジプトにブドウ酒があったとの記録がある。Aristotleの“Sleep and Waking”なる書物にヒトの眠りをよくするものに，wine，popy，mandrake，rye grassの4つの名前があげられている[36]。Alcoholという名称はPalacelsusという人がつけたとのことで，紀元前にアレキサンドリアでethanolの蒸留が行われたという記録があり，少なくとも有史以前から睡眠薬として用いられたのはopiumとalcoholが代表的なものであったことは事実であろう。今もって，“眠れないくらいなら，お酒でも飲んで寝ろ”と言われかねない時代であり，もちろん，不眠症の治療ということよりも，本来のalcoholを楽しみながら眠っていたことが根底にあると考えられる（表1）。

ほかにも，インド大麻なども古い歴史を有して，宗教的行事から暗殺団にも用いられたとの記録があり[34]，また，中国4000年の歴史の中から生まれた生薬が睡眠薬として用いられ，今に続いている可能性もある。

Ⅱ．Prebarbituratesの時代（表2）

Goodman-Gilmanの教科書で調べてみると，睡眠薬と呼ばれて最初に出てきたのが，1832年にLiebigが創ったchloral hydrateである。教科書的には睡眠薬のほかに持続睡眠療法やてんかん重積

表3　現在わが国で用いられるbarbiturates系睡眠薬

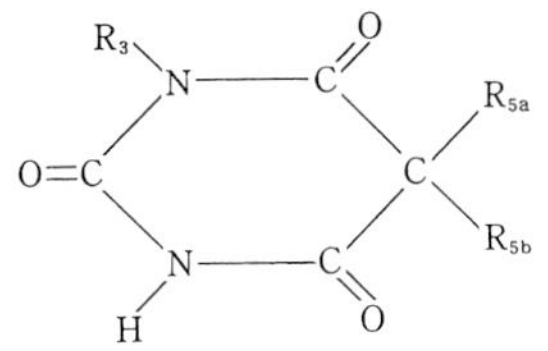

一　般　名	R_3	R_{5a}	R_{5b}
長時間作用型(6時間以上)			
barbital	H	ethyl	ethyl
phenobarbital	H	ethyl	phenyl
中間作用型(3-6時間)			
amobarbital	H	ethyl	isopentyl
短時間作用型(3時間以下)			
pentobarbital	H	ethyl	1-methylbutyl
secobarbital	H	allyl	1-methylbutyl
超短時間作用型(静脈麻酔用)			
hexobarbital	CH_3	methyl	cyclohexenyl

発作に用いるとあるが，筆者自身には使用経験がない。海外では，抗不安薬や抗うつ薬の臨床試験のさいに，不眠にはchloral hydrateを用いるとの記録をみるが，海外のみならず，わが国でもまだ生き残っているのが不思議である。Chloral hydrateはtrichloroethanolに体内変換されて催眠作用を発揮すると考えられて，その系統のtrichloroethyl-phosphateも主に睡眠脳波を記録するための睡眠誘発に用いられたが，わが国からは姿を消した。

次いで，1857年にBehrendによってBr塩（sodium bromide, potassium bromide）が不眠症の治療に導入されたが，薬局でOTC（over tre counter,市販薬）として売り出され，乱用や臭素の体内蓄積による中毒性せん妄などの問題を生じて使われなくなった。

1828年にparaldehydeが創薬され，1882年にCervelloが精神病患者の精神運動興奮を鎮静・入眠させることを目的に使用を始めたが，不快な臭気と味覚を引き起こすうえに中毒死が起こったこともあってすぐに姿を消した。

1888年のsulfonalもparaldehydeと同様に副作用が強く，いろいろの問題を生じて直ぐ消えてしまったが，次に1907年Soamによって作られてドイツのKnol社から出たbromvalerylureaはわが国では根強い人気をもって現在も生き残っている。Goodman-Gilmanの教科書には残っていないのに，わが国では，医家向けのみならず，OTCの中にbromvalerylureaが含まれた鎮静・催眠薬として市販されている。医師による処方頻度は低く，筆者は処方しないが，稀に紹介患者にIsomytal®-Brovarin®の組み合せで処方されている場合があり，他の睡眠薬に置き換えるのに苦労することがある。乱用や自殺目的の大量服用の危険性があり，問題である。

Ⅲ．Barbituratesの時代

これまでに述べたものより作用と安全性に優れたものをということでいよいよbarbituratesが登場してきた。1864年にAdolf von Mayerによってbarbituric acidが合成されていたが，1903年Fischerとvon Meringがbarbitalを合成し，これがbarbituratesの第1号となり，今もってわが国でも睡眠薬として存在している。次に，1912年2つのグループによってphenobarbitalが合成されて，睡眠薬としてのみならず，抗てんかん薬として広く用いられているのは周知である。Barbituric acidは表3にみるように，比較的単純な化学構造を有しているが，R_3，R_{5a}，R_{5b}の位置に種々の置換基をつけることによって2500種ものものが合成され，50品目が発売されたといわれている。わが国にも多くが導入され，一部は静脈麻酔薬としても用いられてきたが，現在，睡眠薬として残っているのは，barbital，phenobarbitalに加えてamobarbital, pentobarbital，secobarbitalの5品目のみとなっている。Barbituratesは極めて優れた催眠作用を有して，約半世紀にわたって睡眠薬の王者として君臨してきたが，①耐性が比較的早期に形成されて，依存症に陥る危険性が高いこと，②離脱時にalcoholの振戦せん妄と同様な退薬症候を呈しやすいこと，③常用量の10倍で昏睡となり，それ以上の高用量では脳幹の生命維持機構を麻酔させて死に致る危険性が高く，自殺目的で大量服用されるなど，安全性に問題があることから，睡眠薬は怖いとのイメージを作りあげ，処方頻度も落ちてきていた。

表 4　Non-barbituratesの時代

1940年代	H_1受容体拮抗薬	diphenhydramine
1954年	Graber	ethinamate
1954年	Berger	meprobamate
1954年		glutethimide
1956年	Kunz	thalidomide
1959年	Boissier	methaqualone
1968年	Vellville	ethochlorvynol
1973年		perlapine
1982年		butoctamide

Barbituratesの作用機序は後に詳述するが，低用量ではGABA系に促進的に作用し，高用量では直接Cl^-チャンネルに作用してその開口時間を延長させることにある。

Ⅳ．Non-barbituratesの時代

1955年前後に上記のbarbituratesの欠点を克服すべく，新しい化学構造をもった睡眠薬が数多く合成され，導入されてきた（表 4）。Non-barbituratesと呼ばれ，barbituratesとともに，次のbenzodiazepine（BZ）系睡眠薬が1960年代に登場して，それにとって代わられるまでの十数年，睡眠薬として広く用いられた。

表 4 の最初のdiphenhydramine は histamine H_1受容体拮抗薬で，わが国では乗物酔い止め薬（Travelmin®）として市販されているが，現在，OTCの鎮静・催眠薬として治験中である。これら多くのnon-barbituratesは，例えばmethaqualone は乱用されて Hyminal 遊びと呼ばれて消え，thalidomideは強い催奇性を生じて大きな社会問題となった。抗不安薬として登場し，睡眠薬としても利用されたmeprobamateは，極めて優れた作用のために，一時は魔法の薬として全世界を席巻したが，急速な耐性の形成と依存形成および激しい退薬症候を呈してmeprobamate中毒が多発して，次のBZにとって代わられてしまった。いずれも十分な作用機序が明らかにされないままに駆け抜けてしまったのである。

つい最近まで愛用されてきたperlapineは，元々抗精神病薬として開発されたが，抗精神病作用がなく，催眠作用が強いとして睡眠薬に早代わり

chloral hydrate　$Cl_3CCH(OH)_2$

bromvalerylurea　$(CH_3)_2CHCH(Br)CONCONH_2$

butoctamide semisuccinate　$CH_3CH(OCOCH_2CH_2COOH)CH_2CONHCH_2CH(C_2H_5)(CH_2)CH_3$

図 2　Non-barbiturates系睡眠薬

してスイスのWander社から出ていたが（Hypnodin®），これもBZに追われて姿を消した。

興味深いのはbutoctamide semisuccinateで，動物やヒトの脳脊髄液から抽出された有機ブロム化合物の関連物質として，わが国独自に開発された睡眠薬である（図 2）。その作用特徴は，生理的な自然睡眠に近い眠りを誘導し，入眠潜時の短縮，REM睡眠の潜時の短縮と持続時間の延長をもたらすといった他の睡眠薬にみられない性質を有することで，排泄半減期が30～60分と極めて短い。残念ながら，力価が低く，催眠作用が弱く，600mg/日という高い用量が必要で，強い不眠症患者には効果不十分という弱点があり，処方頻度が低い。

以上のように，non-barbituratesは睡眠薬としてはbarbituratesの欠点を克服することができずに，主役となることもなく，ほとんどが姿を消して，次のBZの時代へと移ったのである。

Ⅴ．Benzodiazepine系睡眠薬の時代

いまだmeprobamateが抗不安薬として全盛を誇っていた1950年代後半に，それにとって代わるべく新しいタイプの薬剤としてBZの開発が着々と進められていた。その詳細はSternbach[53]のBZ storyに明らかにされているが，1961年Hoffman La Loche 社の Randall が Sternbach の作ったchlordiazepoxideを世に出す契機となった非臨床試験のデータを提出した。臨床的にも有用性が証明されて，BZ系薬物の第 1 号となったのであ

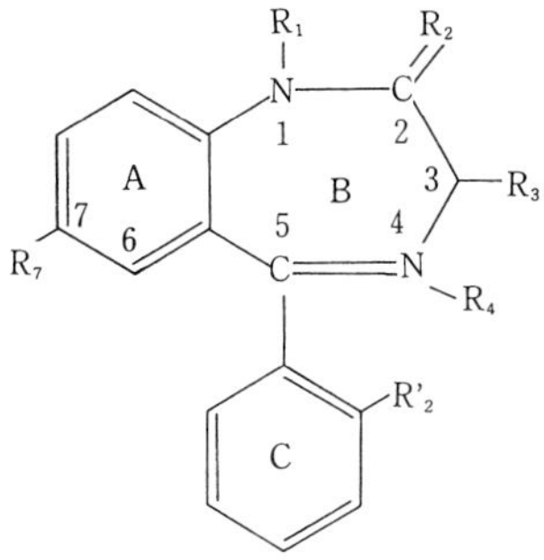

図3　Benzodiazepine骨格

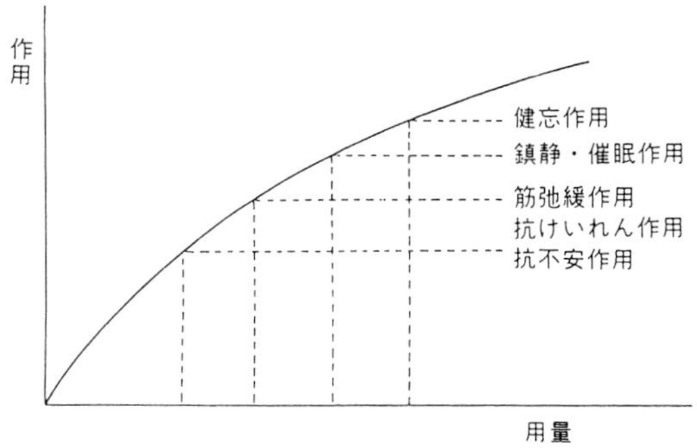

図4　BZ系薬物の用量と作用との関連

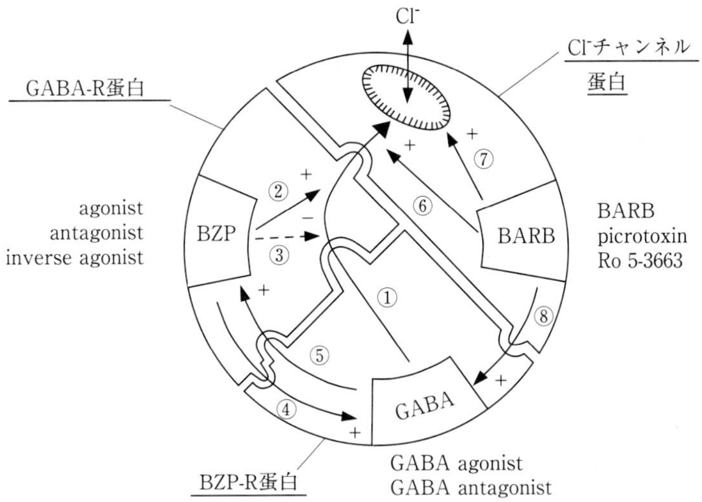

図5　GABA$_A$/BZP/Cl⁻チャンネル複合体の機能模式図（Polcら[45]，1982）

BZはBZ受容体に結合することでGABA受容体の感受性を高めるとともに（矢印4），GABA受容体からCl⁻チャンネルへのcoupling（矢印1）の機能に作用してCl⁻チャンネルの開口頻度を増加させるといったGABA系の活性を高める方向に働く（矢印2）。このように，BZ受容体作動薬はGABAを介した作用しかなく，大量服用によってもBZ受容体が飽和されればそれまでの効果しかないので，生命的には極めて安全性が高い。一方，Cl⁻チャンネルに結合部位を有するbarbituratesは低用量ではGABA受容体に作用するので，BZと類似した臨床作用を発揮するが（矢印8），高用量になると，GABA系を介さず，直接Cl⁻チャンネルに作用してその開口時間を延長させる（矢印7）。この点がBZとbarbituratesの決定的な違いであり，barbituratesのCl⁻チャンネルへの直接的作用が，脳全体に作用して麻酔をかけてしまい，さらに大量になると，脳幹の生命維持機構に作用して，これを麻酔して死に至らしめる。Ethanolの神経生化学的作用は十分に明らかにされていないが，barbituratesと同様な作用機構を有して，低用量ではGABA系に作用し，高用量で直接Cl⁻チャンネルに作用するとされて，急性alcohol中毒での死亡もありうる。

る。当時はまだ化学構造が明らかでなかったとされるが，benzen環と1位と4位に窒素が入ったdiazepine環を有する1,4benzodiazepineであることが決定され，翌年にはdiazepamとoxazepamが開発されて，いよいよBZの時代となったのである（図3）。

BZ系薬物には，強力な抗不安作用のほかに用量依存的に抗けいれん作用，筋弛緩作用，鎮静・

表５　Benzodiazepine受容体作動薬

1. Desmethyl diazepam group	5. triazolo BZ group
diazepam	estazolam*
prazepam	triazolam*
clorazepate	alprazolam*
chlordiazepoxide	(rilmazafone)*
medazepam	6. oxazolo BZ group
bromazepam	oxazolam
2. Desalkyl flurazepam group	cloxazolam
flurazepam*	haloxazolam*
fludiazepam	mexazolam
loflazepate	flutazolam
flutoprazepam	7. others
quazepam	rilmazafone*
3. 3-hydroxy BZ group	midazolam*
oxazepam	tofisopam
lorazepam	clobazam**
lormetazepam*	8. thienodiazepine group
4. 7-nitro BZ group	clotiazepam
nitrazepam*	etizolam
nimetazepam*	brotizolam*
clonazepam**	9. cyclopyrrolone
flunitrazepam*	zopiclone*
	10. imidazopyridine
	zolpidem*

*：睡眠薬，**：抗てんかん薬

表６　BZ受容体作動薬系睡眠薬の製造承認許可年

nitrazepam	1967
estazolam	1975
flurazepam	1975
nimetazepam	1976
haloxazolam	1980
triazolam	1982
flunitrazepam	1983
etizolam[1]	1983
midazolam	1988
brotizolam[1]	1988
rilmazafone	1989
zopiclone[2]	1989
lormetazepam	1990
quazepam	1999
zolpidem[3]	2000

1：thienodiazepines，
2：cyclopyrrolone，
3：imidazopyridine

催眠作用のあることが判明し（図４），抗不安薬，抗てんかん薬，睡眠薬として広く用いられ，現在，最も処方頻度の高い薬物の１つとなっている。

後に，BZ系薬物は脳内のBZ受容体に結合して作動薬として使用し，GABA系とCl^-チャンネルのcoupling機能を促進することが，その作用機序の本態であることが解明され[45]（図５），新たに開発されたBZ骨格とは異なるthienodiazepine誘導体やcyclopyrrolone誘導体もBZ受容体作動薬であることから，ここでは一括してBZ系薬物としてまとめてある。

現在までにわが国に導入されたものを主に化学構造上の特徴から10に分類して一覧表にしたのが表５である。2000年12月に上市されたimidazopyridine誘導体のzolpidemも含めてある。この中から，BZ受容体作動性睡眠薬がどのようにわが国に導入されたかの経緯を示したのが

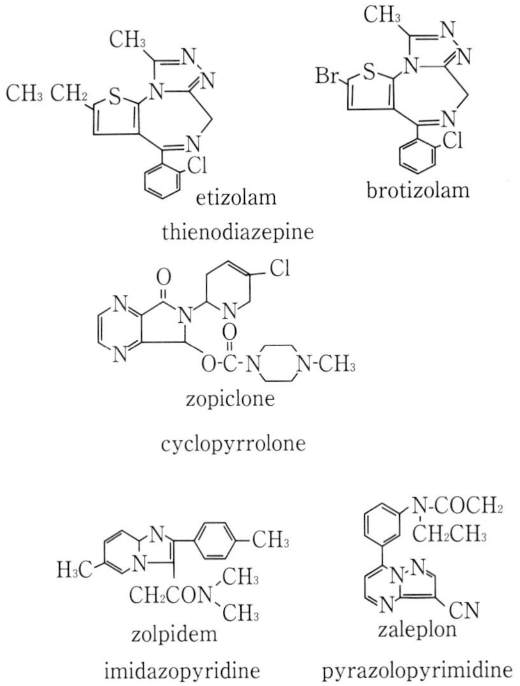

図6　Non-BZにしてBZ受容体作動性睡眠薬の化学構造

表6である。

BZ系薬物が抗不安薬として登場して，たちまちのうちにmeprobamateにとって代わり，今もって君臨する一方で，強力な催眠作用を有し，例えばdiazepam 10mgが手術前夜の睡眠薬として当初から利用されていた。BZ系の睡眠薬と銘うって開発されたのはnitrazepamが第1号であり，1967年にBenzalin®とNelbon®の商品名で一世を風靡したのである。その後，続々と表6のように導入されてきたが，nitrazepamはほとんど常に新しい睡眠薬の第Ⅲ相の二重盲検比較試験において対照薬として勤めてきた。今もってnitrazepamの処方頻度は高く，標準薬としての役割も貴重なものであった。こうしてBZ系睡眠薬は優れた催眠作用と，何よりも安全性の高さから，現在では睡眠薬といえばBZ系睡眠薬を意味するに至っており，睡眠薬の王者として頂点に立っている。なお，筆者が直接関係した睡眠薬の臨床試験で唯一失敗したのは3-hydroxy BZのtemazepamで，nitrazepamとの比較試験に結果として負けたために導入が見送られてしまったのが残念であった[41]。

表7　Benzodiazepine系睡眠薬の副作用

1	持ち越し効果
2	精神運動機能への影響
3	健忘作用
4	反跳性不眠
5	退薬症候
6	臨床用量依存
7	筋弛緩作用と転倒・骨折
8	奇異反応
9	呼吸抑制
10	催奇性
11	アルコールとの相互作用
12	睡眠構築への影響

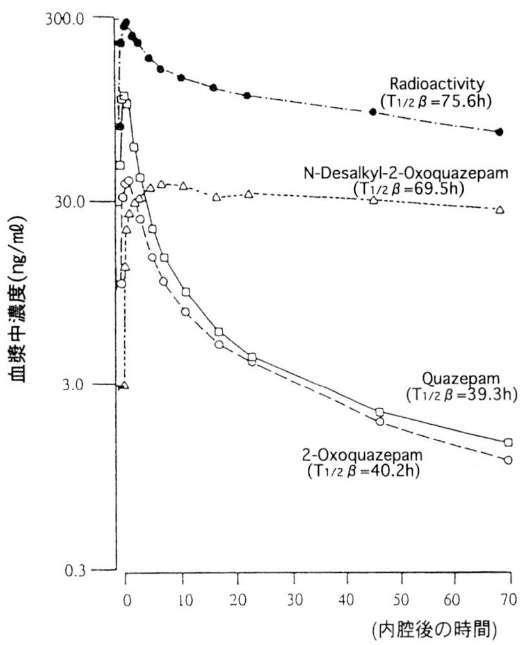

図7　ヒトに^{14}C-quazepam 25mg 単回投与時の平均血漿中濃度（Zampaglioneら[61]，1985）

Ⅵ．Non-BZ系のBZ受容体作動性睡眠薬

これまでの分類ではBZ受容体作動性睡眠薬はすべてBZ系睡眠薬として一括してきた[36]。ここではBZ骨格をもたないものをまとめておきたい（図6）。このグループの最初のものはthienodiazepine誘導体のetizolamとbrotizolamである。

表8 Benzodiazepine臨床作用におけるGABA$_A$受容体サブタイプの役割 (Rudolphら[50]，1999)

	α1	α2，α3，α5
鎮静作用	+	−
健忘	+	−
けいれん防止	+	+
抗不安作用	−	+
筋弛緩作用	−	+
運動障害	−	+
エタノール増強作用	−	+

BZ系薬物はGABA$_A$受容体を介した作用を通してさまざまな臨床効果をもたらすが，ω_1受容体はGABA$_A$受容体のα_1 subunitに，ω_2受容体は$\alpha_{2,3,5}$ subunitに関連しているといわれ，GABA$_A$受容体のα_1 subunitと$\alpha_{2,3,5}$ subunitの臨床効果の関連は上記の表のような説がRudolphらによって提出されている。理論的には，ω_1受容体作動薬は催眠作用，抗けいれん作用，健忘作用を有し，抗不安作用，筋弛緩作用などを持たないということになる。

BZのbenzen環にthieno環が置き換わったもので，化学構造も類似しており，作用機序もまったく同一で，BZ系睡眠薬とまとめることに抵抗はない。

第2のグループはRohne-Poulanc社で開発されたcyclopyrrolone familyのzopicloneで，BZとは明らかに化学構造が異なり，BZ受容体の作動薬としても従来のBZとは受容体の異なる部位への結合性を有するとされている[14]。睡眠構築上，睡眠段階2は増加させるとしても，深睡眠の睡眠段階3＋4を減少させず，むしろ増加させ，REM睡眠への影響も少ないこと[21]，および超短時間作用型でありながら反跳性不眠が少ないなど従来のBZ系睡眠薬とは異なる特徴を有している[28]。BZ受容体のsubtypesのうち，ω_1受容体への親和性がω_2受容体のそれよりやや高いことが多少の違いを示すのかもしれない。このcyclopyrrolone familyでは，suricloneが抗不安薬としてわが国でも開発され[40]，第Ⅲ相試験まで進んだが，残念ながらうまくいかずに断念された経緯がある。

さて，第3のグループがSynthelabo社の開発によるimidazopyridine誘導体のzolpidemである。Zolpidemは当初は入眠効果の発現が早く，作用時間が短く，BZ受容体に結合するものを，との意図のもとに合成された[19]。その非臨床試験による作用機序が明らかにされていった中で，BZ受容体のsubtypesのω_1受容体選択性を示すことが判明し，ω_1受容体作動薬は筋弛緩作用，反跳性不眠，健忘作用，alcoholとの相互作用の弱さなどを持たないより理想的な睡眠薬としての期待が持たれていた[1,6]。従来のBZ系睡眠薬が示す問題点が表7にまとめられているように，王者としてのBZ系睡眠薬にもいくつかの泣き所があり，とくに反跳性不眠[20]と退薬症候および臨床用量依存[35]の存在が問題となっている[32]。

現実には，BZ系睡眠薬でω_1受容体選択性を示すquazepamがわが国では1999年に上市されているが[37]，未変化体と2-oxo体こそω_1受容体選択性の睡眠薬であるものの，次の活性代謝物である2-oxo体のdesalkyl体はdesalkylflurazepamと同じでω_1選択性がなくなる。こうして，quazepamはω_1選択性のものと，ω_1，ω_2の両受容体に作用するものが同時に存在することから（図7），ω_1受容体の選択性の臨床的意味が明らかでなかった。つい最近，GABA$_A$受容体のα_1 subunitと$\alpha_{2,3,5}$ subunitがそれぞれω_1受容体とω_2受容体の臨床効果と対応するとのRudolphら[50]の研究報告が提出されて，ω_1受容体作動薬への関心が高まっている（表8）。

こうした状況の中で，わが国でのzolpidemの臨床試験が開始され，順調に進んでいた。ところが，最終臨床試験のはずの内科・心療内科領域で

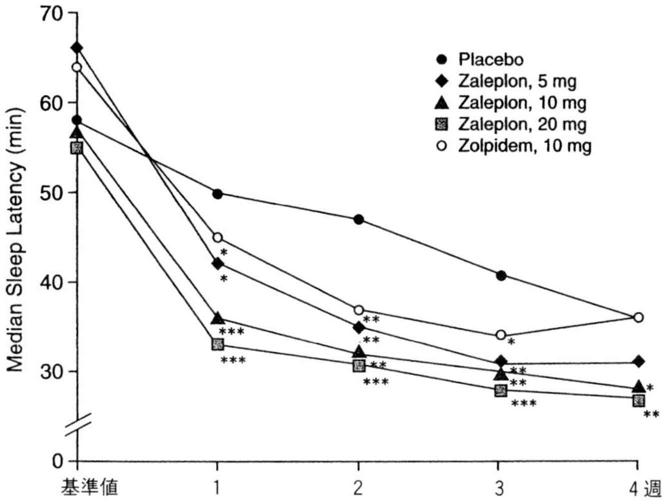

図 8　慢性不眠症（成人外来患者）を対象としたzaleplonと zolpidemの二重盲検比較試験（Elieら[13]，1999）
＊P≦0.05，＊＊P≦0.01，＊＊＊P≦0.001

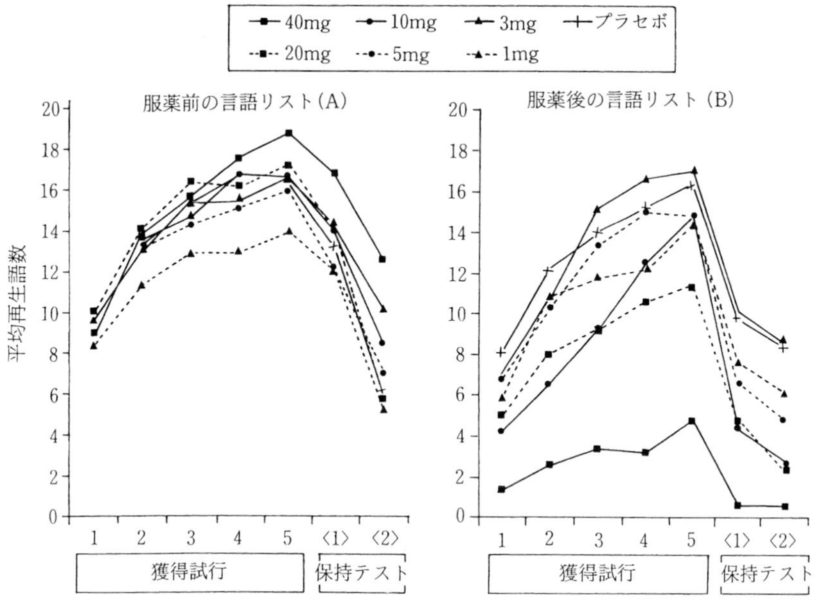

図 9　L-846の記憶機能に及ぼす影響（鈴木ら[54]，1995）
5 回の獲得試行における平均再生語数と 2 時間後〈1〉および翌朝〈2〉に実施された保持テストにおける平均再生語数

のtriazolamとの第Ⅲ相比較試験で[56]，いわゆる不眠症には同等の効果を示したが，神経症や心身症にみる不眠症にはtriazolamに一歩譲ることが判明して，全体としては同等性が検証されず，一時頓挫してしまった。一方，海外では，フランスで1987年に，米国では1992年に承認され，ヨーロッパではzopicloneと凌ぎを削り，米国では処方頻度・売上げとも断然のtop shareを占めるといった状況にあり[38]，わが国でも再度挑戦しようとの意志が強く，同じnon-BZ系のzopicloneとの大規

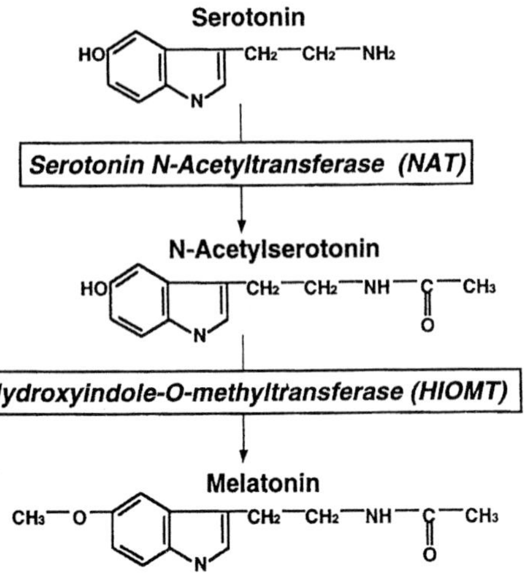

図10　Melatonin合成経路
（AxelrodとWeissbach[4]，1961）

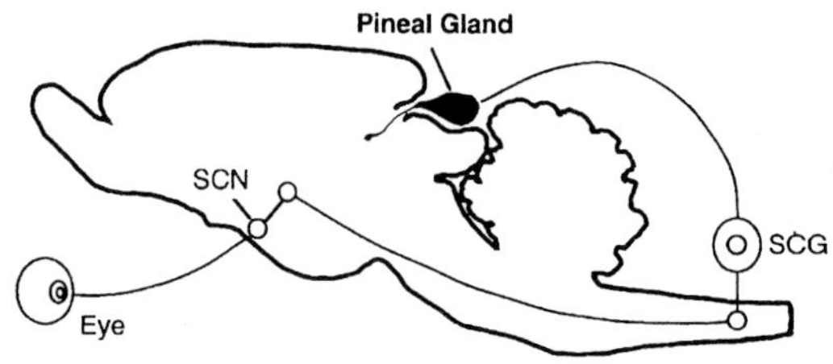

図11　松果体のmelatonin合成を調整している神経経路
（Borjiginら[7]，1999）
SCN：視交叉上核，SCG：上頸部結節

模な二重盲検比較試験が実施されたのである[57]。この間の事情は別の総説[39]に詳しいが，zopicloneとの同等性が立派に検証され，2000年12月に上市の運びとなったのである。Zolpidemの最大の特徴は超短時間作用型でありながら，反跳性不眠がないか，あっても極めて弱い点にあり[19,52]，臨床用量依存への懸念がほとんどないと考えられる。

第4のグループはWyeth-Lederly社の開発によるpyrazolopyrimidine誘導体のzaleplonである。Zaleplonは排泄半減期が60分前後とさらに作用時間の短いω_1受容体作動薬であり[5]，米国ではすでに1999年に上市されて今後の動向が注目されている。参考までに図8にzolpidemとの二重盲検比較試験の成績を示しておくが[13]，期待度の高い新規睡眠薬といえる。わが国では，現在zopicloneを対照薬とした第Ⅲ相試験が終盤にさしかかっている。われわれの実施した第Ⅰ相試験の成績の中から単回投与時（午前9時経口投与）に記憶機能に及ぼす影響を見たのが図9である[54]。40mg投与時には顕著な記銘障害と前向性健忘が認められ，20mgでも中等の低下傾向がみられている。このように，zolpidemの総説で明らかにしたように，ω_1選択性睡眠薬は従来のBZ系薬物と同じく健忘作用をまぬがれていない。10mgおよび20mgの2用量で実施した7日間の反復投与試験（夕食後午後8時経口投与）では，10mgではplaceboとの差はなく，20mgでは4日目の服薬後に記憶保持の低下が認められたのみで，翌朝にはplaceboとの差がなくなり，持ち越し効果は一度も認めていない。離脱夜にも異常を認めず，反跳現象もなく，一連の精神運動機能検査や短期記憶機能試験としてのメモリースキャンテストに問題とすべき所見はみていない。すなわち，就寝前の服用では，10mg，20mgとも翌朝に有害事象を残すことはない。第Ⅲ相試験の円滑な進行に期待しているところである。

以上，non-BZ系にしてBZ受容体作動性睡眠薬の説明を終えるが，海外で開発中のこの系統の候補はNBI-34060（Neurocrine Biosciences社）とCCD-3693（CoConys社）の2つのみで，いまだ第Ⅰ相試験の段階にある[38]。今後どのように臨床へ導入されるかは不明であるが，現段階ではこの系統の睡眠薬の開発が最も活発とされており[28]，ひとまずは経過を見守りたい。

Ⅶ．Benzodiazepine受容体作動薬を越えて

これまでに述べてきたように，BZそのものも，non-BZにしてBZ受容体に作用する新規の睡眠薬も，$GABA_A$-BZ受容体-Cl^-チャンネル複合体から離れておらず，BZ系睡眠薬の概念を越えていない。今しばらくは，この系統の睡眠薬の開発が展開されると考えられるが，ここで，まったく新しい発想で，脳内の睡眠物質の中から新規睡眠薬を創製しようとの動きが一方で始まっている。Melatoninとprostagrandinとorexinである。

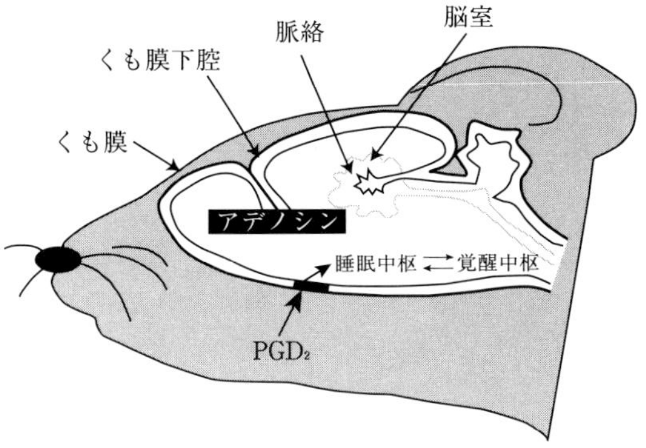

図12　PGD₂の作用機構
(早石[18]，1998，一部改変)
睡眠中枢：腹側外側視索前野
覚醒中枢：結節乳頭核

1．Melatonin

まずmelatoninであるが，主に松果体で作られる神経ホルモンと呼ばれて，米国ではその研究の歴史は古い[58]。1958年Lernerら[24]によって単離され，Axelrodら[4]によってmelatoninがserotoninから2段階の変換によって形成されることが明らかにされて，大量生産されるようになった(図10)。わが国ではReiterとRobinson[46]の「奇跡のホルモン，メラトニン」とPierpaoliとRegelson[44]の「驚異のメラトニン」が相次いで翻訳されて出たために，われわれより先に若返りの薬から抗癌作用，抗痴呆作用，抗酸化作用，抗HIV作用をはじめ，あらゆる病態に効くとマスメディアを通して一般社会に大々的にとりあげられ，とくに時差呆けや不眠症によいと，一時は爆発的ブームを呼んだ。米国では健康補助食品として承認され，ドラッグストア，スーパーマーケット，コンビニエンスストアなどで容易にかつ安価に入手しうることから，米国への旅行者が多く持ち帰った事実は記憶に新しい。筆者もその一人で，自ら試みたり，睡眠相後遺症候群の治療に用いた経験がある。Melatonin合成の神経経路にみるように(図11)[7]，光との関係が深く，視交叉上核との相互作用を有して概日リズムに関与し[2,10,26,48]，リズムの障害や季節性感情障害に有効とする一方で，melatoninの催眠作用についても科学的に研究が進められ[3,49,62]，作用時間が15～30分と短く[9]，催眠作用も弱いとされてきている[27]。その後，melatonin受容体には3つのsubtypeがあり（M_1：Mel_{1a}, M_2：Mel_{1b}, M_3：Mel_{1c}）[12,47]，M_1受容体が睡眠作用との関連が深いとして，M1受容体のagonistで，半減期のより長く，臨床力価の強いものを作ろうとの意図のもとに，多くの努力が払われている。その1つがわが国で創製されたTAK-375である[22]。非臨床試験で，無拘束ネコに催眠効果をもたらし，ラットでの記憶・学習機能には影響せず，筋弛緩作用もなく，運動機能を障害せず，薬物依存症を示さず，血中のmelatonin levelにも影響しないとの成績が得られている[33]。さらに，無拘束サルでも自然睡眠に近いパターンを記録して，有害事象とみられる現象を認めない[60]。こうした結果からこのM_1受容体作動薬のTAK-375はヒトの睡眠障害に十分使える期待がもたれている。わが国および米国での第Ⅰ相試験を終えており，間もなく日米両国で臨床試験が開始されるものと大いに期待しているところである。なお，melatoninの血中濃度は高齢化とともに低下し，とくに不眠症の高齢者で低値を示すことから[15]，高齢者の不眠症への適応性が高いと考えられる。海外でも，melatonin受容体作動薬の開発の動きがある[38,59]。

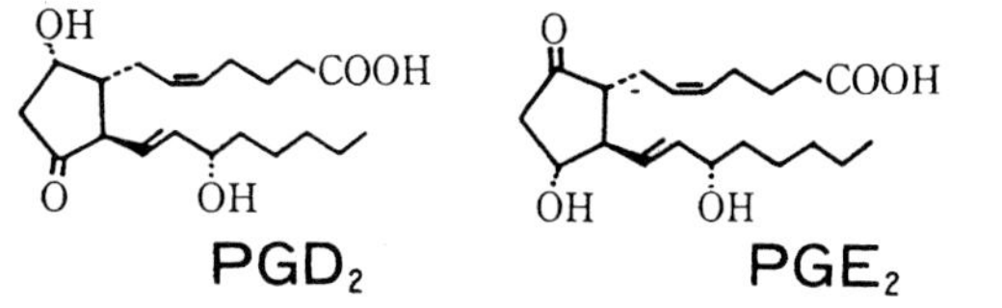

図13　PGD₂とPDE₂の化学構造
(松村[29]，1995，一部改変)

2．Prostagrandin（PG）

Prostagrandin（PG）は全身のあらゆる臓器や組織の細胞に分布する一種の局所ホルモンであるが，哺乳類の中枢神経系ではPGD_2，PGE_2，PGF_{2a}が主たるPGであることが知られている[29]。1970年代から早石らの研究グループがPGD_2の睡眠促進作用を発見し，睡眠物質としての作用機序や作用部位の研究が精力的に行われて，現在では，前脳基底部の脳膜にPGD_2の受容体が存在するとされている[17,18,31]。この部位にPGD_2が結合す

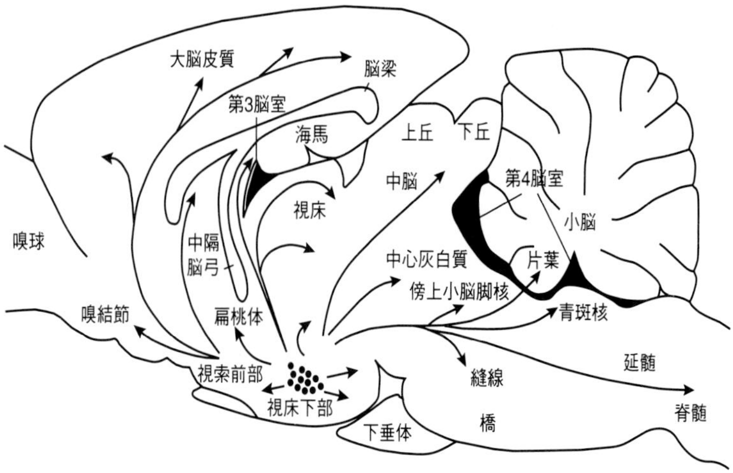

図14　ラット脳内におけるorexin含有細胞の投射様式
(Nambuら[42]，1999，一部改変)

ると，その信号はadenosineによって脳の内部に運ばれ，腹側外側視索前野の神経細胞が活性化され，結節乳頭核の神経活動が抑えられ眠りが始まると考えられている（図12）[18]。なお，PGE_2には覚醒作用のあることが明らかにされており[43]，脳内で生理的に機能して覚醒状態を維持していると考えられている（図13）[30]。

このPGD_2そのものを合成して経口投与することは不可能であるが，PGD_2受容体の作動薬あるいはPGD_2 analogueが合成され，投与法の工夫をこらして眠らせる脳としての腹側外側視索前野を活性化することができれば，自然の眠りのパターンを誘発することが可能となる。ここにまったく新しい考えのもとでの睡眠薬が誕生する可能性があるわけで，その時期の近いことを祈りたい。

3．Orexin

Orexinは視床下部内部で神経伝達物質として働くさまざまなneuropeptideの1つで，Sakuraiら[51]によってorexinAとorexinBの2種類が発見されて精製されている。Orexinには2種類の受容体subtypeが存在しており，オーファンG蛋白質共役型レセプターである。Orexinそのものは生理的に摂食行動を制御していると考えられ，orexis（ギリシャ語で食欲を意味する）にちなんで命名されている[55]。Orexin含有神経は摂食中枢とされる視床下部外側部に存在して，大脳皮質や扁桃体，中隔，海馬などの大脳辺縁系，脳幹の青斑核や縫線核に高密度に終末が分布している（図14）[42]。その後，ナルコレプシーの原因遺伝子がorexinとorexin受容体に存在することが発見され，$orexin_2$受容体遺伝子に突然変異を生じたドーベルマンやラブラドール[25]，あるいはorexin遺伝子欠損マウス[8]がナルコレプシー様の睡眠障害を呈することから，orexinとorexin受容体は覚醒維持とREM睡眠の制御を含めた睡眠調節機構に関与し，重要な働きをしていることが明らかにされつつある。この分野の研究は急速な進展をみせており，ナルコレプシーのみならず，orexinに強い覚醒作用があり，したがってorexin受容体拮抗薬は睡眠薬として期待できるとの発想にまで及んでいる[55]。海外で開発中の睡眠薬の候補の中にまだorexin受容体関連のものは見い出せないが，近い将来，その全貌が明らかにされて，新規睡眠薬として開発されることへの期待は大きい。

おわりに

有史以前から催眠作用物質としてalcoholやopiumあるいは生薬が用いられて，不眠の苦しみが救われてきたが，本格的な睡眠時代が始まったのは19世紀の中葉といえる。20世紀初頭に登場したbarbituratesこそ真の意味での睡眠薬で，ほぼ半世紀主役を演じきり，次に出たnon-barbituratesの時代も束の間で，1961年に登場したbenzodiazepinesの時代が到来したのである。今もって，BZ受容体作動薬の全盛時代が続いており，より有害事象の少ないω_1受容体作動薬へと移りつつあるとはいえ，その牙城は崩せないでいる。

ここへ来てようやく，BZ受容体をのり越えた新しい睡眠薬としてmelatoninやprostagrandin D_2やorexinに関わるものの誕生の息吹きを感じるようになっている。

これまでの長い睡眠薬の開発の歴史をふり返ってきたが，今はこれからの21世紀にふさわしい新規の睡眠薬の登場を心待ちにしているところである。

本稿は第25回日本睡眠学会（2000年6月，横浜）の会長講演の内容に一部手を加えたものである。

文　献

1) Arbilla, S., Depoortere, H., George, P. et al.：Pharmacological profile of zolpidem at benzodiazepine receptors and electrocorticogram in rats. Naunyn Schmiedeberg's Arch. Pharmacol., 330 ：248-251, 1985.

2) Arendt, J., Skene, D. J., Middleton, B. et al.：Efficacy of melatonin treatment in jet lag, shift work, and blindness. J. Biol. Rhythms, 12 ：604-617, 1997.

3) Attenburrow, M. E. J., Dowling, B. A., Sargent, P. A. et al.：Melatonin phase advances circadian rhythm. Psychopharmacology, 121：503-505, 1995.

4) Axelrod, J., Weissbach, H.：Purification and properties of hydroxyindole-O-methyltransferace. J. Biol. Chem., 236 ：211-213, 1961.

5) Beer, B., Clody, D. E., Mangano, R. et al.：A review of the preclinical development of zaleplon, a novel non-benzodiazepine hypnotic for the treatment of insomnia. CNS Drug Rev., 3 ：207-224, 1997.

6) Benavides, J., Peny, B., Durand, A. et al.：Comparative in vivo and in vitro regional selectivity of central (benzodiazepine) site ligands in inhibiting [^{3}H]flumazenil binding in the rat central nervous system. J. Pharmacol. Exp. Ther., 263 ：884-896, 1992.

7) Borjigin, J., Li, X., Snyder,S.H.：The pineal gland and melatonin ：Molecular and pharmacologic regulation. Annu. Rev. Pharmacol. Toxicol., 39 ：53-65, 1999.

8) Chemelli, R. M., Willie, J. T., Sinton, C. M. et al.：Narcolepsy in orexin knockout mice ：molecular genetics of sleep regulation. Cell, 98 ：437-451, 1999.

9) Claustrat, B., Le Bards, D., Bran, J. et al.：Plasma and brain pharmacokinetic studies in humans after intravenous administration of cold or ^{11}C labelled melatonin. In ：Advances in Pineal Research (Reiter, R. J., Pang, S. F. eds), pp. 305-310, Libbey, London, 1989.

10) Czeisler, C. A.：Commentary ：evidence for melatonin as a circadian phase shifting agent. J. Biol. Rhythms, 12 ：618-623, 1997.

11) Depreux, P., Lesieur, D., Mansour, H. A. et al.：Synthesis and structure-activity relationships of novel naphthalenic and bioisosteric related amidic derivatives as melatonin receptor ligands. J. Med. Chem., 37 ：3231-3239, 1994.

12) Dubocovich , M. L.：Melatonin receptors and there multiple subtypes ? Trends Pharmacol. Sci., 16 ：50-56, 1995.

13) Elie, R., Rütter, E., Farr, J. et al.：Sleep latency is shortened during 4 weeks of treatment with zaleplon, a novel non-benzodiazepine hypnotic. J. Clin. Psychiatry, 60 ：536-544, 1999.

14) Goa, K. L., Heel, R. C.：Zopiclone：a review of its pharmacodynamic and pharmacokinetic properties and therapeutic efficacy as an hypnotic. Drugs, 32 ：48-65, 1986.

15) Haimov, I., Laudon, M., Zisapel, N. et al.：Sleep disorders and melatonin rhythm in elderly people. Br. Med. J., 309 ：167, 1994.

16) Hartman, E.：The Sleeping Pill. Yale University Press, London, 1978.（菱川泰夫：睡眠薬の歴史と分類．臨床精神医学講座第14巻，精神科薬物療法，村崎光邦，青葉安里編，pp. 253-263，中山書店，東京，1999．より引用）

17) Hayaishi, O.：Sleep-wake regulation by prostagrandins D_2 and E_2. J. Biol. Chem., 263 ：14593-14596, 1988.

18) 早石修：眠りの謎．ビタミン，72：659-667，1998.

19) Holm, K. J., Goa, K. L.：Zolpidem. An update

of its pharmacology, therapeutic efficacy and tolerability in the treatment of insomnia. Drugs, 59 ：865-889, 2000.

20）Kales, A., Scharf, M. B., Kales, J. D.：Rebound insomnia ：a new clinical syndrome. Science, 201 ：1039-1041, 1978.

21）管野道，渡辺洋文，渕野和子他：健康成人の夜間睡眠に及ぼすzopicloneとnitrazepamの影響についてのポリグラフィ的研究．帝京医学雑誌，6 ：311-320, 1983.

22）Kato, K., Uchikawa, O., Fukatsu, K. et al.：Neuropharmacological properties of TA - K-375, a novel ML_1 - selective melato-nin receptor agonist. Int. J. Neuropsychopharmacol.,3（Suppl. 1）：S214-S215, 2000.

23）Lader, M.：Withdrawal reactions after stopping hypnotics in patients with insomnia. CNS Drugs , 10 ：425-440, 1998.

24）Lerner, A. B., Case, J. D., Takahashi, Y. et al.：Isolation of melatonin, the pineal gland factor that lightens melanocytes. J. Am. Chem. Soc., 80 ：2587, 1958.

25）Lin, L., Faraco, J., Li, R. et al.：The sleep disorder canine narcolepsy is caused by a mutation in the hypocretin（orexin）receptor 2 gene. Cell, 98 ：365-376, 1999.

26）Liu, C., Weaver, D. R., Jin, X. et al.：Molecular dissection of melatonin on the suprachiasmatic circadian clock. Neuron, 19：91-102, 1997.

27）Lovie, P.：Melatonin：role in gating nocturnal rise in sleep propensity. J. Biol. Rhythms, 12：657-665, 1997.

28）Macdonald, R. L., Olsen, R. W.：$GABA_A$ receptor channels. Annu. Rev. Neurosci., 17 ：569-602, 1994.

29）松村人志：プロスタグランディンと睡眠．神経進歩，39 ：69-80, 1995.

30）Matsumura, H., Honda, K., Choi, W. S. et al.：Evidence that brain prostagrandin E_2 is involved in physiological sleep-wake regulation in rats. Proc. Natl. Acad. Sci. USA, 86：5666-5669, 1989.

31）Matsumura, H., Nakajima, T., Osaka, T. et al.：Prostagrandin D_2-sensitive, sleep-promoting zone defined in the ventral surface of the rostral basal forebrain. Proc. Natl.Acad. Sci. USA, 91 ：11998-12002, 1994.

32）Mendelson, W. B., Jain, B.： An assessment of short-acting hypnotics. Drug Saf., 13： 257-270, 1995.

33）Miyamoto, M., Nishikawa, H., Ohta, H. et al.：Pharmacological effects of TAK-375, a ML_1-selective melatonin receptor agonist, in experimental animals. Int. J. Neuropsychopharmacol., 3（Suppl. 1）：S213, 2000.

34）村崎光邦：催幻覚剤．臨床精神医学，3 ：514-526，1974.

35）村崎光邦：抗不安薬の臨床用量依存．精神経誌，98 ：612-621，1996.

36）村崎光邦：抗不安薬，睡眠薬．精神治療薬大系第４巻（上島国利，村崎光邦，八木剛平編），星和書店，東京，1997.

37）村崎光邦：Quazepamの基礎と臨床．臨床精神薬理，3 ：575-590，2000.

38）村崎光邦：わが国における向精神薬の現状と展望―21世紀をめざして．臨床精神薬理，4 ：3-27，2001.

39）村崎光邦：Zolpidemの基礎と臨床．臨床精神薬理，4（増刊号）：147-169，2001.

40）村崎光邦，岡本呉賦，石井善輝他：Suricloneの第Ⅰ相試験．薬理と治療，15 ：2045-2110，1987.

41）村崎光邦，三浦貞則，稲見允昭他：精神科領域の睡眠障害に対するtemazepamの臨床評価（精神分裂病者の不眠を除く）―nitrazepamとの二重盲検比較試験．臨床評価，15：565-576，1987.

42）Nambu, T., Sakurai , T., Mizukami, K. et al.：Distribution of orexin neurons in the adult rat brain. Brain Res., 827：243-260, 1999.

43）Onoe, H., Watanabe, Y., Ono, K. et al. ：Prostagrandin E_2 exerts an awaking effect in the posterior hypothalamus at a site distinct from that mediating its febrile action in the anterior hypothalamus. J. Neurosci., 12：2715-2725, 1992.

44）Pierpaoli, W., Regelson, W.：The melato-nin miracle. 養老孟司監訳：驚異のメラトニン．保険同人社，東京，1996.

45）Polc, P., Bonetti, E. P., Schaffner, R. et al.：A three-state model of the benzodiazepine receptor explains the interactions between the benzodiazepine antagonist RO 15-1788, benzodiazepine tranquilizers, β-carbolines and phenobarbitone. Naunyn Schmiedeberg's Arch. Pharmacol., 321：260-264, 1982.

46）Reiter, R. J., Robinson, J.：Melatonin. Your

body's natural wonder drug. 小野敏子訳：奇跡のホルモン，メラトニン．講談社，東京，1995.
47) Repert, S. M., Weaver, D. R., Godson, C.: Melatonin receptors step into the light : cloning and classification of subtypes. Trends Pharmacol. Sci., 17 : 100-102, 1996.
48) Repert, S. M., Weaver, D. R., Rivkees, S. A. et al.: Putative melatonin receptors in a human biological clock. Scince, 242 : 78-81, 1988.
49) Roth, T., Richardson, G.: Commentary: Is melatonin administration an effective hypnotic ? J. Biol. Rhythms, 12 : 666-669, 1997.
50) Rudolph, U., Crestani, F., Benke, D. et al. : B enzodiazepine actions mediated by specific γ-aminobutyric acid A receptor subtypes. Nature, 401 : 796-800, 1999.
51) Sakurai, T., Amemiya, A., Ishii, M. et al.: Orexins and orexin receptors : A family of hypothalamic neuropeptides and G protein-coupled receptors that regulate feeding behavior. Cell, 92 : 573-585, 1998.
52) Scharf, M. B., Roth, T., Vogel, G. W. et al.: A multi-center, placebo-controlled study evaluating zolpidem in the treatment of chronic insomnia. J. Clin. Psychiatry, 55 : 192-199, 1994.
53) Sternbach, L. H.: Benzodiazepine story. J . Med . Chem ..22 : 1-7, 1979.
54) 鈴木牧彦，内海光朝，杉山健志他：Benzodiazepine受容体作動性新規睡眠薬EJC 10,846（L-846）の記憶機能に及ぼす影響．神経精神薬理，17 : 283-300，1995.
55) 鴇田滋，柳沢正史：ナルコレプシーにおけるオレキシン／オレキシンレセプター機能不全―オレキシンの睡眠調節機構への関与．細胞工学，18：1757-1759，1999.
56) 筒井末春，桂戴作，河野友信他：内科・心療内科領域における睡眠導入剤zolpidemの臨床的検討―triazolamを対照薬とした二重盲検比較試験．臨床医薬，9 : 387-413，1993.
57) 筒井末春，奥瀬哲，本郷道夫他：内科・心療内科領域の慢性不眠症に対する短時間作用型睡眠薬ゾルピデムの臨床的検討―ゾピクロンを対照薬とした二重盲検群間比較試験．臨床医薬，16 : 649-669，2000.
58) Vanecek, J.: Cellular mechanism of melatonin action. Psychol. Rev.,78 : 687-721, 1998.
59) Wiley, J. L.,Dance, M. E., Balster, R. L.: Preclinical evaluation of the regulation the discriminative stimulus effects of agomelatine (S-20098), a melatonin agonist. Psychopharmacology, 140 : 503-509, 1998.
60) Yukihiro, N.,Kimura, H., Nishikawa, H. et al.: Effects of TAK-375, a novel melatonin receptor agonist on sleep in freely moving monkeys. Int. J. Neuropsychopharmacol., 3 (Suppl . 1) : S 214, 2000.
61) Zampaglione, N., Hilbert, J. M., Ning, J. et al.: Disposition and metabolic tate of ^{14}C-quazepam in man. Drug Metab. Dispos., 13 : 25-29, 1985.
62) Zhdanova, I. V., Wurtman, R. J.: Efficacy of melatonin as a sleep-promoting agent. J. Biol. Rhythms, 12 : 644-650, 1997.

臨床精神薬理　4（増刊）：147-169, 2001

New drug 新薬紹介

Zolpidemの基礎と臨床

村崎光邦*

Key words：*hypnotic, benzodiazepine, non-benzodiazepine, omega1 selectivity, zolpidem*

はじめに

睡眠薬は prebarbiturates, barbiturates, non-barbiturates の時代を経て，今や benzodiazepine（BZ）受容体作動薬（BZ系睡眠薬）の時代となっている。その優れた効果と高い安全性から，睡眠薬といえばBZ系睡眠薬のことを意味している。まだまだ，それ以前の睡眠薬に抱いてきた怖いといったイメージは払拭できていないものの，正しく用いて不眠症者の悩みを高いレベルで改善し，QOLを高めた生活を可能としている。しかし，BZ系睡眠薬にも依存性，反跳性不眠，退薬症候あるいは記憶の障害など，まだまだ改良すべき点はいくつもある。そこで，より新しい睡眠薬を開発しようとの意図のもとにBZ ω_1 受容体の選択的作動薬としての zolpidem の開発が始まり，2000年12月になってようやく上市されて今日に至っている。ここでは，zolpidem の基礎と臨床ともども理解しやすくまとめておきたい。

I．Zolpidemの薬効薬理

Zolpidem はフランスの Synthelabo 社（現 Sanofi-Synthelabo 社）によって開発された ω_1 受容体のsubtypeに選択的に作用する超短時間作用型の睡眠薬で，imidazopyridine骨格を有する。その化学構造は図1に示すように，(+)-N, N, 6-trimethyl-2-p-tolylimidazo [1,2-a] pyridine-3-acetamide hemi L-tartateである。フランスでは1980年に臨床試験が開始され，1987年6月に承認されており，米国では1992年に，英国では1993年に承認されて，現在，77ヵ国で発売されている。わが国では1987年より開発が開始され，2000年9月に承認された。

1．BZ ω_1 受容体への作用

ZolpidemはGABA／BZ受容体／Cl^-チャンネル複合体のBZ受容体のagonistとして働き，antagonistであるflumazenilによって遮断されることは当初から解明されていた[7, 50]。その後，脳内のBZ受容体のsubtypeの分布はよく研究されて，それと同時にBZ以外のいわゆるnon-BZでもBZ受容体に親和性の高い薬物が多くみつかってきたことからも，LangerとArbilla[28]はBZ$_1$受容体をω_1受容体，BZ$_2$受容体をω_2受容体とする命名を提唱したのである。

SangerとDepoortere[49]はω受容体へのzolpidemの結合の部位選択性を従来型のBZやflumazenilの置換を行った実験の成績を表1のようにまとめた。この表では，小脳はω_1受容体が豊富なのに対して，海馬と脊髄はω_2受容体の豊富な部位として，ω_1受容体とω_2受容体への選択性のあり方を示している。これらの成績から明らかなように，zolpidemはdiazepamやflunitrazepamな

Preclinical and clinical features of zolpidem.

* CNS薬理研究所
〔〒228-0803 神奈川県相模原市相模大野3-1-7 エピカ京屋ビル3F〕
Mitsukuni Murasaki：Institute of CNS Pharmacology. 3-1-7, Sagamiohno, Sagamihara, Kanagawa, 228-0803 Japan.

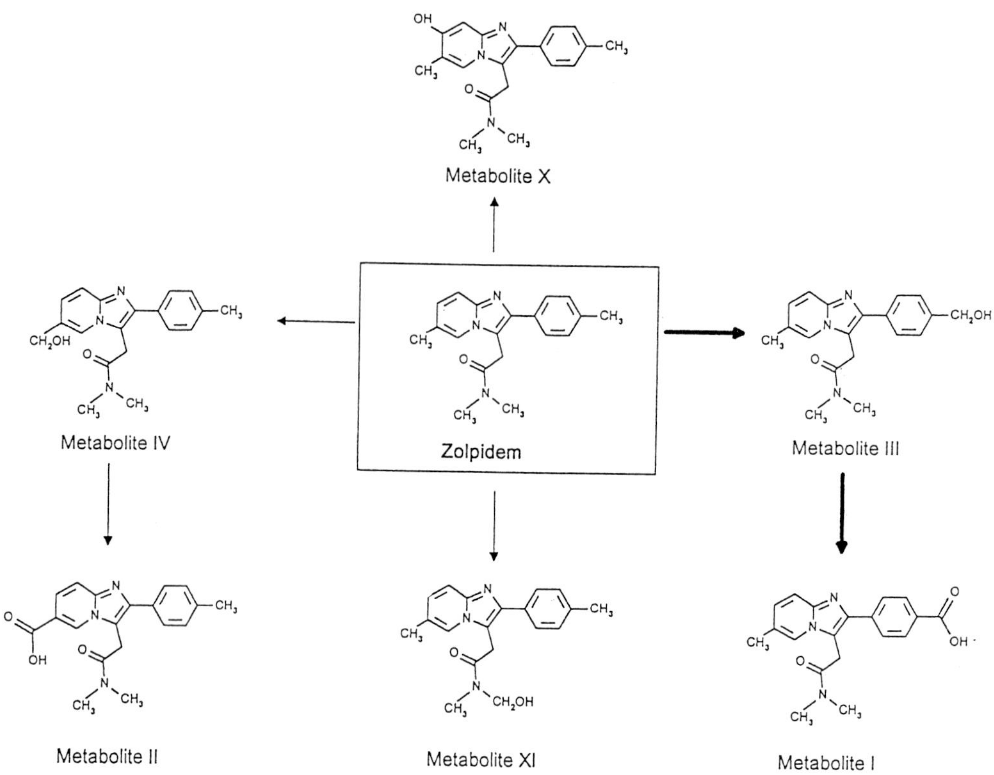

図1　ラットおよびヒトにおけるzolpidemの代謝経路
（Pichardら，1995[41]）

どの従来のBZとは明らかに異なり，高いω_1受容体への選択性を示している。

2．$GABA_A$ subunitとω_1受容体の関連

ω_1受容体，ω_2受容体と$GABA_A$受容体のsubunitとの関連が明らかにされてきている。$GABA_A$受容体はα，β，γなどのいくつかのpolypeptideのfamilyからなる5つのsubunitで形成されている[55]。とくにα_1 subunitとβ_3およびγ_2 subunitの組み合わせからなる$GABA_A$受容体はzolpidemと高い親和性を示すことが明らかにされ，さらにzolpidemはα_2およびα_3 subunitとはわずかな親和性を示し，そしてα_5 subunitとはまったく親和性がないことが判明した（表2）[43]。これらの結果は$GABA_A$受容体のα_1 subunitはω_1受容体と，一方ω_2受容体はα_2，α_3，α_5のsubunitを含む$GABA_A$受容体と深い結びつきを有することを意味している。そして，BZ受容体の呈する臨床作用との関連を通して$GABA_A$受容体のα_1 subunitと$\alpha_{2.3.5}$ subunitの薬理学的な作用の分離がRudolphら[47]によって極めて明快に提示された（表3）。すなわち，$GABA_A$受容体のα_1 subunitに対応するω_1受容体は鎮静作用，健忘作用および抗けいれん作用を示し，$GABA_A$受容体の$\alpha_{2.3.5}$ subunitに対応するω_2受容体は表3の右の欄にある臨床作用を示すことが読みとれることになる。あくまでも非臨床試験の成績ではあるが，BZ受容体のsubtype（ω_1とω_2）の臨床作用との関連を解き明かす糸口となっている。ω_2受容体に選択性の高い薬物が発見されて，それぞれの非臨床および臨床のデータがつき合わされればさらに多くの事実が明らかにされよう。

Zolpidemの行動薬理学的所見や臨床作用の特徴が一部Rubolphらのデータを支持しているだけに興味深いものがある。

表1　ラット脳におけるBZ（ω）受容体へのzolpidemの結合の部位選択性（SangerとDepoortere，1999[49]）

[³H]diazepamの置換（Arbillaら，1985[2]）		
	IC_{50}nM 小脳	IC_{50}nM 海馬
zolpidem	27	109
flunitrazepam	1.9	2.2

[³H] flunitrazepamの置換（Sieghartら，1991[56]）			
	IC_{50}nM 小脳	IC_{50}nM 海馬	IC_{50}nM 脊髄
zolpidem	46 ± 4	511 ± 10	482 ± 102
flunitrazepam	2.1 ± 0.3	1.4 ± 0.1	1.3 ± 0.1

[³H] flumazenilの置換（Benavidesら，1992[3]）		
	IC_{50}nM 小脳	IC_{50}nM 脊髄
zolpidem	14	130
flunitrazepam	3.9	2.4
diazepam	13	8.8

表2　$GABA_A$受容体のサブユニット組合せと [³H] flumazenil 結合の置換（PritchettとSeeburg，1990[43]）

K_i（nM）

	$\alpha_1\beta_3\gamma_2$	$\alpha_2\beta_3\gamma_2$	$\alpha_3\beta_3\gamma_2$	$\alpha_5\beta_3\gamma_2$
zolpidem	19 ± 3.5	450 ± 21	398 ± 43	＞1500
flumazenil	0.7 ± 0.1	1.0 ± 0.1	0.62 ± 0.22	0.5 ± 0.1

表3　Benzodiazepine 臨床作用における$GABA_A$受容体サブタイプの役割（Rudolphら，1999[47]）

	α_1	α_2，α_3，α_5
鎮静作用	＋	－
健忘	＋	－
けいれん防止	＋	＋
抗不安作用	－	＋
筋弛緩作用	－	＋
運動障害	－	＋
エタノール増強作用	－	＋

3．行動薬理学的特徴

ω_1受容体選択性の zolpidem は BZ そのものが有するのと同様な行動薬理作用を示すが，zolpidem は従来の BZ 受容体作動薬とは異なるプロフィールを有することが知られている。

まず，鎮静・催眠作用が強いことであり，一方，筋弛緩作用と協調運動の障害は最高用量のときのみ誘発されることである[7]。Quazepam, brotizolam, zopiclone との比較試験として行われた Perrault ら[40] のデータでも zolpidem は中枢神経系への抑制作用や筋弛緩作用を惹起するより低い値で鎮静・催眠作用を呈することが明らかにされている。その上，新しい環境に置かれた状況では食事摂取を増加させる作用を持たず，すなわち脱抑制作用や抗不安作用を示さないとされている。なお，抗けいれん作用は有しているが，鎮静・催眠作用はより低用量で出現することが確認されている。

以上のデータは Rudolph らの非臨床試験のデータと一致しており，BZ 受容体作動薬がもたらすさまざまな臨床効果は異なる受容体 subtype によって中継されているとの仮説に一部合致している[49, 70]。

Ⅱ．Zolpidemの薬物動態学的特性

Zolpidem は図 1 のような代謝経路を示す[41]。Metabolite Ⅲ から metabolite Ⅰ への経路が主たるもので，主に P450 の CYP3A4 によって代謝され，不活性化されて排泄される。表 4 にみるよ

表4　Zolpidemの薬物動態特性の要約（HolmとGoa，2000[16]）

吸収と分布
・0.5～20mgの経口投与後の絶対的バイオアベイラビリティーは約70％
・5または10mg投与1.6時間後にC_{max}がそれぞれ59，121 μg/Lに到達，長期投与でも同様の値が得られた
・5～20mgの用量範囲において線形薬物動態を示す
・高い血漿蛋白結合率を示す（健常被験者において約92％）
・20mg投与後3時間以内の母乳中への排泄は少ない（0.004～0.019％）
・8 mg静注後のVdは0.54 L/kg
代謝と排泄
・チトクロームP450（CYP）アイソザイムのCYP3A4（約60％），CYP2C9（約22％），CYP1A2（14％），CYP2D6およびCYP2C19（どちらも約3％）により3種の代謝産物（いずれも薬理学的に不活性）に交換される
・投与量の79～96％が代謝産物として胆汁，尿，糞便中に排泄される（投与量の1％未満が未変化体として尿中に排泄される）
・健常被験者における5または10mg投与後の$t_{1/2}$はそれぞれ2.6，2.5時間
・8 mg静注後のCLは0.26 L/h/kg
特殊な患者集団における薬物動態
・高齢健常被験者（＞70歳）では成人（19～45歳）と比較しAUC，C_{max}，$t_{1/2}$，およびt_{max}が増加
・肝硬変患者では健常被験者と比較して$t_{1/2}$，C_{max}，AUC，および血漿中の非蛋白結合率（11％）が増加
・透析療法を受けていない慢性腎不全患者では健常被験者と比較してVd，AUC，および$t_{1/2}$が増加
・透析療法を受けている末期腎不全患者における薬物動態は健常被験者と同様（1つの試験ではAUCが20％増加）
・人種の違いはzolpidemの薬物動態に影響しない

AUC=血漿中濃度－時間曲線下面積；CL=全身クリアランス；C_{max}=平均最高血漿中濃度；$t_{1/2}$=血漿中消失半減期；t_{max}=C_{max}到着時間；Vd=分布容量

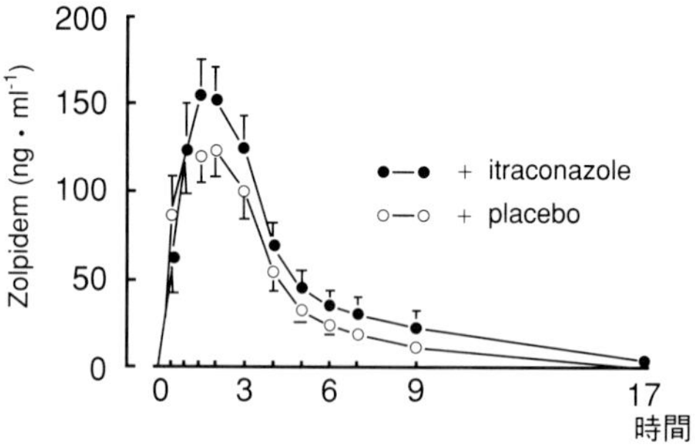

図2 Zolpidem 10mg経口投与による血中濃度に及ぼすitraconazole　200mgの影響（健康被験者10名，4日間投与）（Luurila, 1998[32]，一部省略）

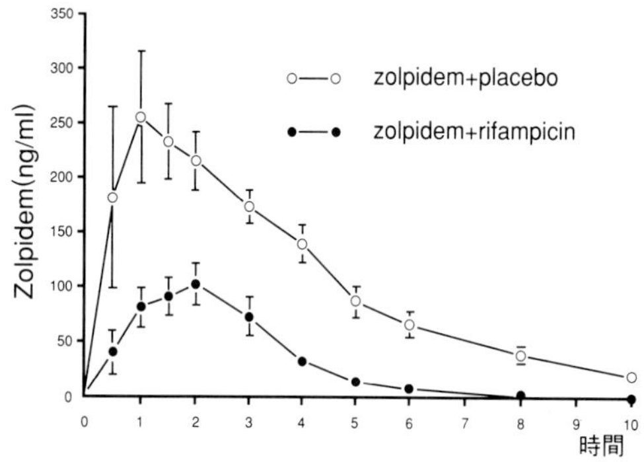

図3　Zolpidem（経口20mg）の薬物動態に及ぼすrifampicin（経口600mg）の影響（Villikkaら，1997[67]）

うに[16]，他のisozymeによっても代謝されるために，薬物相互作用の点でtriazolamほどCYP3A4の阻害薬や誘導薬の影響を受けないが，十分な注意は必要である（図2，3）。

Zolpidemの薬物動態学的特性は海外でのデータでは表4のように要約されており，吸収は早く，T_{max}は1.6時で，$t_{1/2}$は2.5～2.6時間と短く，超短時間型に分類される。したがって，反復投与による蓄積はみられない。

わが国での健常成人被験者を対象とした試験[26]では，5 mgで$t_{1/2}$は2.06時間，10mgで2.3時間となっている（表5）。なお，高齢被験者7例（67～80歳，平均75歳）に5 mgを投与したさいの成績では，健常成人に比してC_{max}で2.1倍，T_{max}で1.8倍，$AUC_{0-\infty}$で5.1倍，$t_{1/2}$で2.2倍となっている。

Ⅲ．睡眠構築に及ぼす影響

海外では数多くの睡眠検査室試験が行われてい

表5　健常成人被験者にzolpidemを単回経口投与した時の薬物動態学的指標（工藤ら，1990[26]，一部改変）

投与量 (mg)	例数	C_{max} (ng/ml)	T_{max} (hr)	$AUC_{0\sim\infty}$ (ng・hr/ml)	$t_{1/2}$ (hr)	尿中排泄率 (0-24hr) (% of dose)
2.5	6	32.6±9.6 (20.3−43.9)	0.7±0.3 (0.5−1.0)	96±58 (36.8−193.5)	1.78±0.48 (1.29−2.53)	0.12±0.05
5.0	6	76.2±29.7 (46.0−130.3)	0.8±0.3 (0.5−1.0)	259±218 (73.6−679.6)	2.06±1.18 (0.96−4.36)	0.12±0.10
7.5	6	102.2±42.4 (39.3−163.1)	0.9±0.6 (0.5−2.0)	330±163 (133.7−532.3)	1.86±0.47 (1.34−2.44)	0.17±0.08
10.0	6	119.5±72.9 (60.3−261.3)	0.8±0.3 (0.5−1.0)	491±474 (132.0−1417.2)	2.30±1.48 (1.11−5.21)	0.15±0.18

参考：高齢者における薬物動態学的指標（本間昭ら，未発表，社内資料）

5	7	164.1±93.7	1.5±0.5	1337.8±577.6	4.6±1.7	—

表6　Zolpidem，lormetazepam，triazolamの睡眠構築への影響（Lundら，1988[31]，一部省略）

	順応夜 (N=50)	Zolpidem 10 mg	Zolpidem 20 mg	Lormetazepam 1 mg	Triazolam 0.5mg	Placebo
入眠潜時（消燈から睡眠段階2まで）	25.3±24.9	10.5±4.3	12.0±4.9	13.7±4.6	15.8±5.1	26.7±19.7
総睡眠時間(分)(SPT)	441.3±30.9	456.8±9.7	456.9±4.6	453.6±8.7	450.6±8.5	442.2±19.9
睡眠効率（%）	90.0±8.6	94.1±2.8	94.4±1.9	94.5±2.2	94.4±2.4	88.2±11.0
睡眠段階覚醒（% of SPT）	4.8±5.7	3.4±3.1	3.1±2.3	2.2±2.3	1.6±1.2	4.2±4.6
睡眠段階1（% of SPT）	7.1±4.8	6.7± 1.5	8.6±3.3	6.8±3.1	7.2±2.1	8.8±3.1
睡眠段階2（% SPT）	52.4±6.7	53.0±6.9	51.2±7.8	52.4±9.1	60.7±5.1	51.0±6.5
睡眠段階3（% SPT）	10.0±3.1	9.7±2.8	10.1±2.7	11.5±3.6	10.2±2.5	9.6±2.9
睡眠段階4（% of SPT）	4.8±4.2	3.7±3.9	5.0±6.7	3.7±3.4	3.9±4.4	4.2±4.1
REM(% of SPT)	20.1±5.2	20.3±4.8	19・9±4.1	21.4±6.8	15.5±3.6	19.6±5.1
睡眠段階2からREM睡眠までの潜時(分)	86.0±39.7	92.9±33.4	101.6±47.7	89.6±37.4	152.7±62.8	72.1±4.8

る。従来のBZ系睡眠薬が睡眠段階2を増加させ，睡眠段階3＋4の深睡眠を減少させ，REM潜時の延長とREM睡眠の減少をもたらすのに対して，zolpidemでは睡眠段階2を増加させず，深睡眠を増加させる傾向にあり，REM睡眠には影響しない，との報告が多い[52]。Zolpidem 10mg，20 mgとlormetazepam 1 mgおよびtriazolam 0.5 mgの睡眠パラメータへの影響をみたLundら[31]の報告でzolpidemの特徴がよく表わされている（表7）。なお，この表からlormetazepam 1 mgはzolpidemとほぼ同様のパターンを示し，triazolam 0.5 mgでは睡眠段階2の増とREM睡眠の減が目立っている。Montiら[34]の不眠症患者を対象とした試験(表7)やPoirierら[42]による精神生理性不眠症患者を対象とした試験（表8）でもzolpidemの優れた催眠作用がよ

表７　不眠症者６名を対象としたzolpidem 10mgの長期睡眠検査室試験（Monti, 1989[34]）

	基準夜２－４	服薬夜５－７	服薬夜16―18	離脱夜19―21
入眠潜時（NREM）(分)	65.7（18.4）	26.9（ 6.1）[a]	24.3（ 3.0）[a]	53.8（ 7.7）
全覚醒回数	14.1（ 3.1）	12.3（ 3.4）	14.3（ 3.3）	15.5（ 5.1）
覚醒回数（４分以下）	11.8（ 2.8）	10.8（ 2.7）	12.0（ 2.7）	12.6（ 4.5）
覚醒回数（４分以上）	2.3（ 0.5）	1.6（ 0.5）	2.3（ 0.5）	2.9（ 0.5）
全覚醒時間（分）	146.9（33.5）	73.0（14.7）[d]	93.2（23.8）[b]	125.1（20.6）
入眠後の覚醒時間(分)	89.3（21.3）	49.6（16.8）[b]	72.0（23.4）	72.4（15.8）
入眠後の覚醒時間の３分割（分）				
前 1/3	11.1（ 3.2）	2.3（ 0.9）[c]	5.3（ 1.7）[a]	9.9（ 3.2）
中 1/3	28.8（10.7）	13.4（ 4.6）	16.6（ 7.1）	18.9（ 4.4）
後 1/3	49.4（13.1）	33.9（13.4）	50.1（15.2）	43.6（11.0）
全睡眠時間（分）	333　（33.3）	406　（14.4）[d]	385　（23.4）[b]	354　（20.5）

平均（SEM）（n＝6）．基準夜との比較：[a] $p<0.05$，[b] $p<0.02$，[c] $p<0.01$，[d] $p<0.005$

表８　精神生理性不眠症におけるzolpidem長期治療の睡眠パラメーターへの影響（Poirrierら，1994[42]）

	基準値	Zolpidem	p
SOL（分）	71.0±15.3	17.9±4.2	＝0.007
TST（分）	335±22.8	446±23.8	＜0.001
SPT（分）	399.8±18.1	483±10.7	＜0.001
TIB（分）	493.5±10.5	505.8±11.38	ns
TST/SPT	0.83±0.3	0.92±0.4	＝0.03
TST/TIB	0.67±0.04	0.87±0.04	＝0.02

SOL：入眠潜時，SPT：入眠（睡眠段階２）から翌朝覚醒までの時間，TST：SPTから入眠後の中途覚醒を除いた時間，TIP：入床していた時間

く示されている。いずれも反跳性不眠が認められないのが特徴の１つである。

わが国での健常成人を対象とした菅野ら[20]の成績もほぼ同じ結果を示しており，睡眠段階３＋４の増加を認め，REM睡眠は一夜の前半に減少し，後半に増加して全体では変わりがない所見となっている。Zolpidemが最も強く作用する前半の深睡眠の増加とREM睡眠の減少がzolpidemの本質的作用であろうと考察している。この所見は睡眠の悪い未治療の８名の女性を対象としたBessetら[4]の報告とよく一致している（表９）。

Ⅳ．精神運動機能に及ぼす影響

Zolpidemの記憶機能をはじめとする種々の精神運動機能に及ぼす影響をみた試験は，表10に要約されているようにかなりの数にのぼる[16]。BZのω_1受容体作動薬は記憶を障害するとの基礎的データが示すように，zolpidemは記憶・学習機能を低下させる。ここでは，わが国で行われた２つの試験の結果を紹介したい。鈴木ら[60]は，zolpidem 10 mg，triazolam 0.25 mg，nitrazepam 5 mg，placeboを12名の健常被験者にラテン方格で投与した二重盲検比較試験で，①zolpidem 10mgは服薬早期（服薬１時間後）に記憶・学習機能の顕著な低下を引き起こすが，翌日の記憶機能に対する残遺効果は比較的弱い，②nitrazepam 5 mgの記憶・学習機能に対する影響は服薬早期には相対的に弱いが，翌日の記憶機能に対する残遺効果が生ずる，③triazolam 0.25 mgでは服薬早期の記憶・学習機能の低下に関係すると思われる健忘と翌日の残遺効果が生ずることが示唆された，としている。同じ試験で，内海ら[64]は，①MSLT（Multiple Sleep Latency Test）および臨床観察を指標とした服薬１時間後の鎮静・催眠作用の強度はzolpidem 10 mg＞triazolam

表９　Zolpidem 10 mgの睡眠構築への影響．poor　sleepersを対象とした試験（Bessetら，1995[4)]）

睡眠パラメーター	基準夜 ３—４	Zolpidem夜 ５—６	Zolpidem夜 12—13	Zolpidem夜 19—20	離脱夜 21—22	F
総睡眠時間						
睡眠段階１(%)	6.43 (0.69)	5.95 (0.64)	5.80 (0.52)	5.27 (0.51)	6.78 (0.5)	1.04
睡眠段階２(%)	49.9 (1.6)	47.1 (1.4)	51.2 (1.5)	52.8 (1.4)	51 (1.6)	1.78
睡眠段階３＋４(%)	21.9 (0.8)	26 (1.9)[a]	21.5 (1.1)	20.3 (0.8)	18.7 (1.6)[a]	4.02[d]
REM睡眠(%)	21.6 (1.5)	22.1 (0.7)	21.5 (1.1)	21.4 (0.8)	23.5 (1.2)	0.57
REM潜時(分)	112.1 (13)	95.7 (13)	105.5 (７)	88.0 (４)	96.5 (７)	0.93
最初の３時間						
睡眠段階　１(%)	5.81 (0.8)	2.98	(0.7)[b] 3.87	(0.4)[b] 3.52	(0.05)[b]	5.38
〃　２(%)	38.12 (2.4)	32.51 (2.4)	37.6 (2)	40.80 (1.5)	38.2 (2)	1.9
〃　３＋４(%)	33.02 (2.23)	50.09 (3.4)[a]	43.05 (2.7)[a]	42.18 (1.9)[a]	31.8 (3.10)	4.45[d]
REM睡眠(%)	12.6 (1.9)	10.9 (1.3)	11.7 (1.4)	10.6 (1.3)	12.2 (1.7)	0.58
最後の３時間						
睡眠段階　１(%)	8.57 (1)	13.7 (2.6)	13.5 (2.3)	9.5 (0.9)	10.1 (1.7)	1.67
〃　２(%)	68.14 (5.2)	69.73 (4.1)	72.06 (3.8)	73.8 (4.4)	70.2 (3.4)	0.28
〃　３＋４(%)	5.78 (1.7)	11.2 (3.7)	4.12 (1.7)	4.06 (1.5)	3.9 (1.8)	1.86
REM睡眠(%)	41.85 (4.2)	45.6 (3.1)	38.3 (４)	39.18 (4.4)	40.07 (4.1)	0.52

a＝p＜0.01 対 基準夜，　b＝p＜0.05 対 基準夜，　c＝p＜0.05，　d＝p＜0.01，（　）：標準誤差

表10　健常被験者におけるzolpidem (ZOL) の精神運動作用
：単回投与交差試験データの要約 (HolmとGoa，2000[16)])

文献	被験者数	薬剤(用量)[mg]	試験	結果
flunitrazepam (FLU) との比較				
Sicardら(1993)	24	ZOL 10 FUL 1 PL	トラッキング検査（空軍地上隊員12例）；模擬標準飛行検査（経験ある操縦士12例）	７～10.5時間後，ZOL≡FLU≡PL
lormetazepam (LTZ) との比較				
Cluydtsら(1995)	12	ZOL 10 LTZ 2 PL	Four Choice Reaction Test, Digit Span Memory Test, Symbol Digit Modalities Test	９時間後のFour Choice Reaction TestにてZOL≡PL＞LTZ 9時間後のその他の試験でZOL≡LTZ≡PL
triazolam (TRZ) またはtemazepam (TEM) との比較				
Berlinら(1993)	18	ZOL 10 TRZ 0.25 PL	CFF，CRT，DSST，対語関連テスト，絵テスト，姿勢ゆれ検査	1.5時間後にPL＞ZOL&TRZ ４時間後の記憶・作業検査のいくつかでZOL&PL＞TRZ ６～８時間後にZOL≡TRZ≡PL
Greenblattら(1996)	18	ZOL 10 TRZ 0.25	DSST	１時間後にZOL≡TRZ
Mintzerら(1997)	11	ZOL 5－20 TRZ 0.125－0.5[c]	DSST, circular lights, balance, computerised trail-making	ZOL≡TRZ。精神運動作業能力はZOL群では１～1.5時間後，TRZ群では1.5～２時間後にピーク
Rushら(1996)	11	ZOL 5－20 TRZ 0.125－0.5 TEM 15－60[c]	Digit entry and recall, repeated acquisition, DSST, circular lights task	６時間後まで，ZOL 5&10，TRZ 0.125&0.25，TEM 15&30≡PL ６時間後まで，PL＞ZOL 20，TRZ 0.5，TEM 60
Wesensterら(1996)	70	ZOL 5－15 TRZ 0.125－0.5	論理的思考力，縦列加算，反復習得	ZOL 15&TRZ 0.5群で，1.5時間後の作業能力に障害あり ただし，６時間後にはなし

Zaleplon（ZAL）またはTRZとの比較				
Greenblattら (1998)	10	ZOL 10&20 ZAL 10&20 PL	DSST，自由再生	4時間後のDSSTでPL＞ZOL 20 24時間後の自由再生でPL＞ZOL 10&20 DSSTと自由再生でZAL 10&20≡PL
Troy&Darwishら (1999)	24	ZOL 10 ZAL 10 TRZ 0.25 PL	単語再生，paired associates test, Digit Span Test, DSST, Divided Attention Test	1.25時間後のほとんどの検査で，および8.25時間後の遅延単語再生テストでZAL≡PL＞ZOL&TRZ
Danjouら (1999)	36	ZOL 10 ZAL 10	DSST, CRT, CFF, Stemberg Memory Scanning Test	2～5時間後のいくつかの検査でZAL＞ZOL
zopiclone（ZOP），loprazolam（LOP）またはFLUとの比較				
Allainら (1995)	16	ZOL 10 ZOP 7.5 FLU 1 PL	CFF, clinical stabilometric platform, 記憶テスト	1～7または10時間後にPL＞ZOL，ZOP&FLU 4～7時間後の姿勢揺れ検査でZOL&FLU＞ZOP 1.25時間後の単語再生テストでZOL≡ZOP＞FLU
Boccaら (1999)	16	ZOL 10 ZOP 7.5 FLU 1 PL	運転能力，断続性眼球運動	10時間後：運転能力でPL＞ZOP&FLU，およびZOL≡PL；断続性眼球運動潜時でPL＞ZOP，PLZ≧FLUおよびPL≡ZOL 12時間後：ZOL≡ZOP≡FLU≡PL
Herguetaら (1996)	16	ZOL 10 ZOP 7.5 LOP 1 PL	CFF，CRT，paired word associate test，アイコニックメモリーテスト	1.5時間後にPL＞ZOL≡ZOP≡LOP 8時間後のCRTにおいてベースラインに比較してLOP&ZOPで障害あり（ZOLではなし）
Uchiumiら (1996)	12	ZOL 10 ZOP 7.5	タッピングテスト，CFF，文字抹消作業	タッピングテストでZOL＞ZOP CFFと文字抹消作業でZOL≡ZOP

a 並行群間比較，b 試験は学会報告(抄録またはポスターセッション)による，c 用量は体重 70kgを基準とした，d 被験者は軍隊の移動時を仮想して非睡眠用の部屋で寝た
CFF=臨界フリッカー融合検査(Critical Flicker Fusion test)；CRT=選択反応時間(Choice Reaction Time)；DSST=Digit Symbol Substitution Test；PL=placebo；＞は比較薬よりも精神運動作用特性が有意に（$p \leq 0.05$）良好である（すなわち，障害が少ない）ことを示す；≡は効果が同等であることを示す。

0.25 mg＞nitrazepam 5 mgの順であり，②自覚的眠気度調査では服薬1時間後で有意な変化が認められず，③服薬翌日のMSLTにおいてはすべての睡眠薬で服薬14時間後（翌日の10：00）の日中の眠気が一過性に増加し，とくにtriazolamにその傾向が高く，④zolpidem 10mgでは作用持続時間と薬物動態学的特性に相関が認められたが，triazolamおよびnitrazepamには両薬剤の半減期の違いによる明確な作用持続時間の差がみられなかった，としている。

Isawaら[18]は，zolpidem 10 mg，zopiclone 7.5 mg，placeboを12名の健常被験者にラテン方格で投与した二重盲検比較試験で両実薬とも服薬1.5時間後に軽度の遅延再生の障害を認めているが，翌日には消失したとしている。言語記憶試験，視覚記銘検査，対連合学習記憶試験，memory scanning testなどで，両群とも有意の障害を認めていない。同じ試験の中で，Uchiumiら[63]はMSLTとtapping testを実施しており，翌朝のMSLTでzopiclone群で睡眠潜時が有意に短縮しているとともに，tapping testで叩打数が有意に低下したのをみている。すなわち，zopicloneはzolpidemに比して翌朝の他覚的眠気度が高く，精神運動機能の残遺効果を認めている。

以上の成績から，zolpidemは服薬早期には記憶機能の障害その他をきたすが，翌朝には持ち越さないことが確認されている。

海外での試験でもほぼ同様な成績が得られており，睡眠薬としての優れた特性が示されているが，同じω_1受容体の選択的作動薬でさらに半減期の短いzaleplonとの比較試験が3編報告されており，興味深い（表10）。

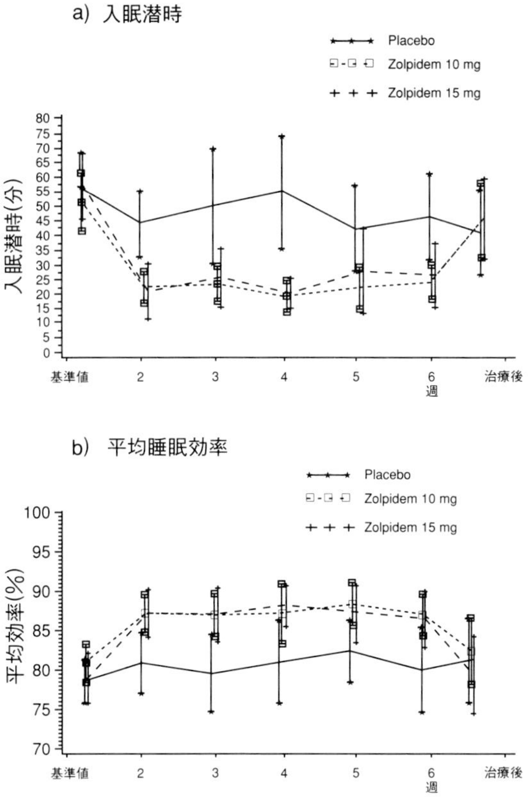

図4　慢性不眠症に対するzolpidemとplaceboとの比較試験（Scharfら，1994[52]）

V．Zolpidemの臨床成績

1．Zolpidemの催眠作用

Zolpidemの催眠作用は急性および慢性不眠症患者を対象とするplaceboとの多くの比較試験で実証されている。2つの報告例をあげよう。

Scharfら[52]は，慢性不眠症患者を対象にzolpidem 10 mg群，15 mg群とplacebo群との比較をPSG（polysomnograph）を測定しながら行っている。入眠潜時，睡眠効率とも35夜を通じて10 mg群，15 mg群ともplaceboより有意に改善させ，効果は維持されている（図4）。睡眠段階3＋4は変わりなく，15 mg群で3，4週時にREM睡眠の減少を認めているが，両群とも35日間の服薬後に反跳性不眠を認めず，精神運動機能への影響もないとし，有害事象もplaceboと差がなかったことから，10 mgが至適用量としている。

Cluydtsら[5]は，651名もの多くの不眠症患者を対象とした一般臨床医（general practioners）による多施設共同試験を実施して，表11にみるような結果を得ている。入眠潜時などの睡眠変数のみならず，睡眠の質，朝や日中の覚醒度まですべてを改善させている。

以上のようにzolpidemは10 mgで十分催眠作用を有することが客観的に証明されている。

2．Benzodiazepine系睡眠薬との比較試験

BZ系睡眠薬（zopicloneを含む）との二重盲検比較試験は表12と表13のように要約されている。

まず，中間作用型および長時間作用型のBZ系睡眠薬を対照として比較試験をみてみよう。女性の慢性不眠症患者を対象とした試験[65]で，zolpidem 10mgとflunitrazepam 2 mgは入眠潜時と覚醒回数を有意に改善している。睡眠時間と睡眠の質については，flunitrazepamのみが改善しているが，残遺効果として日中の眠気と活動性に影響している。

慢性不眠症患者を対象としたzolpidem 10 mg，20 mgとflurazepam 30 mgとの比較[10]では，zolpidem 10mg，20mgとも有意に入眠潜時を短縮し，睡眠時間を延長したのに対して，flurazepam 30 mgはzolpidemの両群より睡眠の質を改善している（$p<0.001$）。一方，Symbol Copying TestとDSST（符号問題）で評価した翌日の活動能力はzolpidemの方が優っていた。

Nitrazepamを対照とした2つの比較試験はともにわが国で実施されたもので，精神科領域での不眠症を対象としたzolpidem 10 mg対nitrazepam 5 mgの2週間の比較試験[25]では，表14のように「中等度改善以上」で65.6％対52.2％とU検定で有意差を認め，入眠障害，熟眠障害，途中覚醒，早朝覚醒ともzolpidem群がよかった。概括安全度でも数値に優り，「有用以上」の有効率62.5％対43.3％でzolpidemに有意となっている。

精神分裂病と躁うつ病に伴う不眠を対象とするzolpidem 10 mg対nitrazepam 5 mgの2週間の

表11　Zolpidemの睡眠変数および視覚アナログ評価を用いた睡眠の質および覚醒度への影響（平均±SEM，Cluydtsら，1993[5]，一部合成）

睡眠変数	基準値	1夜後 zolpidem	21夜後 zolpidem
入眠潜時(分)	83.1±2.7	33.1±1.1	24.4±0.9
夜間覚醒(分)	50.9±2.1	16.9±1.3	10.7±1.1
早朝覚醒(分)	73.1±2.8	40.8±2.1	28.1±1.8
全睡眠時間(分)	299.4±3.8	422.9±3.4	447.0±3.2
中途覚醒数	1.47±0.05	0.67±0.03	0.44±0.03
睡眠変数	基準値 (mm)	1夜後 zolpidem (mm)	21夜後 zolpidem (mm)
睡眠の質	27.7±0.8	73.0±0.8	84.6±0.6
朝の覚醒度	34.3±0.9	66.4±1.0	83.7±0.7
日中の覚醒度	44.3±1.0	72.8±0.9	85.4±0.6

表12　不眠症患者においてzolpidem（ZOL）と中間作用型および長時間作用型benzodiazepine系睡眠薬の催眠作用を比較した二重盲検試験の要約（HolmとGoa，2000[16]）

文献	試験デザイン (時間) [患者タイプ]	評価 可能 患者数	薬剤と 用量 (mg/日)	結果[a] 入眠潜時	覚醒回数	睡眠時間	睡眠の質	残遺効果
flunitrazepam（FLU）との比較								
Vermeerenら[65]	co（1日） [慢性不眠症 女性患者]	17 17 17	ZOL 10 FLU 2 PL	ZOL≡FLU >PL[b]	ZOL≡FLU >PL	ZOL>PL ZOL≡PL[b]	FLU>PL ZOL≡PL	日中の眠気および活動性はPL>FLU& ZOL≡PL
flurazepam（FLR）との比較								
Flemingら[10]	mc,r,pll （3日） [慢性不眠症]	35 35 36 35	ZOL 10 ZOL 20 FLR 30 PL	ZOL 10≡ ZOL 20> FLR≡PL[b]		ZOL 10≡ ZOL 20≡ FLR>PL[c]	FLR>ZOL 10≡ZOL 20≡PL	
nitrazepam（NTR）との比較								
風祭ら[23]	mc,r,pll (14日) [精神分裂病または躁うつ病患者]	73 74	ZOL 10 NTR 5	ZOL≡NTR	ZOL≡NTR	ZOL≡NTR	ZOL≡NTR	覚醒時と日中の体調はZOL>PL，NTR≡PL &ZOL≡NTR
工藤ら[25]	mc,r,pll (14日) [入院または 外来患者]	64 67	ZOL 10 NTR 5		ZOL≡NTR		ZOL≡NTR	覚醒時および日中の体調はZOL≡NTR

a　すべての評価は，特に断らない限り患者の主観的評価である，b　睡眠ポリグラフィによる評価，c　データの提示なし
co=交差；mc=多施設；pll=並行群間；PL=placebo；PL-R=placebo観察期間；r=無作為化；≡は比較薬と効果が同等であることを示す；>比較薬よりも有意に（$p \leq 0.05$）有効性が高いことを示す

表13　不眠症患者においてzolpidem（ZOL）と超短時間作用型benzodiazepine系睡眠薬の催眠作用を比較した二重盲検並行群間試験の要約（HolmとGoa，2000[16]）

文献	試験デザイン（実薬投与期間）	評価可能患者数	薬剤と用量（mg/日）	結果[a]				
				入眠潜時	覚醒回数	睡眠時間	睡眠の質	残遺効果
triazolam（TRZ）との比較								
Montiら[35]	r （27日）	8 8 8	ZOL 10 TRZ 0.5 PL	ZOL≡TRZ≡PL[b]		ZOL≥TRZ≥PL[b]		
Rosenbergら[46]	mc,r （14日）	71 68	ZOL 10 TRZ 0.25		ZOL≡TRZ	ZOL≡TRZ	ZOL≡TRZ	翌朝の気分，日中の機敏性，および日中の気分の主観的評価でZOL≡TRZ
Silvestriraら[57]	mc,r （14日）	10 10	ZOL 10 TRZ 0.25	ZOL≡TRZ[b]	ZOL≡TRZ[b]	ZOL≡TRZ[b]	ZOL≡TRZ	
筒井ら[61]	mc （14日）	63 68	ZOL 10 TRZ 0.25		ZOL≡TRZ	ZOL≡TRZ		翌日の体調はZOL≡TRZ
筒井ら[62]	mc,r （14日）	209 219	ZOL 10 ZOP 7.5	ZOL>ZOP	ZOL≡ZOP	ZOL≡ZOP	ZOL≡ZOP	

a すべての評価は，特に断らない限り患者による主観的評価である，b　睡眠ポリグラフィによる評価
mc=多施設；PL=placebo；r＝無作為化；ZOP=zopiclone；≡は比較薬と効果が同等であることを示す；>比較薬よりも有意に（$p \leq 0.05$）有効性が高いことを示す；≥は比較薬よりも効果が高い傾向があることを示す。

比較試験[23]では，「中等度改善以上」の改善率は58.9％対58.1％と両群に有意差なく，概括安全度，有用度とも有意差はなかった（表14）。「中等度改善以上」の数値ではzolpidem群の方が0.7高いが，新しいGCP基準でいう非劣性試験では統計学的には同等性が検証されなかったことになる。Zolpidem承認のさいの効能または効果で，精神分裂病および躁うつ病に伴う不眠症は除く，とされたのは，この試験成績に基づくものであるが，zolpidem 10 mgはnitrazepam　5 mgと比べてほぼ同等の成績をあげているのも事実である。

次に，超短時間作用型のBZ系睡眠薬との比較試験をみてみると（表15）[16]，2つの睡眠検査室試験が行われている。Zolpidem 10 mg対triazolam 0.5 mgを比較したMontiら[35]の長期睡眠検査室試験の報告では，表15に示されるように，①耐性形成（効果の減弱）の傾向がtriazolamにみられる，②zolpidemによる総睡眠時間の増は睡眠サイクルの増による，③27夜服薬後の離脱夜で，反跳性不眠はtriazolamにみられるが，zolpidemにはみられない，とまとめている。Montiらの試験で，なぜtriazolam 0.5 mgが採用されたのか，被験者24名の慢性不眠症患者を3群にat randomに分けたとしているが，有意差はないもののtriazolam群に比較的よく眠れる被験者が片寄っているなど，問題点は残る。Zolpidem 10 mg対triazolam 0.25 mgを比較したSilvestriら[57]の中間期睡眠検査室試験の報告では，全項目で両群同等の成績を示しているが，triazolamに反跳現象がみられているのに対して，zolpidemにはそれがないことが明らかにされている（図5）。

Rosenbergら[46]と筒井ら[61]のともにtriazolam 10 mg対triazolam 0.25 mgの比較試験では，いずれも全項目で両群同等とされているが，筒井らの報告をこまかくみてみよう（表16）。内科・心療内科を受診した不眠症患者を対象としたもので，「中等度改善以上」の改善率は63.5％対75％と有意差はないもののtriazolamに高く，「安全である以上」の率も88.9％対94.6％とtriazolamに高く，「有用以上」の有用率は63.5％対75.0％とtriazolamに高かった。不眠症の原疾患

表 14 Zolpidem の nitrazepam を対照薬とした第Ⅲ相試験における最終全般改善度

薬剤群	著明改善	中等度改善	軽度改善	不変	悪化	計	改善率の差の95%信頼区間	検定	
								改善率[a]	順位和[b]
1 精神科領域での不眠症を対象とする試験（工藤ら，1993[25]）									
zolpidem群	17 (26.6)	25 (65.6)	14	7	1	64	−4.8〜31.6 [−2.2〜28.9]	N.S. (Po=0.168)	Z＞N＊ (Po=0.050)
nitrazepam群	10 (14.9)	25 (52.2)	17	14	1	67			
2 精神分裂病と躁うつ病に伴う不眠を対象とする試験（風祭ら，1993[23]）									
zolpidem群	15 (20.5)	28 (58.9)	21	7	2	73	−16.5〜18.1 [−13.9〜15.5]	N.S. (Po=0.945)	N.S. (Po=0.603)
nitrazepam群	12 (16.2)	28 (58.1)	19	9	3	74			

改善率：(「著明改善」+「中等度改善」)/症例数　a）：2×2分割表χ^2検定　（ ）：累積%
＊：$p<0.05$　b）：Mann-WhitneyのU検定　[ ]内は90%信頼区間

表15 3群（zolpidem 10 mg群，triazolam 0.5 mg 群，placebo群）における全睡眠時間（分）のポリグラフ評価（Montiら，1994[35]，一部省略）

	placebo（P）	zolpidem（Z）	triazolam（T）	p	対比較
基準夜（分）	327±114	277±161	359±80	0.424	
服薬夜（基準夜からの変化・分）					
4—5夜（2夜平均値）	+9±69.3	+105±115.6	+56±60.3	0.101	
15—16夜（2夜平均値）	+10±39.6	+127±136.7	+33±35.8	0.027	P＜Z;T＜Z
29—30夜（2夜平均値）	+25±39.1	+113±116.2	+41±44.1	0.063	P＜Z;T＜Z
離脱夜（基準夜からの変化・分）					
31夜	+29±72.7	+35±114.7	−112±106.4	0.011	T＜P;T＜Z
32夜	−28±65.0	−118±148.5	−12±51.8	0.042	T＞Z
33夜	+13±100	+85±123.2	+10±60	0.265	
離脱夜平均（基準夜からの変化・分）	+23±63.6	+80±118.5	−40±52.2	0.031	T＜Z

を神経症，心身症，不眠症に分けてみた成績では（図6），前二者ではtriazolamがよく，不眠症そのものでは差のないものとなっている。この事実は，triazolamが有する抗不安作用がzolpidemにないために，不安を基底に有する神経症や心身症による不眠症にはtriazolamの方が優れた成績を示したものと考察している。

ほぼ同じグループで実施されたzolpidem 10 mgとzopiclone 7.5 mgの大規模な多施設共同試験の総合評価を示したのが表17である[62]。本試験はzolpidemにとっては，わが国でのtriazolamとの比較試験で同等性が証明できず，背水の陣をひいたnon-benzodiazepineとしてBZ受容体作動性睡眠薬としてのzopicloneとの最終的試験であった。「中等度改善以上」で67.9％対61.6％となってzolpidemのzopicloneに対する同等性が検証され，概括安全度では有意に優れる結果が得られたのである。ちなみに，両群の副作用を系別に示したのが表18であり，「苦味」はzolpidem群に6例，zopiclone群に69例と圧倒的に後者に多く，苦味を差し引くと，両群の間の概括安全度に差がなくなる。いずれにしても，わが国では本試験の

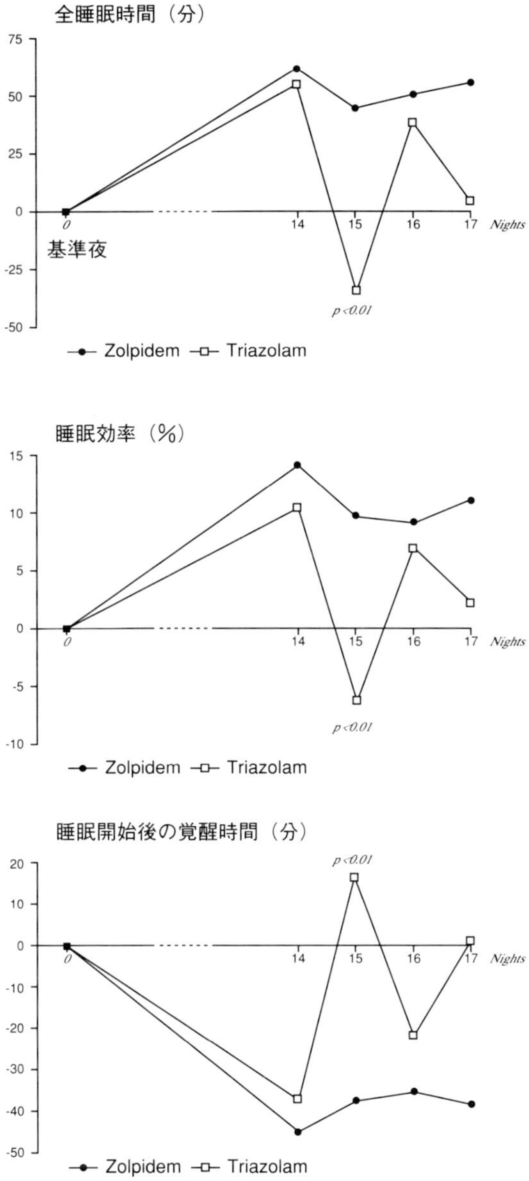

図５　Zolpidem（10mg/日），triazolam（0.25mg/日）の中間睡眠検査室試験における服薬最終日（14夜）と離脱夜（15夜，16夜，17夜）における全睡眠時間，睡眠効率および睡眠開始後の覚醒時間の推移
（Silvestriら，1996[57)]）

成績をもって2000年12月に承認される運びとなったのである。

３．高齢者における有効性

半減期が短く，筋弛緩作用がないなど安全性が

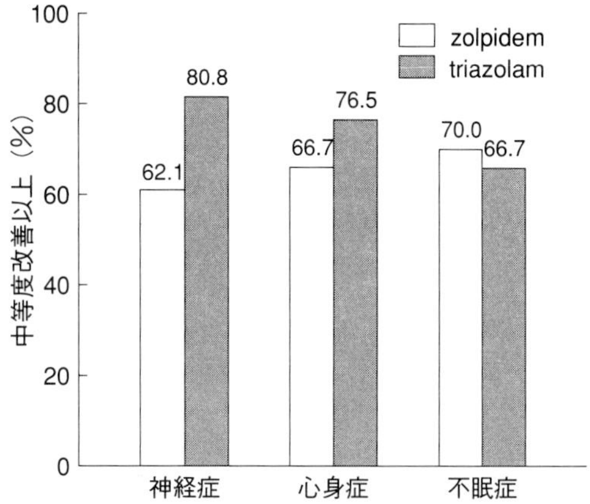

図６　原疾患別 zolpidem と triazolam の改善率の比較（筒井ら，1993[61)] より作成）

高いことから高齢者の不眠に適しているとして多くの試験が行われ，zolpidem は 5 mgで大部分の睡眠パラメータに最少有効量とされている[52)]。20 mgより10 mgの方がむしろ質の高い良い睡眠が得られるとの報告もある[54)]。代表的なBZ系睡眠薬と比較した成績が表19にまとめられている[16)]。いずれも高齢者の不眠にzolpidemの有効性が示されている。

Leppikら[29)]の報告では，zolpidem 5 mg，triazolam 0.125 mg，temazepam 15 mgとの比較試験で，いずれもplaceboに有意の効果が認められているが，入眠潜時は基準値より第１週と第３週でzolpidem群とtemazapam群がtriazolam群より有意に短縮されている（図７）。

221名という大規模な７高齢者施設でのzolpidem（5 mg，10mg）とtriazolam（0.25 mg）の比較試験を行ったRogerら[45)]の報告では，質問紙法を用いて寝つき，睡眠時間，夜間の中途覚醒，１時間以上目が覚めている割合などを調査している（表20）。Zolpidem 5 mg，10mg，triazolam 0.25 mgの３群とも十分な効果が得られており，21日間の服薬後１週間のplacebo投与による観察日の成績では反跳性不眠は認められていない。Zolpidemの離脱夜で中途覚醒が増加するが，この傾向は10 mgの方が 5 mgより大きい。Zolpidem 10 mg が triazolam 0.25 mgに比してこうした影響が少ないとはいえない。

表16　内科・心療内科領域での不眠症を対象とするtriazolamとの二重盲検比較試験（筒井ら，1993[61]）

zolpidem群	13 (20.6)	27 (63.5)	15	5	1	2	−28.8～5.8 [−26.2～3.2]	N.S. (Po=0.215)	N.S. (Po=0.156)
triazolam群	20 (29.4)	31 (75.0)	8	6	1	2			

改善率：(「著明改善」＋「中等度改善」)/症例数　　a)：2×2分割表χ^2検定　　(　)：累積%

*：$p<0.05$　　b)：Mann-WhitneyのU検定　　[　]内は90%信頼区間

表17　Zolpidem（ZOL）のzopiclone（ZPC）を対照薬とした二重盲検群比較試験の総合評価（筒井ら，2000[62]）

1）睡眠症状全般改善度

対象	薬剤群	著明改善	中等度改善	軽度改善	不変	悪化	計	改善率の差の90%信頼区間	検定	
									改善率a)	順位和b)
有効性採用例	ZOL群	39 (18.7)	103 (67.9)	56	11	0	209	−1.7～14.3 [−3.2～15.8]	N.S. P=0.207	N.S. P=0.178
	ZPC群	36 (16.4)	99 (61.6)	68	14	2	219			

2）概括安全度

対象	薬剤群	安全である	ほぼ安全である	安全性に問題がある	安全ではない	計	安全率の差の90%信頼区間	検定	
								安全率a)	順位和b)
安全性採用例	ZOL群	140 (66.4)	55	11	5	211	7.6～23.8 [6.1～25.3]	** P=0.001	** P=0.001
	ZPC群	114 (50.7)	89	7	15	225			

3）有用度

対象	薬剤群	極めて有用	有用	やや有用	有用とは思わない	好ましくない	計	有用率の差の90%信頼区間	検定	
									有用率a)	順位和b)
有用性採用例	ZOL群	29 (14.1)	82 (54.1)	68	19	7	205	−4.6～12.4 [−6.1～13.9]	N.S. P=0.479	N.S. P=0.065
	ZPC群	21 (9.7)	88 (50.2)	59	35	14	217			

改善率：「中等度改善」以上の率，安全率：「安全である」の率，　　(　)：累積%，[　]：95%信頼区間
有用率：「有用」以上の率
a)：2×2分割表χ^2検定，b)：Mann-WhitneyのU検定

わが国でも高齢者を対象とした試験が3つ実施され，いずれも高い改善率と安全性が得られている[11, 21, 68]。古田ら[11]は65歳以上の16名を対象に睡眠検査室試験を行い，覚醒時間を減少させ，睡眠段階3＋4に影響せず，BZ系睡眠薬にみられる睡眠時無呼吸の増悪作用が少ないことが期待され

表18　Zolpidemとzopicloneの副作用（筒井ら，2000[62] から合成）

	zolpidem群				zopiclone群			
	軽度	中等度	高度	小計	軽度	中等度	高度	小計
精神神経系	45	7	4	56	46	5	8	59
消化器系(含　苦味)	18	5	2	25	72	12	3	87
その他一般的 全身症状など	19	3	1	23	17	0	10	27
発現件数	82	15	7	104	135	17	21	173
投与中止例	14				20			
発現件数／投与例数 (発現率%)	62／211 (31.3)				102／225 (45.3)			
検定	＊＊（P＝0.004）							

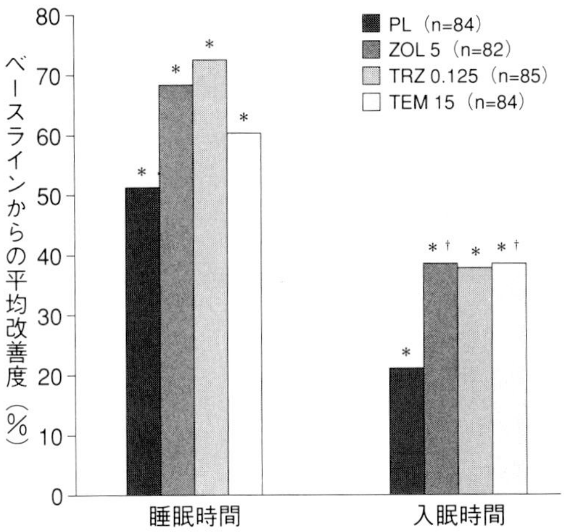

図7　高齢の不眠症患者（59～85歳）におけるplacebo（PL），zolpidem(ZOL)5mg/日，triazolam(TRZ) 0.125mg/日，temazepam(TEM) 15mg/日の有効性の比較（Leppikら，1997[29]）
無作為化多施設二重盲検試験において，28日間投与の前後で睡眠に関する質問表を用いて患者が自己評価した睡眠時間と入眠潜時の平均改善度。＊p＜0.001 vsベースライン，† p＜0.05 vs placebo

ている。

4．長期投与試験

Schlichら[53]による107例の6ヵ月に及ぶ長期投与試験では，入眠潜時の短縮と総睡眠時間の延長は持続して認められており，服薬終了10日後までの観察で反跳性不眠を認めないとされている。ほかにも，360日までの投与でほとんどがzolpidem 10mg/日の用量で効果が持続しているとの報告もある[33,39,51]。

わが国でも2つの長期投与試験が行われているが[22,69]，いずれも効果の持続をみている。とくに，山田ら[69]の試験では31名中27名が精神分裂病患者であり，85.2%に中等度以上の改善が認められている。

Zolpidemは長期投与によっても耐性は形成されず，効果が持続することと，離脱夜に反跳性不眠をみないことがここでも明らかにされている。

5．反跳性不眠と依存性

動物を用いた自己投与実験でも，ヒトで薬物やエタノール乱用歴のある被験者を用いての強化効果や乱用ポテンシャルを測定した試験でも，zolpidemは他のBZ系睡眠薬と差がないとの報告がある[9,14,48]。とくに，triazolamとの比較でも薬物嗜好性drug liking はともにplaceboより高いとされている。

一方，BZ系睡眠薬の長期服用者の中に，不眠症は改善しているにもかかわらず，やめるにやめられない臨床用量依存の存在が知られている[36,37]。俗に，睡眠薬は癖になってやめられないと怖がられている現象で，反跳性不眠との関連性が高い[37]。反跳性不眠はKalesら[19]によって提唱され，異を唱える報告もあったが[38]，その後，半減期の短いBZ系睡眠薬には強い反跳性不眠が早期から生じ，長いものには弱く遅れて出現するとの

表 19　高齢（≥ 58 歳）の不眠症患者において zolpidem（ZOL）と benzodiazepine 系薬剤である flunitrazepam（FLU），triazolam（TRZ），temazepam（TEM）の催眠作用を比較した無作為化二重盲検並行群間多施設共同試験の要約（Holm と Goa，2000[16]）

文献	試験期間	評価可能患者数(患者タイプ)	薬剤と用量(mg/日)	結果[a]				
				入眠潜時	覚醒回数	睡眠時間	睡眠の質	残遺効果
Emeriau ら[8]	4 週間	80 (入院患者)	ZOL 10 ZOL 20 FLU 1	ZOL 10≡ ZOL 20≡ FLU	ZOL 10≡ ZOL 20≡ FLU	ZOL 10≡ ZOL 20≡ FLU	ZOL 10≡ ZOL 20≡ FLU	覚醒時の自覚的状態は ZOL 10≡ZOL 20≡FUL
Leppik ら[29]	4 週間	335 (慢性不眠症患者)	ZOL 5 TRZ 0.125 TEM 15 PL	ZOL≡TEM ≡TRZ[b]	ZOL≡TEM≡ TRZ≡PL TRZ>PL	ZOL≡TEM ≡TRZ≡PL	ZOL≡TEM ≡TRZ[b]	翌朝の眠気と集中力は ZOL≡TEM≡TRZ
Roger ら[45]	3 週間	205 (入院患者)	ZOL 5 ZOL 10 TRZ 0.25	ZOL 10≡ ZOL 5≡ TRZ	ZOL 10≡ ZOL 5≡ TRZ	ZOL 10≡ ZOL 5≡ TRZ	ZOL 10≡ ZOL 5≡ TRZ	翌日のはつらつさと注意力は ZOL 10 ≡ ZOL 5 ≡ TRZ

a　すべての評価は患者による主観的評価，b　実薬群とPL群との差は報告されていない
PL=placebo；≡は比較薬と効果が同等であることを示す；>比較薬よりも有意に（p <0.05）有効性が高いことを示す。

表20　Zolpidem（5 mg, 10mg）とtriazolam（0.25mg）の高齢不眠者への影響（Rogerら，1993[45] より合成）

	Zolpidem 5mg	Zolpidem 10mg	Triazolam 0.25mg
うまく寝つけましたか? はい(%)			
3 日目（基準夜）	16.2	23.3	20.8
24日目（服薬夜）	72.1	71.2	72.7
31日目（離脱夜）	50.8	43.1	39.4
平均睡眠時（日）は？（時間）			
3 日目	5.2	5.2	5.3
24日目	6.8	7.1	7.2
夜中に 2 回以上目が覚めた人の割合（%）			
3 日目	61.8	58.9	59.7
24日目	25.0	30.1	29.9
31日目	36.1	48.6	43.7
全覚醒時間が 1 時間以上であった患者の割合（%）			
3 日目	55.9	47.9	55.8
24日目	17.6	11.0	15.6
31日目	13.6	29.6	26.4

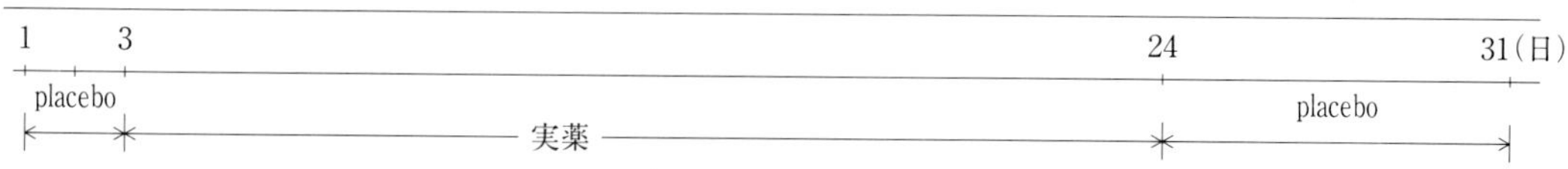

表21　Zolpidemの中間期間服用後の反跳性不眠についての研究（AllainとMonti，1997[1]）

研究者	デザイン	被験者	用量(mg/日)	日数	評価方法	結　果
Monti, 1989	SB, pla	6 insomn	Zolpidem 10	14	Polysomnography	No significant rebound
Kurtz et al, 1991	SB, pla	10 poor sleepers	Zolpidem 10	14	Polysomnography	No rebound
Besset et al, 1990	DB, pla	8 poor sleepers	Zolpidem 10	14	Polysomnography	No rebound
Roehrs et al, 1992	DB, PG, pla	99 insomn	Zolpidem 10 tria 0.50	28	Polysomnography	No rebound
Monti et al, 1994	DB, PG, pla	12 insomn	Zolpidem 10 tria 0.50	28	Polysomnography	Zol：No rebound tria：rebound
Weatley et al, 1988	DB, PG, pla	88 insomn	Zolpidem 10-20	21	Questionnaire	No rebound
Lahmeyer et al, 1990	DB, PG, pla	141 insomn	Zolpidem 10-15	28	Questionnaire	No rebound
Calanca and Dick, 1991	SB	92 insomn	Zolpidem 10	14	Questionnaire	No rebound
Shaw, 1992	DB, PG, pla	119 eld	Zolpidem 10-20	21	Questionnaire	No rebound
Emeriau et al, 1988	DB, PG	81 eld	Zolpidem 10-20 fluni 1	28	Questionnaire	No rebound
Roger et al, 1991	DB, PG	221 eld	Zolpidem 5-10 tria 0.25	21	Questionnaire	No rebound
Ochs et al, 1992	DB, PG, pla	335 eld	Zolpidem 5	28	Questionnaire	No rebound

DB：二重盲検，PG：群間比較，SB：単盲検，pla：placebo，eld：高齢被験者，insomn：不眠症者，zol：zolpidem，tria：triazolam，fluni：flunitrazepam

コンセンサスが得られている[13, 27, 44]。

ところで，zolpidemには超短時間作用型であるにもかかわらず，反跳性不眠がみられないとの報告がきわめて多い。すでに述べたMontiら[35]の報告（表15）もその代表的なものである。Zopicloneやtriazolamとの間に差がないとする意見もあるが，AllainとMonti[1]は7日以内の短期試験のみならず，2～4週間の中間期試験でもzolpidemには反跳性不眠がみられないとの報告を一覧表にしている（表21）。

Soldatosら[58]は，作用時間の短い5つのBZ系睡眠薬(brotizolam，midazolam，triazolam，zolpidem，zopiclone）について1966年から1997年までに実施された睡眠検査室試験137編の中から適正なもの75編（被験者数1276名，不眠症患者804名，健常被験者472名）についてmeta-analysisを行っている。それによると，①5薬剤とも有意な初期効果を示した，②中間期から長期の使用でtriazolamに明らかに耐性がみられ，midazolamとzolpidemにはごく軽度のものであった（brotizolamとzopicloneには十分なデータがない），③離脱初夜の反跳性不眠はtriazolamに強く，zolpidemには軽度であった（brotizolamにデータがなく，midazolamとzopicloneには不適当なデータしかない），とまとめている。Triazolamに耐性の形成と反跳性不眠が強いのは，BZ受容体への結合親和性が強いことと，青斑核のノルアドレナリン系と視床下部―下垂体―副腎軸への直接的効果を介したアドレナリン系賦活に強く影響する独特の性質との合わさった特性によるとのVgontzasとKales[66]の説を引用している。一方，zolpidemに耐性が形成されず反跳性不眠がみられないとの特性はBZのω_1受容体選択性によるとのStephensとSanger[59]の説を用いている。BZ系薬物の耐性と依存の形成機序については数多くの考え方があり，非常に複雑で解釈が困難であり[17]，まだまだ結論は出せず，今後の研究が必要であるとの理解も示している。Soldatosはtriazolamを徹底的に攻撃してquazepamの有用性を唱えたKales一派の一人であり，素直に受けとりにくい面もある

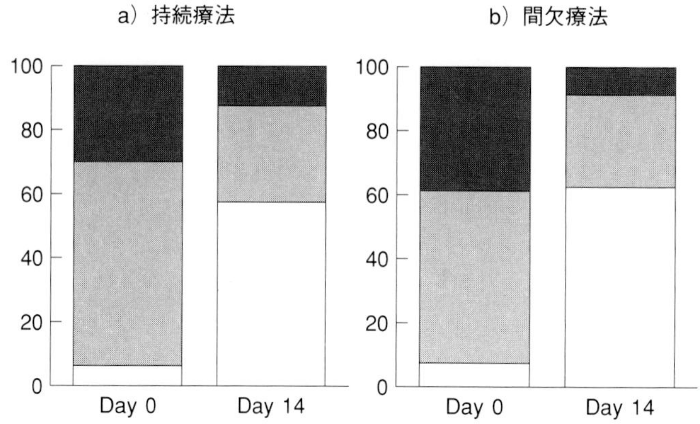

図 8　慢性不眠症患者におけるzolpidem 10mgの14日間の持続療法と間欠療法にみる全般重症度（CGI-severity）の評価
（Cluydtsら，1998[6]）

□ 障害されていないか，わずかな障害
□ 軽度から中等度の障害
■ 強い障害

表22　被治療者16,944名の1.1%，182名に認められた有害事象268件のうち最も頻繁にみられた227件（HajakとBandelow, 1998[15]）

	症例数	268有害事象件数の割合（%）	被治療者16,944名での割合（%）	脱落症例数
計	268	100	1.5	118
悪心	36	13.4	0.2	27
めまい	35	13.1	0.2	20
不快	23	8.6	0.1	10
夜驚	20	7.5	0.1	15
激越	19	7.1	0.1	15
頭痛	18	6.7	0.1	13
嘔吐	13	4.9	0.08	11
傾眠	9	3.4	0.05	4
混乱	8	3.0	0.05	7
疲労	7	2.6	0.04	4
消化不良	7	2.6	0.04	5
異常歩行	6	2.2	0.04	4
幻覚	5	1.9	0.03	4
振戦	4	1.5	0.02	2
不安	4	1.5	0.02	4
不眠	4	1.5	0.02	4
健忘	3	1.1	0.02	2
無力	3	1.1	0.02	2
口渇	3	1.1	0.02	3

が，zolpidemには離脱初夜にごく軽い反跳性不眠がありえても，全体としては反跳性不眠がみられないとの報告が多いことは事実である[4, 24]。現在，米国で圧倒的な売上げのシェアを誇っているのも，この耐性形成と反跳性不眠がみられないとの報告に答えが見いだされよう。

Cluydtsら[6]はzolpidemに反跳性不眠がみられないとの特性を生かして興味ある試験を行っている。160名の外来慢性不眠症患者を対象に，一群は5日間のzolpidem 10 mgと2日間はplaceboを投与する2週間と，一群は2週間ともzolpidem 10 mgを服用するデザインで，質問紙法を用いてこの2週間の評価を行ったところ，両群にほとんど差がない結果が得られている（図8）。総睡眠時間，睡眠の質，CGI重症度，中枢神経系関係の変化，入眠時間，中途覚醒，早期覚醒などいずれも両群間に差がないとするもので，zolpidemには慢性不眠症に対して間欠的投与による治療法の可能性があることを示している。

6．忍容性

1）一般的有害事象

Zolpidemが海外で承認され，上市されて以来，市販後調査で76,000例以上の症例を含めた報告をはじめ，数多くの報告がなされている。一般には，中枢神経系の悪心，めまい，眠気などが多く，とくに高齢者では中枢神経症状と消化器症状では用量依存性があるといわれる[30]。ここでは，zolpidemを治療的に投与された16,944名についての有害事象のまとめを紹介しておく[15]。表22にみるように，16,944名のうちの182名（1.1%）が268件の有害事象を報告している（113名が1件，53名が2件，16名が3件以上）。いずれも極めて低頻度で，有害事象のために中止したのは118名（0.7%）にすぎず，zolpidemの安全性が証明されている。

稀であるが，重篤な中枢神経系有害事象としては8名に混乱（confusional episode），5名に幻覚，3名に健忘が認められている。また，1名に48歳の白人女性で一過性の妄想症状が出現している。ほかに，zolpidem服用中に幻覚を中心とした精神病様症状を呈した症例報告が散見されるが，全世界的にみて6件と報告例そのものは少ない。

2）大量服用

Garnierら[12]は，最高1400mgを含めた344例（平均服用量は約190mg）の詳細を報告している。このうち約半数は中枢神経作用薬やアルコールなどの別の薬物を同時摂取している。最も多い症状は眠気の89例で嘔吐7例，昏睡4例となっているが，昏睡を呈した症例でのzolpidem服用量は140～440 mgであった。転帰に関するデータの得られた185例のうち，死亡例は10例あったが，この詳細は明らかでない。

他に3名の死亡例の報告があり，1例は600 mgの大量服用と推定されて死因は溺死と判定され，他の2例は多剤併用例によるものである[16]。ZolpidemはBZ系薬物と同様に単独使用例では自殺に成功しないと考えられる。

おわりに

ZolpidemはBZ ω_1受容体の選択的作動薬で，化学構造上はnon-BZであるが，超短時間作用型のBZ系睡眠薬の1つに分類される。抗不安作用を持たないこともあって神経症や心身症など不安障害に伴う不眠症にはtriazolamに一歩譲るとしても，全体としては入眠作用に優れ，筋弛緩作用が弱く，反跳性不眠をきたさない，などの特性を有して，臨床用量依存への懸念が少なく，慢性不眠症を中心に一過性あるいは短期の不眠症に有用性が高い。健忘作用も報告されているが，翌日の残遺効果がなく，精神運動機能に影響を及ぼさない。また，睡眠構築への影響もほとんどなく，従来型のBZ系睡眠薬よりもさらに一歩，理想的睡眠薬に近づいたものといえる。

今後の超高齢社会と厳しい社会・経済的背景の中，不眠症患者は増加の一途をたどることは間違いなく，zolpidemが適正目的・適正使用のもとで高齢者を含めたすべての不眠症患者のQOLを高めることに期待したい。

文　献

1）Allain, H., Monti, J.：General safety of zolpidem：safety in elderly, overdose and rebound effects. Eur. Psychiatry, 12 (Suppl.1)：21s-29s, 1997.

2）Arbilla, S., Depoortere, H., George, P. et al.：Pharmacological profile of the imidazopyridine zolpidem at benzodiazepine receptors and electrocorticogram in rats. Naunyn-Schniedeberg's Arch. Pharmacol., 330：248-251, 1985.

3）Benavides, J., Peny, B., Durand, A. et al.：Comparative in vivo and in vitro regional selectivity of central ω (benzodiazepine) site ligands inhibiting [^{3}H] flumazenil binding in the rat central nervous system. J. Pharmacol. Exp. Ther., 263：884-896, 1992.

4）Besset, A., Tafti, M., Villemin, E. et al.：Effects of zolpidem on the architecture and cyclical structure of sleep in poor sleepers. Drugs Exp. Clin. Res., 21：161-169, 1995.

5）Cluydts, R., DeRoeck, J., Jolie, A.：A three week multicentre general practitioner study of zolpidem in 651 patients with insomnia. Acta Ther., 19：73-91, 1993.

6）Cluydts, R., Peeters, K., de Bouyalsky, I. et al.：Comparison of continuous versus intermittent administration of zolpidem in chronic insomniacs：a double-blind, randomized pilot study. J. Int. Med. Res., 26：13-24, 1998.

7）Depoortere, H., Zivkovic, B., Lloyd, K. G. et al.：Zolpidem, a novel non-benzodiazepine hypnotic. 1. Neuropharmacological and behavioral effects. J. Pharmacol. Exp. Ther., 237：649-658, 1986.

8）Emeriau, J.P. Descamps, A., Dechelotle, P. et al.：Zolpidem and flunitrazepam：a multicenter trial in elderly hospitalized patients. In：Imidazopyridines in Sleep Disorders (ed. by Sauvanet, J. P.), pp.317-326, Raven Press, New York, 1988.

9）Evans, S. M., Funderburk, F. R., Griffiths, R. R.：Zolpidem and triazolam in humans：Behavioral and subjective effects and abuse liability. J. Pharmacol. Exp. Ther., 255：1246-1255, 1990.

10）Fleming, J., Moldofsky, H., Walsh, J. K. et al.：Comparison of the residual effects and efficacy of short term zolpidem, flurazepam and placebo in patients with chronic insomnia. Clin. Drug Invest., 9：303-313, 1995.

11）古田寿一，山口成良，鳥居方策他：高齢不眠症患者に対するzolpidemの臨床効果．臨床医薬，9（Suppl. 2)：149-165, 1993.

12）Garnier, R., Guerault, E., Muzard, D. et al.：Acute zolpidem poisoning — analysis of 344 cases. J. Toxcol. Clin. Toxicol., 32：391-404, 1994.

13）Gillin, J. C., Spinweber, C. L., Johnson, L. C.：Rebound insomnia：a critical review. J. Clin. Psychopharmacol., 9：161-172, 1989.

14）Griffiths, R. R., Sannerud, C. A., Ator, N. A. et al.：Zolpidem behavioral pharmacology in baboons；self-administration, discrimination, tolerance and withdrawal. J. Pharmacol. Exp. Ther., 260：1195-1208, 1992.

15）Hajak, G., Bandelow, B.：Safety and tolerance of zolpidem in the treatment of disturbed sleep：a post-marketing surveillance of 16944 cases. Int. Clin. Psychopharmacol., 13：157-167, 1998.

16）Holm, K. J., Goa, K. L.：Zolpidem. An update of its pharmacology, therapeutic efficacy and tolerability in the treatment of insomnia. Drugs, 59：865-889, 2000.

17）Hutchinson, M. A., Smith, P. F., Darlington, C. L.：The behavioral and neuronal effects of the chronic administration of benzodiazepine anxiolytic and hypnotic drugs. Prog. Neurobiol., 49：73-97, 1993.

18）Isawa, S., Suzuki, M., Uchiumi, M. et al.：The effect of zolpidem and zopiclone on memory. Jpn. J. Neuropsychopharmacol., 20：61-69, 2000.

19）Kales, A., Scharf, M. B., Kales, J. D.：Rebound insomnia：a new clinical syndrome. Science, 201：1039-1041, 1978.

20）菅野道，渡辺洋文，中込和幸他：健康成人の夜間睡眠及び翌日の精神機能に及ぼすzolpidemとtriazolamの影響―1．終夜睡眠ポリグラフィによる検討．神経精神薬理，15：589-602, 1993.

21）片山宗一，角南真一，藤兼正明他：高齢者の不眠に対するzolpidemの臨床評価．臨床医薬，9 (Suppl.2)：137-148. 1993.

22）風祭元，菅野道，山下格他：精神神経科領域に

おける不眠に対するzolpidemの長期投与の臨床的検討．臨床精神医学，22：625-640, 1993.
23) 風祭元，山下格，佐藤光源他：精神分裂病，躁うつ病に伴う不眠に対するzolpidemの臨床評価—nitrazepamを対照薬とした二重盲検比較試験．臨床医薬，9：107-136, 1993.
24) Kryger, M. H., Steljes, D., Pouliot, Z. et al.: Subjective versus objective evaluation of hypnotic efficacy: experience with zolpidem. Sleep, 14: 399-407, 1991.
25) 工藤義雄，川北幸男，斉藤正己他：不眠症に対するゾルピデムの有効性と安全性—ニトラゼパムを対照とする二重盲検比較試験．臨床医薬，9：79-105, 1993.
26) 工藤義雄，島田修，黒河内寛他：Zolpidemの第I相試験—単回および連続投与試験．臨床医薬，6：651-675, 1990.
27) Lader, M.: Withdrawal reactions after stopping hypnotics in patients with insomnia. CNS Drugs, 10: 425-440, 1998.
28) Langer, S., Arbilla, S.: Limitations of the benzodiazepine receptor nomenclature. A proposal for a pharmacological classification as omega receptor subtypes. Fundam. Clin. Pharmacol., 2: 159-170, 1988.
29) Leppik, I., Roth-Schechter, G. B., Gray, G. W. et al.: Double-blind, placebo-controlled comparison of zolpidem, triazolam, and temazepam in elderly patients with insomnia. Drug Dev. Res., 40: 230-238, 1997.
30) Lorex Synthélabo. Stilnoct (TM). In: ABPI Compendium of Data Sheets and Summaries of Product Characteristics. pp.676-677, Datapharm Publications Limited, London, 1998-99.
31) Lund, R., Rüther, E., Wober, W. et al.: Effects of zolpidem (10 and 20mg), lormetazepam, triazolam and placebo on night sleep and residual effects during the day. In: Imidazopyridines in Sleep Disorders (Sauvanet, J. P., Langer, S. Z., Morselli, P. L. eds.), pp.193-203, Raven Press, New York, 1988.
32) Luurila, H., Kivistö, K. T., Neuvonen, P. J.: Effect of itraconazole on the pharmacokinetics and pharmacodynamics of zolpidem. Eur. J. Clin. Pharmacol., 54: 163-166, 1998.
33) Maarek, L., Cramer, P., Attali, P.: The safety and efficacy of zolpidem in insomniac patients: a long-term open study in general practice. J. Int. Med. Res., 20: 162-170, 1992.
34) Monti, J. M.: Effect of zolpidem on sleep in insomniac patients. Eur. J. Clin. Pharmacol., 36: 461-466, 1989.
35) Monti, J. M., Attali, P., Monti, D. et al.: Zolpidem and rebound insomnia — a double-blind, controlled polysomnographic study in chronic insomniac patients. Pharmacopsychiatry, 27: 166-175, 1994.
36) 村崎光邦：抗不安薬の臨床用量依存．精神経誌，98：612-621, 1996.
37) 村崎光邦：抗不安薬，睡眠薬．精神治療薬大系第4巻（上島国利，村崎光邦，八木剛平編），pp.270-338, 星和書店，東京，1997.
38) Nicholson, A. N.: Hypnotics: rebound insomnia and residual sequelae. Br. J. Clin. Pharmacol., 9: 223-225, 1980.
39) Pagot, R., Cramer, P., L'Heritier, C. et al.: Comparison of the efficacy and tolerability of zolpidem 20mg and triazolam 0.5mg in anxious or depressed insomniac patients. Curr. Ther. Res., 53: 88-97, 1993.
40) Perrault, G., Morel, E., Sanger, D. J. et al.: Differences in pharmacological profiles of a new generation of benzodiazepine and non-benzodiazepine hypnotics. Eur. J. Pharmacol., 187: 487-494, 1990.
41) Pichard, L., Gillet, G., Bonfils, C. et al.: Oxidative metabolism of zolpidem by human liver cytochrome P450S. Drug Metab. Disp., 23: 1253-1262, 1995.
42) Poirrier, R., Frank, G., Scheldewaert, R. et al.: The effects of long-term zolpidem treatment on nocturnal polysomnography and daytime vigilance in patients with psychophysiological insomnia. Acta Ther., 20: 77-86, 1994.
43) Pritchett, D., Seeburg, P. H.: γ-aminobutyric acid $_A$ receptor α_5 subunit creates novel type II benzodiazepine receptor pharmacology. J. Neurochem., 54: 1802-1804, 1990.
44) Roehrs, T., Vogel, G., Roth, T.: Rebound insomnia: its determinants and significance. Am. J. Med., 80 (suppl. 3A): 39-42, 1990.
45) Roger, M., Attali, P., Coquellin, J. P.: Multicenter, double-blind, controlled comparison of zolpidem and triazolam in elderly patients with insomnia. Clin. Ther., 15: 127-136, 1993.
46) Rosenberg, J., Ahlstrøm, F.: Randomized,

double-blind trial of zolpidem 10mg versus triazolam 0.25mg for treatment of insomnia in general practice. Scand. J. Prim. Health Care, 1994. 12：88-92, 1994.
47) Rudolph, U., Crestani, F., Benke, D. et al.：Benzodiazepine actions mediated by specific γ-aminobutyric acid A receptor sub-types. Nature, 401：796-800, 1999.
48) Rush, C. R.：Behavioral pharmacology of zolpidem relative to benzodiazepines：A review. Pharmacol. Biochem. Behav., 61：253-269, 1998.
49) Sanger, D. J., Depoortere, H.：The pharmacology and mechanism of action of zolpidem. CNS Drug Rev., 4：323-340, 1999.
50) Sanger, D. J., Zivkovic, B.：The discriminative stimulus properties of zolpidem, a novel imidazopyridine hypnotic. Psychopharmacol., 89：317-322, 1986.
51) Sauvanet, J.P., Maarek, L., Roger, M. et al.：Open long-term trials with zolpidem in insomnia. In：Imidazopyridines in Sleep Disorders (Sauvanet, J. P., Langer, S. Z., Morselli, P. L. eds.), pp.339-349, Raven Press, New York, 1988.
52) Scharf, M. B., Roth, T., Vogel, G. W. et al.：A multicenter, placebo-controlled study evaluating zolpidem in the treatment of chronic insomnia. J. Clin. Psychiatry, 55：192-199, 1994.
53) Schlich, D. C., L'Heritier, C., Coquelin, J. P. et al.：Long term treatment of insomnia with zolpidem：a multicenter general practitioner study of 107 patients. J. Int. Med. Res., 19：271-279, 1991.
54) Shaw, S. H., Curson, H., Coquelin, J. P.：A double-blind, comparative study of zolpidem and placebo in the treatment of insomnia in elderly psychiatric in-patients. J. Int. Med. Res., 20：150-161, 1992.
55) Sieghart, W.：Structure and pharmaco-logy of γ-aminobutyric $acid_A$-receptor subtypes. Pharmacol. Rev., 47：181-234, 1995.
56) Sieghart, W., Schlerka, W.：Potency of several type-Ⅰ benzodiazepine-receptor ligands for inhibition of [$_3$H] flunitrazepam binding in different rat brain tissues. Eur. J. Pharmacol., 197：103-107, 1991.
57) Silvestri, R., Ferrillo, F., Murri, L. et al.：Rebound insomnia after abrupt discontinuation of hypnotic treatment：double-blind randomized comparison of zolpidem versus triazolam. Hum. Psychopharmacol., 11：225-233, 1996.
58) Soldatos, C. R., Dikeos, D. G., Whitehead, A.：Tolerance and rebound insomnia with rapidly eliminated hypnotics：a meta-analysis of sleep laboratory studies. Int. Clin. Psychopharmacol., 14：287-303, 1999.
59) Stephens, D. N., Sanger, D. J.：The abuse and dependence liabilities of zolpidem. In：Zolpidem, An Update of its Pharmacological Properties and Therapeutic Place in the Management of Insomnia (Freeman, H., Puech, A. J., Roth, T. eds.), pp.73-86, Elsevier, Amsterdam, 1996.
60) 鈴木牧彦，内海光朝，村崎光邦：Benzodiazepine 受容体作動性新規睡眠薬zolpidemのヒト記憶機能に及ぼす影響—triazolam, nitrazepamを対照とした二重盲検比較試験．神経精神薬理, 15：375-389, 1993.
61) 筒井末春，桂戴作，河野友信他：内科・心療内科領域における睡眠導入剤zolpidemの臨床的検討—triazolamを対照薬とした二重盲検比較試験．臨床医薬，9：387-413, 1993.
62) 筒井末春，奥瀬哲，本郷道夫他：内科・心療内科領域の慢性不眠症に対する短時間作用型睡眠薬ゾルピデムの臨床的検討—ゾピクロンを対照薬とした二重盲検群間比較試験．臨床医薬，16：649-669, 2000.
63) Uchiumi, M., Isawa, S., Suzuki, M. et al.：The effects of zolpidem and zopiclone on daytime sleepiness and psychomotor performance. Jpn. J. Neuropsychopharmacol., 20：123-130, 2000.
64) 内海光朝，杉山健志，鈴木牧彦他：Imidazopyridine系睡眠薬zolpidemとbenzodiazepine系睡眠薬triazolamおよびnitrazepamのdaytime sleepinessに及ぼす影響—placeboを対照とした二重盲検交叉試験．神経精神薬理, 16：45-56, 1994.
65) Vermeeren, A., O'Hanlon, J. P., Declerck, A. C. et al.：Acute effects of zolpidem and flunitrazepam on sleep, memory and driving performance, compared to those of partial sleep, deprivation and placebo. Acta Ther., 21：47-64, 1995.
66) Vgontzas, A. N., Kales, A.：Mechanisms of benzodiazepine drug dependence. In：Hand-

book of Experimental Pharmacology, Vol.116, Pharmacology of Sleep (Kales, A. ed.), pp.503-536, Springer, Berlin, 1995.
67) Villikka, K., Kivisto, K. T., Luurila, H. et al.: Rifampin reduces plasma concentrations and effects of zolpidem. Clin. Pharmacol. Ther., 62: 629-634, 1997.
68) 八木剛平，濱田秀伯，大野裕也：高齢者の不眠症に対するZolpidemの臨床効果．臨床医薬，9 (Suppl.2)：167-178, 1993.
69) 山田通夫，水木泰，増本茂樹他：新規睡眠薬ゾルピデムの多施設長期投与試験．臨床医薬，9 (Suppl.2)：179-202, 1993.
70) Zivkovic, B., Perrault, G., Morel, E. et al.: Comparative pharmacology of zolpidem and other hypnotics and sleep inducers. In: Imidazopyridines in Sleep Disorders (Sauvanet, J. P., Langer, S. Z., Morselli, P. L. eds.), pp. 97-109, Raven Press, New York, 1988.

臨床精神薬理　4：849-868, 2001

New drug 新薬紹介

Perospironeの基礎と臨床

村崎光邦*

key words：*SDA, perospirone, Japan-original, positive symptom, negative symptom*

はじめに

Perospironeは定型抗精神病薬の壁を打破すべく開発された国産初のSDAとして住友製薬(株)によって1985年に合成されたbenzoisothiazole骨格を有する化合物である(図1)。cis-N-[4-[4-(1,2)-benzisothiazol-3-yl)-1-piperazinyl]butyl]cyclohexane-1, 2-dicarboximide monohydrochloride dihydrateとtandospironeの面影を残している。

1989年から1996年の臨床開発試験を経て，2000年12月に製造承認を獲得し，2001年2月に発売が開始されたわが国期待のSDAである。

ここに，perospironeの開発の歴史的展開から，基礎的試験と臨床試験を通して明らかにするとともに，perospironeのわが国における精神分裂病治療の場における位置づけについて期待を込めて紹介しておきたい。

Ⅰ．Perospironeへの道

1952年DelayとDenikerによるchlorpromazineの導入が近代的精神分裂病治療の幕明けとなり，さらに1958年Paul Janssenによるhaloperidolの合成が飛躍的に発展させた。ここにphenothiazine誘導体とbutyrophenone誘導体を中心とする第一世代の抗精神病薬のもとに精神分裂病患者の開放化，社会復帰が進み，治らない分裂病から治せる分裂病へと大きく前進したのである。

1963年CarlssonとLindqvist[6]によるこれらの薬物が脳内dopamine（DA）受容体の遮断作用によって薬効を発揮することが明らかにされて，精神分裂病のDA仮説の先鞭をつけ，次々にD_2受容体遮断薬としての新しい抗精神病薬の誕生をもたらした。

しかし，第一世代の抗精神病薬は優れた抗精神病作用（幻覚・妄想，精神運動興奮などの陽性症状）を示しながら，社会的引きこもり，感情鈍麻，自発性低下などの陰性症状への効果が不十分なうえに，錐体外路症状（EPS）や高プロラクチン血症などの副作用の惹起をまぬがれることができず，効果と副作用を併せ持つという意味で定型抗精神病薬と呼ばれてきた。すなわち，脳内のすべてのDA系（中脳辺縁系，中脳皮質系，黒質線条体系，視床下部下垂体系）に作用するもので，とくに中脳皮質系のDA系の遮断は陰性症状や認知機能障害を増悪させるともいわれて，大きな壁になっていた[35]。

こうした中で，1962年dibenzodiazepine骨格を持つclozapineが合成されて治験が開始された。Clozapineの特筆すべきは，陽性・陰性両症状に奏効しながら，EPSや高プロラクチン血症をきたさないという事実で，1972年にヨーロッパで承認

Preclinical and clinical features of perospirone.
* CNS薬理研究所
〔〒228-0803　神奈川県相模原市相模大野3-1-7エピカ京屋ビル3F〕
Mitsukuni Murasaki：Institute of CNS Pharmacology. 3-1-7, Sagamiohno, Sagamihara, Kanagawa, 228-0803 Japan.

一般名：塩酸ペロスピロン水和物（Perospirone hydrochloride hydrate）

化学名：*cis-N-*［4-［4-（1,2-benzisothiazol-3-yl）-1-piperazinyl］butyl］
cyclohexane-1,2-dicarboximide monohydrochloride dihydrate

構造式：

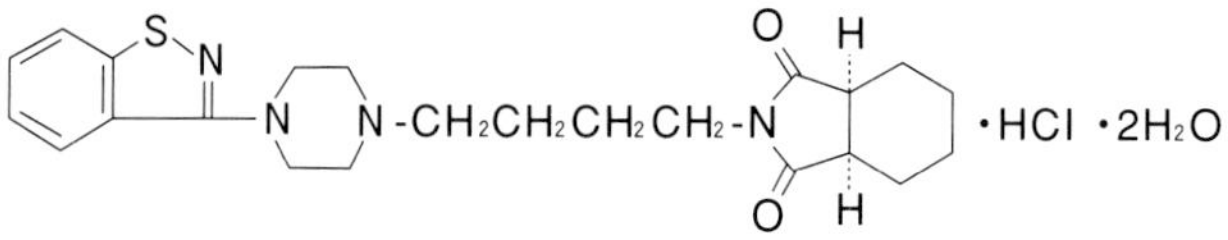

図1　Perospironeの構造式と化学名

された頃には効果と副作用が分離できたという意味から，非定型抗精神病薬と呼ばれている。すなわち，主に中脳辺縁系のDA系に作用して他のDA系に作用しないとする部位選択性の概念を生むことにつながったのである。ところが，clozapineは１％内外に無顆粒球症を生じて致命的となりかねない重篤な副作用を有し[1, 2]，他にも強力な鎮静作用や自律神経系の有害事象が多いことから，多くの国とともにわが国でも開発が中断されていた。しかし，clozapineの神経生化学的プロフィールが明らかにされる中で，DA遮断作用のみでなく，それよりはるかに強いserotonin 5-HT_{2A}受容体拮抗作用を有することが判明し，非定型抗精神病薬としての5-HT_{2A}受容体の重要性がclose-upされていた[21, 22]。

一方，Paul Janssenは相前後して，haloperidolを中心とする定型抗精神病薬の限界を打破すべく，次の段階の抗精神病薬の開発にとりかかっていた。１つのヒントは自社製品のpipamperoneが陰性症状に比較的よく効き，EPSなどの副作用も少ないという事実に気付いたことである。Pipamperone自体は臨床力価が低く，作用が弱いことから，広くは用いられなかったが，5-HT_{2A}受容体拮抗作用を有することがつきとめられていた。ここから5-HT_{2A}受容体拮抗薬のritanserinが合成されたのである。Ritanserin単独ではみるべき抗精神病作用を呈さないが，睡眠をよくすること（深睡眠の増加）と，定型抗精神病薬と併用することで，陰性症状の改善とEPSの軽減をもたらすという大きな発見がもたらされた[3, 4, 10]。ここから，抗D_2受容体作用とそれより強力な抗5-HT_{2A}受容体作用を併せ持つ薬物の開発に取り組み，setoperoneを経て，1983年risperidoneが合成されたのである。こうして，risperidoneはSDA，serotonin-dopamine antagonistの第１号となり，幾多の臨床試験ののち，新規の非定型抗精神病薬としての第２世代抗精神病薬の旗手として登場し，SDAの基礎を築いたのである。すなわち，陽性，陰性の両症状に奏効し，EPSや高プロラクチン血症を呈しにくいことが明らかにされて，ここに定型抗精神病薬の壁を破ることができたのである[23, 24]。

そこで，住友製薬（株）はrisperidoneの開発が進む中で，1985年に5-HT_{1A}受容体作動薬のtandospironeと共通の骨格を有しながら5-HT_{2A}受容体，D_2受容体の両方に拮抗作用を有する抗精神病薬の開発に入り，ついに1987年perospironeを見い出したのである。

ちなみに，clozapineのdibenzodiazepine骨格を参考にしてclozapineの神経生化学的プロフィールを有しながら，無顆粒球症などの有害事象を持たないものを，との発想の中からthienobenzodiazepine系のolanzapine[5]とdibenzothiazepine系のquetiapine[9, 25]が合成され，いずれも強い5-HT_{2A}受容体とD_2受容体の拮抗作用を有する第２世代の抗精神病薬として開発されて，海外ではすでに上市され，ともにperospironeと同じ時期にわが国でも承認されている。なお，prototypeとなったclozapineは1988年Kaneら[7]によって治療抵抗性精神分裂病を対象としたchlorpromazineとの二重盲検比較試験が行われ，有意に優れる効果を示すことが証明され，clozapineの再発見と呼ばれて1990年FDAによって承認された。その後，定期的な血液のモニタリングなど安全性に細心の注意を払い治療を進めれば優れた効果が期待されるとして，ほぼ全世界で承認を受けるに至っている。第一選択薬としての新規非定型抗精神病薬が効を

表1　Perospironeの脳内受容体への親和性
(Hiroseら, 1990[11)]；Katoら, 1990[18)]；Ohnoら, 1997[31)] らのdataから合成)

受　容　体	脳部位	標識リガンド	結合親和性 (Ki値, nM)
セロトニン系			
5-HT_2	大脳皮質	^{3}H-Ketanserin	0.61±0.11
5-HT_{1A}	海馬	^{3}H-8-OH-DPAT	2.9±0.4
ドーパミン系			
D_2	線条体	^{3}H-Spiperone	1.4±0.23
D_1	線条体	^{3}H-SCH23390	210±18
ノルアドレナリン系			
α_1	大脳皮質	^{3}H-WB4101	17±2.3
α_2	大脳皮質	^{3}H-Clonidine	410±11
β	全脳	^{3}H-DHA	>1000[a)]
アセチルコリン系			
muscarinic	大脳皮質	^{3}H-QNB	>1000[a)]
nicotinic	全脳	^{3}H-Cytisine	>1000[a)]
ヒスタミン系			
H_1	全脳	^{3}H-Pyrilamine	1.8±0.18
H_2	線条体	^{125}I-IAPD	>1000[a)]
オピオイド	大脳皮質	^{3}H-Naloxone	>1000[a)]
ベンゾジアゼピン	全脳	^{3}H-Flunitrazepam	>1000[a)]
γ-アミノ酪酸-A	全脳	^{3}H-Muscimol	>1000[a)]
グルタミン酸	全脳	^{3}H-Glutamate	>1000[a)]

mean±S.E.　8-OH-DPAT：8-hydroxy-2-(di-n-propylamino) tetralin
a) IC_{50}　DHA：Dihydroalprenolol
QNB：Quinuclidinyl benzilate
IAPD：Iodoaminopotentidine

奏さない治療抵抗性精神分裂病の治療になくてはならない存在となっている。わが国でも薬物動態学的検索を中心とした臨床試験が終了しており，間もなく全国規模での試験が開始される予定となっている。

なお，海外ではすでに第一選択薬から定型抗精神病薬ははずされており，無用であるとも，あるいは第一選択薬として用いることは悪とでもとれる表現が散見されており，わが国での薬物療法との間に水があけられてしまっている。今後は，定型抗精神病薬は主役の座を降りて脇役に廻るものと考えられるが，これまでに果たしてきた役割は極めて大きいものがあった。

Ⅱ．Perospironeの基礎的特徴

1．神経生化学的プロフィール

Perospironeの脳内受容体への親和性は表1のようにまとめられている[11, 18, 31)]。陰性症状への効果やEPSの軽減と関連するとされる5-HT_{2A}受容体への親和性が最も強く，陽性症状の改善に作用するD_2受容体への親和性がこれに次いでいる。次に，H_1受容体親和性が続いており，軽度の鎮静作用がもたらされると考えられる。また，5-HT_{1A}受容体への親和性が比較的高いのが特徴で，5-HT_{2A}拮抗作用と5-HT_{1A}受容体作動作用が抗不安作用や抗うつ作用をもたらすことへの期待が強い。起立性低血圧などの副作用と関連するα_1受容体への親和性は低く，その他の受容体にはほとんど親

表 2　Perospirone と他の抗精神病薬の薬理学的作用の比較（大野，2000[30)]）

薬理学的作用	SDA 型抗精神病薬		従来型抗精神病薬	
	Perospirone	Risperidone	Haloperidol	Chlorpromazine
Receptor binding				
D_2 binding affinity (rat striatum)[a)]	1.4	3.7	1.8	27
5-HT_2 binding affinity (rat cortex)[a)]	0.61	0.66	120	91
5-HT_2 selectivity (K_i for D_2/K_i for 5-HT_2)	2.3	5.6	0.015	0.30
D_2-blocking actions				
MAP-induced hyperactivity (rats)[b)]	2.2	1.1	0.56	17
APO-induced stereotypy (rats)[b)]	5.8	11	2.0	94
APO-induced climbing behavior (mice)[b)]	3.5	0.17	0.67	4.2
5-HT_2-blocking actions				
Tryptamine-induced clonic seizure (rats)[b)]	1.4	0.2	14	16
p-CAMP-induced hyperthermia (rats)[b)]	1.8	0.1	>30	18
EPS liability				
Catalepsy induction (mice)[c)]	57(16)	0.85(5.0)	3.1 (4.6)	18 (4.3)
Bradykinesia induction (mice)[d)]	44(13)	1.1(6.5)	0.66(0.99)	15 (3.6)
Changes after repeated treatments				
Striatal D_2 receptor density (rats)	N.S.	…	50 %Increase	…
APO-induced stereotypy (rats)	N.S.	…	Enhancement	…
SKF-induced vacuous chewing (rats)	N.S.	…	Enhancement	…
General behavior				
Inhibition of motor coordination (mice)	34	1.1	2.7	4.5
Potentiation of HEX-induced anasthesia (mice)	37	0.55	11	11

SDA：serotonin-dopamine antagonist, MAP：methamphetamine, APO：apomorphine, p-CAMP：p-chloroamphetamine, EPS：extrapyramidal side effects, SKF：SKF-38393, HEX：hexobarbital. N.S.：No significant effects, …：not determined. Numbers in parentheses show the potency ratio of D_2-blocking action to EPS indaction（ED_{50} for catalepsy inducution/ID_{50} for APO-climbing behavior）. [a)] K_i values（nM）, [b)] ID_{50} values（mg/kg, p.o）[c)] ED_{50} values（mg/kg, p.o）, [d)] Dosage（mg/kg, p.o.）which increases the pole descending time by 50%.

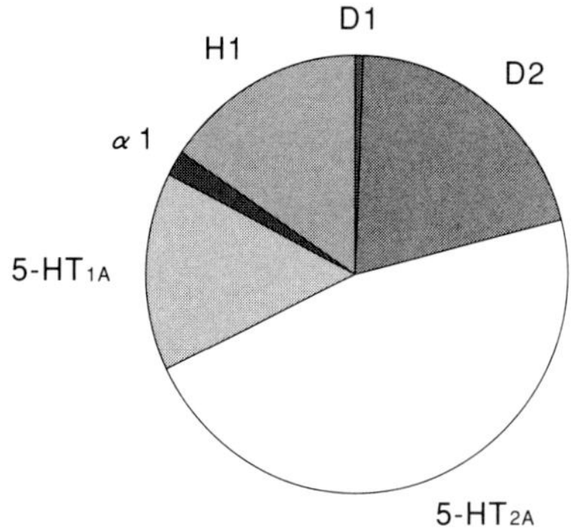

図 2　Perospirone の脳内受容体への親和性強度の模式図

和性を示さず，muscarinic ACh 受容体への作用はなく，抗コリン作用はないことになる。これらのプロフィールを円グラフに示したのが図 2 である。

以上の脳内受容体への親和性のあり方は，DA/5-HT（D/S）比が 2.3 となっており，SDA 型抗精神病薬の特徴を示している。

2．行動薬理学的作用

(1)　抗精神病作用

精神分裂病の動物モデルとしての methamphetamine や apomorphine による運動亢進，よじ登り行動を抑制する作用は chlorpromazine より強く，haloperidol の約 1/3〜1/5 倍，risperidone の約 2

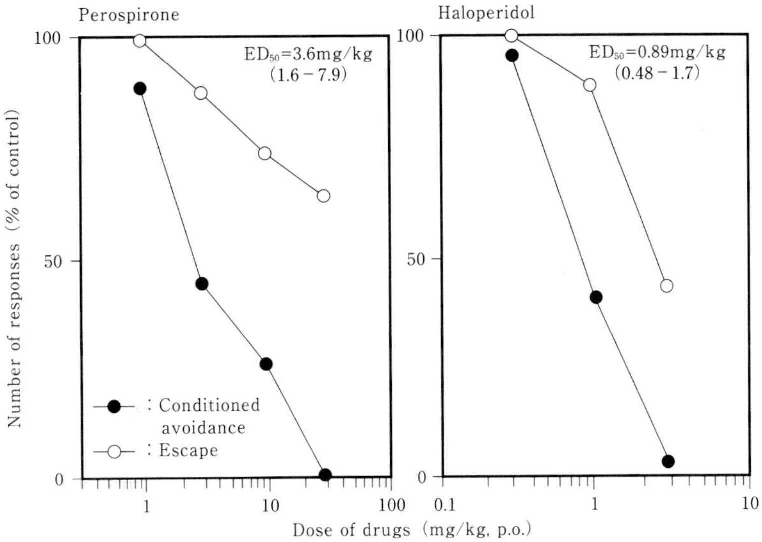

図3　Perospirone と haloperidol の条件回避反応への効果
（徳田ら，1997[34]）

表3　Phencyclidine（PCP）誘発無動症状に対するperospirone, haloperidol, ritanserinの作用（徳田ら，1997[34]）

Treatments	Dose (mg/kg,i.p.)	Immobility (sec/30min)	% of control
Perospirone	Control	160.0±71.2	
	0.03	119.8±35.8	74.9
	Control	194.1±26.5	
	0.1	61.4±25.5**	31.6
	Control	93.9±32.7	
	0.3	287.2±41.4**	305.9
	Control	193.4±57.8	
	1	478.0±234.4	247.2
Haloperidol	Control	90.6±45.5	
	0.1	92.3±32.8	101.9
	Control	72.0±18.0	
	0.3	156.5±37.1	217.4
	Control	116.3±26.1	
	1	316.6±34.6**	272.2
Ritanserin	Control	99.3±14.7	
	0.01	97.3±16.5	98.0
	Control	122.0±32.3	
	0.02	135.4±26.3	111.0
	Control	160.7±40.2	
	0.03	49.1±10.3*	30.6
	Control	145.4±30.0	
	0.04	63.0±22.1*	43.3

数値：平均±S.E.M（n＝4－12ラット）
＊：$p < 0.05$, ＊＊：$p < 0.01$

～1/20倍である（表2）[30]。この動物モデルでの効力と臨床用量はよく相関することが知られているが，後に述べるようにhaloperidolとの臨床力価は1/4であることが明らかにされて，その仮説がここでも十分に生きている。

なお，条件回避反応の抑制作用は図3にみるようにperospironeは35mg/kgで約35%抑制であり，haloperidolの約1/4倍の強度であった[34]。

Perospironeの5-HT_{2A}受容体拮抗作用としてのtryptamine誘発前肢けいれんと，p-chloroamphetamine誘発体温上昇を抑制する作用はrisperidoneより弱いものの，haloperidolやchlorpromazineより10倍以上強力である（表2）[30]。

(2)　陰性症状モデルへの作用

精神分裂病の陰性症状モデルとしての適切なものがない中で，phencyclidine（PCP）誘発無動症状が1つのモデルになりうるとされている。Perospironeは表3にみるように，低用量（0.03～0.1mg/kg）では短縮し，高用量（0.3～1mg/kg）で延長するという二相性を示している。Haloperidol（0.1～1mg/kg）はこれを増強し，ritanserin（0.01～0.04mg/kg）は抑制する成績を示している[34]。Perospironeの PCP モデルへの二相性作用は，低用量は5-HT_{2A}受容体拮抗作用に基づくもので，

表4　Perospirone の Vogel型コンフリクト試験
（徳田ら，1997[34]）

Treatments	Dose (mg/kg, p.o.)	Punished responding (Number of shocks/3min)	
Control		1.6±0.6	
Perospirone	0.3	5.1±2.0	
	1	2.8±0.7	
	3	5.1±1.4	
	10	5.4±1.9	
	30	5.3±2.4	
Control		2.3±1.3	
Diazepam alone	10	15.9±4.4＊	NS
＋Perospirone	0.3	11.2±4.1	
	1	11.3±3.3	
	3	25.0±5.1	
	10	24.1±3.6	

数値　平均±S.E.M（N＝10～12ラット）
NS　non significant
＊：$p<0.01$

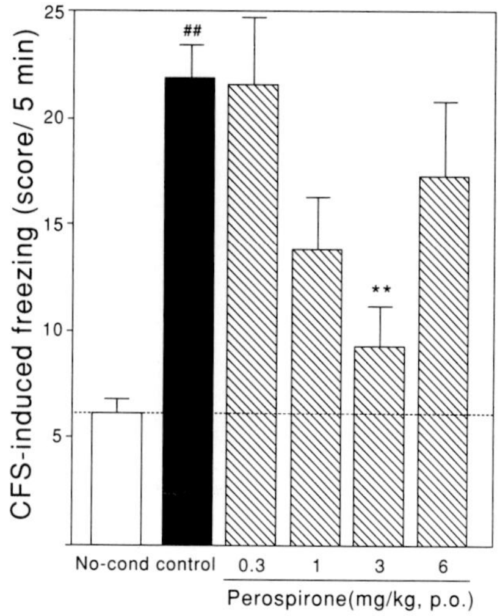

図4　Perospirone の恐怖条件付すくみ行動試験への効果（Ishida-Tokuda ら，1996[16]）

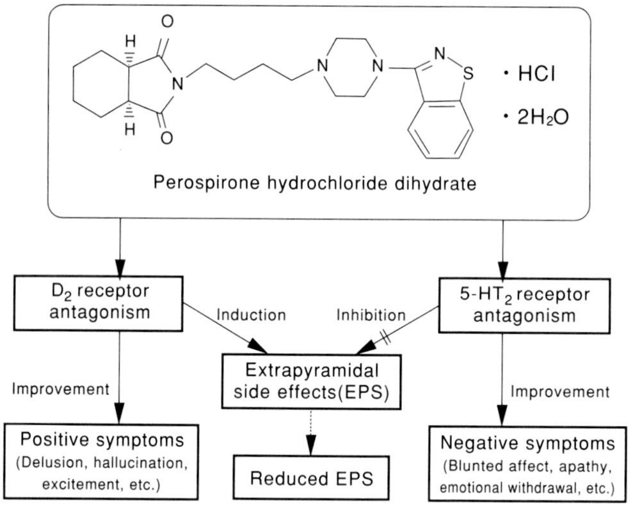

図5　Perospirone の非定型抗精神病薬としての作用機構の模式図（大野，2000[30]）

ritanserin 同様に陰性症状への効果を示し，高用量では D_2 受容体拮抗作用によるものと考えられる。

(3)　抗不安作用と抗うつ作用

Perospirone は強力な 5-HT_{2A} 受容体拮抗作用と中程度の 5-HT_{1A} 受容体作動作用を有することから，不安やうつの症状を改善させる作用が期待される。

まず，抗コンフリクト作用については，Vogel の水飲み試験への作用をみると（表4）[34]，1.6→5.3（30mg）と3倍の罰期反応数の増加を示しているが，統計学的には有意ではなかった。また，

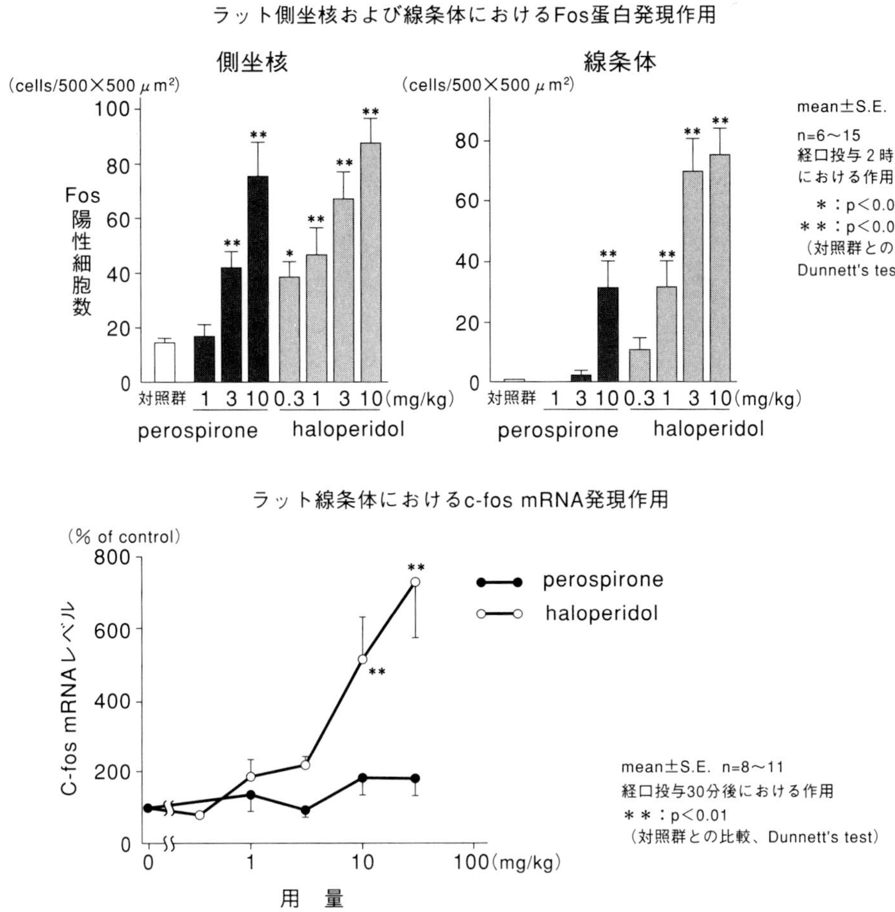

図6 Fos蛋白ならびにc-fos mRNの発現作用からみたperospironeの部位選択性
(Ishibashi ら，1996[13]；Ishibashi ら，1999[15] より作図)

条件付防御的プローブ埋め行動試験ではdiazepamと同様に用量依存的に抑制し，社会相互行動試験ではこれを促進し，ともに抗不安作用としての役割を示している[33]。

情緒障害モデルとしての恐怖条件付きすくみ行動試験では[16]，図4にみるようにperospironeは有意に抑制している。この作用は5-HT_{2A}受容体拮抗作用を有するritanserin, ketanserinおよびclozapineやrisperidoneに認められ，一方，定型抗精神病薬のhaloperidol, chlorpromazine, thioridazine, mosapramine, tiaprideなどにはこの作用がない。この作用は抗うつ・抗不安の作用に関連するとされている。

(4) 錐体外路系症状惹起作用

EPS誘発モデルのカタレプシー試験でのED_{50}値は表2にみるように57mg/kgであり，この作用はrisperidoneの約1/70，haloperidolの約1/20，chlorpromazineの約1/3の強さである。また，ポール試験を用いたブラディキネジア誘発作用もrisperidoneの約1/40，haloperidolの約1/60，chlorpromazineの約1/3と弱いものであった。抗DA作用とEPSとの効力比（治療係数）を比較すると，perospirone（13～16）>risperidone（5.0～6.5）>chlorpromazine（3.6～4.3）>haloperidol（0.99～4.6）の順であり，perospironeの治療係数が他剤に優れることが示されている。このように

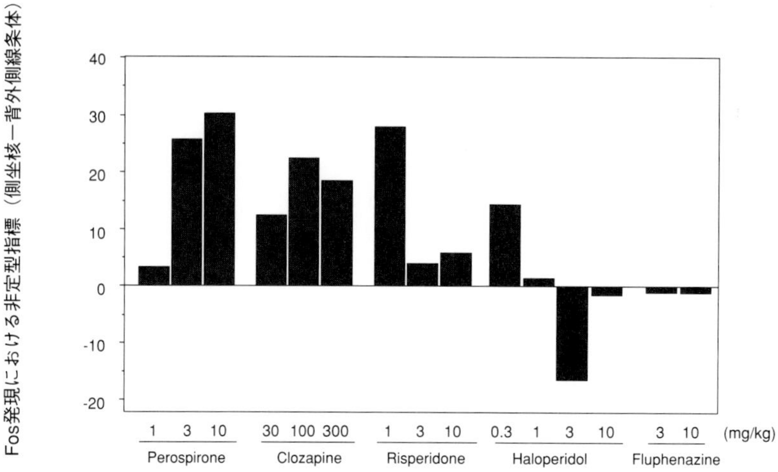

図7　ラット側坐核と背外側線条体におけるFos発現の抗精神病薬の非定型指標の比較
(Ishibashi ら，1999[15])

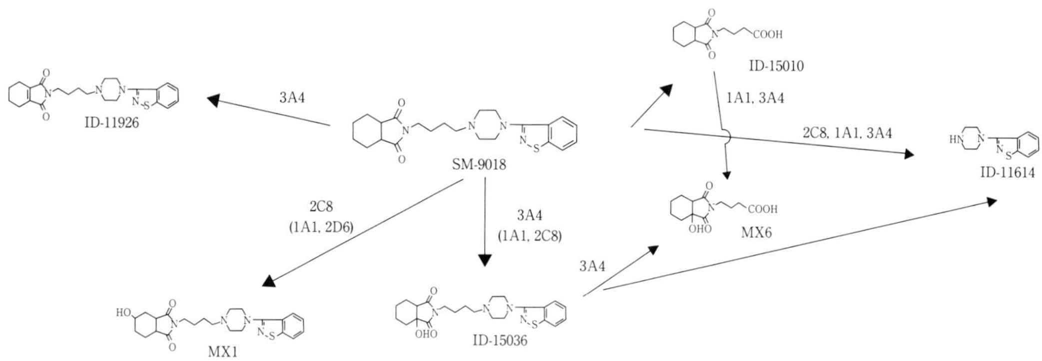

図8　Perospironeの主要代謝経路（藤本ら，1997[8] 一部加筆，一部省略）

perospironeはEPS惹起作用の弱い非定型抗精神病薬としての薬理学的特徴を示している[30]。

以上の行動薬理学的作用の特徴からperospironeは陽性症状モデルにも陰性症状モデルにも強い作用を示し，陰性症状を修飾しうる抗うつ・抗不安のモデルにも作用することと，EPS惹起作用が弱いことから，すべて非定型抗精神病薬の条件を満たしていることが明らかにされている。これを模式的に示したのが図5である[30]。

3．部位選択性

従来の定型抗精神病薬は中脳辺縁系のみならず，他の脳内DA系のDA受容体をも遮断するために，抗精神病作用に加えてEPS誘発，高プロラクチン血症などの副作用をもたらす。前頭前野への中脳皮質系を抑えて陰性症状や認知機能への増悪をもたらしうる。定型の定型たる所以であるが，非定型抗精神病薬では5-HT_{2A}受容体拮抗作用を通して，精神分裂病の主病巣とみなされる中脳辺縁系への選択的作用をもたらすともされている。PerospironeはFos蛋白発現作用やc-fos mRNA発現のあり方を検討した非臨床試験から，中脳辺縁系の中枢をなす側坐核でのD_2受容体遮断作用が強く，黒質・線条体系への作用が弱いという部位選択性が認められている（図6）[13, 15]。

Robertsonら[32]は，抗精神病薬によるFos蛋白の側坐核と背外側線条体への発現のあり方から非

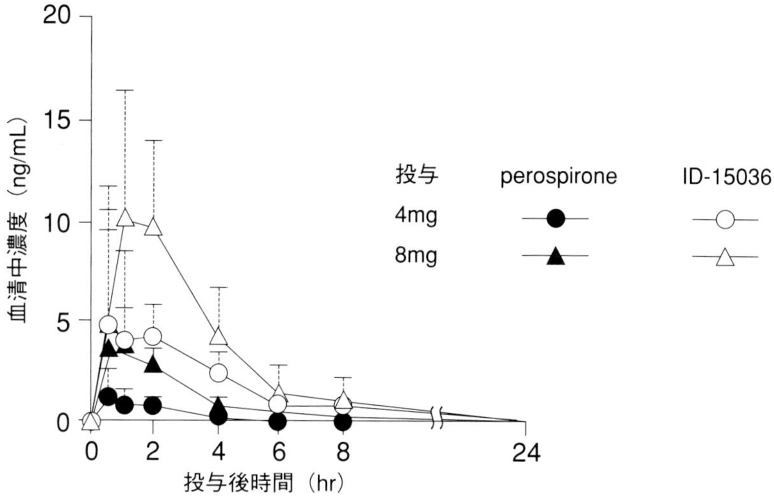

投与量 (mg)	例数	Perospirone Tmax (hr)	Cmax (ng/mL)	AUC (ng·hr/mL)	$t_{1/2}$ (4-6hr)[a] (ng·hr/mL)	ID-15036 Tmax (hr)	Cmax (ng/mL)	AUC (ng·hr/mL)
4	6	1.7±1.3	1.9±1.2	4.0±4.5		1.7±1.3	7.9±4.6	26.5±9.9
8	6	1.4±0.7	5.7±5.0	13.6±6.6	2.3±0.5	1.4±0.7	13.3±4.5	51.3±27.1

図9　Perospirone の薬物動態学的パラメータ
（稲永ら，1997[12]）mean±S. D. a）算出時間

表5　Perospirone とその代謝物の5-HT_2 およびD_2受容体への結合親和性
（石橋ら, 1997 [14]）

化合物	結合親和性（Ki値，nM） 5-HT_2	D_2
Perospirone	0.61±0.11	1.4±0.23
ID-15036	4.9±0.80	16±0.93
ID-20234	19±3.4	23±2.2
ID-20235	11±2.9	38±1.1
MX 11	22±4.8	53±2.9
ID-11926	250±35	150±15
ID-15010	＞1,000[a]	＞1,000[a]
MX 6	＞1,000[a]	＞1,000[a]
MX 9	＞1,000[a]	＞1,000[a]
ID-11614	30±5.5	590±170
ID-15002	＞1,000[a]	＞1,000[a]
ID-15001	＞1,000[a]	＞1,000[a]

平均値±SEM, a）：IC_{50}

定型指標 atypical index なる概念を提唱している。この方法に基づいて，Ishibashi ら[15]が定型，非定型の両抗精神病薬の非定型指標を測定している（図７）。Perospirone は用量依存的に非定型指標が大きくなるのに対して，risperidone では低用量で高い指標を呈して，側坐核への部位選択性を示すが，ある一定用量を越えると選択性が低下する。この成績は risperidone が 2～6 mg で高い非定型性を発揮するが，これを越えた用量では非定型性を失うといった臨床的事実とよく一致している。興味あることは，haloperidol は最低用量では比較的高い非定型性を示すことで，臨床的にも 1～2 mg/ 日で維持できる症例では EPS などの副作用もなく，良好な経過を示すことと一致している。いずれにせよ，perospirone は十分な用量でも側坐核選択性を示すことがこの成績から読みとれる。

なお，電気生理学的にも perospirone が部位選択性を示すことが確かめられている[36]。

４．薬物動態学

Perospirone は図８のように多くの代謝物を生じるが，主要代謝物は 1，2 cyclohexancarboxyimid

表6　Perospirone と ID-15036 の薬物動態に及ぼす食事の影響（健常成人男子 12 例）（住友製薬社内資料）

	薬物動態パラメーター	絶食下投与	食後投与	食後／絶食
Perospirone	Tmax（hr）	0.6±0.3	0.9±0.4	1.4
	Cmax（ng/mL）	0.5±0.6	0.9±0.9	1.6
	AUC（ng・hr/mL）	0.7±1.0	1.7±1.5	2.4
ID-15036	Tmax（hr）	0.7±0.3	1.2±0.5	1.7
	Cmax（ng/mL）	3.8±2.9	4.8±3.5	1.3
	AUC（ng・hr/mL）	9.6±7.6	15.2±10.8	1.6

mean ± S.D.

表7　Perospironeの前期第Ⅱ相試験における最終全般改善度（村崎ら，1997[29]）

評価	著明改善	中等度改善	軽度改善	不変	やや悪化	かなり悪化	非常に悪化	判定不能	計
症例数（%）	12（17）	23（32）	15（21）	17（24）	2（3）	2（3）	1（1）	0	72

中等度改善以上　35（49）

軽度改善以上　50（69）

やや悪化以下　5（7）

表8　Perospirone 前期第Ⅱ相試験における副作用発現率と錐体外路系副作用　（村崎ら，1997[29]）

項目		発現例数				発現率
		軽度	中等度	高度	計	（%）
副作用あり		—			39	54
錐体外路系副作用あり		—			28	39
錐体外路系	アカシジア	4	8	1	13	18
	構音障害・舌のもつれ	2	7	0	9	13
	流涎	2	5	0	7	10
	振戦	3	4	0	7	10
	仮面様顔貌	3	3	0	6	8
	急性ジストニー	2	1	2	5	7
	嚥下困難	1	4	0	5	7
	筋強剛	2	2	1	5	7
	寡黙・寡動	2	1	1	4	6
	遅発性ジスキネジア	0	1	0	1	1

が水酸化された ID-15036 であり，主に CYP3A4 によって代謝される[8]。ID-15036 は抗 DA 作用はほとんど持たないが，抗 5-HT_{2A} 作用は未変化体の 1/8 と比較的強い（表 5）[14]。

男子健常成人に単回投与されたさいの血中濃度推移と薬物動態学的パラメータは図 9 のとおりであり，消失半減期は2，3時間と短いことから，3 日間の反復投与時もパラメータに大きな変動はみられず，蓄積性は認められない[12]。問題は C_{max}，AUC とも perospirone より ID-15036 が 4 mg 投与

表9　Perospironeの後期第Ⅱ相試験における最終全般改善度（村崎ら，1997[26]）

評価	著明改善	中等度改善	軽度改善	不変	やや悪化	かなり悪化	非常に悪化	判定不能	計
症例数（%）	18（11）	66（40）	42（25）	17（10）	14（8）	9（5）	1（1）	0	167

中等度改善以上　84（50）
軽度改善以上　126（75）
やや悪化以下　24（14）

表 10　Perospirone の後期第Ⅱ相試験における副作用発現率と錐体外路系副作用　（松崎ら，1997[26]）

副作用発現例数 100 例/総症例数 167 例（副作用発現率 60 %）
錐体外路系副作用発現例数 68 例/総症例数 167 例（発現率 41 %）

症状		発現例数(%)
錐体外路系	アカシジア	39（23）
	振戦	19（11）
	下のもつれ・構音障害	16（10）
	流涎	13（ 8）
	筋強剛	12（ 7）
	仮面様顔貌	11（ 7）
	寡黙・寡動	6（ 4）
	嚥下困難	4（ 2）
	ジスキネジア	3（ 2）
	急性ジストニー	2（ 1）
	遅発性ジスキネジア	1（ 1）
	下顎部不随意運動	1（ 1）

時でそれぞれ4.2倍，6.6倍高く，8mg投与時でそれぞれ2.3倍，3.8倍と高くなることで，perospironeの臨床効果の上にID-15036の抗5-HT_{2A}作用が影響してくることが考えられる。

なお，perospironeは絶食時と比べ食後投与では，C_{max}およびAUCの上昇が認められたことから，用法・用量は食後投与に設定されている（表6）。

Ⅲ．Perospironeの臨床成績

1．前期第Ⅱ相試験

用量反応探索試験として，精神分裂病患者72例を対象にperospirone 12～48mg/日（3分服）の漸増漸減法により8週間の成績を検討した[29]。罹病期間の平均は13.4±13年，平均年齢38.5±15.2歳と慢性期の症例が大半を占めている。最終全般改善度で，「中等度改善」以上の改善率は，最終投与量が16～24mgの用量で最大73%（19/26例）であり，全例でも49%（37/72例）と高い成績が得られた（表7）。

BPRSによるクラスター別にみると，陰性症状では「欲動性低下」および「不安―抑うつ」に40～60%の，陽性症状では「幻覚」，「緊張」，「疑惑」に55～58%の改善率を認めた。

副作用では，発現率は用量に依存して増加し，12～36mgの用量で48%（26/54例），40～48mgの用量では78%（14/18例）であった。うちEPSは39%でその内訳は表8に示した。

臨床用量は12～48mg／日が妥当と考えられた。

表11　Haloperidolとの二重盲検比較試験における対象患者背景（村崎，1997[28]）

項目		PER（%）	HPD（%）	検定	
				χ^2	U
全例		70	75	——	——
性別	男	44(63)	52(69)	N. S.	——
	女	26(37)	23(31)	p=0.517	
年齢	15～19歳	2(3)	2(3)		
	20～29歳	14(20)	14(19)		
	30～39歳	12(17)	15(20)		N. S.
	40～49歳	12(17)	9(12)	——	p=0.637
	50～59歳	19(27)	19(25)		
	60～69歳	11(16)	15(20)		
	70～75歳	0(0)	1(1)		
	平均±S. D.	44.2±15.1	44.5±15.0	——	——
病型	妄想型分裂病	13(19)	12(16)		
(ICD-10)	破瓜型分裂病	28(40)	27(36)		
	緊張型分裂病	3(4)	3(4)		
	鑑別不能型分裂病	3(4)	2(3)	N. S.	
	分裂病後抑うつ	0(0)	0(0)	p=0.933	——
	残遺型分裂病	22(31)	30(40)		
	単純型分裂病	0(0)	0(0)		
	他の精神分裂病	0(0)	0(0)		
	特定不能のもの	1(1)	1(1)		
罹病期間	1年未満	4(6)	3(4)		
	1～5年未満	7(10)	9(12)		
	5～10年未満	10(14)	12(16)		N. S.
	10～20年未満	11(16)	13(17)	——	p=0.910
	20～30年未満	11(16)	11(15)		
	30年以上	24(34)	26(35)		
	不明	3(4)	1(1)		
	平均±S. D.	20.3±13.9	20.6±14.6	——	——
開始前1～2年の抗精神病薬治療	なし	2(3)	3(4)	N. S.	——
	あり	68(72)	72(96)	p=1.00	

PER：perospirone, HPD：haloperidol　　N .S.：有意差なし

2．後期第Ⅱ相試験

用量反応試験として，精神分裂病患者167例を対象に実施した[26]。罹病期間は10年未満と10年以上がほぼ同数で，平均年齢が36歳を越えており，ここでも慢性期の入院症例が大半を占めている。Perospironeの用量は12～48mg/日を基本とし，96mg/日を上限とする漸増漸減法とする8週間の試験であった。

最終全般改善度では，「中等度改善」以上50%と前期第Ⅱ相試験と同様に高く（表9），幻覚・妄想などの陽性症状を前景とする症例では12～48mgの用量で44～60%の中等度以上の改善率を示し，また，自発性欠如，感情鈍麻などの陰性症状が前景の慢性経過の症例では16～24mgの用量で71%の中等度改善以上を示した。

副作用発現率は用量依存的に増加し，12～48mg

表12　Perospironeとhaloperidolとの比較試験における最終全般改善度（村崎ら，1997[28]）

薬剤	著明改善	中等度改善	軽度改善	不変	やや悪化	かなり悪化	非常に悪化	判定不能	計	著明改善以上	中等度改善以上	軽度改善以上	悪化	U検定	中等度改善以上	
															Fisher検定	同等性検証
PER	9	22	19	6	5	5	3	1	70	13%	44%	71%	19%	N. S. p=0.122	N. S. p=0.237	90%信頼区間 -2.3～24.2%
HPD	1	24	23	14	5	7	1	0	75	1%	33%	64%	17%			

PER : perospirone,　HPD : haloperidol,　N. S. : 有意差なし

表13　Haloperidolとの比較試験における
PANSS平均スコアの変化（村崎ら，1997[28]）

項　目	薬剤	投与前	終了時	投与前との差
例　数	PER	70	69	69
	HPD	75	75	75
PANSS合計スコア	PER	84.4±19.1	78.5±24.9	-5.84±23.9
	HPD	86.5±22.6	84.0±26.7	-2.53±18.1
陽性症状合計スコア	PER	16.4±5.03	16.4±6.94	0.09±6.75
	HPD	16.3±6.54	15.8±7.28	-0.52±4.92
陰性症状合計スコア	PER	26.3±6.88	22.5±7.53＊	-3.81±6.19+
	HPD	26.9±7.77	25.5±8.60	-1.47±5.09
総合精神病理合計スコア	PER	41.6±10.5	39.6±13.1	-2.12±12.9
	HPD	43.3±11.9	42.8±14.1	-0.55±10.1

値は平均値±S.D.を示す
＋p＜0.1,＊：p＜0.05（U検定，PERとHPDの比較）

の用量では63%（86/137例），48mgを越える用量では74%（17/23例）であった。なお，EPSは41%に認められた（表10）。

Haloperidolとの力価比はhaloperidol 1対perospirone 4であり，12～48mg/日の用量が妥当と考えられた。

なお，本試験で実施した血清中perospironeおよびM-1（ID-15036）濃度測定では，4週および8週後のperospirone濃度の平均値は0.1～0.2ng/ml，M-1の平均値は1.1～13.5ng/mlであった。PerospironeおよびM-1とも8週後の平均値は4週後と同程度であり，蓄積性を認めていないが，いずれの投与量，時点および時期ともM-1濃度の平均値はperospironeより高いことが認められた。この所見は第I相試験の成績を裏付けており，M-1の抗5-HT_{2A}作用がperospironeの臨床効果に加味されてくる可能性が示されている。

以上の2つの第II相試験の成績から，慢性期の効果改善の得られにくい症例で高い改善率が得られ，12～48mg/日の用量で陽性症状にも陰性症状にもよく奏効し，EPSの発現率の低さを含めて安全性も高く，従来の抗精神病薬に優るとも劣らない抗精神病薬であると考えられた。今後，二重盲検比較試験による第III相試験を行うことで，perospironeの臨床評価をさらに客観的に検証すべきものと考えられた。

3．Haloperidolを対照薬とした二重盲検比較試験

Haloperidolとの比較試験[28]は，表11に対象患者の背景を一部にみるように，年齢は両群とも44歳を越え，罹病期間は20年を越えた慢性期の症

表14　Haloperidolとの比較試験における
BPRSクラスター別合計スコアの変化
（村崎ら，1997[28] 一部省略）

項　目		薬剤	投与前	終了時
例　数		PER	70	69
		HPD	75	75
BPRS合計スコア		PER	45.1 ± 10.9	41.4 ± 14.7
		HPD	46.0 ± 13.3	44.5 ± 16.0
クラスター別合計スコア	欲動性低下	PER	12.9 ± 3.42	10.5 ± 3.67 *
		HPD	13.5 ± 4.07	12.5 ± 4.73
	思考障害	PER	10.5 ± 3.26	10.3 ± 3.93
		HPD	10.0 ± 3.99	9.79 ± 4.41
	不安—抑うつ	PER	8.13 ± 3.69	7.23 ± 3.61 *
		HPD	8.69 ± 3.90	8.69 ± 4.26
	興奮	PER	6.77 ± 2.58	6.77 ± 3.56
		HPD	6.88 ± 2.96	7.00 ± 3.46
	敵意 — 疑惑	PER	6.80 ± 2.86	6.56 ± 3.55
		HPD	6.96 ± 3.23	6.59 ± 3.33

値は平均値 ± S.D. または平均値を示す。
＊：$p < 0.05$（U検定，PERとHPDの比較）

表15　Perospironeとhaloperidolとの比較試験における
副作用発現率と錐体外路症状の内訳　（村崎ら，1997[28]）

項目	PER（N=70）	HPD（N=75）	検定 Fisher
副作用有り	41（59）	49（65）	N.S.
錐体外路症状有り	28（40）	40（53）	N.S.
筋強剛	12（17）	16（21）	N.S.
歩行障害	6（9）	14（19）	N.S.
仮面様顔貌	6（9）	13（17）	N.S.
言語障害	1（1）	12（16）	＊＊PER＞HPO p = 0.003
振戦	14（20）	21（28）	N.S.
アカシジア	17（24）	24（32）	N.S.
ジストニア	4（6）	3（4）	N.S.
ジスキネジア	1（1）	3（4）	N.S.
嚥下困難	1（1）	2（3）	N.S.
流涎	5（7）	10（13）	N.S.

PER：perospirone, HPD：haloperidol
（ ）：%

例がほとんどで，しかも病型では，破瓜型および残遺型が圧倒的に多い。注目すべきは治療開始前の未治療例が極めて少ない点である。試験はperospirone 12〜48mg/日とhaloperidol 3〜12mg/日の4対1の用量比の8週間試験である。

最終全般改善度は表12のように，「著明改善」

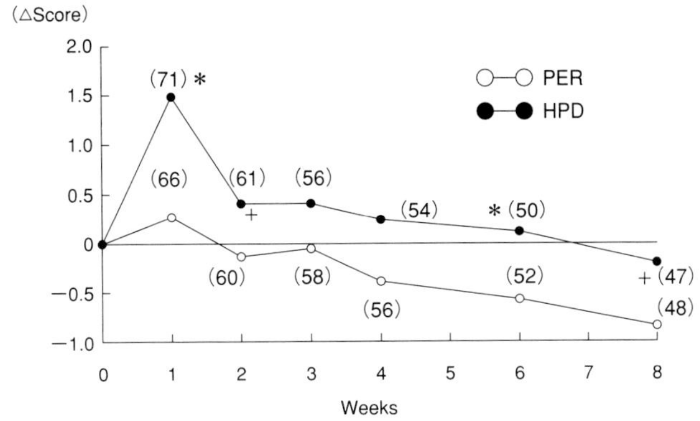

項　目	PER	HPD	U test
服薬開始時の総 EPS スコア（平均±SD）	2.13±3.11 (70)	1.95±3.01 (70)	N. S.
服薬終了時の総 EPS スコア（平均±SD）	1.96±3.59 (70)	3.25±4.63 (70)	＊ PER＞HPD p=0.036
試験終了時の総 EPS スコアの増加（平均±SD）	−0.17±2.84 (70)	1.31±4.22 (70)	＊＊ PER＞HPD p=0.036

図 10　Perospirone（PER）と haloperidol（HPD）との比較試験における総 EPS スコアの平均変化（村崎ら，1997[28)]）
+：p＜0.1，＊：p＜0.05，＊＊：p＜0.01（Mann, Whitny U test）（　）：評価対象例数

13%対 1 %，「中等度改善」以上で 44%対 33%とそれぞれ perospirone 群に高く，90%信頼区間 −2.3〜24.2%で同等性検証がなされて，当初の目標を達成している。

精神症状への効果をみると，まず BPRS では，haloperidolとの間に有意差を示したのは，「不安」，「感情的引きこもり」，「思考解体」，「運動減」，「情動鈍麻」であり，クラスター別合計スコアでは，表13のように「欲動性低下」と「不安—抑うつ」の 2 クラスターで有意差がみられている。一方，PANSS では，haloperidol より有意に優れた項目は，「情動の平板化」，「感情的ひきこもり」，「受動性／意欲低下による社会的ひきこもり」，「運動減退」，「自主的社会回避」であり，「会話の自発性と流暢さの欠如」，「心気症」，「意志の障害」で有意傾向を認めている。「興奮」の悪化でのみ perospirone の方が劣る結果となっている。これを PANSS の平均スコアの大項目別の変動としてみたのが表 14 である。

以上の BPRS と PANSS のスコアの変動からみても，perospirone は陽性症状には haloperidol とほぼ同等の成績を示しながら，慢性期で治療抵抗性精神分裂病ともいえる症例の陰性症状に高い有効性を示している。本邦で初めて二重盲検比較試験でPANSSが用いられているが，上記のように，とくに陰性症状に対する細かい項目で薬剤の特徴の検討ができることが明らかで，今後も必要な評価スケールであるといえる。

副作用の発現率はperospirone 59%，haloperidol 65%とともに高率でそのうち 70〜80%を EPS が占めており，内訳を表15に示した。なお，慶応式 EPS スコアの経過では，図 10 のようにスコアの増加は haloperidol より有意に低く（p=0.003），抗パーキンソン薬の併用率も終了時点ではhaloperidol より 10%低いなど，perospirone にみる EPS は発現率が低いばかりか，重症度も haloperidol によるものより低いものが多いと結論づけられ，非定型抗精神病薬の条件の 1 つを満たしている。

以上，perospirone は臨床効果に優れるばかりか，EPSを中心とする副作用の頻度・質とも軽く，コンプライアンスの低下によって QOL の低下を引き起こすことから再発をくり返す悪循環の一因を切り離つことができることが期待されて，従来の定型抗精神病薬より有用性の高い薬物であると

表16　Mosapramineとの二重盲検比較試験での対象患者背景（工藤ら，1997[19]）

項目		PER（%）	MOS（%）	検定 χ^2	検定 U
全例		78	81	——	——
性別	男	50(64)	53(65)	N. S.	——
	女	28(36)	28(35)	p=0.993	
年齢	15～19歳	4(5)	2(2)		
	20～29歳	13(17)	11(14)		
	30～39歳	11(14)	13(16)		N. S.
	40～49歳	26(33)	29(36)	——	p=0.644
	50～59歳	13(17)	16(20)		
	60～69歳	9(12)	9(11)		
	70～75歳	2(3)	1(1)		
	平均±S. D.	43.18±13.70	43.42±13.19	——	——
病型 ICD-10)	妄想型分裂病	18(23)	13(16)		
	破瓜型分裂病	39(50)	29(36)		
	緊張型分裂病	3(4)	3(4)		
	鑑別不能型分裂病	11(14)	11(14)	*	
	分裂病後抑うつ	0(0)	2(2)	p=0.022	——
	残遺型分裂病	4(5)	20(25)		
	単純型分裂病	1(1)	3(4)		
	他の精神分裂病	1(1)	0(0)		
	特定不能のもの	1(1)	0(0)		
罹病期間	1年未満	3(4)	2(2)		
	1～5年未満	7(9)	13(16)		
	5～10年未満	12(15)	13(16)		N. S.
	10～20年未満	22(28)	13(16)	——	p=0.851
	20～30年未満	21(27)	20(25)		
	30年以上	13(17)	19(23)		
	不明	0(0)	1(1)		
	平均±S. D.	17.98±12.21	18.19±13.15	——	——
開始前1～2年の抗精神病薬治療	なし	6 (8)	6 (7)	N. S.	——
	あり	72 (92)	75 (93)	p=1.000	

PER：perspirone, MOS：mosapramine
N. S.：有意差なし，＊：p＜0.05

考えることができる。

4．Mosapramineを対照薬とした二重盲検比較試験

Mosapramineとの比較試験[19]は，表16に対象患者の背景を示したが，年齢罹病期間ともに慢性期の症例が中心であるが，病型でperospirone群に破瓜型が多く，残遺型が少なく，haloperidol群との間に有意の偏りが認められている。ほかにも開始の状態像（主な状態像）でperospirone群が「幻覚・妄想型が前景」が26%対11%とmosapramine群より有意に多い偏りがみられている（p=0.035）。

最終全般改善度は，「著明改善」は10%対4%とperospirone群に高かったが，「中等度改善」以上はともに37%と同じ成績を示したことから，90%信頼区間－12.5～12.7%となって同等性は検証さ

表17　Perospironeとmosapramineとの比較試験における最終全般改善度（工藤ら，1997[19)]）

薬剤	著明改善	中等度改善	軽度改善	不変	やや悪化	かなり悪化	非常に悪化	判定不能	計	著明改善以上	中等度改善以上	軽度改善以上	悪化	U検定	中等度改善以上	
															Fisher検定	同等性検証
PER	8	21	21	14	5	7	2	0	78	10%	37%	64%	18%	N. S. p=0.919	N. S. p=1.000	90%信頼区間 -12.5～12.7%
MOS	3	27	22	14	9	3	2	1	81	4%	37%	64%	17%			

PER : perospirone,　MOS : mosapramine,　N. S. : 有意差なし

表18　Perospironeとmosapramineとの比較試験における
副作用発現率と錐体外路症状の内訳（工藤ら，1997[19)]）

症状	PER (N=80)	MOS (N=81)	検定 Fisher
合計	53（68）	60（74）	N.S.
錐体外路症状	36（46）	45（56）	N.S.
筋強剛	9（12）[1)]	15（19）	N.S.
歩行障害	10（13）[1)]	13（16）	N.S.
仮面様顔貌	9（12）	12（15）	N.S.
言語障害	12（15）[1)]	16（20）	N.S.
振戦	14（18）[1)]	21（26）	N.S.
アカシジア	22（28）[1)]	23（28）	N.S.
ジストニア	1（ 1）	7（ 9）	+p=0.072 PER＞MOS
ジスキネジア	5（ 6）	8（10）	N.S.
嚥下困難	0（ 0）	1（ 1）	N.S.
流涎	4（ 5）	9（11）	N.S.
アカシジア様症状	1（ 1）	0（ 0）	N.S.

PER：perospirone, MOS：mosapramine
（　）：%, +：有意傾向

れなかった（表17）。なお，開鍵後背景因子の「初発年齢」，「経過類型」および「前治療薬の効果」について2因子ごと2通りの補正を実施した場合には，両群の有効性はperospironeで38.1～38.2%，mosapramineで35.2～35.5%と推定され，両群有効率の差における90%信頼区間の下限は－9.1%および－8.8%となっている。

BPRSクラスターで両群に差をみたのは，陰性症状の1つである「欲動性低下」と神経症様症状の「不安—抑うつ」でperospirone群がスコアの低下を示し，「敵意—疑惑」ではmosapramineが優れる効果を示した。

PANSSでは，「情動の平板化」でperospironeが有意の改善を示し，「非協調性」でmosapramineが優れていた。

副作用発現率は全体では68%対74%とperospirone群が低く，EPSでも46%対56%とperospirone群が低かったが（表18），ともに有意差はなかった。症状例でジストニアと心悸亢進でperospirone群が有意傾向をもって少なかった。なお，抗パーキンソン薬併用率はperospirone群がmosapramine群より15%少ないなど，perospirone群におけるEPSの発現は質的に少ないと結論づけられている。

以上，perospironeはmosapramineと同等性検証は得られなかったものの，背景因子間の補正を

実施すると臨床的有効性はperospironeの方が高くなる。また，EPSの発現率の低さと抗パーキンソン薬併用の低さから，perospironeはEPSの発現は質的に少ないと結論されて，より有用性の高い抗精神病薬であると考えられる。

5．長期投与試験

Perospironeの後期第Ⅱ相試験で，十分な効果と安全性が確保され，同意の得られた55例を対象に6ヶ月以上，1年を目処とした長期投与試験が行われた[27]。長期投与移行時と終了時の最終全般改善度は「中等度改善」以上69%と高く，risperidoneの長期投与試験の72%と同程度であった。移行時に比べて終了時に改善度が上昇したのが7%で，低下したのが20%であった。Risperidoneの長期投与試験でも30%が終了時に改善率が低下しているように，改善率の維持は容易ではないが，総合的にみれば，本剤の改善率は長期投与において十分に維持されたと考えたい。安全性にも大きな問題はなく，遅発性ジスキネジアや悪性症候群はみられていない。「中等度改善」以上の症例での至適用量のうち，12～48mg/日の範囲にある例が全体の84%と多く，これまでの試験と一致していた。Perospironeは精神分裂病の維持療法に適した薬剤であると考えられる。

6．Perospirone細粒剤を用いた臨床試験

Perospirone細粒剤の精神分裂病に対する臨床的有効性および安全性を検討するために，42例を対象に8～48mg/日の用量で8週間の試験が行われている[20]。最終全般改善度では，「中等度改善」以上が49%と錠剤を用いた試験と同等の成績を示し，安全性でも「副作用なし」が33%，「軽度副作用出現，試験継続」を含めると62%となり，全般有用度で「かなり有用」以上が59%であった。BPRSとPANSSを用いた症状評価でも錠剤での試験と同様に，陽性・陰性両症状によく奏効し，至適用量も12～48mg/日となっている。

Ⅳ．Perospironeへの期待

Perospironeはわが国で開発された最初のSDAである。海外ではすでにrisperidone，olanzapine，quetiapineが広く用いられて，clozapineも確実にその地位を守っている。米国のエキスパート・コンセンサス・ガイドライン（1999年度版）にみるように[7]，精神分裂病の初発例や急性増悪例に対する第一選択薬は新規非定型抗精神病薬となっている。1996年度版のガイドラインからわずか3年の間に定型抗精神病薬は第一選択薬の地位から姿を消しており，最初から第二世代の抗精神病薬としてのSDAを中心とした非定型抗精神病薬による積極的治療が推奨されている。その最大の理由は，陽性・陰性の両症状に奏効し，EPSを中心とする有害事象が少ないことによるものである。すなわち，効果と有害事象が分離されて定型抗精神病薬の限界を乗り越えた抗精神病薬が誕生したのである。精神分裂病患者は最初からよりsyntonicな薬物として服用することができ，効果と安全性に優れることからコンプライアンスも高い。従来の抗精神病薬では再発・再治療をくり返す回転ドア現象を余儀なくされてきたが，今後はそれが打破できるのである。

わが国での臨床試験では，発病以来5～10年以上を経過し，定型抗精神病薬の多剤併用・大量療法で十二分に陽性症状が抑えこまれて陰性症状中心の精神分裂病患者が対象となってきている。したがって，SDAが慢性期の陰性症状に対する治療薬であるとのイメージが強固に出来上っており，とても陽性症状，とくに精神運動興奮を呈する初発例や急性増悪例に使用するとは考えもしない現状にあった。

しかし，これまでにみてきたように，SDAは陽性・陰性両症状に奏効するのであり，強い精神運動興奮に対してはbenzodiazepine系薬物やvalproic acidの使用で対応しうるとの海外のデータは多い。とにかく海外の素早い動きに水をあけられることなく，今後は治療の最初の段階から積極的にperospironeを初めとするSDAを駆使して，コンプライアンスの高い治療を展開したいのである。Perospironeの基礎的ならびに臨床的データは海外から導入されたSDAに比してあまりにも少ない。臨床的エビデンスに基づいてこうした議論を展開するにはデータ不足といわざるをえない。し

かし，perospironeは海外から導入された第二世代抗精神病薬に堂々と互して太刀打ちできる薬物であると確信している。今後，十分な使用経験を通して，胸を張って世界に羽ばたたく日の近いことを祈りたい。

おわりに

国産初のSDAとして登場したperospironeの非臨床試験と臨床試験のデータをみてきた。定型抗精神病薬の大きな壁を打破すべくスタートしたperospironeは5-HT_{2A}受容体およびD_2受容体に強い結合親和性を示し，D_2/5-HT_{2A}比2.3であるが，活性代謝物ID-15036の血中濃度推移によっては5-HT_{2A}受容体への作用が上積みされる可能性がある。

抗5-HT，抗DAの両作用を介した抗精神病作用を呈して，臨床試験で精神分裂病の陽性・陰性両症状に奏効することが確認され，神経症様症状にも改善効果が認められている。

安全性でも，副作用発現率，EPS発現率とも他のSDAに比してやや高いが，抗パーキンソン薬の併用率の低さなどから，質的には程度は軽く，安全性は高いと考えられる。

Risperidone，quetiapine，olanzapineと海外からの導入がほぼ出そろった中で，わが国創製のperospironeの健闘を期待したい。

文　献

1) Amsler, H. A.,Teerenhovi, I., Barth, E. et al.：Agranulocytosis in patients treated with clozapine；A study of the Finnish epidemic. Acta Psychiatr. Scand., 56：214-248, 1977.

2) Anderman, B., Griffth, R. W. R：Clozapine-induced agranulocytosis；A situation report up to August 1976. Eur. J. Clin. Pharmacol., 11：199-201, 1977.

3) Bersani, G., Grispi, A., Marini, S. et al.：Neuroleptic-induced extrapyramidal side effects：clinical perspectives with ritanserin（R 55667）, a new selective 5-HT_2 receptor blocking agent. Cur. Ther. Res., 40：492-499, 1986.

4) Bersani, G., Grispi, A., Marini, S. et al.：5-HT antagonist ritanserin in neuroleptic-induced parkinsonism：a double blind comparison with orphenadrine and placebo. Clin. Nouropharmacol., 13：500-506, 1990.

5) Bhana, N., Foster, R. H., Olney, R. et al.：Olanzapine. An updated review of its use in the management of schizophrenia. Drugs, 61：111-161, 2001.

6) Carlsson, A., Lindqvist, M.：Effect of chlorpromazine or haloperidol on formation of 3 methoxytyramine and normetanephrine in mouse brain. Acta Pharmacol., 20：140-144, 1963.

7) Frances, A., Docherty, J. P., Kahn, D. A. et al.：The expert consensus guideline series：Treatment of schizophreia 1999. J. Clin. Psychiatry, 60（Suppl 11）：4-80, 1999.

8) 藤本恵－水野佳子，金丸博也：SM-9018の代謝物の検索と同定．基礎と臨床，31：581-657, 1997.

9) Gunasekara, N. S., Spencer, C. M.：Quetiapine. A review of its use in schizophrenia. CNS Drugs, 9：325-340, 1998.

10) Hildebrand, J. and Delecluse, E.：Effect of ritanserin, a selective serotonin-S_2 antagonist, on Parkinson rest tremor. Curr. Ther. Res., 41：298-300, 1987.

11) Hirose, A., Kato, T., Ohno, Y. et al.：Pharmacological actions of SM-9018, a new neuroleptic drug with both potent 5-hydroxytryptamine$_2$ and dopamine$_2$ antagonistic actions. Jpn. J. Pharmacol., 53：321-329, 1990.

12) 稲永和豊，入江伸，浦江明憲他：塩酸perospirone（SM-9018）の第Ⅰ相臨床試験．基礎と臨床，31：2113-2157, 1997.

13) Ishibashi, T., Ikeda, K., Ishida, K. et al.：Contrasting effects of SM-9018, a potential atypical antipsychotic, and haloperidol on c-fos mRNA expression in the rat striatum. Eur. J. Pharmacol., 303：247-251, 1996.

14) 石橋正，大野行弘，徳田久美子他：塩酸perospirone主要代謝物の中枢薬理作用．基礎と臨床，31：893-902, 1997.

15) Ishibashi, T., Tagashira, R., Nakamura, M. et al.：Effects of perospirone, a novel 5-HT_2 and D_2 receptor antagonist, on Fos protein expression in the rat forebrain. Pharmacol. Biochem. Behav., 63：535-541, 1999.

16) Ishida-Tokuda, K., Ohno, Y., Sakamoto, H. et al.：Evaluation of perospirone（SM-9018）, a novel serotonin-2 and dopamine-2 receptor antagonist, and other antipsychotics in the conditioned

fear stress-induced freezing behavior model in rats. Jpn. J. Pharmacol., 72：119-126, 1996.
17) Kane, J., Honigfeld, G., Singer, J. et al.：Clozapine for the treatment-resistant schizophrenic：a double-blind comparison with chlorpromazine. Arch. Gen. Psychiatry, 45：789-796, 1988.
18) Kato, T., Hirose, A., Ohno, Y. et al.：Binding profile of SM-9018, a novel antipsychotic candidate. Jpn. J. Pharmacol., 54：478-481, 1990.
19) 工藤義雄，中嶋照夫，斉藤正己他：セロトニン2・ドーパミン2受容体拮抗薬（SDA）塩酸perospironeの精神分裂病に対する臨床評価—塩酸mosapramineを対照薬とした第Ⅲ相試験—．臨床評価，24：207-248, 1997.
20) 松原良次，平林良登，成田元他：新規抗精神病薬塩酸perospirone細粒剤の精神分裂病に対する臨床試験．基礎と臨床，31：2231-2251, 1997.
21) Meltzer, H. Y., Matsubara, S. and Lee, J-C. et al.：The ratios of serotonin$_2$ and dopamine$_2$ affinities differentiate atypical and typical antipsychotic drugs. Psychopharmacol. Bull., 25：390-392, 1988.
22) Meltzer, H. Y., Matsubara, S. and Lee, J-C.：Classification of typical and atypical antipsychotic drugs on the basis of dopamine D-1, D-2 and serotonin$_2$ pKi values. J. Pharmacol. Exp. ther., 251：238-246, 1989.
23) 村崎光邦：向精神薬開発の最近の動向(2)抗精神病薬．日本精神神経薬理誌，15：191-210, 1995.
24) 村崎光邦：新しい抗精神病薬の開発と展開．臨床精神医学講座14：精神科薬物療法．村崎光邦，青葉安里編，pp. 96-108，中山書店，東京，1999.
25) 村崎光邦：Quetiapineの基礎と臨床．臨床精神薬理，4：657-680, 2001.
26) 村崎光邦，小山 司，町山幸輝・他：新規抗精神病薬 塩酸perospironeの精神分裂病に対する臨床評価—後期第2相試験—．基礎と臨床，31：2181-2206, 1997.
27) 村崎光邦，小山司，町山幸輝他：新規抗精神病薬 塩酸perospironeの精神分裂病に対する臨床評価—長期投与試験—．基礎と臨床，31：2207-2230, 1997.
28) 村崎光邦，小山司，町山幸輝他：新規抗精神病薬塩酸perospironeの精神分裂病に対する臨床評価—haloperidolを対照薬とした第Ⅲ相試験．臨床評価，24：159-205, 1997.
29) 村崎光邦，山下格，町山幸輝他：新規抗精神病薬 塩酸perospirone（SM-9018）の精神分裂病に対する前期第2相試験．基礎と臨床，31：2159-2179, 1997.
30) 大野行弘：新規抗精神病薬塩酸ペロスピロンの薬理学的特性．日薬理誌，116：225-231, 2000.
31) Ohno, Y., Ishida-Tokuda, K., Ishibashi, T. et al.：Effect of perospirone（SM-9018）, a potential atypical neuroleptic, on dopamine D$_1$ receptor-mediated vacuous chewing movement in rats：a role of 5-HT$_2$ receptor blocking activity. Pharmacol. Biochem. Behav., 57：889-895, 1997.
32) Robertson, G. S., Matsumura, H., Hibiger, H. C.：Induction patterns of Fos-like immunoreactivity in the forebrain as predictors of atypical antipsychotic activity. J. Pharmacol. Exp. Ther., 271：1058-1066, 1994.
33) Sakamoto, H., Matsumoto, K, Ohno, Y. et al.：Anxiolytic-like effects of perospirone, a novel serotonin-2 and dopamine-2 antagonist（SDA）-type antipsychotic agent. Pharmacol. Biochem. Behav., 60：873-878, 1998.
34) 徳田久美子，大野行弘，石橋正他：新規抗精神病薬，塩酸perospironeの中枢薬理作用．基礎と臨床，31：853-878, 1997.
35) 八木剛平，伊藤斉：抗精神病薬（neuroleptics）による錐体外路症状—その治療的意義の変遷について，その1～3. 精神医学，25：452-466, 570・582, 686-701, 1983.
36) Yu, H., Ishihara, K., Matsubayashi, H. et al.：Effects of perospirone, a novel antipsychotic agent, on the dopaminergic neurons in the rat ventral tegmental area. Jpn. J. Pharmacol., 75：179-185, 1997.

臨床精神薬理　4：957-996, 2001

New drug 新薬紹介

Olanzapine の基礎と臨床

村崎光邦*

key words：*olanzapine, atypical antipsychotic, MARTA, body weight gain*

はじめに

Olanzapineは1982年イーライリリーアンドカンパニー英国リサーチセンターで創製されたthienobenzodiazepine系の非定型抗精神病薬である（図1）。その抗精神病作用の本態は強力なD_2受容体拮抗作用とそれよりさらに強力な$5\text{-}HT_2$受容体拮抗作用とにあり，いわゆるSDA系の抗精神病薬の1つである。その化学構造からみる通り，olanzapineはdibenzodiazepine系のclozapineの臨床効果を有しながら，clozapineの持つ有害事象を取り除いた非定型抗精神病薬を作りたいとの意図のもとに，さまざまな研究の中から結実した珠玉の抗精神病薬である。

Olanzapineは後に述べるように抗精神病作用の本態はSDA系抗精神病薬と異なるところはないが，clozapineと同様に多元作用型（multi-acting）であるとともに，受容体標的化（receptor-targeted）であるとして，MARTAとしての概念が一部に提唱されている[17]。

海外ではすでにFDAによって1996年に承認されて以来，急速な処方頻度の伸びを示している。わが国では1991年の第Ⅰ相試験から治験が始まり，1996年からの第Ⅲ相試験を経て，精神分裂病への有用性と安全性が確認され，2000年12月に承認されている。ここでは，olanzapineに関する国の内外での基礎的ならびに臨床的成績を紹介することによって，olanzapineの特徴と期待について述べておきたい。

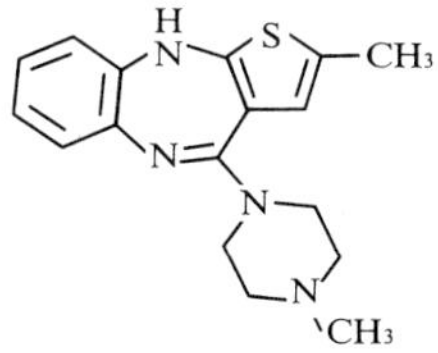

2-methyl-4-(4-methylpiperazin-1-yl)-10*H*-thieno[2,3-*b*][1,5]benzodiazepine

図1　Olanzapineの化学構造式と化学名

Ⅰ．Olanzapineの基礎的特徴

1．神経生化学的プロフィール

動物でのin vitroでの脳内受容体への親和性は表1に示す通りで[11]，非定型抗精神病薬としての本態である$5\text{-}HT_{2A}/D_2$ ratioは12であり，risperidoneとほぼ同じである。特徴とするところは，抗$5\text{-}HT_{2A}$作用，抗D_2作用ともrisperidoneの1/5であるのに対して，clozapineより弱いもののhistamine H_1受容体への親和性が他の受容体への作用より強いことで，α_1受容体とmuscarinic M_1受容体への作用も強い。なお，benzodiazepine（BZ）骨格を有するが，BZ受容体への親和性は持っていない。

Preclinical and clinical features of olanzapine.

* CNS薬理研究所
〔〒228-0803　神奈川県相模原市相模大野3-1-7エピカ京屋ビル3F〕
Mitsukuni Murasaki：Institute of CNS Pharmacology. 3-1-7, Sagamiohno, Sagamihara, Kanagawa, 228-0803 Japan.

表 1　Olanzapine, clozapine, risperidone および haloperidol の相対的受容体結合親和性
(Bhana と Spencer, 2001[12])

薬物	平均抑制係数 (K$_i$；nmol/L)						Ratio
	dopamine D_2[a]	serotonin $5\text{-}HT_{1A}$[a]	serotonin $5\text{-}HT_{2A}$[a]	α_1-adrenergic	muscarinic M_1[b]	histamine H_1[b]	$5\text{-}HT_{2A}/D_2$
olanzapine	31	2720	2.5	19	26	0.65	12
clozapine	190	140	9.6	7	34	0.23	20
risperidone	5.9	420	0.52	2.3	＞5000	27	11
haloperidol	2.2	1500	200	46	4670	790	0.01

a　K$_i$ at cloned human receptors.
b　K$_i$ in rat brain.

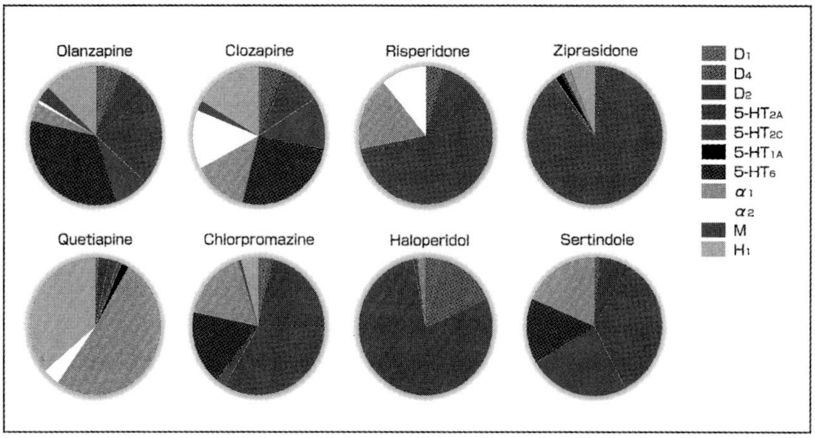

図 2　非定型抗精神病薬の受容体結合特性
(Bymaster ら 1996[17], Schotte ら 1996[74] より
Bymaster らが作成したものを Bymaster らが修正したもの)

Bymaster ら[18] は，一部に Roth ら[66] や Wainscott ら[88] のデータを含めて olanzapine の脳内受容体への親和性を表 2 に詳細に示している。他の SDA 系抗精神病薬を含めて自ら実施した受容体親和性試験を通して，図 2 のような模式図を示して[17]，olanzapine は clozapine とともに MARTA (multi-acting-receptor-targeted antipsychotic) の概念を提唱している。MARTA の行動薬理学的特徴は，こうした多くの受容体へのそれぞれかなり強い親和性を通して，①抗コンフリクト作用や prepulse inhibition での抑制作用，②陰性症状や認知機能障害への作用，③中脳辺縁系の D_2 受容体作用を選択的に抑制し，④前頭前野での glutamate や dopamine の活性を高め，norepinephrine 濃度をも増大させる，と定義されている。Multi-acting という点は理解されても，receptor-targeted としていわゆる SDA にはない行動薬理学的特徴と臨床効果をもたらすとの説明に根拠がいまだ乏しく，MARTA なる概念が認められるには，さらなる説明的な研究が必要であろう。なお，olanzapine の強力な抗精神病作用と副作用の弱さを示す作用機序を想定させるものとして表 3 にまとめられている。

一方，Goldstein[31] は定型，非定型の各抗精神病薬の receptor pie charts から同様な模式図を画いているが，Bymaster らによる模式図と明らかに異なっている (図 3)。この図から MARTA と呼べるのは clozapine のみになることになるが，

表2　Olanzapineの脳内各種受容体への親和性
(Bymasterら，1996[16]のデータを中心に作成)

ドパミン受容体サブタイプに対する親和性（*in vitro*）

受容体	由　来	Ki (nM)			
		olanzapine	clozapine	haloperidol	risperidone
D_1	ラット線条体	31	85	25	75
D_2	ラット線条体	11	125	1	3
D_3	クローン化したヒトD_3	16	84	5	3
$D_{4.2}$	クローン化したヒト$D_{4.2}$	26	47	1.6	9.4
D_5	クローン化したヒトD_5	51	85	12	>40

セロトニン受容体サブタイプへの親和性（*in vitro*）

受容体	由　来	Ki (nM)			
		olanzapine	clozapine	haloperidol	risperidone
$5\text{-}HT_{1A}$	ラット大脳皮質	>1000	770	7930	490
$5\text{-}HT_{1B}$	ラット大脳皮質	1355	1200	>10000	1325
$5\text{-}HT_{1D}$	ウシ線条体	800	980	6950	100
$5\text{-}HT_{2A}$[88]	クローン化したヒト$5\text{-}HT_{2A}$	2.5	6.5	58	0.4
$5\text{-}HT_{2B}$[88]	クローン化したヒト$5\text{-}HT_{2B}$	11.8	7.6	1450	29
$5\text{-}HT_{2C}$[88]	クローン化したヒト$5\text{-}HT_{2C}$	28.6	36	12375	64
$5\text{-}HT_3$	ラット大脳皮質	57	69	>1000	>10000
$5\text{-}HT_4$	モルモット線条体	>1000	>1000	試験せず	試験せず
$5\text{-}HT_6$[66]	クローン化したラット$5\text{-}HT_6$	2.5	4	>5000	425
$5\text{-}HT_7$[66]	クローン化したラット$5\text{-}HT_7$	104	6.3	263	1.4

ムスカリン受容体サブタイプへの親和性（*in vitro*）

受容体	由　来	Ki (nM)			
		olanzapine	clozapine	haloperidol	risperidone
M_1	ラット大脳皮質	1.9	1.9	1475	>10000
M_2	ラット心臓	18	10	1200	>10000
M_3	ラット顎下腺	25	14	1600	>10000
M_4	ラット線条体	13	18	>10000	>10000
M_5	クローン化したヒトM_5	6	5	試験せず	>10000

アドレナリン，ヒスタミン，GABA，ベンゾジアゼピン受容体への親和性（*in vitro*）

受容体	由　来	Ki (nM)			
		olanzapine	clozapine	haloperidol	risperidone
α_1	ラット全脳	19	7	46	2
α_2	ラット全脳	230	8	360	3
β	ラット全脳	>10000	>10000	>10000	>10000
H_1	ラット全脳	7	6	3630	155
$GABA_A$	ラット大脳皮質	>10000	>10000	>10000	>10000
ベンゾジアゼピン	ラット全脳	>10000	>10000	>10000	>10000

olanzapineのM_1受容体への親和性はin vitroに比してin vivoでは弱いとのデータを示して，olanzapineもMARTAとしての特徴を示すとの可能性がBymasterらによって主張されている[17]。

表３　Olanzapine の精神分裂病諸症状と低い錐体外路系副作用発現頻度に関し想定される作用機序

臨床症状	想定作用機序
陽性症状	・辺縁系領域のドパミン D_2 ／ D_3 受容体拮抗 ・A10 ドパミン神経細胞の脱分極ブロック ・皮質から腹側被蓋野に至る興奮性アミノ酸伝達経路の過剰活動の抑制
陰性症状	・大脳皮質前頭前野でのドパミンおよびノルエピネフリン放出の増大 ・5-HT_{2A} 受容体拮抗 ・並行した複数の興奮性アミノ酸伝達経路への間接効果
認知症状	・大脳皮質前頭前野でのドパミンおよびノルエピネフリン放出の増大 ・大脳皮質前頭前野でのドパミン D_1 受容体拮抗がわずか ・5-HT_2 受容体拮抗
抑うつ症状	・5-HT_{2A} および 5-HT_{2C} 受容体拮抗 ・ノルエピネフリン放出の増大
錐体外路系副作用ならびに遅発性ジスキネジア	・ドパミン D_2 受容体占有度の低さ ・弱いムスカリン受容体拮抗 ・5-HT_2 ならびに α_1- アドレナリン受容体拮抗 ・A9 ドパミン細胞の脱分極ブロックなし

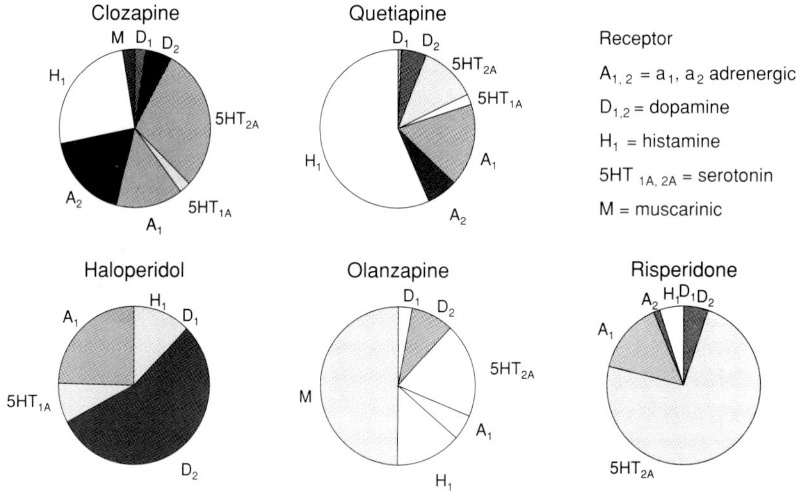

図３　各種抗精神病薬の脳内受容体への相対的親和性（Goldstein, 1999[31]）

２．行動薬理学的作用

（1）抗精神病作用（陽性症状と陰性症状）

Olanzapine の精神分裂病モデルを用いた行動薬理学試験は，① dopamine を介した作用，② N-methyl-D-aspartate（NMDA）を介した作用，③その他の神経伝達物質を介した作用が詳細に検討されている（表４）[11]。Apomorphine誘発climbing 試験には 1.25～10mg/kg の用量で抑制し，5-HT_2 受容体拮抗作用は 0.3～1.25mg/kg の低用量で示して，SDA の条件を満たしている。とくに，抗精

表4　動物行動モデルにおける olanzapine の効果（Bhana ら，2001[11]）

olanzapine による作動薬誘発性行動の抑制	
モ　デ　ル	標的症状への作用
● Dopamine を介した作用	
Apomorphine 誘発 climbing（mice と rats）[22, 56]	Dopamine D_1/D_2 antagonist 1.25～10mg/kg
A 68930 誘発 grooming と chewing（rats）[24]	Dopamine D_1 antagonist
RU 24213 誘発 locomotion と sniffing（rats）[24]	Dopamine D_2 antagonist
Amphetamine 誘発 hyperactivity（rats）[37]	Antipsychotic efficacy
● N-methyl-D-aspartate（NMDA）を介した作用	
Phencyclidine（PCP）誘発 social withdrawal（rats）[22, 69]	Efficacy against negative symptoms
PCP 誘発 hyperactivity[30] と deficits in prepulse inhibition[3, 62]	Antipsychotic efficacy
PCP 誘発 stereotyped behaviour[69]	Efficacy against positive symptoms
Dizocilpine 誘発 locomotion と falling[22]	Antipsychotic efficacy
Dizocilpine および FG 7142 誘発 behaviour on active avoidance and plus maze tasks[58]	Remediates cognitive impairment 0.063～0.5mg/kg
●他の神経伝達物質を介した作用	
Oxotremorine 誘発 tremor（mice）[56]	Muscarinic antagonist
5-Hydroxytryptophan 誘発 head twitches（mice）[56]	Serotonin 5-HT_2 antagonist 0.3～1.25mg/kg

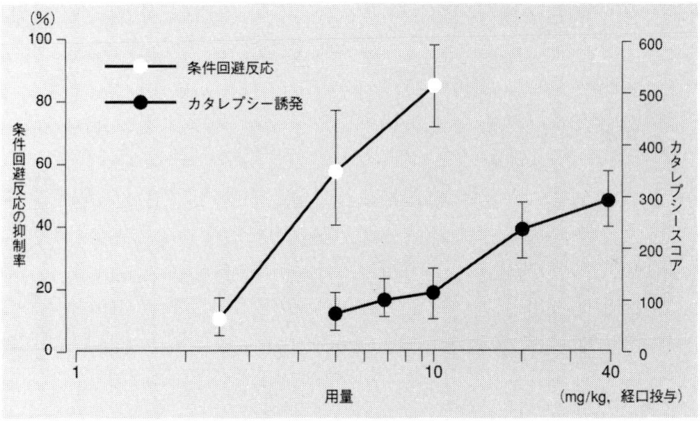

図4　Olanzapine による条件回避反応抑制作用，カタレプシー惹起作用（ラット）（Moore ら，1992[57]）

神病作用を予測する条件回避反応抑制作用と錐体外路症状（EPS）を示唆するカタレプシー惹起作用は図4，表5にみるように[57]，それぞれの用量が大きく異なっており，抗精神病作用とEPS惹起の解離がよく示されている。

NMDA 受容体の非競合性拮抗薬 phencyclidine（PCP）による陰性症状モデルにも olanzapine は clozapine と同様な成績を示しており（図5）[22]，陰性症状への効果が十分に期待される。

以上から，olanzapine は陽性・陰性両症状によく奏効し，EPS 惹起作用はきわめて弱いとの非定型抗精神病薬の特徴を満たしている。

(2) 部位選択性

Olanzapine の部位選択性について，まず c-Fos 蛋白の発現のあり方をみたところ，図6のように 10mg/kg では検査した全領域で Fos 様陽性ニューロンの数の増大がみられている。5 mg/kg では側坐核と背外側線条体および外側中隔核に有意に増

表５　代表的な抗精神病薬における条件回避反応抑制作用とカタレプシー惹起作用の ED_{50} 値比較（Moore ら，1992[57]）

薬　物	ED_{50}（mg/kg p.o.）（95％信頼区間）		カタレプシー惹起作用の ED_{50}／条件回避反応抑制作用の ED_{50}
	条件回避反応	カタレプシー	
olanzapine	4.7（ 3.6- 6.1）	39.4（24.5-63.2）	8.4
clozapine	21.3（15.4-29.4）	>160	>8
haloperidol	0.5（ 0.4- 0.6）	1.1（ 1.0- 1.3）	2.2
risperidone	0.9（ 0.7- 1.3）	6.3（ 4.4- 9.1）	7.0

※ ED_{50} 値は，コントロール群の回避反応を 50％抑制する用量およびカタレプシーのスコアーが 50％を示す用量

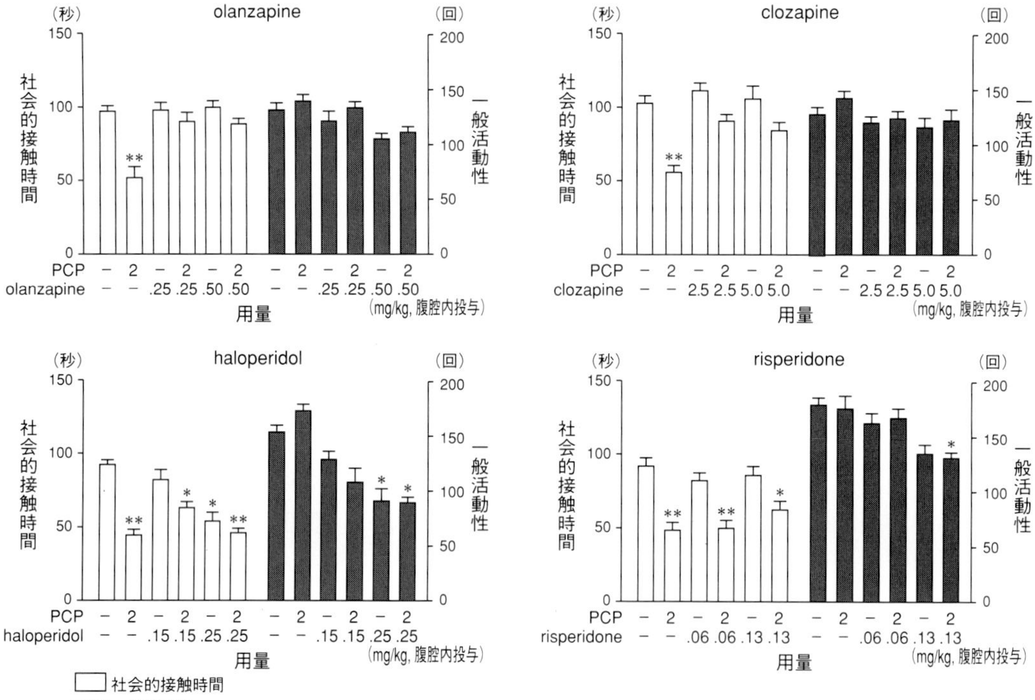

図５　各抗精神病薬の phencyclidine（PCP）誘発・社会的接触減少に対する改善効果（ラット）（Corbett ら，1995[22]）＊：$p<0.05$，＊＊：$p<0.01$

大を示しているが，相対的に線条体より側坐核に大きい効果を示している[65]。Robertson の提唱する非定型指数 atypical index は，側坐核の Fos 陽性ニューロン数から背外側線条体のそれを差し引いた数値で示すが，olanzapine 5 mg/kg と 10mg/kg ではそれぞれ +19 と +30 であり，非定型抗精神病薬のクライテリアを満たしている。

Olanzapine 21 日間の慢性投与後の自発活動性 A10 dopamine 細胞および A9 dopamine 細胞の細胞数は図７にみる通りで[76]，A10 における自発活動性を有意に抑制するのに対して，A9 では逆に有意に増大させている。

以上，２つのデータから，olanzapine は抗精神病作用と直接関連するとされる中脳辺縁系[44]への

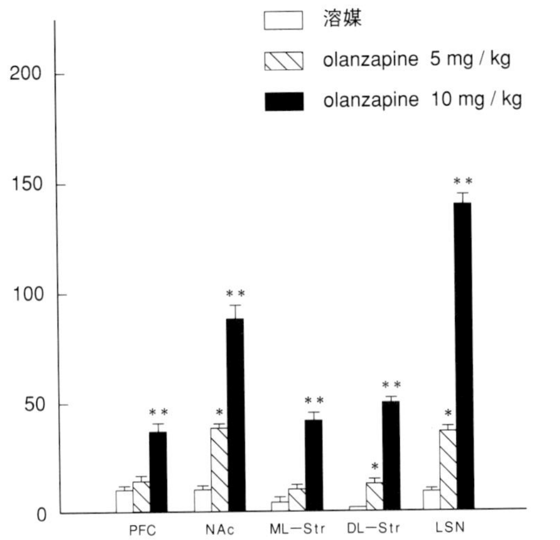

図6　Fos 様免疫反応ニューロン数への olanzapine の効果（Robertson と Hibiger, 1996[65]）
PFC：内側前頭前野，NAc：側坐核
ML-Str：内側線条体，DL-Str：背内側線条体
LSN：外側中隔核
平均値±SEM（n＝４）
＊ p＜0.01 対溶媒
＊＊ p＜0.01 対溶媒および olanzapine（5mg／kg）

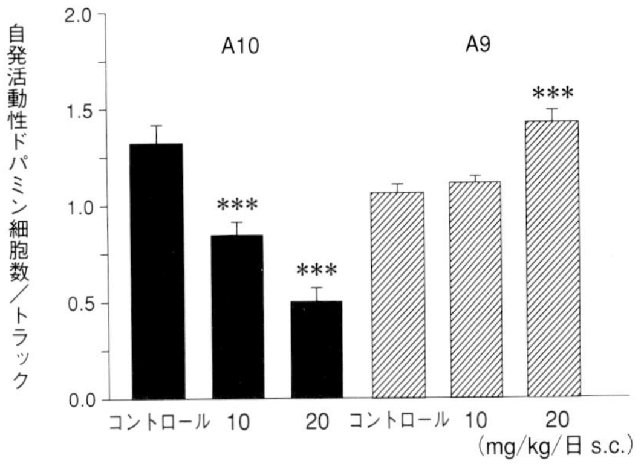

図７　慢性投与後の自発活動性A10ドパミン細胞およびA9ドパミン細胞の細胞数
(Stockton と Rasmussen, 1996[76])
＊＊＊＝p＜0.001（コントロール群と比較）

部位選択性を示すことが明らかにされている。

(3) 抗コンフリクト作用と PPI 抑制作用

Olanzapine は BZ 骨格を有するが，BZ 受容体には親和性を示さない。しかし，ハトやラットでのコンフリクト試験で chlordiazepoxide より小さいものの抗コンフリクト作用を示す。Moore ら[56]は Geller-Seifter 型のコンフリクト試験で，図８のように，報酬期（VI30 成分）では有意に抑制するが，タイムアウト期（TO）反応率では有意差はないものの増大させ，コンフリクト期（FR10 成分）では罰期の反応数を有意に増大させて，抗コンフリクト作用を示している。このパターンは clozapine に類似しており，risperidone は haloperidal と同様に減少させ，高用量では完全に抑制してしまう。なお，5-HT_2受容体拮抗薬の ritanserin は有意な変化をもたらさないことから，olanzapine や clozapine の抗コンフリクト作用は 5-HT_2受容体とは無関係である。その作用機序は明らかでなく，陰性症状や抑うつ症状への有用性を示唆するものとして多元作用型で説明しようとしているが，十分に納得できる説明とはなっていない。

なお，水迷路試験を用いたテストで，olanzapine ≦2.5mg/kg の用量で運動機能に影響しないものの，空間記憶が障害されるとの報告がある[75]。一方，高架式十字迷路試験で，dizocilpine や FG7142 で活発化される長期の空間記憶障害が olanzapine 0.063～0.5mg/kg で恢復してくるとの報告もあり，非臨床試験のレベルでは低用量で認知機能に関わる試験で改善作用があるとされる[59]。

Ⅱ．薬物動態と薬力学

Olanzapine の薬物動態と薬力学の要約は表６に示した通りである[19]。その代謝経路は図９にみるように，glucuron 酸抱合や CYP1A２，CYP２D６によって代謝されていく[19]。

血漿中濃度の推移および薬物動態パラメータは図 10[46] と図 11 に示したように，食事の影響は受けず，消失半減期は 30 時間前後であり，１日１回の服用で服薬開始１週後に安定した定常状態が得られる。そのさいの血中濃度は単回投与時の約２倍となり，用量依存性に線型の濃度上昇と AUC の増大を示す。

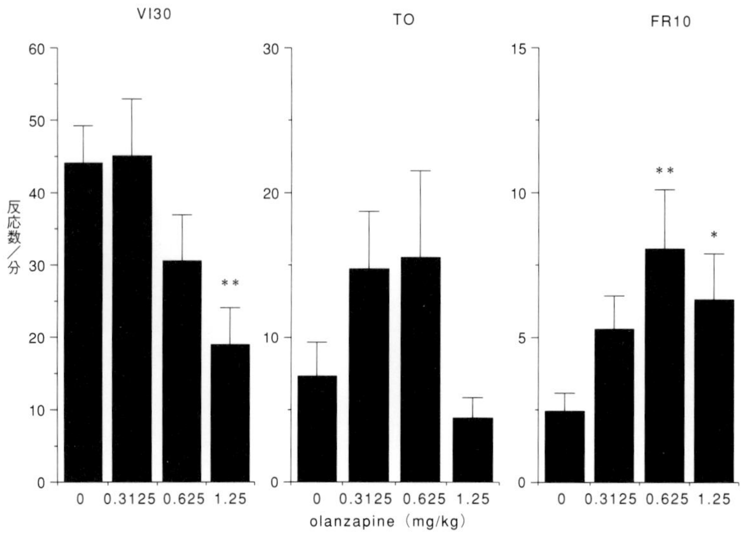

図8　コンフリクトスケジュール3成分に対する反応率への olanzapine の効果
(Moore ら, 1994[56])
VI 30：報酬期, TO：タイムアウト期, FR10：罰期

Ⅲ　臨床試験成績—海外編

海外では膨大な数の臨床試験が実施されているが，ここでは重要なものにしぼって紹介したい。

1．Placebo と定型抗精神病薬を含めた用量探索試験

海外では，わが国と異なり，大部分が急性増悪期にある中等症から重症の精神分裂病を対象として試験が行われており，種々の評価尺度を用いて，placeboより有意に優れ，かつ少なくともhaloperidolと同等の効果を示すことが証明されている（表7）[11]。

Olanzapine の至適用量は当初の2つの試験で，7.5～17.5mg/日とされており，Beasley ら[8]のまとめた試験では（Study 1：HGAP）用量依存的にBPRS総スコアが平均して21～36%減し，placebo群より有意に優れる結果となっている（8%対0.5%，$p<0.05$）。

北米でのStudy2（HGAD）[9]では，BPRSとPANSSにおける陽性症状および陰性症状の両方に対して有効であることが示されている。Olanzapineは7.5

表6　Olanzapine の薬物動態と薬力学の要約
(Callaghan ら, 1999[19])

1	［^{14}C］olanzapine 投与後，放射能活性体の約 60 % は尿中へ，30 %は糞中へ排出された。
2	Olanzapine は albumin（90 %）と α_1-acid glycoprotein（77 %）に結合する。
3	Olanzapine の主要代謝経路は，10- および 4'-N-glucuronides，CYP1A2 による 4'-Ndesmethylolanzapine，flavin monooxygenase^3 による olanzapine N-oxide である（図 9）。2-hydroxymethylolanzapine へは CYP2D6 による。代謝物に活性はない。
4	Olanzapine は CYP isozyme を阻害せず，臨床的に有意の代謝性相互作用はないが，CYP1A2 阻害薬は olanzapine の血中濃度を上昇させ，CYP1A2 誘導薬（喫煙，carbamazepine）は低下させる。
5	薬力学的に alcohol や diazepam の併用で起立性低血圧の可能性。Alcohol や imipramine の併用で眠気などありうるので，危険な機械の操作や車の運転は避けたい。
6	女性と喫煙者で plasma clearance が大となりうるが，有害事象や効果の上に有意な変化はきたさず，用量調節は必要ない。ただし，喫煙する，あるいは高年齢の女性では用量調整を考慮する。

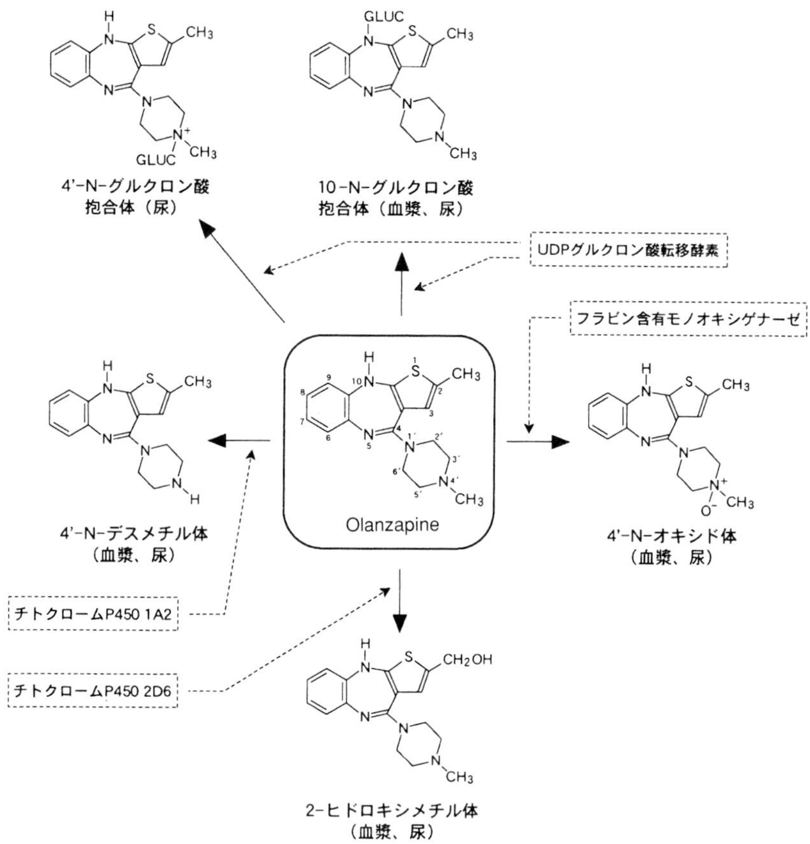

図9　Olanzapine の代謝経路
（Callaghan ら，1999[19]）

～17.5mg/日の用量範囲で，1～2週でplaceboとの間に有意差を認め，効果発現の早さが目立っている。後に述べるわが国での156名を対象とした試験でも7.5mg/日が有効最低用量であるとの結果が得られている。

2．Haloperidol 対象の二重盲検比較試験

北米での試験（HGAD）[9]と東半球での試験（EOO 3）[6]で，olanzapine 7.5～17.5mg/日とhaloperidol 10～20mg/日の比較試験では，BPRS総スコアでみると，olanzapine 29～39%の減少が，haloperidol 30～31%の減少が認められ，ほぼ同等の成績であった（表7）。

さらに大規模な6週間にわたる国際的比較試験（HGAJ）[80]では，BPRS総スコア33以上の基準値を有する比較的重症例が対象となり，olanzapine,haloperidolとも5～20mg/日の範囲で反応性に応じて増量し，平均用量はolanzapine群（n＝1336）13.2mg/日，haloperidol群（n＝660）11.8mg/日であった。これによると，BPRS総スコアの基準値から最終評価時への平均変化は33%対23%とolanzapine群が有意に優れている（$p<0.02$）。図12にBPRSとPANSSおよびCGI-Sの成績が示されている。

PANSSでも総スコアではolanzapineが有意に優れており，とくにBPRSとPANSSの陰性症状評価尺度では4週時と6週時でolanzapineが有意に優れていた（$p<0.05$）。BPRS総スコアの基準値の40%以上減少率では，3週以上治療群で52%対34%とolanzapineが優れており（$p<0.001$），また，試験を完了した比率も67%対47%とolanzapine群が有意に高かった（$p<0.001$）。

5mg錠単回投与時の血漿中濃度推移

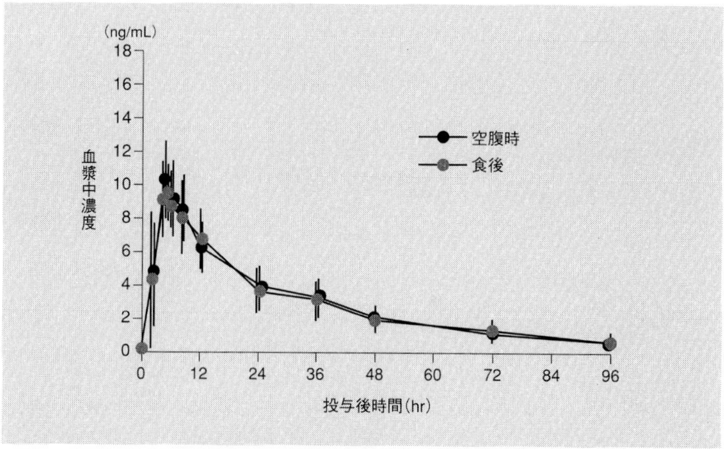

5mg錠単回投与時の薬物動態パラメータ

投与量 (mg) (投与条件)	Tmax (hr)	Cmax (ng / mL)	t1/2 (hr)	AUC 0-96 (ng・hr / mL)
5mg (空腹時) 5mg (食後)	4.8±1.2 4.6±1.4	10.5±2.2 10.3±2.1	28.5±6.1 31.8±8.1	279±86.6 279±87.1

(平均値±標準偏差)

図 10　Olanzapine 5mg 単回投与時の血漿中濃度推移と薬物動態パラメータ
(工藤ら，1998[47])

連続投与時のolanzapineおよび代謝物の血漿中濃度推移

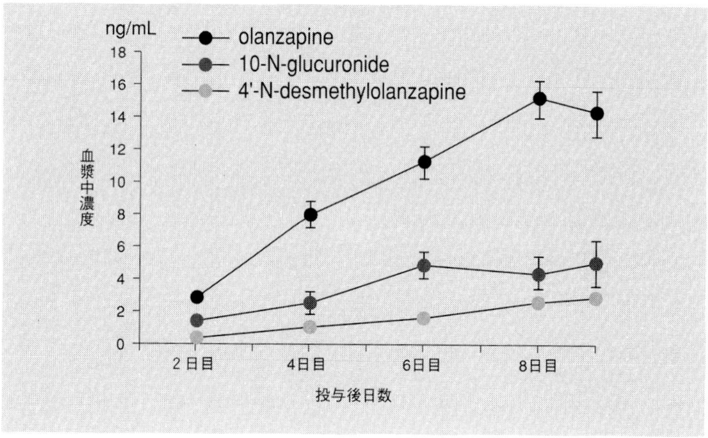

連続投与時の薬物動態パラメータ (朝食後2日目まで5mg、3−8日は10mg、9日目空腹時10mg)

	Tmax (hr)	Cmax (ng/mL)	t1/2 (hr)	AUC0-24 (ng/hr/mL)
連続投与 (n=16)	5±2	28.1±9.4	34.7±5.5	444±135

(平均値±標準偏差)

図 11　Olanzapine 連続投与時の olanzapine および
代謝物の血漿中濃度推移と薬物動態パラメータ
(日本イーライリリー社社内資料)

表7　精神分裂病治療における多施設共同の olanzapine と placebo あるいは haloperidol との6週間の二重盲検比較試験結果（Bhana ら，2001[11]）

OLZ：olanzapine, PL：placebo, HAL：haloperidol

報告者	試験名	用量（mg/日）	対象患者数	基準値からエンドポイントのスコアの%減少（LOCF）			
				BPRS total（BL=33-43）	BPRS positive（BL=12-14）	BPRS negative（BL=7-8）	PANSS negative（BL=24-28）
用量探索試験							
Beasley ら[8]	The US Clinical	OLZ 1	52	5	7	4	0
	Trial（Study 1：	OLZ 10	50	21^{*}	23^{*}	20	10.6^{*}
	HGAP）	PL	50	0.5	0	3	(+) 4.2
Beasley ら[10]	The North	OLZ 2.5-7.5	65	16	21	21^{*}	18^{b}
	American Clinical	OLZ 7.5-12.5	64	29^{***}	32^{**}	20	15^{b}
	Trial（Study 2：	OLZ 12.5-17.5	69	36^{***}	33^{**}	41^{***}	$31^{b\ddagger}$
	HGAD）	HAL 10-20	69	31^{**}	35^{*}	28	15^{b}
		PL	68	8	12	6	4^{b}
Beasley ら[6]	The Eastern	OLZ 1	88	27	26	29	17
	Hemisphere	OLZ 2.5-7.5	87	33	$35^{\dagger}$	31	19
	Clinical Trial	OLZ 7.5-12.5	86	34	35	31	21
	（Study 3：E003）	OLZ 12.5-17.5	89	39	$40^{\dagger}$	35	24
		HAL 10-20	81	30	38	23	17
国際的比較試験							
Tollefson ら[80]	The International	OLZ 5-20	1336	$33^{\ddagger}$	NR	NR	$19^{\ddagger}$
	Clinical Trial	HAL 5-20	660	23			13
	（Study 4：HGAJ）						

a　DSM-ⅢR による精神分裂病患者，BPRS 総スコア ≥24

b　SANS 構成成分が PANSS の場で用いられた。基準値 42-48

* $p<0.05$　*** $p<0.001$ 対 placebo　† $p<0.05$ 対 olanzapine 1 mg／日，‡ $p<0.05$ 対 haloperidol

NR　報告なし

以上，主要な二重盲検比較試験で，olanzapine は全体として haloperidol より優れた成績を示し，陽性症状では有意差は出ていないが，とくに陰性症状で有意に優れる結果を示すことが確認されている。とくに重要なことは，HGAJ の試験で，両群とも 5～20mg/日の用量での増減であり，HGAD と E003 らの両試験で haloperidol の用量が高すぎたとの批判があったが，ここではそれをクリアしたことになる。

3．Risperidone との二重盲検比較試験

FDA によって 1994 年に承認された risperidone は SDA の第1号として世界中で最も処方頻度の高い抗精神病薬の1つであるが，これまでに小規模な無作為割付け試験，ありのままの比較試験，meta解析，後向き調査のレビューなど，olanzapine との比較が多くなされている。両薬物間で有意差が見い出されていないが，いくつかの点で小さいながら有意差がみられるものもある（表8）[11]。

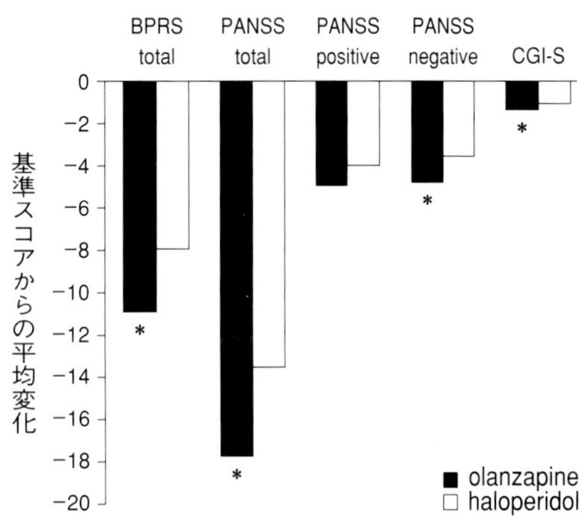

図12　Olanzapine と haloperidol の効果比較
（Tollefson ら，1997[80]）
olanzapine（n＝1336），haloperidol（n＝660）
5-20mg／日
＊ p≤0.05 対 haloperidol

Tran ら[86] の試験では，339 名の精神分裂病を中心とした対象に 28 週，olanzapine 10～20mg/日，

表8 Olanzapine (OLZ) と risperidone (RIS) の比較試験 (Bhana ら, 2001[11])

報告者(診断)	治療期間(mg／日)	対象患者数	治療結果(試験完成時)	反応率(患者%)
二重盲検，多施設共同，無作為割付試験				
Conley ら[20) a]	OLZ 5-20(12.4[b])	189	PANSS total score[c]：OLZ(−14.5) vs RIS(−16.8)	45[d]
(S/SAD)	RIS 2-6(4.8[b]), 8 wk	188	PANSS-anxiety/depression score[c]：RIS[†](−2.8)>OLZ(−1.9)	45[d]
			PANSS-positive score[c]：RIS[†](−5.7)>OLZ(−4.4)	
Thomas ら[78) a]	OLZ 10-20[e]	32	BPRS total score[f]：OLZ* >RIS	75[d]*
(S/SAD/SF)	RIS 4-8[e], 30 wk	30	PANSS general psychopathology score[f]：OLZ* >RIS	40[d]
Tran ら[86)]	OLZ 10-20[e](17.2[b])	172	BPRS total score：OLZ(−17.0) ≡ RIS(−15.2)	37[g]*
(S/SAD/SF)	RIS 4-12[e](7.2[b]), 28 wk	167	PANSS-total, -positive, -negative, -general psychopathology scores：OLZ ≡ RIS	27[g]
			PANSS-depression item score：OLZ*(−1.1)>RIS(−0.7)	
			SANS summary score：OLZ*(−4.3)>RIS(−2.9)	
非盲検，非無作為割付試験				
Bille and	OLZ 13.7[b]	68	OLZ ≡ RIS[i]	78[i]
Andersen[13) a, h]	RIS 3.1[b], ≥4 mo	in total	Median time to response[i](days)：RIS[†](14)>OLZ(19.5)	77[i]
(S, inpatients)				
Ho ら[37)]	OLZ 13.7[b]	13	BPRS total score：OLZ(−9.0) ≡ RIS(−6.5)	
(S, inpatients)	RIS 4.5[b], 6 mo	13	SANS / SAPS total score：OLZ(−5.8) ≡ RIS(−5.9)	
			SANS negative, SAPS positive and SAPS disorganised symptoms scores：OLZ ≡ RIS	
Sacristan ら[68)]	OLZ 13[b]	2128	CGI-S score：mean change from baseline：	37[k]*
Gomez ら[33)]	RIS 5.4[b]	417	OLZ(−1.26) vs RIS(−1.11) vs HAL(−1.29)	32[k]
(S, outpatients)	HAL 13.6[b], 6 mo	112	Pts(%) receiving：	
			other antipsychotics OLZ(−18.4)** vs RIS(25.6) vs HAL(22)	
			concomitant anticholinergic medication OLZ(10.2)** vs RIS (19.9) vs HAL(44)	

a Abstract あるいは abstract プラス poster
b 平均用量
c 基準値からの8週時点での平均変化
d PANSS 総スコアの基準値から ≥ 20 %減少したもの
e olanzapine は 15 mg／日で開始し，規定用量まで増量，risperidone は 1 mg 2 回投与から処方情報に従って増量
f 値は報告されていない
g PANSS 総スコアの基準値から ≥ 40 %減少したもの
h International Risperidone Olanzapine Drug Outcome studies in Schizophrenia (RODOS) の単一センター報告
i 反応のクライテリアは定義されていない
j Naturalistic study
k CGI の 2 ポイント以上の減少および最終スコア ≤ 4 と定義

BPRS=Brief Psychiatric Rating Scale ; CGI-S=Clinical Global Impressions-Severity of illness ; HAL=haloperidol ; nat =naturalistic ; pts=patients ; PANSS=Positive and Negative Syndrome Scale ; re=retrospective ; S=schizophrenia ; SAD=schizoaffective disorder ; SANS=Scale for the Assessment of Negative Symptoms ; SAPS=Scale for the Assessment of Positive Symptoms ; SF=schizophreniform disorder ; >indicates significantly greater effect ; ≡ indicates no significant difference ;* p<0.05 vs RIS, ** p<0.001 vs RIS and HAL ; † p<0.05 vs OLZ.

risperidone 4〜12mg/ 日での比較がなされている。これによると，BPRS と PANSS にみる精神病症状の基準値からの変動に差はないとされ，PANSS 総スコアの 20%以上および 30%以上の減少を呈した症例にも差はないが，40%以上減少した症例の割合で 37%対 27%と olanzapine 群が有意に高いとなっている (p=0.049)。また，SANS で評価した陰性症状の改善は 35%対 25% (p=0.02) で olanzapine によく，PANSS による抑うつ症状では 36%対 24% (p=0.004) で olanzapine によいとされている (図 13)。この試験は，risperidone の用量が当時承認されていた 4 〜12mg/ 日 (平均 7.2mg/ 日) の用量での試験であるとはいえ，今日の risperidone の至適用量は 2 〜 6 mg/ 日とされており，それより高い用量では risperidone 側に不利になるとの批判がある。また，背景因子の違

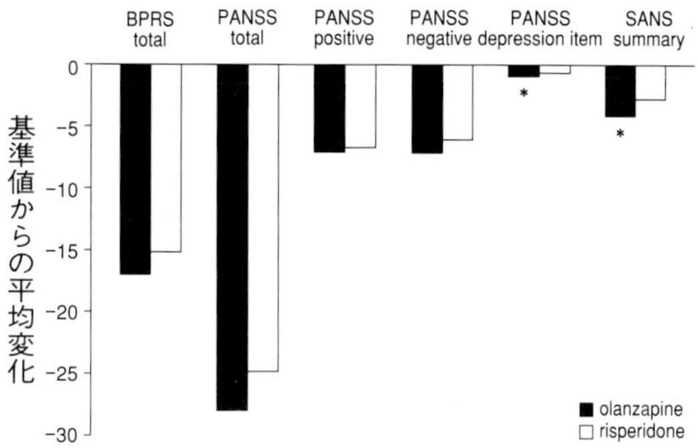

図 13　Olanzapine と risperidone の効果比較
(Tollefson ら，1997[80] による国際的二重盲検比較試験)
olanzapine（n = 172, 10-20mg／日）
risperidone（n = 167, 4-12mg／日）

表 9　精神分裂病治療における risperidone と olanzapine の効果比較．被験者の背景因子，ベースライン時の精神病理および抗精神病薬投与[a]（Ho ら，1999[37]）

変数	olanzapine 群	risperidone 群	統計量	
			t（df=40）	p
背景因子				
被験者数（内訳[b]）	21（6/3/12）	21（6/7/8）		
男性，N（%）	16（76.2）	16（76.2）		
就学年数，年	12.9（2.06）	12.9（2.50）	0.0	1.00
年齢，歳	33.5（10.6）	29.6（10.4）	1.20	.24
最初の入院加療時の年齢，歳	26.6（10.1）	24.7（8.8）	0.65	.52
ベースライン時精神病理スコア				
陰性症状次元	11.2（4.5）	10.3（3.2）	0.71	.48
精神病症状次元	5.5（3.0）	6.5（2.3）	−1.28	.21
解体症状次元	3.5（2.8）	4.5（3.3）	−1.01	.32
SANS／SAPS 総スコア	20.2（7.5）	21.3（5.2）	−0.57	.57
BPRS 総スコア	43.9（13.5）	46.3（10.1）	−0.65	.52
退院時の抗精神病薬投与				
用量，mg／日	14.4（4.8）	5.7（1.7）		
追跡期間，月	4.3（1.7）	3.6（2.4）	1.18	.24
抗コリン薬の使用，N（%）	0（0）	6（28.6）		.02[c]
追跡時の抗精神病薬投与				
被験者数	13	13		
用量，mg／日	13.8（7.6）	4.5（2.3）		
追跡期間，月	5.2（1.6）	5.2（1.5）	−0.13[d]	.90
抗コリン薬の使用，N（%）	1（7.7）	5（38.5）		.16[c]

a　他に断らない限り，値は平均値（SD）を示す。略号：BPRS= 簡易精神症状評価尺度，SANS= 陰性症状評価尺度，SAPS= 陽性症状評価尺度。
b　入院時に抗精神病薬の投与を受けていなかった理由による内訳（抗精神病薬未投与／服薬遵守不良／投与中止）。
c　Fishar の直接法（両側）。
d　df=22

表 10　精神分裂病治療における risperidone と olanzapine の効果比較
退院時における risperidone と olanzapine の群内の差の平均値および 2 剤の作用の差[a]（Ho ら，1999[37]）

尺度	olanzapine 群		risperidone 群		抗精神病薬の種類の効果
	差の平均値 (SE)	t(p)[b]	差の平均値 (SE)	t(p)[b]	F(p)[c]
症状スコア					
陰性症状次元	−2.8（0.76）	−3.66（.002）	−1.8（0.61）	−2.96（.008）	0.5（.49）
精神病症状次元	−1.3（0.55）	−2.33（.03 ）	−1.9（0.53）	−3.57（.002）	0.1（.82）
解体症状次元	−1.8（0.68）	−2.58（.02 ）	−2.1（0.77）	−2.79（.01）	0.2（.67）
SANS ／ SAPS 総スコア	−5.8（1.58）	−3.67（.002）	−5.9（1.46）	−4.01（.0007）	0.2（.69）
BPRS 総スコア	−9.0（2.91）	−3.11（.006）	−6.5（2.47）	−2.62（.02）	2.3（.14）
GAS スコア	8.9（2.18）	4.06（.0006）	6.2（1.40）	4.44（.0002）	3.1（.09）
錐体外路系副作用スコア		S(p)[d]		S(p)[d]	順位付きデータを使用した F 値(p)[c]
Simpson-Angus 尺度	0（0.19）	0（1.00）	0.4（.56）	10（.36）	1.08（.31）
Barnes アカシジア尺度	−0.1（0.15）	−1.51（.75）	0.6（.20）	28.5（.009）	14.6（.001）

a　ベースライン時と退院時の差．略号：GAS= 全体的評価尺度
b　df=20
c　df=1.41
d　Wilcoxon 符号付き順位検定
e　df=1.35

表11　精神分裂病治療における risperidoneとolanzapineの効果比較，追跡時におけるrisperidone とolanzapineの群内の差の平均値および 2 剤の作用の差[a]（Hoら，1999[37]）

尺度	olanzapine群		risperidone群		抗精神病薬の種類の効果
	差の平均値 (SE)	t(p)[b]	差の平均値 (SE)	t(p)[b]	F(p)[c]
症状スコア					
陰性症状次元	−1.5（0.94）	−1.63（.13）	−1.5（1.18）	−1.30（.22）	0.04（.84）
精神病症状次元	−1.4（0.50）	−2.77（.02）	−3.9（0.64）	−6.18（.0001）	5.00（.03）
解体症状次元	−0.8（0.70）	−1.10（.29）	−3.2（1.10）	−2.86（.01）	0.9（.36）
SANS/SAPS 総スコア	−3.7（1.23）	−3.00（.01）	−8.6（2.39）	−3.60（.004）	1.1（.30）
GAS スコア	8.8（4.01）	2.19（.05）	13.9（2.43）	5.72（.0001）	0.4（.52）
QOLスコア		S(P)[d]		S(P)[d]	順位付きデータを使用したF値(P)
職業上の障害	−0.5（0.43）	−2（.50）	0.5（0.27）	5（.13）	3.9（.06）
経済的自立性	0.7（0.27）	45.5（.05）	0.7（0.26）	15（.05）	0.5（.49）[c]
家事に関する障害	−0.7（0.24）	−10.5（.30）	−0.6（0.40）	−8（.27）	0.01（.91）
人間関係の障害					
家族	−0.01（0.27）	1（.93）	−0.4（0.20）	−9.5（.1）	1.3（.27）
友人	−0.4（0.29）	−10.5（.26）	−0.2（0.25）	−2（.50）	0.8（.37）
娯楽活動の楽しさ	−0.8（0.36）	−16（.06）	−0.3（0.38）	−6（.55）	0.1（.77）
満足感	−0.5（0.22）	−14（.06）	−0.8（0.30）	−15（.05）	0.2（.67）
全体的な心理社会的機能性	−0.7（0.31）	−11.5（.80）	−1.15（0.22）	−33（.01）	1.5（.24）

a　ベースライン時と追跡時の差
b　df = 12
c　df = 1.25
d　Wilcoxon 符号付き順位検定
e　df = 1.23

いの補正を行っていないことや，統計学的手法にも問題点が指摘されて，批判の多い報告ではあるが，いずれにしても当時の承認された用量での比較試験では，いくつかの点でolanzapineに優れる成績となっている。

一方，用量をolanzapine 5～20mg/日，risperidone 2～6 mg/日とし，377例を対象とする8週間の比較試験の成績をConleyら[20]が報告している。これによると，PANSSの陽性症状評価尺度と不安/抑うつの下位尺度のスコアで8週時の評価でrisperidoneが有意に優れる成績となっている（$p<0.05$）。ただし，最終評価時には差はないことと，PANSSの総スコアと他の下位尺度には差が認められていない。この試験での両薬剤の平均用量はolanzapine 12.4 mg/日，risperidone 4.8 mg/日となっているが，olanzapineはもう少し高い用量が至適であるとの意見が出されている。

以上のように，Tranらの試験はolanzapine側に，Conleyらの試験はrisperidone側にそれぞれ片寄った試験であり，成績もそう読みとれるものになっているが，一部NIMHの経済的援助のもとに実施された，Iowa大学のMental Health Clinical Research Centerに入院中の症例にみる両薬剤の比較試験の成績を紹介しておきたい[37]。本試験は非無作為化オープン試験であることと，被験者数が少ないことの問題点は指摘しておかねばならないが，Andreasenの指導のもとに中立的立場で実施されたものであると評価しておきたい。

被験者の背景因子などは表9にみる通りで，退院時および追跡時の両薬剤の群内の差の平均値および作用の差はそれぞれ表10と表11にまとめられている。両薬剤の相対的治療効果を評価し，実際の臨床使用における抗精神病薬としての利点と限界に対する理解を深めるための両薬剤の直接比較の結果が示されている。これによると，平均4週間の急性投与では両薬剤とも陰性症状，精神病症状および解体症状の低減に有効で，パーキンソン症候群の発生率はともに低いが，akathisiaを誘発する可能性はrisperidoneの方が高かった。6ヶ月間投与した後の精神病症状の低減はrisperidone群で有意に大きく，解体症状および陰性症状の低減およびQOLの改善に同等の有効性を示している。以上のように，両薬剤は急性治療薬として同等に有効であり，6ヶ月目での急性症状にはrisperidoneの方が治療効果が高いが，他の点では同等に有効であった。なお，低用量（＜6 mg/日）のrisperidoneを使用した場合，副作用としてのパーキンソン症候群の発現率は両薬剤とも同等であった。

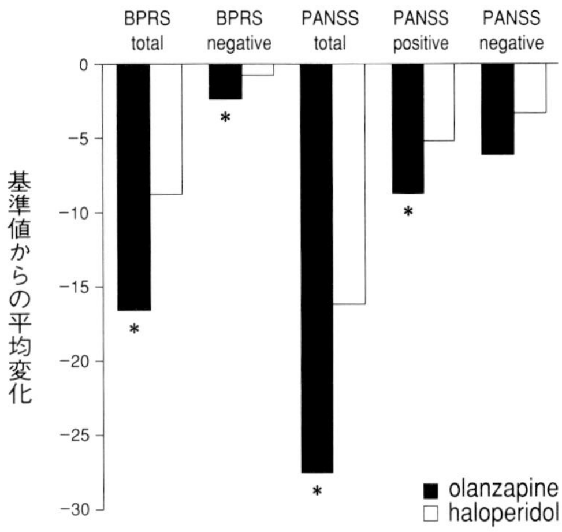

図14　初発エピソードに対するolanzapineとhaloperidolの効果比較（Sangerら，1999[72]）
基準値から最終評価時までの平均変化を示す
olanzapine 5-20mg／日（n＝59）
haloperidol 5-20mg／日（n＝24）
＊ $p<0.05$ 対 haloperidol

以上，olanzapineとrisperidoneは甲乙つけがたい成績を示しており，試験のあり方によって多少の違いが出てくるが，公平にみて，陽性症状にはややrisperidoneが優れ，陰性症状には同等かややolanzapineが優れる結果となっており，EPSにはrisperidoneの至適用量（＜6 mg/日）に限れば両薬剤に差がないということになる。

4．精神分裂病の重要な病態への効果

(1) 初発精神分裂病への効果

米国のエキスパート・コンセンサス・ガイドライン（1999年度版）[27]では新しい非定型抗精神病薬が第1選択薬となるべきとされているが，国際的なHGAJのolanzapineとhaloperidolの比較試験におけるpost hoc解析にみる初発エピソードへの効果をみてみよう。該当する症例はolanzapine

表12　治療抵抗性精神分裂病に対する olanzapine, haloperidol, clozapine および chlorpromazine の比較および非比較試験（Bhana ら，2001[11)]）

報告者	対象患者	治療期間（mg/日）	症例数（ITT）	試験成績	反応率（患者%）	EPS
無作為割付，二重盲検比較試験						
Tollefson ら[81)]	Treatment-resistant[b]	OLZ 15-25 CLZ 200-600 [18wk]	90 90	PANSS total：[c]OLZ（−25.6）vs CLZ（−22.1） PANSS negative：[c]OLZ（−7.1）vs CLZ（−5.6） PANSS positive：[c]OLZ（−6.8）vs CLZ（−6.4）	OLZ≡CLZ	OLZ≡CLZ[d]
Bitter ら[14)a]	Treatment-resistant or-intolerant	OLZ 5-25 CLZ 25-500 [18wk]	76 74	PANSS and BPRS total and subscale scores：[c]OLZ≡CLZ	OLZ 63[f] CLZ 66[f] OLZ≡CLZ	OLZ≡CLZ[d]
Breier & Hamilton[15)g]	Treatment-resistant[h]	OLZ 5-20 HAL 5-20 [6 wk]	344 172	PANSS negative：[c]OLZ（−4.7）* >HAL（−2.9） MÅDRS total：[c]OLZ（−5.7）* >HAL（−2.3）	OLZ 47[i]* HAL 35[i]	OLZ* >HAL[d]
Conley ら[21)]	Treatment-resistant[b, j]	OLZ 25 CPZ[k] 1200 [8 wk]	42 39	BPRS anxiety-depression：[c] OLZ（−1.7）* >CPZ（−0.7） BPRS and SANS：[c] OLZ≡CPZ	OLZ 7[f] CPZ 0[f] OLZ≡CPZ	OLZ≡CPZ[d]
非比較，非盲検試験						
Dalack ら[23)a]	Treatment-resistant[b] or-intolerant	OLZ 10-15 [7 mo report]	43	BPRS total：↓20%* SANS：↓29%*		SAS：↓52%* AIMS：↓45%*
Dossenbach ら[26)a] Wimmer ら[89)e]	Treatment-resistant or intolerant to risperidone	OLZ 5-25 [14wk]	43	PANSS total：↓25% BPRS total：↓40%	OLZ 59[l]	Infrequently reported+some significant reductions
Dossenbach ら[25)]	Treatment-resistant[b] to clozapine	OLZ 5-25 [18wk]	45	PANSS total：↓14% BPRS total：↓20%	OLZ 40[l]	Infrequently reported+some significant reductions
Martin ら[51)]	Treatment resistant[b]	OLZ 15-25 [6 wk]	25	BPRS total, PANSS：within-group improvements*	OLZ 36[l]	No episodes reported
Sanders & Mossman[71)]	Treatment resistant[b]	OLZ 10-20 [12wk]	16	PANSS total and subscale scores：no significant change from baseline scores	OLZ 13[l]	No episodes reported

a 評価尺度における基準値からの変化
b Kane研究に用いられたものに類似したクライテリアを採用。主な違いは２つの治療の失敗を必要条件としている
c 基準値からLOCF最終評価への平均変化
d Barnes Akathisia Scale, SAS, Hilside Akathisia ScaleあるいはAIMSなどを用いて評価
e abstract
f BPRSで基準値から20%以上の低下，最終評価で35以下，あるいはCGIが３以下と定義
g 国際的HGAJ試験のsubanalysis
h 過去２年間で１つの抗精神病薬による少なくとも８週の試験に反応しないものと，前治療中でBPRSスコアがなお一定基準の重症度にあるもの
i BPRS合計スコアの基準値から20%以上あるいは35%以上低下したもの，あるいは最終評価で24以下あるいは18未満のもの
j 第３の抗精神病薬としてhaloperidol 10-40mg/日，6w治療に失敗したもの：clozapine抵抗性は除外クライテリアに該当
k benztropin 4 mg/日併用
l PANSS合計スコアの基準値から20%以上の低下と定義
AIMS=Abnormal Involuntary Movement Scale；BPRS=Brief Psychiatric Rating Scale；EPS=extrapyramidal symptoms；ITT=intent-to-treat analysis；LOCF=last observation carried foward；MÅDRS=Montgomery-Åsberg Depression Rating Scale；NR=not reported；PANSS=Positive and Negative Syndrome Scale；SANS=Scale for the Assessment of Negative Symptoms；SAS = Simpson-Angus Scale；≡indicates no significant difference；>indicates superior efficacy；↓indicates a mean decrease；*p<0.05 vs comparator drug or baseline.

群59例，haloperidol群24例で，その成績の概要は図14にみるように[72]，BPRSの総スコアおよび陰性症状スコアでolanzapineが有意にhaloperidolに優れている（p＜0.05）。加えて，BPRS総スコアの40%以上の改善をみた割合でも67%対29%とolanzapineが有意に優れている（p=0.003）。また，PANSSの総スコアと陽性症状評価尺度でもolanzapineが有意に優れている（p＜0.05）。

Liebermanら[49]の実施したolanzapine（n＝130）とhaloperidol（n＝132）の初発エピソードへの効果をみた二重盲検比較試験が学会発表されている。Modal dose 9.1mg/日対4.4mg/日で行われており，両群間に有意差がないとされている。12週の完了例が69%対56%とolanzapine群に多く，無効による中止例は5%対10%とhaloperidol群に多かったが，PANSSの総スコア，陽性・陰性の両症状評価尺度のスコアおよびMÅDRSの総スコアで両群間に差がなく，反応率も55%対46%とolanzapineに高かったが有意差に至っていない。なお，神経認知機能成分のスコアは1.2対0.5（p＜0.05）と有意にolanzapine群に高い。

以上のように，HGAJ試験では初発エピソードにolanzapineが有意に優れており，Liebermanらの成績では有意差はないものの，haloperidolに優るとも劣らないものとなっていて，種々の効果，安全性およびコンプライアンスなど総合的に評価すれば，olanzapineが初発エピソードに対してhaloperidolより優れるといってよく，米国のエキスパート・コンセンサス・ガイドラインもこうしたデータから合理的なものと考えることができる。

(2) 治療抵抗性精神分裂病

精神分裂病の約20～30%が従来の抗精神病薬に反応せず，5～10%は不耐性であるとされている。有名なKaneら[42]のclozapineとchlorpromazineとの比較試験でも，clozapineが有意に優れる結果を報告して，clozapineの再発見として高く評価されているが，それでも反応率は30%にとどまっている。Olanzapineにはclozapineのような無顆粒球症といった危険な有害事象はなく，白血球数のモニターも必要ないことから，すなわち効果と安全性から治療抵抗精神分裂病への期待が高く，表12にみるように多くの試験が行われている[11]。治療抵抗性のクライテリアはKaneらの厳格のものと必ずしも合致していないが，2つのclozapineとの二重盲検比較試験をはじめ，多くの試験でolanzapineは高い反応率を示している。

Clozapineと直接比較した2つの試験では，ともに18週の長い観察期間にかけてolanzapineはclozapineに優るとも劣らない成績を示すことが明らかにされている[14,81]。安全性を考慮すれば，治療抵抗性分裂病に対するolanzapineの有用性は高いものがある。

6週間のHGAJの国際的試験の中から，Kaneら[42]のクライテリアほど厳密ではないが，治療抵抗性の症例を526名選び出して実施した後での解析の結果では[15]，olanzapine群はhaloperidol群よりPANSSの陰性症状評価尺度にMÅDRS総スコアで有意の改善を認めており（p＜0.05），反応率も47%対35%と有意に高い（p＜0.05）。

なお，重度の治療抵抗性分裂病を対象としたConleyら[21]の試験では，olanzapine 25mg/日とchlorpromazine 1,200mg/日の固定用量で8週間経過をみているが，BPRS，SANSともに両群間に差がなく，BPRSの不安-抑うつの項目での反応率7%対0%と，ともに極めて低い。この試験の被験者の50%はrisperidoneに反応しなかった症例であり，6例はclozapine療法に不耐性であった。このような重度に治療に抵抗する患者にとっては25mg/日を越える用量が必要なのかもしれない。なお，本試験でolanzapineに反応しなかった症例27例を300～800mg/日のclozapineに切り換えたところ，11名がBPRS総スコア20%以上改善といった反応クライテリアをクリアしている。

ほかにも，非比較試験で非盲検の試験がいくつか行われており（表12）[11]，SandersとMossman[71]の反応率13%を除けば，36～59%とかなり高い成績が得られている。この表にはないが，Baldacchinoら[4]のclanzapineに反応しなかった15名の症例のうち6名が10～60mg/日（平均32mg/日）のolanzapineによく反応したとの報告をしているように，高い用量のolanzapineが奏効する可能性を示している。

(3) 高齢者精神障害

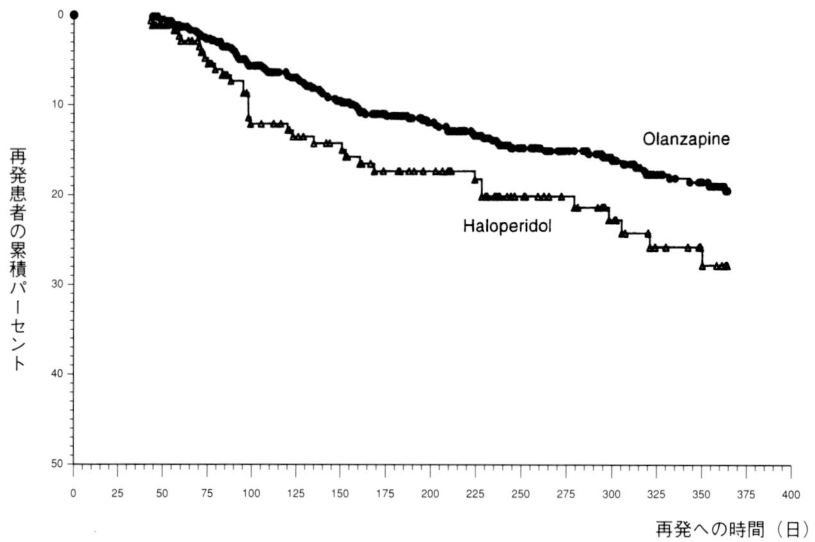

図15　Olanzapine 対 haloperidol の維持療法における kaplan-Meier 生存曲線にみる再発率（Tran ら，1998[85]）

Olanzapineは認知機能の障害を改善させることとEPS惹起作用が極めて弱く，安全性が高いことから，晩発性分裂病を含めて高齢者に出現しうる精神病性障害に高い有用性が期待される[50]。

国際的大規模試験 HGAJ の中での高齢者 59 例（平均年齢 65 歳）について解析した結果によると，5～20mg/ 日（平均12mg/ 日）の olanzapine が投与されている。Haloperidolに比較して，PANSS の総スコアと陰性症状評価尺度スコアおよびBPRS総スコアと MÅDRS スコアでより大きい改善を認めている[48]。

65 歳以上の精神分裂病患者 27 名に 6.2 週の olanzapine療法（平均用量8.4mg/日）を施行した試験では[69]，有意な精神病理学的改善を認めなかったが，重要な点としてMini-Mental State Examination（MMSE）スコアで評価した認知機能は有意の低下を示さなかったことが指摘されている。

11名の入院中の精神分裂病や関連精神障害を対象とした olanzapine 療法（平均 11mg/ 日）では，7 名が PANSS 総スコアと各 subscale スコアで有意な改善を認めているが，1 週間ですでに有意差をみたものがあり，PANSS 総スコア 20%以上改善の反応率は 64%に及んでいる[50]。

以上，高齢の精神分裂病患者に対して 10mg を越える用量での効果と安全性が確認されている。

一方，Alzheimer 型痴呆の呈する精神病症状や問題行動に対する効果をみた試験が 2 つ報告されている。Satterlee ら[73] は精神分裂病を含めた 65 歳以上の 238 名を対象に 1～8mg/ 日の olanzapine と placebo の無作為割付けのもとに 8 週間の試験を実施しているが，両群間に有意差をみていない。この効果不十分な成績は olanzapine の用量が低すぎるためとされており，現に 5 mg/ 日を越えたのは 29%のみであった。また，Street ら[77] の 206 名のナーシングホームの患者を対象とした placebo との二重盲検比較試験では，olanzapine 5 mg/ 日と 10mg/ 日はBPRS不安・抑うつのスコアでplacebo より有意の改善を認め（$p<0.05$），5 mg/ 日が BPRS総スコアと陽性症状スコアで有意な改善（$p<0.05$）を認めている。このように，Alzheimer型痴呆の呈する精神病症状や問題行動に olanzapine は効果を発揮しうるが，至適用量がまだ十分に明らかにされておらず，10mg/ 日前後が必要と思われる。

高齢者の入院患者やナーシングホームの入所者で精神病症状や問題行動を呈する症例に対して olanzapine と risperidone の比較試験の成績が学会発表のレベルで出ているが，結果がまちまちで，両薬剤群に差はないものの，全般的には Frenchman[28] の発表にみるように，行動上の改善は

risperidoneに分がよいようである（59/97対3/24）。

（4）長期投与による再発防止

精神分裂病は薬物療法の中断によって1年以内に60%が再発するといわれ，長期に及ぶ維持療法は必須であり，それだけにコンプライアンスの高い，安全性の高い新規の非定型抗精神病薬は維持療法に最適であるといえる。Olanzapineはすでにplaceboや低用量のolanzapine（1mg/日）より維持療法において有効であるとの報告がある[7]。ここでは，Tranら[85]が3つのolanzapineの臨床試験の中で，BPRSの40%以上低下した症例あるいはBPRSの最終評価時スコア18以下の症例を対象とした46週までの維持療法をまとめた成績を紹介しておく。試験1[9]では対象者数はolanzapine 54名，haloperidol 10名で，平均投与量はそれぞれ12.1±4.9mg/日と14.0±3.9mg/日，試験2[80]ではolanzapine 48名(11.5±4.4mg/日)，haloperidol 14名（16.4±4.1mg/日），試験3[6]ではolanzapine 534名（13.9±5.8mg/日），haloperidol 156名(13.2±5.6mg/日）となっている。Kaplan-Meierの生存曲線にみた再発率をみたのが図15であり，1年後のolanzapine群の再発率19.7%はhaloperidol群の28%より有意に優れていた（p=0.034）。なお，再発とは再入院を意味している。

以上のように，olanzapineは急性期の精神分裂病治療に反応した症例の維持療法としてhaloperidolより優れた成績を示すことが確認されている。

5．個々の標的症状への効果

Olanzapineは非臨床試験のデータから多元作用型multi-actingかつ受容体標的化receptor-targetingとして，精神分病の呈する症状に幅広く作用すると主張されている（表3）。これを臨床的成績に基づいて説明してみよう。

陽性症状に対しては，①すでに2つのplaceboとの二重盲検比較試験でplaceboより有効であることと，haloperidolと少なくとも同等の効果を示す，②HGAJのCohortからのpost hoc評価でSangerらは83名の初発エピソードに対してhaloperidolより有意に優れる（p<0.05）とし，③同じHGAJのデータから388名の陽性症状型の精神分裂病を対象として，BPRS陽性症状評価尺度のスコアで－4.0対－2.9（p<0.05）とhaloperidolよりも有意の改善を認めている。他にも多くのデータがあるが，olanzapineは陽性症状に優れた効果を示すことが確認されている。

陰性症状に対しては，①placeboとの比較では，12.5～17.5mg/日の用量でBPRS陰性症状評価尺度での有意の改善（41%対6%，p<0.001）を認め，②同じ試験で，SANSの成分スコアでhaloperidolより優れている（31%対15%，p<0.05）との結果が得られている，③HGAJの大規模試験でもPANSS陰性症状評価尺度で19%対13%（p＝0.03）とhaloperidolより優れている，などolanzapineの陰性症状への有効性が示されている。

攻撃／激越症状に対して，HGAJの試験の中から，BPRSの5項目（不安，緊張，敵意，非協調性，興奮）で4～6週時の評価でolanzapineはhaloperidolに対して有意に優れる結果となっている（－2.6対－1.7，p<0.001）[45]。なお，米国では経口投与が困難な症例に対する筋注用製剤での試験が行われて，haloperidolと同等以上の効果を，しかも速効性を発揮するとの成績を示して，近々FDAの承認が得られる予定となっている。わが国でも，激越症状を呈する症例を対象とした試験が予定されている。

認知機能障害は陽性症状や陰性症状とは別に，精神分裂病のコアとなる特徴的所見であり，注意／反応時間，知覚，言語学習，言語記憶などの欠陥として遂行機能が障害されている。重要な所見でもあるので，別項をたてて紹介する。

抑うつ症状に対し，①HGAD（n=335）の試験の中でBPRSの不安／抑うつ症状の項目で，－3.35～－3.49対－1.44とplaceboより有意の改善を認めているのに対して，haloperidolはplaceboとの間に有意差がない[82]，②HGAJのpost hoc解析でも，1996名の被験者中MÅDRSスコアが16以上の症例が53%に及び，MÅDRS総スコアの低下はolanzapine群の36%に対してhaloperidol群18%と有意差を認めている（p＝0.001）。なお，3週以上の治療者ではMÅDRSスコア50%以上改善となった症例はolanzapine群46%，haloperidol群35%とここでも有意差がある[83]。

不安に対しては，精神分裂病患者60名を対象

表13　Olanzapine, haloperidol, risperidoneの６つの認知機能検査項目の成績
（55名を対象とした基準値から最終評価時点への変化，Purdonら，2000[62] 一部省略）

						スコア変化の比較のための P値						
								群間				
		平均±SD			効果の	群内		ANCOVA		対比較		
検査項目	薬物治療群	基準値	最終評価値	変化	大きさ	t_{n-1}	P	$F_{2,43}$	P	$F_{1,43}$	P	群
Attention span	O	−0.63±0.71	−0.16±0.75	0.47±0.75	0.64	2.81	.01	1.05	.36	1.89	.18	O vs H
	H	−0.73±0.93	−0.48±0.77	0.25±0.43	0.29	2.25	.04	…	…	1.06	.31	O vs R
	R	−0.60±0.98	−0.43±0.93	0.17±0.62	0.18	1.23	.23	…	…	0.19	.67	R vs H
Motor skills	O	−0.87±1.90	0.04±0.76	0.90±1.82	0.62	2.23	.04	4.68	.01	8.57	.005	O vs H
	H	−0.88±1.48	−1.28±2.26	−0.40±1.08	−0.21	−1.42	.18	…	…	4.44	.04	O vs R
	R	−1.05±2.18	−0.97±2.26	0.08±1.01	0.04	0.35	.73	…	…	1.00	.32	R vs H
Verbal fluency	O	−0.83±0.64	−0.58±0.71	0.25±0.60	0.36	1.89	.07	4.76	.01	7.46	.009	O vs H
and reasoning	H	−1.05±0.46	−1.12±0.50	−0.07±0.31	−0.14	−0.87	.40	…	…	0.02	.90	O vs R
	R	−0.71±0.83	−0.47±0.84	0.23±0.34	0.28	3.05	.007	…	…	7.80	.008	R vs H
Nonverbal fluency	O	−1.69±1.52	−0.88±0.73	0.81±1.28	0.67	2.83	.01	6.60	.003	10.73	.002	O vs H
and construction	H	−1.73±1.12	−1.58±1.34	0.15±1.07	0.12	0.54	.60	…	…	8.20	.006	O vs R
	R	−1.23±1.12	−1.32±0.96	−0.09±0.44	−0.09	−0.93	.36	…	…	0.34	.56	R vs H
Executive skills	O	−0.94±0.97	−0.30±0.64	0.64±1.08	0.77	2.67	.02	1.45	.25	2.29	.14	O vs H
	H	−1.28±1.37	−0.97±1.90	0.31±1.04	0.18	1.17	.26	…	…	1.89	.18	O vs R
	R	−0.91±0.94	−0.70±1.21	0.20±1.05	0.19	0.87	.40	…	…	0.08	.79	R vs H
Immediate recall	O	−1.63±1.16	−0.89±1.05	0.75±0.74	0.66	4.49	<.001	4.57	.02	8.87	.005	O vs H
	H	−1.84±1.05	−1.71±1.04	0.12±0.58	0.12	0.82	.43	…	…	2.95	.09	O vs R
	R	−1.37±1.11	−1.02±1.10	0.34±0.64	0.31	2.42	.03	…	…	1.87	.18	R vs H

O：olanzapine（N＝20），H：haloperidol（N＝15），R：risperidone（N＝20），ANCOVA：共分散分析

としたfluphenazineとの比較試験が行われて，HAM-A評価尺度でolanzapine（5～20mg/日）が－9.8対－5.8（$p<0.05$）とfluphenazine（6～21mg/日）に優れるとの成績がある[87]。

6．認知機能への影響

認知機能の障害は精神分裂病では陽性症状や陰性症状とは別にコアとなる所見であり，発症の初期から出現して，病状が安定した後にも持続する症状である。精神分裂病患者のQOLにも関係し，社会復帰の上に大きな影響を有している。従来の抗精神病薬は認知機能の改善に無力であり，むしろ増悪させる可能性があるだけに，新規非定型抗精神病薬の認知機能改善作用への期待は大きい。

Olanzapineは5～20mg/日，8週間の試験の中で言語学習や言語記憶，言語流暢性を改善させるとの報告があるのに対して，視覚学習，視覚記憶あるいは作業記憶は改善させないとされていた[53]。そこで，TollefsonのグループのPurdonら[62]は6項目の主要な検査；運動技能（motor skills），注意範囲（attention span），言語流暢性・推論課題（verbal fluency and reasoning），非言語性流暢性・構成力課題（nonverbal fluency and constraction），実行技能（executive skills）および直後再生（immediate recall）について多施設共同でolanzapine 5～20mg/日（n=21），risperidone 4～10mg/日（n=21）およびhaloperidol 5～20mg/日（n=23）の3薬剤間の1年間に及ぶ二重盲検比較試験を実施して報告している（表13）。Olanzapineは言語流暢性・推論課題以外の5項目で有意の改善を示したのに対して，risperidoneは言語流暢性・推論課題と直後再生の2項目，haloperidolは注意範囲の1項目であり，とくに3薬剤間の比較ではolanzapineは運動技能ではrisperidoneとhaloperidolに，非言語流暢性・構成課題と直後再生でhaloperidolに有意に優れる成績を示している。一方，risperidoneは言語流暢性・推論課題のみでhaloperidolに優れる結果となっている。このように，olanzapineはhaloperidolとrisperidoneに対して相対的に認知機能に優れた有利性を示すとしている。ただし，本試験ではrisperidoneは4～10mg/日と高い用量が採用されており，4mg/日以下ではこの試験では認められなかったrisperidoneの有利性を示す可能性があると述べている。というのも，Rybakowskiら[67]による学会報告で，olanzapine 10～20mg/日（n=20），risperidone 2～6mg/日（n=30），phenothiazineの標準用量（n=20）による3～6ヶ月の試験では，10項目のテストバッテリーのうちolanzapineがトレイル・メイキングテストAとB（Trail Making Test AとB），ストループテストB（Stroop Test B），ストループテストにおける保続性（Stroop Perseveration），ウイスコンシン・カード分類テストの非保続性エラー数（Wisconsin Card Sorting Test〈WCST〉non-perseveration errors）の5項目で有意の改善を示したのに対して，risperidoneは全10項目で有意の改善を示したとの報告がある。なお，phenothiazineは4項目で有意の改善を示している。また，同じく学会報告であるが，Hayvayら[35]による377名の大規模試験でolanzapine 5～20mg/日とrisperidone 2～6mg/日の認知機能への影響をみた8週間の二重盲検比較試験では，両群間に有意差がなく，項目別にみると，olanzapineではトレール・メーキングテストB（Trail Making Test B），カリフォルニア言語学習検査の総学習量（California Verbal Learning Test〈CVLT〉のtotal learning），持続性遂行テスト（Continuous Performance Test）で，risperidoneは〈CVLT〉の総学習量，WCSTにおける達成概念数（WCST categories completed），WCSTにおける総エラー数（WCST total errors）でいずれも基準値からの改善を認めている。

以上のように，olanzapineはrisperidoneとともに認知機能の改善に働き，精神分裂病者の前頭葉機能も改善させて，高いレベルでの社会復帰とQOLの向上を可能とすることが期待される。

7．OlanzapineのQOLに及ぼす影響

あらゆる疾患の薬物療法の究極の目標はQOLの向上にあるが，精神分裂病の薬物療法においてQOLをどう高めるかといった問題は非定型抗精神病薬の出現によってクローズアップされたといえる。Meltzerら[52]によるclozapineのQOLの改善を嚆矢とするが，olanzapineでも多くの検討が

表14　Tollefsonら[80]の比較試験にみるolanzapine対haloperidolの有害事象
（p≦0.05および2%以上のもの，Beasleyら,1997[10]）

有害事象	Olanzapine（N＝1336）%	Haloperidol（N＝660）%
口渇	7.5	4.2
体重増加	4.6	1.8
食欲増進	4.0	0.9
アカシジア	6.6	22.0
不眠	10.4	13.6
振戦	3.6	12.6
強剛	3.4	9.2
神経質	5.6	9.1
EPS	2.0	7.6
流涎	2.2	6.4
嘔吐	3.1	6.1
関節障害	1.9	4.7
弱視	2.3	4.4
食欲低下	1.6	3.3
ジストニア	0.4	2.9
体重減少	0.5	2.1

*Olanzapine, 5-20mg/day；haloperidol, 5-20mg/day. Data on file, EliLilly and Company.

されている。Revickiら[64]は，HGAJ試験の中でHeinrichsらによるQuality of Life Scale（QLS）を用いて検討している。初めの6週間では600名のolanzapine群（5～20mg/日）はQLS総スコアで6.5増加したのに対して228名のhaloperidol群（5～20mg/日）は3.1の増加と，有意にolanzapine群にQOLの改善を認めている（p=0.005）。両薬剤に反応し，維持療法試験に参加した症例539名でみたところ，52週時点でolanzapine群は13.2の増加をみ，haloperidol群の7.1より有意の増加を認めている（p=0.001）。Hamiltonら[34]は335名を対象にolanzapineの投与量別にQLS評価を行っており，24週時点で5±2.5 mg群では6.7±26.4，10±2.5mg群では24.6±26.2，15±2.5mg群では15.5±21.5とQLS総得点が増加しており，10±2.5mg群と（5±2.5mg群では基準値と比べて有意な改善が認められている。Olanzapine服用者2,128名を対象とする大規模なhaloperidolとの比較を行った（112名）EFESO試験の中で[33]，6ヶ月時点でEuroqol-5D（EQ-5D）Visual Analog Scaleの中央値変化20.5対12.5，p＜0.05，EQ-Iの中央値変化0.28対0.17，p＜0.05とhaloperidol（n=112）より有意の変化を認めている[2]。以上のようにolanzapineは精神分裂病患者の認知機能の障害を改善し，QOLを高めて社会適応力を強めている。

8．海外での臨床試験における安全性

Olanzapineの安全性プロフィールは海外での臨床試験を通してBeasleyら[10]によってまとめられている。TollefsonらによるHGAJ試験からの有害事象では，表14にみるようにhaloperidolとの比較が示されている。Olanzapine群では，口渇，体重増加，食欲亢進が多く，haloperidol群では，錐体外路系症状，精神運動賦活，嘔吐，食欲不振，体重減少が有意に多い。以下に主要なものとしてEPS，体重増加，プロラクチン値，について示そう。

（1）EPS

4つの試験[6, 8, 9, 80]でSimpson-Angus Scaleが用いられて急性パーキンソニズムが（図15），Barnes Akathisia Scaleが用いられてアカシジアが測定されている（図16）。Placeboとの比較試験であるS_1[8]では改善がみられ，抗コリン性パーキンソン薬の使用頻度もplaceboと同じである。Haloperidolとの比較試験であるS_2～S_4でも，olanzapine群は中等量，高用量とも改善がみられている。

アカシジアについても，S_2でplacebo群での症状増大を除いて同様な改善が認められている。なお，定型抗精神病薬で最も問題となる有害事象の1つである遅発性ジスキネジア（TD）については，HGAD, E003, HGAJの試験の中で，olanzapine群はhaloperidol群より有意に頻度が少ないとされている（1対4.6%，p=0.003）[79]。また，別の解析で，TDへの1年間の危険性はolanzapine 0.5%（n=512），haloperidol 7.5%（n=114）で，やはり有意差が認められている（p=0.002）[5]。

（2）体重増加

体重増加は抗精神病薬にみる共通した副作用であるが，clozapineとolanzapineに特に多いとされている（図18，図19）。7%以上の体重増加を呈した頻度は表15にみるようにplacebo群やhaloperidol群に比してolanzapine群に多い[10]。こ

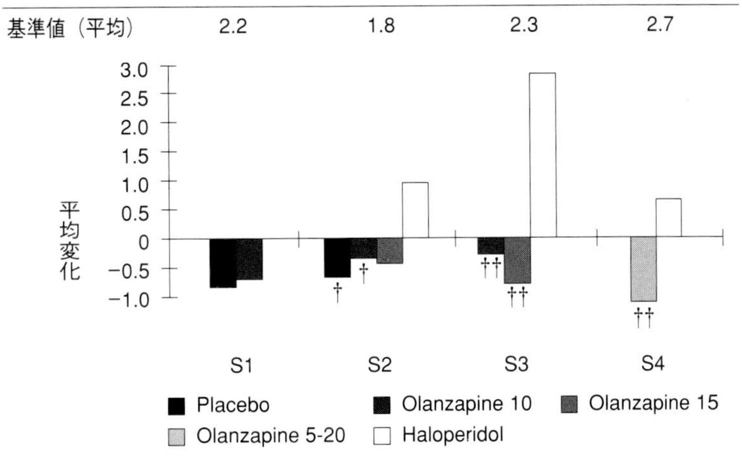

†p ≤.050 対 haloperidol; ††p ≤.001 対 haloperidol.

図 16　4 つの臨床試験にみる Simpson-Angus Scale のスコアの平均変化（Beasely ら[10]，1997）
S_1：Beasley ら，1996[8]
S_2：Beasley ら，1996[9]
S_3：Beasley ら，1997[6]
S_4：Tollefson ら，1997[80]

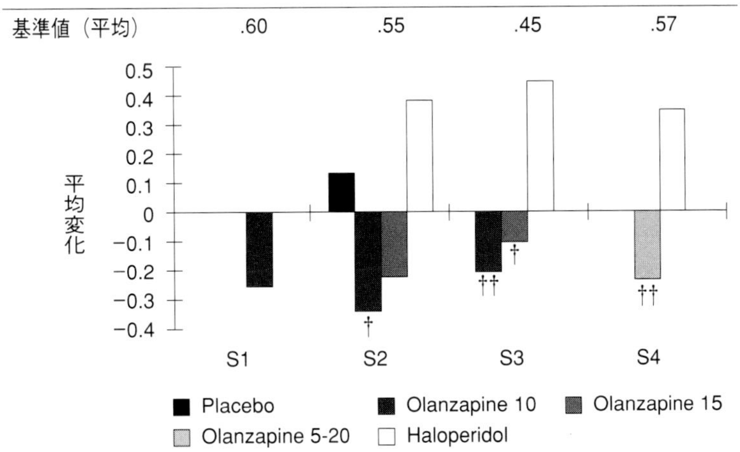

†p ≤.010 対 haloperidol; ††p ≤.001 対 haloperidol.

図 17　4 つの臨床試験にみる Barnes Akathisia Scale のスコアの平均変化（Beasley ら，1997[10]）
S_1〜S_4：図 16 と同じ

れを BMI category 別にみたのが表 16 であり，23kg/m^2 未満の BMI category の群に有意に体重増加が多いことがわかる。また，体重増加は約 1 年でプラトーに達して，あとは増大しないとのデータも示されている（図20）[43]。しかし，体重増加は糖尿病，心疾患，高トリグリセリド血症などへの危険因子となるだけに，十分な配慮が必要である。

(3) 血清プロラクチン値

他のSDA系抗精神病薬と同様に，olanzapineは

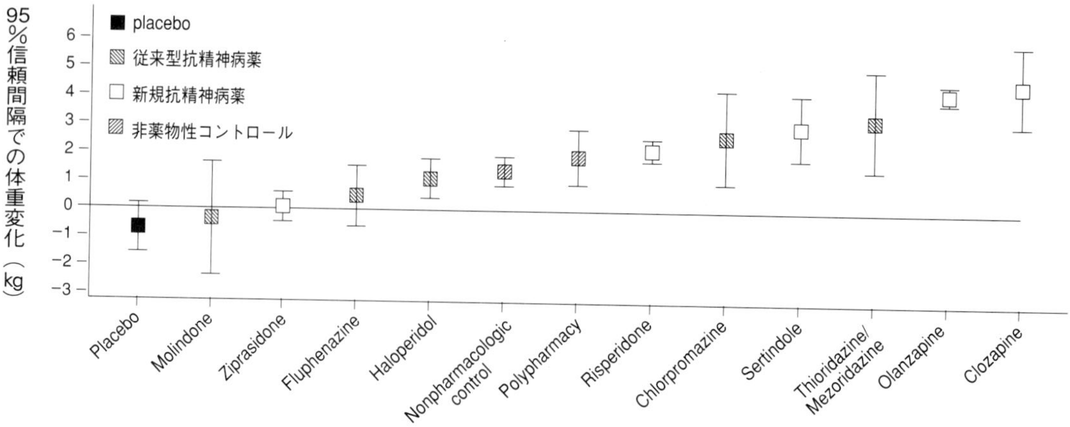

図 18　標準的薬物使用 10 週後の体重変化（95%信頼間隔）
（Allison ら，1999[1]）

用量依存的に血清プロラクチン値を上昇させうるが（図 21）[10]，olanzapine 群は haloperidol 群と違って，平均上昇値が正常値の上限を越えないことが明らかにされている。

以上，olanzapine は米国での承認直前の 2,500 名を越える服用者にみるデータベースからみる限り，全体的にみて安全性は高いといえる。Placebo と比して軽度の鎮静と何らかの抗コリン作用を示す。EPS は placebo と有意差がなく，原則として投与中止に至っていない。Haloperidal 群より有意に少なく，ジストニアはごく稀であった。起立性低血圧の頻度も低い。問題は体重増加で，7 %以上の体重増加が40.5%にみられたが，BMI category でみるとやせ型に多かった。血液学的には毒性を示さず，血清プロラクチンの上昇も軽度で一過性であった。肝トランスアミナーゼが初期に無症候性に認められたが，全体には極めて安全性の高い薬物の 1 つであるといえる。

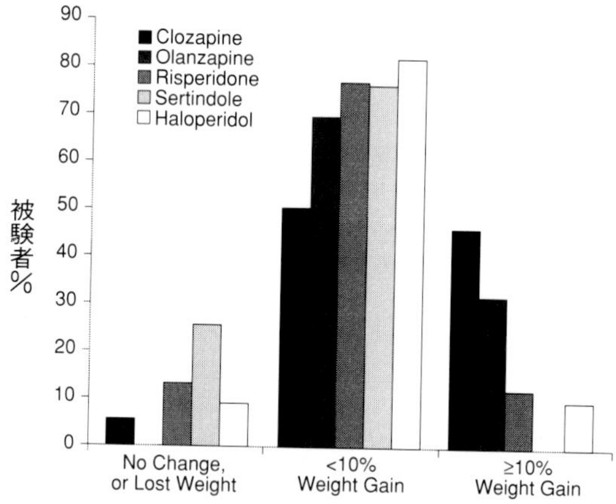

図 19　薬物の機能としての体重増加
―基準値から最大体重への変化（%）
（Wirshing ら，1999[90]）

Ⅳ．臨床試験成績―国内編

1．前期第Ⅱ相試験

81 名の精神分裂病患者を対象とし，1 〜2.5mg 1 日 1 回朝食後投与から開始して 12.5mg/ 日まで増量する 8 週間の試験である[38]。被験者の背景はわが国での抗精神病薬のほとんどすべての治験にみるものと同じで，罹病期間は平均18.1年と古く，病像は「自発性欠如，感情鈍麻が前景Ⅱ」が 44.4 %と最も多く，病型は破瓜型が 66.7%を占めている。いわゆる治療抵抗性精神分裂病とみなしてもよい陰性症状が中心の症例が大半を占めており，欧米での治験の対象となる急性増悪期の症例とは異なるものと考えてよい。

最総全般改善度は表 17 にみるように，「著明改善」14.8%，「中等度改善」以上59.3%と高く，BPRS の各クラスター別合計点（不安 / 抑うつ，欲動性低下，興奮，思考障害，敵意，疑惑）のいずれも有意の改善を示した。Olanzapine の平均使用量は

表15　7％以上の体重増加の頻度（Beasleyら,1997[10]）

（イーライリリー社，社内資料）

％変化	Placebo (N＝226)	Olanzapine (N＝2418[a])	Haloperidol (N＝777)
体重増加	3.1	40.5	12.4
体重減少	6.6	6.4	8.4

a：placeboあるいはhaloperidol群からの切り換え者を含む

表16　4つの臨床試験におけるBMI category別の体重増加（7％以上）の頻度（Beasleyら，1997[10]）

BMI category	N	％	P Value[a]
やせ気味（＜23kg/m²）	575	31.7	＜.001
正常（23-27kg/m²）	623	17.8	
太り気味（＞27kg/m²）	584	11.1	

a：Fisher's exact test

7.9±2.8mg/日で，最頻用量は9.4±3.6mg/日となっている。症例の50％が初めて反応した用量は10mg/日と推定された。安全性は極めて高く，5％以上のものは表18のように少ない。とくに，EPSが5例と少ないのが目につき，体重増加は17.3％と高い。血中プロラクチンは上昇させなかった。以上より，olanzapineは陽性・陰性両症状によく奏効し，抑うつ-不安症状にもよく，安全性も高く，1～12.5mg/日の範囲内で効果，安全性とも優れた抗精神病薬であると判明した。

2．後期第Ⅱ相試験

156名の精神分裂病患者を対象とした[39]。罹病期間は14.3年と前期第Ⅱ相試験とほとんど同等の集団であった。5mg/日夕食後投与から開始し，15mg/日までの投与量で，「著明改善」15.4％，「中等度改善」以上58.3％と前期第Ⅱ相試験と同じ高い改善率を示し（表19），BPRSも同様に全項目で有意な改善を示した。PANSSの平均変化量についても陽性・陰性両症状および不安-抑うつ症状によく奏効している。

平均用量は9.6±2.5mg/日で，最頻用量は11.6±3.8mg/日とやや高い用量となっている。

安全性も高く（表20），不眠，興奮，眠気がやや高く，また，EPSはやや高くなったが，それでもアカシジア6.4％，振戦5.8％と極めて低値であり，体重増加は17.3％と同じ数値を示している。

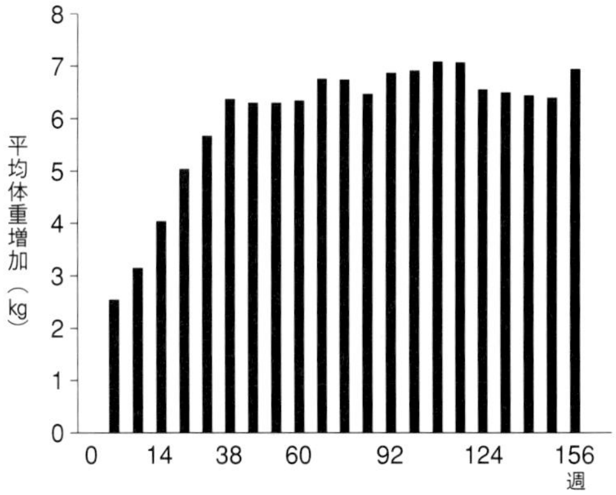

図20　Olanzapine長期治療における体重増加とプラトー（Kinonら，2000[43]）

以上の前・後期第Ⅱ相試験から，陽性・陰性両症状および不安-抑うつによく奏効し，EPS惹起作用の弱い非定型抗精神病薬としてのクライテリアを十分に満たす有用性の高い薬剤であることが実証されている。

3．第Ⅲ相試験

わが国では，抗精神病薬の第Ⅲ相試験ではほとんどがhaloperidolともう1つ，多くはmosapramineを対照薬とする2つの比較試験が実施されている

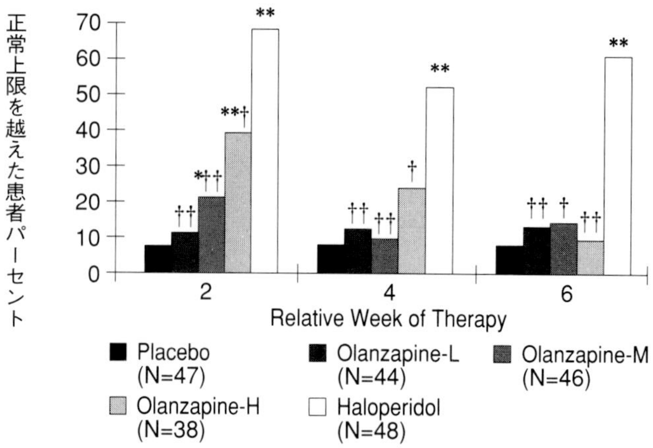

図21　Beasley ら[9]の比較試験の急性期における男性被験者の血清プロラクチン値の上昇度（Beasley ら，1997[10]）
＊ p≦.050 vs placebo. ＊＊ p≦.001 vs placebo.
† p≦.050 vs haloperidol. † † p≦.001 vs haloperidol.

表17　Olanzapine の前期第Ⅱ相試験：8週後または中止時における最終全般改善度（Ishigooka ら，2001[10]）

n（%）

著明改善	中等度改善	軽度改善	不変	軽度悪化	中等度悪化	著明悪化	判定不能	合計
12 (14.8)	36 (44.4)	22 (27.2)	5 (6.2)	2 (2.5)	2 (2.5)	2 (2.5)	0 (0.0)	81
48 (59.3) 95% CI = (47.8, 70.1)								
70 (86.4) 95% CI = (77.0, 93.0)				6 (7.4) 95% CI = (2.8, 15.4)				

CI：信頼区間

が，olanzapine は haloperidol 1本に絞って，有効性については改善率（最終全般改善度で「中等度改善」以上の割合）における非劣性を，安全性については DIEPS による EPS における優越性を目標として二重盲検比較試験が行われている。

対象は表21にみるように，これまでの試験と同じく罹病期間が平均17年を越える慢性期で，PANSS 症候学的分類でも陰性型が中心となっている。

用法・用量はこれまでの試験から haloperidol との臨床力価を1：1.25と設定して，olanzapine 5～15mg/日（1日1回夕食後）および haloperidol 4～12mg/日（3分服）とし，8週間の経過をみた。

最終全般改善度は，「著明改善」15.6%対10.7%，「中等度改善」以上44.4%対40.5%であり，信頼係数90%の信頼区間が−8%～16%となり，olanzapine の haloperidol に対する非劣性が検証されている（表22）。

PANSS の合計点，陽性・陰性両症状評価尺度，総合精神病理尺度のそれぞれの合計点では，いずれの項目とも両薬剤群は基準値から最終評価時へ有意の改善を示しているが（表23），数値的にはいずれも olanzapine が大きく，陰性症状評価尺度

表 18　Olanzapine の前期第Ⅱ相試験における発現率 5 %以上の試験治療下発現・増悪有害事象（Ishigooka ら，2001[40]）　例数（N = 81）

器官分類 イベント名	n	%
全症状		
1 件以上の TEAE が発現した例数	48	59.3
TEAE が発現しなかった例数	33	40.7
全身症状		
体重増加	14	17.3
体重減少	7	8.6
倦怠（感）	6	7.4
錐体外路症状		
振戦	5	6.2
精神神経系		
不眠（症）	20	24.7
興奮	12	14.8
眠気	12	14.8
不安	10	12.3

TEAE：treatment-emergent adverse event

表 19　Olanzapine の後期第Ⅱ相試験：8 週後または中止時における最終全般改善度（Ishigooka ら，2001[39]）

n（%）

著明改善	中等度改善	軽度改善	不変	軽度悪化	中等度悪化	著明悪化	判定不能	合計
24 （15.4）	67 （42.9）	33 （21.2）	14 （9.0）	1 （0.6）	12 （7.7）	3 （1.9）	2 （1.3）	156
91（58.3） 95% CI =（50.2，66.2）								
124（79.5） 95% CI =（72.3，85.5）				16（10.3） 95% CI =（6.0，16.1）				

CI：信頼区間

では olanzapine が有意に優れ，PANSS 合計点では olanzapine が優れる傾向を示している。BPRS でも各クラスターとも olanzapine が数値上大きな改善を示し，欲動性のクラスターでは有意な改善（p=0.042）となっている。すなわち，olanzapine は陽性症状，陰性症状とも有意に改善させ，とくに後者では haloperidol より有意に優れる効果を示している。

用量は olanzapine の平均用量は 9.18 ± 2.95mg/ 日，最頻用量は 10.3 ± 3.91mg/ 日となっており，haloperidol ではそれぞれ 6.89 ± 2.22mg/ 日，8.00 ± 3.03mg/ 日であった。Haloperidol 投与群の最頻用量がやや低かった理由の 1 つとして，用量が十分に増量されていない投与初期（14 日以内）に 14 例が脱落したことが考えられる。

安全性については，発現率 5 %以上の治験治療下発現・増悪有害事象は表 24 にみるように，EPS では olanzapine は有意に低く，不眠も有意差が認められている。Olanzapine に有意に多かったのは体重増加（p=0.022）のみであった。

表 20　Olanzapine の後期第Ⅱ相試験における発現率 5 %以上の試験治療下発現・増悪有害事象
(Ishigooka ら，2001[40])　例数（N = 156）

器官分類 イベント名	n	%	イベント名	n	%
全症状					
1 件以上の TEAE が発現した患者	112	71.8			
TEAE が発現しなかった患者	44	28.2			
全身症状					
体重増加	27	17.3	めまい	13	8.3
倦怠（感）	17	10.9	脱力（感）	8	5.1
体重減少	15	9.6			
循環器系					
動悸	8	5.1	血圧低下	8	5.1
錐体外路症状					
アカシジア	10	6.4	振戦	9	5.8
消化器系					
口渇	15	9.6	便秘	13	8.3
精神神経系					
不眠（症）	35	22.4	不安	17	10.9
興奮	22	14.1	頭重（感）	16	10.3
眠気	22	14.1			

TEAE：treatment-emergent adverse event

DIEPS評点に基づくEPSの発現率はhaloperidol群の方が有意に高く（表25），抗パーキンソン薬の使用状況では「なし」がolanzapine 60%に対してhaloperidol 42.9%と有意に（p=0.033）olanzapineに少なかった。また，biperiden換算の抗パーキンソン薬平均 1 日使用量も 0.45 対 0.67 と olanzapine群に有意に低かった。

臨床検査値異常では投与期間中に有意差を認めなかった。

以上の第Ⅲ相比較試験の成績から，olanzapineの改善率は haloperidol との非劣性が検証されるとともに，DIEPS 合計点にみた EPS の発現率では olanzapine に有意に低いことから，本試験の 2 つの目標が達成されている。すなわち，陽性症状，陰性症状とも.に有意に作用し，とくに陰性症状では haloperidol より有意に優れることが証明されている。また，安全性の面では，EPS の発現率が有意に低く，olanzapine 群に投与完了例が有意に高かったことから（中止例 18 対 30），治験薬の曝露量も多かったと考えられ，olanzapine は 5 ～ 15mg/ 日の範囲内で安全性および忍容性の点で haloperidol より優れていることが示されている。

4．長期安全性試験

わが国では 2 つの長期安全性試験が行われている。1 つは，olanzapine 後期第Ⅱ相試験で良好な反応を示した 86 症例を対象としたもので[55]，6 ヶ月以上の症例が 77 例，12 ヶ月以上が 50 例であった。48/52週または中止時の最終全般改善度は「著明改善」22.9%，「中等度改善」以上 69.9%と高い改善率が維持されている。用量では，8 週時点で平均 9.8 ± 2.5mg/ 日であったのが，24 週で 11.7 ± 3.7mg/日（n=83），104週で11.6 ± 3.7mg/ 日（n=83）と，24 週以上になると用量はほぼ一定している。長期投与時の試験治療下発現・増悪有害事象（TEAE）は全般的に後期第Ⅱ相試験より発現率が低く，55.3%に何らかの TEAE が発現し，10%以上のものは体重増加 16.5%，興奮 16.5%，不眠

表21　Olanzapine の haloperidol を対照薬とした二重盲検比較試験における対象者の精神病歴・状態像（Ishigooka ら，2001[41]）

項目		olanzapine (N = 90)		haloperidol (N = 84)		合計 (N = 174)		p 値
罹病期間（年）	平均値	17.1		17.3		17.2		0.761[a]
	標準偏差	12.8		12.1		12.4		
	最小値	0.6		0.4		0.4		
	最大値	48.4		43.4		48.4		
	中央値	15.6		16.4		16.0		
試験開始時の状態像		n	%	n	%	n	%	
	興奮状態	4	4.4	0	0.0	4	2.3	0.220[b]
	昏迷状態	0	0.0	3	3.6	3	1.7	
	幻覚・妄想が前景	24	26.7	21	25.0	45	25.9	
	妄想が前景	4	4.4	7	8.3	11	6.3	
	自発性欠如，感情鈍麻が前景Ⅰ（新鮮な破瓜型）	5	5.6	2	2.4	7	4.0	
	自発性欠如，感情鈍麻が前景Ⅱ（慢性経過，症状固定）	48	53.3	45	53.6	93	53.4	
	神経症様状態が前景	3	3.3	2	2.4	5	2.9	
	うつ状態が前景	2	2.2	3	3.6	5	2.9	
	その他	0	0.0	1	1.2	1	0.6	
ICD - 10 分類		n	%	n	%	n	%	
	妄想型	29	32.2	20	23.8	49	28.2	0.320[b]
	破瓜型	28	31.1	36	42.9	64	36.8	
	緊張型	3	3.3	2	2.4	5	2.9	
	鑑別不能型	9	10.0	5	6.0	14	8.0	
	分裂病後抑うつ	0	0.0	3	3.6	3	1.7	
	残遺型	18	20.0	15	17.9	33	19.0	
	単純型	3	3.3	2	2.4	5	2.9	
	他の精神分裂病	0	0.0	1	1.2	1	0.6	
PANSS 症候学的分類		n	%	n	%	n	%	
	混合型	20	22.2	18	21.4	38	21.8	0.783[b]
	陰性型	42	46.7	34	40.5	76	43.7	
	陽性型	7	7.8	7	8.3	14	8.0	
	分類不能型	21	23.3	25	29.8	46	26.4	

a：Wilcoxon 順位和検定，b：Freeman-Halton 検定，

11.8%のみであった。全体的に AIMS スコアは有意に改善し，新たに発現した遅発性ジスキネジアは1例のみであった。これらの結果から，精神分裂病患者に対する olanzapine 投与による長期的な症状改善および再発防止効果が示唆され，高い安全性が期待されている。

もう1つの新たに組んだ長期安全性試験では，120例を対象に6ヶ月以上，最大12ヶ月とし，安全性および有効性が検討されている[60]。24週または中止時の最終全般改善度は，「中等度改善」以上47.1%とこれまでの試験とほぼ同等の効果を示し，BPRS での合計点および各クラスターの基準値から最終評価時までの平均変化量はいずれも有意で，陽性・陰性両症状によく奏効している。用量は平均 10.5±3.5mg/日であり，最頻用量は 11.2±3.9mg/日であった。発現率10%以上の TEAE は，不眠26.1%，体重増加23.5%，眠気22.7%，アカシジア17.6%，不安16.8%，興奮14.3%，倦怠13.4%，発熱11.8%，振戦11.8%であり，DIEPS 合計点，AIMS 合計点とも試験開始時に比し有意

表22　Olanzapineのhaloperidolを対照薬とした二重盲検比較試験における
8週後または中止時の最終全般改善度（Ishigookaら，2001[41]）　n（%）

投与群	N	FGIR評点 著明改善	中等度改善	軽度改善	不変	軽度悪化	中等度悪化	著明悪化	判定不能	p値[b]
olanzapine	90	14 (15.6)	26 (28.9)	24 (26.7)	8 (8.9)	4 (4.4)	4 (4.4)	1 (1.1)	9 (10.0)	0.051
		40 (44.4)								
haloperidol	84	9 (10.7)	25 (29.8)	15 (17.9)	13 (15.5)	5 (6.0)	7 (8.3)	6 (7.1)	4 (4.8)	
		34 (40.5)								

中等度改善以上の割合（改善率）信頼係数90%の信頼区間[a]
（－8%～16%）

a：FGIRが中等度改善以上の割合についてolanzapineからhaloperidolを引いた差の信頼区間は正規近似から算出した。
b：FGIRの分布の投与群間比較は判定不能例を除いてWilcoxon順位和検定を用いた。

表23　Olanzapine（Olz）のhaloperidol（Hal）を対照薬とする二重盲検比較試験におけるPANSS評点のベースラインから最終観察時までの平均変化量（8週，LOCF）（Ishigookaら，2001[41]）

PANSS評点	投与群	N	ベースライン 平均値	ベースライン SD	最終観察時 平均値	最終観察時 SD	変化量 中央値	変化量 平均値	変化量 SD	Wilcoxon検定 群内p値	Wilcoxon検定 群間p値
合計点	Olz	80	89.30	20.85	77.46	24.56	−8.0	−11.84	17.42	<0.001	0.091
	Hal	78	83.63	21.35	75.69	22.69	−4.0	−7.94	21.58	0.001	
陽性症状尺度（合計点）	Olz	80	17.35	6.49	14.91	6.42	−1.0	−2.44	5.37	<0.001	0.271
	Hal	78	16.27	5.91	14.97	6.46	0.0	−1.29	6.26	0.048	
陰性症状尺度（合計点）	Olz	80	27.19	7.36	23.42	8.41	−3.0	−3.76	4.65	<0.001	0.024
	Hal	78	25.44	7.63	22.50	7.52	−1.0	−2.94	5.65	0.001	
総合精神病理尺度（合計点）	Olz	80	44.76	11.33	39.13	12.65	−3.5	−5.64	9.40	<0.001	0.152
	Hal	78	41.92	11.66	38.22	11.78	−1.5	−3.71	11.77	0.006	

N＝ベースライン評価および少なくとも1回のベースライン後評価のある例数

に改善していた。本試験では，24週から48/52週間olanzapine投与が行われ，前相までの短期投与の成績と同様の有効性，安全性の成績が得られ，また他の抗精神病薬を併用した場合でも十分な安全性と有効性が認められている。

5．高齢者を含めた長期投与試験

65歳以上の高齢者41名を含めた89名の精神分裂病患者を対象とし，24週から48/52週の長期投与での検討である[58]。非高齢者と高齢者の平均年齢は39.9歳対72.0歳で，罹病期間は15.9年対40.1年といずれも長期の慢性例である。24週時の最終全般改善度は「中等度改善」以上が非高齢者43.8%，高齢者48.8%と高い改善率を認めており，BPRS評価ではBPRS合計点，「不安-抑うつ」，「欲動性低下」において両群とも有意の改善を認めている。なお，高齢者群では「思考障害」と「敵意-疑惑」のクラスターでの有意の改善が認めら

表 24　Olanzapine の haloperidol を対照薬とする二重盲検比較試験における発現率5％以上の試験治療下発現・増悪有害事象（Ishigooka ら，2001[41]）

器官分類 イベント名	olanzapine (N = 90) n	%	haloperidol (N = 84) n	%	群間 p 値[a]
全症状					
1 件以上の TEAE が発現した患者	69	76.7	74	88.1	0.037
TEAE が発現しなかった患者	21	23.3	10	11.9	
全身症状					
体重増加	10	11.1	2	2.4	0.022
倦怠（感）	10	11.1	9	10.7	0.564
発熱	6	6.7	6	7.1	0.568
脱力（感）	4	4.4	6	7.1	0.331
体重減少	1	1.1	7	8.3	0.025
錐体外路症状					
アカシジア	10	11.1	28	33.3	＜0.001
筋強剛	7	7.8	14	16.7	0.058
振戦	6	6.7	25	29.8	＜0.001
唾液増加	4	4.4	14	16.7	0.008
ジストニア（筋緊張異常）	2	2.2	6	7.1	0.117
ブラジキネジア	2	2.2	16	19.0	＜0.001
歩行異常	2	2.2	16	19.0	＜0.001
消化器系					
便秘	7	7.8	14	16.7	0.058
胃不快感	6	6.7	11	13.1	0.121
食欲亢進	5	5.6	1	1.2	0.122
食欲不振	4	4.4	14	16.7	0.008
口渇	3	3.3	7	8.3	0.138
悪心	2	2.2	9	10.7	0.022
精神神経系					
不眠（症）	18	20.0	40	47.6	＜0.001
不安	16	17.8	21	25.0	0.164
興奮	15	16.7	15	17.9	0.497
眠気	9	10.0	6	7.1	0.346
頭痛	7	7.8	11	13.1	0.184
抑うつ状態	5	5.6	7	8.3	0.336
呼吸器系					
かぜ症候群	3	3.3	5	6.0	0.322

a：Fisher の直接確率計算法（片側），有意水準は 0.025
TEAE：treatment-emergent adverse event

れている。安全性でも，副作用（因果関係が否定されなかった有害事象）または臨床検査値異常が認められたのは 8 週時で 64.6％対 56.1％，24 週時で 74.3％対 52.8％といずれも高齢者の方がむしろ低値にとどまっていた。EPS の発現率とも差がなく，ともに低率であった。問題は体重増加で，10 ％以上の増加が非高齢者群で 34.1％と高く，高齢者群 2.5％と低かった。以上より，olanzapine の長期投与による有効性および安全性は年齢による重大な差異は認められず，とくに高齢者における有効性と安全性が確認されている。

表25 Olanzapineのhaloperidolを対照薬とした二重盲検比較試験における錐体外路症状スコアの最終評価時での変化（Ishigookaら，2001[41]）

DIEPSS score	Olanzapine (N = 81)	Haloperidol (N = 80)	p値
計	−0.90 (2.00)[2]	0.50 (3.00)	<0.001
パーキンソニスム	−0.80 (1.7)	0.30 (2.50)	0.001
アカシジア	−0.10 (0.50)	0.20 (0.80)	0.001
ジストニア	0.00 (0.20)	0.00 (0.50)	0.489
ジスキネジア	0.00 (0.30)	0.00 (0.50)	0.539
全般的重症度	−0.20 (0.60)	0.10 (0.90)	0.014

p＜値：Wilcoxon rank-sum testによる

表26 QLSのベースラインから最終観察時までの平均変化量（24週，LOCF）（藤井ら，2000[29]）

	ベースライン			変化量		95% CI		
	N[a]	平均値	SD	平均値	SD	下限	上限	p値[b]
総得点	24	38.96	17.11	13.79	13.86	7.94	19.65	<.001
対人関係	24	12.79	7.42	3.38	4.44	1.50	5.25	0.001
役割遂行	24	5.33	5.37	2.96	4.32	1.13	4.78	0.003
精神内界の基礎	24	14.67	6.68	6.46	7.28	3.38	9.53	<.001
一般的所持品と活動	24	6.17	2.06	1.00	1.59	0.33	1.67	0.005

略語：QLS = Quality of Life Scale，LOCF = last observation carried forward，CI = 信頼区間，N = ベースライン評価および少なくとも1回のベースライン後評価のある例数

a：3例で投与後の評価がなく，併用薬違反のため2例の評価が除外された

b：Studentの対応のあるt検定

6．治療抵抗性精神分裂病への長期投与試験

①過去に2剤以上の抗精神病薬をchlorpromazine換算量にして1,000mg/日以上，2ヵ月間にわたり投与したが十分な効果が得られないことと，②過去2.5年以上の薬物治療によっても十分な効果が得られていない，と定義した治療抵抗性精神分裂病患者20例を対象に，24週間の長期投与試験とそれに続く継続投与試験（最長2年間）を実施している[46]。24週時の最終全般改善度は65.0%が「中等度改善」以上を示し，24週時のPANSS合計点は開始時に比して有意に減少している（p=0.001）。用量は平均用量11.5±3.9mg/日，最頻用量12.3±4.8mg/日であった。主な副作用は眠気45.0%，不眠40.0%，アカシジア25.0%，体重増加22.2%などが認められたが，重篤な有害事象や死亡例はなかった。24週時のAIMSにおける四肢の運動，不随意運動，総合判定の各合計点は開始時に比して有意に減少した。以上の65%という改善率はわが国におけるolanzapineのどの試験よりも高いものである。この成績と本試験のクライテリアのあり方から，わが国における抗精神病薬の治験のほとんどすべてがいわゆる治療抵抗性精神分裂病を対象としたものであることが明らかである。いずれにしても，olanzapineはこうした難治の症例にも十分な効果と安全性を発揮しうるということである。

7．QOL試験

精神分裂病通院患者29例を対象にQOLを含めた多様な治療効果を検討するための多施設非盲検長期投与試験が行われている[29]。うち18名はデイケア通所患者であった。年齢は平均37.6±12.0年，罹病期間は15.0±9.9年であった。

試験期間は24週であり，48/52週まで延長可能

表 27　Olanzapine の国内臨床試験時副作用発現頻度一覧
（イーライリリー社，社内資料，一部省略）

調査症例数	580
副作用発現症例数	377
副作用発現症例率（%）	65.0
副作用発現件数	1311

副作用の種類	発現症例数 （　）内は副作用の発現症例率(%)
錐体外路症状	
アカシジア	69（11.9）
振戦	66（11.4）
筋強剛	35（ 6.0）
流涎	23（ 4.0）
ジストニア（筋緊張異常）	19（ 3.3）
ジスキネジア	18（ 3.1）
ブラジキネジア	18（ 3.1）
歩行異常	13（ 2.2）
眼球挙上	2（ 0.3）
運動減少	1（ 0.2）
下肢不安症	1（ 0.2）
からだのこわばり	1（ 0.2）
精神神経系	
不眠（症）	123（21.2）
眠気	97（16.7）
不安・焦燥	62（10.7）
興奮・易刺激性	58（10.0）
めまい・ふらつき	34（ 5.9）
頭痛・頭重	31（ 5.3）
立ちくらみ	18（ 3.1）
循環器	
血圧低下	19（ 3.3）
消化器	
便秘	43（ 7.4）
口渇	42（ 7.2）
食欲亢進	27（ 4.7）
食欲不振	19（ 3.3）
その他	
体重増加	95（16.4）
倦怠（感）	62（10.7）
脱力（感）	28（ 4.8）
発熱	19（ 3.3）
体重減少	18（ 3.1）

とした。QOL 評価方法としては Heinrichs らによって作成された Quality of Life Scale（QLS）を用いた。Olanzapine 投与前と投与 24 週後を比べると，QLS 総得点およびすべての QLS サブスコアに関して有意な改善が認められた（p≦.005）（表 26）。また就業状況や異性とのデート状況が改善した症例もあった。さらに入院回数は olanzapine 投与前と比べて顕著に減少した。Olanzapine 投与前と投与 24 週後を比べて，BPRS 総得点および Hostile-Suspiciousness を除くすべての BPRS サブスコアで有意な改善（p≦.028）が認められた。最終全般改善度に関しては 22 例（75.9%）の患者が軽度改善あるいはそれ以上となり，13 例（44.8%）では中等度以上の改善が認められた。なお，olanzapine の平均用量は 10.3±3.7mg，最頻用量は 10.0mg/ 日であった。錐体外路症状に関しては投与前と 48/52 週を比べると DIEPSS 総得点，概括重症度，パーキンソニズム，アカシジアで有意な改善（p≦.008）が認められた。本試験結果から olanzapine による長期治療は，精神症状だけでなく，地域社会で生活している精神分裂病患者の QOL や機能状態にも好ましい作用があることが明らかとなった。

8．国内臨床試験にみる副作用発現頻度

Olanzapine の副作用は国内臨床成績集計において，安全性解析の対象となった 580 例中 377 例（65.0 %）に認められており，その内訳を錐体外路症状のすべてと，他の項目では 3 %以上のものを表 27 に示した。

10%を越えるのは，高い順に不眠，眠気，体重増加，アカシジア，振戦，倦怠，不安・焦操，興奮・易刺激性であるが，EPS が従来の定型抗精神病薬はもとより，他の新規非定型抗精神病薬にみる頻度よりかなり低いことが特筆される。

問題となる体重増加については，olanzapine 投与において最も発現率の高い項目の 1 つであり，海外でも olanzapine の服用による体重増加が糖尿病，心疾患，高トリグリセリド血症への危険因子になりうると注目されており，とくに糖尿病の併発例の報告が少なくない[32, 54, 61, 89]。わが国での臨床試験にみる olanzapine による体重の週別平均変

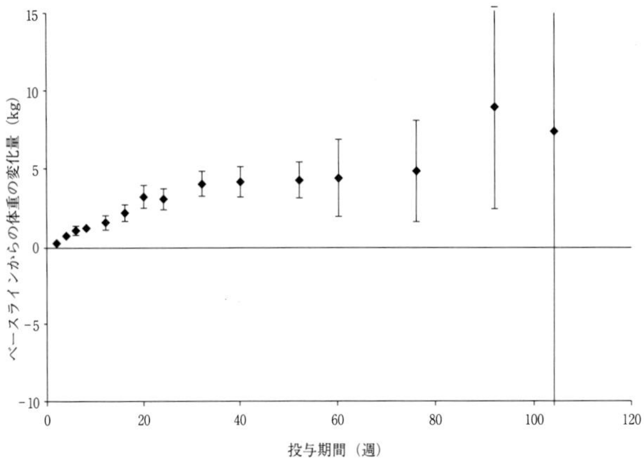

ベースラインからの体重の週別平均変化量（OC）

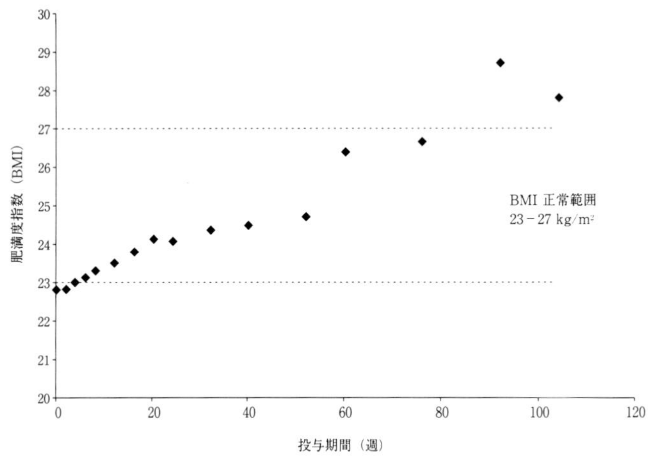

BMI 平均値の経時的推移（OC）

体重のベースラインから最終観察時までの平均変化量（104週，LOCF）

		ベースライン		変化量		95%CI	
ベースラインのBMI	N	平均値	SD	平均値	SD	下限	上限
やせぎみ　（＜　23kg/m²）	285	52.71	7.53	2.48	4.80	1.92	3.04
正常　（23－27kg/m²）	151	66.53	7.72	2.06	4.88	1.28	2.85
太りぎみ　（27＜　kg/m²）	68	76.94	13.57	0.93	5.78	−0.47	2.33

N＝各カテゴリに属する例数

図 22　わが国における olanzapine の臨床試験にみた体重変化とその意味づけ
（日本イーライリリー社，社内資料 2000）

化量をみると，図 22 のようにすべての評価時期において体重増加が認められて，1 年間の olanzapine 投与による平均変化量は +4.3kg であり，体重増加は約 1 年後には平坦化することが示唆されている。なお，92 週および 104 週時の大きい増加は対象患者数がごく少数で，平均値の信頼区間も大きく，変化量の推定値として信頼性が低い。そこで，体重増加を肥満度指数（BMI）の観点から解析を行い，BMI のカテゴリー別の平均変化量をみたところ（表 28），基準値の BMI が低いほど体重の増加量が大きいことが示唆されている。以上の所見から，olanzapine による体重増加は症状改

表28　わが国でのolanzapine臨床試験における体重のベースラインから最終観察時までの平均変化量（104週，LOCF）（イーライリリー社，社内資料）

ベースラインのBMI	N	ベースライン		変化量		95% CI	
		平均値	SD	平均値	SD	下限	上限
やせぎみ（<23kg/m²）	285	52.71	7.53	2.48	4.80	1.92	3.04
正常　　（23-27kg/m²）	151	66.53	7.72	2.06	4.88	1.28	2.85
太りぎみ（27<kg/m²）	68	76.94	13.57	0.93	5.78	−0.47	2.33

N＝各カテゴリに属する例数，CI：信頼区間

善とともに，食欲が改善され，自己管理能力の改善，陰性症状の改善，社会的状況の改善などの多くの要因から説明されるとし，BMIカテゴリー別の変化からみても，平均体重の正常化に寄与しているとの考え方が成立するとされる。体重増加と糖尿病あるいは耐糖能の問題や心疾患への危険因子との考え方も無視されるべきでなく，今後のわが国での臨床場面でも十分検討すべき問題ではあろう。

9．Olanzapineの位置づけ

米国でのExpert Consensus Guideline（1999年度版）[27]では精神分裂病の初発エピソードや急性増悪を含めた急性期から，新規の非定型抗精神病薬を第一選択薬とすべきであるとされている。これらの抗精神病薬の治験の段階で，急性増悪期の症例を対象として，陽性症状にも陰性症状にもよく奏効し，EPSを初めとする副作用が軽微で，いわゆる定型抗精神病薬の壁を破ったものとしての高い評価によるものである。Expert Consensus Guideline（1996年度版）には，まだ，急性期エピソードには力価の高い定型抗精神病薬か非定型抗精神病薬のいずれかを選択するとあったものが，risperidoneを初め，olanzapine，quetiapineなどの非定型抗精神病薬の実際の臨床経験を通して，3年間のうちに初期あるいは急性期のエピソードに定型抗精神病薬を用いる必要がなくなったとの判断によるものであろう。この間に，非定型抗精神病薬は陽性・陰性両症状のみならず，不安‐抑うつ症状や認知機能障害の改善など，幅広い効果を示す一方で，EPSや高プロラクチン血症の惹起が軽微で，コンプライアンスを高め，QOLを高めるといった高いレベルでの社会復帰へ優れた作用を発揮するとのevidenceが集積されて，こうした前進がみられているのである。

一方，わが国ではほとんどすべての治験が治療抵抗性精神分裂病ともいえる，罹病率が15年を越え，陽性症状は従来の定型抗精神病薬によって叩きに叩かれ，陰性症状が主となっている症例が対象となったことから，非定型抗精神病薬は陰性症状を中心とする慢性期への治療薬としての概念が出来上っており，初期の急性期エピソードに最初から用いるとの考え方はほとんどなかったといえる。1996年にrisperidoneが承認されて臨床の場に導入されたのはまさにこのような状況下にあった。しかも，わが国特有ともいえる多剤併用・大量療法下にあって，切り換えswitchingの方法も十分に理解されておらず，用量的にも高い用量での単剤治療への切り換えが性急に行われたこともあって，悪い意味でのawakeningsなどを呈して，risperidoneの，いい換えれば非定型抗精神病薬の力を十分に引き出せないで経過してきたとの見解が一般的である。こうした失敗を重ねたのち，switchingのあり方もゆっくりとしたcross-titrationとcross-taperingといった方法の中から非定型抗精神病薬の真価が発揮されることが明らかにされていくとともに，急性期エピソードへの有用性も集積されて，非定型抗精神病薬への期待が盛り上りつつあった。そこへ，2001年早々に新たにperospironeとquetiapineといった新規の非定型抗精神病薬が承認されて，risperidoneが切り拓いた道を追いつつ，ようやくわが国も非定型抗精神病薬の時代が到来したと感慨深いものがあるのである。

さて，そこで，わが国へはrisperidone，perospirone，quetiapineにやや遅れて導入されることになったolanzapineが登場することになった。海外では，1993年のrisperidoneに続いて1996年にFDAに承認されて，日の出の勢いでrisperidoneに迫り，1997年のquetiapineも加わり，1990年のclozapineを含めた4つの非定型抗精神病薬が全抗精神病薬の処方頻度の70%を占めるにまで至り，この傾向はさらに進められていっている。こうした国の内外の情勢下にあって，これまで説明してきたようにolanzapineは優れた陽性症状と陰性症状への効果を有し，認知機能障害の改善にも力を発揮し，しかもEPSや高プロラクチン血症といった有害事象も軽微であり，QTc延長などの問題もなく，非定型抗精神病薬の中でも期待の高い薬物である。わが国における精神分裂病治療の中で大きな地位を確保して，精神分裂病患者のレベルの高い社会復帰に大きく貢献するものと期待される。

おわりに

Olanzapineがわが国の精神分裂病治療に導入されることとなって，いよいよわが国も新規の非定型抗精神病薬の時代が整ったといえる。極端な表現かもしれないが，4つの非定型抗精神病薬を手にして，精神分裂病患者の治療に喜びを持って対面することができるのである。判で押したようにhaloperidolを初めとする定型抗精神病薬から開始していた治療が大きく変わり，4つもの非定型抗精神病薬を手にして，さてこの症例はどの薬物から始めようかとの喜びに満ちた気分にさえさせてくれるのである。急性期エピソードや慢性期の多剤併用・大量療法からの切り換え，治療抵抗性精神分裂病への適応などolanzapineの果たす役割は大きい。私自身はこれから，4つの薬剤がそれぞれ臨床的にどのように特徴を発揮していけるか，自ら活動しながら見守っていきたいと念願している。

文献

1) Allison, D. B., Mentore, J., Hoe, M. et al.：Antipsychotic-induced weight gain：a comprehensive research synthesis. Am. J. Psychiatry, 156：1686-1696, 1999.

2) Badia, X., Casado, A., Sacristan, J. A. et al.：Antipsychotic treatment and changes in health related quality of life in patients with schizophrenia using EQ-5D〔abstract no. P. 01. 180+poster〕Int. J. Neuropsychopharmacol., 3 Suppl. 1：S141, 2000.

3) Bakshi, V. P., Geyer, M. A：Antagonism of phencyclidine-induced deficits in prepulse inhibition by the putative atypical antipsychotic olanzapine. Psychopharmacology, 122：198-201, 1995.

4) Baldacchino,A. M., Stubbs, J. H., Nevison-Andrews, D.：The use of olanzapine in non-compliant or treatment-resistant clozapine populations in hospital. Pharm. J., 260 (6980)：207-209, 1998.

5) Beasley, C. M., Dellva, M. A.,Tamura, R. N. et al.：Randomised double-blind comparison of the incidence of tardive dyskinesia in patients with schizophrenia during long-term treatment with olanzapine or haloperidol. Br. J. Psychiatry, 174：23-30, 1999.

6) Beasley, Jr. C. M., Hamilton, S. H., Crawford, A. M. et al.：Olanzapine versus haloperidol：acute phase results of the international double-blind olanzapine trial. Eur. Neuropsychopharmacol., 7：125-137, 1997.

7) Beasley, Jr. C. M., Hamilton, S. H., Dossenbach, M. et al.：Relapse prevention with olanzapine〔abstract no.B. 57〕. Schizophr. Res., 41：196-197, 2000.

8) Beasley, Jr. C. M., Sanger, T., Satterlee, W. et al.：Olanzapine versus placebo：results of a double-blind, fixed-dose olanzapine trial. Psychopharmacology, 124：159-167, 1996.

9) Beasley, C. M. J., Tollefson, G.,Tran, P. et al.：Olanzapine versus placebo and haloperidol：acute phase results of North American double-blind olanzapine trial. Neuropsychopharmacology, 14：111-123, 1996.

10) Beasley, Jr., C. M., Tollefson, G. D.,Tran, P. V.：Safety of olanzapine. J. Clin. Psychiatry, 58 Suppl. 10：13-17,1997.

11) Bhana, N., Foster, R. H., Olney, R. et al.：Olanzapine.An updated review of its use in the management of schizophrenia. Drugs, 61：111-161, 2001.

12) Bhana, N., Spencer, C. M.：Risperidone；a

review of its use in the management of the behavioural and psychological symptoms of dementia. Drugs Aging, 16：451-471, 2000.
13) Bille, A., Andersen, J.：Risperidone Olanzapine Drug Outcomes studies in Schizophrenia (RO-DOS) single-center report from an international study series 〔abstract no P. 2.097〕. Eur. Neuropsychopharmacol., 9 Suppl. 5：S286, 1999.
14) Bitter, I., Slabber, M., Pretorius, J. et al.：Olanzapine versus clozapine in patients non-responsive or intolerant to standard acceptable treatment of schizophrenia 〔abstract no P. 01. 182 plus poster〕. Int. J. Neuropsychopharmacol., 3 Suppl. 1：S141, 2000.
15) Breier, A., Hamilton, S. H.：Comparative efficacy of olanzapine and haloperidol for patients with treatment-resistant schizophrenia 〔see comments〕. Biol. Psychiatry, 15；45：403-411, 1999.
16) Bymaster, F. P., Calligaro, D. O., Falco, J. F.：Radioreceptor binding Profile of the atypical antipsychotic olanzapine. Neuropsychopharmacology, 14：87-96, 1996.
17) Bymaster, F. P., Moore, N. A., 中澤隆弘：MARTA 系抗精神病薬 olanzapine の薬理学的基礎．臨床精神薬理，2：885-911, 1999.
18) Bymaster, F., Perry, K. W., Nelson, D. L. et al.：Olanzapine：a basic science update. Br. J. Psychiatry, 174 Suppl. 37：36-40, 1999.
19) Callaghan, J. T., Bergstrom, R. F., Ptak, L. R. et al.：Olanzapine：pharmacokinetic and pharmacodynamic profile. Clin. Pharmacokinet., 37：177-193, 1999.
20) Conley, R. R., Mahmoud, R., Risperidone Study Group：Efficacy of risperidone vs. olanzapine in the treatment of patients with schizophrenia or schizoaffective disorder 〔abstract no. P. 01. 219 plus poster〕. Int. J. Neuropsychopharmacol., 3 Suppl. 1：S151, 2000.
21) Conley, R. R., Tamminga, C. A., Bartko, J. J. et al.：Olanzapine compared with chlorpromazine in treatment-resistant schizophrenia. Am. J. Psychiatry, 155：914-920, 1998.
22) Corbett, R. Camacho, F.,Woods, A. T, et al.：Antipsychotic agents antagonize non-competitive N-methyl-D-aspartate antagonist-induced behaviors. Psychopharmacology, 120：67-74, 1995.
23) Dalack, G. W., Albucher, R. C., Carnahan, J. et al.：An open trial of olanzapine in poorly responsive psychosis 〔abstract no.60〕. Biol. Psychiatry, 15；45 Suppl.：19S, 1999.
24) Deveney, A. M., Waddington, J. L.：Comparison of the new atypical antipsychotics olanzapine and ICI 204, 636 with clozapine on behavioural responses to the selective 'D1-like' dopamine receptor agonist A 68930 and selective 'D2-like' agonist RU 24213. Psychopharmacology, 124：40-49, 1996.
25) Dossenbach, M. R. K., Beuzen, J-N., Avnon, M. et al.：The effectiveness of olanzapine in treatment-refractory schizophrenia when patients are nonresponsive to or unable to tolerate clozapine. Clin. Ther., 22：1021-1034, 2000.
26) Dossenbach, M. R. K., Tollefson, G. D., Kratky, P. et al.：Olanzapine in patients non responsive or intolerant to risperidone 〔abstract〕. Biol. Psychiatry, 15；45 Suppl.：24S, 1999.
27) Frances, A., Docherty, J. P., Kahn, D. A. et al.：The expert consensus guideline series：Treatment of schizophrenia. J. Clin. Psychiatry, 60 (Suppl. 11)：4-80, 1999.
28) Frenchman, I. B., Pieniro, M., Stenstrom. S. et al.：Comparison of atypical agents and haloperidol in nursing home patients 〔abstract no. NR506〕. American Psychiatric Association Annual Meeting；1999 May 15-20；Washington DC, New Research Program&Abstracts：208.
29) 藤井康男，宮田量治，村崎光邦他：精神分裂病通院患者への olanzapine 長期投与— QOL を含んだ多様な治療成果の検討．臨床精神薬理，3：1083-1096, 2000.
30) Gleason, S. D., Shannon, H. E.：Blockade of phencyclidine-induced hyperlocomotion by olanzapine,clozapine and serotonin receptor subtype selective antagonists in mice. Psychopharmacology, 129：79-84, 1997.
31) Goldstein, J. M.：The new generation of antipsychotic drugs：how atypical are they ? Int. J. Neuropsyocharmacol., 3：339-349, 2000.
32) Goldstein, L. E., Sporn, J., Brown, S. et al.：New-onset diabetes mellitus and diabetic ketoacidosis associated with olanzapine treatment. Psychosomatics, 40：438-443, 1999.
33) Gómez, J. C., Sacristán, J. A., Hernández, J. et al.：The safety of olanzapine compared with other antipsychotic drugs：results of an observational prospective study in patients with

schizophrenia（EEESO study）. J. Clin. Psychiatry, 61：335-343, 2000.
34）Hamilton, S. H., Revicki, D. A,Genduso, L. A. et al.：Olanzapine versus placebo and haloperidol：quality of life and efficacy results of the North American double-blind trial. Neuropsychopharmacology, 18：41-49, 1998.
35）Harvey, P. D.：Cognitive effects of risperidone and olanzapine in patients with schizophrenia or schizoaffective disorder〔abstract no. NR 342〕. New Research American Psychiatric Association Annual Meeting 2000 May 13-18；Chicago（IL）：149.
36）He, H., Richardson, J. S.：A pharmacological, pharmacokinetic and clinical overview of risperidone, a new antipsychotic that blocks serotonin 5-HT_2 and dopamine D_2 receptors. Int. Clin. Psychopharmacol., 10：19-30, 1995.
37）Ho, B-C., Miller, D., Nopoulos, P. et al.：A comparative effectiveness study of risperidone and olanzapine in the treatment of schizophrenia. J. Clin. Psychiatry, 60：658-663, 1999.
38）Hoffman, D. C., Donovan, H. Catalepsy as a rodent model for detecting antipsychotic drugs with extrapyramidal side effect liability. Psychopharmacology, 120：128-133, 1995.
39）Ishigooka, J., Inada, T., Miura, S.：Olanzapine versus haloperidol in the treatment of patients with chronic schizophrenia：results of the Japan multicenter,double-blind olanzapine trial. Psychiatr. Clin. Neurosci., 投稿中
40）Ishigooka, J., Murasaki, M., Miura, S. et al.：Olanzapine optimal dose：Results on an open-label multicenter study in schizophrenic patients. Psychiatr. Clin. Neurosci., 54：467-478, 2000.
41）Ishigooka, J., Murasaki, M., Miura, S. et al.：Efficacy and safety of olanzapine, an atypical antipsychotic, in patients with schizophrenia：Results of an open-label multicenter Study in Japan. Psychiatr. Clin. Neurosci., 投稿中
42）Kane, J. M., Honigfeld, G., Singer, J. et al：Clozapine for the treatment-resistant schizophrenic. Arch. Gen. Psychiatry, 45：789-796, 1988.
43）Kinon, B. J., Basson, B. R., Tollefson, G. D.：Effect of long-term olanzapine treatment on weight change in schizophrenia. Schizophr. Res., 41：195-196, 2000.
44）Kinon, B. J., Lieberman, J. A.：Mechanisms of action of atypical antipsychotic drugs：a critical analysis. Psychopharmacology, 124：2-34, 1996.
45）Kinon, B. J., Mllton, D. R., Hill, A. L. et al.：Effective resolution of acute presentation of behavioral agitation and positive psychotic symptoms in schizophrenia with olanzapine〔abstract no. P. 01. 230plus poster〕. Ist. J. Neuropsychopharmacol., 3 Suppl. 1, 2000.
46）小山司，井上猛，高橋義人他：治療抵抗性精神分裂病に対する olanzapine 長期投与時の臨床効果．臨床精神薬理，4：109-125，2001.
47）工藤義雄，西村健，田中稔久他：LY170053（Olanzapine）の第Ｉ相試験―単回及び連続投与試験．臨床医薬，14：2527-2554, 1998.
48）Lane, L. M., Burns, P. R., Reams, S. C. et al.：Olanzapine in the treatment of elderly patients with schizophrenia and related psychotic disorders〔abstract no. P. 2.042〕. Eur. Neuropsychopharmacol., 8 Suppl. 2：225, 1998.
49）Lieberman, J., Perkins, D., McEvoy, J. P. et al.：Olanzapine vs Haloperidol on treatment of first-episode psychois：HGDH study group〔poster〕. Schizophrenia：across the life cycle. Annual Meeting of the American Psychiatric Association；May 2000. Chicago（IL）.
50）Madhusoodanan, S., Suresh. P., Brenner, R. et al.：Experience with the atypical antipsychotics-risperidone and olanzapine in the elderly. Ann. Clin. Psychiatry, 11：113-118, 1999.
51）Martin, J., Gómez, J-C., García-Bernardo, E. et al.：Olanzapine in treatment-refractory schizophrenia：results of an open-label study. J. Clin. Psychiatry, 58：479-483, 1997.
52）Meltzer, H. Y., Burnett, S., Bastani, B. et al.：Effects of six months of clozapine treatment on the quality of life of chronic schizophrenic patients. Hosp. Commun. Psychiatry, 41：892-897, 1990.
53）Meltzer, H. Y., McGurk, S. R.：The effects of clozapine, risperidone, and olanzapine on cognitive function in schizophrenia. Schizophr. Bull., 25：233-255, 1999.
54）Meyer, J. M.：Novel antipsychotics and severe hyperlipidemia. In：APA, Chicago, 2000.
55）三浦貞則，小山司，町山幸輝他：新規抗精神病薬オランザピン（olanzapine）の精神分裂病に対する有効性および安全性の検討―長期投与時の維持効果および安全性．臨床精神薬理（印

刷中)
56) Moore, N. A., Rees, G., Sanger, G. et al.：Effects of olanzapine and other antipsychotic agents on responding maintained by a contlict schedule. Behav. pharmacol., 5：196-202, 1994.
57) Moore, N. A., Tye, N. C., Axton, M. S. et al.：The behavioral pharmacology of olanzapine, a novel atypical antipsychotic agent. J Pharmacol. Exp. Ther., 262：545-551, 1992.
58) 中根允文，小椋力，瀧川守国他：高齢者を含めた精神分裂病患者に対する olanzapine 長期投与時の有効性および安全性の検討．臨床精神薬理，3：1365-1382, 2000.
59) Ninan, I., Kulkarni, S. K.：Effect of olanzapine on behavioural changes induced by FG7142 and dizocilpine on active avoidance and plus maze tasks. Brain. Res., 830：337-344, 1999.
60) 小椋力，小山司，三田俊夫他：Olanzapineの精神分裂病患者に対する長期安全性試験．臨床精神薬理，4：251-272, 2001.
61) Osser, D. N., Najarian, D. M., Dufresne, R. L.：Olanzapine increases weight and serum tricyclic levels. J. clin. Psychiatry, 60：767-770, 1999.
62) Purdon, S. E., Jones, B. D. W., Stip, E. et al.：Neuropsychological change in early phase schizophrenia during 12 months of treatment with olanzapine, risperidone, or haloperidol. Arch. Gen. Psychiatry, 57：249-258, 2000.
63) Rasmussen, K., Gates, M. R., Burger, J. E. et al.：The novel atypical antipsychotic olanzapine, but not the CCK-B antagonist LY288513, blocks apomorphine-induced disruption of prepulse inhibition. Neurosci. Lett., 222：61-64, 1997.
64) Revicki, D. A., Genduso, L. A., Hamilton, S. H. et al.：Olanzapine versus haloperidol in the treatment of schizophrenia and other psychotic disorders：quality of life and clinical outcomes of a randomized clinical trail. Qual. Life Res., 8：417-426, 1999.
65) Robertson, G. S., Fibiger, H. C.：Effects of olanzapine on regional C-Fos expression in rat forebrain. Neuropsychopharmacology, 14：105-110, 1996.
66) Roth, B. L., Craigo, S. C., Choudhary, M. S. et al.：Binding of typical and atypical antipsychotic agents to 5-hydroxytryptamine-6 and 5-hydroxytryptamine-7 receptors. J. Pharmacol. Exp. Ther., 268：1403-1410, 1994.
67) Rybakowski, J. K., Borkowska, A.：Risperidone, olanzapine, phenotiazines and neuropsychological tests in schizophrenia〔abstract no. 175〕. Biol. Psychiatry, 15；47 (8 Suppl.)：53S, 2000.
68) Sacristán, J. A., Gómez, J-C., Montejo, A-L. et al.：Doses of olanzapine, risperidone and haloperidol used in clinical practice：results of a prospective pharmacoepidemiological study. Clin. Ther., 22：583-599, 2000.
69) Sajatovic, M. Perez, D., Brescan, D. et al.：Olanzapine therapy in elderly patients with schizophrenia. Psychopharmacol. Bull., 34：819-823, 1998.
70) Sams-Dodd, F.：Effect of novel antipsychotic drugs on phencyclidine-induced stereotyped behaviour and social isolation in the rat social interaction test. Behav. Pharmacol., 8：196-215, 1997.
71) Sanders, R. D., Mossman, D.：An open tral of olanzapine in patients with treatment-refractory psychoses. J. Clin. Psychopharmacol., 19：62-66, 1999.
72) Sanger, T. M., Lieberman, J. A., Tohen, M. et al.：Olanzapine versus haloperidol treatment in first-episode psychosis. Am. J. Psychiatry, 156：79-87, 1999.
73) Satterlee, W. G., Reams, S. G., Burns, P. R. et al.：A clinical update on olanzapine treatment in schizophrenia and in elderly Alzheimer's disease patients. Psychopharmacol. Bull., 31：534, 1995.
74) Schotte, A., Janssen, P. F. M., Gommeren, W. et al.：Risperidone compared with new and reference antipsychotic drugs：in vitro and in vivo receptor binding. Psychopharmacology, 124：57-73, 1996.
75) Skarsfeldt, T.：Differential effect of antipsychotics on place navigation of rats in the Morris water maze：a comparative study between novel and reference antipsychotics. Psychopharmacology, 124：126-133, 1996.
76) Stockton, M. E., Rasmussen, K.：Electrophysiological effects of olanzapine, a novel atypical antipsychotic, on A9 and A10 dopamine neurons. Neuropsychopharmacology, 14：97-104, 1996.
77) Street, J. S.,Clark, W. S., Gannon, K. S.et al.：Olanzapine treatment of psychotic and behavioural symptoms in patients with Alzheimer disease in nursing care facilities：a double-blind,

randomized, placebo-controlled trial. Arch. Gen. Psychiatry, 57：968-976, 2000.

78) Thomas, A., Grainger, D., Andersen, S. et al.：Olanzapine versus risperidone in the treatment of schizophrenia and related psychotic disorders. Schizophr. Res., 29：147, 1998.

79) Tollefson, G. D., Beasley, C. M. Jr., Tamura, R. N. et al.：Blind, controlled, long-term study of the comparative incidence of treatment-emergent tardive dyskinesia with olanzapine or haloperidol. Am. J. Psychiatry, 154：1248-1254, 1997.

80) Tollefson, G. D., Beasley, C. M. Jr., Tran, P. V. et al.：Olanzapine versus haloperidol in the treatment of schizophrenia and schizoaffective and schizophreniform disorders：results of an international collaborative trial. Am. J. Psychiatry, 154：457-465, 1997.

81) Tollefson, G. D., Birkett, M. A., Kiesler, G. M. et al.：Double-Blind comparion of olanzapine versus clozapine in shizophrenic patients clinically eligible for treatment with clozapine. Biol. Psychiatry, In press

82) Tollefson, G. D., Sanger, T. M., Beasley, C. M. et al.：A double-blind, controlled comparison of the novel antipsychotic olanzapine versus haloperidol or placebo on anxious and depressive symptoms accompanying schizophrenia. Biol. Psychiatry, 43：803-810, 1998.

83) Tollefson, G. D., Sanger, T. M., Lu, Y. et al.：Depressive signs and symptoms in schizophrenia：a prospective blinded trial of olanzapine and haloperidol〔published erratum appears in Arch. Gen. Psychiatry, 55：1052, 1998〕. Arch. Gen. Psychiatry, 55：250-258, 1998.

84) Tollefson, G. D., Tran, P. V.：Comments on article by Tran and associates, double-blind comparison of olanzapine versus risperidone in treatment of schizophrenia and psychotic disorders, Reply〔letters〕. J. Clin. Psychopharmacol., 18：177-179, 1998.

85) Tran, P. V., Dellva, M. A., Tollefson, G. D. et al.：Oral olanzapine versus oral haloperidol in the maintenance treatment of schizophrenia and related psychoses. Br. J. Psychiatry, 172：499-505, 1998.

86) Tran, P. V., Hamilton, S. H., Kuntz, A. J. et al.：Double-blind comparison of olanzapine versus risperidone in the treatment of schizophrenia and other psychotic disordes〔see comments〕. J. Clin. Psychopharmacol., 17：407-418, 1997.

87) Tran, P. V., Jakovljevic, M., Tollefson, G. D. et al.：Olanzapine vs fluphenazine：treatment of acute schizophrenic symptomatology and anxiety〔abstract no. 363〕. Biol. Psychiatry, 15；43 Suppl. 109S, 1998.

88) Wainscott, D. B., Lucaites, V. L., Kursar, J. D. et al.：Pharmacologic characterization of the human 5-hyroxytryptamine $_{2B}$ receptor：Evidence for species differences. J. Pharmacol. Exp. Ther., 276：720-727, 1996.

89) Wirshing, D. A., spellberg, B. J., Erhart, S. M. et al.：Novel antipsychotics and new onset diabetes. Biol. Psychiatry, 44：798-783, 1998.

90) Wirshing, D. A., Wirshing, W. C., Kysar, L. et al.：Novel antipsychotics：comparison of weight gain liabilites. J. Clin. Psychiatry, 60：358-363, 1999.

特集 1

第3部　記念講演

臨床精神薬理　4：1133-1151, 2001

向精神薬開発の経験と今後の展望

村 崎 光 邦*

は じ め に

本日は「臨床精神薬理」誌の発刊3周年記念の会です。本当に早いもので，皆様ご存知の「神経精神薬理」という雑誌が星和書店から出ておりまして，その編集委員であった三浦貞則先生が北里大学東病院の院長になられた時に「お前が代わりにやれ」と仰せつかり，それでやっておりましたけれども，どうも「神経精神薬理」の内容は，精神科の臨床の先生方には時には非常に難しい，あるいは興味の外の問題が取り上げられるので，もう少し臨床に根ざした，臨床の先生方が読んで楽しくなるような雑誌を作らなくてはいけないということで，「神経精神薬理」を改装して「脳の科学」と「臨床精神薬理」誌の2誌に分けました。

そして「臨床精神薬理」を，若い先生でやってはどうかということで，私もロートルの方ですからもうすっかりやめる気でおりましたら，やはり経験者がいないと編集委員会の運営に問題があるので「お前が一人だけ残れ」ということで残していただいたのが，幸か不幸か非常に私も勉強させていただいて，はや3年目になったわけでございます。非常に順調に伸びているとのことで，これも編集委員の先生方の尽力と星和書店の努力のおかげだと思います。

今日の話は，私の短いようで長い臨床試験に関わるいろいろな経験，思い出話が中心となるかもしれません。私，最近評判のソーシャルフォビアの傾向がありまして，人前で話をするなどとんでもないことで思いもつかなかったのですが，いつのまにやら人の前で喋るようになったんですね。自分でそれが非常に不思議なのですが……（笑）。今日はどんなふうになりますか。

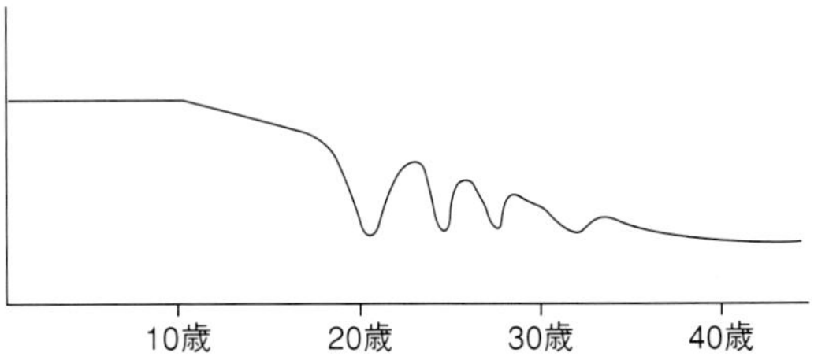

図1　精神分裂病の経過（Liebermanの構造図を改変）

I．抗精神病薬開発の歴史

図1は皆様見たことがあるかと思いますが，Lieberman先生が来日されて紹介したものを，私の記憶の通り書いたものです。Lieberman先生が書かれたそのままではございません。精神分裂病は徐々に人格の水準が低下しつつ初発エピソードを起します。このエピソードが良くなったり悪くなったりしながらだんだんレベルが落ちていきます。したがって，「できるだけ早く発見して早く治療すればそれだけ良くなるのが分裂病である」とデータを示しながらしきりに述べています。

私に言わせれば，分裂病はプロセスを踏む病気

Experiance of New Drug Development and Prospects in Future.

*北里大学名誉教授，CNS薬理研究所
〔〒228-0803　神奈川県相模原市相模大野3-1-7〕
Mitsukuni Murasaki : Institute of CNS Pharmacology. 3-1-7, Sagamiohno, Sagamihara, Kanagawa, 228-0803 Japan.

表1　抗精神病薬開発の経緯

1952年	Delay と Deniker	chlorpromazine の導入
1958年	Paul Janssen	haloperidol を合成
1963年	Carlsson と Lundqvist	DA 遮断を発見
1972年	Clozapine の承認（ヨーロッパ）	
1984年	Paul Janssen	risperidone を合成
1988年	わが国で risperidone の開発始まる	
1988年	Kane らによる clozapine の再発見	
1990年	FDA	clozapine を承認
1993年	FDA	risperidone を承認
	SDA の開発急ピッチ	
1996年	FDA	olanzapine を承認
1996年	厚生省	risperidone を承認
2001年	わが国も SDA の時へ （定型から非定型へ）	

だと思います。Jaspers の言う prozeβhaft ですから，発症前から図のようにレベルがすでに落ちてきていると Lieberman は言うのですが，私たちが Jaspers から学んだことは，分裂病はどんどん進行していく病気だということです。その意味で，先ほど第2部で諸川先生のご質問にあった分裂病の placebo-controlled study を行うのは，これはもう悪である，と私は思っています。

できるだけ早く病気を発見して早く治療しなければいけない。そして，少なくとも私たちが持っている中で一番良い薬を用いて治療するのが原則ですから，今日のテーマの非定型抗精神病薬を初発エピソードから積極的に用いていこうということになるわけです。長い歴史から言いますと，必ずしも今すぐ非定型抗精神病薬から始めようとはいかないと思いますが，そうなるべきだと確信しています。

抗精神病薬の開発のこれまでの経緯を私の思いつくままに箇条書きにしたのが表1です。Delay と Deniker の chlorpromazine の導入は必ず出てきます。八木剛平先生が詳しく書かれておりますので，読まれたかと思います。もう1つの大きな出来事は，1958年に Paul Janssen が haloperidol を合成したことです。ヤンセン社ができたのは1957年ですので，翌年には haloperidol を出したわけです。これは驚くべきことです。現在では haloperidol に代表される定型抗精神病薬を第一選択薬として使うのは悪いことをしているような話になりつつありますけれども，少なくとも haloperidol を合成したことが chlorpromazine で始まる近代的な抗精神病薬による治療をさらに飛躍的に発展させたことは事実であり，その果たした役割は偉大なものがあります。

1963年に発表された Carlsson と Lundqvist のドーパミン遮断説が非常に有名です。Carlsson は他にいくつも仕事をしており，航空宇宙局のジャパンプライズを受け日本に来て各地で講演されたので聞かれた方もあると思います。数年後，来日の際に北里大学に来られて東病院を案内したことがあります。Carlsson は東病院の精神科を見て，「こんな素晴らしい施設は初めて見た」などとお世辞をいただいたことがあります（図2）。［ドーパミンに関わる一連の研究を中心とした業績が認められて2000年のノーベル賞（医学生理学部門）を受賞されたことはまことに慶賀すべき出来事でした］

1972年に非定型抗精神病薬の prototype である clozapine がヨーロッパで承認されましたが，ご承知のようにフィンランドから無顆粒球症による死亡例が報告され世界的にも有名になってしまい，日本でもちょうどこの頃治験が行われていたのですが，中止になった経緯があります。

それから Paul Janssen が risperidone を合成したのは1984年です。ずいぶん前に合成しているのですね。1988年に risperidone の開発が始まりました。日本での発売は1996年です。その途中の1988年，アメリカの Kane らによる有名な clozapine の再発見があり，FDA は clozapine を承認しました。アメリカでは1993年に risperidone が承認され，SDA 系の薬物の開発が急ピッチで進んで行きました。ちょうど京都で CINP が行われた時に，たくさんの SDA 系抗精神病薬が報告され，私の記憶に強く残っております。

Risperidone 発見のいきさつ

1996年に FDA は olanzapine を承認し，近々わが国でも quetiapine と perospirone, olanzapine が登場します。定型から非定型へという時代の流れになっています。

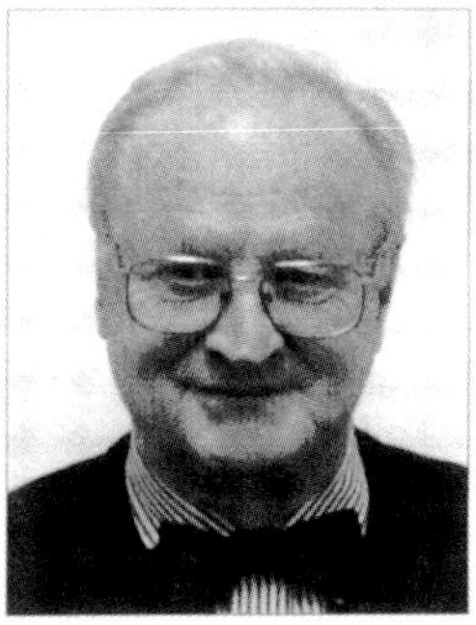

Arvid Carlsson

Professor Carlsson was born on 25th January 1923 in Uppsala, Sweden. He achieved his medical degree in 1951 at the University of Lund. In 1959 he was appointed as Professor of Pharmacology at the University of Göteborg, where he continued to work until his retirement in 1989.

図2　Carlssonの写真

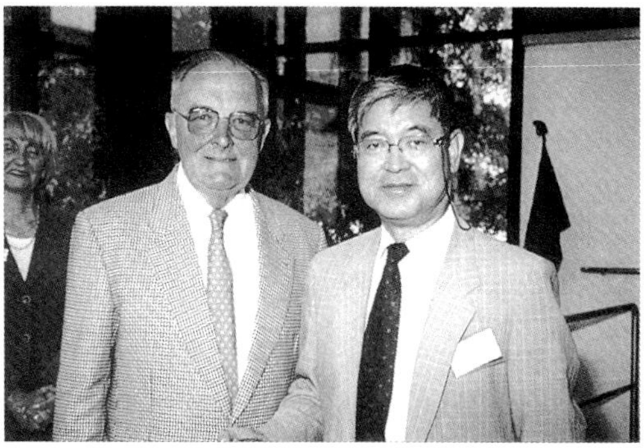

図3　P. Janssenと筆者

表2　Paul Janssen

1958年	haloperidolの合成
1984年	risperidoneの合成
	pipamperoneの賦活作用
	睡眠改善作用
	↓
	5-HT_2受容体拮抗作用
	ritanserinの合成
	陰性症状，EPS
	↓
	setoperoneの合成
	↓
	risperidone

今年（2000年）CINPがブリュッセルで開かれた時に私どもBerseのヤンセン社に招かれPaul Janssen博士と直々にお話ができました。その時の記念写真が図3です。

Paul Janssenの仕事はhaloperidolとrisperidoneの合成だけでも素晴らしいのですが，その時に，「どこからrisperidoneを思いついたのか」と質問しました。先ほど藤井先生からhaloperidolの流れの中にrisperidoneがあるという話がありましたが，Paul Janssenに「セロトニン2受容体拮抗作用を持った薬をどこから発想したのか」と質問しました。まず1つはpipamperoneという薬。Pipamperoneは，日本ではPropitan®という商品名のヤンセン社が作ったbutyrophenone系の薬ですけれども，pipamperoneそのものに賦活作用があって，睡眠を改善させるので一部に好んで処方される先生方が多かった。日本にもPropitan®のファンが結構いますね。それでいろいろ調べてみたら，pipamperoneそのものは非常に力価の弱い薬ですが，5-HT_2受容体の拮抗作用を持っていることがわかった。それで皆の評判を聞いてみると，5-HT_2受容体が非常に重要らしいと気がついてそこから5-HT_2受容体拮抗薬のritanserinを合成したとJanssen博士が言われました。Ritanserinは北里大学で石郷岡先生を中心に第I相試験に入ったのですが，英国でのデータで心電図異常が出るということで中止になりましたが，ヨーロッパではいくつかの貴重な臨床試験が行われました。それによりますと，単独でははかばかしい効果を認めなかったのが，定型抗精神病薬と併用しますと，陰性症状の改善とEPSを減少させるとの成績が得られたのです。

それで，5-HT_2受容体そのものは単独では抗精神病薬として難しいが，ritanserinは5-HTの2Aと2Cと両方の受容体を遮断するのだと思いますが，抗ドーパミン作用に抗セロトニン作用をも有する薬物を作ればよいのではとの発想のもとにsetoperoneが作られたわけです。これも満足するものではないということで，その改良品としてrisperidoneに気づいたというのがその経緯であるということです（表2）。

Ⅱ．抗精神病薬の治験

ここからはまず，私自身が参加した抗精神病薬の治験を紹介します。

Spiclomazineは，私が最初に関わった治験です。これは吉富製薬のphenothiazine系抗精神病薬で，私が井の頭病院にいた時，いわゆるオープントライアルの論文を書きました。これが抗精神病薬の最初の治験論文になりました。今はもう製造されておりませんが，Dicepron®の名で一時使われていました。

表3～表7にこれまでに私自身が経験した抗精神病薬のすべてを書いてみました。表3のE-0663というのはphenothiazine系の抗精神病薬で，timiperoneに続いて第Ⅰ相試験を依頼され，北里大学の東病院ができる前に，山角　駿先生と私で第Ⅰ相試験を行い，臨床試験に入ったものです。Haloperidolが出た後の薬で，今はphenothiazineの時代ではないということで，効果も不十分にて前期第Ⅱ相試験の段階で開発が中止されました。

表3　抗精神病薬（1）

Phenothiazine derivatives		
	spiclomazine	
		E-0663*
Butyrophenone derivatives		
	haloperidol	
	timiperone*	
	bromperidol*	
Others		
		fluperlapine*

＊北里大学で第Ⅰ相試験を行った。以下同。

それからbutyrophenoneのhaloperidolは，井の頭病院当時の治験に参加した時の経験では，haloperidolが出てくればphenothiazine系の薬はいらないという評判が立つくらいの成績だったと思います。

Timiperoneは，北里大学病院で私が最初に第Ⅰ相試験を依頼された薬です。これも山角先生と私とで精神科外来のカンファレンスルームで試験管に名前を書き書きやりました。当時の第Ⅰ相試験は今のような厳密なものじゃありませんで，比較的に簡単でした。第Ⅰ相試験を行う際，当時は被験者として各社のエリート社員の方々にお願いしていましたので非常にやりやすかったのですけれども，この時もtimiperoneを合成した人が治験に参加していて，かなり苦しかったようですが，青白い顔をして頑張るんですね。「私は大丈夫です」と言って。「本当に大丈夫なの？」「いや，大丈夫です」って言うんですね。そういうことでずいぶん頑張ってTolopelon®という薬になりました。これも内服薬と注射薬の両方，第Ⅰ相試験から第Ⅲ相試験まで経験し，めでたく上市されました。このtimiperoneの第Ⅰ相試験のデータを論文に書きました。この論文は向精神薬についての初めてのものとして評価していただいて，次々と第Ⅰ相試験を依頼されるきっかけとなりました。

Bromperidolはtimiperoneの後に第Ⅰ相試験に入りました。この薬はヤンセン社最後のbutyrophenoneと言われ，今こんなことを言うと怒られるかもしれませんが，第Ⅱ相試験が終わって第Ⅲ相試験に入る時に，ある大学病院へ持っていったところ，第Ⅰ相試験の成績を見せてほしいと言われ，第Ⅰ相試験をやっていないとの返事。それで第Ⅰ相試験をやっていないのに第Ⅲ相試験をやるのは何事かと言われて，急遽依頼されて，第Ⅰ相試験をやりました。第Ⅲ相試験の段階で第Ⅰ相試験をやったという経験があります。したがって，第Ⅰ相試験から薬の承認までの期間はもう最短距離で，非常に早かった。この薬は長らくベストセラーで経緯した薬です。最近はrisperidoneの方が上位になったようですが……。

それからもう1つ，これは非常に私は惜しかったと思っているのですが，fluperlapineです。これはperlapineという睡眠薬，武田薬品のHypnodin®という薬ですが，Hypnodin®はもともと抗精神病薬のつもりだったのですが，どうも抗精神病作用は弱くてだめということで，睡眠薬に転換しました。私もよく処方していたのですが，残念ながら売れなくなってSandouz社が製造中止しました。当時Sandouz社はperlapineにフッ素をつ

表4　抗精神病薬（2）

Benzamide derivatives	
sultopride*	
nemonapride*	
Y-20024*	
remoxipride*	
Iminodibenzyl derivatives	
clocapramine	
mosapramine*	

けて，fluperlapineという，これはなかなかの薬で，臨床試験に入って非常に成績も良かったのですが，残念ながらclozapineと同じく無顆粒球症で治験を中止してしまいました。こういう非常に残念な思い出があります。

表3～表7の米印がついているのは，北里大学で第Ⅰ相試験を行ったという意味です。Benzamide系の薬は最初にsultopride，Barnetil®ですが，Barnetil®は，Delagrange Secif社から導入したsulpirideに続くbenzamideということで，これも山角先生と北里の若い先生方と一緒に行いました（表4）。

Sultoprideは強力な薬で，被験者のほとんどの人に急性ジストニアが出ました。もう次々に出てくる。あんまり出るもんですからこれジストニアが感染したんじゃないかと思って，山角先生が2人ほどビタミンB_1でいきましょうといって，他の人にはbiperidenを打ちました。Biperidenを打つとたちどころに症状が消えますが，ビタミンB_1を打った人はぜんぜん消えない。Biperidenを打った人たちは非常に調子が良くなって皆でマージャンなんかしてるんですね。ビタミンB_1の方は気の毒に調子が悪くて，苦しそうに座ってマージャンしているのを見ていたというような経験があります。このsultoprideも急性期の興奮状態を伴った分裂病に非常に効力があり，威力を発揮したのです。

それから山之内製薬のnemonapride（Emilace®）もずいぶん苦労しました。その間にbenzamide系にはY-20024もありましたが，残念ながら第Ⅰ相だけで終わってしまいました。Y-20024は吉富製薬ですが，どうもこの薬はsulpirideのようにプロラクチンは上昇させるしいろいろ問題がある，という時にremoxiprideが出てきた。それでremoxiprideが海外でも非常に評判が良いということで，吉富製薬はremoxiprideの導入をはかって私どものところで第Ⅰ相試験をやりました。それでこれが今もってよくわからないのですが，なぜbenzamide系の薬で，非定型なのか，当時非定型という言葉はまだポピュラーになっておりませんでしたが，なぜEPSが少ないのだろうかとAstra本社からも一人来てもらっていろいろ説明を受けたのですが，よくわからない。どうもドーパミンの遮断よりもはるかに強いシグマ受容体の拮抗作用を持っていそうだとのことで，D2受容体遮断プラスそれよりはるかに強いシグマ受容体の拮抗作用ということで，非常に期待していたのですが，残念ながら再生不良性貧血で治験が中断しました。ヨーロッパではすでに承認されていたのですが，消えてしまった。この薬がもう少し生きていれば，シグマ受容体の拮抗薬として活きてきたのではないかと思います。非常に残念でした。

それから吉富製薬が作った独自のiminodibenzyl誘導体のclocapramineとmosapramineの治験に参加しました。Mosapramineは第Ⅰ相試験から，今，非定型抗精神病薬の治験のターゲットにされて，ことごとくmosapramineには同等性が検証されたというような非常に気の毒なことになっていますが，ときには同等性検証を証明させない優れた成績を示していて，mosapramineは当時は一世を風靡した薬です。Iminodibenzyl誘導体はご存知の三環系抗うつ薬の骨格です。三環系抗うつ薬のiminodibenzyl骨格にbutyrophenone系の側鎖をつけたもので，それで陽性症状，陰性症状に効くと私は理解しています。

それから，次に出てきたのがプレシナプスのドパミン（DA）の自己受容体に対してagonist作用を示すOPC4392とtaripexoleです（表5）。OPC4392も第Ⅰ相試験から参加し，非常に面白い薬で，賦活作用にみるべきものがあったものの，陽性症状を悪化・誘発させるということで，治験が中止となりました。OPC4392は後のOPC14597の方に活きてくることになります。もう1

表5　抗精神病薬（3）

DA agonist	
	OPC-4392*
	talipexole（Domin）
DA partial agonist	
	aripiprazole（OPC-14597）*

表6　抗精神病薬（4）

SDA	risperidone*
	perospirone
	quetiapine*
	olanzapine（MARTA）
	sertindole*
	Org5222*
	blenanserin（AD-5423）*
	ziprasidone*
	clozapine*
	SM-13496*

つ同時に治験が行われていたtalipexoleはDA agonistで，最初，分裂病の薬として治験を行っていたのです。どうも陰性症状には何らかの面白い作用があるけれども，陽性症状を誘発して分裂病には使えない。しかし，DA agonistの働きを利用して抗パ薬にしたところ非常に成功して，Domin®という名前で売られています。それで，Behringer社の人に今でもtalipexoleの抗精神病作用はどこへいったんだ，と聞きますと，それはなかったことにして下さい，という話になっています。

それから，OPC-4392が開発された時，自己受容体のDA agonistだけではどうも作用が足りない。やはりポストシナプス側のD2遮断作用がほしいということで，D2遮断作用を持ったDA agonistはできないだろうかなんて冗談を言っていたら，大塚製薬の菊地さんが本当に作ってきた。これが今をときめくOPC-14597（aripiprazole）であったわけです。それで自己受容体のagonist作用と，ポストシナプスのD2遮断作用で，前者が陰性症状に，後者が陽性症状にという作業仮説を立てて，この薬が出てきた。この薬はその後，アメリカでも同時開発に入りました。わが国での東日本で行われた，haloperidolとの二重盲検比較試験で非常に大成功を収めています。その後，西日本側のmosapramineとの比較試験でも同等性が検討されて，わが国でも厚生省への申請に足る条件を備えるものとして期待されています。アメリカではBristol-Myers Squib社と大塚製薬の共同開発で，さまざまなデータをつき合わせてみると，DA agonist，それからD2のantagonistというのが，どうもDA partial agonistという概念で呼んでよかろう，ということで，今年のブリュッセルでのCINPでKaneが取りあげ，aripiprazoleのDA partial agonist作用のデータを報告しています。米国でのhaloperidolとの比較試験の成績も上々で，将来有望であろうと考えております。先ほどから出てきている薬は5-HT$_2$受容体の拮抗作用が非常に大きな意味を持っているSerotonin-Dopamine Antagonist，SDAということで，新規の非定型精神病薬が世界的に大成功しているのですが，このOPC14597はSDAと異なり，ダイレクトにはセロトニン系には作用しない非定型抗精神病薬ということで，今後重要ないろいろな基礎的な仕事にフィードバックされるんじゃないかと思います。

すなわち，自己受容体にagonistとして作用して，陰性症状を改善し，プロラクチンの血中濃度を低下させてEPSを軽減する，D2遮断作用で陽性症状を遮断する，これがDA partial agonistということで，足りないものは補い，過剰なものは抑えるという，いわゆるDA normalizerのような形で作用すれば，非常に合理的な薬になる可能性があるということです。

いよいよSDAに入ります（表6）。私どものところで第Ⅰ相試験を行ったのはrisperidoneとquetiapine，それからsertindoleとORG5222，AD-5423（blenanserin）とziprasidoneです。あと，clozapineは患者さんを対象とした薬物動態試験，それからSM13496ですが，第Ⅰ相試験から入っていまして，新しいtypeのSDAとして将来への期待の高い薬物です。

Risperidoneは，同じ用量だとhaloperidolと良い勝負をするということで承認まで時間がかかりました。その後の臨床経験を通して，risperidoneの至適用量は2～6 mg/日で，非常に優れた非定型抗精神病薬として世界中で最も広く用いられている抗精神病薬の1つとなっています。

それから，perospirone，quetiapine，olanzapineはまもなく承認されることになり非常に喜んでいます（2001年2月に3薬剤とも承認されました）。Olanzapineは，MARTAという概念，これはBymaster先生が提唱したもので，皆が認めているかどうかわかりません。

SertindoleとORG5222は残念ながら開発が中止されています。SertindoleはQTc延長の問題がクリアできず，ファーストラインドラッグになれないということで，アメリカでも承認を取り下げてしまった。ORG5222も，bioavailabilityが良くないということで，口の中で溶ける製剤とかいろいろな工夫をされているようですが，一応ペンディングになっています。

それから，blenanserinは治験が進んでおり間もなく終わると思います。Ziprasidoneはわが国では後期第II相試験まで終了していますが，米国でQTc延長の問題がひっかかり，FDAの承認のあり方によって日本も治験を引き続いて行うかどうかという瀬戸際にあります。

Clozapineは，先ほど藤井先生のお話のように，出てこなければいけない薬ですね。Clozapineがないとアルゴリズムが完成しない。何とか進めなくてはいけない。厚生省も安全性を中心とした試験をもって，承認の意向であるときいています。

それからSM13496は新しいタイプのSDAで，まず海外で治験を行ってからということになっています。

Clozapineからの非定型抗精神病薬の開発の経緯を図4に示しました。Bymaster先生がMARTAという概念を作ったのは，おそらくclozapineがモデルになっています。藤井先生のchlorpromazineからのモデルという話がありましたけれども，clozapineの構造式はdibenzodiazepineですね。Benzodiazepineにもう1つbenzene環がくっついた形をしています。Olanzapineは，thienobenzodiazepineですから，benzodiazepineにthieno環がくっついているということで，やはりolanzapineはclozapineから出たものだと私は思っています。Quetiapineはdibenzothiazepineですので，これもclozapineからの流れと思います。Clozapineのいろいろなプロフィールがわかるにつれて，セロトニン2受容体の拮抗作用の重要性がclose-upされています。5-HT_{2A}受容体拮抗作用はSDAにも生かされています。それから，セロトニン2受容体拮抗作用だけを持った，ピュアなセロトニン2受容体拮抗薬としてセロトニン2Aの拮抗薬で，M100907が入ってきて，北里で第I相試験に入りましたが，アメリカで治験がうまくいかず，中止されています（表7）。

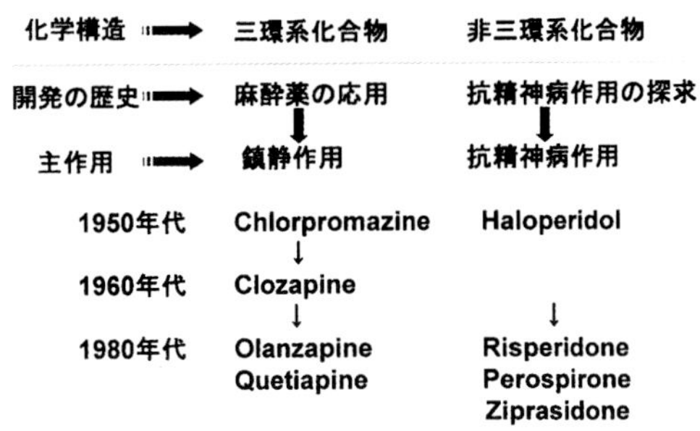

図4　新規抗精神病薬の開発の流れ

表7　抗精神病薬（5）

5-HT_{2A} receptor antagonist	
	ritanserin*
	M100907*
5-HT_{2A} antagonist + D_4 antagonist	
	fananserin*
5-HT_3 receptor antagonist	alosetrone*
D_4 receptor antagonist	
PNU101387G*	
σ receptor antagonist	
	NE-100*

それからD4とセロトニン2の両方の拮抗作用を有するfananserinも第I相試験を行いましたが，これもアメリカでの成績が思わしくなくて中止になっています。D4受容体拮抗薬のPNU 101387Gは，現在アメリカでプラセボコントロール試験が行われており，その結果次第ということです。のちに判明したことですが，成績が芳しく

なく，開発は中止されました。D 4 受容体拮抗薬も clozapine の持つ神経生化学的プロフィールから生まれたものの１つです。

それから大正製薬が NRA 化合物を出して，ピュアなＤ4 受容体拮抗薬と，それからＤ4 受容体拮抗作用にセロトニン２拮抗作用を持った fananserin に似たキャラクターを作って，発表された時に興味を持たれたんですが，どうも世界的にみてＤ4 受容体拮抗薬がだめとのことで，大正製薬は開発をいったん閉じてしまいました。

MARTA は，A10神経から中脳辺縁系へ至る DA 系への選択性を持つといわれます。そして，抗コンフリクト作用を持っています。先ほど言いましたように，thienobenzodiazepine ではあるけれども benzodiazepine 受容体には親和性がない。その作用機序は不明ですけれども，benzodiazepine と同じあるいは同じとは言わないかもしれませんが，抗コンフリクト作用を持っているのです。それと，NMDA 受容体への作用ということで，Bymaster 先生が MARTA という概念を作りました。Eli Lilly 社が独自に命名していると言えばそれまでですが，これが一般的になるかは今後の経過を待ってほしいと思います。

抗精神病薬の最後に，シグマ受容体拮抗薬の NE-100が出てきました。大正製薬独自の開発で，日本で治験を行ったのですが，なかなか症例が集まらない。日本ではどうしてもＤ2 受容体の遮断作用がない薬は治験になかなかエントリーしてくれない。先生方も怖がってＤ2 受容体への作用のない薬はなかなか使ってもらえない。実際に良かったという症例と，ちっとも良くなかったという症例が相半ばして，結論が出ないうちに日本では一応閉じてしまいました。海外へ出していますが，あまり良い成績ではないと聞いています。シグマ受容体拮抗薬は各社ともそれぞれ研究を続けていますが，今のところ悲観的です。

この前，British Columbia 大学精神科の先生で，後に Eli Lilly 社に移った Fibiger 先生が「よりピュアなものを」と言っていましたが，どうもピュアなものは治験に成功しない，というのが現状のようです。

現在開発中の薬は，今私達の手元に何もありません。これまでにお示ししたように，治験そのものは終了したか，消えたものがほとんどで，一旦落ち着いたといえます。逆にいえば，あとに続くものがないのが実情です。

新しい抗精神病薬への期待

新しい抗精神病薬への期待は，中脳辺縁系のドーパミン系の選択的なものということで，非定型抗精神病薬の条件になるわけですが，Fibiger 先生の話を聞きますと，21世紀はいわゆる amphetamine モデルからくるドーパミン仮説を乗り越えた新しい薬を作らなくてはいけない。それは取りも直さず，前頭前野のグルタメイト系の作用ですね。Phencyclidine モデルからくる薬物を開発しなくてはということで，21世紀はグルタメイト系の薬をとおっしゃっていました。

シグマ受容体の拮抗薬とか，セロトニン２のピュアなアンタゴニストは，phencyclidine モデルとしての動物モデルには抗精神病作用に関連した成績を示しますが，臨床試験に入るとうまくいかない。グルタメイト系に関わる phencyclidine モデルへの作用を有する薬物は，実際の臨床の場から見ると，Ｄ2 遮断作用のない薬はなかなか治験に成功しない。前頭前野のグルタメイト系の機能低下から始まる分裂病というのは，少なくとも我々が見ているメインの分裂病ではないようだとのことで，単剤では難しいのではないか。併用でいけば何らかの形で活きてくる可能性があるが，単剤での治験でよい成績を得ることは難しいというのが現状のようです。21世紀には新しい薬を各社用意しているでしょうけれども，まだ治験には入っていないのが現状です。

図５は今までの話を総合して私が仮に作ってきたんですが，まあ新しい薬はこの中脳辺縁系に選択的に作用する。それから前頭前野のグルタメイト系の機能を上げながら中脳辺縁系のドーパミンを抑える薬でないと今後生き抜けないだろう，これを模式図にしたものです。

図６は，精神分裂病のアルゴリズムで藤井先生が作られたものを借りてきました。藤井先生は前駆期にあると考えられる症例や軽症例では

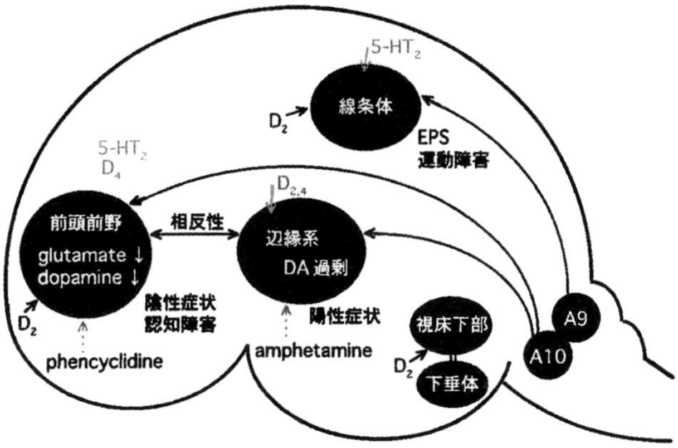

図５　抗精神病薬作用機構の構造図

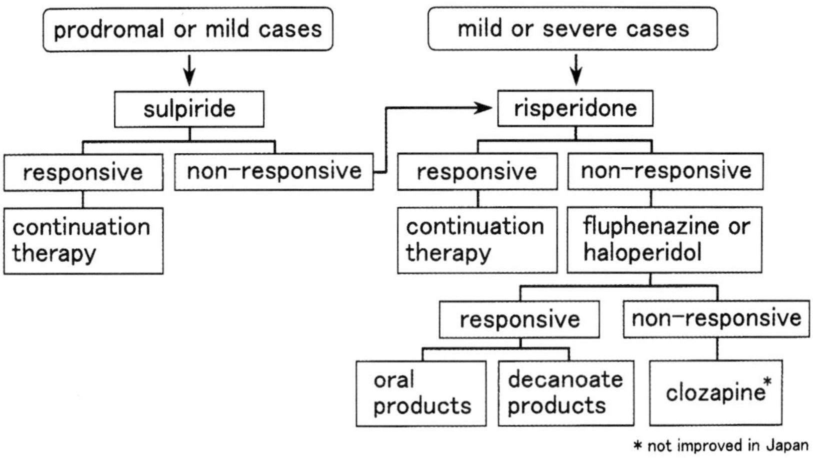

図６　精神分裂病治療アルゴリズム（藤井）

sulpiride から，そうでないものは risperidone と，こうなる。最後のところに clozapine が入るのですが，clozapine が出てこない限りこのアルゴリズムは完成しない。アメリカのエキスパートコンセンサスガイドラインの1996年度版には新しいタイプの非定型抗精神病薬あるいは haloperidol や fluphenazine のような高力価の定型抗精神病薬というふうにアルゴリズムがなってきましたけれども，ご存知の1999年度版には，定型抗精神病薬は全部消えて非定型抗精神病薬だけがファーストラインドラッグになっています。

このアルゴリズムは clozapine は最後の最後になっていますが，1999年度版には clozapine はもっと早く出てくるのが特徴のように思いました。

Ⅲ．抗うつ薬の治験

抗うつ薬に入ります。表８～表11が私自身が治験に参加したもので，米印のついたものは北里で第Ⅰ相試験から実施したものです。ちなみに，現在わが国で抗うつ薬として承認されているものと治験中のものを一覧にしたのが図７です。左にいくほどセロトニンの再取り込みの選択性が高くなり，右にいくほどノルアドレナリンの選択性が高くなります。現在使っているものは，ノルアドレナリンの選択性の高いものの方が数は圧倒的に多

Serotonin			Noradrenaline
		imipramine	
		amitriptyline	
		trimipramine	
			nortriptyline
	clomipramine		amoxapine
			lofepramine
			dosulepin
			maprotiline
		α_2 antagonist	mianserin
			setiptiline
	trazodone		
SSRI	fluvoxamine	SNRI	
	paroxetine	milnacipran	
	sertraline	DA 遮断	sulpiride
	fluoxetine	SNRI	
	citalopram	duloxetine	
	nefazodone	venlafaxine	
		RIMA	moclobemide
		Nassa	mirtazapine

図7　抗うつ薬の作用機構による分類

い。SSRIは今はfluvoxamineだけでしたが，paroxetineが出てきました。それから図の真中が，SNRIとなっていますが，milnacipranが出て，あとduloxetineとvenlafaxineが開発中です。

それで，私自身が治験に参加したのはまずnortriptylineです（表8）。これは北里に移って，当時のいわゆるオープントライアルの試験を北里で一つ組みなさいということで，nortriptylineの臨床試験を行いました。それから第二世代の三環系ではlofepramine，dosulepin，amoxapineという3つの試験に参加し，あるいはbinedalineとquinupramineの試験に参加しましたが，ともにうまくいかなくて，商品化されなかったのです。Lofepramine，dosulepin，amoxapineは発売されました。ちょうど同じ頃にmaprotiline，mianserin，それからsetiptiline，続いてtrazodoneと，この辺はもう古い時代で，まだ私たちが第Ｉ相試験をやってない時代で，これは臨床試験に参加したということです。

私の一番の思い出はamoxapineの治験でした。Amoxapineの治験は，亡くなられた高橋良先生と原俊夫先生のお二人が総括医師でした。高橋先生の希望で，WHOの評価尺度を使いました。WHOの評価尺度なんていうのは聞いたこともなかったものですから，勉強会を開くことになり，当時まだビデオなどがない時代にテープを使ったり記録カルテを使ったり，時には患者さんにお願いして問診して評価をするという勉強会を10回ほどやってから治験に入りました。非常に記憶が鮮明に残っています。Amoxapineは即効性で効果

表8　抗うつ薬（1）

第一世代	TCA	nortriptyline
第二世代	TCA	lofepramine
		dosulepin
		amoxapine
		binedaline
		quinupramine
	Tetra CA	maprotiline
		mianserin
		setiptiline
	Hetero CA	trazodone
		nefazodone*
		(SSRI + 5-HT_2 antagonist)
その他		sufoxazine

＊北里大学で第Ｉ相試験を行った。以下同。

表9　抗うつ薬（2）

第三世代	SSRI	zimelidine
		fluvoxamine*
		sertraline
		paroxetine*
		fluoxetine
		citalopram

表10　抗うつ薬（3）

第四世代	SNRI	milnacipran*
		duloxetine*
		venlafaxine
	RIMA	moclobemide*
	Selective NRI	Org 4428*
		MCI 225（5-HT$_3$拮抗）*
		(reboxetine)

に優れており，今でも私の抗うつ薬のファーストチョイスになっています。その時のイメージが強くて amoxapine は今でもよく使います。

四環系もすべて治験に参加しました。Nefazodone は十分な効果が認められながら，用量設定試験の結果が日本とアメリカと用量に関するデータが違うということで，第Ⅲ相試験の用量設定の問題で折り合いがつかずに吉富製薬が残念ながら断念してしまいました。私たちも非常に残念ですね。Sufoxazine は，皆さんも記憶にないかもしれませんけれど，viloxazine の流れの抗うつ薬で，これもやっております。作用が弱くて中止しました。

第三世代の SSRI に入りますと（表9），ぽつぽつ第Ⅰ相試験の依頼が私どもの所に来るようになりました。最初のものは zimelidine です。その当時まだ SSRI という言葉はありませんで，zimelidine の試験を先ほどの amoxapine と同じチームで非常に少ない人数でたくさんの症例を集め治験を行いました。非常に良い成績で厚生省に申請するまでに至っていましたが，残念ながらイギリスからギラン-バレ症候群の報告があり申請を取り下げました。非常に残念だったですね。Zimelidine は，選択的なセロトニンの取り込み阻害薬ですが，活性代謝物の norzimelidine は選択的なノルアドレナリンの取り込み阻害ということで，ピュアな SSRI ではない。SSRI は，活性代謝物があっても，その活性代謝物も SSRI ということになりますと，zimelidine は少しニュアンスが違う。非常に良い薬だったんですが，残念でした。

あとは fluvoxamine，sertraline，paroxetine，fluoxetine です。これはもう皆さんもよくご存知で，fluvoxamine，sertraline，paroxetine までは治験が終わって，あと fluoxetine と citalopram はこれからブリッジングスタディが始まります。一番最初に fluvoxamine と paroxetine の第Ⅰ相試験を行いました。当時 SSRI という名前がなく，paroxetine も Smith　Kline 社自体がやらないで，Sanstar 社という歯磨きで有名な会社が私どものところで第Ⅰ相試験をやりましたが，Sanstar 社は第Ⅰ相だけ実施して臨床に入らなかった。その後，アメリカで1989年から1990年にかけて fluoxetine，paroxetine，sertraline が爆発的に売れたので，日本でも第Ⅰ相試験を追加して本格的に治験に入ったという経緯があります。

第四世代と言われる SNRI ですが（表10），milnacipran と duloxetine の第Ⅰ相試験を経験しました。Milnacipran は Toledomin®としてすでに使われています。Duloxetine は，私の個人的な見解では，amoxapine に次いで良い成績を持っていると思っています。

それから MAO 阻害薬の改良型である RIMA（Riversible inhibitor of MAO-A）の moclobemide も現在治験中です。

それから選択的にノルアドレナリンの取り込み阻害をする Org4428も治験が始まったのですが残念ながら成績が芳しくないということで止めになりました。

セロトニン2と3の拮抗作用を持った MCI225 は，選択的と言うほどではありませんが，弱いセロトニンの取り込み阻害も持っています。これも残念ながら日本では中止になりました。

Reboxetine は選択的ノルアドレナリン取り込み阻害薬で，ヨーロッパで売られている薬ですが，日本へ持ってくるか来ないか決心がつかない

表11　抗うつ薬（4）

NaSSA	Org3770（mirtazapine）*
5-HT_{1A} agonist	MKC 242（海外）*
	flesinoxan*

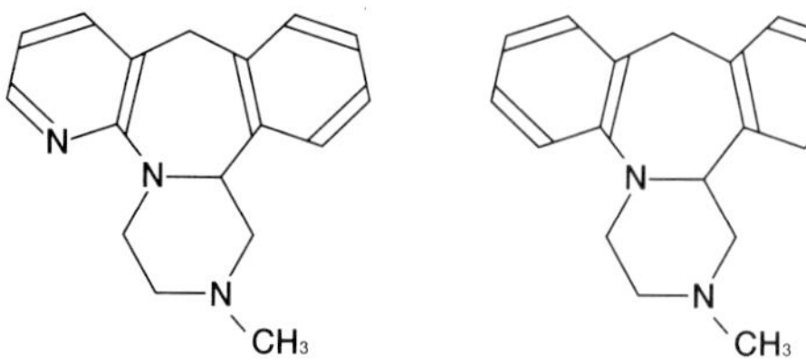

mirtazapine　　　　mianserin

図8　NaSSA（mirtazapine）と mianserin

という段階です。

NaSSA（Noradrenaline specific serotonin antagonist）の mirtazapine は，日本で Org3770の名前で第Ⅰ相試験を私どもの所で行いました（表11，図8）。Na への作用は mianserin と同じで，5-HT_{1A}受容体に作動作用を示し，5-HT_2と5-HT_3の両受容体に拮抗するという独特の作用を持った薬物で，欧米では Remerone®として発売されています。私どもの所での第Ⅰ相試験で GOT，GPT が上昇していく。一過性とは言いながら，1週間の投与で GOT，GPT が上昇してしまうので日本でこれ以上第Ⅰ相試験ができない。それでドイツで日本人留学生を対象とした第Ⅰ相試験にうまく成功して，fluvoxamine との二重盲検比較試験の形でブリッジングスタディに入っている段階です。

セロトニン1Aアゴニストの MKC242は，日本ではひとまず中止ということで海外でやっています。

Flesinoxan はセロトニン1Aのフルアゴニストですが，残念ながら成績も芳しくなく副作用も強いということで中止になっています。セロトニン1Aアゴニストは，明らかに抗うつ作用は持っていることはわかっているのですが，おそらく三環系抗うつ薬などと勝負はとてもできないだろうというのが私の印象です。

図9は，SSRI，SNRI，TCA のイメージを模式的に示したものです。セロトニン系とノルアドレナリン系が別々に独立して働いている訳ではありませんので，こんなふうに書いては叱られるんでしょうけれども，まあ SSRI とセレクティブな NRI を足せば SNRI になるというような単純なものじゃないのですが，一応こういう図があるんです。効果においては従来の三環系抗うつ薬を超えることはないという野村先生のご意見でしたが，作用機序から考えて，セロトニンの選択的取り込み阻害あるいはノルアドレナリン選択的取り込み阻害では従来の三環系を超えることは理屈の上ではあり得ない。厚生省もそのことがよくわかっていて，SSRI の審査の時について行って聞いていますと，どうも SSRI は三環系には勝てないと皆さんよく知っているようで，そうすると SNRI の方が有望ではないかというので，この図ができたわけです。

図10はサンディエゴ大学の Stahl 先生の J. Clin. Psychiatry にカラーで載った図を借りてきたものです。要するに，SSRI などの作用機序は1つだけだということです。SSRI，セロトニン再取り込み阻害という意味では，1つだけだと。それに対して三環系はセロトニンにもノルアドレナリンにも作用する。そのかわりM1ムスカリニックアセチルコリン受容体にも作用するし，α1あるいはH1にも作用するなど，いろいろな作用がある。だから作用機序においては SSRI よりもよけいに持っている。よけいに持っている代わりに副作用も多い。

それに対して最近の選択的な SNRI や NaSSA は，α1やM1，H1などには非常に弱くなって，よりピュアな形でセロトニンとノルアドレナリンに作用する。Dual mechanism ということです。2つ以上のメカニズムということで，単一の作用機序のものより dual mechanism のものの方が効果としては優れているのではないか。しかしいろいろ今までの治験のメタアナリシスで見ますと，どれも TCA を超えない。TCA の方が強いということで，M1やH1，α1などいろいろ副作用として作用する受容体もうつ病の治療に何らかの形で貢献しているんじゃないだろうかと言われる訳です。とにかく TCA は強いのです。

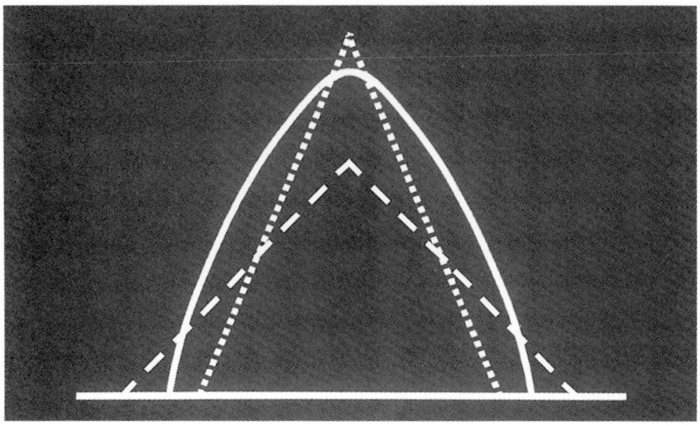

図9　TCA（——），SSRI（----），SNRI（……）の image

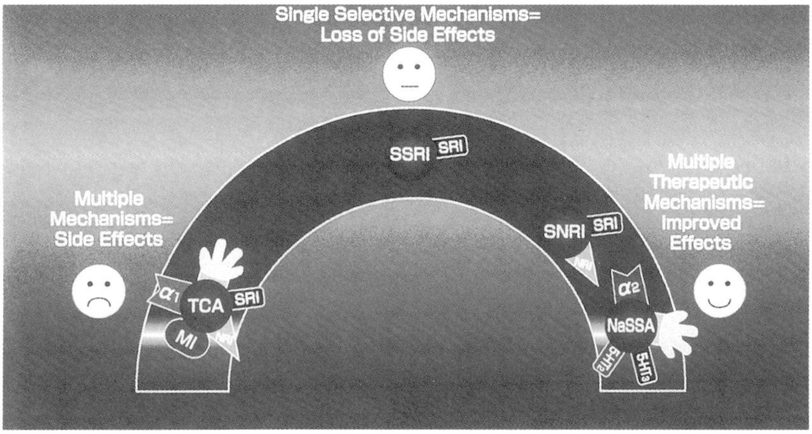

図10　Stahl の図

表12　抗不安薬（1）

Benzodiazepine derivatives
cloxazolam
alprazolam
flutoprazepam
loflazepate
adinazolam
Thieodiazepine derivatives
etizolam
Cyclopyrrolones
suriclone*

＊北里大学で第Ⅰ相試験を行った。以下同。

Ⅳ．抗不安薬の治験

抗不安薬の治験に私が参加したのは，cloxazolam が最初です（表12）。Cloxazolam は三共が作った oxazolo 環を持った oxazolobenzodiazepine ですが，これはたくさんあって，睡眠薬の haloxazolam もそうです。Cloxazolam（Sepazon®）の治験に参加した関係で今でも Sepazon®を使う機会が多いのです。

それから alprazolam, flutoprazepam, loflazepate の治験に参加しました。とくに loflazepate は placebo との比較試験の成績を私がまとめましたので記憶が鮮明です。

この頃 thienodiazepine の etizolam の治験に参加しました。Triazolobenzodiazepine の adinazolam は残念ながら成績が芳しくなくだめになりました。

それから cyclopyrrolone の suriclone の臨床試験に入りました。抗不安薬の中では suriclone の

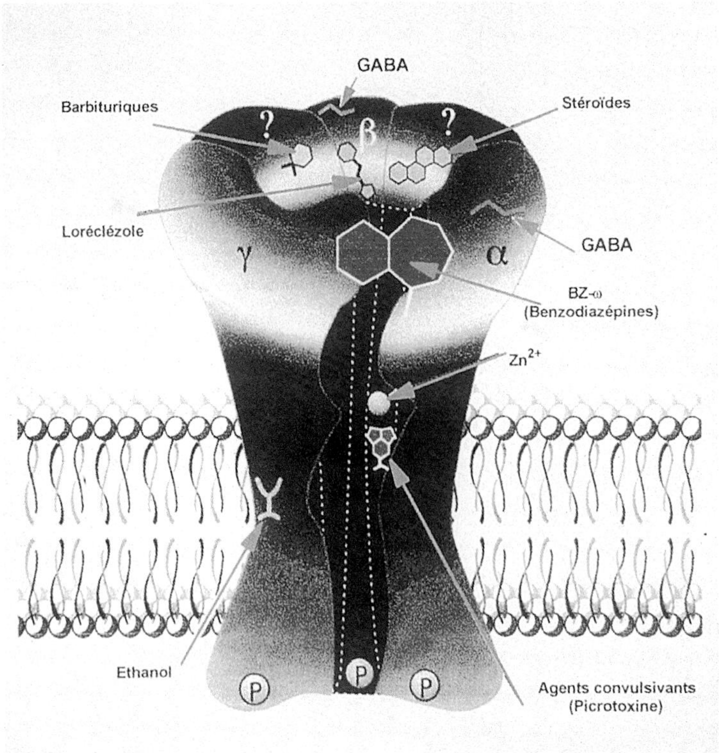

図11　BZ 受容体図

第Ⅰ相試験が初めての経験で，benzodiazepine 受容体のアゴニストということでしたが，残念ながらモノにならなかったです。第Ⅰ相試験で，suriclone の対照薬に diazepam をおいたのですが，diazepam も suriclone も高用量になると，被験者の人たちほとんど酩酊状態で，酔っぱらったようになっているんですね。ろれつが回らずペラペラ多弁，多動になっているんです。第Ⅰ相試験の間に銀座のクラブのママさんに「おむすびを届けろ」などという電話をしたりして，驚いたことに本当にママがおにぎりを持ってきたなんていう事件がありました。(笑)

図11は非常にきれいな benzodiazepine 受容体の GABA 受容体とクロライドチャネルが一緒になった図です。たまたまこれは，Synthelabo 社の研究所に行った時にこの写真が置いてありましたのでもらってきて，スライドに作ったのです。Benzodiazepine 系の GABA とクロライドチャネルとのスーパーコンプレックスの模式図です。

表13　抗不安薬（2）

BZ partial agonists
abecarnil（β-carboline）*
DN 2327*
Y-23684*

Benzodiazepine は非常に優れた作用を持っていることはもちろんよくわかっていて，私どもの日常臨床は benzodiazepine 無くしては成り立たないわけです。しかし，依存性の問題や筋弛緩作用，健忘その他，克服しなくてはならないことがいくつかあります。いろいろ工夫がされて，抗不安薬に2つの流れが出てきた。1つは benzodiazepine 受容体の partial agonist です（表13）。Partial agonist としては abecarnil と DN2327と Y 23684の臨床薬理試験と第Ⅰ相試験を行いましたが，残念ながら3つともモノにならなかった。特に Y23684は，後期第Ⅱ相試験でプラセボに有意に優る成績を出しながら，今の治験事情で断念せ

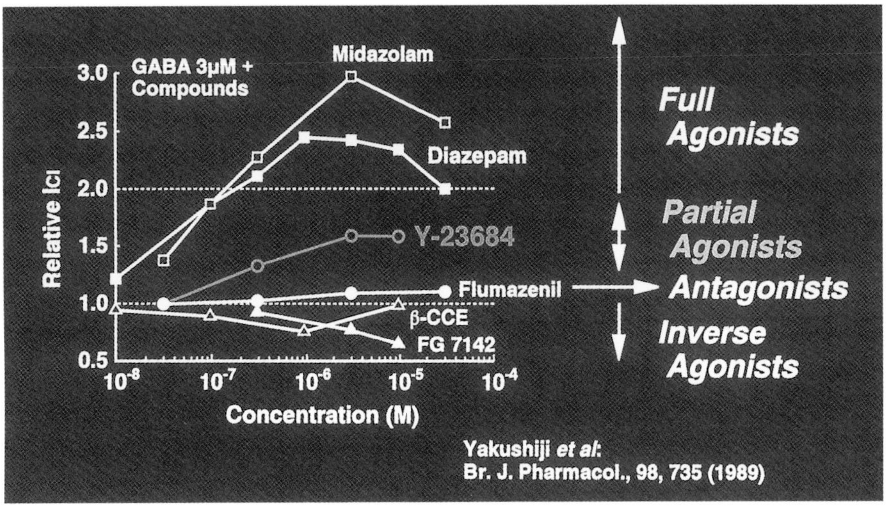

図12　Partial agonist の作用機構

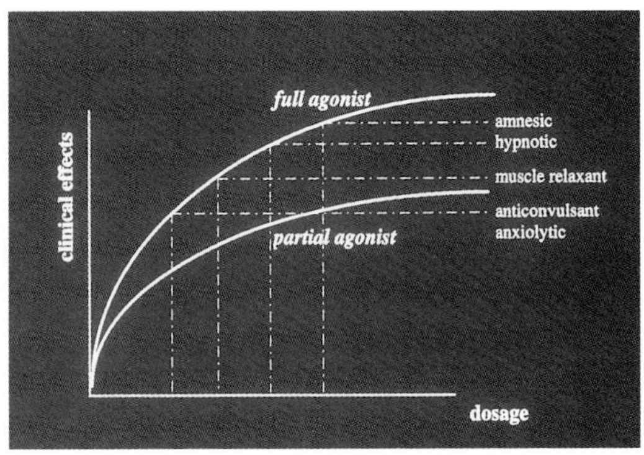

図13　Partial agonist の模式図

表14　抗不安薬（3）

5-HT_{1A} receptor agonists
- azapirones
  - buspirone*
  - ipsapirone*
  - tandospirone*
- non-azapirones
  - MKC-242
  - AP 521*
  - flesinoxan*

ざるをえなかった。非常に残念だったと思います。

これは吉富製薬がY23684を研究していた時に，partial agonist は用量が増えても抗不安作用と抗けいれん作用のみを示して，full agonist のような筋弛緩作用，鎮静催眠作用，健忘作用などの副作用を出さないというスライドをもらってきたものです（図12）。

これを模式図にしたものが図13で，私達の使っているフルアゴニストは用量が増えて，脳内の benzodiazepine 受容体の占拠率が高くなるにつれていろいろな作用が出て，最後には催眠作用から健忘作用まで出るということですが，パーシャルアゴニストはそこまでいかない。いくら受容体を100％占拠しても，筋弛緩作用や催眠作用や健忘作用が出ないということで期待されて出てきたわけです。理論的には非常に面白いのですが，臨床試験をクリアできなかったという残念な結果になってます。

それからもう１つの流れは，ご存知のセロトニン１A受容体のアゴニストで，azapirone 系の buspirone と ipsapirone，tandospirone の３薬の第Ⅰ相試験と臨床薬理試験と治験を行いました（表14）。アルコールとの依存作用や運動機能への影響をみるために茨城県の自動車研究所で運転機能試験を行った経験は貴重でした。Buspirone と ipsapirone は残念ながらだめで，とくに buspirone は placebo との比較試験に成功することができませんでした。Tandospirone だけが成功して現在 Sediel®としてかなり使われています。使用順位も６番目位に上がってきているんでしょうか。売上

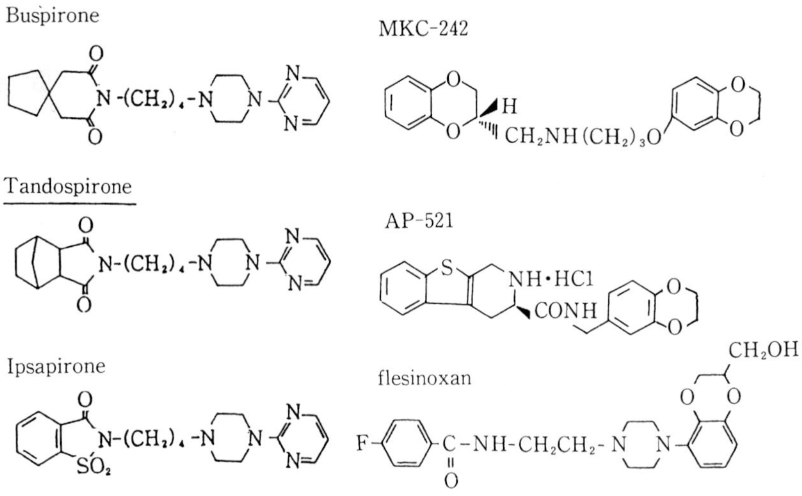

図14　5-HT_{1A}受容体作動薬の化学構造式

では第2位になっています。

それからazapirone系薬物は代謝物に1PPが出てくるのですが，それを出さないnonazapirone系のMKC-242，AP521とflesinoxanと3つの薬が入りましたけれども，flesinoxanは残念ながら断念されMKC-242とAP521が現在生き残っているという状況です。

Azapirone系はこの1PPというpirimdyl-piperazine環が出てくるんですが，nonazapironeはそういうものが出てこない。図14の左の方は，皆さんtandospironeを使われて良くご存知だと思いますが，なかなかbenzodiazepineの退薬症候を抑えきれない。右の方のnonazapirone系のものは，benzodiazepineの退薬症候を抑え得るんじゃないかという期待で治験に入っています。

V．睡眠薬の治験

私が一番最初に治験に参加した睡眠薬はzopicloneでした(表15)。あとflunitrazepamとtemazepam，lormetazepamです。Zolpidemは臨床薬理試験を私どもの所で行い，zaleplonは第I相試験から入りました。Zolpidemはすでに承認されています。Zolpidemはアメリカあるいは世界中でベストセラーになっており，他の会社が恐慌をきたしているというくらいの睡眠薬です。

表15　睡眠薬

Benzodiazepine derivatives
flunitrazepam
temazepam
lormetazepam
BZ receptor agonist
cyclopyrrolone
zopiclone
imidazopyridine
zolpidem*
pyrazolopyrimidine
zaleplon*
Others
butoctamide
melalonin analogue
TAK 375*

*北里大学で第I相試験を行った。

Flunitrazepamは精神科領域で一番多く使われている薬です。Temazepamとlormetazepamは，benzodiazepineの3位の所に水酸基が入っていて，ワンステップ代謝で活性代謝物を出さないという特徴があるのですが，残念ながらtemazepamはnitrazepamに負けました。その試験は発表しないはずだったのですが，コントローラー委員会発行の「臨床評価」という雑誌で，負けた試験を発表すると賞金を出すというので，亡くなられた伊藤斉先生の命令で，どういう訳か私がそのデータを発表し5万円賞金を頂きました。そういう記憶があります。

Zaleplon は半減期が1時間という非常に短い薬で，benzodiazepine 受容体のアゴニストですが，治験は順調に進んでいます。

その他 butoctamide（Listomin S®）は，治験に参加しましたが，作用がマイルドでどうも売れ行きが悪くてまもなく消えるのではないかと心配しています。北里では6ヵ月以上使われない未在庫薬品ということで使われていません。

それからメラトニンアナログの第Ⅰ相試験を実施しました。治験は米国と同時開発に入っておりまして，ブリッジングスタディとして PSG（polysomnograph）を用いた試験が行われようとしています。メラトニンアナログとか $GABA_A$ の受容体のアゴニストが将来の薬ということになります。

図15は zolpidem と zaleplon で，特徴は従来の benzodiazepine と違い ω1受容体に選択的に作用するということで，もっぱら催眠作用を持って他の抗不安作用や筋弛緩作用を持たないのではないかと言われている訳です。

その理屈は，先ほど言いました GABA と benzodiazepine と Cl^- チャンネルが1つの複合体を形成しているのですが，benzodiazepine は GABA 受容体の α サブユニットに作用します。α サブユニットの中でも，α1とα2，3，5があって，ω1は GABA の α1，ω2受容体は GABA の2，3，5と言われています（表16）。

表16は前臨床試験のデータですから，ヒトでそのまま活きてくるのかわかりません。ω1に一番関連の深い α1サブユニットは，鎮静と健忘とけいれん抑制への作用がある。それに対してけいれん抑制から抗不安作用，筋弛緩作用，運動障害，アルコールとの相互作用を ω2がもっぱら引き受けるということで，ω2は抗不安作用以外は悪者にされています。だから α1と関連の深い ω1選択性の薬は，健忘作用は免れないのですが，鎮静的に作用して抗不安，筋弛緩，その他アルコール相互作用などを持たないものではないかということで出てきている訳ですね。はたしてヒトでそのようになるかどうか。海外のデータでは，ω1選択性の薬はいわゆる rebound insomnia や withdrawal symptom が出にくいと言われているようですが，こういう関係から出てきたのだろうということです。

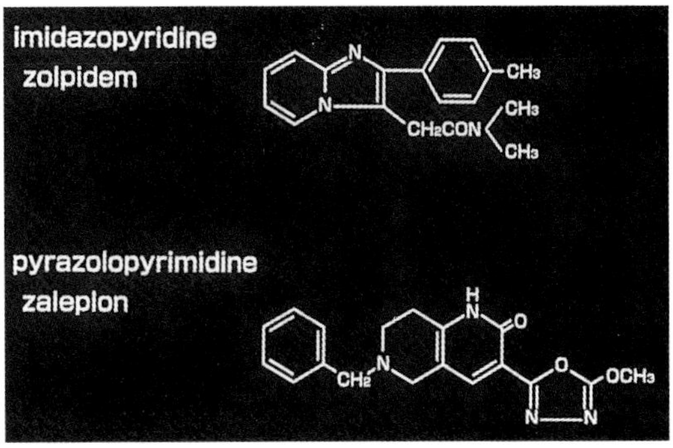

図15 Zolpidem と zaleplon

表16 Benzodiazepine 臨床作用における $GABA_A$ 受容体サブタイプの役割（Rudolph ら，1999）

	α_1	α_2, α_3, α_5
鎮静作用	＋	－
健忘	＋	－
けいれん防止	＋	＋
抗不安作用	－	＋
筋弛緩作用	－	＋
運動障害	－	＋
エタノール増強作用	－	＋

表17 新規睡眠薬への期待

1	Melatonin M_1 receptor agonist
2	Prostagrandine D_2 analogue
3	Orexin receptor antagonist

将来の睡眠薬への期待として，メラトニン M1受容体の agonist，prostagrandine D2 agonist および orexin 受容体の拮抗薬に1つ希望がある（表17）。新しいタイプの薬について少し触れておきましょう。

図16は，早石修先生の所で盛んに行われている「眠る脳と眠らせる脳」ということで prostagrandine D2が影響するという。Prostagrandine D2が催眠作用を持っているということで，この薬はもちろん，製剤化されることはあり得ませんが，prostagrandine D2のアナログが将来睡眠薬として出てくる可能性があるということで紹介しました。最後に orexin 受容体の拮抗薬です。

臨床精神薬理

編集委員長　村崎光邦

B5判　2,900円　毎月10日発行

わが国唯一の精神科薬物治療の専門誌。毎号の斬新な特集と、精神科薬物治療の現状・進歩、新薬の開発状況、海外の動向等、最先端の情報を提供。

●5巻5号　[特集] 向精神薬の適応外使用と臨床効果
バルプロ酸製剤の躁病，うつ病，躁うつ病に対する有効性
Lithium, carbamazepineのうつ病に対する有効性
Haloperidol, mianserinのせん妄に対する有効性
β−遮断薬の薬原性アカシジアに対する有効性
Clonazepamの薬原性錐体外路症状に対する有効性
Clomipramine, SSRIの摂食障害に対する有効性
ドパミンアゴニストの難治性うつ病に対する有効性

●5巻4号　[特集] 薬物療法を維持するための工夫ー薬物療法への新たなアプローチ
スイッチングとコンプライアンスの向上
非定型抗精神病薬による体重増加とコンプライアンス
Olanzapine速効型筋肉内注射製剤——コンプライアンス維持への役割
Risperidoneのデポ剤
精神科急性期医療における心理教育
服薬自己管理技能の獲得に向けて

●5巻3号　[特集] 精神分裂病の不安／抑うつの薬物療法
精神分裂病の不安／抑うつの診断と心理社会的治療
精神分裂病の前駆症状としての不安／抑うつ
精神分裂病における気分安定薬併用療法
精神分裂病における不安・抑うつと社会生活
精神分裂病患者の不安／抑うつの薬物療法—新規抗精神病薬，抗不安薬，抗うつ薬
精神分裂病患者のawakeningsと不安

臨床精神薬理　第4巻増刊号

不眠症の適切な治療と期待される睡眠薬

編集委員長　　村崎光邦

B5判　184頁　3,400円

不眠症の歴史は古く、その治療の歴史も古い。いつの時代も、夜眠れないことの苦しみは大きく、時代の変遷とともに社会構造の複雑化が進み、不眠の苦しみはより深くなっている。不断に不眠に悩む人達は増加の一途をたどり、適切な治療を求めている。
（発刊にあたって）より
北里大学名誉教授　村崎光邦

第1部　不眠症の適切な治療
　展望　睡眠薬開発の歴史と展望
　不眠症の適切な治療
　　不眠の疫学的調査から
　　不眠症の原因をめぐって
　　不眠の病態と社会生活への影響
　　不眠症の自律訓練法の適応
　　不眠症の薬物療法とその位置づけ
　　高齢者における不眠症の治療

第2部　睡眠薬の紹介

第3部　新しい睡眠薬 zolpidem
　Zolpidem——開発の経緯と薬理プロフィール
　欧米におけるzolpidemの臨床成績——その10年間の概括
　Zolpidemの単回投与における早期効果と残遺効果
　——Zopiclone, triazolam, nitrazepamおよびplaceboとの比較試験から
　Zolpidemの臨床的検討
　——Zopicloneを対照薬とした二重盲検群間比較試験
　新薬紹介　Zolpidemの基礎と臨床

第4部　海外の動向
　睡眠と健康：睡眠障害管理の改善アプローチ